U0275350

中国香药植物 （第二卷）

Chinese Aromatic Medicinal Plants

主编 王羽梅 任 飞

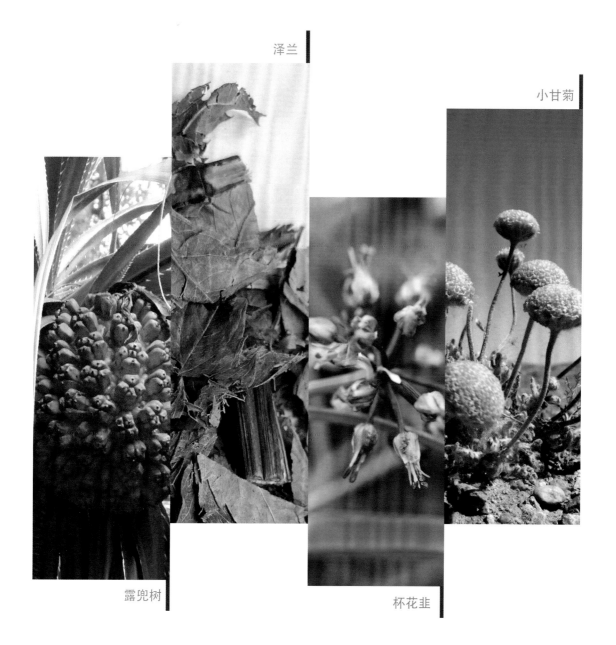

泽兰

小甘菊

露兜树

杯花韭

华中科技大学出版社
http://press.hust.edu.cn
中国·武汉

图书在版编目（CIP）数据

中国香药植物 . 1-3 卷 / 王羽梅 , 任飞主编 . -- 武汉 : 华中科技大学出版社 , 2022.12
ISBN 978-7-5680-8817-6

Ⅰ.①中… Ⅱ.①王…②任… Ⅲ.①香料－药用植物－介绍－中国 Ⅳ.① R282.71

中国版本图书馆 CIP 数据核字 (2022) 第 239994 号

中国香药植物（第二卷）
Zhongguo Xiangyao Zhiwu (Di-Er Juan)

王羽梅　任　飞　主编

出版发行：华中科技大学出版社（中国·武汉）　电话：(027)81321913

地　　　址：武汉市东湖新技术开发区华工科技园（邮编：430223）

出 版 人：阮海洪

策划编辑：王　斌

责任监印：朱　玢

责任编辑：吴文静　王佑芬

装帧设计：柏桐文化

印　　　刷：广州清粤彩印有限公司

开　　　本：787 mm×1092 mm　1/16

印　　　张：93

字　　　数：1900 千字

版　　　次：2022 年 12 月第 1 版　第 1 次印刷

定　　　价：980.00 元（USD 196）（全三卷）

投稿热线：13925085234　　25000195@qq.com

本书若有印装质量问题，请向出版社营销中心调换

全国免费服务热线：400-6679-118 竭诚为您服务

《中国香药植物》编委会

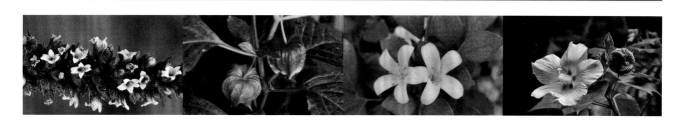

主　编：王羽梅　任　飞
副主编：赵华祥　任安祥　杨得坡　卢佑铭　杨安坪　王晓龙　孙华彩
　　　　杨顺航

编委名单：

王羽梅——韶关学院

任　飞——韶关学院

赵华祥——颇黎芳香医药科技（上海）有限公司

任安祥——韶关学院

杨得坡——中山大学

卢佑铭——雅琪实业（上海）有限公司

杨安坪——立颖国际有限公司

王晓龙——中国民族医药协会芳香医药分会

孙华彩——济南小格子网络科技有限责任公司

杨顺航——西双版纳神农生物科技公司

任晓强——韶关学院

王　斌——广州百彤文化传播有限公司

易思荣——重庆三峡医药高等专科学校

朱鑫鑫——信阳师范学院

庞玉新——广州药科大学

叶华谷——中国科学院华南植物园

崔世茂——内蒙古农业大学

徐晔春——广东花卉杂志社有限公司

宋　鼎——昆明理工大学

张凤秋——辽宁锦州市林业草原保护中心

郑悠雅——前海人寿广州总医院

陈振夏——中国热带农业科学院

薛　凯——北京荣之联科技股份有限公司

徐　杰——内蒙古师范大学

马丽霞——韶关学院

潘春香——韶关学院

肖艳辉——韶关学院

何金明——韶关学院

李思婷——欧芳生物科技（上海）股份有限公司

李策宏——四川省自然资源科学研究院

朱　强——宁夏林业研究院股份有限公司

叶喜阳——浙江农林大学

罗开文——广西壮族自治区林业勘测设计院

王颢颖——广州柏桐文化传播有限公司

刘　冰——中国科学院北京植物园

邢福武——中国科学院华南植物园

刘基男——云南大学

纪宝玉——河南中医药大学

刘发光——韶关学院

寿海洋——上海辰山植物园

叶育石——中国科学院华南植物园

刘铁志——赤峰学院

吴文静——广州柏桐文化传播有限公司

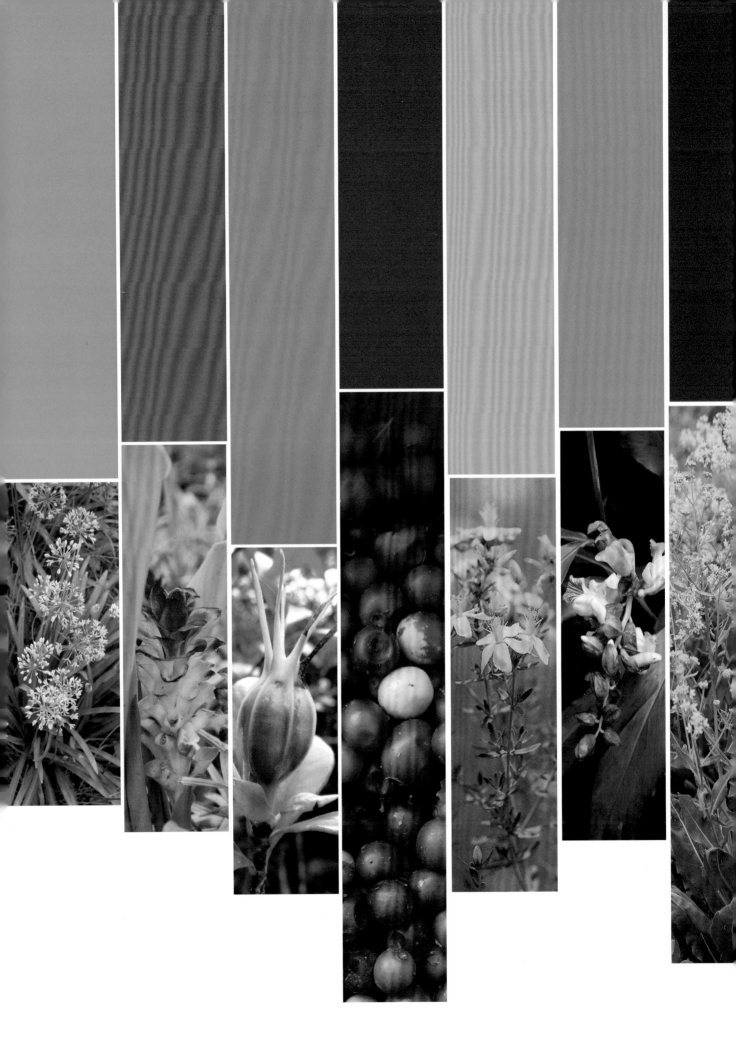

前　言

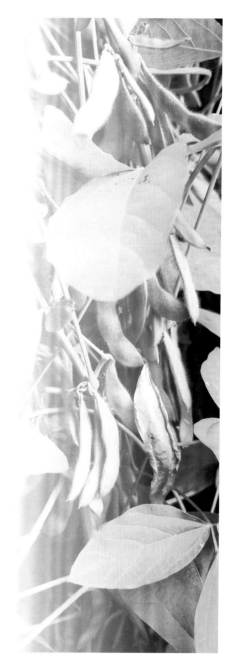

　　2013年，韶关学院芳香植物研究团队与陈策老师共同主编出版《芳香药用植物》后，很快脱销，从事芳香和中药行业的朋友对此的需求热情高涨，不断有朋友打听哪里可以买到该书。前些年，本团队致力于《中国芳香植物资源（1~6卷）》的编写，自2018年该书交稿后，我们立刻启动了《中国香药植物》（1~3卷）的编写工作。

　　我国可以作为中药材利用的植物资源非常丰富，除了《中华人民共和国药典》（以下简称《药典》）规定使用的中药材外，更多中药材在各地、各民族被广泛使用。因此，编写本书遇到的首要困难是芳香药材的确定。我们想尽可能全面、系统地把我国的芳香中药材植物资源梳理出来，并加以介绍。所以，我们确定了药材选择原则如下：1. 从2020年版的《药典》收录的植物中药材中选取药用部位有芳香成分报道的芳香植物，构成本套书的第　卷。2.《中药世家》《中药数据库——中草药大全》《中华本草》《中药大辞典》《中国药用植物（1-30册）》等的中药材中选取药用部位有芳香成分报道的芳香药用植物。3. 部分地区民间或少数民族作为中药材使用，但以上数据库或文献没有收录的中药材没有选取。4. 药用部位没有芳香成分公开报道的中药材没有选取。5. 藻类、菌类、地衣类中药材没有收录。6. 提取物不单独列出。《药典》有规定成分的只列出该成分的研究报告，如紫苏叶挥发油的主成分为紫苏醛，芳香成分只列出以紫苏醛为主成分的研究报告。7. 芳香成分参考了公开发表的论文和公开出版的书籍，学位论文的资料没有引用。

　　该书的中文植物名称、分类地位和拉丁学名以中药数据库和《中国植物志》（电子版）为准，两者不一致的在括号中列出。随着分析测试手段的不断进步和研究的不断深入，芳香药材的成分分析报道也会越来越多，进入到芳香药用植物行列的植物资源也会越来越多。因此，本书选取的香药植物只有少数药材的主要成分是挥发油，多数药材只是含有挥发油，但不一定是该药材的主要成分或药用成分。

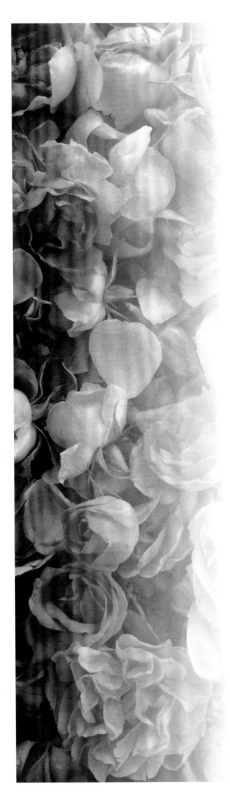

本书以药材名为标题进行描述，有的药材名和植物名一致，有的没有药材名的直接以植物名称分条描述。同一种植物有两种或两种以上器官药用的，分器官描述。同一种药材有两种或两种以上植物的采用同一条描述，形态特征和生境与分布分别描述。

韶关学院芳香植物研究团队成立于2001年，多年来，团队致力于芳香植物资源的研究。2008年，科学出版社出版了团队编写的首部专著《中国芳香植物》（上、下册），之后团队编写的《芳香药用植物》《中国芳香植物精油成分手册》（上、中、下册）《芳香蔬菜》《中国芳香植物资源》（1~6卷）等专著和《芳香植物栽培学》《芳香植物概论》等教材也相继出版。随着研究的不断深入和资料的不断丰富，对芳香植物的认识视野也在不断扩展，为了更好地满足广大芳香植物、中草药研究人员、相关企业和广大芳香爱好者的需求，我们组织力量编写了《中国香药植物》（1~3卷）。本书共收录药材1720种，涉及植物1640种（含亚种、变种）。

每一种植物尽可能配以彩色照片，为此，全国各地的数十名植物分类学家、植物摄影爱好者为本书提供了数量不等的植物照片，在此感谢为本书提供植物照片的所有作者。因为涉及人员太多，提供照片较少的部分摄影者未能列入编委，他们是：李钱鱼、宋阳、张孟耸、李忠宇、李雄、高志恳、王少平、郑珺、邹嫦、潘超美、周滨、周厚高、段士明、宛涛、王喜勇、王发国、邓双文、卢元贤、杨桂娣、丁全志、邹彬、刘坤良、潘伯荣、李镇魁、吴锦生、刘兆龙、李晓东、潘建斌、陈又生、卜万英、庞明娟、董上、黄颂谊、陈炳华、陈红锋、陈涛、迟建才、崔大方、崔煜文、代色平、付琳、何丽娜、黄建平、黄少伟、姜云传、柯欢、李泽贤、刘东明、刘军、刘翔、刘兴江、刘演、林秦文、马国华、马骥、区崇烈、秦位强、宋桂秋、屠鹏飞、王旺青、韦筱媚、吴永彬、吴玉虎、辛海亮、徐克学、徐隽彦、徐永福、宣晶、严临高、杨宗宗、叶文、叶兴蓉、易绮斐、由利修二、袁彩霞、张丽霞、张宏伟、张金龙、张荣京、张亚洲、张莹、周恒苍、周洪义、周繇、曾庆文、徐世松等，由于提供照片的摄影者众多，如有遗漏深表歉意，并请联系作者，在此对他们表现歉意并致以衷心的感谢！

本书具备以下几个特点：1.全面性：本书是在查阅大量文献的基础上精心编辑而成，是首次对我国芳香药用植物的全面叙述，收录的芳香中药植物力求全面、系统，比原《芳香药用植物》有较大幅度的增加。2. 系统性：以中药材名称分条目介绍，每一个中药材介绍的内容包括：基源植物及其拉丁名和药用部位、形态特征、生境与在国内的分布、挥发油含量、挥发油主要成分、药材的性味功效与主治。3. 权威性：本书参考了数以万计的公开发表的学术论文，参考了最新版的《中华人民共和国药典》等公开出版的专著等。植物分类、中文名和拉丁学名统一以《中国植物志》（电子版）为准，引用资料及数据具有权威性。4. 观赏性：每一个中药材都配 1~3 幅彩图，彩图包括中药材、原植物图和（或）药用部位植物图，做到图文并茂。所用图片来自全国数十位植物分类专家和中药材研究专家。5. 实用性：从本书可以了解我国药用芳香植物资源的全貌。可作为中医中药、芳香疗法、香精香料等相关专业或企业的研究人员、从业人员的重要参考书。

其他需要说明的几个问题：1. 芳香药用植物中只有为数不多的中药材以挥发油为主成分，这些药材在《药典》中大多有挥发油含量和挥发油主成分含量的规定。绝大部分芳香药用植物是含有一定量的挥发油，但其有效成分不一定是挥发油。本书选择的是药用部位有挥发油成分报道的中药材，不能等同于其有效药用成分是挥发油。2. 同一个中药材有多篇挥发油成分报道的论文时，如第一主成分相同时，只选其中一篇作为参考，如第一主成分不同时，则分别列出。3. 为了节约篇幅，所有药材的挥发油成分只选取了相对含量等于或大于 1% 的成分，其他微量成分没有列出，如有兴趣了解详细成分，可参考原论文或《中国芳香植物精油成分手册》（上、中、下册）。4. 全书的挥发油含量和芳香成分的相对含量统一精确到小数点后两位，对多于两位的原文进行了四舍五入，对少数以峰面积为单位的原文换算成了相对含量。5. 为了方便读者阅读，对原论文是英文的挥发油成分翻译成了汉语，个别无法翻译的英文保留。

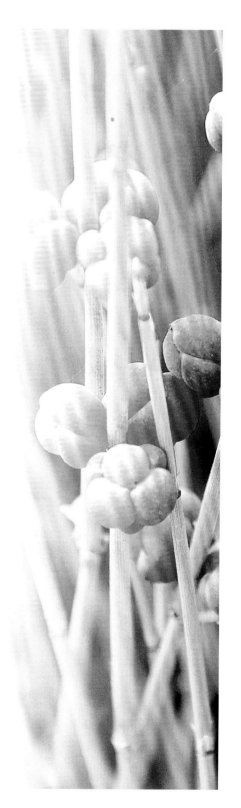

目录

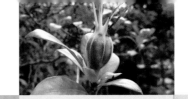

野茉莉 ▼

【基源】安息香科安息香属植物野茉莉 *Styrax japonicus* Sieb. et Zucc. 的花、叶、果。叶、果的芳香成分未见报道。

【形态特征】灌木或小乔木，高 4~10m；嫩枝稍扁，暗紫色。叶互生，纸质或近革质，椭圆形至卵状椭圆形，长 4~10cm，宽 2~6cm，边近全缘或仅于上半部具疏离锯齿。总状花序顶生，有花 5~8 朵；花白色，长 2~3cm；小苞片线状披针形；花萼漏斗状；花冠裂片卵形或椭圆形。果实卵形，长 8~14mm，顶端具短尖头；种子褐色。花期 4~7 月，果期 9~11 月。

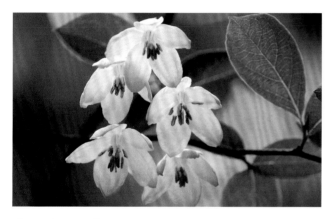

【习性与分布】生于海拔 400~1804m 的林中，阳性树种，喜生于酸性、疏松肥沃、土层较深厚的土壤中。北自秦岭和黄河以南，东起山东、福建，西至云南、四川，南至广东、广西。

【芳香成分】陈青等（2007）用固相微萃取法提取的贵州贵阳产野茉莉花挥发油的主要成分为：α-蒎烯（24.87%）、β-香叶烯（12.68%）、橙花叔醇（12.15%）、桂皮醛（9.09%）、反式-罗勒烯（7.76%）、3-苯基-丙烯醇（5.52%）、芳樟醇（2.53%）、小蠹二烯醇（2.74%）、β-蒎烯（1.80%）、1-甲氧基-4-(2-丙烯基)苯（1.71%）、(Z)-乙酸叶酯（1.56%）、α-异松香烯（1.01%）等。

【性味与功效】味辛，性温。清火。主治喉痛，牙痛。

八角枫叶 ▼

【基源】八角枫科八角枫属植物八角枫 *Alangium chinense* (Lour.) Harms 的叶。

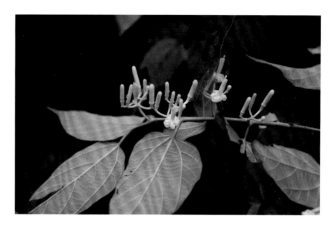

【形态特征】落叶乔木或灌木，高 3~5m，稀达 15m；冬芽锥形，鳞片细小。叶纸质，近圆形或卵形，长 13~26cm，宽 9~22cm。聚伞花序腋生，有 7~50 花；小苞片线形或披针形；花冠圆筒形，花萼顶端分裂为 5~8 枚齿状萼片；花瓣 6~8，线形，初为白色，后变黄色；花盘近球形。核果卵圆形，黑色，种子 1 颗。花期 5~7 月和 9~10 月，果期 7~11 月。

【习性与分布】生于海拔 1800m 以下的山地或疏林中。阳性树，稍耐阴，喜肥沃、疏松、湿润的土壤；具一定耐寒性。分布于河南、陕西、甘肃、江苏、浙江、安徽、福建、台湾、江西、湖北、湖南、四川、贵州、云南、广东、广西、西藏。

【挥发油含量】水蒸气蒸馏的新鲜枝叶的得油率为 0.60%。

【芳香成分】龚复俊等（1999）用水蒸气蒸馏法提取的湖北武汉产八角枫新鲜枝叶挥发油的主要成分为：1,8-桉叶油素（43.33%）、β-侧柏烯（10.71%）、丁香酚甲醚（7.09%）、α-松油醇（7.02%）、α-蒎烯（5.83%）、对-伞花烃（4.85%）、β-蒎烯（3.94%）、松油烯-4-醇（2.52%）、α-侧柏烯（1.22%）、黄樟油素（1.19%）、香叶烯-2-醇（1.07%）等。宋培浪等（2006）用乙醚萃取法提取的贵州惠水产八角枫茎叶挥发油的主要成分为：亚油酸（19.68%）、十六烷酸（15.07%）、(Z,Z,Z)-9,12,15-十八三烯-1-醇（11.15%）、β-谷甾醇（10.49%）等；用石油醚萃取的挥发油主要成分为：2-甲基庚烷（36.11%）、3-甲基庚烷（31.98%）、4-甲基庚烷（14.39%）、二十五烷（3.04%）、硬脂酸（2.35%）、7-己基二十烷（2.20%）、二十烷二烯（2.10%）、二十四烷（2.10%）、二十三烷（1.82%）、二十八烷（1.14%）等。

【性味与功效】味辛，性微温，有毒。祛风除湿，舒筋活络。治风湿关节痛，跌打损伤，精神分裂症。孕妇忌服，小儿和年老体弱者慎用。

芭蕉根 ▼

【基源】芭蕉科芭蕉属植物芭蕉 *Musa basjoo* Sieb. et Zucc. 的根。

【形态特征】植株高 2.5~4m。叶片长圆形,长 2~3m,宽 25~30cm。花序顶生,下垂;苞片红褐色或紫色;雄花生于花序上部,雌花生于花序下部;雌花在每一苞片内约 10~16 朵,排成 2 列;合生花被片长 4~4.5cm,具 5 齿裂,离生花被片几与合生花被片等长。浆果三棱状,长圆形,长 5~7cm,具 3~5 棱,肉质,内具多数种子。种子黑色,宽 6~8mm。

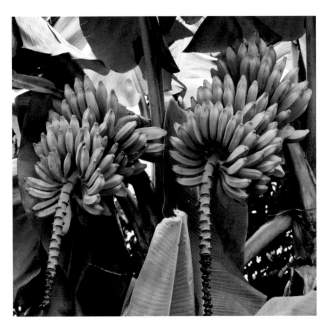

【习性与分布】喜温暖,耐寒力弱,耐半阴,喜湿润。淮河以南、台湾有栽培。

【芳香成分】王祥培等(2011)用水蒸气蒸馏法提取的贵州贵阳产芭蕉新鲜根挥发油的主要成分为:十五醛(19.60%)、角鲨烯(11.46%)、水芹醛(8.69%)、正己醛(7.59%)、(Z)-4-庚烯醛(3.10%)、植物醇(2.76%)、棕榈酸(2.25%)、m-乙基异丙苯(1.65%)、17-十八碳烯醛(1.57%)、甲基正戊基甲酮(1.50%)、十四碳醛(1.49%)、2-正戊基呋喃(1.46%)、苯甲醛(1.11%)、α-雪松醇(1.04%)、白菖油萜(1.01%)等。

【性味与功效】性凉,味淡,五毒。清热解毒,止渴利尿。治天行热病,烦闷,消渴,黄疸,水肿,脚气,血淋,血崩,痈肿,疔疮,丹毒。

香蕉 ▼

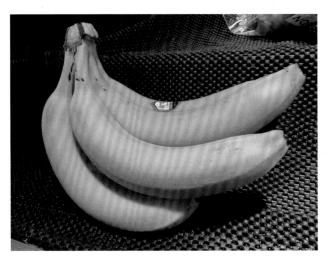

【基源】芭蕉科芭蕉属植物香蕉 *Musa nana* Lour. 的果实。

【形态特征】植株丛生,具匍匐茎,高 2~5m,假茎浓绿而带黑斑,被白粉。叶片长圆形,长 1.5~2.5m,宽 60~85cm。穗状花序下垂,苞片外面紫红色,被白粉,内面深红色,每苞片内有花 2 列。花乳白色或略带浅紫色,离生花被片近圆形。果身弯曲,略为浅弓形,长 10~30cm,直径 3.4~3.8cm,果肉松软,黄白色,味甜,无种子。

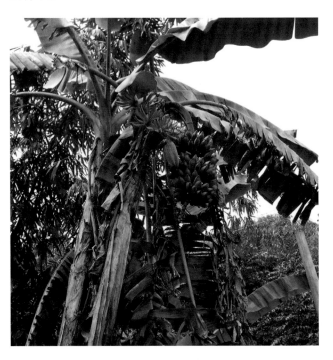

【习性与分布】喜湿热气候,怕低温、忌霜雪,耐寒性弱。

分布于台湾、福建、广东、广西、云南、海南。

【芳香成分】香蕉果肉的挥发油成分主要为乙酸异戊酯（10.39%~27.23%），也有不同成分的报告。张文灿等（2010）用同时蒸馏萃取法提取的香蕉果肉挥发油的主要成分为：乙酸异戊酯（27.23%）、异戊酸异戊酯（5.54%）、异丁酸异戊酯（5.35%）、乙酸仲戊酯（4.41%）、棕榈酸（4.40%）、乙酸丁酯（4.15%）、2-甲氧基-3-(2-丙烯基)-苯酚（3.26%）、2-庚酮（3.00%）、亚麻酸（2.87%）、丁酸异丁酯（2.86%）、乙酰乙酸-1-甲基丁酯（1.92%）、细辛脑（1.74%）、乙酸戊酯（1.64%）、乙酸-2-庚酯（1.58%）、丁酸乙酯（1.51%）、乙酸-4-己烯酯（1.36%）、4-烯丙基-2,6-二甲氧基苯酚（1.15%）、乙酸-3-甲基-2-丁酯（1.09%）、丁酸异戊酯（1.09%）、乙酸己酯（1.04%）、4-羟基-5-甲基-2-己酮（1.02%）等。李琦等（2017）用低温冷冻液液萃取法提取的海南产香蕉新鲜果肉挥发油的主要成分为：丙酸乙酯（11.88%）、乙酸异戊酯（9.45%）、棕榈酸（8.71%）、丁酸异戊酯（7.79%）、乙酸异丁酯（5.32%）、乙酸仲戊酯（5.29%）、2-己烯醛（4.68%）、2-戊酮（3.94%）、榄香素（3.84%）、丁香酚（3.67%）、丁酸异丁酯（3.29%）、乙酸丁酯（3.22%）、异戊醇（3.17%）、丁酸-2-戊酯（2.80%）、正己醛（2.71%）、异戊酸异戊酯（2.49%）、4-烯丙基-2,6-二甲氧基苯酚（2.48%）、2-戊醇（2.38%）、丁酸丁酯（1.64%）、丁酸（1.40%）、异戊酸异丁酯（1.11%）等。关崇新等（2008）用顶空固相微萃取法提取的香蕉果实挥发油的主要成分为：3-甲基丁基丁酸酯（14.95%）、2-甲基-1-丁醇乙酸酯（11.76%）、2-甲基丙酸-1-甲基丁基酯（10.92%）、乙酸己酯（7.67%）、3-甲基-1-丁醇乙酸酯（5.66%）、丁酸己酯（2.74%）、2-己烯醛（2.11%）、2-甲基丙基丁酸酯（1.80%）、乙酸丁酯（1.71%）等。陶晨等（2010）用顶空固相微萃取法提取的海南海口产香蕉新鲜果实挥发油的主要成分为：异戊酸-2-甲基丁酯（19.59%）、丁酸异戊酯（13.45%）、丁酸己酯（8.01%）、亚油酸（7.06%）、丁酸丁酯（4.65%）、己酸异戊酯（3.19%）、乙酸-2-戊酯（2.59%）、丁酸-2-庚酯（2.59%）、十八酸（2.43%）、3-庚烯-1-醇乙酸酯（2.04%）、乙酸己酯（1.89%）、油酸（1.89%）、丁酸异丁酯（1.69%）、十六酸（1.49%）、异戊酸异戊酯（1.22%）、己酸己酯（1.18%）、2,4-二甲基-3-戊酮（1.16%）、乙酸异戊酯（1.01%）等。

【性味与功效】味甘、微涩，性寒。清热，润肠，解毒。治热病烦渴，便秘，痔血。

大蕉皮 ▼

【基源】芭蕉科芭蕉属植物香蕉 *Musa nana* Lour. 的果皮。

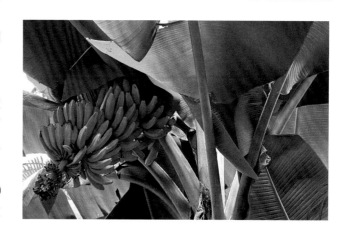

【形态特征】同香蕉。

【习性与分布】同香蕉。

【芳香成分】张文灿等（2010）用同时蒸馏萃取法提取的香蕉果皮挥发油的主要成分为：异丁酸异戊酯（15.40%）、异戊酸异戊酯（8.50%）、细辛脑（5.56%）、乙酸异戊酯（4.67%）、棕榈酸（4.28%）、(1-羟基-2,4,4-三甲基戊-3-基)2-甲基丙酸酯（4.06%）、乙酸仲戊酯（3.91%）、乙酸-2-庚酯（3.55%）、丁酸异丁酯（3.15%）、亚麻酸（2.55%）、丁酸-1-甲基丁酯（2.53%）、3-甲氧基乙酸丁酯（2.52%）、2-甲氧基-3-(2-丙烯基)-苯酚（2.43%）、4-烯丙基-2,6-二甲氧基苯酚（2.36%）、泛酰内酯（2.00%）、乙酸戊酯（1.63%）、丁酸异戊酯（1.51%）、异戊酸异丁酯（1.48%）、4-乙烯基-2-甲氧基苯酚（1.43%）、2-甲基-3-丁烯-1-醇（1.18%）等。李琦等（2017）用低温冷冻液液萃取法提取的海南产香蕉新鲜果皮挥发油的主要成分为：丁酸异戊酯（22.85%）、棕榈酸（15.91%）、硬脂酸（6.86%）、4-烯丙基-2,6-二甲氧基苯酚（6.83%）、亚麻酸（6.34%）、榄香素（5.03%）、丁酸-2-戊酯（4.47%）、亚油酸（3.46%）、丁香酚（3.39%）、异戊酸异戊酯（2.54%）、丁酸异丁酯（2.42%）、乙酸异戊酯（2.26%）、甲基乙酸己酯（2.14%）、乙酸仲戊酯（1.98%）、丁酸丁酯（1.97%）、2-己烯醛（1.68%）、1-戊醇（1.15%）、丁酸（1.12%）、丁酸乙酯（1.04%）等。

【性味与功效】味甘、涩，性寒。清热解毒，降血压。治痢疾，霍乱，皮肤瘙痒，高血压病。

二色补血草 ▼

【基源】白花丹科补血草属植物二色补血草 *Limonium bicolor* (Bunge) Kuntze 的根或全草。

【形态特征】多年生草本，高 20~50cm。叶基生，偶可花序轴下部 1~3 节上有叶，匙形至长圆状匙形，长 3~15cm，宽 0.5~3cm。花序圆锥状；花序轴单生；穗状花序排列在花序分枝的上部至顶端，由 3~9 个小穗组成；小穗含 2~5 花；外苞长圆状宽卵形，萼漏斗状，萼檐初时淡紫红或粉红色，后来变白；花冠黄色。花期 5 月下旬~7 月，果期 6~8 月。

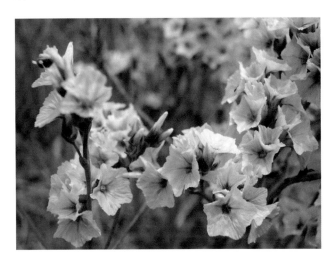

【习性与分布】耐盐多年生旱生植物，主要生于平原地区，也可零星分布于荒漠地区，也见于山坡下部、丘陵和海滨。分布于陕西、甘肃、宁夏、江苏、河南等省区。

【挥发油含量】水蒸气蒸馏的阴干全草的得油率为 1.10%。

【芳香成分】根：魏友霞等（2007）用水蒸气蒸馏法提取的陕西渭南产二色补血草新鲜根挥发油的主要成分为：十六烷酸（14.21%）、十八酸（10.35%）、1-乙酰氧基-3,7-二甲基-6,11-十二烯（9.58%）、油酸（6.76%）、9-十六碳烯酸（4.75%）、芥（子）酸（4.12%）、1,3-二环己基-1-丁烯（3.99%）、2-羟基-1,4,4-三甲基-二环[3.1.0]己烷-6-羟甲基（3.16%）、9-十八碳炔酸（3.02%）、N,N-二苯肼基-甲酰胺（2.87%）、7-二甲基-3,5-辛烯-1-醇（2.61%）等。

全草：杨立业等（2009）用水蒸气蒸馏法提取的山东产二色补血草阴干全草挥发油的主要成分为：二十六烷（8.83%）、二十二烷（7.27%）、二十四烷（5.93%）、二十三烷（5.74%）、二十八烷（4.39%）、1-氯二十七烷（4.09%）、2,6,10,14,18,22-二十四碳六烯（4.03%）、9-辛基十七烷（4.08%）、二十烷（3.91%）、11-癸基二十一烷（3.62%）、植醇（2.92%）、1-碘十六烷（2.86%）、11-丁基二十二烷（2.81%）、二十九（碳）烷（2.76%）、十九烷（2.74%）、γ-桉叶醇（2.45%）、二十五烷（2.34%）、二十一烷（2.01%）、角鲨烯（1.99%）、油酸（1.82%）、7-乙基二十二烷（1.58%）、2-氧代十八烷基乙醇（1.49%）、邻苯二甲酸二丁酯（1.43%）、2-(对十二烷氧基)乙醇（1.43%）、二十四烷（1.40%）、1-碘十八碳烷（1.30%）、δ-荜澄茄烯（1.27%）、1-十六炔（1.06%）、1-溴二十四烷（1.05%）、三十烷（1.01%）等。

【性味与功效】味甘、微苦，性平。补益气血，散瘀止血。治病后体弱，胃脘痛，消化不良，妇女月经不调，崩漏，带下，尿血，功能性子宫出血，痔疮出血。

黄花补血草 ▼

【基源】白花丹科补血草属植物黄花补血草（金色补血草）*Limonium aureum* (Linn.) Hill. 的花。

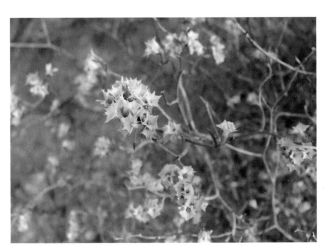

【形态特征】多年生草本，高 4~35cm。茎基往往被有残存的叶柄和红褐色芽鳞。叶基生，常早凋，通常长圆状匙形至倒披针形，长 1.5~5cm，宽 2~15mm。花序圆锥状，花序轴 2 至多数；穗状花序位于上部分枝顶端，由 3~7 个小穗组成；小穗含 2~3 花；外苞宽卵形；萼漏斗状，基部偏斜，萼檐金黄色，裂片正三角形；花冠橙黄色。花期 6~8 月，果期 7~8 月。

【习性与分布】生于土质含盐的砾石滩、黄土坡和砂土地上，见于平原和山坡下部。分布于东北、西北、湖北、四川。

【挥发油含量】超临界萃取的干燥花的得油率为 8.70%。

【芳香成分】刘宇等（2010）用超临界 CO_2 萃取法提取的甘肃兰州产黄花补血草花挥发油的主要成分为：二十九烷（13.77%）、菜油甾醇（13.28%）、邻苯二甲酸异丁基辛酯（12.47%）、二十三烷（8.21%）、二十七烷（8.21%）、22,23- 二氢豆甾醇（3.87%）、2,6,10,14- 四甲基十六烷（3.16%）、羽扇豆醇（1.43%）、7- 十五炔（1.40%）、1- 碘十六烷（1.40%）、十七烷（1.37%）、(Z,Z)-9,12- 十八碳二烯酸（1.07%）等。

【性味与功效】味淡，性凉。止痛，消炎，补血。治神经痛，月经量少，耳鸣，乳汁不足，感冒；外用治牙痛及疮疖痈肿。

百合花 ▼

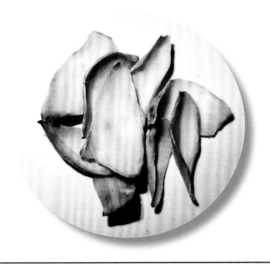

【基源】百合科百合属植物百合 *Lilium brownii* var. *viridulum* Baker 的花。

【形态特征】鳞茎球形，直径 2~4.5cm；鳞片披针形，长 1.8~4cm，宽 0.8~1.4cm，白色。茎高 0.7~2m。叶散生，通常自下向上渐小，披针形至条形，长 7~15cm，宽 0.6~2cm。花单生或几朵排成近伞形；苞片披针形；花喇叭形，有香气，乳白色，外面稍带紫色，长 13~18cm。蒴果矩圆形，长 4.5~6cm，宽约 3.5cm，有棱，具多数种子。花期 5~6 月，果期 9~10 月。

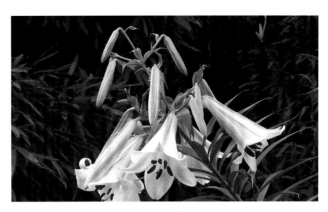

【习性与分布】生于山坡、灌木林下、路边、溪旁或石缝中，海拔 100~2150m。既耐寒也耐热。分布于河北、山西、河南、陕西、湖北、江西、安徽、浙江、甘肃、内蒙古、北京、贵州。

【挥发油含量】水蒸气蒸馏的花的得油率为 0.01%~5.43%；超临界萃取的花的得油率为 2.92%。

【芳香成分】不同研究者分析的不同品种的百合花的挥发油成分不同。回瑞华等（2003）用同时蒸馏萃取法提取的辽宁抚顺产百合花挥发油的主要成分为：邻苯二甲酸二异丁酯（59.13%）、十二酸（12.41%）、十四烯酸（6.03%）、邻苯二甲酸二丁酯（4.19%）、2- 十四醇（4.09%）、1,3- 二甲基苯（1.62%）、2- 十七醇（1.44%）、癸烯 -4（1.27%）、壬醛（1.20%）、1- 十三醇（1.01%）等。张继等（2003，2005）用水蒸气蒸馏法提取的甘肃临洮产‘西伯利亚’百合新鲜花挥发油的主要成分为：(+/-)-1- 甲基 -4-(1- 甲基乙烯)- 环己烯（66.00%）、3,7- 二甲基 -1,6- 辛二烯 -3- 醇（19.37%）、4- 甲基 -1-(1- 甲基乙基)-3- 环己烯 -1- 醇（3.33%）、1- 甲基 -4-(1- 甲基乙基)-1,4- 环己二烯（2.72%）、2- 氨基苯甲酸 -3,7- 二甲基 -1,6- 辛二烯 -3- 酯（1.76%）、(+)-α- 萜品醇（1.35%）等；‘巴巴拉’百合花挥发油的主要成分为：萜二烯（59.43%）、3,7- 二甲基 -1,6- 辛二烯 -3- 醇（20.10%）、(R)-4- 甲基 -1-(1- 甲基乙基)-3- 环己烯 -1- 醇（4.32%）、3- 异丙烯基 -5,5- 二甲基环己烯（4.05%）、2- 氨基苯甲酸 -3,7- 二甲基 -1,6- 辛二烯 -3- 酯（3.52%）、(+)-α- 萜品醇（2.22%）、β- 月桂烯（1.08%）等。曹慧等（2008）用固相微萃取法提取的浙江杭州产‘香水百合’鲜花头香的主要成分为：(E)- 罗勒烯（45.23%）、芳樟醇（26.51%）、苯甲酸甲酯（11.47%）、(E)-2- 甲氧基 -4-(1- 丙烯基)- 苯酚（6.99%）、4- 甲基 -2- 甲氧基苯酚（2.98%）、月桂烯（2.85%）、(Z)- 罗勒烯（1.01%）等。

【性味与功效】味甘、苦，性微寒。清热润肺，宁心安神。治咳嗽痰少或粘，眩晕，夜寐不安，天疱湿疮。

杯花韭 ▼

【基源】百合科葱属植物杯花韭 *Allium cyathophorum* Bur. et Franch. 的全草。

【形态特征】鳞茎单生或数枚聚生，圆柱状或近圆柱状；鳞茎外皮灰褐色，常呈近平行的纤维状，有时呈网状。叶条形，背面呈龙骨状隆起，通常比花葶短，宽 2~5mm。花葶圆柱状，常具 2 纵棱，高 13~35cm，下部被叶鞘；总苞单侧开裂；伞形花序近扇状，多花；花紫红色至深紫色；花被片椭圆状矩圆形，长 7~9mm，宽 3~4mm，内轮的稍长。花果期 6~8 月。

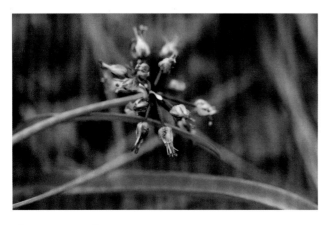

【习性与分布】生于海拔 3000~4600m 的山坡或草地。分布于云南、西藏、四川、青海。

【芳香成分】关志华等（2020）用动态顶空萃取法提取的西藏林芝产杯花韭新鲜叶挥发油的主要成分为：二甲基二硫化物（18.81%）、甲基丙基二硫化物（17.65%）、乙醚（17.12%）、丙硫醇（11.62%）、二丙基二硫化物（9.93%）、1,4- 二噻烷（5.91%）、二甲基硫醚（5.17%）、甲硫醇（5.10%）、甲基丙基硫醚（2.93%）、二烯丙基二硫化物（2.06%）、二甲基三硫化物（2.02%）、烯丙基甲基硫醚（1.68%）等。

【性味与功效】味辛，性温。止血，散瘀，镇痛。治衄血，瘀血，跌打损伤。

葱叶 ▼

【基源】百合科葱属植物葱 *Allium fistulosum* Linn. 的叶。

【形态特征】鳞茎单生，圆柱状，粗 1~2cm，有时可达 4.5cm。叶圆筒状，中空，向顶端渐狭，约与花葶等长，粗在 0.5cm 以上。花葶圆柱状，中空，高 30~100cm；总苞膜质，2 裂；伞形花序球状，多花；花白色；花被片长 6~8.5mm，近卵形，先端渐尖，具反折的尖头；子房倒卵状，腹缝线基部具不明显的蜜穴；花柱细长，伸出花被外。花果期 4~7 月。

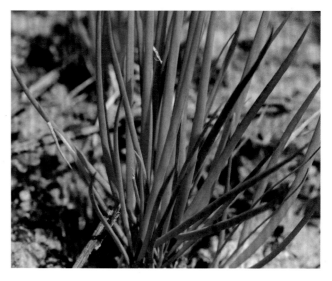

【习性与分布】喜冷凉，不耐炎热，耐旱不耐涝。全国各地均有栽培。

【挥发油含量】水蒸气蒸馏的叶的得油率在 0.004%~0.31% 之间。

【芳香成分】田晓庆等（2017）用顶空固相微萃取法提取的'章丘大葱'新鲜叶挥发油的主要成分为：二丙基二硫醚（72.17%）、甲基丙基二硫醚（7.39%）、1- 甲基丙基二硫醚（5.31%）、3,7- 二甲基 -1,3,6- 辛三烯（2.65%）、十甲基环戊烷（1.82%）、1,3- 二噻烷（1.78%）、1,2,3- 三氯苯（1.74%）、十二甲基环己硅烷（1.54%）、[5,4-b] 吡啶 -3- 酮 -4,6- 二甲基 - 异噻唑（1.22%）、3,4- 呋喃二酮（1.09%）等。郭海忱等（1996）用水蒸气蒸馏法提取的吉林长春产葱新鲜叶挥发油的主要成分为：2- 甲基 -2- 戊烯醛（22.51%）、二甲基三硫醚（12.23%）、甲基丙基三硫醚（8.00%）、甲基丙烯基二硫醚（5.17%）、甲基丙基二硫醚（4.50%）、十三酮 -2（4.23%）、二甲基二硫醚（4.17%）、甲基丙烯基三硫醚（4.04%）、丙基丙烯基三硫醚（2.55%）、二丙基三硫醚（2.42%）、十一酮 -2（2.15%）、反式 - 丙基丙烯基二硫醚（1.34%）、2,4- 二甲基噻吩（1.28%）等。

【性味与功效】味辛，性温。祛风发汗，解毒消肿。治感冒风寒，头痛鼻塞，身热无汗，中风，面目浮肿，疮痈肿痛，跌打创伤。

葱须 ▼

【基源】百合科葱属植物葱 *Allium fistulosum* Linn. 的须根。

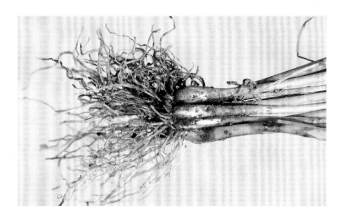

【形态特征】同葱叶。

【习性与分布】同葱叶。

【芳香成分】田晓庆等（2017）用顶空固相微萃取法提取的山东章丘产'章丘大葱'新鲜根挥发油的主要成分为：二丙基二硫醚（56.98%）、3-氨基-2-硫代-4-噻唑啉酮（11.96%）、甲基异丙基二硫醚（7.15%）、丙硫醇（6.59%）、己醇（1.61%）、1,3-二噻烷（1.58%）、二丙基三硫醚（1.52%）、乙醇（1.14%）等。

【性味与功效】味辛，性平。祛风散寒，解毒，散瘀。治风寒头痛，喉疮，痔疮，冻伤。

葱白 ▼

【基源】百合科葱属植物葱 *Allium fistulosum* Linn. 的鳞茎。

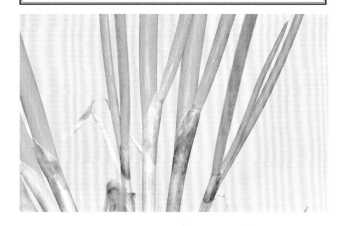

【形态特征】同葱叶。

【习性与分布】同葱叶。

【芳香成分】程安玮等（2011）用顶空固相微萃取法提取的山东章丘产葱干燥鳞茎挥发油的主要成分为：二甲基硫醚（24.54%）、3-甲基丁醛（9.70%）、乙醛（6.26%）、2-甲基丙醛（4.41%）、2-甲基丁醛（3.82%）、E-2-庚烯醛（3.41%）、1,3-二噻烷（3.27%）、己醛（2.92%）、1,2,4,5-四甲基苯（2.77%）、3,7-二甲基癸烷（2.49%）、硫化丙烯（2.08%）、2,6-二甲基十一烷（2.07%）、3,4-二甲基噻吩（1.90%）、2,6,11-三甲基十二烷（1.74%）、三甲基三硫醚（1.74%）、十二烷（1.57%）、甲基环己基二甲氧基硅烷（1.47%）、壬醛（1.26%）、2,3-丁二酮（1.14%）等。杨天慧等（2010）用静态顶空微萃取法提取的葱新鲜假茎挥发油的主要成分为：1-丙硫醇(69.51%)、二丙基二硫醚（18.28%)等。高莉敏等（2008）用固相微萃取法提取的'陕西鸡腿'葱鳞茎挥发油的主要成分为：甲基正壬酮（19.17%）、2-十三酮（18.01%）、1,2-二噻吩（17.28%）、1-甲乙基丙基二硫醚（11.14%）、3,4-二甲基噻吩（7.67%）、2-乙基-反式-2-丁烯醛（2.86%）、甲基环硫乙烷（2.56%）、2,4-辛二烯酮（2.19%）、烯丙基硫醚（2.11%）、甲基丙基二硫醚（2.08%）、1-丙基-1-丙炔基硫醚（1.92%）、1-甲基硫代-1-丙烯（1.45%）、2,4-十三二酮（1.17%）、二丙基三硫醚（1.12%）、甲基乙醇（1.09%）、3,5-二乙基-1,2,4-三噻吩（1.04%）、1-氧-二硫杂环丁烷（1.02%）等；'掖辐1号'大葱鳞茎挥发油的主要成分为：二丙基三硫醚（21.61%）、甲基-丙基二硫醚（19.05%）、二丙基二硫醚（13.63%）、3,4-二甲基噻吩（9.79%）、1,2-二噻吩（7.30%）、烯丙基硫醚（6.55%）、甲基环硫乙烷（3.93%）、氨甲酰肼（3.22%）、3,5-二乙基-1,2,4-三噻吩（3.20%）、甲基-2-丙基二硫醚（1.89%）、2-乙基-反式-2-丁烯醛（1.77%）等。张耕等（2010）用超临界 CO_2 萃取后再经硅胶柱层析后的湖北武汉产葱干燥鳞茎挥发油的主要成分为：邻苯二甲酸二乙酯（18.90%）、1,2-苯二羧酸，双(2-甲基丙基)酯（14.29%）、1,2-苯二羧酸，丁基-2-甲基丙基酯（9.48%）、3,4-三[(三甲基甲硅烷基)氧基]-苯乙酸，三甲基硅酯（3.99%）、硫氰酸,5α-胆甾烷-3β-基酯（3.89%）、2-己基-5-甲基-3(2H)-呋喃酮（3.75%）、三[(三甲基甲硅烷基)氧基]-苯乙酸，三甲基硅酯（3.16%）、丁基-1,2-苯二羧酸（2.84%）、2,4-二[(三甲基甲硅烷基)氧基]-苯甲酸，三甲基甲硅烷基酯（2.23%）、1,2,3,4-四氢-5-

甲基－萘（2.12%）、5-甲基-3-异噁唑胺（1.27%）、3-辛醇（1.25%）、二乙烯基硫（1.16%）、十六烷酸乙酯（1.10%）等。

【性味与功效】味辛，性温。发表，通阳，解毒，杀虫。治感冒风寒，阴寒腹痛，二便不通，痢疾，疮痈肿痛，虫积腹痛。

葱花 ▼

【基源】百合科葱属植物葱 *Allium fistulosum* Linn. 的花。

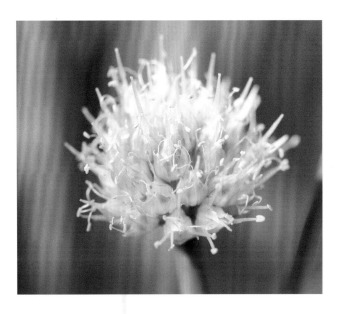

【形态特征】同葱叶。

【习性与分布】同葱叶。

【芳香成分】郭海忱等（1996）用水蒸气蒸馏法提取的吉林长春产葱新鲜花挥发油的主要成分为：甲基丙基三硫醚（12.94%）、十三酮-2（10.57%）、二甲基二硫醚（7.94%）、2-甲基-2-戊烯醛（6.62%）、二甲基三硫醚（6.13%）、二丙基三硫醚（5.95%）、甲基丙烯基三硫醚（5.38%）、甲基丙基二硫醚（4.51%）、丙基丙烯基三硫醚（4.09%）、十一酮-2（2.57%）、反式-丙基丙烯基二硫醚（2.46%）、甲基丙烯基二硫醚（2.38%）、二甲基四硫醚（1.54%）、二丙基二硫醚（1.27%）、顺式-丙基丙烯基二硫醚（1.24%）等。

【性味与功效】味辛，性温。散寒通阳。治脘腹冷痛，胀满。

大花韭 ▼

【基源】百合科葱属植物大花韭 *Allium macranthum* Baker 的全草。

【形态特征】鳞茎圆柱状；鳞茎外皮白色。叶条形，扁平，近与花葶等长，宽 4~10mm。花葶棱柱状，高 20~60cm，下部被叶鞘；总苞 2~3 裂，早落；伞形花序少花，松散；花钟状开展，红紫色至紫色；花被片长 8~12mm，外轮的宽矩圆形，舟状，内轮的卵状矩圆形，比外轮的稍长而狭。花果期 8~10 月。

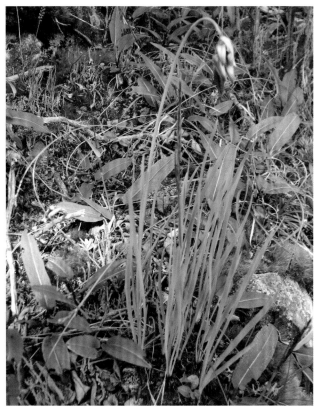

【习性与分布】生于海拔 2700~4200m 的草坡、河滩或草甸上。分布于陕西、甘肃、四川、云南、西藏。

【芳香成分】关志华等（2020）用动态顶空萃取法提取的西藏林芝产大花韭新鲜叶挥发油的主要成分为：二甲基二硫化物（45.68%）、烯丙基甲基硫醚（19.62%）、甲硫醇（11.11%）、乙醚（10.31%）、1,4-二噻烷（6.50%）、二甲基硫醚（1.97%）、二烯丙基硫醚（1.78%）、二甲基三硫化物（1.53%）等。

【性味与功效】味辛，性温。发汗，散寒，健胃。主治伤风感冒，头痛鼻塞，脘腹冷痛，消化不良。

山韭菜 ▼

【基源】百合科葱属植物多星韭 *Allium wallichii* Kunth 的全草。

【形态特征】鳞茎圆柱状，外皮黄褐色。叶狭条形至宽条形。花葶三棱状柱形，具 3 条纵棱，下部被叶鞘；总苞单侧开裂，或 2 裂；伞形花序扇状至半球状，具多数疏散或密集的花；花红色、紫红色、紫色至黑紫色，星芒状开展；花被片矩圆形至狭矩圆状椭圆形，花后反折，长 5~9mm，宽 1.5~2mm。花果期 7~9 月。

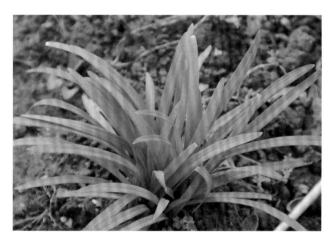

【习性与分布】生于海拔 2300~4800m 的湿润草坡、林缘、灌丛下或沟边。分布于四川、西藏、云南、贵州、广西、湖南。

【芳香成分】赵超等（2015）用固相微萃取法提取的贵州赫章产多星韭新鲜茎挥发油的主要成分为：烯丙基丙基二硫醚（26.66%）、二烯丙基二硫醚（16.61%）、二丙基二硫醚（13.24%）、二烯丙基三硫醚（5.44%）、甲基烯丙基二硫醚（4.48%）、二异丙基三硫醚（4.70%）、反式丙烯基丙基二硫醚（3.91%）、甲基丙基二硫醚（2.75%）、顺丙烯基丙基三硫醚（1.48%）、基烯丙基三硫醚（1.46%）等；新鲜叶挥发油的主要成分为：烯丙基丙基二硫醚（27.11%）、二烯丙基二硫醚（17.10%）、二丙基二硫醚（13.27%）、二烯丙基三硫醚（5.26%）、反式丙烯基丙基二硫醚（4.39%）、甲基烯丙基二硫醚（3.77%）、甲基丙基二硫醚（2.33%）、二异丙基三硫醚（2.24%）、基烯丙基三硫醚（1.15%）等。

【性味与功效】味辛、甘，性平。活血散瘀，祛风止痒。用于跌打损伤、刀枪伤、异物入肉、漆疮、瘾疹、疟疾、牛皮癣。

天韭 ▼

【基源】百合科葱属植物茖葱（天韭）*Allium victorialis* Linn. 的全草。

【形态特征】鳞茎单生或 2~3 枚聚生，近圆柱状，外皮灰褐色至黑褐色。叶 2~3 枚，倒披针状椭圆形至椭圆形，长 8~20cm，宽 3~9.5cm。花葶圆柱状，高 25~80cm，被叶鞘；总苞 2 裂；伞形花序球状，具多而密集的花；花白色或带绿色，极稀带红色；内轮花被片椭圆状卵形，长 4.5~6mm，宽 2~3mm；外轮的狭而短，舟状，长 4~5mm，宽 1.5~2mm。花果期 6~8 月。

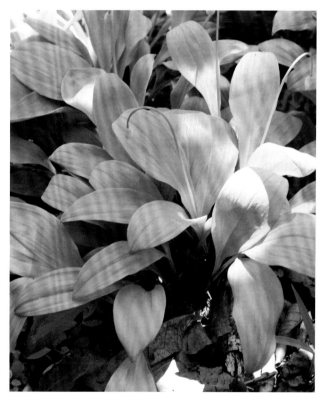

【习性与分布】生于海拔 1000~2500m 的阴湿坡山坡、林下、草地或沟边。分布于黑龙江、吉林、辽宁、河北、山西、内蒙古、陕西、甘肃、四川、湖北、河南、浙江。

【芳香成分】李雅萌等（2018）用固相微萃取法提取的吉林辽源产茖葱新鲜鳞茎挥发油的主要成分为：甲基烯丙基二硫醚（19.88%）、二烯丙基二硫醚（11.96%）、二甲基二硫醚（11.28%）、1,4,6-噁二酮-5-硫酮（9.96%）、1,3-二噻烷（9.07%）、2-甲氧基-1,3-双甲硫基丙烷（5.47%）、2-乙基己醇（5.14%）、2,2-二乙氧基四氢呋喃（4.69%）、对二噁烷-2,3-二醇

（2.86%）、二甲基三硫醚（2.43%）、二丙烯基锌（1.82%）、2-巯基-丙酸（1.62%）、甲基丙基二硫醚（1.60%）、二-2-丙烯基三硫醚（1.30%）等；新鲜叶挥发油的主要成分为：1,3-二噻烷（17.09%）、2-己烯醛（16.20%）、二甲基二硫醚（9.86%）、2,2-二乙氧基四氢呋喃（9.37%）、二烯丙基二硫醚（8.83%）、2-乙基己醇（5.01%）、二甲基三硫醚（4.99%）、1-氯-2-甲硫基乙烷（4.12%）、(E)-2-己烯醇（3.12%）、对二噁烷-2,3-二醇（2.94%）、二-2-丙烯基三硫醚（1.94%）、3-乙烯基-3,4-二氢-1,2-二噻因（1.06%）等。才燕等（2017）用顶空固相微萃取法提取的吉林长春产茖葱鳞茎挥发油的主要成分为：硫化丙烯（28.46%）、二烯丙基二硫（27.77%）、1,3-二噻烷（9.32%）、甲硫醇（4.89%）、S-(3-羟丙基)硫代乙酸酯（4.55%）、二甲基二硫（3.68%）、1-巯基-2-丙酮（3.64%）、棕榈酸（3.57%）、(Z)-11-十八烯酸甲酯（2.13%）、二烯丙基硫醚（2.08%）、十三烷（2.04%）、甲基甲基硫代甲砜（1.40%）、亚油酸甲酯（1.22%）、(Z)-7-十六碳烯酸（1.11%）、(Z)-十八碳烯酸（1.00%）等；新鲜叶挥发油的主要成分为：(Z)-乙酸叶醇酯（55.91%）、乙酸反-2-己烯酯（9.18%）、硫化丙烯（6.18%）、甲硫醇（4.01%）、甲基-2-丙烯基二硫醚（2.67%）、二烯丙基二硫（2.38%）、二甲基二硫（2.02%）、壬醛（1.18%）、癸醛（1.04%）等。鲁亚星等（2018）用固相微萃取法提取的吉林延边野生茖葱新鲜茎挥发油的主要成分为：1,3-二噻烷（22.12%）、烯丙基甲基二硫醚（10.50%）、二烯丙基三硫醚（6.10%）、5-甲基噻唑（4.45%）、二甲基二硫醚（2.94%）、二甲硫基甲烷（2.18%）、二烯丙基硫醚（1.81%）、二烯丙基四硫醚（1.68%）、3-苯基-4H-1,2-二硫醇（1.60%）、二甲基三硫醚（1.35%）、5-甲基-1,2,3-噻二唑（1.24%）等，栽培茖葱新鲜茎挥发油的主要成分为：二烯丙基二硫醚（35.58%）、1,3-二噻烷（19.47%）、二甲基二硫醚（3.04%）、二烯丙基三硫醚（2.33%）、4,5-二甲基噻唑（1.39%）、二烯丙基硫醚（1.08%）、二甲基三硫醚（1.08%）等；新鲜叶挥发油的主要成分为：1,2-二噻烷（43.81%）、二甲基二硫醚（6.88%）、壬醛（3.49%）、二烯丙基三硫醚（3.43%）、二甲基三硫醚（2.38%）、二甲硫基甲烷（2.09%）、二烯丙基硫醚（1.43%）、3-苯基-4H-1,2-二硫醇（1.18%）、正己醛（1.02%）等。

【性味与功效】味辛，性温。止血，散瘀，镇痛。治衄血，瘀血，跌打损伤。

细香葱 ▼

【基源】百合科葱属植物细香葱（火葱）*Allium ascalonicum* Linn. 的全草。

【形态特征】植株高 30~44 cm。鳞茎聚生，矩圆状卵形、狭卵形或卵状圆柱形；鳞茎外皮红褐色、紫红色、黄红色至黄白色，膜质或薄革质，不破裂。叶为中空的圆筒状，向顶端渐尖，深绿色，常略带白粉。栽培条件下不抽薹开花，用鳞茎分株繁殖。但在野生条件下是能够开花结实的。

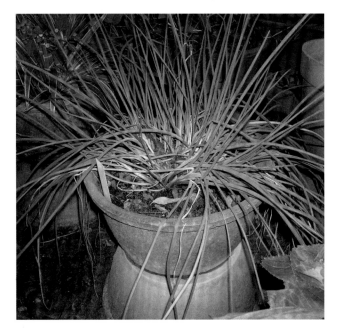

【习性与分布】喜冷凉的气候，抗寒力强，不耐炎热，不耐涝。华南、西南地区栽培。

【芳香成分】何洪巨等（2004）用同时蒸馏-萃取法提取的细香葱全草挥发油的主要成分为：二丙基二硫醚（47.28%），二丙基三硫醚（12.09%），1,3-二(丙硫基)-丙烷（6.15%）、1-丙硫醇（5.58%）、2-甲基-2-丙烯酸-2-羟基丙酯（4.71%）、1-甲乙基丙基二硫醚（4.20%）、反式-3,5-二乙基-1,2,4-三噻吩（2.95%）、甲基丙基二硫醚（2.45%）、5-羟基-1,3-二氧杂环己烷（2.24%）、3-甲氧基-戊烷（1.75%）、2,4-二甲基-2-二氢噻唑（1.16%）、2-丁烯酸-2-丙烯酯（1.11%）、顺式-3,5-二乙基-1,2,4-三噻吩（1.02%）等。

【性味与功效】味辛，性温。解表，通阳，解毒。治感冒风寒，阴寒腹痛，小便不通，痈疽肿毒，跌打肿痛。

蒙古韭 ▼

【基源】百合科葱属植物蒙古韭 *Allium mongolicum* Regel 的茎叶。

【形态特征】鳞茎密集地丛生，圆柱状，外皮褐黄色。叶半圆柱状至圆柱状，比花葶短，粗 0.5~1.5mm。花葶圆柱状，高 10~30cm，下部被叶鞘；总苞单侧开裂，宿存；伞形花序半球状至球状，具多而通常密集的花；花淡红色、淡紫色至紫红色，大；花被片卵状矩圆形，长 6~9mm，宽 3~5mm。

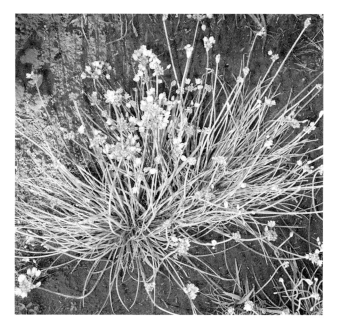

【习性与分布】生于海拔 800~2800m 的荒漠、砂地或干旱山坡。耐旱抗寒。分布于新疆、青海、内蒙古、宁夏、甘肃、陕西、辽宁。

【挥发油含量】水蒸气蒸馏的干燥全草的得油率为 0.46%。

【芳香成分】刘世巍等（2007）用水蒸气蒸馏法提取的宁夏盐池产蒙古韭叶挥发油的主要成分为：肉桂酸乙酯 (22.60%)、二乙基二缩醛 (22.10%)、草酸二丁酯 (11.00%)、2-丙二烯环丁烯（9.22%）、异辛烷（6.37%）、正丁腈（5.37%）、dl-苯甲基羟基丁二酸（5.27%）、烯丙基溴（3.67%）、反丁烯二腈（3.39%）、甲基乙腈 -6-苄氧基（2.42%）等。王俊魁等（2012）用顶空固相微萃取法提取内蒙古阿拉善产蒙古韭新鲜茎叶挥发油，以 DVB/CAR/PDMS 为萃取头的主要成分为：2-

己烯醛（27.74%）、甲基 -2-烯丙基三硫醚（25.70%）、二甲基三硫化物（13.62%）、烯丙基甲基二硫醚（9.94%）、二烯丙基二硫（7.23%）、乙醛（4.42%）、二甲基二硫化物（3.78%）、1-丙烯 -1-甲基硫醇（3.67%）、正己酸乙烯酯（1.55%）、二烯丙基硫醚（1.34%）、己醛（1.27%）等；以 PDMS/DVB 为萃取头的主要成分为：二烯丙基二硫醚（25.34%）、二甲基三硫化物（24.03%）、乙醛（12.65%）、2-己烯醛（6.46%）、二甲基二硫化物（6.34%）、正己酸乙烯酯（4.32%）、己醛（3.33%）、二烯丙基硫醚（3.28%）、2-甲基双环 [2.2.2] 辛烷（1.83%）、2-甲基 -3-亚甲基 -环戊烷甲醛（1.67%）、3,7-二甲基 -1,3,6-辛三烯（1.33%）、1,3-戊二烯（1.13%）、丁醛（1.08%）等。

【性味与功效】开胃，消食，杀虫。治消化不良，不思饮食，秃疮，腰腿病等。

野葱 ▼

【基源】百合科葱属植物太白韭 *Allium prattii* C. H. Wright ex Hemsl. 的全草。

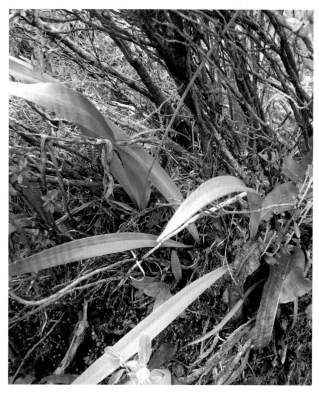

【形态特征】鳞茎单生或2~3枚聚生，近圆柱状，外皮灰褐色至黑褐色。叶2枚，常为条形或椭圆状倒披针形，宽0.5~7cm。花葶圆柱状，高10~60cm，下部被叶鞘；总苞1~2裂；伞形花序半球状，具多而密集的花；花紫红色至淡红色；内轮的花被片披针状矩圆形至狭矩圆形，外轮的宽而短，狭卵形或矩圆形，长3.2~5.5mm，宽1.4~2.9mm。花果期6月底到9月。

【习性与分布】生于海拔2000~4900m的阴湿山坡、沟边、灌丛或林下。分布于西藏、云南、四川、青海、甘肃、陕西、河南、安徽。

【芳香成分】关志华等（2020）用动态顶空萃取法提取的西藏林芝产太白韭新鲜茎挥发油的主要成分为：二甲基二硫化物（88.69%）、乙醚（9.89%）等；新鲜叶挥发油的主要成分为：二甲基二硫化物（61.09%）、二烯丙基二硫化物（20.29%）、乙醚（18.62%）等。

【性味与功效】味辛，性温。发汗，散寒，消肿。治伤风感冒，头痛发热，腹部冷痛，消化不良；外用接骨。

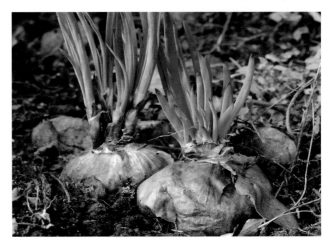

【习性与分布】喜肥，吸水能力弱，需较高的土壤湿度。耐寒，长光照下形成鳞茎，低温下通过春化。全国各地均有栽培。

【挥发油含量】水蒸气蒸馏的鳞茎的得率为0.01%~1.78%，超临界萃取的得油率为0.17%~0.53%，有机溶剂萃取的得油率在0.10%~0.70%，超声辅助溶剂萃取的新鲜鳞茎的得油率为0.85%；超声辅助减压蒸馏的鳞茎的得油率为1.21%。

【芳香成分】洋葱鳞茎挥发油成分的研究报告很多，主要成分有：二烯丙基二硫醚（27.85%~76.99%）、1-丙硫醇（67.44%~70.98%）、3-乙烯基-1,2-二硫杂-5-环己烯（16.49%~67.58%）、2-乙烯基-4H-1,3-二噻烯（25.02%~31.26%）、二丙烯基三硫化物（24.33%~47.59%）、二烯丙基三硫醚（20.29%~46.73%）等。魏永生等（2006）用水蒸气蒸馏法提取的陕西定边产红皮洋葱新鲜鳞茎挥发油的主要成分为：反-3,4-二乙基-1,2,5-三噻烷(20.38%)、顺-3,4-二乙基-1,2,5-三噻烷（19.06%）、2-乙基-2-丁烯醛（7.38%）、1,2-丁二硫醇（5.87%）、2,7-二甲基-2,7-二辛硫醇（5.24%）、2,4-二甲基噻吩（3.56%）、3,4-己二硫醇（2.00%）、反-2-甲基-5-乙基-1,3,4-三噻烷（1.90%）、顺-2-甲基-5-乙基-1,3,4-三噻烷（1.81%）、庚硫醇（1.72%）、顺-4-烯丙基苯并三噻烷（1.54%）、1,2-丙二硫醇（1.43%）、反-4-烯丙基苯并三噻烷（1.32%）等。杨天慧等（2010）用静态顶空微萃取法提取的红皮洋葱新鲜鳞茎挥发油的主要成分为：1-丙硫醇（67.44%）、二丙基二硫醚（22.35%）、甲基丙基硫醚（1.58%）等。崔燕玲等（2016）用在超声波辅助减压蒸馏法提取的广东从化产红皮洋葱新鲜鳞茎挥发油的主要成分为：5-甲基-2-己基-3(2H)-呋喃酮（25.10%）、3-巯基-2-（甲硫基）丙酸（6.28%）、二甲基三硫醚（5.56%）、3-壬基噻吩（5.40%）、二甲基四硫醚（4.82%）、二烯丙基二

洋葱 ▼

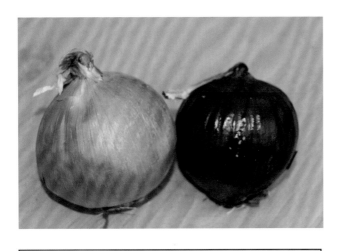

【基源】百合科葱属植物洋葱 *Allium cepa* Linn. 的新鲜鳞茎。

【形态特征】鳞茎粗大，近球状至扁球状，外皮紫红色、褐红色、黄色至淡黄色，纸质至薄革质，内皮肥厚，肉质，均不破裂。叶圆筒状，中空，中部以下最粗，向上渐狭。花葶粗壮，高可达1m，中空的圆筒状，下部被叶鞘；总苞2~3裂；伞形花序球状，具多而密集的花。花粉白色；花被片矩圆状卵形，长4~5mm，宽约2mm。花果期5~7月。

硫醚（4.67%）、2-丁基辛醇（4.56%）、DL-胱氨酸（4.10%）、4,6-二乙基-1,2,3,5-连四硫（4.01%）、甲基丙基二硫醚（3.51%）、3,5-二乙基-1,2,4-三噻吩（3.16%）、1,1-二氧-1,2-二噻烷（3.10%）、2-烯丙基-3-羟基-2-甲基丁二酸-1-乙酯（2.67%）、二烯丙基三硫醚（2.65%）、5,5-二甲基-1,3-二噻烷-2-酮(2.55%)、戊二酸-3-乙基-3-甲基-二甲酯（2.55%）、2-甲基-2-戊烯醛（1.75%）、5,7-二乙基-1,2,3,4,6-五硫杂环庚烷（1.59%）、4,5-二氢-5-硫代-1,2,4-三嗪-3(2H)酮（1.51%）、1,3-二硫环己烷（1.42%）、2-三环癸烷-4,8-二醇（1.05%）等。王依春等（2007）用同时蒸馏萃取法提取的红皮洋葱新鲜鳞茎挥发油的主要成分为：二丙基二硫醚（7.80%）、二丙基三硫醚（7.00%）、1,4-二噻烷（6.18%）、烯丙硫醇（5.95%）、1-丙烯丙基二硫醚（5.23%）、1-丙烯丙基三硫醚（5.23%）、1,2-丙二硫醇（4.50%）、二丙基四硫醚（3.98%）、环八元硫（3.93%）、二甲基三硫醚（3.78%）、1,3-丙二硫醇（3.76%）、戊烯（3.31%）、甲丙基二硫醚（2.78%）、十氢化萘（2.65%）、新癸酸（2.42%）、2-甲基十四烷（2.40%）、甲基-1-丙烯三硫醚（2.13%）、环丁酮（2.12%）、二甲基二硫醚（2.00%）、2,3,8-三甲基葵烷（1.74%）、四氢噻吩-3-酮（1.69%）、4-羟基-1,6-庚烯（1.63%）、甲乙基二硫醚（1.34%）、2-乙基己酸（1.11%）等；用顶空固相微萃取法提取的红皮洋葱新鲜鳞茎挥发油的主要成分为：甲基-1-丙烯硫醚（13.98%）、二甲基二硫醚（7.27%）、甲丙基二硫醚（6.50%）、甲乙基二硫醚（6.24%）、3,4-二甲基噻吩（6.03%）、二丙烯硫醚（5.45%）、3-巯基-2-甲基戊醛（4.93%）、甲硫醇（4.23%）、1-丙烯丙基二硫醚（3.94%）、二丙基二硫醚（3.22%）、烯丙硫醇（3.09%）、二十五烷（2.20%）、二丙基三硫醚（2.11%）、辛醛（2.06%）、十氢化萘（1.73%）、丙硫醇（1.79%）、十一烯（1.58%）、正己烷（1.35%）、二甲基三硫醚（1.24%）、二乙基-1,2,4-三噻烷（1.05%）、10-甲基十九烷（1.01%）等。孙雪君等（2012）用顶空固相微萃取法提取的甘肃产红皮洋葱新鲜鳞茎挥发油的主要成分为：2-甲基-1-戊醇（13.68%）、甲基丙基二硫醚（8.71%）、3-甲基-1-丁醇（8.14%）、丙醛（7.85%）、3,4-二甲基噻吩（6.37%）、2,3-丁二醇（6.21%）、1-巯基丙烷（5.81%）、乙酸乙酯（5.58%）、二丙基二硫醚（5.26%）、二甲基二硫醚（4.65%）、2-甲基-2-戊烯醛（3.78%）、1,3-二噻烷（2.89%）、2-乙基-1,3-二噻烷（2.88%）、3-羟基-2-丁酮（2.31%）、3-甲

基-1-丁醇乙酸酯（1.48%）、苯基乙醇（1.34%）、2-甲基-1-戊醇乙酸酯（1.06%）、乙酸（1.02%）等；白皮洋葱新鲜鳞茎挥发油的主要成分为：2-甲基-2-戊烯醛（14.17%）、甲基丙基二硫醚（10.56%）、甲基-1-戊醇（10.22%）、丙醛（6.67%）、甲基-1-丙烯基二硫醚（6.12%）、乙酸乙酯（4.96%）、二丙基二硫醚（4.96%）、1-巯基戊烷（4.65%）、2-甲基戊醛（3.86%）、1,3-二噻烷（3.85%）、二甲基二硫醚（3.79%）、3-甲基-1-丁醇（3.21%）、丙醇（2.76%）、3,4-二甲基噻吩（2.66%）、3-羟基-2-丁酮（2.61%）、2,3-丁二醇（2.41%）、2-甲基-2-丁烯醛（2.11%）、3-戊基噻吩（1.55%）、3-甲基-1-丁醇乙酸酯（1.01%）等。谭宇涛等（2010）用水蒸气蒸馏法提取的洋葱新鲜鳞茎挥发油的主要成分为：2,3,4-三杂硫戊烷（14.49%）、甲基丙基三硫化物（9.66%）、顺-甲基烯丙基硫化物（8.26%）、二甲基四硫化物（7.28%）、1,3-二噻烷（6.20%）、甲基丙基二硫化物（5.93%）、1-(甲硫基)-1-丙烯（5.42%）、甲基-2-烯丙基二硫化物（5.38%）、2-甲基-2-戊烯醛（5.20%）、3,5-二乙基-1,2,4-硫环戊烷（3.33%）、1,2-二(甲硫基)乙烯（3.04%）、甲基烯丙基二硫化物（2.43%）、八聚硫化物（2.08%）、二丙基三硫化物（1.94%）、3,4-二甲基噻吩（1.83%）、烯丙基丙基二硫化物（1.77%）、1,2-二噻戊环（1.68%）、1,2-二硫杂环戊烷（1.39%）、甲氧基乙酸环戊酯（1.23%）、2,3,4-三杂硫戊烷（1.22%）、2,4-二酮酸戊二酸-二甲酯（1.20%）、2,3-二(异丙氧基)-1,4-二氧六环（1.18%）、1,1'-硫代双-1-丙烯（1.10%）、1,3-二(硫代丙基)丙烷（1.00%）等。

【性味与功效】治创伤，溃疡，阴道滴虫病，便秘。

虎尾兰 ▼

【基源】百合科虎尾兰属植物虎尾兰 *Sansevieria trifasciata* Prain 的叶。

【形态特征】有横走根状茎。叶基生，常1~2枚，也有3~6枚成簇的，直立，硬革质，扁平，长条状披针形，长30~120cm，宽3~8cm，有白绿色和深绿色相间的横带斑纹，边缘绿色序；花梗长5~8mm，关节位于中部；花被长1.6~2.8cm，管与裂片长度约相等。浆果直径约7~8mm。花期11~12月。

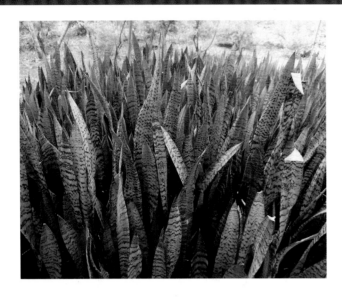

全长 15~20mm，裂片长约 4mm，筒内花丝贴生部分稍具短绵毛；花丝长约 4mm，具短绵毛，花药长 2.5~3mm；子房长约 4mm，花柱长 10~14mm。浆果直径约 8mm，具 2~5 颗种子。

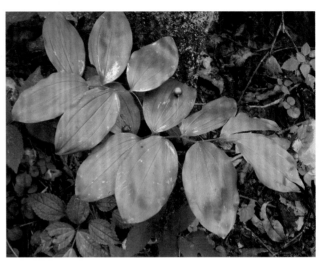

【习性与分布】喜温暖湿润，耐干旱，喜光又耐阴。全国各地均有分布。

【芳香成分】黄志萍（2011）用固相微萃取法提取的福建福州产虎尾兰叶挥发油的主要成分为：3- 乙基 -8- 酰基 - 双环 [4.3.0] 壬烷（12.74%）、六氢 -1,3- 异苯并呋喃二酮（9.43%）、(1- 二甲基乙基)-4- 甲氧基苯酚（6.39%）、2,5,5,8a- 四甲基 -3,4,4a,5,6,8a- 六氢氧萘（5.06%）、E-9- 十四烯酸（4.56%）、β- 紫罗兰酮（4.25%）、17a- 羟基 -21- 碘 -16b- 甲基孕甾（3.64%）、华蟾素（2.70%）、(E)- 乙酸 -2- 甲基 -2- 丁烯酯（2.56%）、(1- 甲基乙烯基)-1- 环己烯 -1- 甲醛（2.40%）、二 - 戊基 - 呋喃（2.09%）、2-(1,6,7,8- 四氢 -2H- 茚并 [5,4-b] 呋喃 -8- 基) 乙胺（1.82%）、甲氧基苯基丙酮 - 肟（1.64%）、植醇（1.63%）、α- 异甲基紫罗兰酮（1.58%）、β- 环化枸橼醛（1.42%）、4- 乙基 - 三壬 -5- 炔（1.28%）等。

【性味与功效】味酸，性凉。清热解毒，活血消肿，治感冒，肺热咳嗽，疮疡肿毒，跌打损伤，毒蛇咬伤，烫火伤。

【习性与分布】生于阴湿的山地灌木丛及林边草丛中，海拔 200~600m。耐寒。分布于江苏、安徽、浙江、江西、湖南、福建、广东。

【挥发油含量】水蒸气蒸馏的根茎的得油率为 0.58%。

【芳香成分】叶红翠等（2009）用水蒸气蒸馏法提取的安徽天堂寨产野生长梗黄精根茎挥发油的主要成分为：1,2- 邻苯二甲酸二异辛酯 (41.05%)、邻苯二甲酸二丁酯（6.22%）、戊二酸二丁酯（5.36%）、十六烷（4.48%）、二十七烷 (4.48%)、正,反 - 橙花叔醇（3.45%）、十五烷（3.27%）、二十烷（2.87%）、十八烷（2.83%）、环氧石竹烯 (2.42%)、十九烷 (2.34%)、十四烷（2.27%）、己二酸二异丁酯（2.25%）、氧化石竹烯（1.12%）等。

【性味与功效】味甘，性平。滋润心肺，生津养胃，补精益髓。治支气管炎，肺热咳嗽，心烦口渴。

长梗黄精 ▼

【基源】百合科黄精属植物长梗黄精 *Polygonatum filipes* Merr. 的根茎。

【形态特征】根状茎连珠状或有时"节间"稍长，直径 1~1.5cm。茎高 30~70cm。叶互生，矩圆状披针形至椭圆形，长 6~12cm。花序具 2~7 花；花被淡黄绿色，

吉祥草 ▼

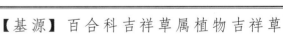

【基源】百合科吉祥草属植物吉祥草 *Reineckia carnea* (Andr.) Kunth 的全草。

【形态特征】茎粗 2~3mm，蔓延于地面，每节上有一残存的叶鞘，顶端的叶簇由于茎的连续生长。叶每簇有 3~8 枚，条形至披针形，长 10~38cm，宽 0.5~3.5cm，深绿色。花葶长 5~15cm；穗状花序长 2~6.5cm，上

部的花有时仅具雄蕊；苞片长 5~7mm；花芳香，粉
红色；裂片矩圆形，长 5~7mm，稍肉质。浆果直径
6~10mm，熟时鲜红色。花果期 7~11 月。

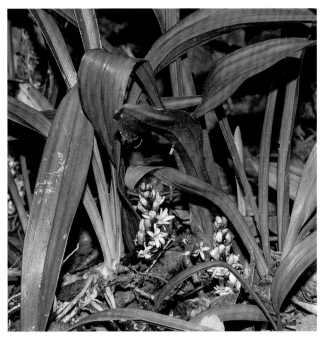

【习性与分布】生于阴湿山坡、山谷或密林下，海拔
170~3200m。喜温暖，湿润，半阴的环境，耐寒较强。
分布于江苏、浙江、安徽、江西、湖南、湖北、河南、
陕西、四川、云南、贵州、广东、广西。

【芳香成分】刘海等（2008）用同时蒸馏萃取法提取
的贵州贵阳产吉祥草全草挥发油的主要成分为：反式 -
石竹烯（7.01%）、芳樟醇 L（6.97%）、松油酮（5.45%）、(-)-
桃金娘醛（5.36%）、八氢四甲基环戊并戊搭烯（5.32%）、
石竹烯氧化物（4.62%）、三十烷（4.35%）、樟脑（4.00%）、
大根香叶烯 D（2.58%）、1- 辛烯 -3- 醇（2.48%）、4-
乙烯基 -2- 甲氧(基)- 苯酚（2.48%）、二十九烷（2.35%）、
L- 香芹酮（2.27%）、三环烯（2.06%）、β - 金合欢
烯（1.56%）、1,2,4- 麦那龙 -1- 氢 - 茚（1.54%）、α -
葎草烯（1.28%）、α - 芹子烯（1.20%）、二十八（碳）
烷（1.16%）、壬醛（1.15%）、3- 辛醇（1.05%）、α -
姜倍半萜（1.04%）等。刘玲等（2017）用水蒸气蒸馏
法提取的吉祥草干燥全草挥发油的主要成分为：棕榈
酸（35.90%）、9,12- 十八碳二烯酸乙酯（22.10%）、1,2-
苯二甲酸 - 二 (2- 甲基丙基) 酯（8.20%）、二十五烷
（3.60%）、二十三烷（2.80%）、棕榈酸甲酯（2.20%）、
亚油酸（1.80%）、邻苯二甲酸二丁酯（1.70%）等。

【性味与功效】味甘，性平。润肺止咳，祛风，接骨。
治肺结核，咳嗽咯血，慢性支气管炎，哮喘，风湿性
关节炎；外用治跌打损伤，骨折。

开口箭 ▼

【基源】百合科开口箭属植物开口箭
Tupistra chinensis Baker 的根茎。

【形态特征】根状茎长圆柱形，直径 1~1.5cm，多节，
绿色至黄色。叶基生，4~12 枚，倒披针形、条形或矩
圆状披针形，长 15~65cm，宽 1.5~9.5cm；鞘叶 2 枚，
披针形或矩圆形。穗状花序密生多花；苞片绿色，无
花苞片在花序顶端聚生成丛；花短钟状，长 5~7mm；
裂片卵形，黄色或黄绿色。浆果球形，熟时紫红色，
直径 8~10mm。花期 4~6 月，果期 9~11 月。

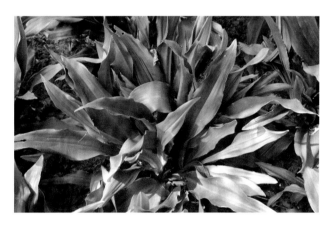

【习性与分布】生于林下阴湿处、溪边或路旁，海拔
1000~2000m。分布于湖北、湖南、江西、福建、台湾、
浙江、安徽、河南、陕西、四川、云南、广东、广西。

【芳香成分】刘玲等（2017）用水蒸气蒸馏法提取
的开口箭干燥根茎挥发油的主要成分为：棕榈酸
（27.40%）、十四烷酸（12.60%）、棕榈酸甲酯（14.40%）、
9,12- 十八碳二烯酸（14.10%）、二十五烷（6.40%）、
二十三烷（4.80%）、二十七烷（4.40%）、1,2- 苯
二甲酸（4.10%）、二甲基丙二酸（1.80%）等。杨春
艳等（2006）用系统溶剂萃取法提取的湖北神农架产
开口箭干燥根茎挥发油的主要成分为：1,2- 苯二羧酸
双 (2- 甲丙基) 酯（45.96%）、1,12- 十八碳二烯酸
（10.54%）、正十六烷酸（6.70%）、二丁基邻苯二甲
酸酯（6.14%）、9,12- 十八碳二烯酸甲酯（4.91%）、1,2-
苯二羧酸丁基辛基酯（3.83%）、十六烷酸甲酯（3.66%）、
三十六（碳）烷（3.62%）、十八（烷）酸（1.43%）等。

【性味与功效】味甘、微苦，性凉，有毒。清热解毒，
散瘀止痛。治白喉，风湿性关节痛，腰腿痛，跌打损伤，
狂犬咬伤，毒蛇咬伤；外用治痈疖。孕妇忌服。

血竭 ▼

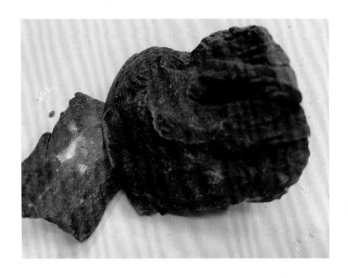

【基源】百合科龙血树属植物海南龙血树（柬埔寨龙血树）*Dracaena cambodiana* Pierre ex Gagnep. 的树脂。（注：中国《药典》收录的正品血竭为棕榈科植物麒麟竭 *Daemonorops draco* Bl. 果实渗出的树脂经加工制成。海南龙血树的树脂也作商品血竭用）

【形态特征】乔木状，高在3~4m以上。树皮带灰褐色，幼枝有密环状叶痕。叶聚生于茎、枝顶端，几乎互相套迭，剑形，薄革质，长达70cm，宽1.5~3cm，向基部略变窄而后扩大，抱茎，无柄。圆锥花序长在30cm以上；花每3~7朵簇生，绿白色或淡黄色；花被片长6~7mm，下部约1/4~1/5合生成短筒。浆果直径约1cm。花期7月。

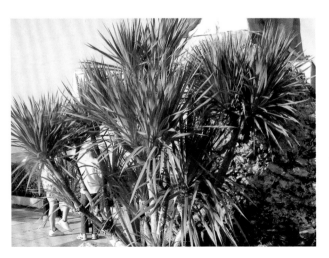

【习性与分布】生于林中或干燥沙壤土上。既喜光，又耐旱、耐荫。濒危树种，海南有分布。

【芳香成分】黄凯等（2009）用超临界CO_2萃取法提取的海南海口产海南龙血树树脂挥发油的主要成分为：角鲨烯（18.60%）、1,2,4,5-四氯-3,6-二甲氧基苯（10.23%）、1,2-二氢-1,4,6-三甲基萘（7.20%）、2,7-二甲基萘（6.23%）、4,5,9,10-四氢异长叶烯（4.63%）、4-异丙基-1,6-二甲基萘（4.32%）、α-甲基萘（4.26%）、对羟基苯甲酸乙酯（3.05%）、α-石竹烯（2.86%）、2,6,10-三甲基十四烷（2.52%）、胆甾-4,6-二烯-3β-醇（2.13%）、3,4-二羟基烯丙基苯（2.11%）、7,4'-二羟基3'-甲氧基黄烷（2.09%）、2'-甲氧基-4,4'-二羟基查耳酮（2.03%）、对羟基苯甲酸（2.01%）、血竭皂甙（1.91%）、正二十七烷（1.58%）、7,4'-二羟基二氢黄酮（1.25%）、β-甲代烯丙基醋酸乙酯（1.24%）、佛波醇（1.21%）、二苯并噻吩（1.19%）、联苯（1.16%）、1,3,5-三乙基苯（1.15%）、蒽（1.03%）、3-甲基环戊烷苯（1.01%）等。

【性味与功效】味甘、咸，性平。活血散瘀，定痛止血，敛疮生肌。治跌打肿痛，瘀血作痛。衄血，尿血，便血，痔出血，妇女气血凝滞，外伤出血，臁疮久不收口。

石刁柏 ▼

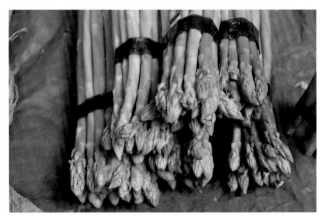

【基源】百合科天门冬属植物石刁柏 *Asparagus officinalis* Linn. 的嫩茎。

【形态特征】直立草本，高可达1m。根粗2~3mm。茎平滑，上部在后期常俯垂，分枝较柔弱。叶状枝每3~6枚成簇，近扁的圆柱形，纤细，长5~30mm，粗0.3~0.5mm，鳞片状叶基部有刺状短距或近无距。花每 1~4 朵腋生，绿黄色；雄花：花被长 5~6mm；雌花较小，花被长约 3mm。浆果直径 7~8mm，熟时红色，有 2~3 颗种子。花期 5~6 月，果期 9~10 月。

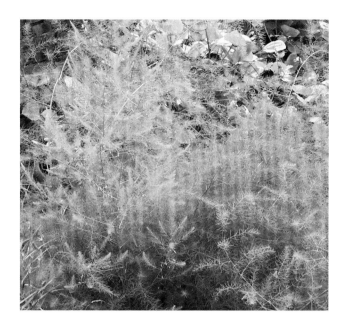

【习性与分布】耐寒，耐热，耐旱，不耐湿。全国各地均有栽培。

【挥发油含量】超临界萃取的石刁柏干燥嫩茎的得油率为 4.41%。

【芳香成分】朱亮锋等（1993）用水蒸气蒸馏法提取的广东广州产石刁柏嫩茎挥发油的主要成分为：2,6-二叔丁基 - 对甲酚（13.15%）、己醇（13.08%）、柠檬烯（5.94%）、榄香醇（4.73%）、己醛（2.01%）、橙花叔醇（1.64%）、β - 桉叶醇（1.50%）、3- 甲基丁醇（1.18%）等。康旭等（2011）用超临界 CO_2 萃取法提取的湖北产石刁柏干燥嫩茎挥发油的主要成分为：姥鲛烷（8.99%）、壬酸乙酯（8.04%）、正十六烷（7.63%）、正十七烷（6.41%）、正十五烷（6.00%）、2,4- 二叔丁基苯酚（5.24%）、十四烷（4.32%）、正十八烷（4.32%）、β - 紫罗兰酮（4.18%）、十二烷（4.03%）、反式 -2-癸烯醛（3.71%）、癸酸乙酯（3.65%）、反 -2- 辛烯醛（3.44%）、正己酸乙酯（3.33%）、壬醛（3.23%）、1- 十四烯（2.60%）、反式 -2- 庚烯醛（2.33%）、庚酸乙酯（1.94%）、2,4- 二甲基苯甲醛（1.69%）、2,3,5,6-四甲基吡嗪（1.67%）、(E,E)-2,4- 庚二烯醛（1.49%）、十三烷（1.49%）、正辛醛（1.42%）、癸醛（1.14%）、正辛醇（1.03%）、反式 -2- 壬烯醛（1.00%）等。

【性味与功效】味微甘，性平。清热利湿，活血散结。治肝炎，银屑病，高脂血症，乳腺增生。

竹凌霄 ▼

【基源】百合科万寿竹属植物长蕊万寿竹 *Disporum bodinieri*（Levl. et Vant.）Wang et Tang 的根部。

【形态特征】根状茎横出，呈结节状；根肉质，长可达 30cm，粗 1~4mm。茎高 30~100cm。叶厚纸质，椭圆形、卵形至卵状披针形，长 5~15cm，宽 2~6cm。伞形花序有花 2~6 朵，生于茎和分枝顶端；花被片白色或黄绿色，倒卵状披针形，长 10~19mm。浆果直径 5~10mm，有 3~6 颗种子。种子珠形或三角状卵形，棕色。花期 3~5 月，果期 6~11 月。

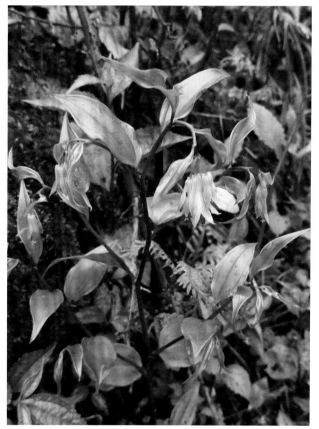

【习性与分布】生于灌丛、竹林中或林下岩石上，海拔 400-800m。分布于贵州、云南、四川、湖北、陕西、甘肃、西藏。

【挥发油含量】水蒸气蒸馏的新鲜根及根茎的得油率为 0.75%。

【芳香成分】谭志伟等（2010）用水蒸气蒸馏法提取的湖北恩施产长蕊万寿竹新鲜根及根茎挥发油的主要成分为：反 -11- 十六烯酸 (25.45%)、2- 己基 -1- 癸醇（17.40%）、胆甾醇（16.31%）、邻苯二甲酸二异辛酯（3.61%）、邻苯二甲酸单异辛酯（3.40%）、顺-9-十八碳烯酸（2.12%）、2-烯丙基-1,4-二甲氧基-3-乙烯基氧甲基苯（2.00%）、水杨醛（1.46%）、反,反-9,12-十八碳二烯酸（1.15%）等。

【性味与功效】根部入药，味甘、淡，性平。清肺化痰，止咳，健脾消食，舒筋活血。治肺痨咳嗽，食欲不振，胸腹胀满，筋骨疼痛，腰腿痛；外用治烧、烫伤，骨折等。

竹叶参

【基源】百合科万寿竹属植物万寿竹 *Disporum cantoniense* (Lour.) Merr. 的根及根茎。

【形态特征】根状茎横出，质地硬，呈结节状；根粗长，肉质。茎高50~150cm，上部有较多的叉状分枝。叶纸质，披针形至狭椭圆状披针形，长5~12cm，宽1~5cm，下面脉上和边缘有乳头状突起。伞形花序有花3~10朵；花紫色；花被片斜出，倒披针形，长1.5~2.8cm，宽4~5mm。浆果直径8~10~mm，具2~5颗种子。种子暗棕色。花期5~7月，果期8~10月。

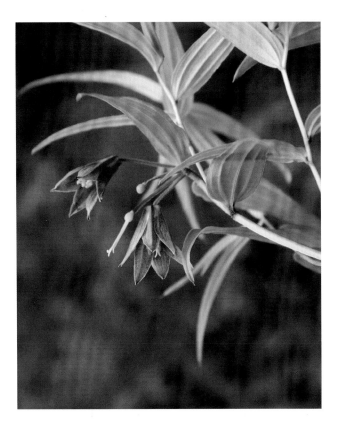

【习性与分布】生于灌丛中或林下，海拔700~3000m。喜阴湿高温，耐阴、耐涝，抗寒力强。分布于台湾、福建、安徽、湖北、湖南、广东、广西、贵州、云南、四川、陕西、西藏。

【挥发油含量】水蒸气蒸馏的新鲜根及根茎的得油率为0.30%~0.40%。

【芳香成分】万寿竹根及根茎挥发油的主要成分为棕榈酸（13.85%~50.53%），也有成分不同的报告。吴文利等（2011）用水蒸气蒸馏法提取的贵州安顺产野生万寿竹根挥发油的主要成分为：棕榈酸（13.85%）、2,5-二叔丁基酚（12.18%）、邻苯二甲酸二丁酯（11.11%）、1-甲基萘（4.67%）、癸二酸二辛酯（4.28%）、十六烷（4.03%）、十五烷（3.80%）、邻苯二甲酸二异丁酯（3.68%）、硬脂酸（3.40%）、十七烷（3.01%）、三十碳六烯（2.75%）、1,3-二甲基萘（2.71%）、二十一烷（2.46%）、二十烷（2.13%）、2,4-二叔丁基苯酚（2.00%）、二甲基十二烷（1.82%）、二十四烷（1.81%）、十四烷（1.69%）、二甲基十八烷（1.58%）、7-甲基-十六烷（1.52%）、(Z)-9-十八碳烯酰胺（1.49%）、降植烷（1.27%）、2,6,10-三甲基十五烷（1.08%）、11-丁基二十二烷（1.05%）、6-丙基-十三烷（1.04%）、丁香酚（1.03%）等。甘秀海等（2012）用水蒸气蒸馏法提取的贵州凯里产万寿竹新鲜根及根茎挥发油的主要成分为：2-烯丙基-1,4-二甲氧基-3-乙烯基氧甲基苯（34.24%）、5,6,7,8-四氢-2,5-二甲基-8-异丙基-1-萘酚（11.31%）、n-十六酸（8.15%）、4,5,6,7-四甲基-2H-异吲哚（4.61%）、二十一烷（2.59%）、二十五烷（2.55%）、(E)-5-十八烯（2.30%）、1,2-苯二羧酸-双(2-甲氧基乙基)酯（2.11%）、二苯并噻吩（2.09%）、6,7-二氢-2-甲基-3-丁基-5H-环戊并[b]吡啶-4-胺（1.92%）、十八烷（1.75%）、2-(1-丁烯基)-3-羟基-1,4-萘酮（1.72%）、菲（1.64%）、1-十八烯（1.45%）、二十四烷（1.45%）、十七烷（1.44%）、2-(1-环戊烯)呋喃（1.39%）、二十七烷（2.37%）、(1α,4aβ,8aα)-1,2,4a,5,6,8a-六氢-4,7-二甲基-1-异丙基-萘（1.26%）、1-十二烯（1.19%）、二十烷（1.14%）、丁羟甲苯（1.12%）等。

【性味与功效】味甘、淡，性平。清肺化痰，止咳，健脾消食，舒筋活血。治肺结核咳嗽，食欲不振，胸腹胀满，筋骨疼痛，腰腿痛，外用治烧、烫伤，骨折。

金针菜 ▼

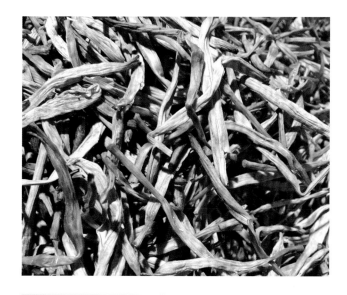

【基源】百合科萱草属植物黄花菜 *Hemerocallis citrina* Baroni 的花蕾。

【形态特征】植株一般较高大；根近肉质，中下部常有纺锤状膨大。叶7~20枚，长50~130cm，宽6~25mm。花葶长短不一；苞片披针形，下面的长可达3~10cm，自下向上渐短，宽3~6mm；花多朵，最多可达100朵以上；花被淡黄色，有时在花蕾时顶端带黑紫色；花被裂片长6~12cm。蒴果钝三棱状椭圆形，长3~5cm。种子约20多个，黑色，有棱。花果期5~9月。

【习性与分布】生于海拔2000m以下的山坡、山谷、荒地或林缘。地上部不耐寒，耐旱力较强。分布于甘肃、陕西、河北、山西、山东及以南各省区。

【芳香成分】虎玉森等（2010）用水蒸气蒸馏法提取的甘肃庆阳产黄花菜干燥花挥发油的主要成分为：3-呋喃甲醇（76.17%）、二糠基醚（3.71%）、乙醇（3.32%）、3-呋喃基甲基乙酸酯（2.02%）、乙醛（1.87%）、咪唑-4-乙酸（1.19%）、甲酸糠酯（1.02%）、乙酸乙酯（1.01%）等。

【性味与功效】味甘，性凉。清热利湿，宽胸解郁，凉血解毒。治小便短赤，黄疸，胸闷心烦，少寐，痔疮便血，疮痈。

萱草根 ▼

【基源】百合科萱草属植物黄花菜 *Hemerocallis citrina* Baroni 的根。

【形态特征】同金针菜。

【习性与分布】同金针菜。

【芳香成分】刘京宏等（2020）用用顶空固相微萃取法提取的湖南省祁东产黄花菜新鲜根挥发油的主要成分为：3-呋喃甲醇（53.84%）、螺-环丙烷1,6'-[3]氧三环[3.2.1.0(2,4)]辛烷（22.99%）、正己酸（5.80%）、3-糠醛（2.78%）、壬醛（2.46%）、5-己烯酸（1.47%）、左旋樟脑（1.01%）等。

【性味与功效】味甘，性凉。清热利尿，凉血止血。治腮腺炎，黄疸，膀胱炎，尿血，小便不利，乳汁缺乏，月经不调，衄血，便血；外用治乳腺炎。

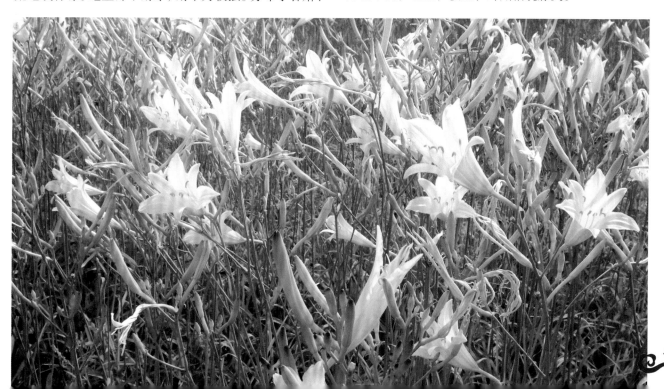

剑叶玉簪 ▼

【基源】百合科玉簪属植物东北玉簪 *Hosta ensata* F. Maekawa 的全草、根、叶及花。

【形态特征】根状茎粗约1cm，有长的走茎。叶矩圆状披针形至卵状椭圆形，长10~15cm，宽2~7cm；叶柄长5~26cm，由于叶片下延而至少上部具狭翅，翅每侧宽2~5mm。花葶高33~55cm，具几朵至二十几朵花；苞片近宽披针形，长5~7mm，膜质；花单生，长4~4.5cm，盛开时从花被管向上逐渐扩大，紫色。花期8月。

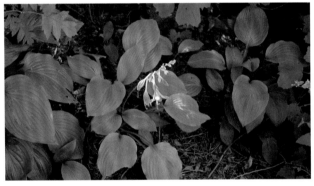

【习性与分布】生于海拔420m的林边或湿地上。耐寒，喜阴，稍耐瘠薄和盐碱。分布于吉林、辽宁。

【芳香成分】李庆杰等（2010）用超临界 CO_2 萃取法提取的吉林长白山产东北玉簪全草挥发油的主要成分为：(Z,Z)-9,12-十八碳二烯酸（14.61%）、n-十六酸（11.86%）、γ-谷甾醇（8.46%）、环二十四烷（3.73%）、二十三烷（3.58%）、维生素E（3.47%）、1-二十烷（3.46%）、醇17-(1,5-二甲基己基)-10,13-二甲基-2,3,4,7,8,9,10,11,12,13,14,15,16,17-十四氢-1H-环戊[a]菲-3-醇（3.19%）、二十五烷（2.74%）、二十四烷（2.73%）、豆甾醇（2.69%）、D,α-生育酚（2.66%）、二十一烷（2.60%）、二十二烷（2.41%）、植醇（2.18%）、二十六烷（2.07%）、二十七烷（2.02%）、1-二十二烯（1.87%）、2,6,10,14-四甲基-十六烷（1.80%）、二十烷（1.75%）、十九烷（1.70%）、9-十六烯酸（1.69%）、二十九烷（1.52%）、十八烷（1.38%）、十七烷（1.33%）、二十八烷（1.33%）、羽扇豆醇（1.21%）、亚油酸乙酯（1.19%）、十八酸（1.18%）、1,19-二十碳二烯（1.00%）等。

【性味与功效】味苦，性微寒。清热解毒，利尿。治疗疮肿毒，咽喉肿痛，小便不利，痛经。

玉簪花 ▼

【基源】百合科玉簪属植物玉簪 *Hosta plantaginea* (Lam.) Aschers. 的花。

【形态特征】根状茎粗厚，粗1.5~3cm。叶卵状心形、卵形或卵圆形，长14~24cm，宽8~16cm，先端近渐尖，基部心形，具6~10对侧脉；叶柄长20~40cm。花葶高40~80cm，具几朵至十几朵花；花的外苞片卵形或披针形，长2.5~7cm，宽1~1.5cm；内苞片很小；花单生或2~3朵簇生，长10~13cm，白色。蒴果圆柱状，有三棱，长约6cm，直径约1cm。花果期8~10月。

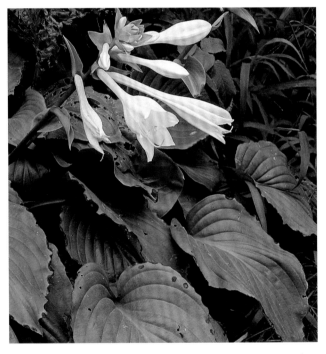

【习性与分布】生于海拔2200m以下的林下、草坡或岩石边。强健，耐寒冷，喜阴湿。四川、湖北、湖南、江苏、安徽、浙江、福建、广东有栽培。

【芳香成分】朱亮锋等（1993）用大孔树脂吸附法收集的广东广州产玉簪鲜花头香的主要成分为：2-羟基苯甲酸甲酯（31.08%）、苯甲酸甲酯（14.52%）、1,8-桉叶油素（10.04%）、壬醛（5.81%）、丁香酚甲醚（3.07%）、苯并噻唑（2.78%）、柠檬烯（2.53%）、癸烷（2.01%）、苯甲醛（1.77%）、α-蒎烯（1.76%）、十一烷（1.75%）、苯乙腈（1.50%）、苯乙醇（1.44%）等。

【性味与功效】味苦、甘，性凉，有小毒。清热解毒，利水，通经。治咽喉肿痛，疮痈肿痛，小便不利，经闭。

黄脚鸡 ▼

【基源】百合科竹根七属植物深裂竹根七 *Disporopsis pernyi* (Hua) Diels 的根茎。

【形态特征】根状茎圆柱状，粗 5~10mm。茎高 20~40cm，具紫色斑点。叶纸质，披针形至近卵形，长 5~13cm，宽 1.2~6cm。花 1~2 朵生于叶腋，白色；花被钟形，长 12~15mm；花被筒裂片近矩圆形；副花冠裂片膜质，与花被裂片对生，披针形或条状披针形。浆果近球形或稍扁，直径 7~10mm，熟时暗紫色，具 1~3 颗种子。花期 4~5 月，果期 11~12 月。

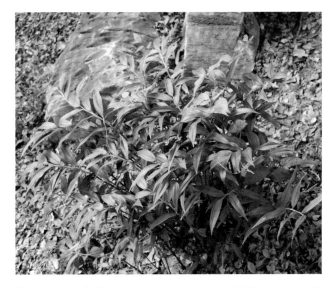

【习性与分布】生于海拔 500~2500m 的林下石山或荫蔽山谷水旁。分布于四川、贵州、湖南、广西、云南、广东、江西、浙江、台湾。

【芳香成分】林奇泗等（2014）用水蒸气蒸馏法提取的贵州松桃产深裂竹根七干燥根挥发油的主要成分为：棕榈酸甲酯（26.84%）、硬脂酸（25.63%）、棕榈酸（8.59%）、4-烯丙基-2,6-二甲氧基苯酚（4.63%）、9,12-十八碳二烯酸（4.18%）、十五烯酸甲酯（3.89%）、二十五烷酸（1.67%）、邻苯二羧酸甲基丙基酯（1.35%）等。李京华等（2013）用超声法提取的贵州松桃产深裂竹根七干燥根挥发油的主要成分为：十八烷酸（35.82%）、正十六烷酸（18.43%）、1,2-苯二羧酸二(2-甲基丙基)酯（12.65%）、棕榈酸甲酯（11.40%）、9,12-十八碳二烯酸（6.48%）、十五碳烯酸甲酯（4.58%）等。

【性味与功效】味甘，性平。养阴润肺，生津止咳。治虚咳多汗，产后虚弱。

朱蕉 ▼

【基源】百合科朱蕉属植物朱蕉 *Cordyline fruticosa* (Linn.) A. Cheval. 的叶或根。根的芳香成分未见报道。

【形态特征】灌木状，直立，高 1~3m。茎粗 1~3cm。叶聚生于茎或枝的上端，矩圆形至矩圆状披针形，长 25~50cm，宽 5~10cm，绿色或带紫红色，叶柄有槽，基部变宽，抱茎。圆锥花序长 30~60cm，侧枝基部有大的苞片，每朵花有 3 枚苞片；花淡红色、青紫色至黄色，长约 1cm；外轮花被片下半部紧贴内轮而形成花被筒。花期 11 月至翌年 3 月。

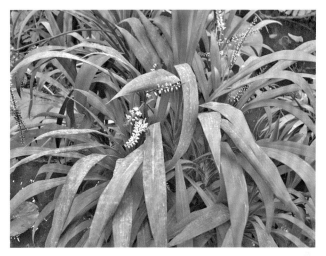

【习性与分布】喜高温多湿气候，半阴植物，不耐寒，忌碱土，不耐旱。广东、广西、福建、台湾等省区常见栽培。

【芳香成分】孔杜林等（2014）用水蒸气蒸馏法提取的海南海口产朱蕉新鲜叶挥发油的主要成分为：1-辛烯-3-醇（22.98%）、甜没药醇（5.21%）、7-(1,1-二甲基乙基)-2,3-二氢-3,3-二甲基-1H-茚-1-酮（4.60%）、叶醇（3.97%）、棕榈酸（3.51%）、乙酸叶醇酯（3.17%）、正四十烷（3.07%）、己醛（2.98%）、正己醇（2.56%）、4,5-二氢-2-十七烷基-1H-咪唑（2.42%）、7-甲氧基-2,2-二甲基-3-色烯（2.36%）、芳樟醇（1.65%）、叶醛（1.59%）、亚麻酸（1.55%）、异喇叭烯（1.40%）、反式-2-辛烯-1-醇（1.31%）、α-雪松烯（1.29%）、2-正戊基呋喃（1.20%）、β-雪松烯（1.19%）、叶绿醇（1.18%）、1,1'-(1,10-癸二基)双(十氢萘)（1.14%）、甜没药烯（1.09%）、苯乙醛（1.05%）等。

【性味与功效】味甘、淡，性平。凉血止血，散瘀止痛。治肺结核咯血，衄血，尿血，便血，痔出血，月经过多，痢疾，胃痛，跌打肿痛。

柏树叶 ▼

> 【基源】柏科柏木属植物柏木 *Cupressus funebris* Endl. 的枝叶。

【形态特征】乔木，高达 35m，胸径 2m。鳞叶二型，长 1~1.5mm，中央之叶的背部有条状腺点，两侧的叶对折，背部有棱脊。雄球花椭圆形或卵圆形，长 2.5~3mm；雌球花长 3~6mm，近球形。球果圆球形，径 8~12mm，熟时暗褐色；种鳞 4 对；种子宽倒卵状菱形或近圆形，扁，熟时淡褐色，长约 2.5mm，边缘具窄翅。花期 3~5 月，种子第二年 5~6 月成熟。

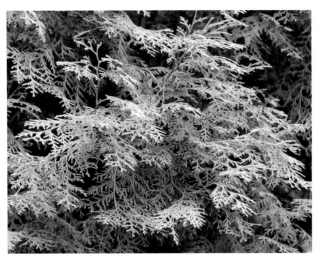

【习性与分布】喜生于温暖湿润的各种土壤地带，尤以在石灰岩山地钙质土上生长良好。浙江、福建、江西、湖北、湖南、四川、贵州、广东、广西、云南等省区。

【挥发油含量】水蒸气蒸馏的树枝的得油率为 0.50%~5.00%，鲜叶的得油率为 0.20%~0.58%。

【芳香成分】郭文龙（2016）用水蒸气蒸馏法提取的四川成都产柏木干燥树枝挥发油的主要成分为：β - 雪松烯（39.32%）、α - 雪松烯（15.71%）、α - 大西洋酮（10.01%）、γ - 雪松烯（9.66%）、β - 大西洋酮（3.17%）、α - 姜黄酮（2.07%）、α - 柏木烯（1.81%）、β - 雪松烯氧化物（1.12%）等。林立等（2015）用水蒸气蒸馏法提取的华北地区产柏木新鲜叶挥发油的主

要成分为：α - 蒎烯（15.48%）、桧烯（7.83%）、表双环倍半水芹烯（7.21%）、α - 荜澄茄油烯（6.21%）、γ - 杜松烯（5.71%）、β - 荜澄茄油烯（5.53%）、乙酸龙脑酯（3.81%）、桃柘酚（2.89%）、β - 月桂烯（2.43%）、木罗醇（2.41%）、泪柏醇（2.28%）、δ - 杜松烯（3.34%）、D- 柠檬烯（1.99%）、α - 紫罗兰醇（1.79%）、α - 乙酸松油酯（1.60%）、萜品油烯（1.50%）、松香 -8(14),9(11),12- 三烯（1.43%）、12- 甲氧基 - 松香 -8,11,13- 三烯（1.31%）、γ - 松油烯（1.28%）、库贝醇（1.35%）、蔚西醇（1.19%）、芮木烯（1.08%）等。

【性味与功效】味苦、涩，性平。凉血止血，敛疮生肌。治吐血、血痢，痔疮，癞疮，烫伤，刀伤，毒蛇咬伤。

杜松 ▼

> 【基源】柏科刺柏属植物杜松 *Juniperus rigida* Sieb. et Zucc. 的枝叶及球果。球果的芳香成分未见报道。

【形态特征】灌木或小乔木，高达 10m。叶三叶轮生，条状刺形，质厚，坚硬，长 1.2~1.7cm，宽约 1mm，上部渐窄，先端锐尖，上面凹下成深槽，槽内有 1 条窄白粉带，下面有明显的纵脊。雄球花椭圆状或近球状，长 2~3mm。球果圆球形，径 6~8mm，熟时淡褐黑色或蓝黑色，常被白粉；种子近卵圆形，长约 6mm，有 4 条不显著的棱角。

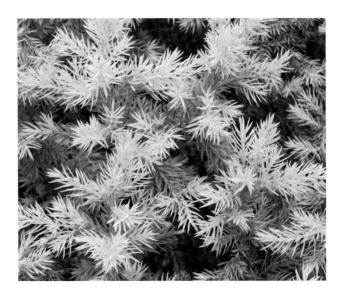

【习性与分布】生于比较干燥的山地。强阳性树种，耐荫、耐干旱、耐严寒、喜冷凉气候。分布于黑龙江、吉林、辽宁、内蒙古、河北、山西、陕西、甘肃、宁夏等省区。

【挥发油含量】水蒸气蒸馏的新鲜枝叶的得油率为0.50%~1.00%。

【芳香成分】王蕴秋等（1991）用水蒸气蒸馏法提取的北京产杜松新鲜叶挥发油的主要成分为：α-蒎烯（38.66%）、月桂烯（13.82%）、柠檬烯（6.78%）、桧烯（6.12%）、十一烷醇（3.27%）、4,7-二甲基-1-(1-甲乙烯基)-六氢化萘（2.66%）、苧酮（2.16%）、γ-萜品醇（1.67%）、乙酸冰片酯（1.38%）、1-甲乙烯基环戊烷（1.35%）、萜品-4-醇（1.28%）、β-丁香烯（1.27%）、3,7,11-三甲基-2,6,10-十二碳三炔醇（1.19%）等。

【性味与功效】味甘、苦，性平。祛风，镇痛，除湿，利尿。治风湿关节痛，痛风，肾炎，水肿，尿路感染。

山刺柏

【基源】柏科刺柏属植物刺柏 *Juniperus formosana* Hayata 的根及根皮或枝叶。根及根皮的芳香成分未见报道。

【形态特征】乔木，高达12m。叶三叶轮生，条状披针形或条状刺形，长1.2~2cm，宽1.2~2mm，上面稍凹，中脉微隆起，两侧各有1条白色、很少紫色或淡绿色的气孔带，具纵钝脊。雄球花圆球形或椭圆形，长4~6mm，药隔先端渐尖，背有纵脊。球果近球形，长6~10mm，径6~9mm，熟时淡红褐色，被白粉或白粉脱落；种子半月圆形，具3~4棱脊。

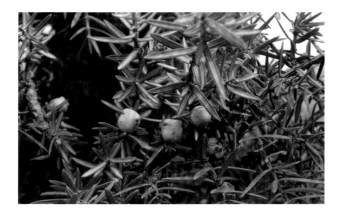

【习性与分布】常散见于海拔1300~3400m地区，向阳山坡以及岩石缝隙处均可生长。喜光、耐寒、耐旱。分布于台湾、江苏、安徽、浙江、福建、江西、湖北、湖南、陕西、甘肃、青海、西藏、四川、贵州、云南。

【挥发油含量】水蒸气蒸馏的叶的得油率为0.21%~1.70%。

【芳香成分】刺柏叶挥发油的主成分多为α-蒎烯（9.56%~44.92%），也有主成分不同的报告。武雪等（2015）用水蒸气蒸馏法提取的甘肃榆中产刺柏新鲜叶挥发油的主要成分为：α-蒎烯（44.92%）、1-石竹烯（9.23%）、(-)-异喇叭烯（6.50%）、α-石竹烯（5.60%）、月桂烯（4.54%）、d-杜松烯（3.37%）、10S,11S-雪松-3(12),4-二烯（2.85%）、右旋萜二烯（2.72%）、1,2,4a,5,6,7,8,9a-八氢-3,5,5-三甲基-1H-苯并环庚烯（2.52%）、(+)-环苜蓿烯（2.42%）、β-蒎烯（2.01%）、穿心莲内酯（1.45%）等；甘肃碌曲产刺柏新鲜叶挥发油的主要成分为：二-表-α-柏木烯（31.87%）、环己烯（15.28%）、γ-榄香烯（10.05%）、澳白檀醇（5.80%）、α-蒎烯（5.79%）、右旋萜二烯（5.11%）、β-愈创木烯（4.75%）、顺式-4-侧柏醇（3.55%）、d-杜松烯（2.20%）、4-萜品醇乙酸酯（1.32%）、9,10-脱氢环异长叶烯（1.27%）、雪松烯（1.01%）等。黄宝华等（1997）用超临界CO_2萃取法提取的西藏拉萨产刺柏干燥叶挥发油的主要成分为：13-表泪柏醇（25.74%）、榄香醇（14.57%）、β-桉叶油醇（13.80%）、愈创木醇（6.95%）、δ-愈创木烯（5.86%）、植醇（4.04%）、月桂酸（2.49%）、香橙醇（2.40%）、α-古芸烯（1.09%）等。蒋继宏等（2006）用水蒸气蒸馏法提取的江苏产刺柏阴干叶挥发油的主要成分为：α-杜松醇（14.57%）、τ-杜松醇（13.46%）、13-甲基-(8β,13β)-17-降贝壳糖-15-烯（7.10%）、2,7,7-三甲基-2-降菠醇（6.13%）、环氧化-β-石竹烯（5.40%）、2-菠醇-乙酸酯（5.13%）、7,15-海松二烯-3-酮（4.68%）、3,3-二甲基-5-甲酰甲基-6-乙烯基-6-羟基-二环[3.2.0]庚-2-酮（4.54%）、γ-杜松烯（3.59%）、1,5,5,8-四甲基-12-氧杂二环[9.1.0]十二-3,7-二烯（2.74%）、(R)-1-萜烯-4-醇（2.59%）、(S)-1-萜烯-8-醇（2.54%）、莳醇（2.47%）、环氧化香橙烯（2.41%）、γ-桉叶油醇（1.94%）、二氢猕猴桃内酯（1.84%）、β-杜松烯（1.83%）、榄香醇（1.68%）、3-苧酮（1.67%）、8(14),15-海松二烯-18-醛（1.33%）、δ-杜松醇（1.27%）、橙花叔醇（1.15%）、正己酸（1.13%）、莳醇乙酸酯（1.11%）、2,2'-亚甲基－二联[5-甲基-6-叔丁基-苯酚]（1.11%）、α-荜草烯（1.01%）、β-石竹烯（1.00%）等。张昆等（1998）用超临界CO_2萃取法提取的西藏拉萨产刺柏叶挥发油的主要成分为：泪杉醇（47.49%）、β-桉叶油醇（28.24%）、十二烷酸乙基酯（5.63%）、蛇床-3,7-二烯（5.55%）、十六烷酸乙酯（3.42%）、3,7,11,15-四甲基-2-十六碳烯-1-醇（2.43%）、十八碳三烯酸乙基酯（1.64%）、亚油酸乙酯（1.64%）、桃柘酮（1.25%）、γ-杜松烯（1.14%）、樟烯酮（1.04%）等。

【性味与功效】味苦，性寒。清热解毒，燥湿止痒。治麻疹高热，湿疹，癣疮。

朝鲜崖柏

【基源】柏科崖柏属植物朝鲜崖柏 *Thuja koraiensis* Nakai 的枝叶。

【形态特征】乔木，高达10m，胸径30~75cm。叶鳞形，中央之叶近斜方形，长1~2mm，侧面的叶船形，宽披针形；小枝上面的鳞叶绿色，下面的鳞叶被白粉。雄球花卵圆形，黄色。球果椭圆状球形，长9~10mm，径6~8mm，熟时深褐色；种鳞4对，交叉对生；种子椭圆形，扁平，长约4mm，宽约1.5mm，两侧有翅。

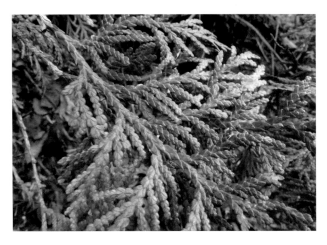

【习性与分布】喜生于空气湿润，腐殖质多的肥沃土壤中，多见于山谷、山坡或山脊，裸露的岩石缝中也有生长。分布于吉林、黑龙江。

【挥发油含量】水蒸气蒸馏的叶的得油率为4.70%，半干枝叶的得油率为2.50%。

【芳香成分】戚继忠等（1995）用水蒸气蒸馏法提取的吉林产朝鲜崖柏半干枝叶挥发油的主要成分为：乙酸香芹酯（33.37%）、葑酮（15.73%）、莕酮（11.28%）、桧烯（8.23%）、4-松油醇（5.13%）、δ-杜松烯（3.60%）、乙酸松油酯（3.39%）、(-l)-榄香醇（2.60%）、柠檬烯（1.82%）、γ-松油烯（1.21%）、侧柏酮（1.05%）等。杨智蕴等（1994）用水蒸气蒸馏法提取的吉林长白产朝鲜崖柏采收3d后的叶挥发油的主要成分为：β-侧柏酮（11.73%）、乙酸龙脑酯（10.10%）、β-侧柏烯（9.71%）、榄香醇（9.32%）、小茴香酮（8.18%）、4-萜品醇（8.01%）、香桧醇（7.20%）、4-蒈烯（2.89%）、间聚伞花烃（2.52%）、异松油烯（2.50%）、对聚伞花烃（2.50%）、α-侧柏酮（2.43%）、β-蒎烯（2.21%）、α-莕烯（2.20%）、β-异侧柏烯（2.02%）、α-松油醇乙酸酯（1.91%）、桉叶醇（1.88%）、柠檬烯（1.73%）、α-侧柏烯（1.52%）、罗汉柏烯（1.45%）、松油烯（1.05%）、荜澄茄烯（1.04%）、桧烯（1.03%）、异封酮（1.01%）等。

【性味与功效】味苦、涩，性寒。凉血止血，清热止痢，化痰止咳。治血热妄行之吐血，衄血，便血，尿血，崩漏，痢疾，慢性支气管炎，百日咳。

沙地柏

【基源】柏科圆柏属植物沙地柏（叉子圆柏）*Sabina vulgaris* Antoine（《中国植物志》接受学名为 *Juniperus sabina* Linn.）的枝叶。

【形态特征】匍匐灌木，高不及1m；枝密。叶二型：刺叶常生于幼树上，常交互对生或兼有三叶交叉轮生，长3~7mm；鳞叶交互对生，斜方形或菱状卵形，长1~2.5mm。雌雄异株；雄球花椭圆形或矩圆形，长2~3mm；雌球花曲垂。球果生于小枝顶端，熟时褐色至紫蓝色或黑色，多少有白粉，多为2~3粒种子；种子卵圆形，长4~5mm，有纵脊与树脂槽。

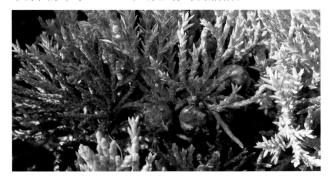

【习性与分布】生于海拔 1100-2800m 的多石山坡，或生于砂丘上。喜光，喜凉爽干燥的气候，耐寒、耐旱、耐瘠薄，不耐涝。分布于新疆、宁夏、内蒙古、青海、甘肃、陕西。

【挥发油含量】水蒸气蒸馏的枝叶的得油率为 1.80%~2.40%。

【芳香成分】田旭平等（2009）用水蒸气蒸馏法提取的新疆乌鲁木齐产沙地柏干燥叶挥发油的主要成分为：乙酸香桧酯（39.83%）、(Z)-2,7- 二甲基 ,3- 辛烯 -5- 炔（15.29%）、β- 香茅醇（10.83%）、α- 雪松醇（10.81%）、4- 甲基 -1-(1 异丙基)-3- 环己烯 -1- 醇（2.83%）、1-β- 蒎烯（2.63%）、侧柏烯（1.98%）、α- 长叶蒎烯（1.46%）、Δ3- 蒈烯（1.25%）、1- 柠檬烯（1.13%）等；新疆天山产沙地柏新鲜叶挥发油的主要成分为：2,7- 二甲基 -3- 辛烯 -5- 炔（51.88%）、α- 雪松醇（12.69%）、乙酸香桧酯（4.37%）、1- 水芹烯（4.24%）、3,7- 二甲基 -2,6- 辛二烯酸甲酯（2.88%）、3,6,6- 三甲基 - 双环 [3.1.1] 庚]-2]- 烯（2.43%）、α- 长叶蒎烯（1.91%）、1- 柠檬烯（1.65%）、Δ3- 蒈烯（1.24%）、β- 侧柏酮（1.01%）等。许伟等（2005）用水蒸气蒸馏法提取的新疆南山产沙地柏阴干茎和枝条挥发油的主要成分为：桧萜（42.12%）、松萜醇乙酸酯（38.18%）、反式松萜水合物（3.49%）、β- 月桂烯（3.35%）、α- 雪松醇（2.66%）、1S-α- 蒎烯（2.07%）、γ- 松油烯（2.01%）、苧烯（1.07%）、顺式桧萜醇（1.03%）、α- 松油烯（1.02%）等。

【性味与功效】味苦、辛，性温，有小毒。祛风散寒，活血消肿，解毒利尿。治风寒感冒，肺结核，尿路感染；外用治荨麻疹，风湿关节痛。

圆柏果 ▼

【基源】柏科圆柏属植物沙地柏（叉子圆柏）*Sabina vulgaris* Antoine（《中国植物志》接受学名为 *Juniperus sabina* Linn.）的球果。

【形态特征】同沙地柏。

【习性与分布】同沙地柏。

【芳香成分】贺迪经等（1991）用水蒸气蒸馏法提取

的新疆布尔津产沙地柏果实挥发油的主要成分为：香桧烯（64.23%）、β- 萜品醇（3.22%）、香叶烯（3.07%）、α- 蒎烯（2.75%）、芳樟醇（2.56%）、柏木脑（2.11%）、β- 石竹烯（1.83%）、α- 侧柏烯（1.73%）、乙酸香桧酯（1.63%）、柠檬烯（1.55%）、4- 萜品醇（1.55%）、4- 蒈烯（1.24%）、臭蚁醇（1.17%）等。

【性味与功效】味苦、辛，性微寒。祛风清热，利小便。治头痛，眼目迎风流泪，视物不清，小便不利。

大果圆柏 ▼

【基源】柏科圆柏属植物大果圆柏 *Sabina tibetica* Kom.（《中国植物志》接受学名为 *Juniperus tibetica* Linn.）的球果。

【形态特征】乔木，高达 30m。鳞叶绿色或黄绿色，交叉对生，长 1~3mm，背面拱圆或上部有钝脊，条状椭圆形或条形；刺叶常生于幼树上，三叶交叉轮生，条状披针形，长 4~8mm，上面凹，有白粉。雌雄异株或同株，雄球花近球形，长 2~3mm。球果近圆球形，熟时红褐色、褐色至黑色或紫黑色，长 9~16mm，径 7~13mm，内有 1 粒种子；种子卵圆形，微扁。

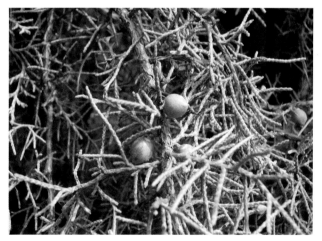

【习性与分布】在海拔 2800~4600mm 地带散生于林中或组成纯林。分布于甘肃、四川、青海、西藏。

【芳香成分】张姣等（2019）用顶空萃取法提取的西藏拉萨产大果圆柏干燥果实挥发油的主要成分为：β- 蒎烯（45.41%）、α- 蒎烯（24.35%）、榄香醇（8.66%）、β- 月桂烯（4.72%）、α- 侧柏烯（3.73%）、右旋柠檬烯（1.93%）、γ- 萜品烯（1.60%）、异松油烯（1.26%）、

α - 萜品烯（1.08%）等。

【性味与功效】味苦，辛，性微寒。祛风清热，利小便。治肝胆病，肾病，膀胱病，淋病，脾病，痛风等。

滇藏方枝柏 ▼

【基源】柏科圆柏属植物滇藏方枝柏 *Juniperus indica* Bertoloni 的球果。

【形态特征】灌木，高 1~2m，常成匍匐状。一年生枝的一回分枝上的鳞叶三叶交叉轮生，宽卵形或菱状卵形，长约 2.5mm，二回及三回分枝上的鳞叶交叉对生，菱状卵形，长 1.2~1.8mm；刺叶三叶交叉轮生，长 4~7mm。雌雄异株，雄球花近圆球形。球果生于小枝顶端，近圆球形，长 6~9mm，径 5~7mm，熟时黑褐色，有 1 粒种子；种子卵圆形，稍扁。

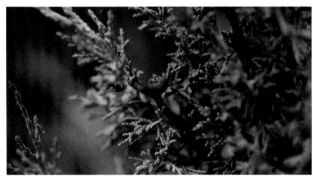

【习性与分布】生于海拔 3000~5200m 地带。分布于西藏、云南。

【芳香成分】张姣等（2019）用顶空萃取法提取的西藏亚东产滇藏方枝柏干燥果实挥发油的主要成分为：β - 蒎烯（56.59%）、α - 蒎烯（13.58%）、榄香醇（4.92%）、β - 月桂烯（3.62%）、大根香叶烯 D-4- 醇（2.51%）、α - 侧柏烯（2.12%）、异松油烯（1.94%）、右旋柠檬烯（1.48%）、γ - 依兰油烯（1.30%）、δ - 荜澄茄烯（1.13%）等。

【性味与功效】味苦、涩，性温。祛风除湿，安神。治风湿痹痛，失眠。

高山柏 ▼

【基源】柏科圆柏属植物高山柏 *Juniperus squamata* (Buch.-Hamilt.) Ant. 的枝叶或球果。球果的芳香成分未见报道。

【形态特征】灌木，高 1~3m，或成匍匐状，或为乔木，高 5~10 余米。叶全为刺形，三叶交叉轮生，披针形，长 5~10mm，宽 1~1.3mm，具白粉带，下面拱凸具钝纵脊，沿脊有细槽或下部有细槽。雄球花卵圆形，长 3~4mm。球果卵圆形，熟后黑色或蓝黑色，内有种子 1 粒；种子卵圆形或锥状球形，长 4~8mm，径 3~7mm，有树脂槽。

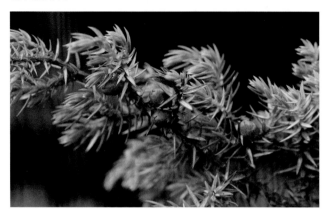

【习性与分布】常生于海拔 1600~4000m 高山地带。喜光树种，能耐侧方遮阴。喜凉爽湿润的气候，耐寒性强。忌低湿。分布于西藏、云南、贵州、四川、甘肃、陕西、湖北、安徽、福建、台湾等省区。

【芳香成分】王蕴秋等（1991）用水蒸气蒸馏法提取的北京产高山柏新鲜叶挥发油的主要成分为：桧烯（17.75%）、4- 甲基 -(1,5- 二甲基 -4- 乙烯基)-3-环己烯醇（14.91%）、乙酸冰片酯（9.04%）、3,6,8,8-四甲基 -7- 亚甲基 - 六氧化薁（8.16%）、柠檬烯（7.19%）、萜品 -4- 醇（5.98%）、1,2- 二甲氧基 -4-(1- 丙烯基)苯（4.85%）、1,3- 二甲基 - β -(1- 甲基乙烯基)- 三环癸三烯（4.43%）、月桂烯（3.72%）、香榧醇（3.56%）、α - 榄香醇（3.52%）、1,1,5,5- 四甲基 - 六氢亚甲基萘（2.21%）、4,7- 二甲基 -1-(1- 甲乙烯基)- 六氢化萘（2.15%）、3,3,7,9- 四甲基 - 三环十一烯（1.61%）、4-(2,6,6- 三甲基 -2-2- 环己烯)-2- 丁酮（1.47%）等。张姣等（2019）用顶空萃取法提取的西藏拉萨产高山柏干燥枝叶挥发油的主要成分为：β - 蒎烯（28.23%）、对 - 薄荷 -1(7),8- 二烯（17.30%）、α - 蒎烯（13.42%）、苍术醇（6.79%）、榄香醇（6.38%）、β - 石竹烯（3.60%）、α - 依兰油烯（2.96%）、大根香叶烯 D（2.93%）、(+)- α - 长叶蒎烯（2.59%）、右旋柠檬烯（2.17%）、β - 月桂烯（1.71%）、α - 侧柏烯（1.11%）等。

【性味与功效】味苦，性平。祛风除湿，解毒消肿。治风湿痹痛，肾炎水肿，尿路感染，痈疮肿毒，早泄，阳痿，月经不调。

祁连山圆柏（圆柏叶）▼

【基源】 柏科圆柏属植物祁连（山）圆柏 *Juniperus przewalskii* Kom. 的叶。

【形态特征】 乔木，高达12m。幼树叶通常为刺叶，大树叶几乎全为鳞叶；鳞叶交互对生，菱状卵形，长1.2~3mm，背面被蜡粉，背面腺体圆形、卵圆形或椭圆形；刺叶三枚交互轮生，三角状披针形，长4~7mm，腹面凹，有白粉带，中脉隆起。雌雄同株。球果近圆球形，长8~13cm；种子多为扁方圆形或近圆形，长7.0~9.5mm，两侧有凸起棱脊。

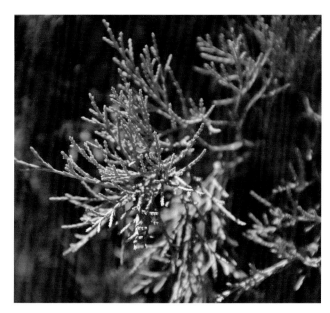

【习性与分布】 常生于海拔2600~4000m地带的阳坡。耐旱性强。分布于青海、甘肃、四川。

【挥发油含量】 水蒸气蒸馏的干燥叶的得油率为1.18%~6.00%。

【芳香成分】 祁连山圆柏叶挥发油的主成分多为α-蒎烯（21.37%~31.69%），也有主成分不同的报告。刘喜梅等（2013）用水蒸气蒸馏法提取的青海祁连产祁连山圆柏阴干叶挥发油的主要成分为：α-蒎烯（25.83%）、d-柠檬烯（14.64%）、β-水芹烯（8.98%）、罗汉柏烯（7.93%）、(+)-α-依兰油烯（3.60%）、(+)-δ-杜松烯（2.75%）、β-侧柏酮（2.44%）、D2-蒈烯（2.31%）、(+)-α-长叶蒎烯（2.13%）、(-)-香叶烯（1.95%）、α-荜澄茄油烯（1.84%）、雪松醇（1.83%）、1-甲基-4-(1-甲基乙基)-1,4-环己二烯（1.79%）、(-)-4-萜品醇（1.62%）、α-榄香醇（1.51%）、表双环倍半水芹烯（1.40%）、(+)-b-香茅醇（1.24%）、(+)-4-莰烯（1.21%）、β-蒎烯（1.09%）、(+)-3-侧柏酮（1.02%）等；青海互助产祁连山圆柏阴干叶挥发油的主要成分为：4(10)-侧柏烯（14.38%）、α-蒎烯（11.71%）、d-柠檬烯（8.62%）、雪松醇（7.46%）、(-)-香叶烯（7.40%）、(-)-4-萜品醇（5.46%）、α-榄香醇（4.65%）、(+)-δ-杜松烯（4.59%）、1-甲基-4-(1-甲基乙基)-1,4-环己二烯（3.52%）、石竹烯（3.37%）、D2-莰烯（2.50%）、[1S-(1α,3αβ3,4α,7αβ)]-八氢-1,7α-二甲基-4-(1-甲基乙烯基)-1,4-桥亚甲基-1H-茚（2.35%）、α-石竹烯（2.00%）、(+)-1(10)-马兜铃烯（1.74%）、(+)-α-依兰油烯（1.73%）、d-萜品油烯（1.48%）、β-蒎烯（1.40%）、[1α,4aα,8aα]-1,2,3,4,4a,5,6,8a-八氢-7-甲基-4-亚甲基-1-(1-甲基乙基)-萘（1.26%）、(+)-4-莰烯（1.07%）等。周维书等（1988）用水蒸气蒸馏法提取的青海产祁连山圆柏干燥叶挥发油的主要成分为：柠檬烯（32.07%）、α-蒎烯（21.07%）、玷㶰烯醇（8.00%）、反式-石竹烯（6.31%）、α-荜澄茄烯（5.54%）、β-蒎烯（3.83%）、松油醇-4（3.68%）、雪松烯（2.76%）、δ-杜松烯（2.41%）、莰烯-3（2.27%）、玷㶰烯（2.18%）、δ-荜澄茄烯（1.49%）、α-松油烯（1.34%）、γ-杜松烯（1.12%）、侧柏酮（1.05%）等。

【性味与功效】 味苦、涩，微寒。止血，镇咳。治咯血，吐血，尿血，便血，子宫出血。

圆柏 ▼

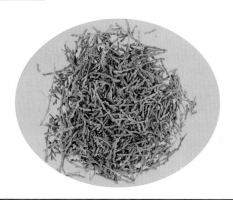

【基源】 柏科圆柏属植物圆柏 *Juniperus chinensis (*Linn.) Antoine 的枝、叶及树皮。树皮的芳香成分未见报道。

【形态特征】乔木，高达 20m；叶二型，刺叶生于幼树之上，老龄树则全为鳞叶，壮龄树兼有刺叶与鳞叶；鳞叶三叶轮生，近披针形，长 2.5~5mm；刺叶三叶交互轮生，披针形，长 6~12mm，有两条白粉带。雌雄异株，雄球花黄色，椭圆形，长 2.5~3.5mm。球果近圆球形，径 6~8mm，两年成熟，熟时暗褐色，有 1~4 粒种子；种子卵圆形，扁。

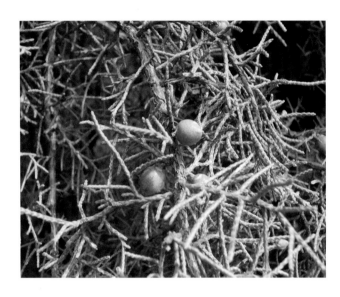

【习性与分布】喜光但耐阴性很强；耐寒，耐热。分布于内蒙古、河北、山东、山西、江苏、浙江、福建、安徽、江西、河南、陕西、甘肃、四川、湖北、湖南、贵州、广东、广西、云南、西藏。

【挥发油含量】水蒸气蒸馏的叶的得油率为 0.40%~2.06%，枝叶的得油率为 0.20%~0.25%。

【芳香成分】叶：圆柏叶挥发油的主成分多为乙酸龙脑酯（15.94%~46.52%），也有主成分不同的报告。郝德君等（2006）用水蒸气蒸馏法提取的圆柏叶挥发油的主要成分为：桧烯 (20.99%)、柠檬烯 (19.78%)、醋酸冰片酯 (11.68%)、δ- 卡蒂烯（8.65%）、α- 紫穗槐烯（4.96%）、α- 卡蒂醇（4.20%）、τ- 卡蒂醇（3.46%）、β- 月桂烯（2.57%）、β- 橙椒烯（2.33%）、防风根烯酮（2.26%）、α- 木罗烯（2.03%）、大根香叶烯 D（1.84%）、γ- 杜松烯（1.63%）、α- 蒎烯（1.57%）、内 -1- 波旁醇（1.13%）、辛三烯（1.06%）、α- 异松油烯（1.01%）等；栽培种'龙柏'阴干叶挥发油的主要成分为：乙酸龙脑酯(26.01%)、柠檬烯(24.56%)、β- 月桂烯（8.04%）、榄香醇（4.20%）、桧烯（3.52%）、(+)- 表二环代倍半水芹烯（2.71%）、大根香叶烯 D(2.25%)、δ- 卡蒂烯（1.86%）、α- 异松油烯（1.24%）、τ- 木罗醇（1.11%）、三环烯（1.08%）、α- 蒎烯（1.05%）、

莰烯（1.04%）等。刘应煊（2013）用水蒸气蒸馏法提取的湖北恩施产圆柏新鲜叶挥发油的主要成分为：水芹烯（13.71%）、L- 醋酸冰片酯（10.49%）、L-4- 萜品醇（10.16%）、柠檬烯（9.45%）、萜品烯（5.13%）、π- 蒎烯（4.40%）、杜松 -3,9- 二烯（3.54%）、萜基烯（3.42%）、萜品油烯（2.78%）、大根香叶烯 D(2.63%)、(+)- 双环倍半水芹烯（2.34%）、1R-π- 蒎烯（2.08%）、1- 异丙基 -4- 甲基双环 [3.1.0]-2- 己烯（1.87%）、π- 杜松醇（1.74%）、1- 异丙基 -4- 甲基 -3- 环己烯 -1- 醇（1.46%）、(+)- 双环倍半水芹烯（1.33%）、1- 甲基 -4- 异丙烯基环己醇（1.27%）、1,6- 二甲基 -4- 异丙基 -1,2,3,4,4a,7,8,8a- 八氢萘 -1- 醇（1.23%）、1- 甲基 -4- 异丙烯基环己醇（1.16%）、罗勒烯（1.15%）、萜品醇（1.09%）、1- 甲基 -4- 异丙基 -2- 环己烯 -1- 醇（1.05%）等。彭华昌（1992）用水蒸气蒸馏法提取的圆柏叶挥发油的主要成分为：α- 罗勒烯（59.97%）、β- 蒎烯（7.53%）、α- 蒎烯（7.14%）、β- 松油醇（2.72%）、月桂烯（2.35%）、顺 -β- 罗勒烯（1.58%）、α- 柏木烯（1.32%）、芳樟醇（1.21%）、柏木醇（1.10%）、β- 荜澄茄烯（1.07%）、β- 柏木烯（1.07%）、苧烯（1.03%）、反 -β- 罗勒烯（1.03%）、4- 蒈烯（1.00%）等。周维书等（1989）用水蒸气蒸馏法提取的圆柏叶挥发油的主要成分为：β- 蒎烯（26.76%）、松油醇 -4（10.58%）、柠檬烯（9.37%）、乙酸龙脑酯（8.82%）、三环烯（7.39%）、蒈烯 -3（6.16%）、α- 蒎烯（6.00%）、月桂烯（4.22%）、β- 松油烯（4.09%）、α- 水芹烯（3.79%）、γ- 松油烯（3.74%）、罗勒烯（1.13%）等。
枝：郝德君等（2008）用水蒸气蒸馏法提取的的江苏南京产'龙柏'枝条挥发油的主要成分为：α- 雪松醇(14.90%)、1,1,2,2- 四甲基 -3- 亚甲基 -8- 氧代二环 [4.3.0] 壬碳 -5- 烯（7.84%）、罗汉柏烯（6.90%）、α- 蒎烯（5.78%）、γ- 木罗烯（5.52%）、柠檬烯（5.00%）、雪松烯（4.11%）、马兜铃酮（3.04%）、α- 雪松烯（2.39%）、醋酸冰片酯（2.33%）、α- 葎草烯（2.12%）、苯（2.10%）、5- 苯并呋喃丙烯酸（2.02%）、α- 柏木烯（2.01%）、1H-3a,7- 亚甲基薁 -6- 甲醇（1.48%）、δ- 杜松烯（1.43%）、雪松烯醇（1.41%）等。刘敏等（2015）用水蒸气蒸馏法提取的湖南长沙产'龙柏'新鲜枝叶挥发油的主要成分为：α- 蒈酯（18.80%）、榄香醇（16.66%）、柠檬烯（12.26%）、β- 月桂烯（6.75%）、3-C(9),4-C(9)- 环氧三环 [4.2.2,0(1,5)] 癸烷（6.22%）、t- 木罗烯（6.04%）、桧萜（3.08%）、γ- 桉叶油醇（2.77%）、左旋芳樟醇（2.46%）、3- 环己

烯醇（2.04%）、三环烯（1.94%）、反式石竹烯（1.94%）、α-蒎烯（1.63%）、莰烯（1.48%）、萜品油烯（1.42%）等。蒲自连等（1999）用水蒸气蒸馏法提取的四川甘孜产圆柏枝叶挥发油的主要成分为：香桧烯（46.73%）、α-蒎烯（17.03%）、4-萜品醇（5.34%）、柠檬烯（4.48%）、γ-萜品烯（3.88%）、对伞花烃（2.36%）、α-萜品烯（1.83%）、α-侧柏烯（1.76%）、正壬醛（1.18%）、β-蒎烯（1.17%）、α-萜品油烯（1.05%）等。

【性味与功效】味苦、辛，性温，有小毒。祛风散寒，活血消肿，解毒利尿。治风寒感冒，肺结核，尿路感染；外用治荨麻疹，风湿关节痛。

偃柏 ▼

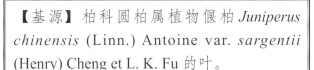

【基源】柏科圆柏属植物偃柏 *Juniperus chinensis* (Linn.) Antoine var. *sargentii* (Henry) Cheng et L. K. Fu 的叶。

【形态特征】匍匐灌木；小枝上升成密丛状。叶二型，刺叶生于幼树之上，老龄树则全为鳞叶，壮龄树兼有刺叶与鳞叶；鳞叶三叶轮生，近披针形，长 2.5~5mm；刺叶通常交叉对生，披针形，长 3~6mm。雌雄异株，雄球花黄色，椭圆形，长 2.5~3.5mm。球果近圆球形，径 6~8mm，两年成熟，蓝色，有 1~4 粒种子；种子卵圆形，扁，顶端钝，有棱脊及少数树脂槽。

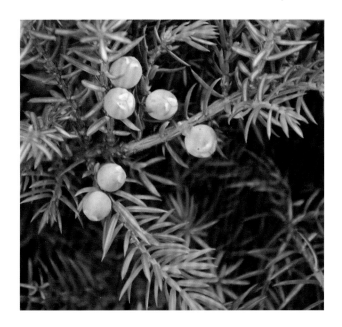

【习性与分布】在华北及长江下游生于海拔 500m 以下，中上游海拔 1000m 以下排水良好的山地。喜光，喜温凉、温暖气候及湿润土壤。分布于东北。

【挥发油含量】水蒸气蒸馏的新鲜叶的得油率为 0.22%。

【芳香成分】林立等（2015）用水蒸气蒸馏法提取的华北地区产偃柏新鲜叶挥发油的主要成分为：α-松油醇（20.27%）、D-柠檬烯（11.77%）、榄香醇（6.94%）、β-蒎烯（6.29%）、桧烯（4.34%）、α-蒎烯（4.29%）、β-荜澄茄油烯（2.84%）、γ-桉叶醇（2.78%）、β-杜松烯（2.68%）、四甲基环癸二烯甲醇（2.56%）、木罗醇（2.33%）、萜品油烯（2.32%）、α-桉叶醇（2.27%）、松油烯-4-醇（1.93%）、γ-松油烯（1.78%）、表双环倍半水芹烯（1.77%）、桃柘酚（1.68%）、4-表-cubedol（1.54%）、γ-杜松烯（1.53%）、T-荜澄茄醇（1.49%）、异喇叭烯（1.42%）、γ-依兰油烯（1.26%）、龙脑（1.15%）等。

【性味与功效】味苦、涩，性微寒。凉血止血，祛风湿，散肿毒。治出血病，吐血，衄血，尿血，血痢，肠风，崩漏，风湿痹痛，细菌性痢疾，高血压，烫伤等。

败酱（草）▼

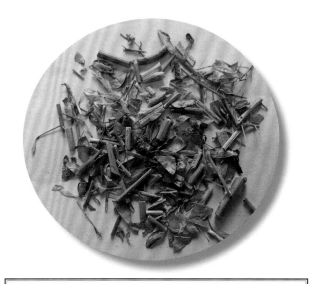

【基源】败酱科败酱属植物黄花败酱（败酱）*Patrinia scabiosaefolia* Fisch. ex Trev. 和白花败酱（攀倒甑）*Patrinia villosa* (Thunb.) Juss. 的（带根）全草。

【形态特征】黄花败酱：多年生草本，高 30~200cm。基生叶丛生，卵形，长 1.8~10.5cm，宽 1.2~3cm；茎生

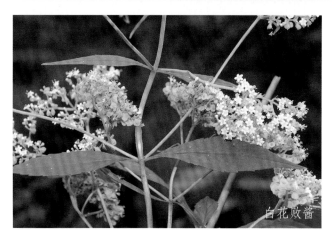

白花败酱

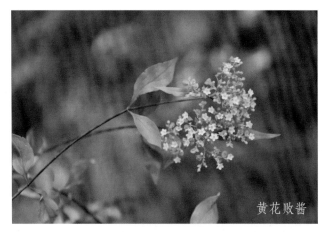

黄花败酱

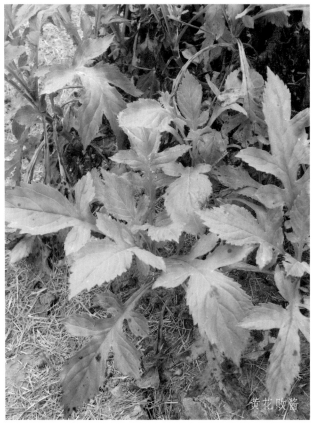

黄花败酱

叶对生，宽卵形至披针形，长 5~15cm，常羽状深裂或全裂，上部叶渐变窄小。花序为聚伞花序组成的大型伞房花序，顶生，具 5~7 级分枝；总苞线形，甚小；苞片小；花小；花冠钟形，黄色。瘦果长圆形，长 3~4mm，内含 1 椭圆形、扁平种子。花期 7~9 月。

白花败酱：多年生草本，高 50~120cm。基生叶丛生，卵形至长圆状披针形，长 4~25cm，宽 2~18cm，边缘具粗钝齿，不分裂或大头羽状深裂；茎生叶对生，与基生叶同形，上部叶较窄小，常不分裂。由聚伞花序组成顶生圆锥花序或伞房花序，分枝达 5~6 级；总苞叶卵状披针形至线形；花萼小；花冠钟形，白色。瘦果倒卵形。花期 8~10 月，果期 9~11 月。

【习性与分布】黄花败酱：常生于海拔 50~2600m 的山坡林下、林缘和灌丛中以及路边、田埂边的草丛中。喜稍湿润环境，耐亚寒。除宁夏、青海、新疆、西藏、海南外，全国均有分布。白花败酱：生于海拔 50~2000m 的山地林下、林缘或灌丛中、草丛中。喜生于较湿润和稍阴的环境，较耐寒。分布于台湾、江西、浙江、江苏、安徽、河南、湖北、湖南、广东、广西、贵州、四川。

【挥发油含量】水蒸气蒸馏的黄花败酱干燥全草的得油率为 1.80%，超临界萃取的干燥全草的得油率为 0.41%。

【芳香成分】黄花败酱：回瑞华等（2011）用水蒸气蒸馏法提取的辽宁千山产黄花败酱干燥全草挥发油的主要成分为：5,6,7,7a- 四氢 -4,4,7- 三甲基 -2(4 氢)- 苯并呋喃酮（16.50%）、3,4,5,7- 四氢 -3,6- 二甲基 -2(氢)- 苯并呋喃酮（15.90%）、1-(2,6,6- 三甲基 -1,3- 环己烯 -1- 基 -2- 丁烯 -1- 酮（7.22%）、二 (2- 甲基丙基)- 邻苯二甲酸（6.62%）、法呢醇（6.08%）、1- 甲基 -4-(5- 甲基 -1- 亚甲基 -4- 己烯基环己烯（5.59%）、6,10,14- 三甲基 -2- 十五烷酮（5.42%）、甲基 - 二 (1- 甲基丙基)- 丁二酸（5.14%）、桉叶油素（4.73%）、十九烷（3.48%）、二十烷（3.15%）、十八烷（2.72%）、十六酸（2.55%）、2,6,10,14- 四甲基 - 十五烷（2.49%）、十七烷（2.34%）、1,2,4,5- 四甲基 - 苯（1.99%）、十六烷（1.92%）、二 (1- 甲基丙基)- 丁二酸（1.90%）、1,2,3,5,6,8a- 六氢 -4,7- 二甲基 -1-(1- 甲基乙基)- 萘（1.71%）、5- 甲基 -4- 己烯 -3- 酮（1.68%）、4-(2,6,6- 三甲基 -1- 环己烯 -1- 基)-3- 丁烯 -2- 酮（1.21%）、3- 叔丁基 -4- 羟基苯甲醚（1.07%）等。薛晓丽等（2016）用水蒸气蒸馏法提取的吉林省吉林市产黄花败酱新鲜全草挥发油的主要成分为：β- 可巴烯（15.53%）、6- 芹子烯 -4- 醇（12.34%）、石竹烯（8.29%）、β- 桉叶烯（4.75%）、2,4,6- 三甲基 -3- 环己烯 -1- 酮（4.64%）、马鞭草烯

醇（3.51%）、2-（苯基甲氧基）丙酸甲酯（3.10%）、蒿酮（2.50%）、氧化石竹烯（2.47%）、桉油精（2.28%）、γ-榄香烯（2.21%）、大根香叶烯B（2.10%）、香桧醇（1.87%）、α-松油醇（1.79%）、顺-β-松油醇（1.78%）、α-杜松醇（1.62%）、γ-松油烯（1.62%）、2-崁醇（1.56%）、4-松油醇（1.56%）、莳草烯（1.55%）、1(10),4-杜松二烯（1.47%）、α-可巴烯（1.44%）、γ-桉叶油醇（1.40%）、斯巴醇（1.36%）、植醇（1.19%）、2-莰酮（1.15%）、氧化香树烯（1.09%）、β-法呢烯（1.02%）等。刘伟等（2016）用水蒸气蒸馏法提取的黄花败酱干燥带根全草挥发油的主要成分为：3-甲基丁酸（25.11%）、棕榈酸（10.84%）、己酸（9.25%）、顺-茴香脑（7.51%）、白菖油萜（3.16%）、3-甲基戊酸（2.98%）、六氢金合欢基丙酮（2.87%）、1-(1-金刚烷基)-3-(1-甲基环戊基)氮杂环丙-2-酮（2.41%）、苯甲醛（1.94%）、己醛（1.85%）、4-己基-2,5-二氧呋喃-3-乙酸（1.75%）、1,2,3,4-四氢-1,6,8-三甲基萘（1.57%）、1,1,4,5-四甲基茚满（1.48%）、异戊酸酐（1.39%）、β-大马酮（1.35%）、(-)-异石竹烯（1.31%）、4,5-二甲基-1-己烯（1.20%）、Z-L-谷氨酸（1.12%）、十四酸（1.09%）、苯乙醛（1.01%）等。

白花败酱：刘信平等（2008）用水蒸气蒸馏法提取的湖北恩施产白花败酱全草挥发油的主要成分为：2-甲基-5-乙基呋喃（50.97%）、己二硫醚（9.47%）、l-己硫醇（6.97%）、紫苏醛（3.65%）、莳草烷-1,6-二烯-3-醇（2.65%）、(Z,E)-α-法呢烯（2.62%）、反-石竹烯（2.41%）、亚麻酸甲酯（2.03%）、紫苏醇（1.63%）、邻苯二甲酸二异丁酯（1.43%）、樟脑（1.21%）、α-雪松醇（1.16%）、邻苯二甲酸单-2-乙基酯（1.07%）、冰片（1.06%）、6-氨基异喹啉（1.03%）等。刘伟等（2016）用水蒸气蒸馏法提取的白花败酱干燥带根全草挥发油的主要成分为：伞花烃（10.72%）、2-甲基-6-羟喹啉（7.03%）、β-大马酮（6.75%）、β-紫罗兰酮（6.26%）、莳萝呋喃（4.92%）、2-戊基呋喃（3.94%）、苯乙醛（3.92%）、六氢金合欢基丙酮（3.83%）、己醛（3.39%）、异杜烯（3.35%）、异丙酚（3.35%）、(E)-5-戊氧基-2-戊烯（2.85%）、1-壬醛（2.48%）、十五烷（2.46%）、棕榈酸（2.35%）、5,5,8a-三甲基-3,6,7,8-四氢-2H-色烯（2.18%）、脱氢芳环-紫罗烯（2.12%）、α-紫罗兰酮（1.95%）、1,3-环戊二烯（1.93%）、2,3-二氢-2,2,6-三甲基苯甲醛（1.88%）、α-紫罗烯（1.86%）、1,2,3,4-四氢-1,6,8-三甲基萘（1.84%）、1,2,3,4-四氢-1,5,7-三甲基萘（1.71%）、2,4-二-叔-丁基酚（1.71%）、5-氨基-1-乙基吡唑（1.61%）、反-7-苯并降冰片（1.59%）、橙花基丙酮（1.56%）、(1H)咪唑-4-乙腈（1.49%）、2,4,6-三甲基癸烷（1.43%）、β-环柠檬醛（1.34%）、2,4-二甲基-庚烷（1.30%）、2-己醛（1.24%）、3-乙基-1,4-己二烯（1.21%）等。朱加进等（2002）用固相微萃取法提取的浙江富阳产白花败酱全草挥发油的主要成分为：戊酸乙酯（22.20%）、异戊酸,顺式-3-己烯基酯（13.83%）、苯乙烯（11.28%）、3-甲基-丁酸乙酯（10.91%）、3-甲基戊酸-乙基酯（8.38%）、3-甲基丁酸甲酯（7.27%）、3-甲基戊酸甲基酯（4.61%）、(1-甲基丁酯)-环氧乙烷（3.76%）、3-甲基丁酸,2-甲基酯（1.86%）、己酸己酯（1.82%）、3-甲基丁酸戊酯（1.70%）、3-甲基丁酸己酯（1.58%）、3-甲基丁酸-3-甲基酯（1.31%）等。

【性味与功效】味辛、苦，性微寒。清热解毒，活血排脓。治肠痈，肺痈，痈肿，痢疾，产后瘀滞腹痛。

墓头回 ▼

【基源】败酱科败酱属植物糙叶败酱 *Patrinia rupestris* (Pall.) Juss. subsp. *scabra* (Bunge) H. J. Wang 或异叶败酱（墓头回）*Patrinia heterophylla* Bunge 的根。

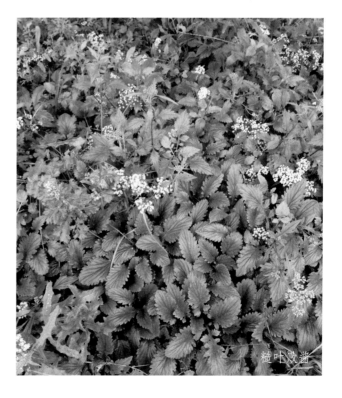

糙叶败酱

【形态特征】糙叶败酱：多年生草本，茎丛生，茎上部多分枝，叶对生，较坚挺，裂片倒披针形、狭披针形或长圆形，聚伞花序顶生，呈伞房状排列，花小，黄色，花冠合瓣，较大，直径达 5~6.5mm，长 6.5~7.5mm；果苞较宽大，长达 8mm，宽 6~8mm，网脉常具 2 条主脉。果实翅状，卵形或近圆形，种子位于中央。

异叶败酱：多年生草本，高 15~100cm；根状茎较长，横走。基生叶丛生，长 3~8cm，边缘圆齿状或具糙齿状缺刻；茎生叶对生，下部叶常 2~6 对羽状全裂，长 7~9cm，宽 5~6cm，中部叶常具 1~2 对侧裂片，具圆齿，上部叶较窄。花黄色，组成顶生伞房状聚伞花序；萼齿 5；花冠钟形，裂片 5，卵形。瘦果长圆形或倒卵形。花期 7~9 月，果期 8~10 月。

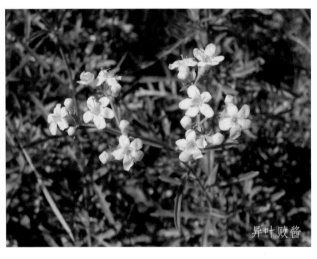

异叶败酱

【习性与分布】糙叶败酱：生于草原带、森林草原带的石质丘陵坡地石缝或较干燥的阳坡草丛中，海拔 250~2340m。分布于黑龙江、吉林、辽宁、内蒙古、河北、山西、山东、甘肃、河南、宁夏、青海。异叶败酱：生于海拔 300~2600m 的山地岩缝中、草丛中、路边、沙质坡或土坡上。分布于辽宁、内蒙古、河北、山东、山西、河南、陕西、宁夏、甘肃、青海、安徽、浙江。

【挥发油含量】水蒸气蒸馏的异叶败酱根的得油率为 0.63%；糙叶败酱干燥根及根茎的得油率为 0.30%~1.50%。

【芳香成分】糙叶败酱：糙叶败酱根及根茎挥发油的主成分多为 β-石竹烯（32.45%~43.23%），也有主成分不同的报告。刘云召等（2012）用水蒸气蒸馏法提取的河北易县产糙叶败酱干燥根及根茎挥发油的主要成分为：1- 石竹烯（43.23%）、(R)-2,4a,5,6,7,8- 六氢化 -3,5,5,9- 四甲基 -1H- 苯并环庚烯（20.48%）、α- 古芸烯（11.73%）、Z,Z,Z-1,5,9,9- 四甲基 -1,4,7-环十二碳三烯（10.77%）、氧化石竹烯（3.15%）、

(1 à ,4 à ,5 à)-7,7- 二甲基 -5- 苯基 -2,3- 二氮杂双环 [2.2.1]-2- 庚烯（1.78%）等。曹艳萍（2006）用超临界 CO_2 萃取法提取的陕西榆林产糙叶败酱干燥根及根茎挥发油的主要成分为：9- 十八碳烯酸（20.61%）、丁子香烯（18.14%）、9,12- 十八碳二烯酸甲酯（9.94%）、n- 十六酸（6.55%）、4,4,8- 三甲基三环[6.3.1.0(1,5)]-2,9- 十二二醇（4.65%）、α- 丁子香烯（4.08%）、反式石竹烯（3.46%）、比萨波烯（3.29%）、十四烷酸（3.01%）、2,2- 二甲基 -1- 氧螺 [2.5]-4- 辛酮（2.84%）、石竹烯氧化物（2.74%）、4,4- 二甲基四环 [6.3.2.0(2,5).0(1,8)]-9- 十三醇（2.48%）、邻苯二甲酸二异丁酯（1.95%）、2- 羟基硬脂酸乙酯（1.42%）、2- 苯甲酸基 -4,4,8- 三甲基 - 三环 [6.3.1.0(1,5)]-9- 十二醇（1.29%）、二十二（烷）酸（1.15%）、蛇麻烯（1.09%）、2- 异丙基 -5- 甲基 -2-己烯醛（1.04%）等。

异叶败酱：李兆琳等（1991）用水蒸气蒸馏 - 溶剂萃取法提取的甘肃武都产墓头回根挥发油的主要成分为：异戊酸（21.75%）、含氧化合物（7.94%）、倍半萜烯（8.49%）、β - 马啊里烯（5.13%）、倍半萜烯醇（4.71%）、麦油酮（4.46%）、长叶烯（3.68%）、异香橙烯（1.96%）、香橙烯（1.86%）、α - 愈创木烯（1.53%）、β - 榄香烯（1.11%）、雅槛蓝树松油烯（1.06%）等。

【性味与功效】味苦，微酸涩，性凉。燥湿止带，收敛止血，清热解毒。治赤白带下，崩漏，泄泻痢疾，黄疸，疟疾，肠痈，疮疡肿毒，跌打损伤，子宫颈癌，胃癌。

甘松 ▼

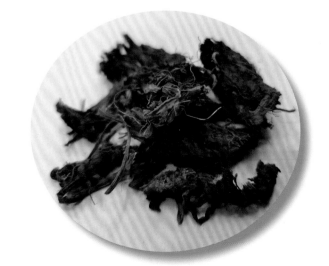

【基源】败酱科甘松属植物甘松 *Nardostachys chinensis* Batal. 的干燥根及根茎。匙叶甘松 *Nardostachys jatamansi* DC. 的根及根茎以同药名《药典》入药。

【形态特征】多年生草本，高 7~46cm；根状茎歪斜，覆盖片状老叶鞘。基出叶丛生，线状狭倒卵形，长 4~14cm，宽 0.5~1.2cm，全缘。花茎旁出，茎生叶 1~2 对，对生，长圆状线形。聚伞花序头状，顶生，成总状排列。总苞片披针形，苞片和小苞片常为披针状卵形或宽卵形；花萼小，5 裂；花冠紫红色，钟形。瘦果倒卵形；宿萼不等 5 裂，光滑无毛。

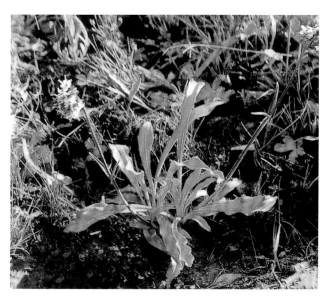

【习性与分布】生于沼泽草甸、河漫滩和灌丛草坡，海拔 3200-4050m。分布于云南、四川、甘肃、青海、西藏。

【挥发油含量】水蒸气蒸馏的根茎的得油率为 0.60%~2.87%。

【芳香成分】耿晓萍等（2011）用水蒸气蒸馏法提取的甘松根茎挥发油的主要成分为：水菖蒲烯（53.96%）、β-马里烯（9.40%）、α-古芸烯（6.91%）、马兜铃烯（5.15%）、[1R-(1α,4aβ,8aα)]-十氢-1,4a-二甲基-7-(1-异亚丙基)-1-萘酚（2.53%）、β-古芸烯（2.27%）、广藿香醇（2.09%）、匙叶桉油烯醇（1.51%）、4-(2,6,6-三甲基-1-环己烯基)-3-丁烯-2-酮（1.02%）等。

【性味与功效】味辛、甘，性温。理气止痛，开郁醒脾。治脘腹胀满，食欲不振，呕吐；外治牙痛，脚肿。

缬草 ▼

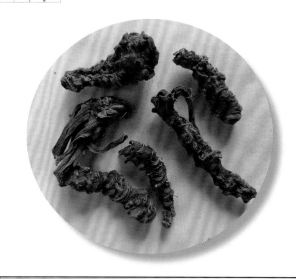

【基源】败酱科缬草属植物缬草 *Valeriana officinalis* Linn.、黑水缬草 *Valeriana amurensis* Smir. ex Komarov、宽叶缬草 *Valeriana officinalis* Linn. var. *latifolia* Miq. 的根、根茎。

【形态特征】缬草：多年生高大草本，高可达 100~150cm；根状茎粗短呈头状，须根簇生；茎中空，有纵棱，被粗毛。匍枝叶、基出叶和基部叶在花期常凋萎。茎生叶卵形至宽卵形，羽状深裂。花序顶生，成伞房状三出聚伞圆锥花序；小苞片长椭圆状至线状披针形。花冠淡紫红色或白色，长 4~6mm。瘦果长卵形，长约 4~5mm。花期 5~7 月，果期 6~10 月。

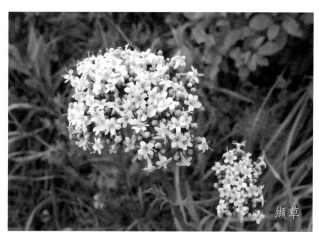

缬草

宽叶缬草：多年生草本，高约 40~80cm。根茎短缩；茎直立，光滑无毛，但节部密生白色长毛。茎生叶对生，羽状全裂，裂片 5~7 枚，中裂较大，宽卵圆形或宽卵形，

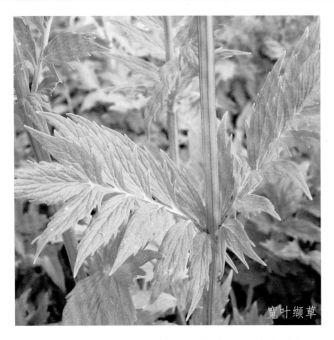

宽叶缬草

长 3~9cm，宽 1~3cm，边缘具钝锯齿，裂片和叶柄上具白色毛。聚伞花序呈伞房状顶生，苞片条形；花冠淡红色或白色。瘦果披针状椭圆形，长约 4mm，顶端具羽状冠毛。花期 5 月，果期 6 月。

黑水缬草：植株高 80~150cm；根茎短缩；茎直立，不分枝，被粗毛，向上至花序，具柄的腺毛渐增多。叶 5~11 对，羽状全裂；较下部的叶长 9~12cm，宽 4~10cm；叶裂片卵形；较上部的叶较小，叶裂片甚狭，锐尖。多歧聚伞花序顶生；小苞片草质，披针形或线形。花冠淡红色，漏斗状，长 3~5mm。瘦果狭三角卵形，长约 3mm。花期 6~7 月，果期 7~8 月。

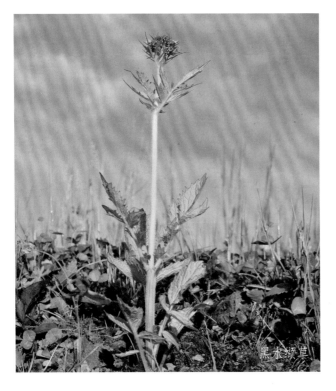

黑水缬草

【习性与分布】缬草：生山坡草地、林下、沟边，海拔 2500m 以下，在西藏可分布至 4000m；喜湿润。分布于东北至西南各省区。宽叶缬草：生于林下或沟边，海拔 1500m 以下。分布于黑龙江、吉林、辽宁、贵州、江苏、安徽、浙江、江西、台湾、河南、陕西等地。黑水缬草：多生长在林间草地、山坡草地、灌丛及针阔叶混交林下和林缘。分布于黑龙江、吉林。

【挥发油含量】缬草：水蒸气蒸馏的根及根茎的得油率为 0.60%~5.42%，超临界萃取的得油率为 2.02%~5.10%，微波辅助水蒸气蒸馏的得油率为 5.92%。宽叶缬草：水蒸气蒸馏的根及根茎的得油率为 1.00%~5.92%；超临界萃取的干燥根茎的得油率为 5.86%。黑水缬草：水蒸气蒸馏的根和根茎的得油率为 1.30%~1.70%；超临界萃取的根的得油率为 1.25%；索氏法提取的干燥根的得油率为 0.75%。

【芳香成分】缬草：缬草根及根茎挥发油的第一主成分多为乙酸龙脑酯（9.53%~60.19%），也有主成分不同的报告。王欣等（2010）用水蒸气蒸馏法提取的缬草根挥发油的主要成分为：乙酸龙脑酯（44.27%）、龙脑（17.76%）、乙酸桃金娘烯酯（5.28%）、α-蒎烯（4.56%）、异松油烯（4.43%）、石竹烯氧化物（3.44%）、月桂烯（3.14%）、莰烯（1.32%）、柠檬烯（1.18%）等。曾宇等（2016）用超临界 CO_2 萃取法提取的贵州剑河产缬草干燥根及根茎挥发油的主要成分为：莰烯（24.40%）、乙酸龙脑酯（20.02%）、α-蒎烯（7.28%）、β-蒎烯（5.14%）、1-环己烯-1-甲醇（4.66%）、1,2,3-三-(9Z,12Z-十八二烯酰基)甘油（2.48%）、D-柠檬烯（2.04%）、油烯醇（2.04%）、β-石竹烯（1.99%）、龙脑（1.79%）、2-甲基-6-(4-甲基-3-环己烯-1-基)-2,6-庚二烯-1-醇（1.61%）、1,8-十五二烯（1.59%）、乙酸香芹酯（1.43%）、2-甲氧基-4-甲基-1-(1-甲基乙基)苯（1.16%）、喇叭醇（1.15%）、乙醇（1.09%）、2-十八烯酸单甘油酯（1.04%）等。曹春华等（1988）用水蒸气蒸馏法提取的贵州梵净山产缬草干燥根挥发油的主要成分为：柏木醇（35.49%）、金合欢酯（14.11%）、龙脑（7.02%）、β-胡椒烯（4.51%）、甘松醇（3.64%）、β-扁柏烯（2.43%）、菖蒲二烯（1.17%）等。

宽叶缬草：宽叶缬草根及根茎挥发油的第一主成分为乙酸龙脑酯（23.93%~53.21%）。谷力等（2002）用水蒸气蒸馏法提取的湖南武陵山产野生宽叶缬草新鲜根挥发油的要成分为：乙酸龙脑酯（52.64%）、莰烯（20.12%）、乙酸桃金娘烯酯（4.03%）、α-蒎烯（2.86%）、乙酸里哪醇酯（1.63%）、二氢乙酸葛缕酯（1.38%）、乙酸葛缕酯（1.26%）、α-乙酰吡咯（1.08%）、柠檬烯（1.04%）等。

黑水缬草：黑水缬草根及根茎挥发油的第一主成分多为乙酸龙脑酯（28.75%~36.05%），也有主成分不同的报告。杜娟等（2010）用水蒸气蒸馏法提取的黑龙江鸡西人工栽培的黑水缬草根和根茎挥发油的主要成分为：乙酸龙脑酯（28.75%）、龙脑（6.49%）、石竹烯（5.21%）、莰烯（5.14%）、α-蒎烯（4.08%）、β-蒎烯（4.00%）、紫丁香酚（3.83%）、异香木兰烯环氧化物（3.82%）、α-石竹烯（3.15%）、烯戊酸（3.06%）、喇叭茶醇（2.92%）、α-榄香烯（2.77%）、β-紫罗兰酮（2.55%）、3,7,7-三甲基-11-亚甲基-螺[5.5]十一碳-2-烯（1.89%）、乙酸桃金娘烯酯（1.77%）、异喇叭烯（1.77%）、烷醇（1.33%）、β-里那醇（1.26%）、红没药醇（1.08%）等。周琳等（2006）用超临界 CO_2 萃取法提取的黑龙江加格达奇产黑水缬草新鲜根及根茎挥发油的主要成分为：α-芹子烯（14.60%）、乙酸松油脂（6.30%）、乙酸龙脑酯（5.18%）、龙脑（3.39%）、邻苯二甲酸二丁酯（3.08%）、γ-石竹烯（2.30%）、α-葎草烯（2.23%）、异缬草酸（2.07%）、硬脂酸甲酯（2.04%）、α-桉叶油醇（1.84%）、8-十八烯酸甲酯（1.33%）、异戊酸龙脑酯（1.15%）、β-古芸烯（1.15%）、(-)-芳樟醇（1.07%）、缬草酮（2.02%）等。都晓伟等（2008）用水蒸气蒸馏法提取的黑龙江呼玛产黑水缬草根和根茎挥发油的主要成分为：反-石竹烯（28.04%）、1,2-二乙烯基-4-(1-甲基-乙烯基)-环己烷（19.83%）、乙酸龙脑酯（12.08%）、莰烯（3.05%）、葎草烯（2.35%）、环氧异香橙烯（1.82%）、匙叶桉油烯醇（1.74%）、脱氢香橙烯（1.69%）、疣孢漆斑菌醇（1.58%）、β-丁子香烯（1.52%）、石竹烯（1.47%）、1,8-环十五碳二炔（1.35%）、α-金合欢烯（1.28%）、澳白檀醇（1.15%）、缬草酮（1.12%）、环氧香橙烯（1.06%）等。

【性味与功效】味辛、苦，性温。安心神。治心神不安，心悸失眠，癫狂，脏躁，风湿痹痛，痛经，经闭，跌打损伤。

香毛草 ▼

【基源】败酱科缬草属植物小缬草 *Valeriana tangutica* Bat. 的根或全草。根的芳香成分未见报道。

【形态特征】细弱小草本，高 10~20cm；根状茎斜升，顶端包有膜质纤维状老叶鞘。基生叶薄纸质，心状宽卵形或长方状卵形，长 1~2~4cm，宽约 1cm，全缘或大头羽裂；茎上部叶羽状 3~7 深裂，裂片线状披针形。半球形的聚伞花序顶生，直径 1~2cm；小苞片披针形。花白色或有时粉红色，花冠筒状漏斗形，长 5~6mm，花冠 5 裂。花期 6~7 月，果期 7~8 月。

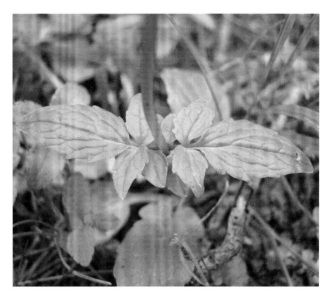

【习性与分布】生于山沟或潮湿草地，海拔1200~3600m。分布于内蒙古、宁夏、甘肃、青海。

【芳香成分】戚欢阳等（2006）用水蒸气蒸馏法提取的甘肃裕固产小缬草干燥全草挥发油的主要成分为：广藿香醇（33.23%）、缬草酮（11.53%）、1,2,3,3a,4,5,6,7-八氢-1,4-二甲基-7-[1-异丙烯基]-甘菊环烃（11.40%）、1,2,3,4,5,6,7,8-八氢-1,4-二甲基-7-[1-异丙烯基]-甘菊环烃（5.46%）、2-[1,1-二甲基乙基]-1,4-二甲氧基-苯（3.43%）、1,2,3,5,6,7,8,8a-八氢-1,4-二甲基-7-[1-异丙烯基]-甘菊环烃（3.00%）、1a,2,3,5,6,7,7a,7b-八氢-1,1,7,7a-四甲基-1H-环丙基萘（2.92%）、3,3,7,11-四甲基-三环[6.3.0.0^{2.4}]十一碳烯（2.92%）、2,3,6,7,8,8a-六氢-1,4,9,9-四甲基-1H-3a,7-亚甲基甘菊环烃（2.05%）、α-石竹烯（1.63%）、4-亚硝基-苯甲酸乙酯（1.61%）、1,2,3,5,6,7,8,8a-八氢-1,8a-二甲基-7-[1-异丙烯基]-萘（1.39%）、1a,2,3,4,4a,5,6,7b-八氢-1,1,4,7-四甲基-1H-环丙烷甘菊环烃（1.34%）、3-[1,1-二甲基乙基]-4-甲氧基-苯（1.00%）等。

【性味与功效】味甘、微辛，性平。止咳，止血，散瘀，止痛。治咳嗽，咳血，吐血，衄血，崩漏下血，风湿痹痛，骨折。

点地梅 ▼

【基源】报春花科点地梅属植物点地梅 *Androsace umbellata* (Lour.) Merr. 的全草。

【形态特征】一年生或二年生草本。叶全部基生，近圆形或卵圆形，直径5~20mm。花葶通常数枚自叶丛中抽出，高4~15cm。伞形花序4~15花；苞片卵形至披针形，长3.5~4mm；花萼杯状，长3~4mm；花冠白色，直径4~6mm，喉部黄色，裂片倒卵状长圆形。蒴果近球形，直径2.5~3mm，果皮白色，近膜质。花期2~4月，果期5~6月。

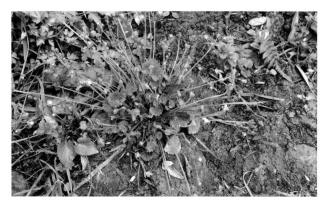

【习性与分布】生于林缘、草地和疏林下。分布于东北、华北和秦岭以南各省区。

【挥发油含量】水蒸气蒸馏的全草的得油率为0.40%~0.70%。

【芳香成分】黄先丽等（2009）用水蒸气蒸馏法提取的点地梅全草挥发油的主要成分为：正十六酸（10.17%）、[1S-[1α(S*),4aβ,8aβ]]-A-乙烯基十氢-α,5,5,8a-四甲基-2-亚甲基-1-萘丙醇（7.36%）、(Z)-6-十八(碳)烯酸（3.66%）、弥罗松酚（3.30%）、1,4-二甲基-8-异亚丙基三环[5.3.0.0^{4,10}]癸烷（1.70%）、[1S-(1α,3aβ,4α,7aβ)]-八氢-1,7a-二甲基-4-(1-甲基乙烯基)-1,4-甲醇-1H-茚（1.65%）、十二烷酸（1.62%）、1-甲基-6-硝基吡唑并[4,3-b]喹啉-(4H)-酮（1.24%）、十四酸（1.22%）、螺[2,4,5,6,7,7a-六氢-2-氧代-4,4,7a-甲基苯并呋喃]-7,2'-(环氧乙烷)（1.07%）、20-甲基-(3β,5α)-孕-20-烯-3-醇（1.06%）、4,5-二甲氧基-2-苯基苯甲酸（1.06%）等。

【性味与功效】味辛、苦，性寒。清热解毒，消肿止痛。治扁桃体炎，咽喉炎，风火赤眼，跌扑损伤，以及咽喉肿痛等症。

点腺过路黄 ▼

【基源】报春花科珍珠菜属植物点腺过路黄 *Lysimachia hemsleyana* Maxim. 的全草。

【形态特征】茎簇生，平铺地面，先端伸长成鞭状，长可达90cm，圆柱形。叶对生，卵形或阔卵形，长1.5~4cm，宽1.2~3cm，两面均有褐色或黑色粒状腺点。花多单生于茎中部叶腋；花萼长7~8mm；花冠黄色，长6~8mm，裂片椭圆形或椭圆状披针形，散生暗红色或褐色腺点。蒴果近球形，直径3.5~4mm。花期4~6月时，随果期5~7月。

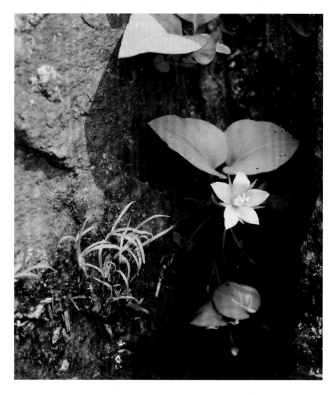

【习性与分布】生于山谷林缘、溪旁和路边草丛中，垂直分布上限可达1000m。分布于陕西、四川、河南、湖北、湖南、江西、安徽、江苏、浙江、福建。

【挥发油含量】水蒸气蒸馏的阴干全草的得油率为0.06%。

【芳香成分】倪士峰等（2004）用水蒸气蒸馏法提取的浙江杭州产点腺过路黄盛花期阴干全草挥发油的主要成分为：芳樟醇（44.02%）、水杨酸甲酯（14.84%）、钓樟醇（9.56%）、苯乙醇（6.03%）、异龙脑（3.06%）等。

【性味与功效】味微苦，性凉。清热利湿，通经。治肝炎，肾盂肾炎，膀胱炎，闭经。

小过路黄（风寒草）▼

【基源】报春花科珍珠菜属植物临时救（聚花过路黄，小过路黄）*Lysimachia congestiflora* Hemsl. 的全草。

【形态特征】茎下部匍匐，节上生根；有时仅顶端具叶。叶对生，叶片卵形至近圆形，长 0.7~4.5cm，宽 0.6~3cm，有时沿中肋和侧脉染紫红色。花 2~4 朵集生茎端和枝端成近头状的总状花序，在花序下方的 1 对叶腋有时具单生之花；花萼分裂近达基部；花冠黄色，内面基部紫红色，5 裂。蒴果球形，直径 3~4mm。花期 5~6 月，果期 7~10 月。

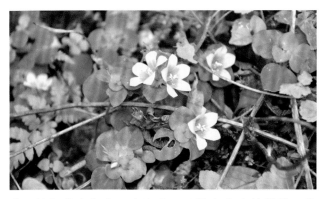

【习性与分布】生于水沟边、田塍上和山坡林缘、草地等湿润处，垂直分布上限可达海拔 2100m。分布于长江以南各省区以及陕西、甘肃、台湾。

【挥发油含量】水蒸气蒸馏的新鲜全草的得油率为 0.12%。

【芳香成分】彭炳先等（2007）用水蒸气蒸馏法提取的贵州黔南产临时救新鲜全草挥发油的主要成分为：氧化石竹烯（7.32%）、植醇（6.23%）、1-十二烷醇（3.73%）、大根香叶烯 D（3.66%）、石竹烯（3.60%）、α-桉叶烯（3.14%）、δ-杜松萜烯（3.05%）、1-己烯醇（2.73%）、1H-3a,7-亚甲基甘菊蓝（2.71%）、1-十四烯（2.53%）、橙花叔醇（2.29%）、α-杜松醇（2.12%）、2-甲基辛烷（1.76%）、喇叭茶醇（1.67%）、α-合金欢烯（1.43%）、4,11-二桉烯（1.32%）、黄樟脑素（1.30%）、β-榄香烯（1.22%）、环十六烷（1.22%）、罗汉柏烯（1.07%）、香叶醇（1.04%）等。

【性味与功效】微辛、苦，性温。祛风散寒，止咳化痰，消积解毒。治风寒头痛，咽喉肿痛，咳嗽多痰，小儿疳积，腹泻，蛇咬伤。

灵香草 ▼

【基源】报春花科珍珠菜属植物灵香草 *Lysimachia foenum-graecum* Hance 的全草。

【形态特征】株高 20~60cm。茎草质，具棱，棱边有时呈狭翅状。叶互生，位于茎端的通常较下部的大 1~2 倍，叶片广卵形至椭圆形，长 4~11cm，宽 2~6cm，草质，干时两面密布极不明显的下陷小点和稀疏的褐色无柄腺体；叶柄具狭翅。花单出腋生；花萼深裂近达基部；花冠黄色，分裂近达基部。蒴果近球形，灰白色，直径 6~7mm。花期 5 月，果期 8~9 月。

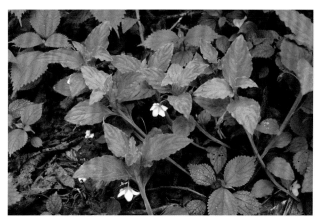

【习性与分布】生于山谷溪边和林下的腐殖质土壤中，海拔 800~1700m。喜阴凉，湿润的环境，不耐高温。分布于广西、广东、云南、四川、湖南、贵州。

【挥发油含量】水蒸气蒸馏的全草的得油率为 0.04%~1.50%；超临界萃取的全草的得油率为 4.50%；亚临界萃取的干燥全草的得油率为 3.34%；超声波或微波辅助萃取的全草的得油率为 2.88%~3.09%；索氏法提取的全草浸膏的得率为 1.20%~16.00%。

【芳香成分】灵香草全草挥发油的主成分有葫芦巴内酯（11.48%~47.73%）、9,12-十八碳二烯酸（10.27%~33.34%），也有主成分不同的报告。黄琼等（2010）用水蒸气蒸馏法提取的广西金秀产灵香草阴干全草挥发油的主要成分为：9,12,15-十八碳三烯酸（18.78%）、9,12-十八碳二烯酸（16.31%）、十六酸（12.37%）、十七酸（8.80%）、菲（8.72%）、β-谷甾醇（4.19%）、荧蒽（3.20%）、蒽（1.48%）、植醇（1.43%）、芘（1.22%）、2-苯基萘（1.20%）等；有机溶剂萃取法提取的全草挥发油的主要成分为：葫芦巴内酯（14.72%）、1,2,4-三甲苯（4.91%）、邻苯二酚（3.28%）、乙酰丁香酮（1.89%）、3,5-二甲氧基-4-羟基苯乙酸（1.71%）、3,4-二羟基甲苯（1.60%）、4-羟基-3-甲氧基苯丙酮（1.23%）、4-乙基-间苯二酚（1.13%）、丁香醛（1.11%）、4-烯丙基-2,6-二甲氧基苯酚（1.02%）等。莫彬彬等（2003）用有机溶剂萃取法提取的广西产灵香草全草挥发油的主要成分为：3-甲基-2-丁烯乙酸酯（23.51%）、(Z,Z,Z)-9,12,15-十八碳三烯酸（7.57%）、(Z,Z)-9,12-十八碳二烯酸（5.95%）、(Z,Z,Z)-9,12,15-十八碳三烯酸甲酯（5.39%）、(Z,Z)-9,12-十八碳二烯酸甲酯（4.79%）、十七碳酸（3.50%）、14-甲基十六碳酸甲酯（3.09%）、2,3,5,6-四甲基吡嗪（2.06%）、十六碳酸甲酯（1.50%）、植醇（1.22%）、3-甲氧基-4,5-二甲基-2(5H)呋喃酮（1.02%）等。魏敏等（2019）用水蒸气蒸馏法提取的广西桂林产灵香草干燥全草挥发油的主要成分为：十七酸（15.69%）、棕榈酸（9.22%）、亚麻醇（8.48%）、亚油酸（7.89%）、十四烯醛（6.93%）、十一醛（6.69%）、叶绿醇（4.82%）、蒽（4.74%）、环庚烯（2.61%）、十三醛（2.10%）、氧化石竹烯（1.42%）、异植物醇（1.32%）、二苯并呋喃（1.28%）、6,10,14-三甲基-2-十五烷酮（1.28%）、芳樟醇（1.09%）、4,4'-二羟基二苯醚（1.05%）、菲（1.01%）等。潘文亮等（2016）用减压水蒸气蒸馏法提取的灵香草干燥全草挥发油的主要成分为：9,12-十八碳二烯酸（13.44%）、9,12,15-十八碳三烯酸甲酯（12.56%）、十六碳酸（12.17%）、十七碳酸（8.72%）、亚油酸乙酯（7.62%）、十七酸乙酯（6.71%）、苯乙酮（6.42%）、邻苯二甲酸二丁酯（4.43%）、β-古甾醇（2.55%）、丁酸乙酯（2.13%）、氧化异佛尔酮（1.65%）、9,12,15-十八碳三烯酸乙酯（1.58%）、乙酰乙酸乙酯（1.48%）、植醇（1.43%）、磷酸三丁酯（1.42%）、异戊酸异戊酯（1.33%）、乙酸乙酯（1.22%）等。朱凯等（1995）用连续蒸馏萃取法提取的灵香草全草挥发油的主要成分为：11,14,17-二十碳三烯酸甲酯（17.50%）、十七酸（12.62%）、十六酸（10.60%）、荧蒽（8.20%）、十七酸甲酯（4.80%）、1-(2,6-二羟基-4-甲氧基苯基)乙酮（3.50%）、菲（3.40%）、麦芽酚（1.61%）、对伞花烃（1.40%）、三环[4.3.1.1^{3,8}]十一烷（1.30%）、6-甲氧基丁香酚（1.30%）、棕榈酸甲酯（1.06%）、蒽（1.03%）等。唐雪阳等（2017）用固相微萃取法提取的灵香草干燥全草挥发油的主要成分为：菲（23.90%）、葫芦巴内酯（13.40%）、9-芴酮（6.86%）、(+)-雪松醇（6.81%）、2,6-二甲氧基苯酚（6.31%）、植物醇（6.21%）、苯

并噁啉（4.27%）、α-细辛醚（3.62%）、3-氨基-4,5-二甲基-2-呋喃酮（3.13%）、二氢猕猴桃内酯（2.63%）、(-)-β-石竹烯（2.56%）、蒽（2.37%）、1,2,3-三甲基氮丙环（2.25%）、冰片（2.15%）、2-甲基蒽（1.85%）、植酮（1.48%）、荧蒽（1.34%）、芴（1.32%）、苯乙醇（1.31%）、二苯并呋喃（1.21%）等。刘国声等（1985）用水蒸气蒸馏法提取的广东连南产灵香草干燥全草挥发油的主要成分为：β-芹子烯（11.17%）、β-蒎烯（10.31%）、癸烯酸甲酯（7.49%）、香树烯（6.79%）、癸酸甲酯（5.40%）、2-十一酮（3.93%）、丁酸戊酯（2.89%）、反式-β-金合欢烯（2.09%）、异丁酸香叶酯（1.66%）、紫苏醛（1.44%）、珈耙烯（1.41%）、α-榄香烯（1.35%）、辛酸甲酯（1.25%）、3,5,5-三甲基己醇（1.15%）等。李向日等（2007）用水蒸气蒸馏法提取的四川产灵香草干燥全草挥发油的主要成分为：N-(1-[1,1'-二苯基]-2-亚乙基)-亚甲基胺（23.50%）、2,2'-亚甲基二[3,4,6-三氯苯甲醚]（23.41%）、二甲基-2-丙烯基(十四碳环氧)硅烷（7.18%）、二(2-甲基丙基)-1,2-苯二羧酸酯（2.67%）、芘（2.55%）、[1R-(1à,4aá,8aà)]-十氢-1,4a-二甲基-7-(1-甲亚乙基)-1-萘醇（2.31%）、蒽（2.30%）、3,7-二甲基-1,6-辛二烯-3-醇（2.25%）、氧化石竹烯（2.09%）、11,14,17-二十碳三烯酸甲酯（1.77%）、珈耙烯（1.76%）、n-十六酸（1.60%）、9-重氮基-9H-芴（1.53%）、月桂酸（1.48%）、(Z)-3,7-二甲基-3,6-辛二烯-1-醇（1.34%）、十六酸甲酯（1.21%）、10-(甲基乙酰)-(+)-3-蒈烯（1.18%）、荧蒽（1.07%）、(Z,Z,Z)-9,12,15-十八碳三烯酸甲酯（1.01%）等；江苏产灵香草全草挥发油的主要成分为：n-十六酸（21.09%）、十七酸（13.71%）、(E,Z)-5,6-二(2,2-二甲基丙二烯)癸烷（11.95%）、11,14-二十碳二烯酸甲酯（9.58%）、二十一烷（5.08%）、6,10,14-三甲基-2-十五烷酮（5.04%）、十七烷（3.56%）、环十二烷甲醇（3.23%）、二(2-甲基丙基)-1,2-苯二羧酸酯（1.99%）、十六烷（1.94%）、9-十二烷基十四氢菲（1.88%）、2,6,10,15-四甲基十七烷（1.61%）、3-(6,6-二甲基-5-氧代-2-庚烯基)-环己酮（1.52%）、十六烷甲基-环辛硅氧烷（1.40%）、1,4-二甲基-2-十八烷基-环己烷（1.36%）、角黄素（1.01%）等；广西产灵香草全草挥发油的主要成分为：1,1':3',1''-联三苯-3,3'',5,5''-四溴-5-(3,5-二溴苯基)（34.62%）、己烷（22.80%）、(E,Z)-5,6-二(2,2-二甲基丙二烯)癸烷（5.81%）、甲基-4-羟甲基-3-噻吩羧酸酯（5.14%）、1-乙基-1H-咪唑（3.94%）、1,3-

联苯 -2- 丙基 - 咪唑烷（3.65%）、二十一烷（3.03%）、6,10,14- 三甲基 -2- 十五烷酮(2.38%)、十八烷（2.36%）、(Z,Z)-9,12- 十八碳二烯酸（1.85%）、1- 环戊基 -4-(3- 环戊基丙基) 十二烯（1.54%）、十六烷（1.31%）、植醇（1.01%）等。

【性味与功效】味辛、甘，性平。解表，止痛，行气，驱蛔。治感冒头痛，咽喉肿痛，牙痛，胸腹胀满，蛔虫病。

水红袍 ▼

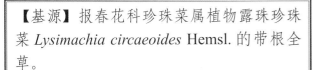

【基源】报春花科珍珠菜属植物露珠珍珠菜 Lysimachia circaeoides Hemsl. 的带根全草。

【形态特征】多年生草本。茎直立，高 45~70cm，四棱形。近茎基部的 1~2 对较小，椭圆形或倒卵形，上部茎叶长圆状披针形至披针形，长 5~10cm，宽 1.5~3cm，有极细密的红色小腺点，近边缘有稀疏暗紫色或黑色粗腺点和腺条。总状花序生于茎端和枝端；花萼分裂近达基部；花冠白色，阔钟状。蒴果球形，直径约 3mm。花期 5~6 月，果期 7~8 月。

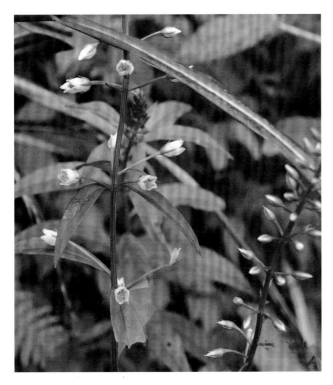

【习性与分布】生于山谷湿润处，海拔 600-1200m。分布于陕西、江西、湖北、湖南、四川、贵州、云南。

【芳香成分】石磊等（2010）用顶空固相微萃取法提取的贵州都匀产露珠珍珠菜带根全株挥发油的主要成分为：棕榈酸 (48.00%)、6,10,14- 三甲基 -2- 十五烷酮 (12.93%)、(Z,Z)-9,12- 十八碳二烯酸 (7.42%)、顺 -7- 癸烯基 -1- 乙酸（5.31%）、棕榈酸甲酯（3.81%）、十二烷酸（3.71%）、十四烷酸（3.10%）、邻苯二甲酸丁基二甲基酯（2.71%）、十三烷酸（1.60%）、1- 甲氧基 -4-(1- 丙烯基)苯（1.59%）、二十烷（1.44%）、2,3- 二氢 -3,5- 二羟基 -6- 甲基 -4H- 吡喃 -4- 酮（1.44%）、邻苯二甲酸异辛酯（1.41%）、糠醛（1.20%）、(Z,Z)-9,12- 十八碳二烯酸甲酯（1.13%）、十八烷（1.00%）等。

【性味与功效】味辛、苦，性寒。清热解毒，散瘀止血。治咽喉肿痛，咯血，痈肿疮疖，跌打损伤，骨折，外伤出血，烫火伤，蛇咬伤，目翳。

追风伞 ▼

【基源】报春花科珍珠菜属植物伞叶排草(狭叶落地梅) Lysimachia paridiformis Franch. var. stenophylla Franch. 的全草或根。根的芳香成分未见报道。

【形态特征】多年生草本，高约 30cm。须根淡黄色。茎丛生，不分枝，近基部红色。茎下部叶退化，很小，如鳞片状，对生；茎顶叶轮生，多为 4~7 片，大小不等，圆形至倒卵形，长 4~14cm，宽 2~10cm，全缘，稍成皱波状；叶柄无，或极短，枣红色。花簇生于茎顶；花萼合生成球形，上部 5 裂；花冠黄色，5 深裂。蒴果球形。花期 5 月，果期 5~6 月。

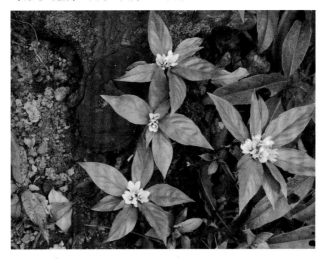

【习性与分布】生长于低山区阴湿林下及沟边。分布于湖北、四川、贵州等省。

【挥发油含量】水蒸气蒸馏的新鲜全草的得油率为0.11%。

【芳香成分】周欣等（2002）用水蒸气蒸馏法提取的贵州产伞叶排草新鲜全草挥发油的主要成分为：广藿香醇(22.54%)、乙酸龙脑酯(16.17%)、γ-古芸烯（3.27%）、δ-愈创烯（2.62%）、橙花叔醇（2.02%）、芳樟醇（1.99%）、棕榈酸（1.96%）、十四烷醛（1.81%）、姜烯（1.72%）、β-绿叶烯（1.66%）、龙脑（1.64%）、α-葎草烯（1.47%）、α-古芸烯（1.46%）、塞舌尔烯（1.43%）、石竹烯氧化物（1.23%）、δ-荜澄茄烯（1.12%）、α-愈创烯（1.00%）等。

【性味与功效】味辛，性温。祛风通络，活血止痛。治风湿痹痛，半身不遂，小儿惊风，跌打，骨折。

香排草 ▼
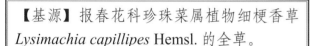

【基源】报春花科珍珠菜属植物细梗香草 *Lysimachia capillipes* Hemsl. 的全草。

【形态特征】株高 40~60cm，干后有浓郁香气。茎通常2至多条簇生，直立，中部以上分枝，草质，具棱。叶互生，卵形至卵状披针形，长 1.5~7cm，宽 1~3cm，边缘全缘或微皱呈波状。花单出腋生；花萼深裂近达基部；花冠黄色，长 6~8mm，分裂近达基部。蒴果近球形，带白色，直径 3~4mm，比宿存花萼长。花期 6~7月，果期 8~10月。

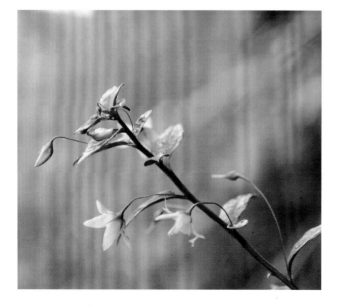

【习性与分布】生于山谷林下、溪边、旷野阴湿处和草丛中，海拔 300~2000m。分布于贵州、云南、四川、湖北、湖南、河南、江西、浙江、广东、福建、台湾等省区。

【挥发油含量】水蒸气蒸馏的全草的得油率为0.07%~0.10%。

【芳香成分】朱亮锋等（1993）用水蒸气蒸馏法提取的细梗香草全草挥发油的主要成分为：壬醛（18.54%）、2-甲基-2-丁烯醛（13.68%）、植醇（5.61%）、乙酸-1-乙氧基乙酯（3.74%）、龙脑（2.85%）、苯乙醇（2.71%）、十一醛（2.64%）、十七酸（2.61%）、10-十一烯醇（1.71%）、3-甲基-2-戊酮（1.67%）、芳樟醇（1.65%）、十六酸（1.51%）、壬酸（1.31%）、6,10,14-三甲基-2-十五酮（1.11%）、2-己烯醛（1.05%）等。

【性味与功效】味甘，性平。祛风除湿，行气止痛，调经，解毒。治感冒，咳嗽，风湿痹痛，脘腹胀痛，月经不调，疔疮，蛇咬伤。

腺药珍珠菜 ▼
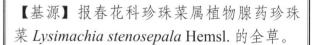

【基源】报春花科珍珠菜属植物腺药珍珠菜 *Lysimachia stenosepala* Hemsl. 的全草。

【形态特征】多年生草本，全体光滑无毛。茎直立，高 30~65cm。叶对生，在茎上部常互生，叶片披针形至长椭圆形，长 4~10cm，宽 0.8~4cm，边缘微呈皱波状，两面近边缘散生暗紫色或黑色粒状腺点或短腺条。总状花序顶生，疏花；苞片线状披针形；花萼分裂近达基部；花冠白色，钟状，长 6~8mm。蒴果球形，直径约 3mm。花期 5~6月，果期 7~9月。

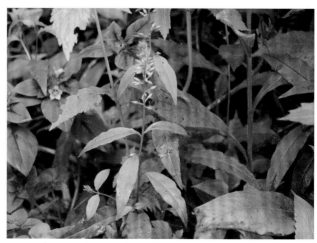

【习性与分布】生于山谷林缘、溪边和山坡草地湿润处，海拔850-2500m。分布于陕西、四川、贵州、湖北、湖南、浙江。

【芳香成分】刘广军等（2010）用石油醚萃取法提取的重庆产腺药珍珠菜干燥全草挥发油的主要成分为：亚麻油酸乙酯（15.30%）、2,6-十六烷基-1-(+)-抗坏血酸酯（15.03%）、6,9,12,15-二十二碳四烯酸甲酯（13.62%）、棕榈酸乙酯（9.85%）、9,12,l5-十八碳三烯酸甘油酯（8.64%）、植醇（4.07%）、二氢猕猴桃内酯（3.94%）、异丁酸橙花叔醇酯（3.84%）、3,7,11-三甲基-10,11-二羟基-2,6-二烯醋酸酯（3.54%）、角鲨烯（1.27%）、十八酸乙酯（1.04%）等。

【性味与功效】味苦、辛，性平。活血，解蛇毒。治闭经，毒蛇咬伤等。

【习性与分布】生于海拔800~1800m的疏林、灌丛及沟谷林内。分布于湖南、福建、广东、广西、贵州、云南。

【挥发油含量】超临界萃取的干燥藤茎的得油率为1.22%。

【芳香成分】曾立等（2012）用超临界CO_2萃取法提取的定心藤干燥藤茎挥发油的主要成分为：油酸甲酯（10.24%）、棕榈酸甲酯（8.39%）、角鲨烯（7.36%）、亚油酸甲酯（5.78%）、正十七烷（2.39%）、硬脂酸甲酯（2.34%）、正二十烷（2.07%）、正十八烷（1.94%）、正二十二烷酸甲酯（1.73%）、正二十四烷（1.25%）、正二十四烷酸甲酯（1.18%）等。

【性味与功效】味苦，性凉。活血调经，祛风除湿。治月经不调，痛经，闭经，产后腹痛，跌打损伤，外伤出血，风湿痹痛，腰膝酸痛。

甜果藤 ▼

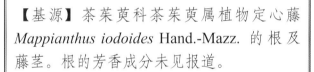

【基源】茶茱萸科茶茱萸属植物定心藤 *Mappianthus iodoides* Hand.-Mazz. 的根及藤茎。根的芳香成分未见报道。

【形态特征】木质藤本；幼枝具棱。叶长椭圆形至长圆形，长8~17cm，宽3~7cm。雌、雄花序交替腋生，小苞片小，花萼、花冠外面密被黄色糙伏毛。雄花：芳香；球形至长圆形；花萼杯状，微5裂，花冠黄色，5裂片；花萼浅杯状，5裂片；花瓣5，长圆形。核果椭圆形，长2~3.7cm，宽1~1.7cm。种子1枚。花期4~8月，雌花较晚，果期6~12月。

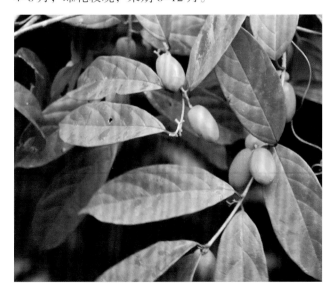

马比木 ▼

【基源】茶茱萸科假柴龙树属植物马比木 *Nothapodytes pittosporoides* (Oliv.) Sleum. 的根皮。

【形态特征】矮灌木或很少为乔木，高1.5~10m。叶片长圆形或倒披针形，长7~24cm，宽2~6cm，薄革质。聚伞花序顶生，花萼钟形，膜质，5裂齿；花瓣黄色，条形，先端反折，肉质。核果椭圆形至长圆状卵形，稍扁，幼果绿色，转黄色，熟时为红色，长1~2cm，径0.6~0.8cm，先端明显具鳞脐。花期4~6月，果期6~8月。

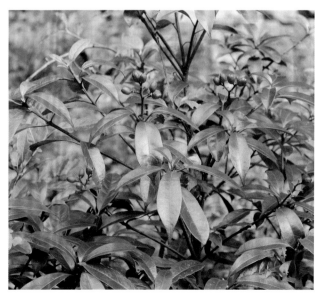

【习性与分布】生于海拔 150~2500m 的林中。分布于甘肃、湖北、湖南、广东、广西、四川、贵州。

【芳香成分】杨艳等（2016）用顶空固相微萃取法提取的贵州铜仁产马比木干燥根挥发油的主要成分为：呋喃甲醇（29.94%）、2-甲基丁醛（12.83%）、己醛（11.62%）、正己醇（10.65%）、2-甲基-2-丁烯醛（9.26%）、3-己烯-1-醇（4.63%）、(E)-2-己烯醛（3.44%）、2-乙基丙烯醛（2.44%）、壬醛（1.61%）、癸醛（1.59%）、乙醇（1.38%）等。

【性味与功效】味辛，性温。祛风除湿，理气散寒。治风寒湿痹，浮肿，疝气。

柽柳 ▼

【基源】柽柳科柽柳属植物多枝柽柳 *Tamarix ramosissima* Ledeb. 的细嫩枝叶。

【形态特征】灌木或小乔木状，高 1~6m。木质化生长枝上的叶披针形，半抱茎；营养枝上的叶短卵圆形或三角状心脏形，长 2~5mm。总状花序生在当年生枝顶，集成顶生圆锥花序；苞片披针形或卵状长圆形；花 5 数；萼片卵形；花瓣粉红色或紫色，倒卵形，顶端微缺（弯），形成闭合的酒杯状花冠；花盘 5 裂。蒴果三棱圆锥形瓶状，长 3~5mm。花期 5~9 月。

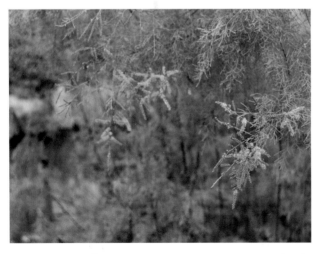

【习性与分布】生于河漫滩、河谷阶地上，沙质和粘土质盐碱化的平原上，沙丘上，每集沙成为风植沙滩。分布于西藏、青海、新疆、甘肃、内蒙古、宁夏。

【芳香成分】吴彩霞等（2010）用固相微萃取技术提取的内蒙古额济纳旗产多枝柽柳枝叶挥发油的主要成分为：十五烷（16.83%）、壬醛（12.45%）、十六烷（8.20%）、十四烷（8.08%）、己醛（7.37%）、3-辛烯-2-酮（4.10%）、茴香脑（3.84%）、(E)-6,10-二甲基-5,9-十一烯-2-酮（3.35%）、1,2-二氢-1,1,6-三甲基萘（2.49%）、1-辛烯-3-醇（2.43%）、癸醛（2.41%）、十七烷（2.41%）、(Z)-2-庚烯醇（2.20%）、(E)-2-辛烯醛（1.59%）、2-戊基-呋喃（1.56%）、6,10,14-三甲基-2-十五烷酮（1.44%）、1-己醇（1.42%）、2-乙基-1-己烯醇（1.35%）、(E,E)-2,4-壬二烯醛（1.30%）、辛醛（1.08%）等。

【性味与功效】味甘、咸，性平。疏风，解表，利尿，解毒。治麻疹难透，风疹身痒，感冒，咳喘，风湿骨痛。

具苞水柏枝 （翁波）▼

【基源】柽柳科水柏枝属植物具（宽）苞水柏枝 *Myricaria bracteata* Royle 的幼嫩枝条。

【形态特征】灌木，高约 0.5~3m。叶卵形或狭长圆形，长 2~7mm，宽 0.5~2mm。总状花序顶生于当年生枝条上，密集呈穗状；苞片通常宽卵形或椭圆形，具啮齿状边缘；萼片披针形或狭椭圆形；花瓣倒卵形，长 5~6mm，宽 2~2.5mm，粉红色、淡红色或淡紫色。蒴果狭圆锥形，长 8~10mm。种子狭长圆形，长 1~1.5mm。花期 6~7 月，果期 8~9 月。

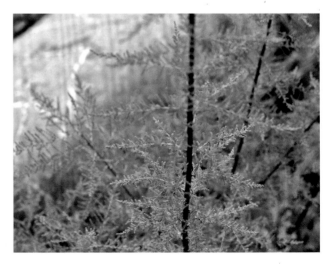

【习性与分布】生于河谷砂砾质河滩，湖边砂地以及山前冲积扇砂砾质戈壁上，海拔 1100~3300m。分布于新疆、西藏、青海、甘肃、宁夏、陕西、内蒙古、山西、河北等省区。

【挥发油含量】水蒸气蒸馏的新鲜嫩枝叶的得油率为 0.18%。

【芳香成分】曾阳等（2014）用水蒸气蒸馏法提取的青海民和产宽苞水柏枝新鲜嫩枝叶挥发油的主要成分为：十八烷（7.69%）、1,6,7- 三甲基萘（5.43%）、正十四烯（4.61%）、间二甲苯（4.17%）、苯甲酸苯甲酯（4.10%）、3- 乙基辛烷（2.86%）、2,6- 二甲基萘（2.59%）、4,5- 二甲基辛烷（2.55%）、岩片酸甲酯（2.41%）、正丁酸正丁酯（2.23%）、十七烷（2.11%）、(Z,Z)-9,12- 十八烷二烯酸甲酯（2.02%）、丁氧基乙醇（1.86%）、邻苯二甲酸单 (2- 乙基己基) 酯（1.84%）、邻酞酸二丁酯（1.75%）、十九烷（1.25%）、1- 二十烯（1.21%）、十一烷（1.18%）、β - 甲基萘（1.07%）、乙醛缩二乙醇（1.06%）、鲸蜡烷（1.06%）、1- 氯十八烷（1.04%）、3- 乙基 –4 甲基庚烷（1.01%）、苯乙醇（1.01%）等。

【性味与功效】味甘，性温。升阳发散，解毒透疹。主治麻疹不透高热，风湿性关节炎，皮肤瘙痒，血热酒毒；外用治风疹。

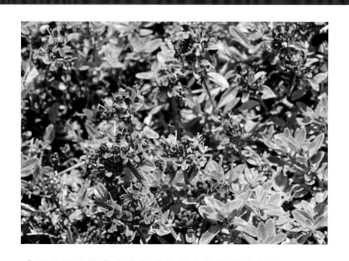

【挥发油含量】水蒸气蒸馏的全草的得油率为 0.31%。

【芳香成分】贾红丽等（2009）用水蒸气蒸馏法提取的新疆阿勒泰产百里香全草挥发油的主要成分为：p- 聚伞花素（29.13%）、α - 松油醇（6.54%）、内冰片（5.83%）、石竹烯氧化物（5.81%）、反 – 石竹烯（5.50%）、百里香酚（5.21%）、γ - 松油烯（4.66%）、1,8- 桉油酚（2.90%）、香叶醇（2.63%）、乙酸香叶酯（2.60%）、4-(1- 甲基乙基)- 苯甲醇（2.29%）、柠檬醛（2.01%）、樟脑（1.83%）、2- 甲氧基 –4- 甲基 –1-(1- 甲基乙基)- 苯（1.75%）、4- 松油醇（1.47%）、柠檬醛（1.38%）、3- 羟基 –1- 辛烯（1.14%）、莰烯（1.12%）、β - 月桂烯（1.06%）等。

【性味与功效】味辛，性凉，有小毒。清热解毒，利水通淋，杀虫。治感冒咳嗽，咽喉肿痛，热淋涩痛，疮痈肿毒，灭蚤虱蚊虫。

地膜香 ▼

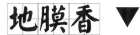

【基源】唇形科百里香属植物阿尔泰百里香 *Thymus altaicus* Klok. et Shost. 的全草。

【形态特征】半灌木。茎匍匐或上升；花枝大多数长 4~8cm。叶长圆状椭圆形或卵圆形，稀有倒卵圆形，长 5~10mm，宽 1~3mm，先端钝或锐尖，基部渐狭成短柄，全缘，在基部常具有少数的长缘毛，先出叶常常在枝的基部密集，脱落。花序头状，有时在花序下具有 1~2 个不发育的轮伞花序。花萼钟形，长 3.5~4.5mm。花冠红紫色，长 5.5~6.5mm。花期 7~8 月。

【习性与分布】生于沟边、草地及石砾地上，海拔 1100~1400m。分布于新疆。

百里香 ▼

【基源】唇形科百里香属植物百里香 *Thymus mongolicus* Ronn. 的全草。

【形态特征】半灌木。茎多数，匍匐或上升；花枝高 1.5~10cm，具 2~4 叶对，基部有脱落的先出叶。叶为卵圆形，长 4~10mm，宽 2~4.5mm，全缘或稀有 1~2 对小锯齿；苞叶与叶同形。花序头状。花萼管状钟形或狭钟形，长 4~4.5mm，上唇齿短，三角形。花冠紫红、紫或淡紫、粉红色，长 6.5~8mm。小坚果近圆形或卵圆形，压扁状，光滑。花期 7~8 月。

【习性与分布】生于多石山地、斜坡、山谷、山沟、路旁及杂草丛中，海拔1100~3600m。喜凉爽气候，耐寒，喜干燥的环境。分布于内蒙古、河北、河南、山东、山西、陕西、甘肃、青海。

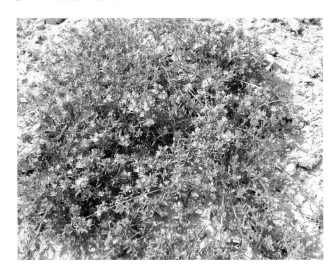

【挥发油含量】水蒸气蒸馏的全草的得油率为0.20%~1.30%；超临界萃取的全草的得油率为4.10%。

【芳香成分】百里香全草挥发油的主成分有：百里香酚（12.70%~45.25%）、对-聚伞花素（27.61%~43.27%）、香叶醇（26.95%~34.17%）等，也有主成分不同的报告。张有林等（2011）用水蒸气蒸馏法提取的甘肃镇原产百里香新鲜全草挥发油的主要成分为：百里香酚（22.72%）、香荆芥酚（15.40%）、香芹酚（11.57%）、对-聚伞花素（9.13%）、α-松油醇（5.48%）、反-石竹烯（3.50%）、樟脑（2.86%）、2-甲氧基-4-甲基-1-(1-甲基乙基)苯（2.30%）、柠檬醛（2.01%）、石竹烯氧化物（1.56%）、4-松油醇（1.47%）、莰烯（1.19%）、1-甲氧基-4-甲基-2-异丙基-苯（1.18%）、1-甲基-4-异丙基苯（1.09%）、2-异丙基-5-甲基茴香醚（1.05%）等。胡亚云等（2015）用水蒸气蒸馏法提取的陕西横山产百里香带花新鲜全草挥发油的主要成分为：对-聚伞花素（43.27%）、δ-松油烯（13.33%）、石竹烯（8.32%）、3-甲基-4-异丙基苯酚（7.05%）、香芹酚（4.87%）、1-甲氧基-4-甲基-2-异丙基苯（3.79%）、侧柏烯（3.04%）、己烷（1.76%）、桉叶油素（1.48%）、松油烯（1.35%）、2-甲氧基-4-甲基-1-异丙基苯（1.21%）、环葑烯（1.19%）、3,4-二甲基苯乙烯（1.10%）等。李运等（2010）用水蒸气蒸馏法提取的甘肃达宗湖产百里香干燥全草挥发油的

主要成分为：香叶醇（34.17%）、百里香酚（15.39%）、侧柏烯（7.29%）、长叶烯（5.60%）、1-甲基-4-(1-甲基乙基)-1,4-环己烯（4.80%）、左旋乙酸龙脑酯（2.81%）、1-甲基-4-(5-甲基-1-亚甲基-4-己烯基)-环己烯（1.88%）、香芹酚（1.79%）、环氧石竹烯（1.08%）等。

【性味与功效】味辛，性平，有小毒。祛风止咳，健脾行气，利湿通淋。治感冒头痛，咳嗽，百日咳，脘腹疼痛，消化不良，呕吐腹泻，牙痛，小便涩痛，湿疹瘙痒，疮痈肿痛。

地椒

【基源】唇形科百里香属植物地椒（五脉地椒）*Thymus quinquecostatus* Celak. 的全草。

【形态特征】半灌木。茎斜上升或近水平伸展；花枝多数，高3~15cm，基部的先出叶通常脱落。叶长圆状椭圆形或长圆状披针形，长7~13mm，宽1.5~4.5mm，全缘，边外卷，腺点小且多而密；苞叶同形。花序头状。花萼管状钟形，长5~6mm，下面被平展的疏柔毛，上唇的齿披针形，被缘毛或近无缘毛。花冠长6.5~7mm，冠筒比花萼短。花期8月。

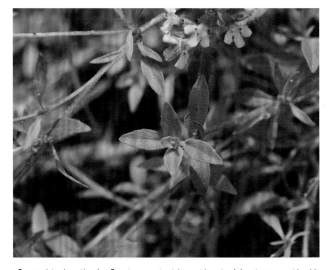

【习性与分布】生于山坡，海边低丘上，海拔600~900m。分布于山东、辽宁、河北、河南、山西、江苏、陕西。

【挥发油含量】水蒸气蒸馏的全草的得油率为0.16%~1.59%；超临界萃取的全草的得油率为1.66%~4.22%。

【芳香成分】地椒全草挥发油的主成分有：百里香酚（12.21%~20.87%）、芳樟醇（20.78%~69.49%）、对-伞花烃（17.40%~21.59%），也有主成分不同的报告。苗延青等（2011）用水蒸气蒸馏法提取的陕西秦岭山区产地椒阴干全草挥发油的主要成分为：百里香酚(20.87%)、香荆芥酚（16.58%）、对伞花烃（15.62%）、龙脑（4.65%）、樟脑（3.56%）、里哪醇（2.95%）、间叔丁基苯酚（2.80%）、莰烯（2.74%）、γ-松油烯（2.47%）、1,8-桉叶素（2.40%）、邻叔丁基苯酚（2.36%）、石竹烯氧化物（2.32%）、β-石竹烯（2.21%）、1-松油烯-4-醇（2.06%）、α-蒎烯（1.57%）、α-水芹烯（1.24%）、1-辛烯-3-醇（1.20%）、香芹基甲基醚（1.03%）等。路立峰等（2016）用水蒸气蒸馏法提取的山东峄岭山产地椒阴干全草挥发油的主要成分为: (1α,2β,5α)-2-甲基-5-(1-甲基乙基)-二环[3.1.0]己烷-2-醇（13.68%）、桉树脑（13.10%）、α-甲基-α-[4-甲基-3-戊烯基]环氧乙烷甲醇（11.72%）、芳樟醇（11.47%）、莰酮（8.65%）、萜烯醇（6.41%）、合成右旋龙脑（4.60%）、蘑菇醇（4.21%）、D-香芹烯（4.12%）、γ-松油烯（2.35%）、邻伞花烃（2.00%）、莰烯（1.78%）、香芹蒎酮（1.45%）、β-蒎烯（1.44%）、3-辛醇（1.44%）等。陈光英等（2001）用水蒸气蒸馏法提取的陕西榆林产地椒阴干全草挥发油的主要成分为：邻伞花烃（45.80%）、香荆芥酚（17.31%）、反式-石竹烯（4.51%）、2-异丙基-1-甲氧基-4-甲苯（4.12%）、γ-萜品烯（3.87%）、1,8-桉树脑（2.15%）、α-萜品烯（2.09%）、百里香酚（1.67%）、β-红没药烯（1.64%）、α-侧柏烯（1.62%）、内龙脑（1.19%）、4-[1,1-二甲基乙基]-1,2-苯二酚（1.05%）、α-蒎烯（1.04%）等。陈建英等（2001）用水蒸气蒸馏法提取的山东潍坊产地椒新鲜全草挥发油的主要成分为：对-伞花烃（21.59%）、龙脑（14.50%）、芳樟醇（9.26%）、α-松油醇（7.96%）、3,7,7-三甲基双环[4.1.0]庚-3-烯（5.63%）、4-香芹盖烯醇（3.62%）、γ-松油烯（3.37%）、桉叶油素（3.29%）、百里香酚（3.02%）、β-蒎烯（2.45%）、β-罗勒烯（2.22%）、香芹酮（2.13%）、β-金合欢烯（1.82%）、8,8-二甲基-9-甲叉-1,5-

环十一碳二烯（1.49%）、α-松油烯（1.27%）、樟脑(1.27%)、香芹酚（1.19%)、2-乙基-叶醇(1.15%)、p-叔丁基茴香醚（1.04%）等。杨敏丽等（2004）用水蒸气蒸馏法提取的宁夏固原产地椒阴干全草挥发油的主要成分为：香荆芥酚(28.54%)、1-甲基-3-异丙基苯(22.77%)、百里香酚(11.45%)、1-甲基-4-异丙基-1,4-环己二烯(9.78%)、1-甲氧基-4-甲基-2-异丙基苯（7.35%）、桉树脑（5.51%）、冰片（2.37%）、邻甲氧基-α,α-二甲基苄基醇（1.93%）、2-亚甲基-4,8,8-三甲基-4-乙烯基双环[5.2.0]壬烷（1.26%）、反-1-甲基-4-异丙基-2-环己烯-1-醇（1.24%）等。魏娉芝等（2005）用水蒸气蒸馏法提取的山东烟台产地椒干燥全草挥发油的主要成分为：β-芳樟醇（20.78%）、龙脑（9.76%）、N-苯基-2-萘胺（2.27%）、2,6-二甲基-1,7-辛二烯-3,6-二醇（1.02%）等。杨成俊等（2011）用水蒸气蒸馏法提取的江苏连云港产地椒干燥全草挥发油的主要成分为：1,8-桉叶素（13.42%）、莰烯（12.01%）、β-罗勒烯（10.27%）、榄香醇（9.83%）、反-(+)-香苇醇（7.43%）、α-蒎烯（6.68%）、β-月桂烯（3.57%）、γ-松油烯（3.24%）、反-石竹烯（2.52%）、α-异松油烯（2.51%）、α-荜澄茄醇（2.34%）、双环榄香烯（2.33%）、dl-柠檬烯（2.15%）、葛缕酮(2.09%)、β-蒎烯（1.94%）、芳樟醇（1.85%）、α-松油醇（1.81%）、荜澄茄烯（1.76%）、邻苯二甲酸二乙酯（1.50%）、乙酸龙脑酯（1.18%）等。

【性味与功效】味辛，性温。温中散寒，祛风止痛。治胃寒痛，腹胀，风寒咳嗽，咽喉肿痛，牙痛，关节疼痛等。

拟进里香

【基源】唇形科百里香属植物拟百里香 *Thymus proximus* Serg. 的全草。

【形态特征】半灌木。茎匍匐，圆柱形；花枝四棱形，高2~8cm。叶椭圆形，花枝上的叶大多数长8~12mm，宽3~5mm，全缘或具不明显的小锯齿。花序头状或稍伸长；苞叶卵圆形或宽卵圆形。花萼钟形，长3.5~4.5mm，上唇齿三角形或狭三角形。花冠长约7mm。花期7-8月。

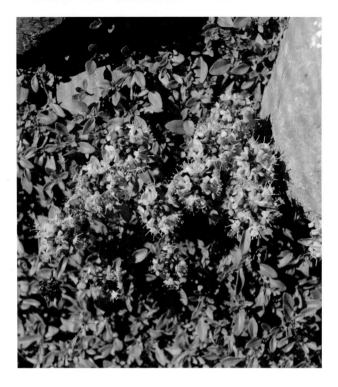

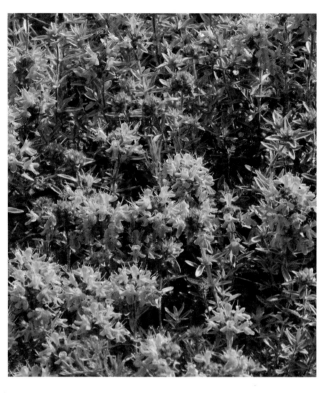

柄；叶片狭倒卵形或长圆状倒卵形，长 10~15mm，宽 1~2mm。轮伞花序密集成头状，花期稍伸长；苞片披针形，长 1.5~2mm，具长缘毛；花萼长 5~6mm，外侧密被白色长刚毛及腺点；花冠粉紫色，内外均被毛，二唇形，上唇微凹。花期 7~8 月，果期 8~9 月。

【生长习性】生于山沟潮湿地或山顶阳坡，海拔 2000~2100m。分布于新疆。

【挥发油含量】水蒸气蒸馏的全草的得油率为 0.16%。

【芳香成分】贾红丽等（2008）用水蒸气蒸馏法提取的新疆乌鲁木齐产拟百里香全草挥发油的主要成分为：百里香酚 (27.99%)、p- 聚伞花素 (25.42%)、γ - 松油烯 (17.95%)、β - 甜没药烯（3.87%）、香芹酚（2.50%）、4- 莤烯（2.39%）、长叶薄荷酮（1.99%）、内冰片（1.68%）、β - 月桂烯（1.35%）、石竹烯（1.09%）、α - 崖柏烯（1.01%）等。

【性味与功效】味辛、苦，性凉。发表清热，和中祛湿。治感冒，头痛，肺热咳喘，消化不良，胃痛，腹痛吐泻，风湿痹痛。

兴安百里香 ▼

【基源】唇形科百里香属植物兴安百里香 *Thymus dahuricus* Serg. 的新鲜或干燥全草。

【形态特征】小灌木，茎多数，密生，匍匐。花枝直立或斜生，高 3~10cm，密被白色长柔毛。叶具短

【习性与分布】生于沙质坡地或沙质草地。分布于黑龙江、辽宁。

【挥发油含量】微波法提取的干燥全草的得油率为 1.04%。

【芳香成分】闫红秀等（2019）用水蒸气蒸馏法提取的黑龙江哈尔滨产兴安百里香盛花期阴干全草挥发油的主要成分为：百里香酚（44.00%）、α - 萜品烯（14.62%）、对伞花烃（8.72%）、L- 龙脑（6.86%）、(1α,3α,5α)-1,5- 二乙烯基 -3- 甲基 -2- 亚甲基 - 环己烷（4.40%）、2,3,5,6- 四甲基苯酚（2.42%）、莤烯 -4（1.80%）、1- 辛烯 -3- 醇（1.34%）、2- 异丙基 -5- 甲基茴香醚（1.30%）、罗勒烯（1.22%）、莰烯（1.14%）、γ - 焦烯（1.11%）、月桂烯（1.02%）、芳樟醇（1.00%）、1,2- 二乙苯（1.00%）等。

【性味与功效】味辛，性温。温中散寒，祛风止痛。治感冒，中暑，胃寒痛，小腹胀满，吐逆，腹痛，泄泻，食少痞胀，风寒咳嗽，百日咳，咽肿，牙痛，身痛，肌肤瘙痒，湿疹，月经不调等。

异株百里香 ▼

【基源】唇形科百里香属植物异株百里香 *Thymus marschallianus* Willd. 的全草。

【形态特征】半灌木。茎短，多分枝；花枝发达，高可达 30cm。叶长圆状椭圆形或线状长圆形，长 1~2.8cm，宽 1~6.5mm，全缘。轮伞花序。两性花、雌花异株，两性花发育正常，雌性花较退化，花冠较短小。花萼管状钟形，腺点在果期明显，具缘毛。花冠红紫或紫色，也有白色，两性花长约 5mm。小坚果卵圆形，黑褐色，长约 1mm。花、果期 8 月。

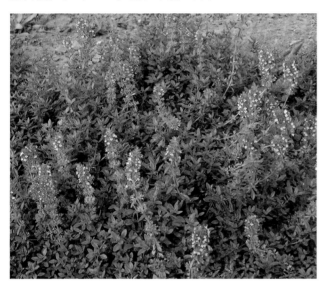

【习性与分布】生于多石斜坡、盆地、山沟及水边。分布于新疆。

【挥发油含量】水蒸气蒸馏的干燥全草的得油率为 1.18%~1.22 %。

【芳香成分】贾红丽等（2008）用水蒸气蒸馏法提取的新疆阿勒泰产异株百里香干燥全草挥发油的主要成分为：百里香酚 (32.87%)、γ – 松油烯 (22.41%)、香芹酮 (8.02%)、p–聚伞花素 (7.72%)、α–萜品油烯 (3.33%)、β – 甜没药烯 (2.57%)、内冰片 (2.52%)、1,8–桉油酚 (2.11%)、β – 香叶烯 (1.98%)、α – 侧柏烯 (1.51%)、反 – 松烯水合物 (1.32%)、顺式 –α – 蒎烯 (1.10%) 等。

【性味与功效】味辛、苦，性凉。发表清热，和中祛湿。治感冒，头痛，肺热咳喘，消化不良，胃痛，腹痛吐泻，风湿痹痛。

兴安薄荷 ▼

【基源】唇形科薄荷属植物兴安薄荷（东北薄荷）*Mentha sachalinensis* (Briq.) Kudo. 的全草。

【形态特征】多年生草本。茎直立，高 50~100cm。叶片椭圆状披针形，长 2.5~9cm，宽 1~3.5cm，边缘有规则的具胼胝尖的浅锯齿；苞叶近披针形。轮伞花序腋生，多花密集，轮廓球形，花时径达 1.5cm；小苞片线形至线状披针形，具缘毛。花萼钟形，外密被长疏柔毛及黄色腺点。花冠淡紫或浅紫红色。花盘平顶。小坚果长圆形，黄褐色。花期 7~8 月，果期 9 月。

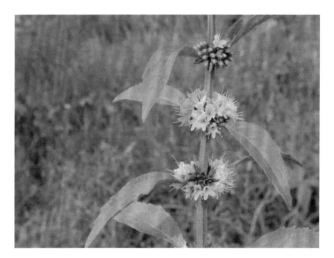

【习性与分布】生于河旁、湖旁、潮湿草地，海拔 170~1100m。喜气候温和，日照充足，通风良好的环境。分布于黑龙江，吉林、辽宁、内蒙古。

【挥发油含量】水蒸气蒸馏的全草的得油率为 0.32%~2.20%。

【芳香成分】俞桂新等（1995）用水蒸气蒸馏法提取的辽宁沈阳产兴安薄荷干燥全草挥发油的主要成分为：柠檬烯 (41.71%)、β – 蒎烯 (14.94%)、(-)–龙脑 (6.25%)、β – 水芹烯 (4.21%)、α – 蒎烯 (3.34%)、α – 松油醇 (2.60%)、反式 – 侧柏醇 (2.30%)、莰烯 (2.05%)、反式 – 石竹烯 (1.66%)、松香芹醇 (1.54%)、β – 月桂烯 (1.30%)、内乙酸龙脑酯 (1.30%)、3– 辛醇 (1.17%)、芳樟醇 (1.10%)、顺式茉莉酮 (1.10%)、松油醇 –4 (1.06%)、顺式 – 氧化芳樟醇 (1.05%) 等；

黑龙江哈尔滨产干燥全草挥发油的主要成分为：薄荷酮（39.40%）、二氢香芹酮（22.16%）、柠檬烯（10.66%）、胡椒酮（3.38%）、3-辛醇（2.64%）、异薄荷酮（2.18%）、反式-石竹烯（2.10%）、α-异松油烯（2.08%）、β-蒎烯（1.97%）、β-波旁烯（1.68%）、1,5-二甲基环辛[1,5]二烯（1.61%）、表-双环倍半水芹烯（1.55%）、芳樟醇（1.28%）、胡薄荷酮（1.28%）、β-月桂烯（1.27%）、β-罗勒烯（1.12%）、α-罗勒烯（1.06%）等；内蒙古加格达奇产干燥全草挥发油主要成分为：芳樟醇（34.52%）、1,8-叶桉素（10.83%）、对-伞花烃（10.60%）、γ-松油烯（9.05%）、反式-石竹烯（4.32%）、β-蒎烯（4.01%）、β-罗勒烯（3.77%）、α-罗勒烯（3.46%）、β-月桂烯（2.45%）、反式-氧化芳樟醇（1.72%）、顺式-氧化芳樟醇（1.37%）等。

【性味与功效】味辛，性凉。驱风解热。主治外感风热，头痛，咽喉肿痛，牙痛。

辣薄荷 ▼

【基源】唇形科薄荷属植物辣薄荷（欧薄荷，椒样薄荷）*Mentha piperita* Linn. 的叶。

【形态特征】多年生草本。茎直立，高 30~100cm，四棱形，常带紫红色。叶片披针形至卵状披针形，长 2.5~3cm，宽 0.8~2cm，边缘具不等大的锐锯齿。轮伞花序在茎及分枝顶端集合成穗状花序；苞片线状披针形。花萼管状，常染紫色，具腺点。花冠白色，裂片具粉红晕，冠檐具 4 裂片。花盘平顶。小坚果倒卵圆形，褐色，顶端具腺点。花期 7 月，果期 8 月。

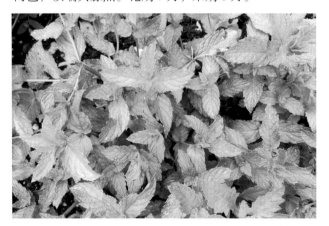

【习性与分布】喜生于气候温和，阳光充足，土壤湿润，土质疏松肥沃，排水良好的地方。分布于新疆、河北、江苏、浙江、安徽、陕西、四川等地有栽培。

【挥发油含量】水蒸气蒸馏的全草的得油率为 0.20%~3.50%；超临界萃取的干燥叶的得油率为 0.09%；亚临界萃取的干燥花和叶的得油率为 3.11%。

【芳香成分】辣薄荷全草挥发油的主成分多为薄荷醇（27.75%~50.25%），也有主成分不同的报告。陆长根等（2008）用水蒸气蒸馏法提取的浙江台州产辣薄荷全草挥发油的主要成分为：薄荷醇（32.53%）、薄荷酮（26.50%）、3,7,7-三甲基二环[4.4.0]庚烷（10.38%）、右旋柠檬烯（7.50%）、桉叶醇（4.05%）、2-异丙基-5-甲基-3-环己烯-1-酮（2.43%）、八氢-7-甲基-3-亚甲基-4-(1-甲基乙基)-1H-环戊基[1,3]环丙基[1,2]苯（2.19%）、4-亚甲基-1-(1-甲基乙基)环己烯（1.56%）、(E)-3,7-二甲基-1,3,6-辛三烯（1.12%）等。李国明等（2017）用水蒸气蒸馏法提取的云南德宏产辣薄荷新鲜全草挥发油的主要成分为：薄荷酮（14.01%）、月桂醛（4.83%）、肉豆蔻醇（3.05%）、α-甲基戊醛（2.66%）、4-乙酸基-1-萜品烯（2.58%）、红樟油（2.54%）、4-甲基辛酸（1.99%）、γ-松油烯（1.84%）、异佛尔酮（1.58%）、4,4-二甲基-2-环己基-1-酮（1.13%）、α-松油烯（1.10%）、石竹烯（1.09%）等。叶兰荣等（2006）用水蒸气蒸馏法提取的辣薄荷栽培变种'黑胡椒薄荷'全草挥发油的主要成分为：薄荷呋喃（27.49%）、薄荷醇（27.47%）、薄荷酮（18.76%）、异薄荷酮（4.65%）、1,8-桉叶油素（4.05%）、胡薄荷酮（3.73%）、三萜醇乙酸酯（2.65%）、柠檬烯（2.02%）、大根香叶烯（1.31%）、β-石竹烯（1.17%）、水桧烯（1.01%）等；辣薄荷新品种'薰衣草薄荷'挥发油的主要成分为：芳樟醇（51.11%）、乙酸芳樟酯（13.58%）、榄香醇（6.80%）、α-松油醇（5.90%）、1,8-桉叶油素（5.25%）、香叶醇（3.61%）、乙酸香叶酯（2.71%）、β-石竹烯（1.73%）、乙酸橙花酯（1.50%）、橙花醇（1.02%）等。

【性味与功效】味辛，性凉。疏散风热，解毒散结。治风热感冒，头痛，目赤，咽痛，疟腮。

留兰香 ▼

【基源】唇形科薄荷属植物留兰香 *Mentha spicata* Linn. 的全草。

【形态特征】多年生草本。茎直立，高 40~130cm，钝四棱形。叶卵状长圆形或长圆状披针形，长 3~7cm，宽 1~2cm，边缘具尖锐而不规则的锯齿，草质，上面绿色，下面灰绿色。轮伞花序生于茎及分枝顶端，呈长 4~10cm、间断但向上密集的圆柱形穗状花序；小苞片线形。花萼钟形，具腺点，萼齿 5。花冠淡紫色，长 4mm，冠檐具 4 裂片。花盘平顶。花期 7~9 月。

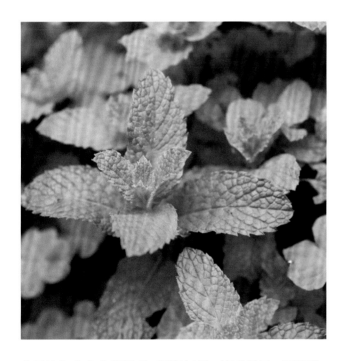

【习性与分布】喜温暖、湿润气候；较耐干旱，不耐涝。分布于河北、江苏、浙江、广东、广西、四川、贵州、云南、新疆。

【挥发油含量】水蒸气蒸馏的新鲜全草的得油率为 0.08%~0.90%，干燥全草的得油率为 0.16%~4.80%。

【芳香成分】留兰香全草挥发油的第一主成分多为香芹酮（35.49%~76.54%），也有主成分不同的报告。王少铭等（2019）用水蒸气蒸馏法提取的贵州贵阳花溪区产留兰香新鲜全草挥发油的主要成分为：右旋香芹酮（66.28%）、右旋大根香叶烯（5.97%）、石竹烯（2.50%）、2-甲基-5-(1-甲基乙烯基)-环己醇（2.33%）、反式-2-甲基-5-(1-甲基烯乙基)-环己酮（2.06%）、d-柠檬烯（1.88%）、β-波旁烯（1.79%）、[1R-(1α,2α,3α,6α)]-3-乙酰基-3-甲基-2-(1-甲基乙烯基)-6-(1-甲基乙基)-环己醇（1.41%）、顺-依兰油-4(15,5-二烯（1.27%）、(1S,2E,6E,10R)-3,7,11,11-四甲基双环 [8.1.0] 十一碳-2,6-二烯（1.00%）等；贵州安龙产留兰香新鲜全草挥发油的主要成分为：香芹醇（55.56%）、右旋大根香叶烯（7.27%）、d-柠檬烯（6.70%）、β-波旁烯（2.86%）、桉树脑（2.14%）、β-月桂烯（1.39%）、表双酚（1.31%）、[1R-(1α,2α,3α,6α)]-3-乙酰基-3-甲基-2-(1-甲基乙烯基)-6-(1-甲基乙基)-环己醇（1.29%）、顺-依兰油-4(15,5-二烯（1.23%）、2-甲基-5-(1-甲基乙烯基)-环己醇（1.15%）、反式-8-对蓝烯-2-醇乙酸酯（1.11%）、γ-榄香烯（1.07%）、α-荜橙茄醇（1.06%）等；贵州道真产留兰香新鲜全草挥发油的主要成分为：左薄荷脑（60.89%）、5-甲基-2-(1-甲基乙基)-环己酮（13.96%）、薄荷酮（6.54%）、5-甲基-2-(1-甲基乙基)-环己醇乙酸酯（5.23%）、松油醇（2.36%）、石竹烯（1.88%）、3-甲基-6-(1-甲基乙基)-2-环己烯-1-酮（1.30%）等。许鹏翔等（2003）用水蒸气蒸馏法提取的安徽歙县产留兰香新鲜全草挥发油的主要成分为：胡椒烯酮醚（30.51%）、1,8-桉叶素（28.79%）、dl-柠檬烯（9.99%）、β-月桂烯（8.48%）、β-蒎烯（4.80%）、α-蒎烯（2.64%）、反式-石竹烯（2.56%）、桧烯（2.27%）、吉玛烯（1.80%）等。关骏良等（2004）用水蒸气蒸馏法提取的广东开平产留兰香干燥全草挥发油的主要成分为：香芹酚（52.83%）、β-石竹烯（15.35%）、γ-松油烯（9.98%）、α-佛手柑烯（8.69%）、间-伞花烃（5.59%）、α-石竹烯（2.29%）、氧化石竹烯（1.11%）等。叶兰荣等（2006）用水蒸气蒸馏法提取的留兰香新鲜全草挥发油的主要成分为：氧化胡椒烯酮（39.66%）、柠檬烯（20.49%）、β-月桂烯（8.38%）、1,8-桉叶油素（8.01%）、大根香叶烯（3.53%）、β-石竹烯（3.08%）、β-蒎烯（3.02%）、桧烯（1.58%）、α-蒎烯（1.09%）等。

【性味与功效】味辛，性微温。解表，和中，理气。治感冒、咳嗽，头痛，咽痛，目赤，鼻衄，胃痛，腹痛。

亚洲薄荷 ▼

【基源】唇形科薄荷属植物亚洲薄荷 *Mentha asiatica* Boriss. 的干燥地上部分。

【形态特征】多年生草本，高 30~150cm。茎直立，钝四棱形。叶片长圆形，长 3~8cm，宽 1~2.5cm，两面为灰蓝色，下面较浅，边缘疏生浅而不相等的牙齿。轮伞花序在茎及分枝的顶端集合成圆柱状先端急尖的穗状花序；苞片小，线形或钻形。花萼钟形或漏斗形，外面多少带紫红。花冠紫红色。小坚果褐色，卵珠形，长 1mm。花期 7~8 月，果期 8~10 月。

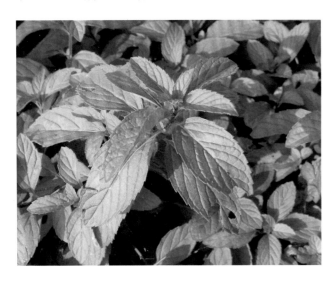

【习性与分布】生于河岸、潮湿沟谷、田间及荒地上，常成片生长，海拔 50~3100m。喜生于气候温和，阳光充足的地方。分布于新疆、四川、西藏。

【挥发油含量】水蒸气蒸馏的全草的得油率为 0.42%~1.23%。

【芳香成分】俞桂新等（1994）用水蒸气蒸馏法提取的新疆乌鲁木齐产亚洲薄荷全草挥发油的主要成分为：氧化胡椒酮（63.00%）、氧化胡椒烯酮（30.00%）、内乙酸龙脑酯（1.70%）、百里香酚（1.60%）等；吐鲁番产挥发油主要成分为：氧化胡椒烯酮（53.90%）、氧化胡椒酮（41.00%）、反式 – 石竹烯（1.00%）等。周露等（2011）用水蒸气蒸馏法提取的云南陇川产野生亚洲薄荷新鲜全草挥发油的主要成分为：薄荷醇（53.11%）、薄荷酮（18.54%）、苧烯 +1,8– 桉叶素（9.76%）、异薄荷酮（1.71%）、大根香叶烯 D（1.53%）、乙酸薄荷酯（1.26%）等。

【性味与功效】味辛，性凉。疏散风热，清利头目，利咽，透疹，疏肝行气。治风热感冒，风温初起，头痛，目赤，喉痹，口疮，风疹，麻疹。

鱼香草 ▼

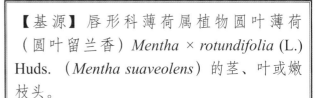

【基源】唇形科薄荷属植物圆叶薄荷（圆叶留兰香）*Mentha × rotundifolia* (L.) Huds.（*Mentha suaveolens*）的茎、叶或嫩枝头。

【形态特征】多年生草本。茎直立，高 30~80cm，钝四棱形，具条纹。叶圆形或长圆状卵形，长 2~4.5cm，宽 1.5~3cm，边缘具圆齿状锯齿。轮伞花序在茎及分枝顶端密集成圆柱形穗状花序，2~4cm，径约 6mm；苞片披针形，叶状，长 3mm，具皱。花萼花时宽钟形，果时近于球形，萼齿 5，披针状钻形。花冠白、淡紫、淡蓝或紫色，长约 2.5mm。成熟小坚果未见。

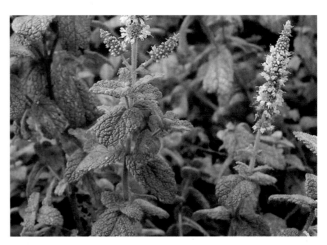

【习性与分布】野生于山野。分布于江西、四川、贵州。

【挥发油含量】水蒸气蒸馏的全草的得油率为 0.42%~1.23%。

【芳香成分】刘明春等（2008）用同时蒸馏萃取法提取的重庆璧山产圆叶薄荷新鲜嫩茎叶挥发油的主要成分为：L– 香芹酮（74.77%）、β – 荜澄茄苦素（3.52%）、顺式 – 香芹醇（2.37%）、桉油精（1.86%）、黄樟油素（1.85%）、D– 柠檬烯（1.44%）、L-4– 松油醇（1.01%）等。

【性味与功效】味辛，性凉。祛风，解毒，和胃，润肤。治感冒，目疾，胃痛，疮疖，脚生皲裂。

糙苏

【基源】唇形科糙苏属植物糙苏 *Phlomis umbrosa* Turcz. 的根及全草。根的芳香成分未见报道。

【形态特征】多年生草本；根粗厚。茎高 50~150cm，常带紫红色。叶近圆形至卵状长圆形，长 5.2~12cm，宽 2.5~12cm，边缘为具胼胝尖的锯齿状牙齿，或为不整齐的圆齿淡；苞叶通常为卵形，边缘为粗锯齿状牙齿。轮伞花序通常 4~8 花，多数；苞片线状钻形，较坚硬，常呈紫红色。花萼管状。花冠通常粉红色。花期 6~9 月，果期 9 月。

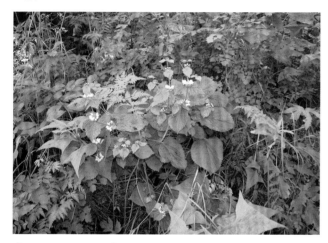

【习性与分布】生于疏林下或草坡上，海拔 200~3200m。分布于辽宁、内蒙古、河北、山东、山西、陕西、甘肃、四川、湖北、贵州、广东。

【挥发油含量】水蒸气蒸馏的新鲜叶的得油率为 0.18%。

【芳香成分】田光辉等（2008）用水蒸气蒸馏法提取的陕西秦巴山产糙苏新鲜叶挥发油的主要成分为：α-里哪醇 (16.48%)、1-辛烯-3-醇 (9.37%)、表蓝桉醇 (7.63%)、苯乙酮 (7.51%)、马鞭草烯酮 (7.32%)、石竹烯 (6.70%)、甲苯（3.58%）、二苯胺（3.49%）、3-甲基丁酸芳樟酯（2.76%）、邻苯二甲酸二异丁酯（2.60%）、3-亚甲基-7β-甲基-4α-异丙基-2,3,3aα,3bα,4,5,6,7-八氢化-1H-环戊烷[1,3]并环丙烷[1,2]并苯 (2.30%)、3-己烯-1-醇 (1.88%)、p-薄荷-1-烯-8-醇 (1.86%)、2-烯丙基二环 [2.2.1] 庚烷 (1.48%)、1-甲氧基戊烷（1.25%）、1(10),4-杜松二烯 (1.24%)、4-异丙基-1-乙烯基-薄荷-2-烯（1.23%）、葎草-1,6-二烯-3-

醇（1.10%）、反式香叶醇（1.00%）等。

【性味与功效】味涩，性平。祛风化痰，利湿除痹，祛痰，解毒消肿。治感冒，咳嗽痰多，风湿痹痛，跌打损伤，疮痈肿毒。

串铃草 ▼

【基源】唇形科糙苏属植物串铃草 *Phlomis mongolica* Turcz. 的根或全草。根的芳香成分未见报道。

【形态特征】多年生草本；根木质，粗厚。茎高 40~70cm，被疏柔毛或刚毛。基生叶卵状三角形至三角状披针形，长 4~13.5cm，宽 2.7~7cm，边缘为圆齿状，茎生叶同形，常较小，苞叶三角形或卵状披针形。轮伞花序多花密集；苞片线状钻形，坚硬，先端刺状。花萼管状。花冠紫色，长约 2.2cm，冠檐二唇形。小坚果顶端被毛。花期 5~9 月，果期在 7 月以后。

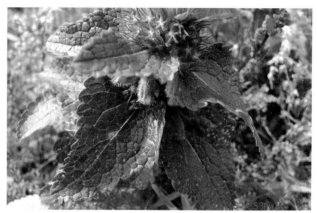

【习性与分布】生于山坡草地上，海拔 770~2200m。分布于河北、山西、陕西、甘肃、内蒙古。

【挥发油含量】水蒸气蒸馏的全草的得油率为 0.06%。

【芳香成分】盛芬玲等（1997）用水蒸气蒸馏法提取的甘肃武都产串铃草全草挥发油的主要成分为：甲酸异丙酯（25.24%）、芳樟醇（5.40%）、(顺)-2-乙基-3-丙基环氧乙烷（2.84%）、己醛（2.83%）、6,10,14-三甲基十五酮-2(2.77%)、邻苯二甲酸二丁酯（1.56%）、α-松油醇（1.20%）、顺式-芳樟醇氧化物（1.15%）、氨基甲酸甲酯（1.08%）等。

【性味与功效】味甘、苦，性温。祛风除湿，活血止痛。治风湿性关节炎，感冒，跌打损伤，体虚发热。

萝卜秦艽 ▼

【基源】唇形科糙苏属植物萝卜秦艽 *Phlomis medicinalis* Diels 的块根。

【形态特征】多年生草本。茎高 20~75cm，不明显的四棱形，常染紫红色。基生叶卵形或卵状长圆形，长 4.5~14cm，宽 4~11cm，边缘为粗圆齿；茎生叶卵形或三角形，长 5~6cm，宽 2.5~4cm，边缘为不整齐的圆牙齿；苞叶卵状披针形，长 3.2~9cm，宽 1.8~3.5cm，边缘为粗牙齿状。轮伞花序多花；苞片线状钻形。花萼管状钟形。花冠紫红色或粉红色。花期 5~7 月。

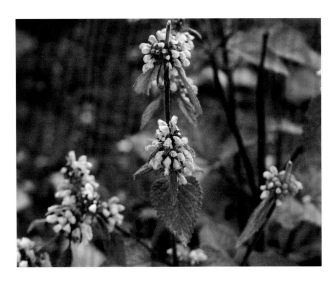

【习性与分布】生于山坡上，海拔 1700~3600m。分布于四川、西藏。

【挥发油含量】水蒸气蒸馏的干燥块根的得油率为 0.12%。

【芳香成分】高咏莉等（2009）用水蒸气蒸馏法提取的西藏林芝产萝卜秦艽干燥块根挥发油的主要成分为：十六烷酸（44.30%）、亚油酸（15.27%）、油酸（4.13%）、十九烷（3.19%）、邻苯二甲酸二异丁酯（2.74%）、二十烷（2.46%）、二十八烷（2.35%）、十八烷（2.32%）、十四烷酸（2.19%）、2-甲基蒽（1.88%）、9,12,15-十八烷三烯-1-醇（1.59%）、邻苯二甲酸二正丁酯（1.49%）、11-十六烯酸（1.10%）、十五烷酸（1.09%）、1-甲基菲（1.06%）等。

【性味与功效】味苦，性凉。疏风清热，止咳化痰，生肌敛疮。治咳嗽感冒，咳嗽痰多，疮疡久溃不敛等症。

螃蟹甲 ▼

【基源】唇形科糙苏属植物螃蟹甲 *Phlomis younghusbandii* Mukerj. 的块根。

【形态特征】多年生草本。主根粗厚，纺锤形，侧根局部膨大呈圆球形块根，褐黄色。根茎圆柱形。茎丛生，高 15~20cm。基生叶披针状长圆形，长 5~9cm，宽 2~3.5cm，边缘具圆齿，茎生叶长圆形，长 2~3.5cm，宽 1.2~2cm，边缘具圆齿，苞叶披针形，长 1.8~3.5cm，宽 0.6~1.2cm，叶片均具皱纹，被毛。轮伞花序多花，3~5 个；苞片刺毛状。花萼管状。花期 7 月。

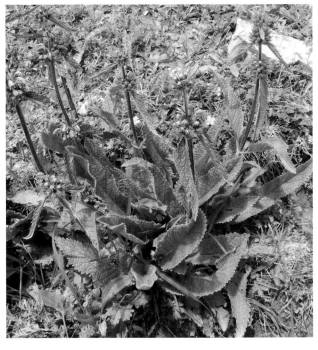

【习性与分布】生于干燥山坡、灌丛及田野，海拔 4300~4600m。分布于西藏。

【挥发油含量】水蒸气蒸馏的根的得油率为 1.20%。

【芳香成分】边巴次仁等（2002）用水蒸气蒸馏法提取的西藏山南产螃蟹甲根挥发油的主要成分为：丁香酚（30.58%）、十六烷酸（12.36%）、9,12-(反,反)十八二烯酸甲酯（9.06%）、3,6-二甲基菲（4.86%）、愈创醇（3.60%）、2,3,5-三甲基菲（3.21%）、十一烷醇（2.36%）、2,4-(反,反)十二碳二烯醛（2.21%）、十八烯酸（2.15%）、正十九烷（2.09%）、乙酸冰片酯（2.02%）、2-甲基蒽（1.96%）、17-甲基睾酮（1.94%）、苍术醇（1.76%）、α,α,4-三甲基-3-环己烯-1-甲醇（1.68%）、4-甲基-1-异丙基环己烯（1.66%）、2-乙基-1-己醇（1.48%）、正二十一烷（1.38%）、冰片（1.23%）、11-烯十六烷酸-14-甲酯（1.18%）、14-甲基十五烷酸甲酯（1.05%）等。

【性味与功效】味甘，性平。疏风清热，止咳化痰，生肌敛疮。治风热感冒，咳嗽痰多，疮疡久溃不敛。

紫花一柱香

【基源】唇形科刺蕊草属植物黑刺蕊草 *Pogostemon nigrescens* Dunn 的全草。

【形态特征】直立草本。茎高 30~70cm，钝四棱形，密被短柔毛。叶卵圆形，长 2.5~6cm，宽 1.5~3cm，边缘具重圆齿，上面密被短柔毛，具腺点。轮伞花序多花，组成顶生的穗状花序；小苞片钻形。花萼管状钟形，萼齿 5，钻形。花冠淡紫或紫色，稍伸出花萼，长 4~4.5mm。花盘杯状。小坚果近圆形，腹面具棱。花期 9~10 月，果期 10~11 月。

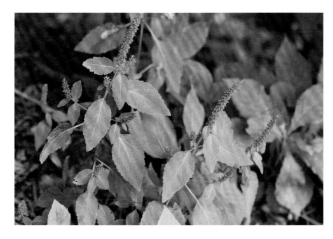

【习性与分布】生于山坡、路旁、灌丛及林中，干燥或湿地上，海拔 1100~2600m。分布于云南。

【芳香成分】王嘉琳等（1993）用水蒸气蒸馏法提取的云南产黑刺蕊草全草挥发油的主要成分为：1-正十七碳烯（7.63%）、β-桉叶醇（7.63%）、正十七烷（4.55%）、δ-荜澄茄烯（3.19%）、β-库毕烯（1.93%）、丁香烯氧化物（1.68%）、十八烷（1.53%）、酞酸二二丁酯（1.38%）、α-佛手柑烯（1.22%）、橙花叔醇（1.05%）等。

【性味与功效】味辛，微苦，性凉。清热解毒，理气止痛。治风热感冒，口疮，脘腹胀痛。

地笋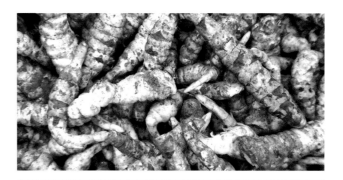

【基源】唇形科地笋属植物地笋 *Lycopus lucidus* Turcz. 的根茎。

【形态特征】多年生草本，高 0.6~1.7m；根茎横走，先端肥大呈圆柱形，侧生有肥大的具鳞叶的地下枝。茎直立，四棱形。叶长圆状披针形，长 4~8cm，宽 1.2~2.5cm，边缘具锐尖粗牙齿状锯齿。轮伞花序轮廓圆球形，花时径 1.2~1.5cm，多花密集；小苞片卵圆形至披针形。花萼钟形，萼齿 5。花冠白色。小坚果倒卵圆状四边形，褐色。花期 6~9 月，果期 8~11 月。

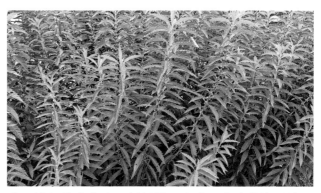

【习性与分布】生于沼泽地、水边、沟边等潮湿处，海拔 320~2100m。喜温暖湿润气候，地下茎耐寒；耐阴，怕干旱，不怕涝。分布于黑龙江、吉林、辽宁、河北、陕西、四川、贵州、云南。

【芳香成分】聂波等（2007）用水蒸气蒸馏法提取的陕西产地笋根茎挥发油的主要成分为：邻苯二甲酸二丁酯（20.19%）、(Z,Z,Z)-9,12,15-十八碳三烯酸乙酯（6.69%）、亚油酸乙酯（5.69%）、邻苯二甲酸二异辛酯（4.82%）、9-十八碳炔（4.20%）、1,1-二甲基十六酸乙酯（2.67%）、8,11-十八碳二烯酸甲酯（2.55%）、十六烷酸乙酯（2.38%）、1,2,3-三甲氧基-5-(2-丙烯基)苯（2.31%）、十六酸甲酯（2.27%）、2,3-二甲基菲

（2.24%）、(Z,Z,Z)-9,12,15-十八碳三烯-1-醇（1.96%）、细辛脑（1.94%）、1,4,7,10-四氢-2,6-吡啶并环烷（1.79%）、(Z,Z)-9,12-十八碳二烯酸（1.72%）、3,4-二甲基-3-环己烯-1-甲醛（1.62%）、2,2′,5,5′-四甲基-1,1′-联苯（1.56%）、2-甲基菲（1.49%）、1-甲基蒽（1.45%）、1,4-二甲基蒽（1.28%）、丁子香烯氧化物（1.27%）、邻苯二甲酸二异丁酯（1.14%）、二(对甲苯基)乙炔（1.03%）、5-十二烷基二氢-2(3H)-呋喃酮（1.00%）等。

【性味与功效】味甘、辛，性平。化瘀止血，益气利水。治衄血，吐血，产后腹痛，黄疸，痈肿，带下，气虚乏力。

泽兰

【基源】唇形科地笋属植物地笋 *Lycopus lucidus* Turcz. 的地上部分。毛叶地笋 *Lycopus lucidus* Turcz.var. *hirtus* Regel. 的干燥地上部分以泽兰的药名《药典》入药。

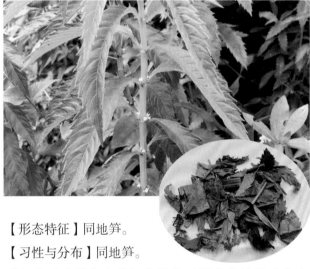

【形态特征】同地笋。

【习性与分布】同地笋。

【挥发油含量】水蒸气蒸馏的干燥全草的得油率为0.12%~2.18%；超临界萃取的得油率为0.78%。

【芳香成分】地笋全草挥发油的主成分有：石竹烯氧化物（22.07%~44.38%）、十六酸（9.44%~18.20%）等，也有主成分不同的报告。王英锋等（2011）用水蒸气蒸馏法提取的湖南产地笋干燥全草挥发油的主要成分为：石竹烯氧化物(44.38%)、喇叭烯氧化物(17.05%)、α-石竹烯(5.60%)、α-法尼烯（4.88%）、植醇（2.43%）、石竹烯（2.22%）、γ-杜松烯（2.05%）、六氢法尼基丙酮（1.77%）、β-芹子烯（1.28%）、法尼基丙酮（1.02%）等；顶空固相微萃取法提取的地笋全草挥发油的主要成分是：β-蒎烯（29.36%）、α-石竹烯(14.79%)、邻-伞花烯（13.13%）、α-蒎烯（12.39%）、石竹烯（11.24%）、喇叭茶烯氧化物（2.85%）、β-芹子烯（2.18%）、反式-橙花叔醇（1.98%）、γ-杜松烯（1.98%）、γ-萜品烯（1.41%）、依兰油烯（1.18%）等；用超临界 CO_2 萃取法提取的地笋全草挥发油的主要成分为：环己酮(52.47%)、葎草烯氧化物（7.28%）、石竹烯氧化物（4.38%）、植醇（2.73%）、顺-5,8,11,14,17-十二碳五烯酸甲酯（1.96%）、喇叭茶烯氧化物（1.96%）、角鲨烯（1.55%）、十六酸乙酯（1.25%）、α-石竹烯（1.14%）等。韩淑萍等（1992）用水蒸气蒸馏法提取的地笋干燥地上部分挥发油的主要成分为：反式-丁香烯（11.70%）、柠檬烯（11.50%）、对-聚伞花素（9.50%）、月桂烯（5.40%）、α-蒎烯（5.21%）、δ-荜澄茄烯（5.17%）、蛇麻烯（4.00%）、辛烯-3-醇（3.80%）、β-蒎烯（3.70%）、丁香烯氧化物（3.66%）、γ-杜松烯（2.20%）、γ-荜澄茄烯（1.80%）、(E)-香叶基丙酮（1.21%）等。李瑞珍等（2007）用超临界 CO_2 萃取法提取的广东产地笋干燥全草挥发油的主要成分为：十六酸(18.20%)、植醇(9.36%)、石竹烯氧化物(9.03%)、亚油酸(6.55%)、葎草烯(5.69%)、十六酸乙酯(4.82%)、亚麻酸(4.82%)、反-石竹烯(3.93%)、亚油酸乙酯(2.50%)、对伞花-8-醇(1.99%)、油酸乙酯(1.71%)、油酸(1.58%)、丁子香酚(1.56%)、亚麻酸乙酯(1.53%)、细辛脑(1.29%)、β-芹子烯(1.20%)、α-雪松烯(1.07%)、δ-杜松烯(1.04%)、肉桂醛（1.04%）等。

【性味与功效】味苦、辛，性微温。活血化瘀，行水消肿，解毒消痈。治妇女经闭，痛经，产后瘀滞腹痛，症瘕浮肿，跌打损伤，痈肿疮毒。

剪刀草

【基源】唇形科风轮菜属植物细风轮菜 *Clinopodium gracile* (Benth.) Matsum. 的全草。

【形态特征】纤细草本，高 8~30cm，四棱形，具槽，被倒向的短柔毛。叶卵形，边缘具疏圆齿，最下部的细小，中部叶较大，长 1.2~3.4cm，宽 1~2.4cm，薄纸质；上部叶及苞叶卵状披针形，边缘具锯齿。轮伞花序分离，或密集于茎端成短总状花序，疏花；苞片针状。花萼管状。花冠白至紫红色。小坚果卵球形，褐色，光滑。花期 6~8 月，果期 8~10 月。

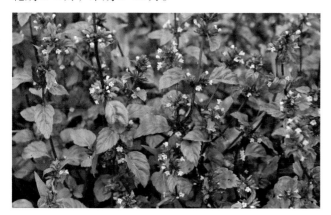

【习性与分布】生于路旁、沟边、空旷草地、林缘、灌丛中，海拔可达 2400m。分布于江苏、浙江、广西、福建、台湾、安徽、江西、湖南、广东、贵州、云南、四川、湖北、陕西。

【挥发油含量】水蒸气蒸馏的新鲜全草的得油率为 0.50%。

【芳香成分】陈月圆等（2009）用水蒸气蒸馏法提取的广西桂林产细风轮菜新鲜全草挥发油的主要成分为：反 -7,11- 二甲基 -3- 亚甲基 -1,6,10- 十二碳三烯（21.81%）、1- 辛烯 -3- 醇（16.99%）、顺 -3- 己烯醇（9.80%）、丙二醇（6.19%）、石竹烯（6.18%）、[1S-(1α,2β,4β)]-1- 乙烯基 -1- 甲基 -2,4- 二甲基乙基环己烷（4.08%）、反 -2- 己烯 -1- 醇（3.11%）、正己醇（3.04%）、石竹烯氧化物（2.93%）、反 -3,7,11- 三甲基 -1,6,10- 十二碳三烯 -3- 醇（2.79%）、2- 己烯醛（2.12%）、3,7- 二甲基 -1,6- 辛二烯 -3- 醇（2.08%）、3- 辛醇（1.65%）、3- 甲基 -6- 甲基乙基 -2- 环己烯 -1- 酮（1.55%）、α - 杜松醇（1.49%）、反 -14- 十六碳烯醛（1.44%）、α - 法呢烯（1.43%）、顺 -7,11- 二甲基 -3- 亚甲基 -1,6,10- 十二碳三烯（1.03%）、3- 辛酮（1.00%）等。

【性味与功效】味辛、苦，性凉。祛风清热，行气活血，解毒消肿。治感冒发热，食积腹痛，呕吐，泄泻，痢疾，白喉，咽喉肿痛，痈肿丹毒，荨麻疹，毒虫咬伤，跌打伤出血。

冠唇花 ▼

【基源】唇形科冠唇花属植物冠唇花 *Microtoena insuavis* (Hance) Prain ex Dunn 的全草。

【形态特征】直立草本或半灌木。茎高 1~2m，四棱形，被贴生的短柔毛。叶卵圆形或阔卵圆形，长 6~10cm，宽 4.5~7.5cm，边缘具锯齿状圆齿。聚伞花序二歧，分枝蝎尾状，组成开展的顶生圆锥花序。花萼钟形。花冠红色，具紫色的盔，冠檐二唇形。花盘厚环状。小坚果卵圆状，小，长约 1.2mm，直径约 1mm，暗褐色。花期 10~12 月，果期 12 月至翌年 1 月。

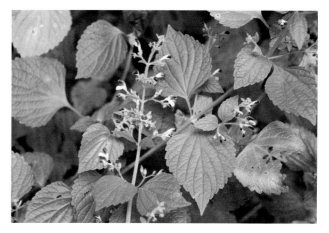

【习性与分布】生于林下或林缘，海拔 650~1000m。分布于广东、云南、贵州。

【芳香成分】叶冲等（2011）用顶空固相微萃取法提取的贵州黔南产冠唇花茎挥发油的主要成分为：β - 石竹烯（17.32%）、反式 -β - 金合欢烯（10.20%）、α - 佛手柑油烯（7.56%）、乙酸橙花酯（5.63%）、氧化石竹烯（5.21%）、α - 荜澄茄烯（4.29%）、β - 甜没药烯（4.26%）、芳姜黄烯（3.62%）、β - 花柏烯（2.79%）、香叶醛（2.78%）、大根香叶烯 D（2.36%）、Z- 柠檬醛（2.06%）、α - 芹子烯（1.62%）、β - 榄香烯（1.55%）、别香橙烯（1.41%）、反式 -β - 罗勒烯（1.37%）、δ - 杜松烯（1.30%）、α - 愈创烯（1.16%）、十五烷（1.14%）、β - 芹子烯（1.13%）等；叶挥发油的主要成分为：香叶醛（16.35%）、β - 石竹烯（13.08%）、Z- 柠檬醛（11.64%）、反式 -β - 金合欢烯（10.88%）、乙酸橙花酯（8.44%）、氧化石竹烯（8.34%）、α - 荜澄茄烯（2.87%）、反式 -β -

罗勒烯（2.86%）、1-辛烯-3-醇（2.49%）、乙酸-1-辛烯-3-醇酯（2.09%）、α-佛手柑油烯（1.83%）、乙酸香叶酯（1.29%）、(-)-荜草烯环氧化物Ⅱ（1.19%）、E-香叶酸甲酯（1.13%）等。

【性味与功效】味辛、苦，性温。祛风散寒，温中理气。治风寒感冒，咳喘气急，脘腹胀痛，消化不良，泻痢腹痛，周身麻木，跌打损伤。

藿香 ▼

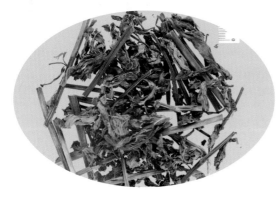

【基源】唇形科藿香属植物藿香 *Agastache rugosa* (Fisch. et Mey.) O. Ktze. 的地上部分。

【形态特征】多年生草本。茎直立，高 0.5~1.5m，四棱形。叶心状卵形至长圆状披针形，长 4.5~11cm，宽 3~6.5cm，向上渐小，边缘具粗齿，纸质。轮伞花序多花，组成顶生密集的圆筒形穗状花序；苞叶披针状线形。花萼管状倒圆锥形，多少染成浅紫色或紫红色。花冠淡紫蓝色，冠檐二唇形。花盘厚环状。小坚果卵状长圆形，褐色。花期 6~9 月，果期 9~11 月。

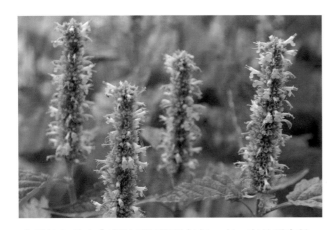

【习性与分布】喜温暖湿润的气候，有一定的耐寒性。

全国各地均有分布。

【挥发油含量】水蒸气蒸馏的全草的得油率为 0.10%~1.25%；超临界萃取的叶的得油率为 2.53%，茎的得油率为 1.28%。

【芳香成分】藿香全草挥发油的主成分有：胡椒酚甲醚（29.11%~74.84%）、广藿香醇（19.73%~37.10%）等，也有主成分不同的报告。王建刚（2010）用同时蒸馏萃取法提取的吉林省吉林市产藿香干燥茎叶挥发油的主要成分为：胡椒酚甲醚（47.60%）、十五烷基酸（7.61%）、亚麻酸甲酯（7.17%）、丁香烯（6.59%）、D-柠檬烯（5.91%）、9,12-十八碳二烯酸甲酯（2.72%）、α-红没药醇（1.88%）、丁香油酚甲醚（1.87%）、β-依兰油烯（1.42%）、3-羟基孕烷-20-酮（1.39%）等。任恒鑫等（2014）用水蒸气蒸馏法提取的吉林通化产藿香全草挥发油的主要成分为：脱氢香薷酮（47.65%）、胡椒酚甲醚（15.01%）、香薷酮（6.16%）、蛇麻烯（5.74%）、n-十六酸（2.47%）、丁子香烯（1.88%）、亚麻酸（1.84%）、β-侧柏酮（1.20%）等。郭向阳（2019）用顶空萃取法提取的浙江金华产藿香干燥茎叶挥发油的主要成分为：薄荷酮（40.39%）、草蒿脑（33.28%）、5-甲基-2-(1-甲基亚乙基)环己酮（10.79%）、D-柠檬烯（7.50%）、1-辛烯-3-醇（1.62%）等。张慧慧等（2014）用水蒸气蒸馏法提取的四川中江产藿香干燥全草挥发油的主要成分为：胡薄荷酮（66.91%）、薄荷酮（15.55%）、异薄荷酮（2.23%）、吉玛烯（2.19%）、右旋萜二烯（1.68%）、异胡薄荷酮（1.56%）、1-石竹烯（1.18%）、2,6,6-三甲基-2,4-环庚二烯-1-酮（1.00%）等。岳金龙等（1998）用水蒸气蒸馏法提取的黑龙江产藿香新鲜全草挥发油的主要成分为：百里香醌（70.11%）、3,5-二甲基-4-乙烯基-2-乙酰基呋喃（21.84%）、3-辛酮（6.26%）、3-己烯-1-醇（6.21%）、芳樟醇（1.76%）、7-辛烯-4-醇（1.20%）、2-(二丁烯基)-3-甲基-2-环戊烯-1-酮（1.06%）、3-辛醇（1.01%）等。王朝等（2008）用水蒸气蒸馏法提取的吉林长白山产藿香干燥全草挥发油的主要成分为：1-甲氧基-4-(2-丙烯基)-苯（34.07%）、长叶薄荷酮（6.27%）、2-甲基-3-庚烯（2.32%）、1,2-二甲基-4-(2-丙烯基)苯（1.86%）、3,4-二甲基-1.5-环辛二烯（1.48%）等。王冬梅等（2014）用水蒸气蒸馏法提取的河南栾川产藿香阴干全草挥发油的主要成分为：丁香酚甲醚（49.89%）、胡椒酚甲醚（19.45%）、β–丁香烯（8.60%）、棕榈酸（4.31%）、大根香叶烯 D（3.22%）、长叶薄荷酮（2.56%）、异薄荷酮（2.17%）等。熊运海等（2010）用水蒸气蒸馏法提取的藿香干燥全草挥发油的主要成分为：2,3,4-三羟基–苯癸酮（29.44%）、绿叶醇（15.23%）、丁子香酚（5.90%）、珇珀烯（4.71%）、1,2,3,5,6,7,8,8a-八氢–1,4-二甲基–7-(1-甲基乙烯基)-甘菊蓝（4.19%）、亚苄基丙二酰甲醛（4.16%）、2-异丙烯基–4a,8-二甲基–1,2,3,4,4a,5,6,8a-八氢萘（3.56%）、4,11,11-三甲基–8-亚甲基–二环 [7.2.0] 十一碳–4-烯（3.09%）、1,1,4,7-四甲基–1a,2,3,4,4a,5,6,7b-八氢–1H-环丙烷基甘菊蓝（2.56%）、1,4,9,9-四甲基–1,2,3,4,5,6,7,8-八氢–4,7-亚甲基甘菊蓝（2.27%）、2-萘甲睛（1.99%）、1,2,3,4,5,6,7,8-八氢–1,4-二甲基–7-(1-甲基乙烯基)-甘菊蓝（1.61%）、 2-甲基–4-(2,6,6-三甲基–1-环己烯–1-基)-2-丁烯醛（1.33%）、(Z,Z)-9,12-十八碳二烯二酸（1.15%）等。张国彬等（1990）用水蒸气蒸馏法提取的甘肃敦煌产藿香干燥全草挥发油的主要成分为：异薄荷酮（35.22%）、茴香脑（24.30%）、长叶薄荷酮（16.66%）、α–柠檬烯（6.12%）、香芹鞣酮（3.12%）、β–愈创烯（2.87%）、薄荷酮（2.75%）、石竹烯氧化物（1.48%）、顺–石竹烯（1.13%）、β–水芹烯（1.03%）等。贺莉娟等（2007）用水蒸气蒸馏法提取的藿香全草挥发油的主要成分为：广藿香醇（19.73%）、β–广藿香萜烯（8.23%）、α–布藜烯（5.44%）、4,7-甲烷–1H-茚烯–1,8-二酮（2.19%）、广藿香萜烯（2.19%）、土曲霉酮（1.64%）、薄荷酮（1.64%）、α–依兰油烯（1.01%）等。

【性味与功效】味辛，性微温。祛暑解表，化湿和胃。治夏令感冒，寒热头痛，胸脘痞闷，呕吐泄泻，妊娠呕吐，鼻渊，手、足癣。

藿香根 ▼

【基源】唇形科藿香属植物藿香 Agastache rugosa (Fisch. et Mey.) O. Ktze. 的根。

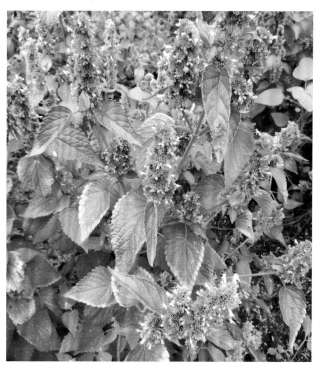

【形态特征】同藿香。

【习性与分布】同藿香。

【芳香成分】王朝等（2008）用水蒸气蒸馏法提取的吉林长白山产藿香根挥发油的主要成分为：1-甲氧基–4-(2-丙烯基)-苯（34.07%）、长叶薄荷酮（6.27%）、2-甲基–3-庚烯（2.32%）、1,2-二甲基–4-(2-丙烯基)苯（1.86%）、3,4-二甲基–1,5-环辛二烯（1.48%）等。

【性味与功效】治霍乱吐泄，血气痛，发表。

姜味草 ▼

【基源】唇形科姜味草属植物姜味草 Micromeria biflora (Buch.-Ham. ex D. Don) Benth. 的全草。

【形态特征】半灌木，丛生，具香味，高达30cm。茎多数，近圆柱形，红紫色。叶卵圆形，长 4~5mm，宽 2.5~3mm，全缘，质厚，上面绿色，常带红色。聚伞花序 1~5 花，常于枝条近顶端具 1~2 花；苞片及小苞片近等大，线状钻形，具缘毛。花萼短管状，萼齿 5。花冠粉红色，长 6mm，冠檐二唇形。小坚果长圆形，长约 1mm，褐色。花期 6~7 月，果期 7~8 月。

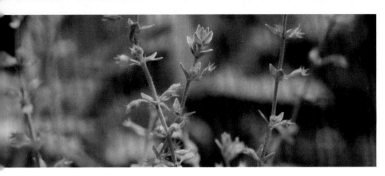

【习性与分布】生于石灰岩山地、开旷草地等处，海拔2000~2550m。分布于西藏、云南、贵州、广西。

【挥发油含量】水蒸气蒸馏的全草的得油率为0.19%~0.60%；超临界萃取的得油率为1.05%。

【芳香成分】姜味草全草挥发油的主成分多为香叶醛（23.35%~36.58%），也有主成分不同的报告。李坤平等（2008）用水蒸气蒸馏法提取的贵州兴义野生姜味草全草挥发油的主要成分为：香叶醛（23.35%）、乙酸香叶酯（15.21%）、橙花醛（14.79%）、5-异丙基-2-甲基-7-氧杂二环[4.0.1]庚-2-醇（8.46%）、环氧芳樟醇（8.22%）、香叶醇（5.07%）、(1R,4R,6R,10S)-4,12,12-三甲基-9-亚甲基-5-氧杂三环[8.2.0.0^{4,6}]十二烷（4.39%）、6-乙酰基-4-甲基-4-己烯酸（3.51%）、石竹烯氧化物（2.55%）、(Z)-异丁酸-3,7-二甲基-2-辛烯-1-酯（1.21%）、石竹烯（1.02%）等；用超临界CO$_2$萃取法提取的姜味草全草挥发油的主要成分为：乙酸香叶酯（32.77%）、香叶醛（14.39%）、(1R,4R,6R,10S)-4,12,12-三甲基-9-亚甲基-5-氧杂三环[8.2.0.0^{4,6}]十二烷（13.50%）、橙花醛（10.00%）、香叶醇（6.35%）、石竹烯（3.74%）、石竹烯氧化物（3.20%）、1,5,5,8-四甲基-12-氧杂二环-[9.1.0]十二-3,7-二烯（1.86%）、3,4-二氢-à-紫罗兰酮（1.70%）、2,6-二甲基-2,6-辛二烯（1.29%）、2,4,5,6,7,7a-六氢-3,6-二甲基-à-亚甲基-2-氧代-6-乙烯基-5-苯并呋喃乙酸甲酯（1.27%）等。朱甘培（1991）用水蒸气蒸馏法提取的云南丽江产姜味草阴干全草挥发油的主要成分为：胡薄荷酮（42.00%）、薄荷酮（26.79%）、异薄荷酮（10.62%）、薄荷醇（5.07%）、胡椒酮（1.43%）、1,8-桉叶油素（1.40%）、丁香酚甲醚（1.25%）等。

【性味与功效】味苦、辛，性温。散寒解表，湿中健胃，化湿消积。治风寒感冒，胃寒脘痛，腹胀，恶心呕吐，泄泻，痢疾，症瘕，寒疝。

筋骨草 ▼

【基源】唇形科筋骨草属植物筋骨草 *Ajuga ciliata* Bunge 的全草。

【形态特征】多年生草本，根部膨大，茎直立，高25~40cm。叶片纸质，卵状椭圆形，长4~7.5cm，宽3.2~4cm，边缘具不整齐的双重牙齿，具缘毛。穗状聚伞花序顶生，由多数轮伞花序密聚排列组成；苞叶大，叶状，有时呈紫红色，卵形。花萼漏斗状钟形。花冠紫色，具蓝色条纹。小坚果长圆状或卵状三棱形。花期4~8月，果期7~9月。

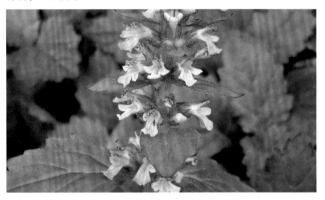

【习性与分布】生于山谷溪旁，荫湿的草地上，林下湿润处及路旁草丛中，海拔340~1800m。分布于河北、山东、河南、山西、陕西、甘肃、四川、浙江。

【芳香成分】马银宇等（2020）用水蒸气蒸馏法提取的筋骨草干燥全草挥发油的主要成分为：肉豆蔻酸（51.83%）、月桂酸（11.91%）、癸酸（3.77%）、氧化石竹烯（3.19%）、β-紫罗兰酮（3.10%）、螺岩兰草酮（2.79%）、香叶基丙酮（2.73%）、壬酸（1.80%）、十一酸（1.71%）、5-烯丙基愈创木酚（1.54%）、桉油烯醇（1.38%）、2,6,10,14-四甲基十七烷（1.24%）、柏木脑（1.03%）等；用顶空固相微萃取法提取的干燥全草挥发油的主要成分为：桉油精（37.52%）、合成右旋龙脑（8.87%）、壬醛（6.45%）、苯乙醇（6.08%）、右旋萜二烯（4.96%）、(1S)-(+)-3-蒈烯（4.49%）、2-甲基丁酸（4.00%）、癸醛（3.24%）、正己酸乙酯（2.91%）、4-异丙基甲苯（2.59%）、十五烷（2.25%）、苯甲醛（2.19%）等。

【性味与功效】味苦，性寒。清热解毒，凉血消肿。治咽喉肿痛，肺热咯血，跌打肿痛。

美花圆叶筋骨草 ▼

【基源】唇形科筋骨草属植物美花圆叶筋骨草 *Ajuga ovalifolia* Bur. et Franch. var. *calantha* (Diels ex Limpricht) C. Y. Wu et C. Chen 的全草。

【形态特征】一年生草本。茎直立，高 10~30cm，四棱形，具槽。通常有叶 2 对，叶宽卵形或近菱形，长 4~6cm，宽 3~7cm，具波状或不整齐的圆齿，具缘毛。穗状聚伞花序顶生，几呈头状；苞叶大，叶状，卵形，下部紫绿色、紫红色至紫蓝色，被缘毛。花萼管状钟形，萼齿 5。花冠红紫色至蓝色，冠檐二唇形。花盘环状。花期 6~8 月，果期 8 月以后。

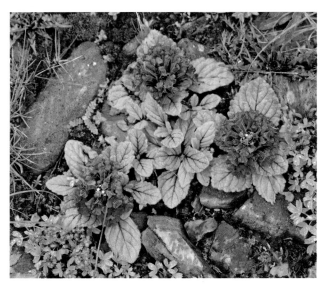

【习性与分布】生于沙质草坡或瘠薄的山坡上，海拔 3000~4300m。分布于四川、甘肃。

【挥发油含量】水蒸气蒸馏的干燥全草的得油率为 0.30%。

【芳香成分】邓放等（2010）用水蒸气蒸馏法提取的四川小金产美花圆叶筋骨草干燥全草挥发油的主要成分为：正十六酸（42.79%）、[Z,Z,Z]-9,12,15- 十八碳三烯 -1- 醇（34.39%）、3,7,11,15- 四甲基 -2- 十六烯 -1- 醇（3.93%）、十四酸（3.15%）、1- 辛烯 -3- 醇（2.29%）、十五酸（1.15%）、6,10,14- 三甲基十五酮（1.08%）等。

【性味与功效】味苦，性寒。清热解毒，活血消肿。主治感冒风热，咽喉肿痛，咳嗽，吐血，高血压，支气管炎，尿路结石，疮痈肿毒。

紫背金盘草（散瘀草）▼

【基源】唇形科筋骨草属植物紫背金盘 *Ajuga nipponensis* Makino 的全草或根。根的芳香成分未见报道。

【形态特征】一或二年生草本。高 10~20cm 或以上。茎生叶具狭翅，椭圆形，长 2~4.5cm，宽 1.5~2.5cm，具波状圆齿，具缘毛。轮伞花序多花，向上渐密集成顶生穗状花序；苞叶向上渐变小。花萼钟形。花冠淡蓝色或蓝紫色，稀为白色，具深色条纹，筒状。小坚果卵状三棱形。东部花期为 4~6 月，果期为 5~7 月，西南部花期为 12 月至翌年 3 月，果期为 1~5 月。

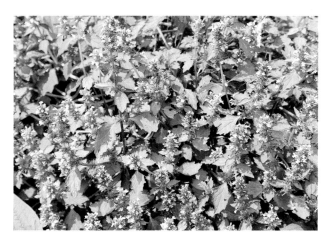

【习性与分布】生于田边、矮草地湿润处、林内及向阳坡地，海拔 100~2300m。分布于我国东部、南部及西南各省区，西北至秦岭南坡。

【挥发油含量】水蒸气蒸馏的干燥全草的得油率为 0.24%。

【芳香成分】杨悟新等（2010）用水蒸气蒸馏法提取的湖南宁乡产紫背金盘干燥全草挥发油的主要成分为：棕榈酸（40.29%）、亚麻酸（15.63%）、亚麻仁油酸（6.65%）、松茸醇（5.93%）、3- 辛醇（2.86%）、匙叶桉油烯醇（2.59%）、三十六碳烷（2.47%）、肉豆蔻酸（2.06%）、β- 沉香醇（1.78%）、植醇（1.47%）、六氢法尼基丙酮（1.46%）、二十七烷（1.28%）、硬脂酸（1.24%）、油酸（1.04%）、亚麻酸甲酯（1.00%）等。

【性味与功效】味苦、辛，性寒。清热解毒，凉血散瘀，消肿止痛。治肺热咳嗽，咳血，咽喉肿痛，乳痈，肠痈，疮疖出血，跌打肿痛，外伤出血，水火烫伤，毒蛇咬伤。

心叶荆芥（散瘀草）▼

【基源】唇形科荆芥属植物心叶荆芥（荆芥）*Nepeta cataria* Linn. 的全草。

【形态特征】多年生，多分枝，高 40~150cm。叶卵状至三角状心脏形，长 2.5~7cm，宽 2.1~4.7cm，边缘具粗圆齿或牙齿，上面黄绿色，被极短硬毛，下面略发白。花序为聚伞状，下部的腋生，上部的组成顶生分枝圆锥花序；苞叶叶状，向上渐小呈披针状，苞片、小苞片钻形。花萼管状。花冠白色，下唇有紫点。小坚果卵形，几三棱状，灰褐色。花期 7~9 月，果期 9~10 月。

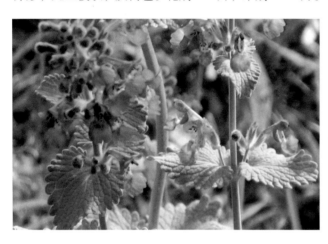

【习性与分布】多生于宅旁或灌丛中，海拔一般不超过 2500m。适应性强，喜温暖，也较耐热、耐阴、耐贫瘠、耐旱而不耐渍。分布于新疆、山西、河南、山东、江苏、湖北、贵州、广西、云南、四川、陕西、甘肃。

【挥发油含量】水蒸气蒸馏的全草的得油率为 0.05%~1.40%。

【芳香成分】方明月等（2007）用水蒸气蒸馏法提取的河南开封产荆芥新鲜全草挥发油的主要成分为：反 – 柠檬醛（17.80%）、顺 – 柠檬醛（15.38%）、对烯丙基茴香醚（14.76%）、α – 法呢烯（5.60%）、珀玛烯（3.91%）、莳醇（3.81%）、α – 石竹烯（2.49%）、反 –3,7– 二甲基 –2,6– 辛二烯 –1– 醇（2.22%）、异石竹烯（2.15%）、6– 甲基 –5– 庚烯 –2– 酮（1.76%）、β – 法呢烯（1.71%）、石竹烯氧化物（1.58%）、1– 甲基 –4–[5– 甲基 –1– 甲叉 –4– 己烯基] 环己烯（1.13%）等。朱亮锋等（1993）用水蒸气蒸馏法提取的青海大通产荆芥全草挥发油的主要成分为：葛缕酮（52.24%）、柠檬烯（16.03%）、

α – 石竹烯（9.53%）、α – 罗勒烯（3.62%）、β – 石竹烯（1.46%）、α – 柠檬醛（1.30%）、7– 辛烯 –4– 醇（1.16%）等。贺莉娟等（2007）用水蒸气蒸馏法提取的荆芥全草挥发油的主要成分为：薄荷酮（59.59%）、胡薄荷酮（14.87%）、紫苏醛（1.42%）、柠檬挥发油（1.38%）、石竹烯（1.14%）等。

【性味与功效】味辛，性凉。疏风清热，活血止血。治外感风热，头痛咽痛，麻疹透发不畅，吐血，衄血，外伤出血，跌打肿痛，疮痈肿痛，毒蛇咬伤。

蓝花荆芥 ▼

【基源】唇形科荆芥属植物蓝花荆芥 *Nepeta coerulescens* Maxim. 的干燥地上部分。

【形态特征】多年生草本；茎高 25~42cm。叶披针状长圆形，长 2~5cm，宽 0.9~2.1cm，生于侧枝上的小许多，边缘浅锯齿状，纸质。轮伞花序生于茎端 4~10 节上，密集成长 3~5cm 卵形的穗状花序；苞叶叶状，向上渐变小，近全缘，发蓝色，苞片线形或线状披针形，发蓝色，被睫毛。花萼口部极斜。花冠蓝色。小坚果卵形，褐色。花期 7~8 月，果期 8 月以后。

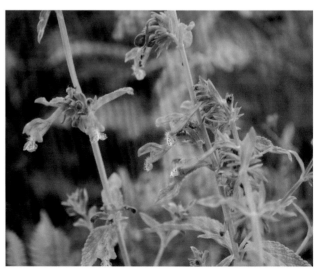

【习性与分布】生于山坡上或石缝中，海拔 3300~4400m。分布于甘肃、青海、四川、西藏。

【挥发油含量】超临界萃取的干燥全草的得油率为 0.40%。

【芳香成分】叶菊等（2016）用超临界 CO₂ 萃取法提取的青海玉树产蓝花荆芥干燥全草挥发油的主要成分为：亚麻酸（25.69%）、十八烷酸（8.11%）、十六烷酸（7.55%）、二十烷（5.18%）、羽扇烯酮（4.45%）、己酸丁酯（4.16%）、N-(2- 三氟甲基苯)-3- 吡啶甲酰胺肟(3.47%)、羽扇豆醇(3.09%)、溴代十八烷（2.23%）、β – 谷固醇（1.91%）等。

【性味与功效】味辛，性温。散瘀消肿，止血止痛，解表散风，透疹。治感冒，头痛，麻疹，风疹，便血，崩漏，产后血晕等。

藏荆芥

【基源】唇形科荆芥属植物藏荆芥 Nepeta angustifolia C. Y. Wu 的地上部分。

【形态特征】多年生草本。茎直立，高约60cm，多分枝，钝四棱形。茎叶线状披针形，长 4~2cm，宽 0.7~0.8cm，近全缘，或疏生 1~3 对锯齿；苞叶与茎叶同形，略近于钻石形，向上渐小，全缘。轮伞花序腋生，1~5 花；苞片线形。花萼管状，二唇形。花冠蓝色或紫色，长 2.5~3cm，冠檐二唇形。小坚果长圆状卵形，长约 3mm，宽约 2mm。花期 7~9 月。

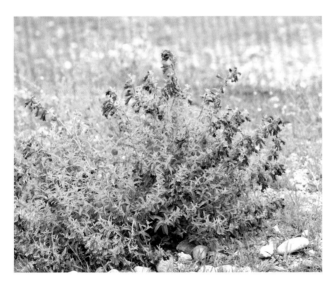

【习性与分布】生于山坡草地，海拔 4200~4500m。分布于西藏。

【挥发油含量】水蒸气蒸馏的干燥全草的得油率为 1.00%。

【芳香成分】胡丹丹等（2016）用顶空萃取法提取的藏荆芥叶挥发油的主要成分为：荆芥内酯(73.24 %)、4- 甲基 –1– 异丙烯 – 环己烯（14.56%）、里那醇（2.45%）、β – 石竹烯（1.59%）、α – 毕澄茄油烯（1.40 %）、β – 波旁烯（1.00%）等；花穗挥发油的主要成分为：荆芥内酯(79.61 %)、4- 甲基 –1– 异丙烯 – 环己烯（10.92%）、里那醇（3.42%）等。

【性味与功效】味辛，性凉。息风止痉，消肿止痛。治癫痫抽搐，创伤肿痛。

凉粉草

【基源】唇形科凉粉草属植物凉粉草 Mesona chinensis Benth. 的地上部分。

【形态特征】草本，直立或匍匐。茎高 15~100cm，茎、枝四棱形。叶狭卵圆形至近圆形，长 2~5cm，宽 0.8~2.8cm，在小枝上者较小，边缘具锯齿。轮伞花序多数，组成顶生总状花序；苞片圆形或菱状卵圆形。花萼花时钟形，果时筒状或坛状筒状。花冠白色或淡红色，小，冠檐二唇形。小坚果长圆形，黑色。花、果期 7~10 月。

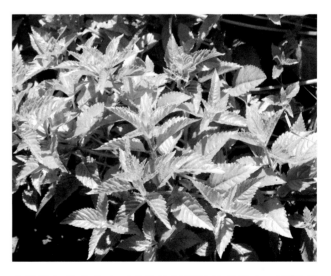

【习性与分布】生于水沟边及干沙地草丛中。喜温暖湿润气候，忌干旱和积水，较耐荫。分布于台湾、浙江、江西、广东、广西。

【挥发油含量】水蒸气蒸馏的干燥叶的得油率为 0.11%；超临界萃取的干燥叶的得油率为 0.25%。

【芳香成分】凉粉草全草挥发油的主成分多为十六酸（49.21%~59.18%），也有主成分不同的报告。陈飞龙等（2012）用水蒸气蒸馏法提取的广东产凉粉草干燥叶挥发油的主要成分为：十六酸（49.21%）、亚油酸（15.45%）、油酸（5.27%）、十四烷酸（2.53%）、六氢法呢基丙酮（2.14%）、金合欢醇丙酮（2.01%）、十七酸（1.45%）、十八酸（1.41%）、十五酸（1.27%）、4(12),8(13)-石竹二烯-5β-醇（1.16%）、石竹烯醇-Ⅱ（1.10%）、T-依兰油醇（1.08%）、植醇（1.05%）、松香油（1.03%）等。卢四平等（2014）用超声波辅助水蒸气蒸馏法提取的广东阳江产凉粉草干燥全草挥发油的主要成分为：邻-丁子香酚（13.93%）、n-棕榈酸（12.74%）、α-荜澄茄醇（7.84%）、反式-石竹烯（6.58%）、石竹烯氧化物（5.47%）、亚油酸（3.48%）、白菖烯（3.32%）、亚麻酸（3.17%）、橙花叔醇（2.89%）、(Z,Z,X)-1,5,9,9-四甲基-1,4,7-环十一碳三烯（1.99%）、杜松烯（1.99%）、龙脑（1.98%）、9,17-八面体癸二烯醛（1.87%）、6,10-二甲基-5,9-双烯-2-酮（1.69%）、7-甲氧基-2,2-二甲基色烯（1.58%）、二氢猕猴桃内酯（1.29%）、植酮（1.26%）、[1R-(1α,β,α,7β)]-1,2,3,3a,4,5,6,7-八氢-1,4-二甲基-7-(1-甲基乙烯基)-薁（1.20%）、十四烷酸（1.13%）、左旋乙酸冰片酯（1.09%）等。

【性味与功效】味甘、淡，性寒。消暑，清热，凉血，解毒。治中暑，糖尿病，黄疸，泄泻，痢疾，高血压病，肌肉、关节疼痛，急性肾炎，风火牙痛，烧烫伤，丹毒，梅毒，漆过敏。

荆芥 ▼

【基源】唇形科裂叶荆芥属植物多裂叶荆芥 Schizonepeta multifida (Linn.) Briq. 的茎叶和花穗，茎叶的芳香成分未见报道。裂叶荆芥（荆芥）Schizonepeta tenuifolia (Benth.) Brig. 的茎叶和花穗分别以荆芥和荆芥穗的药名《药典》入药。

【形态特征】多年生草本。茎高可达40cm，侧枝通常极短。叶卵形，羽状深裂，有时浅裂至近全缘，长

2.1~3.4cm，宽1.5~2.1cm。花序为由多数轮伞花序组成的顶生穗状花序；苞片叶状，上部的渐变小，卵形，变紫色，小苞片卵状披针形或披针形，带紫色。花萼紫色，基部带黄色。花冠蓝紫色。小坚果扁长圆形，褐色。花期7~9月，果期在9月以后。

【习性与分布】生于松林林缘、山坡草丛中或湿润的草原上，海拔1300~2000m。分布于内蒙古、辽宁、河北、山西、河南、陕西、甘肃。

【挥发油含量】水蒸气蒸馏的花穗的得油率为1.34%。

【芳香成分】藏友维等（1988）用水蒸气蒸馏法提取的多裂叶荆芥花穗挥发油的主要成分为：胡薄荷酮（41.63%）、薄荷酮（27.67%）、甲基异丙基氢萘酮（2.75%）、4,5-二乙基-3,5-辛二烯（1.82%）、异松油烯（1.64%）、3,5-二甲酰基-2,4-二羟基-6-甲基苯甲酸（1.60%）、马鞭草烯酮（1.42%）、环辛烯酮（1.17%）等。

【性味与功效】味辛、微苦，性微温。祛风，解表，透疹，止血。治感冒发热，头痛，目痒，咳嗽，咽喉肿痛，麻疹，痈肿，疮疥，衄血，吐血，便血，崩漏，产后血晕。

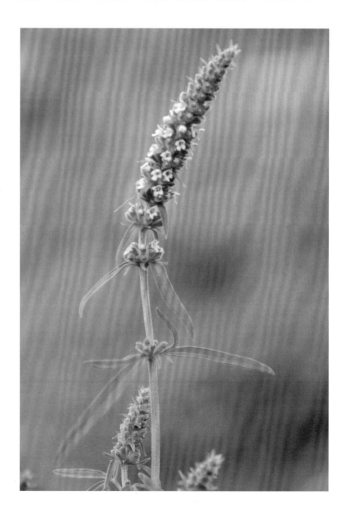

荨麻叶龙头草 ▼

【基源】唇形科龙头草属植物荨麻叶龙头草 *Meehania urticifolia* (Miq.) Makino 的全草。

【形态特征】多年生草本，高20~40cm。叶片纸质，心脏形或卵状心脏形，长3.2~8.2cm，宽2.6~6.8cm。花组成轮伞花序，苞片向上渐变小；小苞片钻形。花萼钟形；花冠淡蓝紫色至紫红色，长2.2~4cm，雄蕊4，略二强；花盘杯状。小坚果卵状长圆形，近基部腹面微呈三棱形，基部具一小果脐。花期5~6月，果期6月。

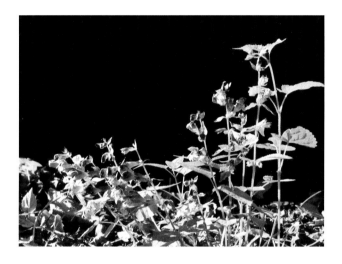

【习性与分布】生于混交林或针叶林林下苔藓中阴湿处。分布于辽宁、吉林。

【芳香成分】黄建军等（2013）用水蒸气蒸馏法提取的吉林临江产荨麻叶龙头草干燥全草挥发油的主要成分为：石竹烯氧化物（19.92%）、荜澄茄油萜（8.02%）、α-杜松醇（6.18%）、蓝桉醇（6.17%）、石竹烯（5.19%）、环氧异香橙烯（3.13%）、β-榄香烯（3.05%）、3,7-二甲基-1,6-辛二烯-3-醇（2.94%）、香橙烯氧化物-(2)（2.85%）、二十烷（2.79%）、1S-顺-1,2,3,5,6,8a-六氢-4,7-二甲基-1-(1-甲基乙基)-萘（2.21%）、环氧异香橙烯（1.95%）、α-依兰油烯（1.58%）、6,10,14-三甲基-十五烷-2-酮（1.45%）、1-十六碳炔（1.44%）、1-辛烯-3-醇（1.41%）、叶绿醇（1.41%）、棕榈酸（1.38%）、2-甲基-1-苯基-2-丙烯-1-醇（1.24%）、(-)-葎草烯环氧化物Ⅱ（1.14%）、香树烯（1.06%）等。

【性味与功效】清热解毒，消肿止痛，补血。治毒蛇咬伤。

毛叶西香罗勒 ▼

【基源】唇形科罗勒属植物毛叶丁香罗勒 *Ocimum gratissimum* Linn.var. *suave* (Willd.) Hook. f. 的全草。

【形态特征】直立灌木，极芳香。茎高0.5~1m，多分枝，干时红褐色。叶长圆形，长5~12cm，宽1.5~6cm，向上渐变小，边缘疏生具胼胝尖的圆齿，坚纸质，微粗糙；花序下部苞叶长圆形，细小。总状花序顶生及腋生，由具6花的轮伞花序所组成；苞片卵圆状菱形至披针形。花萼钟形。花冠白黄至白色。小坚果近球状，褐色。花期10月，果期11月。

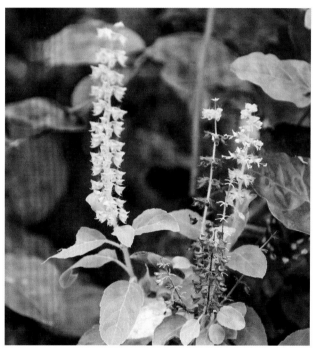

【习性与分布】适应性强。分布于江苏、浙江、福建、台湾、广东、广西、云南。

【挥发油含量】水蒸气蒸馏的新鲜全草的得油率为0.64%~1.27%。

【芳香成分】喻学俭等（1986）用水蒸气蒸馏法提取的云南西双版纳产毛叶丁香罗勒新鲜全草挥发油的主要成分为：丁香酚（80.33%）、β-罗勒烯（12.89%）、β-荜澄茄烯（4.24%）等。

【性味与功效】味辛，性温。疏风发表，化湿和中，散瘀止痛。治外感风寒，头痛，脘腹胀痛，消化不良，泄泻风湿痹痛，湿疹瘙痒，跌打瘀肿，蛇咬伤。

罗勒 ▼

【基源】唇形科罗勒属植物罗勒 *Ocimum basilicum* Linn. 的全草。

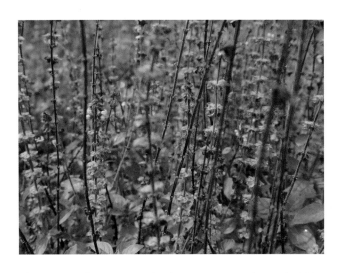

【形态特征】一年生草本,高20~80cm。茎直立,多分枝。叶卵圆形,长2.5~5cm,宽1~2.5cm,边缘具不规则牙齿或近于全缘。总状花序顶生于茎、枝上,由多数具6花交互对生的轮伞花序组成;苞片细小,倒披针形。花萼钟形,萼齿5。花冠淡紫色,或上唇白色下唇紫红色。小坚果卵珠形,黑褐色,基部有1白色果脐。花期通常7~9月,果期9~12月。

【习性与分布】喜温暖。分布于新疆、吉林、河北、浙江、江苏、江西、湖北、湖南、广东、广西、福建、台湾、贵州、云南、四川、河南、安徽。

【挥发油含量】水蒸气蒸馏的全草的得油率为0.11%~2.66%,超临界萃取的全草的得油率为0.37%~4.96%。

【芳香成分】罗勒挥发油成分的研究报告较多,全草挥发油的主成分有:芳樟醇(26.12%~69.83%)、草蒿脑(28.50%~83.08%)等。也有主成分不同的报告。帕丽达等(2006)用水蒸气蒸馏法提取的新疆吐鲁番产罗勒新鲜全草挥发油的主要成分为:芳樟醇(47.98%)、茴香脑(14.50%)、表圆线藻烯(7.57%)、杜松烯醇(7.40%)、桉叶油素(2.22%)、β-古芸烯(2.11%)、异喇叭烯(1.90%)、樟脑(1.40%)、胡萝卜醇(1.26%)、小茴香酮(1.26%)等。袁旭江等(2012)用水蒸气蒸馏法提取的广州产罗勒阴干全草挥发油的主要成分为:

草蒿脑(83.08%)、芳樟醇(4.73%)、τ-杜松醇(2.72%)、桉叶油素(2.25%)、2,6-二甲基-6-(4-甲基-3-戊烯基)-双环[3.1.1]庚-2-烯(1.12%)等。郭向阳(2019)用顶空萃取法提取的浙江金华产罗勒干燥茎叶挥发油的主要成分为:反-3-戊基-2-丁酸甲酯(52.99%)、芳樟醇(17.05%)、表二环倍半水芹烯(4.08%)、大根香叶烯D(3.07%)、β-榄香烯(2.97%)、草蒿脑(2.51%)等。黄丽沄等(2018)用水蒸气蒸馏法提取的罗勒全草挥发油的主要成分为:酞酸二乙酯(49.95%)、丁香酚(39.55%)、石竹烯(4.73%)、草蒿脑(3.95%)等。陈娜等(2018)用水蒸气蒸馏法提取的安徽亳州产罗勒盛花期新鲜全草挥发油的主要成分为:肉桂酸甲酯(32.08%)、芳樟醇(23.39%)、(Z)-3,7-二甲基-2,6-辛二烯醛(11.63%)、(Z)-3,7-二甲基-2,6-辛二烯-1-醇(4.27%)、香叶醇(2.49%)、樟脑(1.78%)、Tau.-杜松醇(1.75%)、桉油精(1.69%)、乙酸橙花酯(1.42%)、α-松油醇(1.21%)等。宋佳昱等(2016)用顶空固相微萃取法提取的海南儋州产'莴苣'罗勒新鲜叶挥发油的主要成分为:桉树脑(56.29%)、芳樟醇(19.93%)、Di-表-à-雪松烯(5.22%)、莰烯(1.85%)、3-蒈烯(1.80%)等。朱亮锋等(1993)用水蒸气蒸馏法提取的广东广州产罗勒新鲜全草挥发油的主要成分为:大茴香醚(91.52%)、丁香酚甲醚(3.11%)、小茴香醇(1.07%)、芳樟醇(1.03%)等。王弘等(1998)用水蒸气蒸馏法提取的福建同安产罗勒全草挥发油的主要成分为:丁香酚(49.47%)、4-松油醇(1.56%)、己酸(1.14%)、十六酸(1.12%)等。胡西旦·格拉吉丁(2008)用水蒸气蒸馏法提取的新疆库车产罗勒干燥全草挥发油的主要成分为:α-萜品油烯(30.97%)、香桧烯醇(20.57%)、α-萜品油(6.87%)、β-月桂烯(4.75%)、δ-愈创水烯(3.19%)、杜松烯(3.16%)、α-荜澄茄油烯(2.87%)、表-双环倍半水芹烯(2.71%)、丁香烯(2.33%)、β-榄香烯(1.91%)、1-辛烯基甲酯(1.84%)、香芹酮(1.74%)、β-桉叶醇(1.59%)、E-柠檬醛(1.15%)、斯巴醇(1.14%)、萜品烯-4-醇(1.00%)等。王艳等(2010)用超临界 CO_2 萃取法提取的广东佛山产罗勒干燥叶挥发油的主要成分为:亚麻酸(27.69%)、芳樟醇(12.96%)、(+)-表-双环倍半水芹烯(7.53%)、m-丁香酚(5.88%)、棕榈酸

（5.38%）、γ-杜松烯（5.28%）、反式肉桂酸甲酯（3.44%）、α-香柠檬烯（2.47%）、β-石竹烯氧化物（1.91%）、β-石竹烯（1.68%）、角鲨烯（1.68%）、茴香脑（1.67%）、硬脂酸（1.54%）、β-荜澄茄油烯（1.52%）、二十五烷（1.39%）、α-葎草烯（1.42%）、库贝醇（1.07%）等。张帅等（2011）用水蒸气蒸馏法提取的浙江金华产罗勒干燥全草挥发油的主要成分为：丁子香酚甲醚（33.63%）、蒿脑（32.77%）、α-香柠檬烯（9.40%）、桉叶油素（6.73%）、α-荜澄茄烯（3.49%）、芳樟醇（2.13%）、γ-荜澄茄烯（1.59%）、右旋樟脑（1.27%）等；广东东莞产罗勒全草挥发油的主要成分为：τ-杜松醇（18.51%）、n-十六酸（9.00%）、蒿脑（7.96%）、芳樟醇（6.97%）、γ-荜澄茄烯（5.91%）、β-榄香烯（4.33%）、(-)-斯巴醇（3.76%）、DL-乙酸异冰片酯（3.38%）、γ-古芸烯（3.20%）、大根香叶烯D（2.89%）、肉豆蔻醚（2.87%）、δ-愈创木珀珈烯（2.68%）、异丁子香烯（2.08%）、β-桉叶油醇（2.07%）、反式-橙花叔醇（1.99%）、顺式-α-烯-8-醇（1.82%）、(Z)6,(Z)9-十五碳二烯-1-醇（1.73%）、α-愈创木烯（1.33%）、α-石竹烯（1.25%）、β-芹子烯（1.05%）、亚油酸甲酯（1.05%）、龙脑（1.01%）、α-香柠檬烯（1.00%）等。

【性味与功效】味辛、甘，性温。疏风解表，化湿和中，行气活血，解毒消肿。治感冒头痛，发热咳嗽，中暑，食积不化，不思饮食，脘腹胀满疼痛，呕吐泻痢，风湿痹痛，遗精，月经不调，牙痛口臭，皮肤湿疮，瘾疹瘙痒，跌打损伤，蛇虫咬伤。

罗勒子 ▼

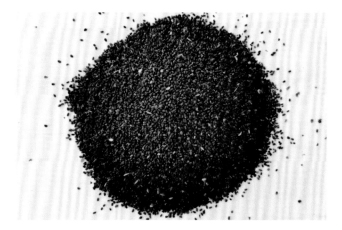

【基源】唇形科罗勒属植物罗勒 *Ocimum basilicum* Linn. 的果实。

【形态特征】同罗勒。

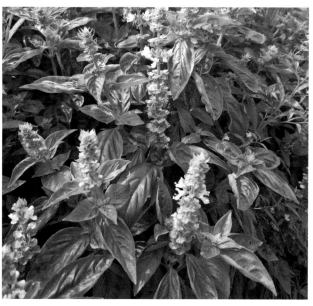

【习性与分布】同罗勒。

【挥发油含量】水蒸气蒸馏的果实的得油率为0.21%~1.03%；同时蒸馏萃取的果实的得油率为1.58%。

【芳香成分】阿布都许库尔·吐尔逊等（2013）用水蒸气蒸馏法提取的新疆产罗勒果实挥发油的主要成分为：三十一酸甲酯（18.56%）、对烯丙基茴香醚（7.04%）、γ-谷甾醇（6.52%）、Z,Z,Z-7,10,13-十六碳三烯（5.88%）、1,2-环氧十九烷（5.06%）、3-甲基丁醛（4.8%）、2-呋喃甲醛（4.08%）、吡咯（3.62%）、丙酮（3.22%）、2-甲基丁醛（2.80%）、2-甲基丙醛（2.48%）、苯乙醛（2.32%）、三十六烷（1.98%）、2-甲氧基苯酚（1.64%）、丁子香酚（1.62%）、甲硫醇（1.46%）、5-甲基-2-呋喃甲醛（1.44%）、乙醛（1.30%）、β-谷甾醇（1.28%）、甲苯（1.16%）、1-甲基吡咯（1.06%）、十八酸（1.06%）等；胡尔西丹·伊麻木等（2012）用水蒸气蒸馏法提取的新疆和田产罗勒果实挥发油的主要成分为：亚麻油酸（13.83%）、棕榈酸（13.80%）、长叶薄荷酮（8.31%）、(-)-斯巴醇（6.72%）、正二十一烷（5.34%）、2,2-二甲基-环己酮酸（4.06%）、香茅酸（4.06%）、二十六烷（4.02%）、十四酸（2.74%）、薄荷醇（2.46%）、六氢化法尼基丙酮（1.91%）、τ-杜松醇（1.67%）、斯巴醇（1.52%）、异斯巴醇（1.40%）、

β－羟基苯甲醛（1.12%）、5-甲基-2-异丙基环己酮（1.07%）、β－紫罗酮（1.05%）、薄荷呋喃（1.05%）、α－松油醇（1.01%）等。孙莲等（2019）用水蒸气蒸馏法提取的新疆叶城产罗勒干燥成熟种子挥发油的主要成分为：2,2-二甲基戊酸（38.78%）、10,12-十八碳二炔酸（4.95%）、丁二酸（4.71%）、1-二十二烷醇（4.37%）、十八烷基乙烯基醚（4.29%）、8,11-十八碳二炔酸甲酯（2.82%）、紫苏醛（2.64%）、D-柠檬烯（2.52%）、3,6-2H-4-甲基-2-(2-甲基-1-丙烯基)-2H吡喃（2.23%）、7-二环[4.1.0]庚-7-亚乙基双环[4.1.0]庚烷（1.94%）、亚硝酸戊酯（1.89%）、镰叶芹醇（1.46%）、3-硝基丁苯（1.44%）、4,6-二甲基-5-羟基-6-庚烯-3-酮（1.36%）、L-E-松香芹醇（1.36%）、2-环丁烯砜（1.08%）、2,3,4,6-四甲基-丁基-苯酮（1.14%）、6,9,12,15-二十二碳四烯酸甲酯（1.02%）等；同时蒸馏萃取法提取的罗勒果实挥发油的主要成分为：5-甲基-1-庚烯-4-醇（19.40%）、苯并环丙烯（6.83%）、3,6-二氢-4-甲基-2-(2-甲基-1-丙烯基)-2H吡喃（5.42%）、1-硬脂酰-1H-1,2,4-三唑（4.09%）、10,12-十八碳二炔酸（4.84%）、紫苏醇（3.75%）、5-乙烯基-吡唑（3.25%）、紫苏醛（3.21%）、D-柠檬烯（3.12%）、苯并环丁烯酮（2.80%）、8,11-十八碳二炔酸甲酯（2.72%）、L-E-松香芹醇（2.69%）、乙基吡嗪（2.66%）、十八烷基乙烯基醚（1.95%）、7-二环[4.1.0]庚-7-亚乙基双环[4.1.0]庚烷（1.89%）、亚硫酰氯（1.79%）、3,3-二甲基-2-氧代半水合物-丁醛（1.51%）、3-硝基丁苯（1.47%）、3,5,5-三甲基环己烯（1.32%）、4,7,10-十六碳三烯酸甲酯（1.32%）、3-乙基-5-(2-乙基丁基)-十八烷（1.29%）、4-环辛烯-1-甲醛（1.23%）、DL-β-2-噻吩基-丝氨酸（1.22%）、4-十八碳烯醛（1.14%）、4-甲基-2-氧戊腈（1.00%）等。孙莲等（2011）用超临界CO$_2$萃取法提取的罗勒果实挥发油的主要成分为：亚油酸(68.70%)、三十酸甲酯(5.22%)、棕榈酸(3.69%)、穿贝海绵甾醇(3.45%)、E-角鲨烯(2.55%)、正二十九烷(1.58%)、正三十三烷(1.58%)、14-甲基-8-十六烯-1-醇(1.31%)、二十酸甲酯(1.13%)等。

【性味与功效】味甘、辛，性凉，可明目，治目赤肿痛、角膜云翳。

毛罗勒 ▼

【基源】唇形科罗勒属植物毛罗勒（疏柔毛罗勒）*Ocimum basilicum* Linn. var. *pilosum* (Milld.) Benth. 的全草。

【形态特征】这一变种与原变种不同在于茎多分枝上升，叶小，长圆形，叶柄及轮伞花序极多疏柔毛，总状花序延长。一年生草本植物，茎高0.2~0.8m，披疏柔毛，叶片矩圆形。轮伞花序，长10~20cm，密披疏柔毛，花冠淡紫色。果实小而坚实，外裹一层胶膜，泡入水中吸水润胀成一层厚厚透明胶体。6月开花，7月结实。

【习性与分布】生长于山坡阴湿处。分布于河北、河南、浙江、江苏、安徽、江西、福建、台湾、广东、广西、贵州、四川、云南。

【挥发油含量】水蒸气蒸馏的全草的得油率为0.57%~3.02%。

【芳香成分】疏柔毛罗勒全草挥发油的主成分多为蒿脑（44.71%~56.79%），也有主成分不同的报告。王兆玉等（2015）用水蒸气蒸馏法提取的广东汕尾产疏柔毛罗勒盛花期风干全草挥发油的主要成分为：蒿脑（56.79%）、芳樟醇（10.73%）、α-杜松醇（3.36%）、桉叶脑（3.11%）、乙酸冰片酯（2.89%）、α-紫穗槐烯（1.71%）、β-榄香烯（1.50%）、双环吉玛烯（1.24%）、吉玛烯D（1.12%）、松茸醇（1.06%）等。刘超祥等（2016）用水蒸气蒸馏法提取的安徽亳州产疏柔毛罗勒全草挥发油的主要成分为：反-3-苯基-2-丙烯酸甲酯（44.16%）、乙酸小茴香酯（17.01%）、(S)-2,5,5,8-四甲基-1,2,3,6-四氢化奈（9.92%）、香叶醇（3.05%）、3-(1,3-丁间二烯基)-2,4,4-三甲基-环己烯（2.42%）、顺-3-苯基丙烯酸甲酯（2.35%）、1,2,3,4,5,6,7,8,8a-八氢-1,4-二甲基-7-(1-异丙烯基)甘菊环烃（1.52%）、香树烯（1.35%）、β-瑟林烯（1.09%）等。谷臣华等（1997）用水蒸气蒸馏法提取的湖南湘西产疏柔毛罗勒全草挥发油的主要成分为：顺-橙花醇（29.85%）、反-橙花醛（26.87%）、反-β-法尼烯（6.82%）、反-橙花醇（5.96%）、菲草烯（5.63%）、反-乙酸橙花酯（1.96%）、2-甲

基 -3- 甲叉 -2-(4- 甲基 -3- 戊烯基)- 二环 [2.2.1] 庚烷（1.95%）、4- 乙基 -2,2,4- 三甲基 -3-(l- 甲基乙烯基)- 环乙烷甲醇（1.93%）、4- 甲基 -5- 庚烯 -5- 酮（1.86%）、1,3- 二甲基 -8-(1- 甲基乙基)- 三环 [4.4.0.0$^{2.7}$] 癸 -3- 烯（1.86%）、(la α ,3a α ,3b β ,6a β ,6b α)- 十氢 -3a- 甲基 -6- 甲叉 -1-(1- 甲基乙基)- 环丁 [1,2,3,4] 二环戊烯（1.85%）、2,3,4,4a,5,6,7,8- 八氢 -1,1,4a,7- 四甲基 - 苯并环庚烯 -7- 醇（1.61%）等。陈友地等（1995）用水蒸气蒸馏法提取的江苏南京产疏柔毛罗勒风干全草挥发油的主要成分为：香叶醛（32.90%）、橙花醛（21.80%）、橙花醇（16.80%）、乙酸橙花酯（4.20%）、4,11,11- 三甲基 -8- 甲撑 - 双环 [7.2.0] 十一烯（3.20%）、八氢 -3,8,8- 三甲基 -6- 甲撑 -3,7- 甲撑薁 -5- 醇（2.50%）、β - 瑟林烯（2.10%）、1,3,3- 三甲基双环 [2.2.1]- 乙酸庚酯（1.30%）、葎草烯（1.30%）、对甲氧基苯丙烯（1.20%）等。

【性味与功效】味辛，性温。健脾化湿，祛风活血。治湿阴脾胃，纳呆腹痛，呕吐腹泻，外感发热，月经不调，跌打损伤，皮肤湿疹。

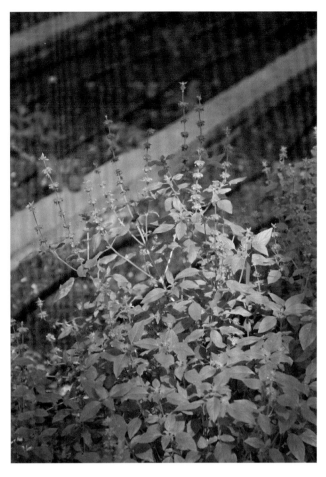

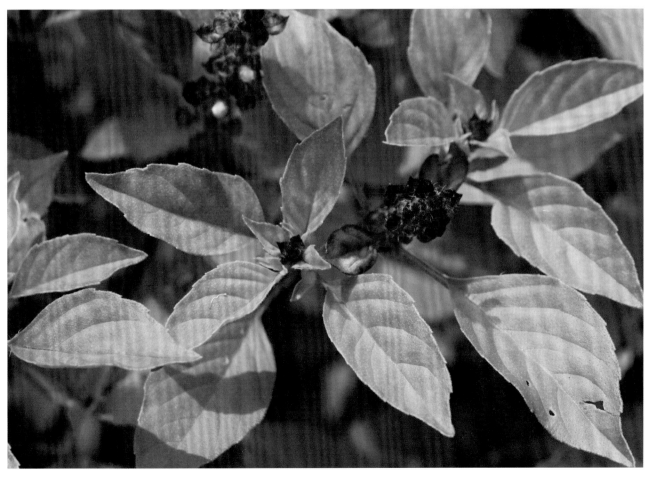

迷迭香 ▼

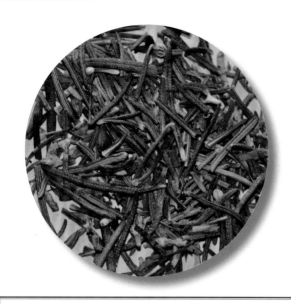

【基源】唇形科迷迭香属植物迷迭香 *Rosmarinus officinalis* Linn. 的全草。

【形态特征】灌木，高达 2m。茎及老枝圆柱形，皮层暗灰色，不规则的纵裂，块状剥落，幼枝四棱形，密被白色星状细绒毛。叶常在枝上丛生，叶片线形，长 1~2.5cm，宽 1~2mm，全缘，向背面卷曲，革质，下面密被白色的星状绒毛。花近无梗，对生，少数聚集在短枝的顶端组成总状花序；苞片小。花萼卵状钟形。花冠蓝紫色。花期 11 月。

【习性与分布】喜夏季冷凉，冬天严寒，日夜温差大的生境；喜温暖，耐干旱，忌高温高湿环境；喜阳光。云南、新疆、贵州、广西、北京有栽培。

【挥发油含量】水蒸气蒸馏的全草的得油率为 0.40%~2.90%，超临界萃取的得油率为 1.18%~8.87%，有机溶剂萃取的得油率为 2.00%~3.00%；超声辅助萃取的干燥全草的得油率为 1.54%。

【芳香成分】迷迭香全草挥发油成分的报告较多，第一主成分有：α-蒎烯（24.92%~43.36%）、1,8-桉叶素（10.93%~69.33%）、樟脑（24.69%~31.21%）等，也有主成分不同的报告。林霜霜等（2017）用水蒸气蒸馏法提取的福建产迷迭香新鲜全草挥发油的主要成分为：1,8-桉叶素（20.69%）、乙酸龙脑酯（11.37%）、2-茨醇（10.96%）、3,7-二甲基-2,6-辛二烯-1-醇（7.94%）、马苄烯酮（6.82%）、芳樟醇（4.40%）、

D-樟脑（4.06%）、邻异丙基甲苯（2.82%）、(+)-柠檬烯（2.72%）、(−)-4-萜品醇（2.38%）、氧化石竹烯（2.21%）、甲基丁香酚（2.04%）、2,6-二甲基-1,3,5-庚三烯（1.89%）、反式石竹烯（1.65%）、(S)-顺式-马鞭草烯醇（1.36%）、乙酸香叶酯（1.34%）、3-松莰酮（1.34%）、月桂烯（1.06%）等。周君健等（2019）用超临界 CO$_2$ 萃取法提取的迷迭香干燥全草挥发油的主要成分为：丁香酚（21.23%）、β-石竹烯（13.46%）、樟脑（7.99%）、α-松油醇（7.51%）、桉叶油醇（5.74%）、(1S,8aR)-1-异丙基-4,7-二甲基-1,2,3,5,6,8a-六氢萘（5.35%）、2-茨醇（4.65%）、1,1,4,4-四甲基-2,5-二亚甲基-环己烷（2.48%）、乙酸丁香酚酯（2.23%）、(+)-γ-荜澄茄烯（1.89%）、(−)-α-依兰油烯（1.84%）、石竹素（1.72%）、石竹烯氧化物（1.72%）、茉莉酸甲酯（1.66%）、葎草烯（1.52%）、(−)-α-荜澄茄油烯（1.47%）、马苄烯酮（1.38%）、4-萜烯醇（1.04%）等。董文宾等（1995）用水蒸气蒸馏法提取的陕西产迷迭香全草挥发油的主要成分为：2-庚烯（29.70%）、1,8-桉叶油素（23.40%）、樟烯

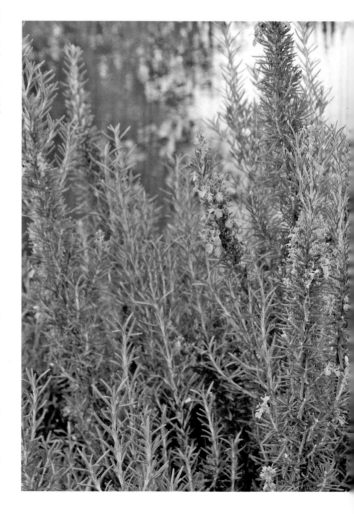

（7.90%）、樟脑（5.60%）、环莳烯（4.80%）、柠檬烯（4.40%）、1,7,7-三甲基二环[2.2.1]-2-庚醇乙酸酯（3.10%）、α-菲兰烯（2.80%）、4,11,11-三甲基-8-亚甲基二环[7.2.0]-4-十一烯（2.10%）、1,7,7-三甲基二环[2.2.1]-2-庚醇（1.70%）、香叶烯（1.70%）、4,6,6-三甲基二环[3.1.1]庚烯-2-酮（1.60%）、γ-松油烯（1.30%）、α-桉油醇（1.30%）、2,6,9,9-四甲基-1,4,8-环十一三烯（1.00%）等。孔静思等（2011）用水蒸气蒸馏法提取的上海产迷迭香干燥叶挥发油的主要成分为：樟脑（31.21%）、1,8-桉叶油素（27.51%）、α-蒎烯（4.94%）、1-亚甲-4-(1-甲基-乙烯基)-环己烷（4.73%）、2-莰醇（4.51%）、左旋乙酸龙脑酯（3.79%）、对伞花烃（3.52%）、莰烯（2.74%）、3-辛酮（2.72%）、α-松油醇（2.30%）、芳樟醇（1.72%）、马鞭草烯醇（1.28%）、降莰烷（1.26%）、(-)-4-萜品醇（1.14%）等。

【性味与功效】味辛，性温。发汗，健脾，安神，止痛。治各种头痛，防止早期脱发。

牛至 ▼

【基源】唇形科牛至属植物牛至 *Origanum vulgare* Linn. 的全草。

【形态特征】多年生草本或半灌木，通常高25~60cm。叶片卵圆形，长1~4cm，宽0.4~1.5cm，全缘或有远离的小锯齿，上面亮绿色，常带紫晕；苞叶常带紫色。伞房状圆锥花序，多花密集，由多数小穗状花序所组成；苞片长圆状倒卵形至倒披针形，锐尖，绿色或带紫晕。花萼钟状。花冠紫红、淡红至白色，管状钟形。小坚果卵圆形，褐色，花期7~9月，果期10~12月。

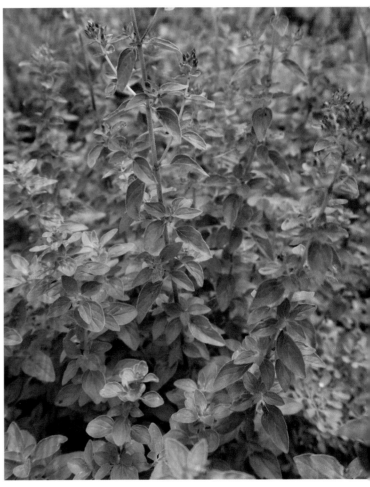

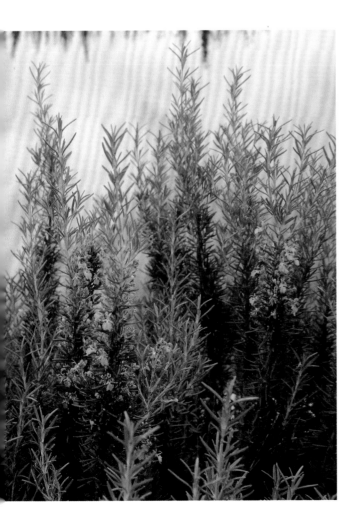

【习性与分布】生于路旁、山坡、林下及草地，海拔500~3600m。喜温暖、光照，较耐寒、耐湿、抗干旱。分布于河南、湖北、湖南、江西、云南、贵州、四川、甘肃、新疆、陕西、广东、广西、上海、安徽、江苏、浙江、福建、台湾、西藏。

【挥发油含量】水蒸气蒸馏的全草或叶的得油率为 0.10%~3.20%；超临界萃取的叶的得油率为 0.70%~3.45%。

【芳香成分】牛至全草挥发油的主成分有：百里香酚（27.28%~58.52%）、香荆芥酚（28.96%~76.12%）、甲基丁香酚（16.46%~30.55%）等，也有主成分不同的报告。霍务贞等（2010）用水蒸气蒸馏法提取的牛至干燥全草挥发油的主要成分为：香荆芥酚（28.96%）、百里香酚（15.50%）、十氢 -3a- 甲基 -6- 亚甲基 -1-(1- 甲基乙基)- 环丁基 -[1.2.3.4] 二戊烯环（9.49%）、石竹烯（7.75%）、1- 甲氧基 -4- 甲基 -2-(1- 甲基乙基)- 苯（7.45%）、石竹素（4.94%）、2- 甲氧基 -4- 甲基 -1-(1- 甲基乙基)- 苯（3.68%）、1- 甲基 -4-(1- 甲基乙基)- 苯（3.29%）、1,2,3,4,4a,6,8a- 八氢 -7- 甲基 -4- 甲基乙基 -1-(1- 甲基乙基)-(1α,4a,8a) 萘（3.10%）、甲基水杨酸（2.29%）、匙叶桉油烯醇（1.31%）、长叶烯（1.31%）、1- 甲基 -4-(1- 甲基乙基)-1,4- 环己二烯（1.15%）等。宫海燕等（2018）用水蒸气蒸馏法提取的新疆和田昆仑山产牛至干燥全草挥发油的主要成分为：β - 香茅醇(85.30%)、香茅醇乙酸酯（5.20%)、顺式 - 玫瑰醚（1.80%）、β - 香茅醛（1.20%）、喇叭茶醇（1.20%）等；河南商丘产牛至干燥全草挥发油的主要成分为：百里香酚（42.90%）、香茅醇（12.20%）、β - 石竹烯（7.80%）、p- 伞花烃 -2- 醇（7.50%）、m- 伞花烃（7.40%）、百里香酚甲醚（4.20%）、石竹烯氧化物（2.20%）、γ - 萜品烯（1.90%）、l- 茨醇（1.20%）等；安徽产牛至干燥全草挥发油的主要成分为：1,8- 桉树脑（20.80%）、β - 石竹烯（10.20%）、丁子香酚甲醚（9.80%）、香茅醇（8.80%）、β - 芳樟醇（5.50%）、α - 蛇麻烯（4.90%）、1,2- 二甲氧基 -4-(2- 甲氧基 -1- 丙烯基) 苯（3.62%）、顺式 - 细辛醚（3.21%）、石竹烯氧化物（2.50%）、肉豆蔻醚(2.50%)、p- 伞花烃 -2- 醇（2.40%）、β - 甜没药烯（2.20%）、柠檬烯（1.80%）、α - 侧柏酮（1.70%）、α - 珀玴烯（1.70%）、α - 反式 - 香柑油烯（1.60%）、百里香酚（1.50%）、细辛醚（1.30%）、β - 蒎烯（1.10%）等；新疆伊犁产牛至干燥全草挥发油的主要成分为：石竹烯氧化物（32.90%）、β - 石竹烯（17.70%）、香茅醇（10.20%）、大根香叶烯（9.80%）、β - 甜没药烯（6.80%）、α - 蛇麻烯（5.60%）、α - 松油醇（3.90%）、(E,E)-α - 金合欢烯（3.80%）、丁

子香酚甲醚（3.40%）、萜烯 -4- 醇（2.70%）、β - 芳樟醇（3.20%）等。张玉玉等（2009）用水蒸气蒸馏法提取的牛至全草挥发油的主要成分为：甲基丁香酚（30.55%）、α - 侧柏酮（19.18%）、香芹酚（8.88%）、D- 柠檬烯（6.91%）、1- 甲基 -3-(1- 甲基乙基) 苯（6.59%）、4- 羟基 -3- 甲基苯乙酮（6.37%）、3- 甲基 -1- 己炔（6.28%）、Z-7,11- 二甲基 -3- 亚甲基 -1,6,10- 十二碳三烯（5.45%）、丁香烯氧化物（2.33%）等。李章万等（1983）用水蒸气蒸馏法提取的四川产牛至全草挥发油的主要成分为：对 - 聚伞花素（32.37%）、γ - 松油烯（14.76%）、香荆芥酚（13.63%）、百里香酚（12.12%）、β - 丁香烯（7.45%）、α - 水芹烯（2.44%）、α - 蒎烯（1.43%）、β - 甜没药烯（1.39%）、β - 蒎烯（1.29%）等。

【性味与功效】味辛、微苦，性凉。解表，理气，清暑，利湿。治感冒发热，中暑，胸膈胀满，腹痛吐泻，痢疾，黄疸，水肿，带下，小儿疳积，麻疹，皮肤瘙痒，疮疡肿痛，跌打损伤。

白龙穿彩

【基源】唇形科脓疮草属植物脓疮草 *Panzeria alaschanica* Kupr.（《中国植物志》修订名为 *Panzerina lanata* var. *alaschanica* (Kuprian.) H. W. Li）的全草。

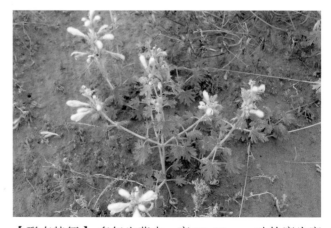

【形态特征】多年生草本，高 30~35cm。叶轮廓为宽卵圆形，宽 3~5cm，茎生叶掌状 5 裂，裂片常达基部，苞叶较小，3 深裂，叶片上面由于密被贴生短毛而呈灰白色，下面被有白色紧密的绒毛。轮伞花序多花，多

数密集排列成顶生长穗状花序；小苞片钻形。花萼管状钟形。花冠淡黄或白色，下唇有红条纹，被丝状长柔毛。小坚果卵圆状三棱形。花期 7~9 月。

【习性与分布】生于砂地上，海拔 900-1350m。分布于内蒙古、陕西、宁夏、甘肃。

【芳香成分】米盈盈等（2019）用水蒸气蒸馏法提取的脓疮草干燥全草挥发油的主要成分为：(-)-4- 萜品醇（19.53%）、十二甲基 - 环己硅氧烷（6.22%）、环五聚二甲基硅氧烷（5.23%）、四氯乙烯（4.91%）、(-)- 反式 - 松香芹醇（4.69%）、龙脑烯醛（4.38%）、桉油烯醇（3.93%）、1- 辛烯 -3- 醇（3.88%）、内 -2- 甲基双环 [3.3.1] 壬烷（3.36%）、3,4- 二甲基茴香醚（2.89%）、(S)- 顺式 - 马鞭草烯醇（2.75%）、石竹烯氧化物（2.73%）、2-(4- 甲基苯基) 丙 -2- 醇（2.65%）、2- 甲基 -5-(1- 甲基乙烯基)-2- 环己烯 -1- 醇（2.29%）、(-)- 马鞭草烯酮（2.27%）、侧柏酮（2.17%）、6,6- 二甲基 -2- 亚甲基 - 双环 [2.2.1] 庚 -3- 酮（1.91%）、二十烷（1.66%）、1,3,3- 三甲基 -2- 羟甲基 -3,3- 二甲基 -4-(3- 甲基丁 -2- 烯基)- 环己烯（1.56%）、(-)- 桃金娘烯醇（1.45%）、D- 香芹酮（1.41%）、邻二甲苯（1.21%）、乙苯（1.11%）、α - 松油醇（1.09%）、1- 甲基 -2-(1- 甲基乙基)- 苯（1.06%）等；用超声辅助石油醚提取的干燥全草挥发油的主要成分为：二乙基苯 -1,2- 二羧酸酯（12.28%）、苯硫醚（9.78%）、壬烷（6.20%）、5- 丙基十三烷（4.89%）、十二甲基环六硅氧烷（4.02%）、十五烷（3.37%）、对二甲苯（3.26%）、1,1,3- 三甲基环己烷（2.50%）、茚（2.39%）、1,2,3- 三甲基苯（2.39%）、癸烷（2.39%）、2,6- 二甲基癸烷（2.28%）、4- 甲基 -1- 乙基环己烷（2.28%）、3,6- 二甲基辛烷（2.17%）、3- 甲基 -1- 乙基苯（1.96%）、邻二甲苯（1.85%）、2- 甲基 -3- 乙基庚烷（1.85%）、十四烷（1.85%）、β - 石竹烯（1.74%）、乙基环己烷（1.30%）、丙基环己烷（1.30%）、3- 甲基壬烷（1.30%）、丙苯（1.20%）、1,3,5- 三甲基苯（1.20%）、1,2,4- 三甲基苯（1.09%）、1,6- 二甲基萘（1.09%）等；用超临界 CO₂ 萃取法提取的干燥全草挥发油的主要成分为：石竹烯氧化物（35.33%）、环戊烷（10.67%）、β - 石竹烯（10.67%）、长叶烯醛（5.33%）、β - 波旁烯（4.67%）、庚烷（3.33%）、环己烷（3.33%）、十二甲基环六硅氧烷（2.00%）、(+)- 表 - 二环倍半水芹烯

（2.00%）、α - 石竹烯（2.00%）、1,6- 环癸二烯（2.00%）、苯（1.33%）、(-)-α - 蒎烯（1.33%）等。

【性味与功效】味辛、微苦，性平。调经活血，清热解毒，利水，治产后腹痛，月经不调，急性肾炎，乳腺炎，丹毒，疖肿，脓疮。

排草香 ▼

> 【基源】唇形科排草香属植物排草香 *Anisochilus carnosus* (L. f.) Benth. et Wall 的根及根茎。

【形态特征】一年生草本。茎直立，高 30~60cm，具分枝。叶卵状长圆形或圆形，长宽 5~7cm，边缘具细圆齿，具皱纹，两面被白色绒毛，满布血红色腺点但上面较密集。穗状花序长 2.5~7.5cm，果时四角形，后来呈圆筒形，着生于茎及分枝顶端，不明显组成圆锥花序。花萼果时萼筒膨大。花冠淡紫色，长约 9mm，冠筒细长，冠檐二唇形。花期 3 月。

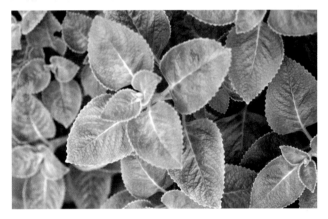

【习性与分布】适应性极强，耐热耐寒，耐肥耐瘠。分布于广东、广西、福建等省区。

【芳香成分】焦豪妍等（2013）用水蒸气蒸馏法提取的广东广州产排草香新鲜根挥发油的主要成分为：α - 香附酮（36.85%）、香芹酚（27.82%）、桔利酮（6.31%）、桉叶油醇（4.81%）、1,4- 二甲基 -1,2,3,4- 四氢萘（4.38%）、2- 甲基 -4-(2,6,6- 三甲基 -1- 环己烯 -1- 基)-2- 丁烯醛（1.90%）、(+)- 喇叭烯（1.89%）、去氢香树烯（1.54%）、愈创木烯（1.45%）等。

【性味与功效】味辛，性温。化湿避浊，利水消肿。治暑湿吐泻，水肿，小便不利。

白花甜蜜蜜 （异叶青兰）▼

【基源】唇形科青兰属植物异叶青兰（白花枝子花）*Dracocephalum heterophyllum* Benth. 的全草。

【形态特征】高 10~15cm，有时高达 30cm。茎下部叶宽卵形至长卵形，长 1.3~4cm，宽 0.8~2.3cm，边缘被短睫毛及浅圆齿；茎中部叶与基生叶同形，边缘具浅圆齿或尖锯齿；茎上部叶变小，锯齿常具刺而与苞片相似。轮伞花序生于茎上部叶腋，具 4~8 花，各轮花密集；苞片倒卵状匙形或倒披针形，边缘具小齿，齿具长刺。花萼浅绿色。花冠白色。花期 6~8 月。

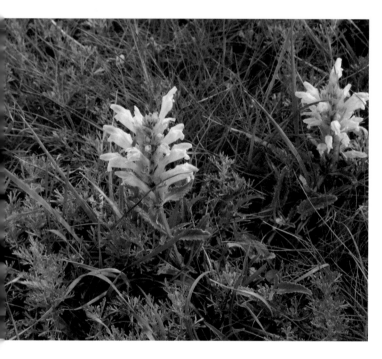

【习性与分布】生于山地草原及半荒漠的多石干燥地区，海拔 1100~5000m。分布于山西、内蒙古、宁夏、四川、青海、甘肃、新疆、西藏。

【挥发油含量】水蒸气蒸馏的全草的得油率为 0.06%~0.70%。

【芳香成分】岳会兰等（2008）用水蒸气蒸馏法提取的青海海东产白花枝子花新鲜全草挥发油的主要成分为：D- 苧烯 (24.93%)、香茅醇（18.71%）、顺式 - 罗勒烯 (12.65%)、反式 - 罗勒烯 (10.25%)、反式 - 柠檬醛（3.90%）、单环倍半萜烯（3.76%）、顺式 - 柠檬醛（3.67%）、α - 菲兰烯（3.42%）、β - 蒎烯（3.22%）、乙酸香茅酯（2.10%）、香叶烯（2.07%）、β - 石竹烯（2.00）、乙酸橙花酯（1.66%）、α - 红没药醇（1.32%）等。杨平荣等（2015）用水蒸气蒸馏法提取的甘肃甘南产白花枝子花全草挥发油的主要成分为：桉油精（22.18%）、桃金娘烯醇（11.28%）、顺式松油醇（6.92%）、4- 异丙基苯甲醛（5.79%）、(S)- 顺式 - 马鞭草烯醇（4.91%）、4-(1- 甲基乙基)-2- 环己烯 -1- 酮（4.74%）、顺式松油醇（4.19%）、6,6- 二甲基 -2- 亚甲基二环 [3.1.1]-3- 庚醇（4.13%）、(1α,2β,5α)-2,6,6- 三甲基二环 [3.1.1] 庚烷 -3- 酮（4.03%）、2(10)- 蒎烯 -3- 酮（3.20%）、环氧石竹烯（2.61%）、(-)- 桃金娘烯基乙酸酯（2.26%）、龙脑烯醛（2.23%）、四氢 -5- 三甲基 -5-(4- 甲基 -3- 环己烯 -1- 基)-2- 呋喃甲醇（1.69%）、甜没药醇（1.52%）、马鞭草烯醇（1.32%）、(1R,4R,6R)-1,3,3- 三甲基 -2- 氧杂二环 [2.2.2] 辛烷 -6- 醇（1.26%）、α - 松油醇（1.16%）、1,1,3,3,5,5,7,7,9,9,11,11,13,13,15,15- 十六甲基八硅氧烷（1.11%）、[1R-(1R*,3E,7E,11R*)]-1,5,5,8- 四甲基 -12- 氧杂二环 [9.1.0] 十二碳 -3,7- 二烯（1.00%）等。陈耀祖等（1990）用水蒸气蒸馏法提取的甘肃天祝产白花枝子花干燥全草挥发油的主要成分为：异松莰酮（38.71%）、β - 蒎烯（7.29%）、桃金娘烯醇（6.08%）、β - 水芹烯（4.05）、橙花醇（2.96%）、苯乙醇（2.14%）、牻牛儿醇乙酸酯（2.04%）、6,6- 二甲基 -2- 亚甲基 - 双环 [3.3.l] 庚烷（1.97%）、橙花醛（1.61%）、十六烷酸（1.49%）、月桂烯醇（1.40%）、γ - 广藿香烯（1.33%）、反式 - 罗勒烯 (1.22%) 等。陆曼等（1999）用水蒸气蒸馏法提取的青海玉树产白花枝子花干燥全草挥发油的主要成分为：香茅醇（50.70%）、苯甲醚（7.30%）、四氢 -4- 甲基 -2-(2- 甲基 -1- 丙烯基)-1H- 吡喃（2.40%）、(1α,2α,5α)-2,6,6- 三甲基 - 二环 [3,1,1] 庚烷 -3- 酮（2.30%）、α - 羟基 - 苯丙腈（2.30%）、芳樟醇（2.20%）、1- 乙烯基 -1- 甲基 -2-(1- 甲基乙烯基)-4-(1- 甲基亚乙基)- 环己烷（1.50%）、2- 甲氧基 -3-(2- 丙烯基)- 苯酚（1.40%）、顺 -2,6- 二甲基 -2,6- 辛二烯（1.30%）、二苯胺（1.10%）等。

【性味与功效】味苦、辛，性寒。清肝，散结，止咳。治高血压，淋巴结结核，淋巴结炎，甲状腺肿大，支气管炎，口腔溃疡。

甘青青兰（唐古特青兰）▼

【基源】唇形科青兰属植物甘青青兰 *Dracocephalum tanguticum* Maxim. 的全草。

【形态特征】多年生草本，有臭味。茎直立，高35~55cm。叶片轮廓椭圆状卵形或椭圆形，长2.6~7.5cm，宽1.4~4.2cm，羽状全裂。轮伞花序生于茎顶部5~9节上，通常具4~6花，形成间断的穗状花序；苞片似叶，但极小，只有一对裂片。花萼中部以下密被伸展的短毛及金黄色腺点，常带紫色。花冠紫蓝色至暗紫色。花期6~8月或8~9月（南部）。

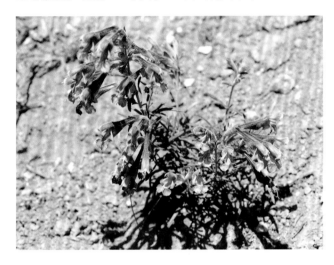

【习性与分布】生于干燥河谷的河岸、田野、草滩或松林边缘，海拔1900~4000m。分布于西藏、青海、四川、甘肃。

【挥发油含量】水蒸气蒸馏的全草的得油率为0.33%~0.64%；超临界萃取的干燥全草的得油率为1.21%。

【芳香成分】肖远灿等（2015）用水蒸气蒸馏法提取的青海湟中产甘青青兰新鲜枝叶挥发油的主要成分为：乙酸芳樟酯（36.16%）、芳樟醇（7.94%）、α-松油醇（6.88%）、乙酸香叶酯（5.14%）、大根香叶烯D（4.61%）、(1α,4aα,8aα)-1,2,3,4,4a,5,6,8a-八氢-7-甲基-4-亚甲基-1-(1-甲基乙基)-1-萘（2.69%）、2-甲基-3,4-二乙烯基-1-环己烯（2.68%）、橙花醇乙酸酯（2.58%）、2-甲基-Z,Z-3,13-十八碳二烯醇（2.28%）、8,11-二十碳二烯酸甲酯（2.08%）、α-

杜松醇（1.91%）、8-十六碳炔（1.80%）、橙花醇（1.43%）、(E)-橙花叔醇（1.33%）、T-木罗醇（1.27%）、桉树脑（1.15%）、姥牛儿酮（1.15%）等。王钢力等（2010）用水蒸气蒸馏法提取的甘青青兰干燥地上部分挥发油的主要成分为：N-乙基-对-甲苯胺（47.22%）、桉油精（20.99%）、(-)-桃金娘烯乙酸酯（3.59%）、2,6,6-三甲基-(1α,2α,5α)-二环[3.1.1]庚烷-3-酮（2.25%）、氧化丁香烯（2.14%）、四十四烷（1.88%）、1,8-二甲基-8,9-环氧-4-异丙基-螺甾[4.5]癸烷-7-酮（1.51%）、胡萝卜醇（1.46%）、4-(1-甲基乙基)-2-环己烯-1-酮（1.34%）、虾青素（1.14%）、2-甲基-5-(1-甲基乙烯基)-2-环己烯基-1-酮（1.04%）等。黄小平等（2007）用水蒸气蒸馏法提取的四川康定产甘青青兰阴干全草挥发油的主要成分为：石竹烯氧化物（11.87%）、大根香叶酮（8.81%）、桉叶油素（8.73%）、(-)-反式-醋酸松香芹酯（8.20%）、1-甲基-2-[1-甲基乙基]-苯（4.60%）、石竹烯（4.07%）、τ-杜松醇（3.72%）、3,7-二甲基-1,6-辛二烯-3-醇（3.34%）、1,5,5,8-四甲基-[1R-{1Rα,3E,7E,11Rα}]-12-氧杂双环[9.1.0]十二碳-3,7-二烯（2.84%）、丁子香酚（2.54%）、4-甲基-1-[1-甲基乙基]-3-环己烯-1-醇（2.07%）、(-)-斯巴醇（1.97%）、1R,3Z,9S-4,11,11-三甲基-8-亚甲基-双环[7.2.0]十一碳-3-烯（1.83%）、异丙基环己烯酮（1.73%）、4-(1-甲基乙基)-1-环己烯-1-甲醛（1.58%）、氧化异香树烯（1.46%）、6,6-二甲基-2-亚甲基-1S-[1α,3α,5α]-双环[3.1.1]庚烷-3-醇（1.33%）、α-石竹烯（1.32%）、2-甲基-3-苯基丙醇（1.09%）、(+)-α-松油醇（1.08%）、3,7,11-三甲基-1,6,10-十二碳三烯-3-醇（1.03%）等。利毛才让等（2008）用水蒸气蒸馏法提取的甘青青兰干燥全草挥发油的主要成分为：[-]-反-松香芹乙酯（60.30%）、桉油精（9.31%）、4-[苯甲氧基亚甲基]乙酰苯（1.12%）、3,7-二甲基-1,6-辛二烯-3-醇-2-氨基苯甲酸酯（1.07%）等。徐中海等（2008）用水蒸气蒸馏法提取的甘青青兰干燥全草挥发油的主要成分为：桉油醇（18.08%）、(1α,2α,5α)-2,6,6-三甲基二环[3.1.1]-3-庚酮（8.79%）、甲基环戊烷（4.22%）、芳樟醇（3.68%）、(R)-4-甲基-1-(1-甲乙基)-3-环己烯-1-醇（3.05%）、(+)-α-萜品醇（2.58%）、1-甲基-4-(1-甲乙基)苯（2.56%）、1S-6,6-二甲基-2-

亚甲基二环[3.1.1]己烷（2.48%）、(-)-斯巴醇（2.18%）、(1α,2α,5α)-4,6,6-三甲基二环[3.1.1]-3-庚烯-2-醇（2.15%）、6,6-二甲基-2-亚甲基二环[2.1.1]-3-庚酮（2.00%）、6,6-二甲基二环[3.2.1]-2-庚烯-2-甲醇（1.96%）、环己烷（1.87%）、[1R-(1α,3α,4β)]-4-乙烯基-α,α,4-三甲基-3-(1-甲基乙烯基)-环己烷甲醇（1.63%）、β-月桂烯（1.52%）、1-甲基-4-(1-甲乙基)-1,4-环己二烯（1.41%）、β-榄香酮（1.14%）、α-杜松醇（1.07%）等。

【性味与功效】味甘、苦，性寒。和胃疏肝。治胃炎，胃溃疡，肝炎，肝肿大。

全叶青兰

【基源】唇形科青兰属植物全缘叶青兰 *Dracocephalum integrifolium* Bunge 的全草。

【形态特征】茎多数，不分枝，直立或基部伏地，高17~37cm，紫褐色，钝四棱形。叶多少肉质，披针形或卵状披针形，长1.5~3cm，宽4~8mm，边缘被睫毛，全缘。轮伞花序生茎顶部3~6对叶腋中，疏松或密集成头状；苞片倒卵形或倒卵状披针形，被睫毛，两侧具4~5小齿。花萼红紫色。花冠蓝紫色，长14~17mm。小坚果长圆形，褐色。花期7~8月。

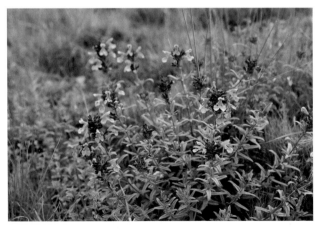

【习性与分布】生于云杉冷杉混交林下或森林草原中，海拔1400~2450m。分布于新疆。

【芳香成分】刘建英等（2012）用顶空固相微萃取法提取的新疆裕民产全缘叶青兰盛花期全草挥发油的主

要成分为：γ-杜松烯（10.14%）、伞花烃（9.76%）、1,8-桉树脑（9.35%）、τ-杜松醇（4.27%）、异长叶烯-8-醇（2.88%）、斯巴醇（2.55%）、α-可巴烯（2.22%）、丁酸己酯（2.21%）、(1R)-(-)-桃金娘烯醛（1.90%）、芳樟醇氧化物（Ⅱ）（1.79%）、2-甲基丁酸己酯（1.73%）、胡薄荷酮（1.73%）、L-芳樟醇（1.69%）、库贝醇（1.62%）、β-波旁烯（1.48%）、6,6-二甲基-2-亚甲基二环[2.2.1]庚-3-酮（1.48%）、(1S)-顺式菖蒲烯（1.43%）、α-依兰油烯（1.30%）、2(10)-蒎烯（1.23%）、大根香叶烯D（1.20%）、芳樟醇氧化物（1.20%）、反式松香芹醇（1.11%）、2(S)-羟基-γ-丁内酯（1.11%）、α-荜澄茄油烯（1.09%）、反-2-己烯基异戊酸酯（1.07%）、菖蒲二烯（1.00%）等。

【性味与功效】味苦、辛，性微温。祛痰，止咳，平喘。治急慢性支气管炎，支气管哮喘。

香青兰

【基源】唇形科青兰属植物香青兰 *Dracocephalum moldavica* Linn. 的地上全草。

【形态特征】一年生草本，高6~40cm。茎数个，常带紫色。基生叶卵圆状三角形，具疏圆齿；下部茎生叶与基生叶近似，披针形，长1.4~4cm，宽0.4~1.2cm，边缘通常具三角形牙齿或疏锯齿，分裂较深，常具长刺。轮伞花序生于茎或分枝上部5~12节处，通常具4花；苞片长圆形。花萼被金黄色腺点，脉常带紫色。花冠淡蓝紫色。小坚果长约2.5mm，长圆形。

【习性与分布】生于干燥山地、山谷、河滩多石处，海拔220~2700m。分布于黑龙江、吉林、辽宁、内蒙古、河北、山西、河南、陕西、甘肃、青海。

【挥发油含量】水蒸气蒸馏的全草的得油率为0.04%~1.12%。

【芳香成分】谭红胜等（2008）用水蒸气蒸馏法提取的新疆产香青兰新鲜全草挥发油的主要成分为：柠檬醛（18.18%）、棕榈酸（16.48%）、β-柠檬醛（13.25%）、香叶醇乙酸酯（9.02%）、3,7-二甲基-2,6-辛二烯-1-醇（4.56%）、亚麻酸（3.21%）、顺式牻牛儿醇（2.59%）、顺式乙酸橙花醇酯（2.53%）、顺 -9- 顺 -12- 十八碳二烯酸（2.50%）、植物醇（2.02%）、β – 芳樟醇（1.76%）、6,6- 二甲基 – 二环 [3.1.1] 庚烷 -2- 甲醇（1.53%）、(2,6,6- 三甲基 -2- 环己烯)-1- 甲醇（1.53%）、六氢金合欢基丙酮（1.47%）、1,2- 二甲氧基 -4-(2- 丙烯) 苯（1.26%）、2,4- 二叔丁烷苯酚（1.20%）、丁香烯氧化物（1.11%）、十四烷酸（1.09%）、顺式 -5- 四氢乙烯 – α , α ,5- 三甲基 -2- 呋喃醇（1.04%）等。盛晋华等（2014）用水蒸气蒸馏法提取的内蒙古产野生香青兰干燥全草挥发油的主要成分为：1,3,3- 三甲基 -2- 草酸双环 [2.2.2] 辛烷（17.68%）、4- 异丙烯 -1- 环己烯 -1- 甲醛（15.85%）、β ,4- 二甲基 -3- 环己烯 -1- 乙醇（8.50%）、2,6- 二叔丁基 -4- 甲氧基苯酚（5.57%）、[1S-(1 α ,2 β ,5 α)]-4,6,6- 三甲基 – 双环 [3.1.1] 庚 -3- 烯 -2- 醇（5.44%）、1- 对 – 薄荷烯 -4- 醇（5.12%）、4- 烯丙基 -2- 甲氧基苯酚（3.90%）等；栽培香青兰蒙青兰 1 号干燥全草挥发油的主要成分为: (E)-3,7- 二甲基 -2,6- 辛二烯 -1- 醇（12.38%）、(E)-3,7- 二甲基 -2,6- 辛二烯醛（11.69%）、4- 烯丙基 -2- 甲氧基苯酚（9.04%）、(Z)-3,7- 二甲基 -2,6- 辛二烯醛（8.78%）、(Z)-3,7- 二甲基 -2,6- 辛二烯 -1- 醇（7.97%）、(2E)-3,7- 二甲基辛 -2,6- 二烯酸（6.50%）、2,6- 二叔丁基 -4- 甲氧基苯酚（5.04%）等。

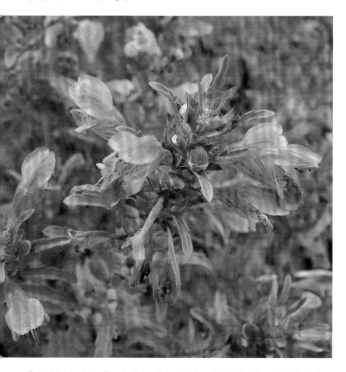

【性味与功效】味辛、苦，性凉。清肺解表，凉肝止血。治感冒，头痛，喉痛，气管炎、哮喘，黄疸，吐血，衄血，痢疾，神经衰弱，狂犬咬伤。

山香 ▼

【基源】唇形科山香属植物山香 *Hyptis suaveolens* (Linn.) Poit. 的全草。

【形态特征】一年生多分枝草本，茎高 60~160cm，钝四棱形。叶卵形至宽卵形，长 1.4~11cm，宽 1.2~9cm，生于花枝上的较小，边缘为不规则的波状，具小锯齿。聚伞花序 2~5 花，有些为单花，着生于渐变小叶腋内。花萼外被长柔毛及淡黄色腺点，萼齿 5。花冠蓝色，长 6~8mm。小坚果常 2 枚成熟，扁平，暗褐色。花、果期一年四季。

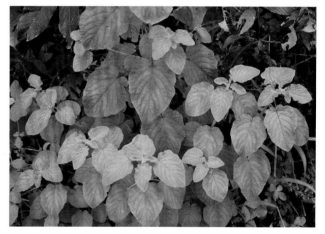

【习性与分布】生于开旷荒地上。分布于广西、广东、海南、福建、台湾。

【挥发油含量】水蒸气蒸馏的茎的得油率为 0.60%，叶的得油率为 0.80%~1.60%；微波法提取的干燥茎的得油率为 1.70%，干燥叶的得油率为 1.50%；超声波法提取的茎的得油率为 1.60%，叶的得油率为 1.20%。

【芳香成分】山香全草挥发油的主成分有：桉树脑（9.05%~61.99%）和石竹烯（19.01%~25.39%）。黄秀香等（2006）用超声波法提取的广西南宁产山香茎挥发油的主要成分为：桉树脑（61.99%）、石竹烯（15.58%）、1- 辛烯 -3- 醇（4.96%）、6- 甲基 -5- 庚烯 -2- 酮（4.90%）、可巴烯（2.29%）、(Z,E)-3,7,11- 三甲基 -1,3,6,10- 十二碳四烯（2.04%）、3- 辛醇（1.65%）、1,3,3- 三甲基 – 二环 [2.2.1] 庚 -2- 酮（1.02%）等。姬生国等（2011）用水蒸气蒸馏法提取的广东广州产山香新鲜全草挥发油的主要成分为：反式 – 石竹烯（19.01%）、1,8-桉树脑（12.01%）、侧柏烯（5.13%）、芮木泪柏烯（5.02%）、T-香柑油烯（4.25%）、1,2,3,4,4a,9,10,10a-十二氢-1,1,4a-二甲基-7-(1-甲乙基)-菲（3.87%）、T-可巴烯（3.78%）、4-表硫氰酸酯（2.61%）、T-葎草烯（2.45%）、U-榄香烯（2.19%）、[1R-(1α,5α,6β)]-6-甲基-2-亚甲基-6-(4-甲基-3-戊烯基)-[3.1.1]-庚烷（2.13%）、V-古芸烯（2.02%）、1-水芹烯（1.60%）、蒴酮（1.50%）、V-芹子烯（1.43%）、U-芹子烯（1.30%）、5-乙酰基-1-2,2-二甲基-1-(3'-甲基-1',3'-丁二烯-1'-基)二环-[2.1.0]-戊烷（1.17%）、U-荜澄茄烯（1.13%）、U-甜没药烯（1.09%）、W-杜松烯（1.08%）、双环倍半水芹烯（1.04%）、1-4-松油醇（1.00%）等。

【性味与功效】味苦、辛，性平。疏风利湿，行气散瘀，治感冒头痛，胃肠炎，痢疾，腹胀；外用治跌打肿痛，创伤出血，痈肿疮毒，虫蛇咬伤，湿疹，皮炎。

神香草

【基源】唇形科神香草属植物硬尖神香草 *Hyssopus cuspidatus* Boriss. 的全草。

【形态特征】半灌木，高30~60cm。茎基部粗大，木质，褐色，常扭曲。叶线形，长1.5~4.5cm，宽2~4mm。穗状花序多花，生于茎顶，由轮伞花序组成，通常10花，常偏向于一侧而呈半轮伞状；苞片及小苞片线形。花萼管状，散布黄色腺点，萼齿5。花冠紫色，长约12mm。小坚果长圆状三棱形，褐色。花期7~8月，果期8~9月。

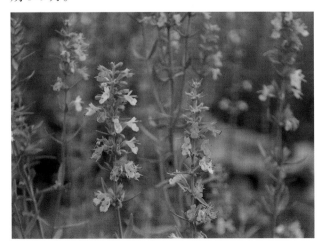

【习性与分布】生于砾石及石质山坡干旱草地上，海拔1100~1800m。分布于新疆。

【挥发油含量】水蒸气蒸馏的全草的得油率为0.60%~0.90%。

【芳香成分】符继红等（2008）用水蒸气蒸馏法提取的新疆产硬尖神香草全草挥发油的主要成分为：2-异丙基-5-甲基-9-亚甲基双环[4.4.0]癸-1-烯（11.59%）、γ-榄香烯（8.53%）、1-氟代甲烷-3-硝基萘（7.57%）、α-蒎烯（4.18%）、2-乙基-1,4-二甲基苯（3.86%）、6-异亚丙基-1-甲基二环[3.1.0]己烷（3.60%）、里哪醇（3.29%）、反-石竹烯（3.23%）、己醛（2.68%）、1,3-二甲基苯（2.54%）、2-呋喃甲醛（2.47%）、1-辛烯-3-酮（2.10%）、苯乙醛（1.89%）、2,3,5,6-四甲基苯酚（1.88%）、顺-1,1,3,4-四甲基环戊烷（1.75%）、1-α-萜品醇（1.72%）、冰片烯（1.56%）、β-金合欢烯（1.55%）、(-)-β-榄香烯（1.50%）、邻苯二甲基二异丁酯（1.47%）、p-薄荷-1,5-二烯-8-醇（1.46%）、2-戊基呋喃（1.46%）、2-甲氧基-4-(2-丙烯基)苯酚（1.41%）、2-甲基-5-(1-甲基乙烯基)-2-环己烯-1-酮（1.31%）、十三烷酸（1.24%）、邻苯二甲酸丁基辛基酯（1.21%）、5-甲基-2-(1-甲基亚乙基)环己酮（1.12%）、2-乙烯基-2,5-二甲基-4-己烯-1-酮（1.12%）、3,5-辛二烯-2-酮（1.12%）、1-甲基-4-(1-甲基乙基)苯（1.05%）等。帕丽达·阿不力孜等（2008）用水蒸气蒸馏法提取的硬尖神香草干燥全草挥发油的主要成分为：大根香叶烯D（18.67%）、十六酸（17.53%）、大根香叶烯B（15.61%）、反式-石竹烯（8.04%）、6,10,14-三甲基丙烯醛（6.08%）、(+)-斯巴醇（4.11%）、氧化石竹烯（3.05%）、金合欢烯（2.43%）、十八酸甲酯（2.00%）、二十一烷（1.43%）、半日花-二烯-15-醇（1.19%）、α-石竹烯（1.14%）、β-红没药烯（1.14%）、二十三烷（1.12%）、十六烷（1.06%）等。薛敦渊等（1990）用水蒸气蒸馏法提取的硬尖神香草干燥全草挥发油的主要成分为：d-松香芹酮（44.30%）、l-蒎莰酮（12.20%）、β-蒎烯（8.20%）、1,8-桉叶素（7.10%）、α-松油醇（2.90%）、异蒎莰酮（2.30%）、桃金娘醇（2.30%）、桃金娘醛（2.10%）、月桂烯（1.30%）等。

【性味与功效】味辛，性凉。化痰止咳。治感冒发热，痰热咳嗽。

猫须草 ▼

【基源】唇形科肾茶属植物肾茶 *Clerodendranthus spicatus* (Thunb.) C. Y. Wu 的全草。

【形态特征】多年生草本。茎直立，高 1~1.5m。叶卵形，长 1.2~5.5cm，宽 0.8~3.5cm，边缘具粗牙齿或疏圆齿，齿端具小突尖，纸质。轮伞花序 6 花，在主茎及侧枝顶端组成总状花序；苞片圆卵形，全缘。花萼卵珠形。花冠浅紫或白色，上唇疏布锈色腺点，冠筒狭管状。小坚果卵形，深褐色，具皱纹。花、果期 5~11 月。

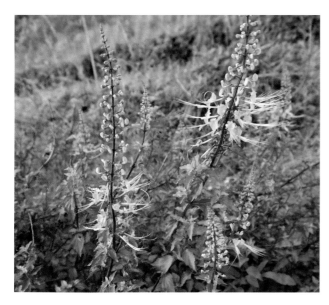

【习性与分布】常生于林下潮湿处，有时也见于无荫平地上，海拔上达 1050m。分布于广西、云南、广东、福建、台湾、四川等地有栽培。

【挥发油含量】超临界萃取的干燥全草的得油率为 0.80%。

【芳香成分】刘斌等（2015）用水蒸气蒸馏法提取的云南西双版纳产肾茶干燥全草挥发油的主要成分为：2,4- 二甲基 -2- 戊醇（19.33%）、棕榈酸（16.04%）、3- 吡咯啉（10.69%）、邻苯二甲酸二丁酯（10.07%）、叶绿醇（7.98%）、9- 二十炔（4.34%）、草酸（2.08%）、1,2- 二甲基萘（1.96%）、肉豆蔻基三甲基溴化铵（1.43%）、十三烷（1.36%）、邻苯二甲酸二异丁酯（1.36%）、环己二烯 -1,4- 二酮（1.35%）、十一醛（1.23%）、邻甲基苄醇（1.18%）、香兰素（1.15%）、1,3- 二甲

基萘（1.15%）、2- 丁基辛醇（1.08%）等。赵雪梅等（2010）用超临界 CO_2 萃取法提取的云南西双版纳产肾茶干燥全草挥发油的主要成分为：α - 姜烯（24.17%）、植醇（23.68%）、β - 倍半水芹烯（12.18%）、α - 姜黄烯（9.10%）、β - 没药烯（6.49%）、α - 金合欢烯（4.79%）、橙花叔基乙酸酯（2.41%）、异喇叭烯（2.13%）、β - 石竹烯（2.40%）、乙酸香叶酯（1.99%）、α - 愈创木烯（1.89%）、β - 柠檬醛（1.76%）、β - 桉烯（1.75%）、龙脑（1.51%）、α - 石竹烯（1.00%）等。

【性味与功效】味甘、淡、微苦，性凉。清热利湿，通淋排石。治急慢性肾炎，膀胱炎，尿路结石，胆结石，风湿性关节炎。

杭州荠苧 ▼

【基源】唇形科石荠苧属植物杭州石荠苧（杭州荠苧）*Mosla hangchowensis* Matsuda 的全草。

【形态特征】一年生草本。茎高 50~60cm，多分枝，茎、枝均四棱形。叶披针形，长 1.5~4.2cm，宽 0.5~1.3cm，边缘具疏锯齿。总状花序顶生于主茎及分枝上；苞片大，宽卵形或近圆形，长 5~6mm，宽 4~5mm，下面具凹陷的腺点，边缘具睫毛，绿色或紫色。花萼钟形，萼齿 5。花冠紫色。小坚果球形，直径约 2.1mm，淡褐色，具深窝点。花、果期 6~9 月。

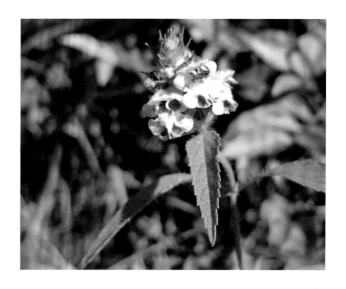

【习性与分布】生于开阔地、林缘或林下。抗旱能力强。分布于浙江。

【挥发油含量】水蒸气蒸馏的干燥全草的得油率为2.90%。

【芳香成分】张少艾等（1989）用水蒸气蒸馏法提取的上海产杭州荠苎刚显蕾的干燥全草挥发油的主要成分为：香荆芥酚（50.00%）、对伞花烃（16.00%）、α-侧柏醇（10.00%）、β-月桂烯（8.00%）、α-香柠檬烯（6.00%）、百里香酚（3.00%）、丁香酚（1.00%）等。

【性味与功效】味辛，性平。发表，祛暑，和中，解毒。治感冒，咽肿，中暑，呕吐，消化不良，阴痒，皮肤瘙痒。

石荠苎（石荠苎） ▼

【基源】唇形科石荠苎属植物石荠苎 *Mosla scabra* (Thumb.) C. Y. Wu et H. W. Li 的全草。

【形态特征】一年生草本。茎高20~100cm，多分枝。叶卵形或卵状披针形，长1.5~3.5cm，宽0.9~1.7cm，边缘近基部全缘，自基部以上为锯齿状。总状花序生于主茎及侧枝上，长2.5~15cm；苞片卵形，先端尾状渐尖。花萼钟形。花冠粉红色，冠筒向上渐扩大。小坚果黄褐色，球形，直径约1mm，具深雕纹。花期5~11月，果期9~11月。

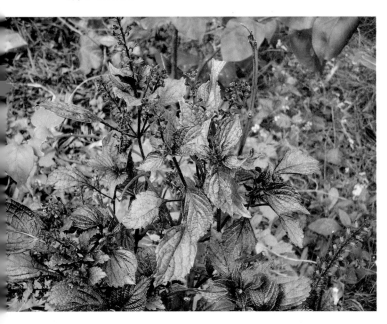

【习性与分布】生于山坡、路旁或灌丛下，海拔50~1150m。耐干旱瘠薄。分布于吉林、辽宁、江苏、安徽、浙江、福建、台湾、江西、湖北、湖南、广东、贵州、四川、陕西、甘肃。

【挥发油含量】水蒸气蒸馏的全草的得油率为0.18%~3.50%。

【芳香成分】石荠苎全草挥发油的第一主成分有：1,8-桉叶油素（18.46%~57.90%）、侧柏酮（22.50%~26.11%）、甲基丁香油酚（57.51%~64.935%）等，也有主成分不同的报告。吴国欣等（2003）用水蒸气蒸馏法提取的福建闽侯产石荠苎新鲜全草挥发油的主要成分为：甲基丁香油酚（64.94%）、石竹烯（9.33%）、葎草烯（6.46%）、β-金合欢烯（4.64%）、侧柏酮（3.24%）、桧烯（1.59%）、肉豆蔻醚（1.02%）等。林文群等（1998）用水蒸气蒸馏法提取的福建福州产石荠苎全草挥发油的主要成分为：侧柏酮（22.50%）、丁香烯（14.47%）、异胡薄荷酮（13.50%）、葎草烯（11.24%）、甲基丁香油酚（8.43%）、香桧醇（4.12%）、β-金合欢烯（2.43%）、次丁香烯（2.08%）、异丁香酚甲醚（1.94%）、榄香烯-4-醇（1.82%）、榄香脂素（1.24%）、1,6-亚甲基萘-1-醇-1-(2-H)（1.21%）、柠檬烯（1.16%）、芳樟醇（1.10%）、α-蒎烯（1.07%）、4-甲氧基二苯基乙炔（1.07%）等。李伟等（1997）用水蒸气蒸馏法提取的江苏南京产石荠苎晾干全草挥发油的主要成分为：1,8-桉叶油素（57.90%）、二氢香芹酮（5.88%）、β-2-蒎烯（4.85%）、β-荜澄茄油烯（4.21%）、芳樟醇（3.69%）、桧烯（3.40%）、反石竹烯（2.93%）、百里香酚（2.36%）、(-)-α-蒎烯（1.88%）、α-蛇麻烯（1.55%）、δ-杜松烯（1.48%）、反-二氢香芹酮（1.10%）、α-崖柏酮（1.10%）、γ-榄香烯（1.06%）等；朱甘培等（1992）用水蒸气蒸馏法提取的四川万县产石荠苎阴干全草挥发油的主要成分为：肉豆蔻醚（29.56%）、1,8-桉叶油素（23.74%）、反式石竹烯（9.13%）、葎草烯（6.39%）、柠檬烯（4.92%）、聚伞花素（2.50%）、百里香酚（2.05%）、β-蒎烯（2.03%）、香荆芥酚（1.81%）、玷𤧐烯（1.29%）、2,4,5-三甲氧基-1-丙烯苯（1.11%）、α-佛手柑油烯（1.06%）、香桧烯（1.00%）等。朱亮锋等（1993）用水蒸气蒸馏法提取的广东鼎湖山产石荠苎全草挥发油的主要成分为：麝香草酚（23.59%）、香芹酚（4.50%）、佛手烯

（2.76%）、(Z,E)–α–金合欢烯（2.72%）、乙酸麝香草酯（2.21%）、芹菜脑（1.37%）、β–荜澄茄烯异构体（1.28%）、珰玭烯（1.07%）、2–甲基–5–(1–甲基乙基)–2,5–环己二烯–1,4–二酮（1.00%）等。

【性味与功效】味辛、苦，性凉。疏风解表，清暑除温，解毒止痒。治感冒头痛，咳嗽，中暑，风疹炎，痢疾，痔血，血崩，热痱，湿疹，肢癣，蛇虫咬伤。

五香草

> 【基源】唇形科石荠苎属植物苏州荠苎（苏州荠苧）*Mosla soochowensis* Matsuda 的全草。

【形态特征】一年生草本。茎高 12~50cm，多分枝，茎、枝均四棱形。叶线状披针形或披针形，长 1.2~3.5cm，宽 0.2~1.0cm，边缘具细锯齿但近基部全缘。总状花序长 2~5cm，疏花；苞片小，近圆形至卵形。花萼钟形，萼齿 5。花冠紫色，长 6~7mm。花盘前方呈指状膨大。小坚果球形，直径约 1mm，褐色或黑褐色，具网纹。花期 7~10 月，果期 9~11 月。

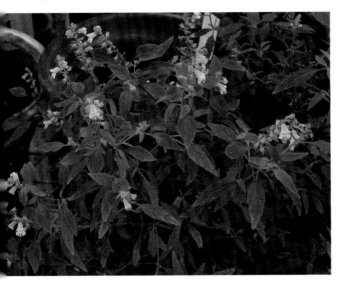

【习性与分布】生于草坡或路旁。分布于江苏、浙江、安徽、江西。

【挥发油含量】水蒸气蒸馏的干燥全草的得油率为 0.38%~1.85%，超临界萃取的得油率为 3.46%，石油醚萃取的得油率为 1.81%。

【芳香成分】苏州荠苎全草挥发油的主成分为甲基丁香酚（40.40%~45.12%），也有主成分不同的报告。吴巧凤等（2006）用水蒸气蒸馏法提取的浙江丽水产苏州荠苎阴干全草挥发油的主要成分为：甲基丁香酚（42.98%）、龙脑烯（12.52%）、橙花烯（11.35%）、二氢香芹酮（9.24%）、侧柏酮（7.65%）、γ–杜松烯（5.28%）等。施淑琴等（2010）用水蒸气蒸馏法提取的浙江金华产苏州荠苎阴干全草挥发油的主要成分为：侧柏桐（56.41%）、4–甲基–1–(1–甲基乙基)二环[3.1.0]己烷–3–酮（6.24%）、石竹烯（5.04%）、4–甲基–1–(1–甲基乙基)二环[3.1.0]–2–己烯（4.75%）、苯乙酮（2.55%）、4–甲基–1–(1–甲基乙基)–3–环己烯–1–醇（2.22%）、α–石竹烯（2.02%）、(Z)–7,11–二甲基–3–亚甲基–1,6,10–十二碳三烯（1.53%）、1–甲基–4–(1–甲基乙基)–1,4–环己二烯（1.23%）、[S–(E,E)]–1,1–甲基–5–亚甲基–8–(1–甲基乙基)–1,6–葵二烯（1.20%）、D–柠檬烯（1.09%）、[1S–(1α,7α,8aα)]–1,2,3,5,6,7,8,8a–八氢–1,8a–二甲基–7–(1–甲基乙烯基)萘（1.09%）等。谈献和等（2003）用水蒸气蒸馏法提取的江苏产苏州荠苎干燥全草挥发油的主要成分为：百里香酚（44.66%）、对–聚伞花素（16.32%）、γ–松油烯（7.13%）、1,8–桉叶油素（5.76%）、百里香酚乙酸酯（5.20%）等。张少艾等（1989）用水蒸气蒸馏法提取的上海种植产苏州荠苎刚显蕾的干燥全草挥发油的主要成分为：橙花烯（12.00%）、龙脑烯（11.00%）、二氢香芹酮（9.00%）、侧柏酮（8.00%）、甲基丁香酚（4.50%）、三环倍半萜烯（4.00%）、α–石竹烯（2.50%）、香芹酮（1.50%）、香荆芥酚（1.50%）等。

【性味与功效】味辛，性温。解表，祛暑，理气止痛。治感冒，中暑，痧气，胃气痛，咽喉肿痛，疝子，蜈蚣咬伤。

热痱草

> 【基源】唇形科石荠苎属植物小鱼仙草（疏花荠苧）*Mosla dianthera* (Buch.-Ham.) Maxim. 的全草。

【形态特征】一年生草本。茎高至1m，多分枝。叶卵状披针形或菱状披针形，有时卵形，长1.2~3.5cm，宽0.5~1.8cm，边缘具锐尖的疏齿。总状花序生于主茎及分枝的顶部，多数，长3~15cm；苞片针状或线状披针形。花萼钟形。花冠淡紫色，长4~5mm，外面被微柔毛。小坚果灰褐色，近球形，直径1~1.6mm，具疏网纹。花、果期5~11月。

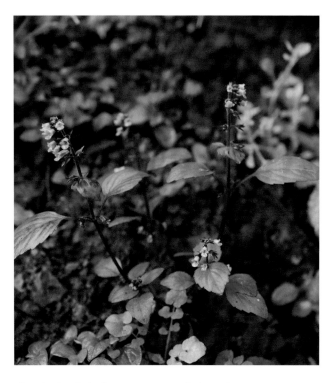

【习性与分布】生于山坡、路旁或水边，海拔175-2300m。分布于江苏、浙江、安徽、福建、台湾、江西、湖北、湖南、广东、海南、广西、云南、贵州、四川、陕西、河南等省区。

【挥发油含量】水蒸气蒸馏的全草的得油率为0.26%~1.30%。

【芳香成分】小鱼仙草全草挥发油的主成分多为香荆芥酚（18.25%~27.23%），也有主成分不同的报告。吴翠萍等（2006）用水蒸气蒸馏法提取的福建宁德产小鱼仙草全草的主要成分为：香荆芥酚(27.23%)、香芹酮(12.33%)、百里香酚(11.03%)、β-石竹烯(7.25%)、柠檬烯(6.21%)、2-甲基-5-(1-异丙基)-乙酰苯酚(5.93%)、间伞花烃(4.98%)、葎草烯(4.50%)、γ-萜品烯(3.87%)、(Z,E)--金合欢烯(3.14%)、乙酰百里香酚(1.34%)、肉豆蔻醚(1.04%)等。毛红兵等（2012）用水蒸气蒸馏法提取的浙江温州产小鱼仙草新鲜全草挥发油的主要成分为：3,4,5-三甲氧基苯甲腈（29.67%）、2,4,6-三甲氧基苯甲腈（13.75%）、(-)-异丁香烯（9.17%）、二环庚烯（8.32%）、[S-(R*,S*)]-3-(1,5-二甲基-4-己烯基)-6-亚甲基-环己烯（7.36%）、可巴烯（6.72%）、4-二甲代苯氨基乙烯三腈（5.28%）、α-葎草烯（4.10%）、(Z,E)-3-甲基-3,7,11-十二碳四烯（3.37%）、(E)-7,11-二甲基-3-亚甲基-1,6,10-十二碳三烯（2.91%）、白菖烯（1.90%）、2,4,5-三甲氧基苯甲醛（1.11%）等。陈利军等（2016）用水蒸气蒸馏法提取的河南信阳产小鱼仙草阴干全草挥发油的主要成分为：桉树脑（64.68%）、β-蒎烯（7.96%）、(Z)-3,7-二甲基-1,3,6-辛三烯（5.24%）、β-水芹烯（4.67%）、4-甲基-1-(1-甲基乙基)-二环[3.1.0]己-2-烯（3.34%）、1S-α-蒎烯（2.77%）、[S-(E,E)]-1-甲基-5-亚甲基-8-(1-甲基乙基)-1,6-环癸二烯（2.33%）、α-石竹烯（1.40%）、双环吉玛烯（1.12%）、3,7-二甲基-1,6-辛二烯-3-醇（1.07%）、石竹烯（1.07%）、苯乙酮（1.04%）等。兰瑞芳（2000）用水蒸气蒸馏法提取的福建福州产小鱼仙草干燥全草挥发油的主要成分为：石竹烯（31.22%）、洋芹子油脑（21.88%）、7-辛烯-4醇（20.21%）、葎草烯（7.53%）、4-甲氧基二苯基乙炔（7.16%）、叩巴烯（5.11%）、2-丙烯酸-3-(3,4-二甲氧基苯基)-甲酯（3.44%）、β-香橙烯（3.24%）、榄香脂素（3.07%）、檀香烯（2.33%）、长叶烷（1.55%）、香芹酮（1.47%）、β-甜没药烯（1.47%）、百里香酚（1.45%）、δ-杜松烯（1.31%）等。林文群（2001）用水蒸气蒸馏法提取的福建福清产小鱼仙草开花前阴干全草挥发油的主要成分为：百里香酚（37.15%）、香荆芥酚（14.85%）、β-丁香烯（5.75%）、芳樟醇（5.40%）、檀香烯（4.12%）、葎草烯（3.61%）、1-丙烯基-4-甲氧基苯（3.25%）、香桧醇（2.87%）、榄香脂素（2.28%）、1,8-桉叶油素（1.68%）、2,3,3-三甲基-1,5-二异丙烯基环己烷（1.65%）、4-甲氧基二苯基乙炔（1.57%）、丁香酚甲醚（1.43%）、β-金合欢烯（1.33%）、7-辛烯-4-醇（1.28%）等。朱亮锋等（1993）用水蒸气蒸馏法提取的小鱼仙草全草挥发油的主要成分为：柠檬烯（44.44%）、反式-石竹烯（6.90%）、2,6-二甲基-6-(4-异己基)二环[3.1.1]庚-2-烯（3.69%）、蛇麻烯（2.72%）、薄荷酮（2.60%）、葛缕醇（2.60%）、β-石竹烯（1.73%）等。

【性味与功效】味辛、苦，性微温。发表祛暑，利湿和中，消肿止血，散风止痒。治风寒感冒，阴暑头痛，恶心，脘痛，白痢，水肿，衄血，痔血，疮疖，阴痒，湿疹，痒毒，外伤出血，蛇虫咬伤。

荔枝草 ▼

【基源】唇形科鼠尾草属植物荔枝草 *Salvia plebeia* R. Br. 的全草。

【形态特征】一年生或二年生草本。茎直立，高15~90cm，多分枝。叶椭圆状卵圆形或椭圆状披针形，长2~6cm，宽0.8~2.5cm，边缘具齿。轮伞花序6花，多数，在茎、枝顶端密集组成总状或总状圆锥花序；苞片披针形，全缘。花萼钟形，散布黄褐色腺点。花冠淡红、淡紫、紫、蓝紫至蓝色，稀白色，长4.5mm。小坚果倒卵圆形。花期4~5月，果期6~7月。

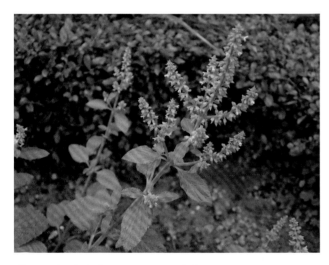

【习性与分布】生于山坡，路旁，沟边，田野潮湿的土壤上，海拔可至2800m。分布于除西藏、新疆、青海、甘肃外，全国各地。

【挥发油含量】水蒸气蒸馏的干燥全草的得油率为0.19%。

【芳香成分】卢汝梅等（2008）用水蒸气蒸馏法提取的广西崇左产荔枝草干燥全草挥发油的主要成分为：β-桉叶醇（22.55%）、γ-桉叶醇（10.91%）、(-)-去氢白菖蒲烯（7.40%）、沉香螺醇（5.41%）、β-杜松烯（4.78%）、γ-杜松烯（3.30%）、石竹烯（2.95%）、α-古芸烯（2.01%）、α-荜澄茄油烯（1.97%）、α-

紫穗槐烯（1.94%）、玷𤧛烯（1.91%）、(-)-匙叶桉油烯醇（1.82%）、正十六烷酸（1.72%）、1,6-二甲基-4-异丙基萘（1.50%）、1,5,5-三甲基-(6E)-6-[(2E)-2-丁二烯基]-1-环己烯（1.28%）、1,2,3,4,4a,7-六氢-1,6-二甲基-4-异丙基萘（1.15%）、(-)-别香树烯（1.06%）、γ-古芸烯（1.01%）等。兰艳素等（2016）用超临界CO$_2$萃取法提取的安徽黄山产荔枝草新鲜全草挥发油的主要成分为：1-石竹烯（15.62%）、2,2'-亚甲基双-(4-甲基-6-叔丁基苯酚）（11.62%）、角鲨烯（7.74%）、丙酸乙酯（3.94%）、二十一烷（3.68%）、黄曲霉素（3.56%）、β-谷甾醇（2.79%）、二十七烷（2.59%）、十四烷基环氧乙烷（2.09%）、2,4-双-(1-苯基乙基)苯酚（1.92%）、香叶基香叶醇（1.78%）、二十四烷（1.70%）、α-石竹烯（1.68%）、氧化石竹烯（1.55%）、1-氯二十七烷（1.45%）、十六酸（1.42%）、二十醛（1.17%）、十二烯基丁二酸酐（1.02%）等。王立宽等（2009）用水蒸气蒸馏法提取的山东日照产荔枝草新鲜全草挥发油的主要成分为：庚酸辛酯（19.46%）、己酸十二酯（11.32%）、2-甲基-丁酸辛酯（9.81%）、肉桂酸（6.30%）、正四十烷（4.83%）、(Z,Z)-9,12-十八烷二烯酸甲酯亚油酸甲酯（4.70%）、2,3,11,15-四甲基十六二烯醇（4.46%）、己酸辛酯（3.81%）、辛酸十一烷酯（3.50%）、[1R-(1R*,4E,9S*)]-4,11,11-三甲基-8-亚甲基二环[7.2.0]十一-4-烯（2.92%）、t-杜松醇（2.87%）、戊酸壬酯（2.13%）、2,6,10-三甲基十四烷（1.74%）、庚酸十二烷酯（1.67%）、磷酸二十八烷醇酯（1.56%）、叶绿醇（1.44%）、十六烷酸乙酯（1.39%）、正三十六烷（1.39%）、邻苯二甲酸二甲酯（1.19%）、9,12,15-十八三烯（1.11%）、四甲基-1-十六碳烯-1-醇（1.09%）、正四十四烷（1.04%）等。李耕等（2009）用水蒸气蒸馏法提取的河南信阳产荔枝草全草挥发油的主要成分为：1,2,3,4,4a,5,6,8a-八氢-7-甲基-4-次甲基-1-(1-甲基乙基)-萘（17.40%）、石竹烯（12.50%）、[S-(E,E)]-1-甲基-5-次甲基-8-(1-甲基乙基)-1,6-环癸二烯（11.99%）、(1S-顺式)-1,2,3,5,6,8a-六氢-4,7-二甲基-1-(1-甲基乙烯基)-萘（8.84%）、α-荜澄茄烯（7.85%）、(1α,4aβ,8aα)-1,2,3,4,4a,5,6,8a-八氢-7-甲基-4-次甲基-1-(1-甲基乙基)-萘（4.24%）、2-甲基-5-(1-甲基乙烯基)-2-环己烯-1-醇（2.69%）、1,2,4a,5,6,8a-

六氢 -4,7- 二甲基 -1-(1- 甲基乙基)- 萘（2.46%）、4,11,11- 三甲基 -8- 次甲基 - 双环 [7.2.0] 十一碳 -4- 烯（2.35%）、1,2,3,4,4a,7- 六氢 -1,6- 二甲基 -4-(1- 甲基乙基)- 萘（1.83%）、[3aS-(3aα,3bβ,4β,7α,7aS*)]- 八氢 -7- 甲基 -3- 次甲基 -4-(1- 甲基乙烯基)-1H- 环戊二烯并 [1,3] 环丙 [1,2] 苯（1.52%）、α - 石竹烯（1.18%）、α - 法尼烯（1.13%）、1,2,3,4a,7- 六氢 -1,6- 二甲基 -4-(1- 甲基乙基)- 萘（1.01%）等。

【性味与功效】味苦、辛，性凉。清热解毒，凉凉散瘀，利水消肿。治感冒发热，咽喉肿痛，肺热咳嗽，咳血，吐血，尿血，崩漏，痔疮出血，肾炎水肿，白浊，痢疾，痈肿疮毒，湿疹瘙痒，跌打损伤。

地蚕 ▼

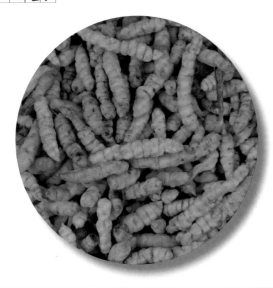

【基源】唇形科水苏属植物地蚕 *Stachys geobombycis* C. Y. Wu 的根茎或全草。

【形态特征】 多年生草本，高 40~50cm；根茎横走，肉质，肥大。茎直立。茎叶长圆状卵圆形，长 4.5~8cm，宽 2.5~3cm，边缘粗大圆齿状锯齿；苞叶变小，最下一对苞叶与茎叶同形，较小，披针状卵圆形。轮伞花序腋生，4~6 花，组成长 5~18cm 的穗状花序；苞片少数，线状钻形，微小。花萼倒圆锥形，细小。花冠淡紫至紫蓝色，亦有淡红色。花期 4~5 月。

【习性与分布】生于荒地、田地及草丛湿地上，海拔170~700m。分布于浙江，福建，湖南，江西，广东，广西。

【挥发油含量】水蒸气蒸馏的根茎的得油率为0.87%，全草的得油率为 1.03%。

【芳香成分】根茎：唐登峰等（2002）用水蒸气蒸馏法提取的浙江龙岩产地蚕根茎挥发油的主要成分为：十六烷酸（59.67%）、14- 炔 -17- 烯 - 十八酸甲酯（11.11%）、5- 甲基 -1- 已烯（7.22%）、9, 12- 十八碳二烯酸（5.96%）、8- 羟基 - 辛酸（2.13%）、2,5- 二甲基 - 庚烷（1.80%）、十五烷酸（1.50%）、1- 癸烯（1.39%）、环氧十六烷 -2- 酮（1.27%）、十二烷酸（1.12%）、十四烷基（1.04%）等。

全草：唐登峰等（2002）用水蒸气蒸馏法提取的浙江龙岩产地蚕地上部分挥发油的主要成分为：十六烷酸（51.83%）、6,10,14- 三基甲 -2- 十五烷酮（9.69%）、9,12- 十八烷二酸（4.01%）、癸已烯基环己烷（3.90%）、5- 炔 -3- 十四烯（3.46%）、14- 炔 -17- 烯 - 十八烷酸（3.16%）、9,12,5- 十八碳三烯醛（2.73%）、叶绿醇（2.14%）、2- 亚甲基 -5,10- 十一碳二烯酸甲基酯（1.45%）、十四烷酸（1.29%）、11- 十四碳烯 -1- 醇乙酸盐（1.22%）、1,2- 苯二甲酸 - 丁基 -2- 甲丙酯（1.21%）、1- 二十烷醇（1.13%）、2- 甲基 -5-(1- 甲基乙烯基)- 环己醇（1.09%）、十五烷基甲基酯（1.06%）、2- 甲基 -1- 十六醇（1.06%）等。

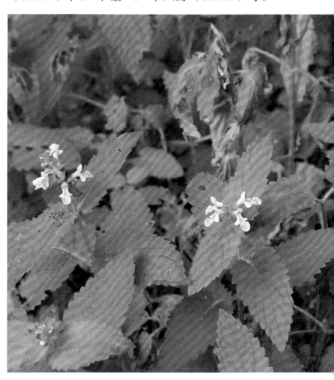

【性味与功效】味甘，性平。益肾润肺，补血消疳。治肺痨咳嗽吐血，盗汗，肺虚气喘，血虚体弱，小儿疳积。

硬毛夏枯草 ▼

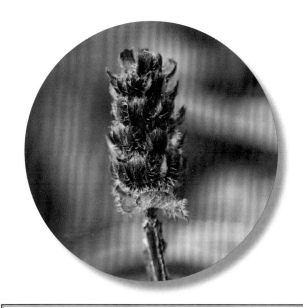

【基源】唇形科夏枯草属植物硬毛夏枯草 *Prunella hispida* Benth. 的干燥果穗。

【形态特征】多年生草本，茎直立，基部常伏地，高15~30cm，钝四棱形。叶卵形至卵状披针形，长1.5~3cm，宽1~1.3cm，边缘具浅波状至圆齿状锯齿。轮伞花序通常6花，多数密集组成顶生的穗状花序，苞片宽大，近心脏形。花萼紫色，管状钟形。花冠深紫至蓝紫色。小坚果卵珠形，棕色。花、果期自6月至翌年1月。

【习性与分布】生于路旁，林缘及山坡草地上，海拔1500~3800m。分布于云南、四川。

【芳香成分】王海波等（1994）用水蒸气蒸馏法提取的云南丽江产硬毛夏枯草干燥果穗挥发油的主要成分为：十六烷酸（34.85%）、9,12-十八碳二烯酸（10.84%）、3,7,11,15-四甲基-2-十六烷-1-醇（5.82%）、1,2-苯甲二酸二丁酯（2.15%）、环己醇（2.07%）、6,10-二甲苯-2-十一烷酮（2.01%）、正三十六烷（1.61%）等。

【性味与功效】味辛、苦，性寒。清热明目，消肿散结。治目赤肿痛，目珠夜痛，头痛眩晕，瘰疬，瘿瘤，乳痈肿痛，甲状腺肿大，淋巴结结核，乳腺增生，高血压病。

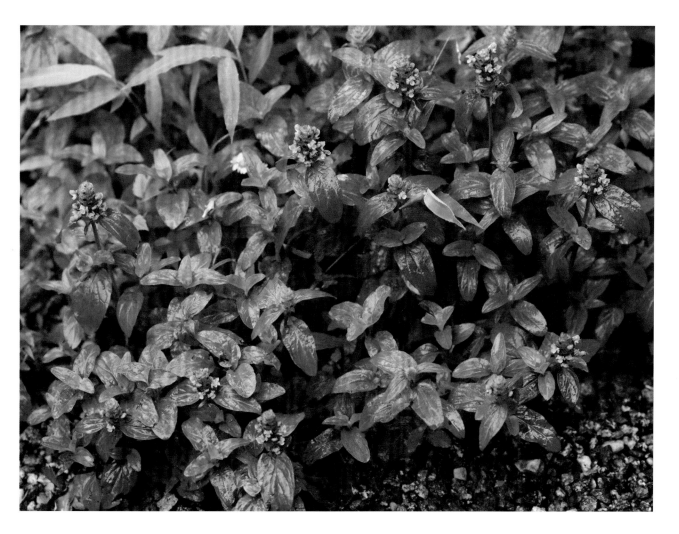

夏至草 ▼

【基源】唇形科夏至草属植物夏至草 *Lagopsis supina* (Steph. ex Willd.) Ik.-Gal. ex Knorr. 的全草。

【形态特征】多年生草本，披散于地面或上升，茎高 15~35cm。叶轮廓为圆形，长宽 1.5~2cm，3 深裂。轮伞花序疏花，在枝条上部者较密集，在下部者较疏松。花萼管状钟形，花冠白色，稀粉红色，稍伸出于萼筒，长约 7mm。雄蕊 4，花药卵圆形。花盘平顶。小坚果长卵形，长约 1.5mm，褐色，有鳞粃。花期 3~4 月，果期 5~6 月。

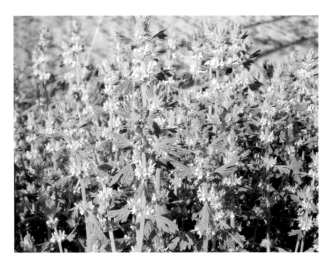

【习性与分布】生于路旁、旷地上，在西北、西南各省区海拔可高达 2600m 以上。分布于黑龙江，吉林，辽宁，内蒙古，河北，河南，山西，山东，浙江，江苏，安徽，湖北，陕西，甘肃，新疆，青海，四川，贵州，云南等地。

【芳香成分】刘梦菲等（2018）用用顶空固相微萃取法提取的夏至草干燥地上部分挥发油的主要成分为：1-石竹烯（20.24%）、大根香叶烯 D（6.09%）、a- 蒎烯（5.72%）、冬青油（5.54%）、壬醛（3.25%）、L-薄荷醇（3.04%）、顺 −α，α −5− 三甲基 −5− 乙烯基四氢化呋喃 −2− 甲醇（2.58%）、d- 杜松烯（2.21%）、3-甲基 −2− 丁烯酸 − 三癸基 −2− 炔基酯（2.06%）、右旋萜二烯（2.05%）、苯乙醛（2.05%）、壬酸乙酯（2.03%）、左旋樟脑（1.97%）、a- 荜澄茄油烯（1.41%）、月桂

烯（1.39%）、2- 蒈烯（1.00%）等。

【性味与功效】味辛、微苦，性寒。养血活血，清热利湿。治月经不调，产后瘀滞腹痛，血虚头昏，半身不遂，跌打损伤，水肿，小便不利，目赤肿痛，疮痈，冻疮，牙痛，皮疹瘙痒。

兴木蒂那布 ▼

【基源】唇形科香茶菜属植物川藏香茶菜 *Rabdosia pseudoirrorata* C. Y. Wu 的叶及花。

【形态特征】丛生小灌木，高 30~50cm，极多分枝。幼枝四棱形，具条纹，带褐色。茎叶对生，长圆状披针形或卵形，长 0.7~2.5cm，宽 0.6~1.5cm，边缘有锯齿。聚伞花序生于茎枝上部渐变小的苞叶或苞片腋内，3~7 花；下部苞叶与茎叶同形，向上渐变小而全缘，小苞片卵形或线形。花萼钟形。花冠浅紫色。小坚果卵状长圆形，灰白色。花、果期 7~9 月。

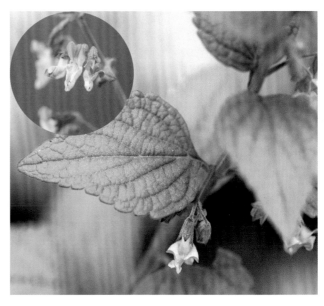

【习性与分布】生于山坡林缘、碎石间、石岩上或灌丛中，海拔 3300~4300m。分布于四川、西藏。

【挥发油含量】水蒸气蒸馏的全草的得油率为 0.30%。

【芳香成分】李兆琳等（1990）用水蒸气蒸馏法提取的西藏产川藏香茶菜全草挥发油的主要成分为：十六烷酸（18.00%）、9- 十七烷醇（11.00%）、贝壳杉 −16-醇（10.30%）、2′，5′- 二甲基巴豆苯酮（8.00%）、2-氧化硬脂酸甲酯（5.30%）、9- 辛基十七烷（3.50%）、

邻苯二甲酸二丁酯（2.70%）、10-甲基-10-己基二十烷（2.60%）、二十三烷（2.30%）、苯甲酸苄酯（2.10%）、间甲氧基苯乙酮（2.00%）、水合桧烯（1.70%）、3-己烯醛（1.53%）等。

【性味与功效】味辛，性平。退翳，驱虫。治目睛为翳障，蛔虫病。

蓝萼香茶菜 ▼

【基源】唇形科香茶菜属植物蓝萼（毛叶）香茶菜 *Rabdosia japonica* (Burm.f.) Hara var. *glaucocalyx* (Maxim.) Hara 的地上全草。

【形态特征】多年生草本。茎直立，高 0.4~1.5m，多分枝，分枝具花序。茎叶对生，卵形，长 4~13cm，宽 2.5~7cm，边缘有钝锯齿。圆锥花序在茎及枝上顶生，由具 3~7 花的聚伞花序组成；下部一对苞叶卵形，叶状，向上变小，小苞片微小。花萼钟形，常带蓝色。花冠淡紫、紫蓝至蓝色。成熟小坚果卵状三棱形，黄褐色。花期 7~8 月，果期 9~10 月。

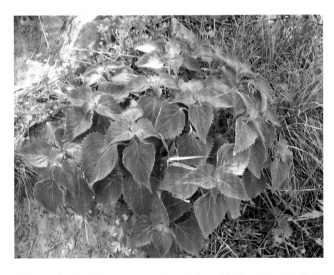

【习性与分布】生于山坡、路旁、林缘、林下及草丛中，海拔可达 1800m。略喜阴，抗寒，耐干旱、瘠薄。分布于黑龙江、吉林、辽宁、山东、河北、山西。

【挥发油含量】水蒸气蒸馏的干燥全草的得油率为 0.60%。

【芳香成分】丁兰等（2004）用水蒸气蒸馏法提取的甘肃天水产蓝萼毛叶香茶菜全草挥发油的主要成分为：2-乙氧基丙烷（15.49%）、2-甲基己烷（8.06%）、水杨酸甲酯（3.58%）、甲基丁二酸双（1-甲基丙基）酯（3.08%）、丁二酸二乙基酯（2.80%）、正己烷（2.71%）、α-石竹烯（2.39%）、丁子香酚（2.30%）、2,3,3-三甲基-环丁酮（2.24%）、十六烷酸乙酯（2.13%）、6,10-二甲基-2-十一酮（2.11%）、3-羟基-1-辛烯（1.81%）、乙基环戊烷（1.75%）、亚油酸乙酯（1.68%）、(Z,Z,Z)-9,12,15-十八碳三烯酸甲酯（1.60%）、十八烷酸乙酯（1.57%）、3-乙基-戊烷（1.56%）、3,7-二甲基-1,6-辛二烯-3-醇（1.50%）、2,2,4-三甲基-戊烷（1.32%）、2,2-二甲基-己烷（1.25%）、4-(2,6,6-三甲基-1-环己烯-1-基)-3-丁烯-2-酮（1.12%）、苯二甲酸二(2-甲基丙基)酯（1.10%）等。刘红燕等（2013）用顶空固相微萃取法提取的山东蒙山产蓝萼毛叶香茶菜新鲜全草挥发油的主要成分为：[S-(E,E)]-1-甲基-5-亚甲基-8-(1-甲基乙基)-1,6-环癸烯（17.92%）、β-石竹烯（14.73%）、(Z)-罗勒烯（14.34%）、(1S)-6,6-二甲基-2-亚甲基-双环[3.1.1]庚烷（8.14%）、桉油精（7.78%）、α-蒎烯（4.33%）、β-榄香烯（3.18%）、β-月桂烯（2.78%）、(Z,Z,Z)-1,5,9,9-四甲基-1,4,7-环十一-3-烯（2.40%）、[3aS-(3aα,3bβ,4β,7α,7aS*)]-八氢-7-甲基-3-亚甲基-4-(1-甲基乙基)-1H-环戊烯[1,3]氧代环丙基[1,2]苯（1.80%）、α-荜澄茄烯（1.27%）等。赵玉兰等（1999）用水蒸气蒸馏法提取的蓝萼毛叶香茶菜干燥全草挥发油的主要成分为：1,2-苯二羧酸-2-甲丙基丁酯（14.41%）、1-辛基-3-醇（3.44%）、1-冰片（2.05%）、5-甲基-2-(1-甲基乙基)-苯酚（2.02%）、里哪醇（2.02%）、3-己烯（1.95%）、6,10,14-三甲基-2-十五烷酮（1.86%）、二十烷（1.53%）、β-紫罗酮（1.37%）、菲（1.27%）、6,10-二甲基-5,9-十一碳二烯（1.22%）、2-甲基-5-(1-甲基乙基)-苯酚（1.16%）、β-红没药烯（1.13%）、桃金娘烯醇（1.10%）、10-乙酰基甲基-3-蒈烯（1.03%）、1-α-萜品醇（1.03%）等。

【性味与功效】味苦、甘，性凉。清热解毒，活血化瘀。治感冒，咽喉肿痛，扁桃体炎，胃炎，肝炎，乳腺炎，癌症（食道癌、贲门癌、肝癌、乳腺癌）初起，闭经，跌打损伤，关节痛，蛇虫咬伤。

内折香茶菜 ▼

【基源】唇形科香茶菜属植物内折香茶菜 *Rabdosia inflexa* (Thunb.) Hara 的全草。

【形态特征】多年生草本。茎曲折，直立，高 0.4~1.5m，多分枝。茎叶三角状阔卵形或阔卵形，长 3~5.5cm，宽 2.5~5cm，边缘具粗大圆齿状锯齿，齿尖具硬尖。狭圆锥花序长 6~10cm，整体常呈复合圆锥花序，花序由具 3~5 花的聚伞花序组成；苞叶卵圆形；小苞片微小。花萼钟形。花冠淡红至青紫色。成熟小坚果未见，花期 8~10 月。

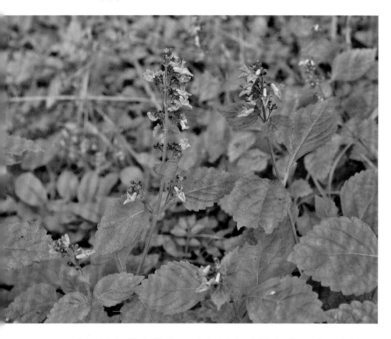

【习性与分布】生于山谷溪旁疏林中或阳处，海拔达 1200m。分布于吉林、辽宁、河北、河南、浙江、江苏、江西、湖南、四川、安徽、山东。

【芳香成分】杨东娟等（2009）用水蒸气蒸馏法提取的广东潮州产内折香茶菜新鲜叶挥发油的主要成分为：香芹酚 (76.45%)、石竹烯 (5.65%)、1- 甲基 -4-(1- 异丙基)-1,4- 环己二烯（3.68%）、2,6- 二甲基 -6-(4- 甲基 -3- 戊烯基)- 双环 [3.1.1]-2- 庚烷（2.74%）、α- 石竹烯（2.13%）、1- 甲基 -2-(1- 异丙基)- 苯（1.94%）、α- 杜松醇（1.52%）、酞酸二丁酯（1.46%）、氧化石竹烯（1.11%）等。

【性味与功效】味苦，性凉。清热解毒。治急性胆囊炎等。

尾叶香茶菜 ▼

【基源】唇形科香茶菜属植物尾叶香茶菜 *Rabdosia excisus* (Maxim.) Hara 的全草。

【形态特征】多年生草本。茎直立，多数，高 0.6~1m。茎叶对生，圆形或圆状卵圆形，长 4~13cm，宽 3~10cm，先端具深凹，凹缺中有一顶齿，边缘具粗大的牙齿状锯齿。圆锥花序顶生或于上部叶腋内腋生；苞叶与茎叶同形，较小。花萼钟形，萼齿 5。花冠淡紫、紫或蓝色，外被短柔毛及腺点。花盘环状。成熟小坚果倒卵形，褐色。花期 7~8 月，果期 8~9 月。

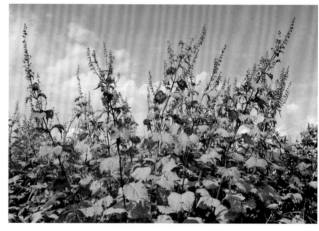

【习性与分布】生于林缘、林荫下、路边、草地上，海拔 550~1100m。耐寒，耐瘠薄。分布于黑龙江、吉林、辽宁、河南。

【挥发油含量】水蒸气蒸馏的阴干全草的得油率为 0.10%，新鲜全草的得油率为 0.19%；超临界萃取的阴干全草的得油率为 0.21%，新鲜全草的得油率为 0.44%。

【芳香成分】那微等（2005）用水蒸气蒸馏法提取的吉林临江产尾叶香茶菜阴干未开花地上部分挥发油的主要成分为：正十六碳酸（36.95%）、1,2- 苯二酸 - 丁基 -2- 甲基丙酯（25.82%）、叶绿醇（11.13%）、十九烷（5.99%）、亚麻酸（3.63%）、香橙烯（2.80%）、棕榈酸（1.99%）、顺 -4- 甲基 -β- 环己烯醇（1.58%）、6,10,14- 三甲基 -2- 十五烷酮（1.50%）、二丁基邻苯二甲酸（1.39%）、亚油酸（1.34%）、棕榈酸丁酯（1.27%）、十八醛（1.18%）、蓝桉醇（1.15%）、二十七烷（1.14%）、环辛烯（1.08%）等。南敏伦等（2010）用超临界 CO_2 萃取法提取的吉林烟筒山产尾叶香茶菜阴干全草挥发油的主要成分为：5β,11α-11-羟基-3,20-孕甾二酮（19.26%）、5-α-12,20-孕甾二酮（17.13%）、[1R-(1α,4aβ,10aα)]-7-(1-甲乙基)-1,4-二甲基-1,2,3,4,4a,9,10,10a-八氢-1-菲甲醛（12.67%）、1,4-二烯-3,11-雄甾二酮（5.08%）、十六酸（4.57%）、9,12-十八碳二烯酸（3.31%）、9,12,15-十八碳三烯酸甲酯（2.79%）、十八酸（1.84%）、5β-3,12-二酮-24-烯-胆甾酸（1.50%）、油酸（1.45%）、叶绿醇（1.40%）、4,9,13,17-四甲基-4,8,12,16-十八碳四烯醛（1.29%）、二十烷（1.08%）等。

【性味与功效】味苦，性凉。清热解毒，健胃，活血。治跌打损伤，瘀血肿痛，骨折，创伤出血，疮疡肿毒，蛇虫咬伤，感冒发热，肝炎，胃炎，乳腺炎，关节炎，癌症等。

溪黄草 ▼

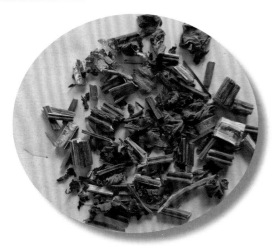

【基源】唇形科香茶菜属植物溪黄草 *Rabdosia serra* (Maxim.) Hara 和线纹香茶菜 *Rabdosia lophanthoides* (Buch.-Ham. ex D. Don) Hara 的全草。

【形态特征】溪黄草：多年生草本；根茎肥大。茎直立，高达 2m。茎叶对生，卵圆形或至披针形，长 3.5~10cm，宽 1.5~4.5cm，边缘具粗大内弯的锯齿。圆锥花序生于茎及分枝顶上，长 10~20cm；苞叶在下部者叶状，向上渐变小呈苞片状，披针形至线状披针形。花萼钟形，萼齿 5。花冠紫色。成熟小坚果阔卵圆形，具腺点及白色髯毛。花、果期 8~9 月。

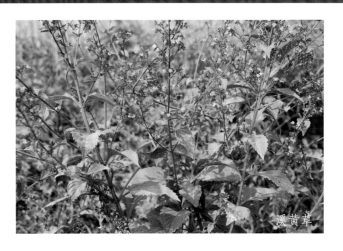

溪黄草

线纹香茶菜：多年生柔弱草本，基部匍匐生根，具小球形块根。茎高 15~100cm，下部具多数叶。茎叶卵形，长 1.5~8.8cm，宽 0.5~5.3cm，边缘具圆齿。圆锥花序顶生及侧生，由聚伞花序组成，聚伞花序 11~13 花，分枝蝎尾状；苞叶卵形，下部的叶状，较小，上部的苞片状。花萼钟形，满布红褐色腺点。花冠白色或粉红色，具紫色斑点。花、果期 8~12 月。

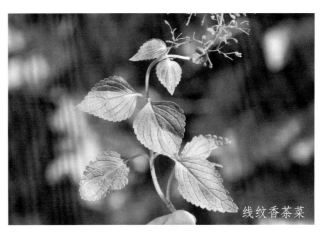

线纹香茶菜

【习性与分布】溪黄草：常成丛生于山坡、路旁、田边、溪旁、河岸、草丛、灌丛、林下沙壤上上，海拔 120~1250m。分布于黑龙江、吉林、辽宁、山西、河南、陕西、甘肃、四川、贵州、广西、广东、湖南、江西、安徽、浙江、江苏、台湾。线纹香茶菜：生于沼泽地上或林下潮湿处，海拔 500~2700m。分布于西藏、云南、四川、贵州、广西、广东、福建、江西、湖北、湖南、浙江。

【挥发油含量】水蒸气蒸馏的溪黄草全草的得油率为 0.37%~0.40%，线纹香茶菜干燥全草的得油率为 0.39%。

【芳香成分】溪黄草：黄浩等（2006）用水蒸气蒸馏法提取的江西赣南产溪黄草晾干茎叶挥发油的主要成分为：1,8-桉叶油素（34.99%）、金合欢醇（9.46%）、

枞油烯（6.57%）、异甲基苯（5.01%）、α-荜草烯
（4.97%）、孜然芹醛（4.95%）、α-萜品醇（3.56%）、
E-肉桂酸甲酯（2.06%）、α-蒎烯（1.97%）、龙脑
（1.77%）、芳樟醇（1.61%）、莰烯（1.44%）、蛇麻
烯环氧化物Ⅱ（1.14%）、萜品烯-4-醇（1.14%）、E-
丁香烯（1.12%）、β-蒎烯（1.04%）等。叶其馨等（2006）
用水蒸气蒸馏法提取的溪黄草阴干全草挥发油的主要
成分为：十六碳酸（78.89%）、顺-桃拓酚（5.24%）、
6,10,14-三甲基十五酮（4.82%）、松香三烯（2.90%）、
十四碳酸（1.50%）、壬二酸（1.36%）、十五碳酸（1.17%）等。

线纹香茶菜：姚煜等（2006）用水蒸气蒸馏法提取的
江西宜丰产线纹香茶菜干燥全草挥发油的主要成分
为：石竹烯（13.17%）、2-异丙基-5-甲基-苯甲醚
（12.05%）、1-甲基-4-(5-甲基-1-亚甲基-4己烯
基)-环己烯（11.84%）、百里香酚（10.95%）、香荆
芥酚（8.91%）、2-甲基-5-(1-甲基乙烯基)-2-环己烯-1
酮（8.30%）、氧化石竹烯（5.36%）、顺式细辛脑（4.51%）、
细辛脑（2.57%）、α-石竹烯（2.31%）、1-甲酸基-2,2-
二甲基-3-反式-(3-甲基-2-丁烯基)-6-亚甲基-
环己烷（1.39%）、2,6-二甲基-6-(4-甲基-3-戊烯
基)-2-降蒎烯（1.38%）等。叶其馨等（2006）用水
蒸气蒸馏法提取的线纹香茶菜阴干全草挥发油的主要
成分为：9-十六烯碳酸（59.50%）、9,12,15-十八碳
三烯酸甲酯（15.10%）、9,12-十八碳二烯酸（6.41%）、
6,10,14-三甲基十五酮（5.58%）等。

【性味与功效】味苦，性凉。清热解毒，利湿退黄，
散瘀消肿。治湿热黄疸，胆囊炎，泄泻，疮肿，跌打
伤痛。

六棱麻 ▼

【基源】唇形科香茶菜属植物细锥香茶
菜 *Rabdosia coetsa* (Buch.-Ham. ex D. Don)
Hara 的地上部分。

【形态特征】多年生草本或半灌木。茎直立，高0.5~2m，
多分枝，钝四棱形，具四槽。茎叶对生，卵圆形，
长3~9cm，宽1.5~6cm，边缘具圆齿。狭圆锥花序长
5~15cm，顶生或腋生，由3~5花的聚伞花序组成；最

下一对苞叶叶状，卵圆形，苞片卵圆状披针形。花萼
钟形。花冠紫、紫蓝色。花盘环状。成熟小坚果倒卵
球形，褐色。花、果期10月至翌年2月。

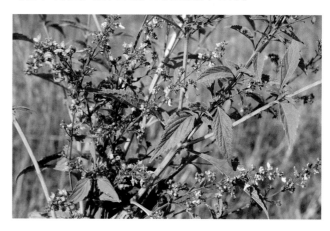

【习性与分布】生于草坡、灌丛、林中旷地、路边、溪边、
河岸、林缘及常绿阔叶林中，海拔650~2700m。分布
于西藏、云南、四川、贵州、湖南、广西、广东。

【挥发油含量】水蒸气蒸馏的干燥全草的得油率为
2.74%。

【芳香成分】吴洁等（2014）用水蒸气蒸馏法提取的
贵州开阳产细锥香茶菜干燥全草挥发油的主要成分为：
十六酸（27.99%）、亚油酸（18.86%）、亚麻酸甲酯
（17.37%）、新植二烯（7.48%）、六氢合金欢丙酮（6.45%）、
十四烷酸（3.43%）、角鲨烯（1.04%）等。

【性味与功效】味辛、苦，性微温。发表散风，和中化湿，
止血。治风寒感冒，呕吐，泄泻，风湿痹痛，湿疹瘙痒，
脚气湿烂，刀伤出血。

显脉香茶菜 ▼

【基源】唇形科香茶菜属植物显脉香茶菜
Rabdosia nervosa (Hemsl.) C. Y. Wu. et H. W.
Li 的全草。

【形态特征】多年生草本，高达1m；根茎稍增大呈结
节块状。茎直立，四棱形，明显具槽。叶交互对生，
披针形至狭披针形，长3.5~13cm，宽1~2cm，边缘具
粗浅齿。聚伞花序3~15花，于茎顶组成疏散的圆锥花序；
苞片狭披针形，叶状，小苞片线形。花萼紫色，钟形。
花冠蓝色。小坚果卵圆形。花期7~10月，果期8~11月。

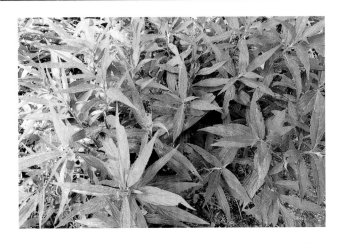

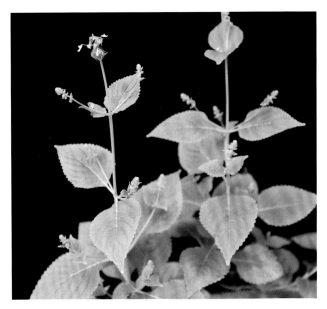

【习性与分布】生于山谷、草丛或林下荫处，海拔60~1000m。分布于陕西、河南、湖北、江苏、浙江、安徽、江西、广东、广西、贵州、四川。

【挥发油含量】水蒸气蒸馏的茎叶的得油率为0.26%。

【芳香成分】杨道坤（2001）用水蒸气蒸馏法提取的江西宜丰产显脉香茶菜茎叶挥发油的主要成分为：贝壳杉-16-烯（23.20%）、罗汉松-8,11,13-三烯-15-酸-13-异丙甲酯（9.68%）、贝壳杉-16-醇（5.62%）、5,16-二烯-18-贝壳杉醇（4.36%）、2-氧代硬脂酸甲酯（3.51%）、绿叶烯（3.50%）、十六碳酸（2.03%）、β-松油烯醇（1.70%）、糠醛（1.22%）、脱氢二异丁香油酚（1.13%）、苯甲醛（1.09%）等。

【性味与功效】味微辛、苦，性寒。清热利湿，解毒。治急性黄疸型肝炎，毒蛇咬伤；外用治烧、烫伤，蛇咬伤，脓疱疮，湿疹，皮肤搔痒。

【芳香成分】叶其馨等（2006）用水蒸气蒸馏法提取的狭基线纹香茶菜阴干全草挥发油的主要成分为：十六碳酸（31.78%）、9,12,15-十八碳三烯酸甲酯（11.48%）、海松-8(14),15-二烯（7.85%）、9,12-十八碳二烯酸（5.59%）、雄甾-4,16-二烯-3-酮（4.11%）、铁锈醇（3.19%）、13β-甲基-13-乙烯基罗汉松-7-烯-3β-醇（3.08%）、6,10,14-三甲基十五酮（2.27%）、松香三烯（1.63%）、十四碳酸（1.21%）等。

【性味与功效】味苦，性凉。清热利湿，凉血散瘀。治急性黄疸型肝炎，急性胆囊炎，肠炎，痢疾，跌打肿痛。

塔花香茶菜 ▼

【基源】唇形科香茶菜属植物狭基线纹香茶菜（塔花香茶菜）*Rabdosia lophanthoides* (Buch.-Ham. ex D. Don) Hara var. *gerardiana* (Benth.) H. Hara 的全草。

【形态特征】这一变种与原变种不同在于植株高大，高30~150cm；叶大，卵形，长达20cm，宽达8.5cm，先端渐尖，基部楔形。

【习性与分布】生于杂木林下及灌丛中，海拔430~2900m。分布于西藏、云南、四川、甘肃、贵州、广西、广东、湖南。

香茶菜 ▼

【基源】唇形科香茶菜属植物香茶菜*Rabdosia amethystoides* (Benth.) Hara 的地上部分。

【形态特征】多年生直立草本；根茎肥大，疙瘩状。茎高0.3~1.5m，草质。叶卵状圆形至披针形，主茎中、下部的较大，侧枝及主茎上部的较小，除基部全缘外具圆齿。花序为由聚伞花序组成的顶生圆锥花序，多花；苞叶与茎叶同型，较小，苞片卵形或针状。花萼钟形。花冠白、蓝白或紫色，上唇带紫蓝色。成熟小坚果卵形，黄栗色。花期6~10月，果期9~11月。

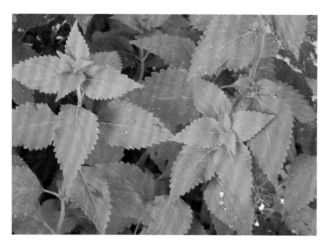

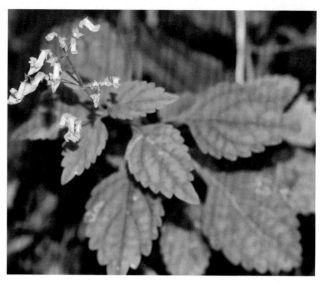

【习性与分布】生于林下或草丛中的湿润处，海拔200~920m。喜温暖湿润的环境。分布于广东、广西、贵州、福建、台湾、江西、浙江、江苏、安徽、湖北。

【挥发油含量】水蒸气蒸馏的阴干花期全草的得油率为0.28%。

【芳香成分】梁利香等（2015）用水蒸气蒸馏法提取的湖北小林产香茶菜阴干花期全草挥发油的主要成分为：2-甲氧基-4-乙烯基苯酚（33.08%）、1,2,3,4-四甲基-5-亚甲基-1,3-环戊二烯（13.83%）、2,3,4,6-四甲基-苯酚（11.43%）、1-甲基-4-(1-异丙基)-1,4-环己二烯（7.10%）、3-甲基-5-(1-异丙基)-苯酚-氨基甲酸甲酯（6.90%）、1-甲氧基-4-甲基-2-(1-异丙基)-苯（6.12%）、α-石竹烯（4.80%）、石竹烯（4.41%）、3-甲基-4-异丙基苯酚（1.96%）、(R)-4-甲基-1-(1-异丙基)-3-环己烯-1-醇（1.22%）、氧化石竹烯（1.17%）、[S-(E,E)]-1-甲基-5-亚甲基-8-(1-异丙基)-1,6-环癸二烯（1.08%）等。

【性味与功效】味辛、苦，性凉。清热利湿，活血散瘀，解毒消肿。治湿热黄疸，淋证，水肿，咽喉肿痛，关节痹痛，闭经，乳痈，痔疮，发背，跌打损伤，毒蛇咬伤。

香茶菜根 ▼

【基源】唇形科香茶菜属植物香茶菜 *Rabdosia amethystoides* (Benth.) Hara 的根。

【形态特征】同香茶菜。

【习性与分布】同香茶菜。

【芳香成分】许可等（2013）用水蒸气蒸馏法提取的浙江永嘉产香茶菜新鲜根挥发油的主要成分为：棕榈酸（50.70%）、Z-11-十六碳烯酸（21.53%）、乙二醇十八烷基醚（11.23%）、邻苯二甲酸二异丁酯（6.51%）、十四烷基环氧乙烷（3.59%）、乙二醇月桂酸酯（2.29%）、2-辛基-辛醛环丙烷（2.18%）、4-甲基-3-十二烯-1-醇（1.98%）等。

【性味与功效】味甘、苦，性凉。清热解毒，祛瘀止痛。治毒蛇咬伤，疮疖肿毒，筋骨酸痛，跌打损伤，烫火伤。

总序香茶菜

【基源】唇形科香茶菜属植物总序香茶菜 *Rabdosia racemosa* (Hemsl) Hara 的全草。

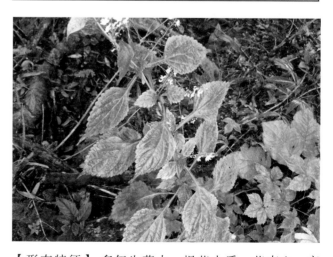

【形态特征】多年生草本；根茎木质。茎直立，高

0.6~1m，钝四棱形，具四槽，常带紫红色。茎叶对生，菱状卵圆形，长3~11cm，宽1.2~4.5cm，边缘具粗大牙齿或锯齿状牙齿。花序总状或假总状，顶生及腋生；小苞片微小，线形。花萼花时钟形。花冠白色或微红。成熟小坚果倒卵珠形，淡黄褐色。花期8~9月，果期9~10月。

【习性与分布】生于山坡草地、林下，海拔700~1500m。分布于湖北、四川。

【芳香成分】丁兰等（2004）用水蒸气蒸馏法提取的甘肃兰州产总序香茶菜干燥全草挥发油的主要成分为：双(2-乙基己基)邻苯二甲酯(20.11%)、1,2-苯二甲酸二甲基乙基酯(9.34%)、邻苯二甲酸二乙酯(8.35%)、十二烷(7.59%)、癸烷(4.93%)、正十四烷(4.52%)、正十六烷(3.41%)、正十六烷酸(2.38%)、6,10,14-三甲基十五-2-酮(2.29%)、苯甲醛(2.08%)、正十八烷(1.89%)、苯并噻唑(1.86%)、(all-E)-2,6,10,15,19,23-六甲基-2,6,10,14,18,22-二十四碳六烯(1.76%)、4b,5,6,7,8,8a,9,10-八氢化-4b,8,8-三甲基-1-1-(1-甲基乙基)-2-菲酚(1.48%)、苯乙醛(1.34%)、己二酸双(2-乙基己基)酯(1.21%)、十六酸丁酯(1.04%)、2,4-二甲基-6-苯基吡啶(1.00%)等。

【性味与功效】味苦、辛，性平。祛风活血，解毒消肿。治感冒头痛，风湿痹痛，跌打瘀肿，骨折，外伤出血，毒蛇咬伤。

长毛香科科 ▼

【基源】唇形科香科科属植物长毛香科科 *Teucrium pilosum* (Pamp.) C. Y. Wu et S. Chow 的全草。

【形态特征】多年生草本，具匍匐茎。茎直立，细弱，扭曲，常不分枝，高0.5~1m，遍被白色长柔毛。叶片卵圆状披针形或长圆状披针形，长5~8cm，宽1.5~2.5cm，边缘具细圆锯齿。假穗状花序顶生于主茎及分枝上，由上下密接具2花但有时参差3~4若花成一轮的轮伞花序所组成；苞片线状披针形。花萼钟形。花冠淡红色。花期7~8月。

【习性与分布】生于山坡林缘，河边，海拔340~2500m。分布于浙江、湖南、湖北、江西、四川、贵州、广西。

【芳香成分】陈青等（2010）用固相微萃取法提取的贵州贵阳产长毛香科科全草挥发油的主要成分为：石竹烯氧化物(21.52%)、α-甜没药萜醇(20.35%)、α-蒎烯氧化物(18.25%)、1-辛烯-3-醇(7.26%)、α-甜没药萜醇氧化物B(5.92%)、α-衣兰烯(5.47%)、α-荜澄茄烯(3.28%)、β-倍半水芹烯(2.76%)、别香橙烯(1.49%)、表蓝桉醇(1.40%)、α-姜黄烯(1.12%)等。卢金清等（2011）用水蒸气蒸馏法提取的湖北武汉产长毛香科科茎叶挥发油的主要成分为：l-甲基-5-亚甲基-8-异丙基-1,6-环癸二烯(28.96%)、石竹烯(13.33%)、α-荜澄茄醇(7.43%)、1,2,3,5,6,8a-六氢-4,7-二甲基-l-异丙基-萘(5.76%)、十氢化-4a-甲基-1-亚甲基-7-异丙基-萘(5.64%)、1,5,5,9-四甲基-1,4,7-环十一碳烯(4.81%)、1-甲基-4-(5-甲基-1-亚甲基-4-己烯)-环己烯(4.39%)、1,2,3,4,4a,5,6,8a-八氢-7-甲基-4-亚甲基-1-异丙基-萘(2.95%)、十四碳酸(2.66%)、氧化石竹烯(2.16%)、1-辛烯-3-醇(1.95%)、十氢化-α,α,4a-三甲基-8-亚甲基-2-萘甲醇(1.88%)、5-(1,5-二甲基-4-己烯)-2-甲基-1,3-环己二烯(1.85%)、3-(1,5-二甲基-4-己烯)-6-亚甲基-环己烯(1.69%)、l,2,3,4,4,4a,5,6,8a-八氢-4a,8-二甲基-(1-甲基乙烯基)-萘(1.66%)、叶绿醇(1.63%)、十氢化-1,1,7-三甲基-4-亚甲基-1H-环丙基[e]甘菊环烃(1.35%)、红铃虫性诱素(1.35%)、1,2,3,4,4a,7-六氢-1,6-二甲基-4-异丙基-萘(1.04%)等。

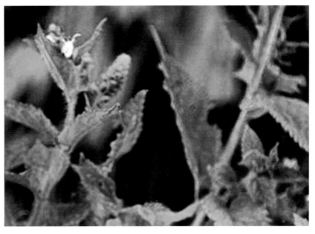

【性味与功效】味辛，微苦，性凉。祛风发表，清热解毒，止痒。治风热感冒，咽喉肿痛，疟腮，痢疾，漆疮，湿疹，疥癣，风疹。

大唇香科科 ▼

【基源】唇形科香科科属植物大唇香科科 *Teucrium labiosum* C. Y. Wu et S. Chow 的全草。

【形态特征】多年生草本，具匍匐茎。茎长 60cm 左右，四棱形，密被紫色小钩毛。叶片卵圆状椭圆形，长 3~6cm，宽 1.5~2.5cm，边缘具带重齿的圆齿。假穗状花序形成于主茎及腋出短枝上部，由具 2 花的轮伞花序所组成；苞叶下部者与叶同形但较小，向上渐呈苞片状，苞片卵圆形。花萼钟形。花冠白色，长达 2cm。小坚果倒卵形，黄棕色。花期 7~8 月。

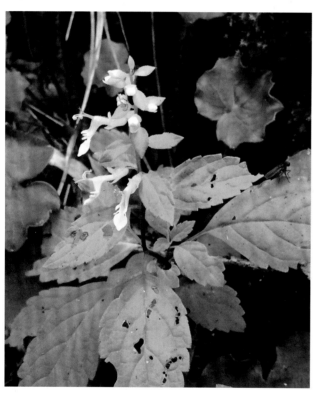

【习性与分布】生于山地林下，海拔约 1150m。分布于云南、贵州、四川。

【芳香成分】陈青等（2010）用固相微萃取技术提取的贵州贵阳产大唇香科科全草挥发油的主要成分为：大牻牛儿烯 D（26.66%）、1- 辛烯 -3- 醇（13.19%）、α - 蒎烯（12.53%）、β - 芹子烯（5.93%）、大牻牛儿烯 B（5.89%）、1,2- 二异丙烯基环丁烷（4.31%）、β - 蒎烯（3.75%）、反式 - 橙花叔醇（3.64%）、α - 金合欢烯（3.39%）、桧烯（3.14%）、反式 -β - 罗勒烯（2.44%）、δ - 杜松烯（1.65%）、α - 崖柏烯（1.56%）、β - 香叶烯（1.56%）等。

【性味与功效】味辛、微苦，性凉。发表，清热解毒。治感冒，肺痈，痢疾。

细沙虫草 ▼

【基源】唇形科香科科属植物二齿香科科 *Teucrium bidentatum* Hemsl. 的根或全草。根的芳香成分未见报道。

【形态特征】多年生草本。茎直立，无槽，高 60~90cm。叶片卵圆形，卵圆状披针形至披针形，长 4~11cm，宽 1.5~4cm，边缘具 3~4 对粗锯齿，下面具细乳突。轮伞花序具 2 花，在茎及腋生短枝上组成假穗状花序，长 1.5~4.5cm；苞片微小，卵圆状披针形。花萼钟形。花冠白色，长约 1cm。小坚果卵圆形，长 1.2mm，宽 1mm，黄棕色。

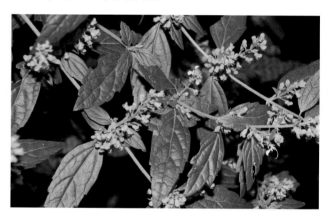

【习性与分布】生于山地林下，海拔 950~1300m。分布于台湾、湖北、四川、贵州、广西、云南。

【芳香成分】陈青等（2010）用固相微萃取技术提取的贵州贵阳产二齿香科科全草挥发油的主要成分为：大牻牛儿烯 D（27.88%）、1- 辛烯 -3- 醇（13.79%）、α - 蒎烯（13.07%）、大牻牛儿烯 B（6.20%）、β - 芹子烯（6.08%）、1,2- 二异丙烯基环丁烷（4.51%）、β - 蒎烯（3.87%）、反式 - 橙花叔醇（3.69%）、桧烯（3.28%）、α - 金合欢烯（2.81%）、反式 -β - 罗勒烯（2.59%）、β - 香叶烯（1.58%）、δ - 杜松烯（1.69%）等。

【性味与功效】味辛、微甘，性平。祛风，利湿，解毒。治感冒，头痛，鼻塞，痢疾，湿疹，白斑。

庐山香科科 ▼

【基源】唇形科香科科属植物庐山香科科 *Teucrium pernyi* Franch. 的全草。

【形态特征】多年生草本，具匍匐茎。茎直立，高60~100cm。叶片卵圆状披针形，长3.5~8.5cm，宽1.5~3.5cm，边缘具粗锯齿。轮伞花序常2花，偶达6花，于茎及腋生短枝上组成穗状花序；苞片卵圆形。花萼钟形。花冠白色，有时稍带红晕，长1cm。花盘小，盘状，全缘。小坚果倒卵形，长1.2mm，棕黑色，具极明显的网纹，合生面不达小坚果全长的1/2。

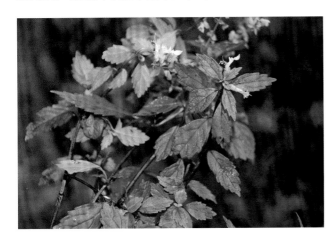

【习性与分布】生于山地及原野，海拔150~1120m。分布于江苏、浙江、安徽、河南、福建、江西、湖北、湖南、广东、广西。

【挥发油含量】水蒸气蒸馏的干燥全草的得油率为0.50%。

【芳香成分】张凯等（2016）用水蒸气蒸馏法提取的湖南祁东产庐山香科科干燥全草挥发油的主要成分为：十六烷酸（28.85%）、乙酸桃金娘烯酯（11.68%）、1-辛烯-3-醇（8.04%）、α-杜松醇（6.15%）、[1S-(1α,4aβ,8aα)]-4,7-二甲基-1-异丙基-1,2,4a,5,8,8a-六氢化萘（4.68%）、植物醇（3.07%）、(1R,2S,7R,8R)-2,6,6,9-四甲基-三环[5.4.0.0^{2,8}]-9-十一烯（2.78%）、[1S-(1α,3α,5α)]-6,6-二甲基-2-亚甲基-二环[3.1.1]庚烷-3-醇（2.51%）、6,10,14-三甲基-2-十五酮（2.00%）、喇叭茶醇（1.90%）、(1S-顺)-1,2,3,4-四氢-1,6-二甲基-4-异丙基-萘（1.55%）、邻苯二甲酸丁基十二烷基酯（1.27%）、正十四酸（1.23%）、

松香芹酮（1.07%）、芳樟醇（1.00%）等。

【性味与功效】味辛、微苦，性凉。清热解毒，凉肝活血。治肺脓疡，小儿惊风，痈疮，跌打损伤。

山藿香 ▼

【基源】唇形科香科科属植物血见愁 *Teucrium viscidum* Blume. 的全草。

【形态特征】多年生草本，具匍匐茎。茎直立，高30~70cm。叶片卵圆形，长3~10cm，边缘为带重齿的圆齿。假穗状花序生于茎及短枝上部，在茎上者如圆锥花序，长3~7cm，由密集具2花的轮伞花序组成；苞片披针形。花萼小，钟形，果时呈圆球形。花冠白色，淡红色或淡紫色，长6.5~7.5mm。小坚果扁球形，长1.3mm，黄棕色。不同产地花期6~11月。

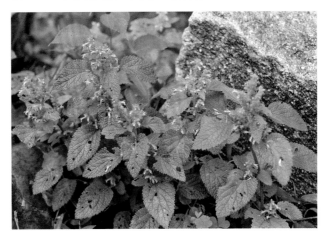

【习性与分布】生于山地林下润湿处，海拔120~1530m。分布于江苏、浙江、福建、台湾、江西、湖南、广东、广西、云南、四川、西藏。

【挥发油含量】水蒸气蒸馏的阴干全草的得油率为0.30%。

【芳香成分】韦志英等（2010）用水蒸气蒸馏法提取的广西南宁产血见愁阴干全草挥发油的主要成分为：植醇（17.38%）、β-荜澄茄油烯(14.31%)、δ-杜松烯(13.82%)、β-桉叶烯(9.83%)、芹子烯(6.63%)、α-香柠檬烯（4.06%）、α-荜澄茄烯（2.60%）、榄香烯（2.48%）、τ-榄香烯（1.46%）、α-杜松醇（1.29%）、τ-杜松烯（1.12%）、δ-榄香烯（1.04%）、摩勒醇（1.00%）等。朱亮锋等（1993）用水蒸气蒸馏法提取

的广东鼎湖山产血见愁全草挥发油的主要成分为：β–石竹烯（25.48%）、α–佛手烯（5.13%）、1,8–桉叶油素（4.67%）、珂珀烯（3.57%）、α–石竹烯（2.47%）、雅槛蓝烯（1.84%）、β–榄香烯（1.24%）、桧烯（1.08%）、β–荜澄茄烯（1.01%）等。

【性味与功效】味苦、微辛，性凉。凉血止血，解毒消肿。治咳血，吐血，衄血，肺痈，跌打损伤，痈疽肿毒，痔疮肿痛，漆疮，脚癣，狂犬咬伤，毒蛇咬伤。

大黑头草 ▼

【基源】唇形科香薷属植物垂花香薷（大黄药）*Elsholtzia penduliflora* W. W. Smith 的全草。

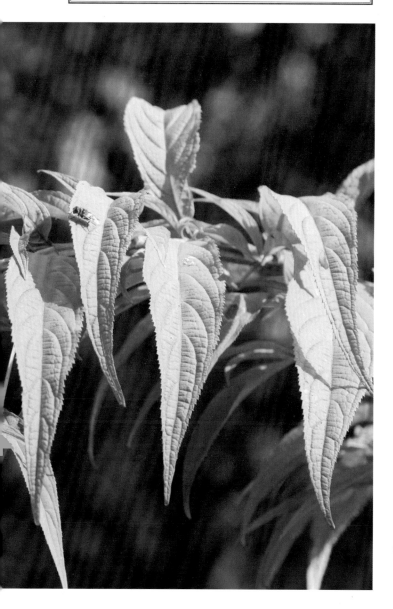

【形态特征】半灌木，高1~2m，芳香。小枝钝四棱形，具槽及条纹。叶披针形至卵状披针形，长6~18cm，宽1.6~4.3cm，边缘具整齐细锯齿。穗状花序顶生或腋生，长5~15cm，由具6~12花的轮伞花序所组成；苞片线形或线状长圆形。花萼钟形，果时呈管状钟形。花冠小，白色，长约5.5mm。小坚果长圆形，长约1.25mm，棕色。花期9~11月，果期10月至翌年1月。

【习性与分布】生于山谷边、密林中、开旷坡地及荒地上，海拔约1100~2400m。分布于云南。

【挥发油含量】水蒸气蒸馏的阴干全草的得油率为0.68%。

【芳香成分】周维书等（1990）用水蒸气蒸馏法提取的云南西双版纳产大黄药阴干全草挥发油的主要成分为：1,8–桉叶油素（71.71%）、β–蒎烯（7.34%）、α–蒎烯（3.91%）、香桧烯（2.80%）、柠檬烯（2.36%）、β–去氢香薷酮（1.70%）、月桂烯（1.20%）、松油烯–4–醇（1.09%）等。

【性味与功效】味苦、辛，性凉。清肺止咳，清热解毒。治流感，肺炎，支气管炎，胆囊炎，尿路感染，扁桃体炎，乳腺炎，炭疽，外伤感染。

凤尾茶（牙刷草） ▼

【基源】唇形科香薷属植物东紫苏 *Elsholtzia bodinieri* Vaniot 的全草。

【形态特征】多年生草本，高25~30cm。短枝上具对生的鳞状叶，茎枝多呈暗紫色。匍枝上的叶细小，长圆形，全缘或具退化的钝齿，茎枝上的叶披针形，长0.8~2.5cm，宽0.4~0.7cm，边缘具钝锯齿，两面常染紫红色。穗状花序单生于茎及枝顶端；苞片覆瓦状排列。花萼管状。花冠玫瑰红紫色。小坚果长圆形，棕黑色。花期9~11月，果期12月至翌年2月。

【习性与分布】生于松林下或山坡草地上，海拔1200~3000m。分布于甘肃、青海、四川、云南、贵州等省区。

【挥发油含量】水蒸气蒸馏的全草的得油率为0.15%~3.28%。

【芳香成分】东紫苏全草挥发油的第一主成分有：桉

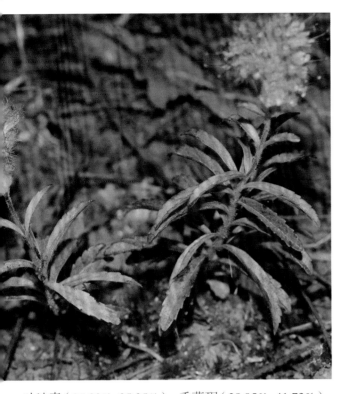

叶油素（25.00%~25.35%）、香薷酮（38.95%~41.73%）、乙酸松油酯（13.02%~56.25%）等，也有主成分不同的报告。付立卓等（2010）用水蒸气蒸馏法提取的云南产东紫苏全草挥发油的主要成分为：桉叶油素（25.00%）、反式－松香芹醇（4.45%）、喇叭茶醇（3.48%）、4-甲基-1-(1-甲基乙基)-3-环己烯-1-醇（3.39%）、6,6-二甲基双环[3.3.1]-庚-2-烯-2-甲醇（3.09%）、1-甲基-4-(1-甲基乙基)-1,3-环己烯（2.86%）、邻－异丙基苯（2.68%）、氧化石竹烯（2.39%）、桧酮（2.29%）、4-(1-甲基乙基)-苯甲醇（2.18%）、α－松油醇（2.11%）、桃金娘烯醛（2.05%）、斯巴醇（1.98%）、β－蒎烯（1.72%）、(-)-松油烯-4-醇（1.63%）、4-(1-甲基乙基)-1,4-环己烯-1-甲醇（1.53%）、(+)-诺蒎酮（1.50%）、1,2,4-三乙酰丁三醇（1.45%）、(1S-顺)-1,2,3,5,6,8a-六氢-4,7-二甲基-1-(1-甲基乙基)-萘（1.36%）、石竹烯（1.32%）、顺-2-甲基-5-(1-甲基乙基)-2环己烯-1-醇（1.21%）、1,3,4-三甲基-2-甲氧基苯（1.20%）、(S)-2-甲基-5-(1-甲基乙烯基)-2-环己烯-1-酮（1.09%）、4-(1-甲基乙基)-苯甲醛（1.03%）等。胡浩斌等（2006）用水蒸气蒸馏法提取的甘肃子午岭产东紫苏开花前期的新鲜地上部分挥发油的主要成分为：百里香酚（19.83%）、香荆芥酚（13.96%）、香薷醇（6.38%）、β－香茅醇（4.77%）、邻苯二甲酸二丁酯（4.68%）、香薷酮（2.98%）、

亚油酸乙酯（2.78%）、β－紫罗兰酮（2.45%）、雅槛蓝烯（2.10%）、芳樟醇（1.94%）、二十七(碳)烷（1.86%）、棕榈酸（1.78%）、山萮酸乙酯（1.66%）、龙脑（1.59%）、石竹烯氧化物（1.58%）、α－杜松醇（1.56%）、吉玛酮（1.48%）、亚油酸（1.45%）、α－水芹烯（1.36%）、(+)-斯巴醇（1.33%）、反－β－松油醇（1.29%）、棕榈酸乙酯（1.24%）、β－蒎烯（1.23%）、β－萜品烯（1.12%）、香桧烯（1.02%）等。周林宗等（2009）用水蒸气蒸馏法提取的云南大理产东紫苏干燥全草挥发油的主要成分为：香薷酮（38.95%）、茴香苯甲醇（8.99%）、石脑油精（2.32%）、β－波旁老鹳草烯（2.31%）、对甲基异丙基苯（1.06%）等。代亚贤等（2020）用微波无溶剂法提取的云南建水产东紫苏干燥全草挥发油的主要成分为：乙酸松油酯（56.25%）、丙酸香叶酯（6.80%）、棕榈酸（4.95%）、依朴酚醇（4.83%）、氧化石竹烯（4.41%）、(Z)-5-十二烯醇乙酸酯（3.28%）、α－松油醇（2.91%）、(Z)-3,7-二甲基-2,6-辛二烯酸甲酯（1.60%）、(S)-(+)-5-(1-羟基-1-甲基乙基)-2-甲基-环己烯-1-酮（1.18%）、萜品醇（1.14%）、植酮（1.10%）等。李忠荣等（2002）用水蒸气蒸馏法提取的云南丘北产东紫苏全草挥发油的主要成分为：棕榈酸（13.22%）、氧化石竹烯（5.06%）、7,10-十五烷二炔酸（4.82%）、7-乙酰基-2-羟基-2-甲基-5-异丙基二环[4,3,0]壬烷（4.59%）、亚油酸（4.48%）、4-甲基-1-(1-异丙基)-二环[3,1,0]环己-3-烯-2-酮（3.91%）、(E)-5-异丙基-6,7-环氧-8-羟基-8-甲基壬-2-酮（3.91%）、二聚环辛酮（3.76%）、α－松油醇乙酸酯（3.40%）、2,2,4-三甲基苯甲醇（3.02%）、(1R,2R,3R,5R)-2,3-蒎烷二醇（2.82%）、红没药醇（2.66%）、松香芹醇（2.37%）、邻苯二甲酸二丁酯（2.36%）、香芹醇（2.20%）、桃金娘烯醇（1.75%）、12-甲基-十四烷酸甲酯（1.75%）、6,10,14-三甲基-十五烷-2-酮（1.56%）、1,4-对薄荷二烯醇（1.37%）、2-甲酰-3-甲基-a-亚甲基-环戊烷乙醛（1.32%）、外-2-羟基桉树脑（1.20%）、3,7,11-三甲基-1,6,10-十二碳三烯-3-醇（1.01%）、α－松油醇（1.01%）、马鞭草烯酮（1.00%）等。

【性味与功效】味辛，性平。发散外邪，理气和胃。治感冒，咽喉红肿，目赤肿痛，口腔炎，牙痛，肝炎，消化不良。

小红苏 ▼

【基源】唇形科香薷属植物高原香薷 *Elsholtzia feddei* Lévl. 的全草。

【形态特征】细小草本，高 3~20cm。叶卵形，长 4~24mm，宽 3~14mm，边缘具圆齿。穗状花序长 1~1.5cm，生于茎、枝顶端，偏于一侧，由多花轮伞花序组成；苞片圆形，长宽约 3mm，先端具芒尖；边缘具缘毛，脉紫色。花萼管状，萼齿 5。花冠红紫色，长约 8mm，外被柔毛及稀疏的腺点。小坚果长圆形，长约 1mm，深棕色。花、果期 9~11 月。

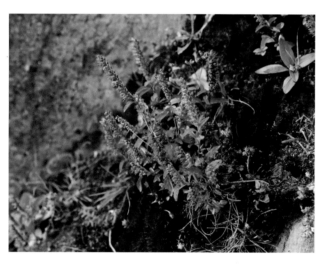

【习性与分布】生于路边、草坡及林下，海拔 2800~3200m。分布于河北、山西、陕西、甘肃、青海、四川、云南等省区。

【挥发油含量】水蒸气蒸馏的风干全草的得油率为 0.38%；超临界萃取的干燥全草的得油率为 2.05%。

【芳香成分】张继等（2004）用水蒸气蒸馏法提取的甘肃岷县产高原香薷全草挥发油的主要成分为：2-甲基-5-(1-甲基乙基)-环己烯（41.14%）、α-石竹烯（17.90%）、D-柠檬烯（12.86%）、7,11-二甲基-1,6,10-十二碳三烯（4.70%）、石竹烯（4.39%）、o-薄荷-8-烯（1.36%）、6,6-二甲基-二环[3.1.1]庚烷（1.28%）、2-羟基-5-甲基苯甲醛（1.12%）、3,7-二甲基-1,3,6-辛三烯（1.03%）等。

【性味与功效】味辛，性微温。发表解暑，化湿杀虫。治暑天感冒，发热头痛，无汗身重，腹痛吐泻，水肿，疔疮，阴道滴虫。

海州香薷 ▼

【基源】唇形科香薷属植物海州香薷 *Elsholtzia splendens* Nakai ex F. Maekawa 的全草。

【形态特征】草本，高 30~50cm。茎直立，污黄紫色，多分枝，先端具花序。叶卵状三角形至披针形，长 3~6cm，宽 0.8~2.5cm，边缘疏生锯齿。穗状花序顶生，偏向一侧，长 3.5~4.5cm，由多数轮伞花序所组成；苞片近圆形或宽卵圆形，先端具尾状骤尖，染紫色。花萼钟形。花冠玫瑰红紫色，长 6~7mm，近漏斗形。小坚果长圆形，黑棕色。花、果期 9~11 月。

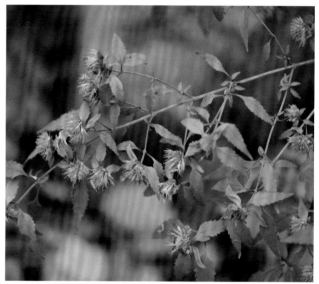

【习性与分布】生于山坡路旁或草丛中，海拔 200~300m。分布于辽宁、江西、河北、山东、山西、河南、江苏、浙江、广东、贵州、云南。

【挥发油含量】水蒸气蒸馏的全草的得油率为 0.10%~1.87%。

【芳香成分】海州香薷全草挥发油的主成分有：香薷酮（80.81%~85.27%）、香荆芥酚（33.39%~46.05%）等，也有主成分不同的报告。胡珊梅等（1993）用水蒸气蒸馏法提取的江苏连云港产海州香薷全草挥发油的主要成分为：香薷酮（85.27%）、β-石竹烯（2.20%）、去氢香薷酮（2.00%）、γ-榄香烯（1.54%）、3-辛醇（1.36%）、优葛缕酮（1.04%）等。糜留西等（1993）用水蒸气蒸馏法提取的湖北罗田产海州香薷新鲜全草挥发油的主要成分为：麝香草酚（35.34%）、反式－罗勒烯（28.93%）、对伞花烃（15.14%）、β－金合欢烯（9.22%）、7-辛烯-4-醇（2.13%）、β－石竹烯（1.27%）、β－松油醇（1.20%）、α－蒎烯（1.04%）等。李佳等（2013）用顶空固相微萃取法提取的山东蒙山产海州香薷新鲜全草挥发油的主要成分为：β－石竹烯（34.27%）、Z,Z,Z-1,5,9,9-四甲基-1,4,7-环十一碳三烯（9.07%）、α－法尼烯（3.44%）、[1S-(1α,3aα,3bβ,6aβ,6bα)]-十氢-3a-亚甲基-1-(1-甲基乙基)-环丁[1,2,3,4]环戊烯（3.21%）、5,9,9-三甲基－螺[3.5]壬-1-酮（2.99%）、2-异丙基-5-甲基-9-亚甲基－二环[4.4.0]葵-1-烯（2.35%）、2,6-二甲基-6-(4-甲基-3-戊烯基)－二环[3.1.1]庚-2-烯（1.82%）、[S-(E,E)]-1-甲基-5-亚甲基-8-(1-甲基乙基)-1,6-环癸二烯（1.38%）、(Z)-顺式-3-己烯-1-醇酯（1.32%）、去氢香薷酮（1.16%）、3-辛烯（1.00%）等。吴玉兰等（2000）用水蒸气蒸馏法提取的海州香薷全草挥发油的主要成分为：香荆芥酚（46.05%）、百里香酚（25.44%）、邻－甲基异丙基苯（6.63%）、乙酸百里香酚酯（6.48%）、α－香柠檬烯（2.92%）、氧化蛇麻烯（2.52%）、松油-4-醇（1.72%）、γ－松油烯（1.28%）、石竹烯（1.11%）、α－松油烯（1.09%）、桉油烯醇（1.08%）、月桂烯（1.07%）等。

【性味与功效】味辛，性温。发汗解表，和中利湿。治暑湿感冒，恶寒发热无汗，腹痛，吐泻，浮肿，脚气。

吉龙草 ▼

【基源】唇形科香薷属植物吉龙草 Elsholtzia communis (Coll. et Hemsl.) Diels 的茎叶。

【形态特征】草本，高约60cm，全株有浓烈的柠檬醛香气。茎直立，常带紫红色，多分枝。叶卵形至长圆形，边缘具锯齿。穗状花序生于茎枝顶上，圆柱形，长1~4.5cm，宽0.8~1cm，紧密，由多数轮伞花序组成；下部的苞叶与叶同形，上部呈苞片状，线形。花萼圆柱形。花冠长3mm，漏斗形。小坚果长圆形，长约0.7mm。花、果期10~12月。

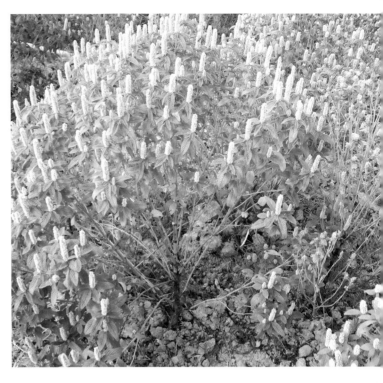

【习性与分布】以缓坡、丘陵地为宜，海拔800~1000m，忌排水不良。分布于云南、贵州。

【挥发油含量】水蒸气蒸馏的全草的得油率为0.24%~1.73%；同时蒸馏萃取的花期干燥全株的得油率为2.40%。

【芳香成分】朱甘培等（1990）用水蒸气蒸馏法提取的云南西双版纳产吉龙草阴干全草挥发油的主要成分为：牻牛儿醛（40.85%）、橙花醛（29.56%）、牻牛儿醇（5.27%）、莳草烯（4.00%）、橙花醇（3.78%）、顺－石竹烯（3.26%）、石竹烯氧化物（1.10%）、芳樟醇（1.06%）等。芦燕玲等（2013）用同时蒸馏萃取法提取云南西双版纳产吉龙草花期无叶干燥全株挥发油的主要成分为：丁子香酚（9.09%）、E-柠檬醛（8.12%）、Z-柠檬醛（6.64%）、正十六酸（6.46%）、5,5-二甲基-2-丙基-1,3-环庚二烯（4.80%）、Z,Z-9,12-十八二烯酸（3.22%）、2-甲氧基氧芴（2.62%）、外-1,12-二甲基四环[8.3.0.0.0]十三烷基-11-烯（2.28%）、罗勒烯（2.81%）、姥鲛烷（2.08%）、苯甲醛（1.76%）、反-茴香脑（1.65%）、2,6-双(1,1-二甲基乙基)臭樟脑（1.62%）、十九烷（1.46%）、1,4-二甲氧基蒽（1.45%）、橙花醇（1.29%）、香叶酸（1.22%）、牻牛儿醇（1.19%）、3-甲基十四烷（1.15%）、二丁基酞酸酯（1.04%）等。

【性味与功效】味辛，性凉。清热，解表，消食。治伤风感冒，高热，抽搐，消化不良。

鸡骨柴叶 ▼

【基源】唇形科香薷属植物鸡骨柴 *Elsholtzia fruticosa* (D. Don) Rehd. 的叶。

【形态特征】直立灌木，高 0.8~2m，多分枝。叶披针形或椭圆状披针形，通常长 6~13cm，宽 2~3.5cm，边缘具粗锯齿，两面密布黄色腺点。穗状花序圆柱状，长 6~20cm，顶生或腋生，由轮伞花序组成；苞叶下部者多少叶状，向上渐呈苞片状，披针形至狭披针形或钻形。花萼钟形，果时圆筒状。花冠白色至淡黄色。小坚果长圆形，褐色。花期 7~9 月，果期 10~11 月。

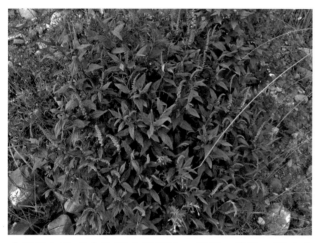

【习性与分布】生于山谷侧边、谷底、路旁、开旷山坡及草地中，海拔 1200~3200m。分布于四川、西藏、湖北、云南、贵州、广西、陕西、甘肃等省区。

【挥发油含量】水蒸气蒸馏的干燥全草的得油率为 0.75%~4.35%；超临界萃取的全草得油率为 2.87%。

【芳香成分】王雪芬等（2008）用水蒸气蒸馏法提取的陕西宁陕产鸡骨柴阴干叶挥发油的主要成分为：1,8-桉树脑(24.73%)、丁香烯(8.51%)、邻伞花烃(6.13%)、γ-松油烯(5.11%)、绿化白千层烯(3.66%)、辛烯-3-醇乙酸酯(2.58%)、柠檬烯(2.44%)、芳樟醇(2.13%)、γ-雪松烯(2.09%)、L-β-蒎烯(2.05%)、δ-杜松烯(1.94%)、丁香烯氧化物(1.81%)、γ-姜黄烯(1.75%)、异薄荷醇(1.61%)、1-甲氧基萘(1.57%)、α-松油醇乙酸酯(1.09%)、香茅醇甲酸酯(1.08%)、α-荜草烯(1.07%)等。

【性味与功效】味辛、苦，性温。杀虫，止痒。治脚癣，疥疮。

黄花香薷 ▼

【基源】唇形科香薷属植物毛穗香薷 *Elsholtzia eriostachya* Benth. 的全草。

【形态特征】一年生草本，高 15~37cm。茎四棱形，常带紫红色。叶长圆形，长 0.8~4cm，宽 0.4~1.5cm，边缘具细锯齿或锯齿状圆齿。穗状花序圆柱状，长 1~5cm，于茎及小枝上顶生，由多花密集的轮伞花序组成；下部苞叶与叶近同形但小，上部苞叶苞片状，宽卵圆形，覆瓦状排列。花萼钟形，果时圆筒状。花冠黄色。小坚果椭圆形，褐色。花、果期 7~9 月。

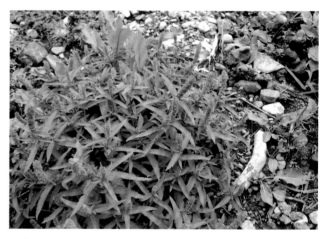

【习性与分布】生于山坡草地，海拔 3500~4100m。分布于西藏、青海、四川、云南、甘肃。

【挥发油含量】水蒸气蒸馏的全草的得油率为 0.35%~0.41%。

【芳香成分】涂永勤等（2008）用水蒸气蒸馏法提取的四川小金产毛穗香薷干燥全草挥发油的主要成分为：(1α,4aβ,8aα)-7-甲基-4-亚甲基-1-(l-甲基乙基)-1,2,3,4,4a,5,6,8a-八氢萘(14.01%)、[3S-(3α,5aα,7aα,11aα,11bα)]-3,8,8,11a-四甲基-十二氢-5H-3,5a-环氧萘[2,1-c]氧杂环庚三烯(8.12%)、2-甲基-3-亚甲基-环戊烷羧酸甲酯(7.30%)、石竹烯(4.90%)、α-杜松醇(4.11%)、醋酸-(5α,16β)-D-雌甾-16-酯(3.96%)、α-香柠檬烯(3.52%)、吉玛烯 B(3.08%)、1,7-二甲基-4-异丙基-2,7-环癸二烯(2.67%)、植醇(2.11%)、δ-杜松醇(1.90%)、桉叶油-4(14),11-二烯(1.88%)、δ-杜松烯(1.82%)、石竹烯氧化物(1.58%)、

(5aα,9aβ,9bβ)-6,6,9a- 三甲基 -5,5a,6,7,8,9,9a,9b- 八氢萘 [l,2-c] 并呋喃 -l-[3]（1.45%）、(5α,16β)-D- 雌甾烷 -16- 酸（1.41%）、(2R- 顺)-α,α,4,8- 四甲基 -l,2,3,4,4a,5,6,7- 八氢 -2- 萘甲醇（1.29%）、1,4a- 二甲基 -7-(1- 甲基乙缩醛)- 十氢 -1- 萘酚（1.04%）等。陈宁等（1988）用水蒸气蒸馏法提取的甘肃南部产毛穗香薷阴干全草挥发油的主要成分为：α- 松油烯（15.57%）、2- 己烯醛（10.38%）、戊烯 -2（10.07%）、香薷酮（9.95%）、α- 柠檬烯（7.79%）、百里香酚（6.53%）、紫苏醛（5.61%）、桂叶烯（5.57%）、α- 蒎烯（3.53%）、香橙烯（3.15%）、蛇麻烯（2.46%）、γ- 松油烯（2.04%）、对聚伞花素（1.57%）、香薄荷酮（1.44%）、β- 蒎烯（1.34%）、双环榄香烯（1.32%）、3- 蒈烯（1.17%）、β- 柑醛（1.06%）等。

【性味与功效】味辛，性微温。化湿健胃，杀虫止痒。治湿滞痞满食少，腹痛吐泻，虫积，疥癣湿痒，阴道滴虫。

咳嗽草 ▼

【基源】唇形科香薷属植物密花香薷 *Elsholtzia densa* Benth. 和萼果香薷（矮株密花香薷）*Elsholtzia densa* Benth var. *calycocarpa* (Diels) C. Y. Wu 的全草。

【形态特征】密花香薷：草本，高 20~60cm。茎直立，多分枝。叶椭圆形，长 1~4cm，宽 0.5~1.5cm，边缘具锯齿。穗状花序长圆形或近圆形，长 2~6cm，宽 1cm，密被紫色串珠状长柔毛，由密集的轮伞花序组成；最下的一对苞叶与叶同形，向上呈苞片状，卵圆状圆形。花萼钟状，果时膨大近球形。花冠小，淡紫色。小坚果卵珠形，暗褐色。花、果期 7~10 月。

萼果香薷：与原变种不同在于植株矮小，扭曲，红色，基部多分枝；叶较小而狭，但非披针形。一年生草本植物，全株有香气。高 10~50cm。叶对生，叶片卵形、椭圆形至披针形，边缘有锯齿。穗状花序顶生，圆柱状；花小，淡紫红色；苞片椭圆形；萼钟形；花冠 4 裂。小坚果长椭圆形，长约 2mm。花期 7~10 月。

【习性与分布】密花香薷：生于林缘、高山草甸、林下、河边及山坡荒地，海拔 1800~4100m。分布于云南、河北、山西、陕西、甘肃、青海、四川、西藏、新疆等省区。

萼果香薷：生于山坡荒地、山地河谷、田边、溪旁等较潮湿处，海拔 2200~3500m。分布于甘肃、陕西、西藏、青海、四川等省区。

【挥发油含量】密花香薷：水蒸气蒸馏的全草的得油率为 0.35%；超声辅助水蒸气蒸馏的全草的得油率为 0.41%；超临界萃取的干燥全草的得油率为 1.55%。萼果香薷：水蒸气蒸馏的干燥全草的得油率为 0.20%~0.70%。

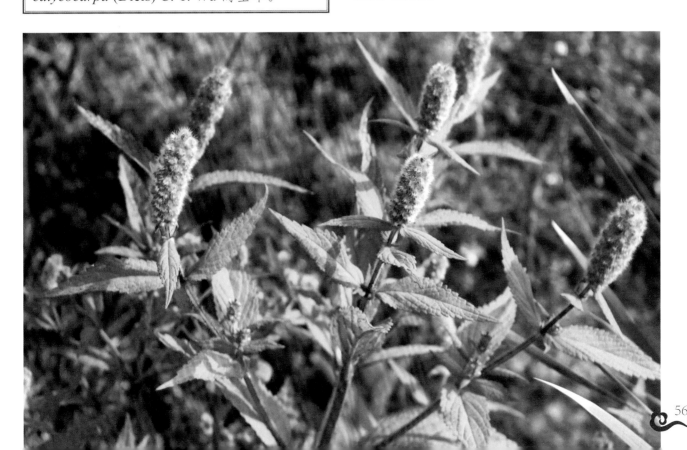

【芳香成分】密花香薷：张继等（2005）用水蒸气蒸馏法提取的甘肃岷县产密花香薷全草挥发油的主要成分为：(-)- 斯巴醇（23.84%）、大根香叶烯D(18.83%)、D- 柠檬烯（11.17%）、2,5,5- 三四基 -1,3,6-庚三烯（6.30%）、6- 亚甲基 - 双环 [3,1,0] 己烷（5.90%）、α - 石竹烯（5.77%）、氧化石竹烯（3.94%）、石竹烯（3.36%）、4- 羰基 -3,5- 二甲基环己 -1- 烯（2.88%）、α -3- 环己烯 -1- 甲醇（2.06%）、1,2,3,5,6,8a- 六氢萘（1.99%）、6,10,14- 三甲基 - 十五碳 -2- 酮（1.48%）、1- 丁基 -1H- 吡咯（1.12%）等。刘艺等（2012）分析的新疆产密花香薷全草挥发油的主要成分为：α - 没药醇（14.97%）、榄香烯（9.04%）、β - 芹子烯（8.97%）、(+)- γ - 古芸烯（6.37%）、α - 愈创木烯（5.92%）、广藿香烯（3.96%）、α - 衣兰烯（3.90%）、布藜醇（3.60%）、石竹烯（2.15%）、(Z)-2,6- 二甲基 -6,8-壬二烯 -4- 酮（2.12%）、雅槛蓝（树）油烯（2.02%）、苍术醇（1.66%）、(E,E)-,7- 二甲基 -10-(1- 甲基亚乙基)-3,7- 环癸二烯 -1- 酮（1.64%）、(-)- 别香树烯（1.24%）、13- 正 - 顺式 - 桉叶 -6- 烯 -11- 酮（1.18%）、γ - 荜澄茄烯（1.16%）、1,8- 二甲基 -4- 异丙烯基螺 [4.5] 癸 -7- 烯（1.10%）、2,6- 二甲基 -3,7- 辛二烯 -2,6-二醇（1.09%）等。郭向阳（2019）用顶空萃取法提取的浙江金华产密花香薷干燥茎叶挥发油的主要成分为：柠檬醛（45.71%）、橙花醛（36.23%）、石竹烯（5.23%）、荜草烯（1.88%）、3,7- 二甲基 -3,6- 辛二醛（1.79%）、石竹烯氧化物（1.66%）、异柠檬醛（1.21%）等。王筘等（1996）用水蒸气蒸馏法提取的山西交城产密花香薷全草挥发油的主要成分为：罗勒烯（36.90%）、1-对蓋二烯 -1,8（36.70%）、β - 荜澄茄油烯（5.30%）、β - 石竹烯（2.00%）、β - 红没药烯（1.70%）、百里酚（1.60%）、荜草烯（1.20%）、β - 崖柏烯（1.10%）等。萼果香薷：孙丽萍等（2000）用水蒸气蒸馏法提取的甘肃天祝产萼果香薷干燥全草挥发油的主要成分为：香薷醇(23.90%)、樟脑醌（9.25%）、百里香酚（6.83%）、3-甲基 -2- 环戊烯酮（3.48%）、香荆芥酚（3.01%）、反 - Δ8-蓋烯（2.67%）、异薄荷醇（1.26%）等。张殊佳等（1993）用水蒸气蒸馏法提取的甘肃合作产萼果香薷阴干全草挥发油的主要成分为：香薷酮（20.86%）、百里香酚（8.99%）、香橙烯（8.98%）、螺 [4.5] 十烷 -l- 酮（8.46%）、蛇麻烯（7.26%）、γ - 杜松烯（7.71%）、1- 辛烯 -3-

醇（3.13%）、罗勒烯（3.08%）、双环榄香烯（1.39%）、桂叶烯（1.27%）、1,5- 二甲基十氢萘（1.16%）等。张国彬等（1994）用水蒸气蒸馏法提取的甘肃天祝产萼果香薷全草挥发油的主要成分为：2-(2',3'- 二甲基丁基)-3- 甲基呋喃（33.70%）、对伞花烃（9.57%）、香薷二醇（3.43%）、百里香酚（3.21%）、绿叶烯（2.91%）、桃金娘烯醇（2.78%）、α - 蛇麻烯（2.59%）、香树烯（1.69%）、香柠檬烯（1.54%）、棕榈酸（1.07%）等。郑尚珍等（2004）用超临界 CO_2 法萃取法提取的甘肃陇南产萼果香薷全草挥发油的主要成分为：百里香酚（12.64%）、乙酸百里酯（6.40%）、香薷酮（5.60%）、二十烷 -6- 酮（4.60%）、1,8- 桉叶油酸（3.76%）、β -桉叶油醇（3.64%）、1- 叔丁基 -2,4- 双苯吡咯（2.67%）、香荆芥酚（2.28%）、榄香素（2.21%）、顺 - △ 8- 薄荷烯（2.08%）、香茅醇（2.04%）、2- 苯甲酰基苯甲酸（2.01%）、麦角 -5- 烯 -3- 醇（1.76%）、沉香醇（1.58%）、β - 香橙烯（1.57%）、十六烷酸（1.56%）、苯二甲酸二丁酯（1.50%）、荜草烯（1.49%）、十六烷酸丁酯（1.46%）、α - 紫罗兰酮（1.28%）、β - 石竹烯（1.12%）等。

【性味与功效】味辛，性微温。发汗解表，化湿和中。治暑天感冒，头痛身重，腹痛吐泻，水肿，疮痈肿毒，蛲虫病，阴道滴虫。

四楞蒿

【基源】唇形科香薷属植物鼠尾香薷 *Elsholtzia myosurus* Dunn 的全草。

【形态特征】芳香灌木，高 0.8~1.5m。小枝钝四棱形，具槽，密被星芒状微柔毛。叶披针形或倒披针形，长 4.5~10cm，宽 1~2.5cm，边缘具细锯齿。穗状花序长 4~13cm，由多数轮伞花序所组成；苞片钻形或线形。花萼钟形，果时圆筒状。花冠白至绿黄色，长约 5mm，外面被短柔毛及淡黄色腺点。小坚果长圆形，长约 1.5mm，黄色。花期 9~10 月，果期 11 月。

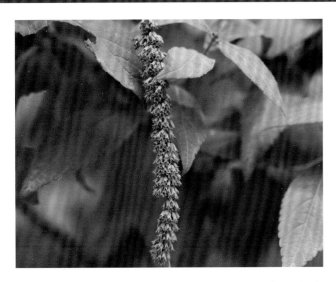

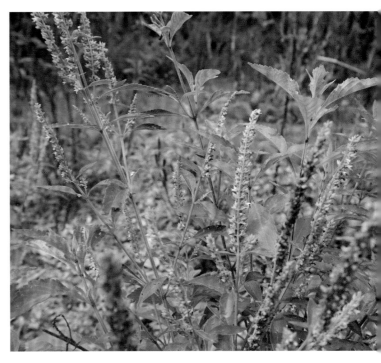

【习性与分布】生于山坡、荒地及沟谷中，海拔2600~3000m。分布于四川、云南。

【挥发油含量】水蒸气蒸馏的干燥全草的得油率为1.20%。

【芳香成分】赵仁等（1999）用水蒸气蒸馏法提取的云南昆明产鼠尾香薷干燥全草挥发油的主要成分为：1,8-桉叶油素（45.31%）、γ-松油烯（12.95%）、柠檬烯（5.52%）、β-蒎烯（4.81%）、1-辛烯-5-醇（3.35%）、α-蒎烯（3.31%）、对-聚伞花素（2.80%）、β-反式-罗勒烯（2.20%）、松油烯-4-醇（1.93%）、α-松油烯（1.65%）、芳樟醇（1.52%）、1-辛烯-3-醇（1.48%）、反式-石竹烯（1.41%）、α-松油醇（1.09%）等。

【性味与功效】味辛，性温。散风寒，止咳。治风寒感冒，咳嗽，百日咳。

鸡肝散 ▼

【基源】唇形科香薷属植物四方蒿 *Elsholtzia blanda* (Benth.) Benth. 的全草。

【形态特征】直立草本，高1~1.5m。茎、枝四棱形，具槽，密被短柔毛。叶椭圆形至椭圆状披针形，长3~16cm，宽0.8~4.5cm，边缘具锯齿。穗状花序顶生或腋生，近偏向一侧，由7~10花的多数轮伞花序所组成；苞叶除花序下部一对叶状外均呈苞片状，钻形至披针状钻形。花萼圆柱形，卵球形。花冠白色。小坚果长圆形，黄褐色。花期6~10月，果期10~12月。

【习性与分布】生于林中旷处、沟边或路旁，海拔800~2500m。喜湿润。分布于云南、贵州、广西、四川等省区。

【挥发油含量】水蒸气蒸馏的新鲜全草的得油率为0.42%~0.88%，干燥全草的得油率为1.08%~3.66%；石油醚萃取的阴干全草的得油率为4.15%。

【芳香成分】四方蒿全草挥发油的主成分多为芳樟醇（33.15%~55.95%），也有主成分不同的报告。程必强等（1989）用水蒸气蒸馏法提取的云南勐海野生四方蒿全草挥发油的主要成分为：龙脑（27.40%）、1,8-桉叶油素（16.70%）、莰烯（15.80%）、樟脑（13.30%）、-α蒎烯（9.50%）、苯乙酮（3.00%）、芳樟醇（2.50%）、-β蒎烯（1.80%）、乙酸异龙脑酯（1.20%）等；云南勐腊产开花期四方蒿新鲜全草（包括花序、果序）挥发油的主要成分为：芳樟醇（47.88%）、1,8-桉叶油素（10.79%）、苯乙酮（7.15%）、反-氧化芳樟醇（6.55%）、龙脑（4.91%）、樟脑（4.32%）、乙酸香叶酯（4.03%）、-α松油醇（2.57%）、δ-杜松醇（1.95%）、顺-氧化芳樟醇（1.46%）、莰烯（1.20%）等。方洪钜等（1993）用水蒸水蒸馏法提取的云南西双版纳产四方蒿全草挥发油的主要成分为：1,8-桉叶油素（27.58%）、α-水芹烯（9.12%）、乙酸龙脑酯（6.38%）、樟烯（5.99%）、芳樟醇（5.37%）、α-松油烯（5.13%）、α-蒎烯（4.84%）、龙脑（4.29%）、樟脑（2.96%）、水合桧烯（2.68%）、反式-丁香烯（2.39%）、-β罗勒烯（2.24%）、胡椒酮（1.61%）、-β 蒎烯（1.51%）、月桂醇（1.40%）、苯乙酮（1.37%）、月桂烯（1.10%）等。任平等（2002）用水蒸汽蒸馏法提取的四川南部产四方蒿阴干全草挥发油的主要成分为：蛇麻烯（12.02%）、β - 蒎烯（11.98%）、异蒎茨酮（10.03%）、叶绿醇（8.12%）、石竹烯氧化物（6.27%）、檀萜烯（4.28%）、反式 - 石竹烯（3.10%）、布藜醇（2.46%）、匙叶桉油烯醇（1.63%）、亚油酸乙酯（1.41%）、长叶薄荷酮（1.23%）等。郑尚珍等（2004）用石油醚萃取法提取的四川南部产四方蒿阴干全草挥发油的主要成分为：百里香酚（48.05%）、乙酸百里香酚酯（7.52%）、十八碳 -9,12,15- 三烯酸乙酯（5.91%）、十六碳酸（3.69%）、油酸（3.08%）、十六碳酸乙酯（3.07%）、亚油酸乙酯（2.75%）、角鲨烯（2.61%）、蒎烷（2.03%）、香荆芥酚（2.01%）、1,4- 二十碳二烯（1.12%）、十八碳 -9,12- 二烯 -1- 醇（1.05%）、1- 氯代十八烷（1.02%）等。

【性味与功效】味苦、辛，性平。清热，利湿，解毒。治感冒发热，湿热泻痢，黄疸，小便不利，脚丫烂痒，烧伤。

土香薷 ▼

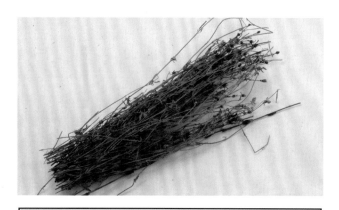

【基源】唇形科香薷属植物香薷 *Elsholtzia ciliata* (Thunb.) Hyland. 的全草。

【形态特征】 直立草本，高 0.3~0.5m。茎钝四棱形，具槽。叶卵形或椭圆状披针形，长 3~9cm，宽 1~4cm，边缘具锯齿。穗状花序长 2~7cm，宽达 1.3cm，偏向一侧，由多花的轮伞花序组成；苞片宽卵圆形或扁圆形，先端具芒状突尖，边缘具缘毛。花萼钟形。花冠淡紫色。小坚果长圆形，长约 1mm，棕黄色。花期 7~10 月，果期 10 月至翌年 1 月。

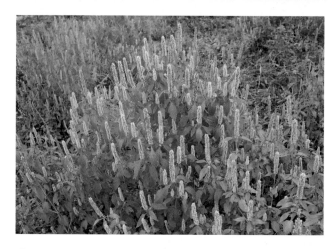

【习性与分布】生于路旁、山坡、荒地、林内、河岸，海拔达 3400m。喜温暖，怕旱。分布于除新疆和青海外，全国各地。

【挥发油含量】水蒸气蒸馏的全草的得油率为 0.03%~1.30%，超临界萃取的得油率为 1.14%~3.60%。

【芳香成分】香薷全草挥发油的第一主成分有：去氢香薷酮（34.32%~68.35%）、百里香酚（8.87%~53.13%）、芳樟醇（9.30%~16.40%）、香荆芥酚（10.34%~23.80%）等，也有主成分不同的报告。薛晓丽等（2016）用水蒸气蒸馏法提取的吉林省吉林市产香薷新鲜全草挥发油的主要成分为：脱氢香薷酮（34.32%）、桉油精（12.69%）、香薷酮（6.57%）、2-(苯基甲氧基) 丙酸甲酯（5.90%）、石竹烯（3.83%）、1,1,5- 三甲基 -1,2- 二氢萘（2.39%）、乙酸龙脑酯（2.11%）、(-)- 茨烯（1.88%）、香树烯（1.79%）、β - 波旁烯（1.62%）、β - 蒎烯（1.14%）、α - 可巴烯（1.03%）、葎草烯（1.02%）等。刘刚等（2006）用水蒸气蒸馏法提取的湖北京山产香薷全草挥发油的主要成分为：香荆芥酚（23.80%）、百里香酚（18.29%）、对 - 聚伞花素（6.48%）、邻 - 聚伞花素（6.02%）、百里香酚甲醚（3.73%）、香荆芥酚甲醚（2.76%）、β - 月桂烯（1.16%）、α - 松油烯（1.12%）等。张玉云等（2008）用水蒸气蒸馏法提取的西藏林芝产香薷全草挥发油的主要成分为：芳樟醇（16.40%）、苯乙酮（4.50%）、3- 辛酮（3.69%）、2- 丁烯酸（3.18%）、7- 辛烯 -4- 醇（3.13%）、樟脑（2.33%）、5- 甲基 -2- 呋喃甲醛（2.29%）、2- 乙基 -1- 己醇（2.10%）、1,8- 桉叶油素（1.97%）、6- 甲基 -3- 庚醇（1.75%）、α - 大叶崖柏素（1.73%）、龙脑（1.27%）、α - 石竹烯（1.12%）等。贺莉娟等（2007）用水蒸气蒸馏法提取的香薷全草挥发油的主要成分为：麝香草酚

（53.13%）、香芹酚（12.94%）、乙酸瑞香草分酯（4.54%）、邻苯二甲酸苄丁酯（2.87%）、1,5,5,8- 四甲基 -12- 氧杂环氧 -[9.1.0] 十二 -3,7- 丁二烯（1.41%）、石竹烯（1.09%）等。梁利香等（2015）用水蒸气蒸馏法提取的河南信阳产野生香薷盛花期阴干全草挥发油的主要成分为：愈创木酚（64.05%）、去氢香薷酮（20.90%）、4-(1- 异丙基)- 苯甲醇（6.20%）、石竹烯（2.92%）、3- 甲基 -4- 异丙苯酚（1.16%）等。向平等（2017）用水蒸气蒸馏法提取的贵州贵阳产香薷新鲜茎叶挥发油的主要成分为：柠檬烯（23.20%）、芳樟醇（21.05%）、β- 蛇床烯（7.78%）、玫瑰呋喃（5.56%）、反 - 罗勒烯（4.43%）、大根香叶烯（3.89%）、α- 松油醇（3.86%）、香芹酮（3.09%）、1- 辛烯 -3- 醇（3.03%）、香叶醛（2.55%）、柠檬醛（2.05%）、苯乙酮（1.41%）、β- 石竹烯（1.36%）、3- 辛酮（1.26%）、3- 辛醇（1.13%）等。李惠成等（2006）用超临界 CO_2 萃取法提取的陕西眉县产香薷干燥全草挥发油的主要成分为：白苏酮（15.17%）、T- 石竹烯（14.41%）、亚麻酸（4.88%）、香芹酚（4.42%）、对 - 薄荷 -6,8- 二烯 -2- 酮（3.90%）、β- 芳樟醇（3.61%）、β- 柠檬醛（3.45%）、2- 甲基 -3- 苯基丙醛（2.96%）、十六烷酸（2.63%）、石竹烯（2.59%）、顺 - 茉莉酮（2.31%）、斯巴醇（2.24%）、邻苯二甲酸二异丁酯（2.10%）、大根香叶烯 D（1.45%）、T- 金合欢烯（1.25%）、辛烯 -1- 醇乙酸酯（1.21%）、1,5,5,8- 四甲基 -12- 氧杂双环 [9.1.0] 十一碳 -3,7- 二烯（1.11%）、11,14- 二十碳 - 二烯酸甲酯（1.00%）等。路纯明（1998）用减压水蒸气蒸馏法提取的香薷干燥全草挥发油的主要成分为：4,5,6,7,8,8a- 六氢 -8a- 甲基 -2- 奠酮（52.64%）、百里香酚（3.05%）、3,7,11- 三甲基 -1,6,10- 十二碳三烯醇（2.06%）、2- 戊烯腈（2.05%）、2- 甲基 -2- 丁烯酸内酯（1.96%）、苯乙酮（1.00%）等。郑尚珍等（1990）用压力共沸蒸馏器提取的甘肃康县产香薷全草挥发油的主要成分为：2- 甲氧基 -1,3,5- 三甲基苯（47.15%）、香橙烯（8.80%）、α- 苧烯（8.48%）、α- 萜品烯（7.38%）、α- 香芹酮（4.89%）、百蕊烯（2.98%）、δ- 荜澄茄烯（2.23%）、2,2- 二甲基己醛（2.15%）、β- 石竹烯（1.94%）等。

【性味与功效】味辛，性微温。发汗解暑，化湿利尿。治夏季感冒，中暑，泄泻，小便不利，水肿，湿疹，痈疮。

野拔子（香苏草） ▼

【基源】唇形科香薷属植物细皱香薷（野拔子）*Elsholtzia rugulosa* Hemsl. 的全草。

【形态特征】草本至半灌木。茎高 0.3~1.5m，多分枝，密被白色微柔毛。叶卵形至近菱状卵形，长 2~7.5cm，宽 1~3.5cm，边缘具钝锯齿。穗状花序着生于主茎及侧枝的顶部，由具梗的轮伞花序所组成；下部 1~2 对苞叶叶状，小，上部呈苞片状，披针形或钻形，全缘。花萼钟形。花冠白色，有时为紫或淡黄色。小坚果长圆形，稍压扁，淡黄色。花、果期 10~12 月。

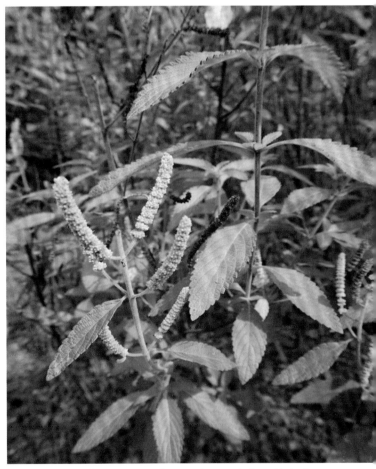

【习性与分布】生于山坡草地、旷地、路旁、林中或灌丛中，海拔 1300~2800m。分布于四川、广西、贵州、云南。

【挥发油含量】水蒸气蒸馏的全草的得油率为 0.40%~1.60%，超声波辅助萃取的得油率为 1.40%；微波辅助水蒸气蒸馏的干燥叶的得油率为 2.01%。

【芳香成分】野拔子全草挥发油的主成分有：芳樟醇

（17.88%~34.18%）、脱氢香薷酮（28.64%~55.03%）等，也有主成分不同的报告。彭永芳等（2009）用超声波辅助法提取的云南大理产野拔子全草挥发油的主要成分为：脱氢香薷酮(55.03%)、香薷酮（7.84%）、氧化石竹烯（4.02%）、2-甲基-4-叔丁基苯酚（2.92%）、石竹烯（1.79%）、2-甲氧基苯酚（1.63%）、二苯胺（1.57%）、2-乙酰基-5-甲基呋喃（1.05%）、1a,2,3,4,4a,5,6,7b-八氢-1,1,4,7-四甲基-环丙苷奥（1.00%）等。赵勇等（1998）用水蒸气蒸馏法提取的云南弥渡产野拔子新鲜全草挥发油的主要成分为：芳樟醇（34.18%）、百里酚（22.12%）、橙花叔醇（20.21%）、对-薄荷-1(7)-烯-9-醇（4.18%）、3,5,5-三甲基-2-环戊烯-1-酮（3.85%）、α-蒎烯（2.31%）、2-甲基-3-丁烯-2-醇（2.10%）、橙花醇乙酸酯（1.93%）、薄荷酮（1.79%）、β-侧柏烯（1.16%）、三甲基苯乙炔基硅烷（1.15%）、β-蒎烯（1.11%）、薄荷醇（1.06%）、L-4-萜品醇（1.01%）等。黄彬第等（2004）用超临界 CO_2 萃取法提取的四川川南产阴干野拔子全草精油的主要成分为：百里香酚（10.11%）、1,8-桉叶油酸（9.23%）、香荆芥酚（8.51%）、苯甲醛（5.54%）、甲基百里醚（3.95%）、2-呋喃卡波克斯醛（3.80%）、异蒎茨酮（3.70%）、2,3-2H-苯并呋喃（3.46%）、萘（3.41%）、反式-石竹烯（3.26%）、苯乙醇（3.22%）、2-(2',3'-环氧-3'-甲基丁基)-3-甲基呋喃（2.27%）、香茅醇（2.23%）、芳樟醇（2.08%）、紫苏醛（2.01%）、对聚伞花烃（1.68%）、冰片烯（1.65%）、顺式-金合欢烯(1.63%)、丁香油酚（1.55%）、榄香脂素（1.37%）、4-己酰基间苯二酚（1.33%）、2-己烯醛（1.30%）、γ-荜澄蒎烯（1.23%）、1-苯基乙酮（1.21%）、反式-3-己烯-1-醇（1.18%）、十八碳烯酸乙酯（1.13%）、叶绿醇（1.10%）、正十七烷（1.05%）、9-十六碳烯酸（1.01%）等。付立卓等（2010）用水蒸气蒸馏法提取的云南产野拔子干燥全草挥发油的主要成分为：斯巴醇(18.08%)、去氢芳樟醇（8.79%）、芳樟醇（8.56%）、5-甲基-2-异丙基-3-环己烯-1-醇（5.56%）、β-水芹烯（3.48%）、对伞花烃（3.25%）、(Z)-氧化芳樟醇（2.65%）、10,10-二甲基-2,6-二甲烯基双环[7.2.0]-5β-醇（2.65%）、菖蒲烯（2.54%）、(E)-水合桧烯（2.50%）、α-松油醇（2.48%）、卡达烯（2.35%）、氧化异香橙烯（2.30%）、氧化葎草烯（2.12%）、去

氢香薷酮（2.07%）、γ-松油烯（1.97%）、(E)-氧化芳樟醇(1.96%)、香薷酮(1.92%)、水芹醛（1.79%）、2,5,8-三甲基-1,2,3,4-四氢萘（1.69%）、α-水芹烯（1.67%）、薄荷醇（1.62%）、双环戊基（1.54%）、10,10-二甲基-2,6-二甲烯基双环[7.2.0]-5α-醇（1.31%）、β-绿叶烯（1.26%）、石竹烯（1.09%）、(Z)-2,6-二甲基-1,6-庚二烯（1.01%）等。李文军等（1999）用水蒸气蒸馏法提取的云南泸西产野拔子干燥全草挥发油的主要成分为：香薷酮(35.50%)、3-甲基-丁酸（28.46%）、乙酸乙酯（5.08%）、丁香烯氧化物（1.65%）、邻苯二甲酸二丁酯（1.49%）、苯甲醇（1.25%）、2-甲基-3-庚酮（1.19%）等。

【性味与功效】味辛、苦，性凉。解表退热，化湿和中。治感冒发热，头痛，呕吐泄泻，痢疾，烂疮，鼻衄咳血，外伤出血。

野草香

【基源】唇形科香薷属植物野草香 *Elsholtzia cyprianii* (Pavolini) S. Chow ex P. S. Hsu 的叶或茎叶。

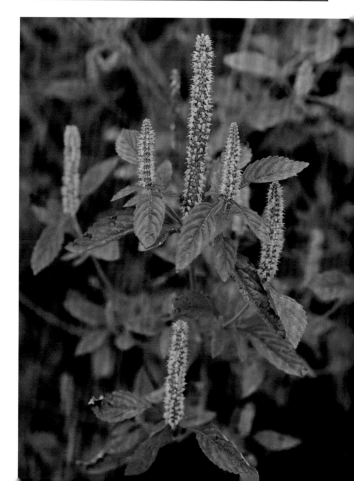

【形态特征】草本，高 0.1~1m。茎、枝绿色或紫红色。叶卵形至长圆形，长 2~6.5cm，宽 1~3cm，边缘具圆齿状锯齿。穗状花序圆柱形，长 2.5~10.5cm，于茎、枝或小枝上顶生，由多数密集的轮伞花序组成；苞片线形。花萼管状钟形，花后伸长，长管状。花冠玫瑰红色，长约 2mm。小坚果长圆状椭圆形，黑褐色。花、果期 8~11 月。

【习性与分布】生于田边、路旁、河谷两岸、林中或林边草地，海拔 400~2900m。分布于陕西、河南、安徽、湖北、湖南、贵州、四川、广西、云南等省区。

【挥发油含量】水蒸气蒸馏的全草的得油率为 1.90%~2.65%。

【芳香成分】朱甘培（1990）用水蒸气蒸馏法提取的云南大理产野草香阴干全草挥发油的主要成分为：β-去氧香薷酮（86.82%）、反式-石竹烯（2.19%）等。郑尚珍等（2004）用水蒸气蒸馏法提取的四川南部产野草香阴干全草挥发油的主要成分为：对聚伞花素醇（20.61%）、5-甲基糠醛（10.43%）、糠醛（10.13%）、α-石竹烯（5.22%）、3-辛酮（5.22%）、桉叶油素（4.50%）、芳樟醇（4.04%）、苯乙酮（3.38%）、3-辛酮（2.87%）、麝香草酚（2.36%）、乙酸（2.31%）、乙酸-1-(1-辛烯)酯（1.95%）、2,2-二甲基-1,3-二氧五环（1.90%）、4-乙酰基-1,(6),2,(4)-二脱水-β-(D)-吡喃甘露糖（1.75%）、香芹酮（1.48%）、呋喃（1.17%）、1-(2-呋喃基)-乙酮（1.02%）、2-呋喃甲醇（1.02%）等。向平等（2017）用水蒸气蒸馏法提取的贵州贵阳产野草香新鲜茎叶挥发油的主要成分为：环氧玫瑰呋喃（52.35%）、百里醌（17.75%）、β-石竹烯（7.74%）、胡椒酮（4.96%）、环氧石竹烯（1.54%）、β-蛇床烯（1.48%）、1,8-桉叶素（1.40%）等。侯颖辉等（2017）用水蒸气蒸馏法提取的贵州贵阳产野草香新鲜叶挥发油的主要成分为：(E)-柠檬醛（36.98%）、(Z)-柠檬醛（30.91%）、石竹烯（6.65%）、橙花醇（5.94%）、香叶醇（5.26%）、Z,Z,Z-1,5,9,9-四甲基-1,4,7-环十一碳三烯（2.52%）、氧化石竹烯（1.85%）、3,7-二甲基-3,6-辛二烯醛（1.69%）、芳樟醇（1.24%）等。

【性味与功效】味辛，性凉。清热发表，解毒截疟。治风热感冒、咽喉肿痛、鼻渊头痛、风湿关节痛、泻痢腹痛、疟疾、疔疮肿毒、汗斑、神经性皮炎。

大叶紫苏

【基源】唇形科香薷属植物大叶香薷（野苏子）*Elsholtzia flava* (Benth.) Benth. 的全草或根。根的芳香成分未见报道。

【形态特征】直立半灌木，高 0.6~2.6m。茎分枝，密被灰白色短柔毛。叶阔卵形或近圆形，长 8~15cm，宽 5.2~8.2cm，边缘为具小突尖的圆齿状锯齿。穗状花序顶生或腋生，由多花的轮伞花序组成；下部苞叶与叶同形，向上变小，呈苞片状，阔卵圆形。花萼钟形，果时管状钟形。花冠黄色，长约 6.5mm。小坚果长圆形，黑褐色。花期 7~10 月，果期 9~11 月。

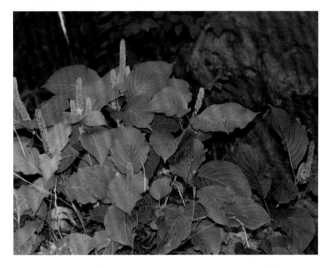

【习性与分布】生于开旷耕地、路边、沟谷旁、灌丛中或林缘，海拔 1050~2900m。分布于湖北、四川、贵州、云南、浙江。

【挥发油含量】水蒸气蒸馏的阴干全草的得油率为 1.15%。

【芳香成分】朱甘培（1990）用水蒸气蒸馏法提取的云南昆明产野苏子阴干全草挥发油的主要成分为：异薄荷酮+香薷酮（20.43%）、β-蒎烯+香桧烯（14.53%）、γ-榄香烯（3.90%）、γ-荜澄茄烯+β-库毕烯（3.50%）、反式-β-罗勒烯（3.33%）、δ-荜澄茄烯（3.02%）、反式-松香芹醇（2.26%）、柠檬烯（1.69%）、榄香脂素（1.58%）、α-松油醇+桃金娘醛（1.18%）、α-蒎烯（1.15%）等。

【性味与功效】味辛，性凉。发表宣肺，清热解毒。治风热感冒、岳热咳嗽、咽喉肿痛、疮疖肿毒。

紫花香薷 ▼

【基源】唇形科香薷属植物紫花香薷 *Elsholtzia argyi* Lévl. 的全草。

【形态特征】 草本，高 0.5~1m。茎紫色。叶卵形，长 2~6cm，宽 1~3cm。穗状花序长 2~7cm，生于茎、枝顶端，偏向一侧，由具 8 花的轮伞花序组成；苞片圆形，先端骤然短尖，被白色柔毛及黄色透明腺点，常带紫色。花萼管状，边缘具长缘毛。花冠玫瑰红紫色，长约 6mm，外面被白色柔毛。小坚果长圆形，长约 1mm，深棕色。花、果期 9~11 月。

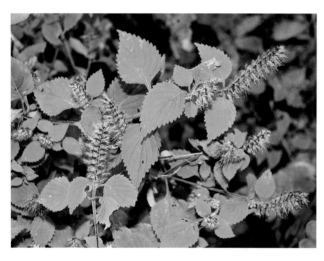

【习性与分布】生于山坡灌丛中，林下，溪旁及河边草地，海拔 200~1200m。分布于浙江、江苏、安徽、福建、江西、广东、广西、湖南、湖北、四川、贵州等省区。

【挥发油含量】水蒸气蒸馏的干燥全草的得油率为 1.60%。

【芳香成分】朱甘培（1992）用水蒸气蒸馏法提取的浙江产紫花香薷干燥全草挥发油的主要成分为：柠檬烯（25.24%）、牻牛儿醛（17.18%）、橙花醛（13.67%）、顺式 - β - 金合欢烯（6.70%）、β - 反式 - 罗勒烯（5.65%）、1- 辛烯 -5- 醇（5.11%）、反式 - 石竹烯（3.60%）、石竹烯氧化物（1.81%）、苯乙酮（1.54%）、γ - 松油烯（1.39%）、松油烯 -4- 醇（1.24%）、6- 甲基 -5- 庚烯 -2- 酮（1.21%）、β - 顺式 - 罗勒烯（1.20%）等。

【性味与功效】味辛，性微温。发汗解表，和中利湿。治夏季感冒，急性胃肠炎，腹痛，吐泻，水肿，口臭，中暑头痛，中暑腹胀，泄泻。

小野芝麻 ▼

【基源】唇形科小野芝麻属植物小野芝麻 *Galeobdolon chinense* (Benth.) C. Y. Wu 的全草。

【形态特征】 一年生草本。茎高 10~60cm，四棱形，具槽，密被污黄色绒毛。叶卵圆形至阔披针形，长 1.5~4cm，宽 1.1~2.2cm，边缘为具圆齿状锯齿。轮伞花序 2~4 花；苞片极小，线形，早落。花萼管状钟形，萼齿披针形。花冠粉红色，长约 2.1cm。小坚果三棱状倒卵圆形，长约 2.1mm，直径 0.9mm，顶端截形。花期 3~5 月，果期在 6 月以后。

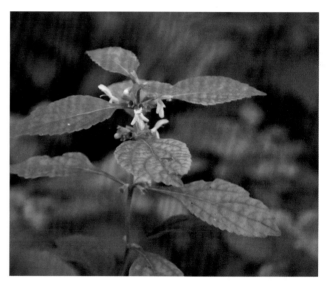

【习性与分布】生于疏林中，海拔 50~300m。分布于江苏、安徽、浙江、江西、福建、台湾、湖南、广东、广西。

【芳香成分】蒋受军等（2002）用水蒸气蒸馏法提取的浙江乐清产小野芝麻全草挥发油的主要成分为：十六烷酸（27.51%）、α - 石竹烯（20.10%）、石竹烯（12.13%）、愈创 -l(5),11 - 二烯（5.00%）、亚麻酸甲酯（3.87%）、1,5,5,8- 四甲基 -12- 氧杂二环（3.50%）、六氢化金合欢基丙酮（2.99%）、石竹烯氧化物（2.58%）、9,12- 十八烷二烯酸（2.21%）、1- 乙烯基 - 戊酮（2.21%）、4- 乙烯基 - α,α,4- 三甲基 -3-(1- 甲乙烯基)- 环己烷甲醇（1.94%）、倍半水芹烯（1.85%）、α - 蒎烯（1.56%）、8,11,14- 二十三烯酸（1.51%）、α - 荜澄茄油烯（1.22%）等。

【性味与功效】味酸、辛，性平。化瘀止血。治创伤出血。

唇香草 ▼

【基源】唇形科新塔花属植物唇香草（芳香新塔花）*Ziziphora clinopodioides* Lam. 的全株。

【形态特征】半灌木草本植物，具浓郁的薄荷香味。茎直立或斜向上，4棱，紫红色。叶对生，腋间具数量不等的小叶；叶片宽椭圆形至卵状披针形，长0.6~2 cm，宽3~10 mm，全缘。花序轮伞状，着生在茎及枝条的顶端，集成球状；苞片小，叶状，边缘具稀疏的睫毛；花萼筒形；花冠紫红色，长约10 mm。小坚果卵圆形。

【习性与分布】生于砾石坡地及半荒漠草滩上。分布于新疆。

【挥发油含量】水蒸气蒸馏的全草的得油率为0.38%~1.26%。

【芳香成分】芳香新塔花全草挥发油的第一主成分有：胡薄荷酮（28.38%~84.24%）和(+)-(R)-长叶薄荷酮（53.82%~80.71%）。周晓英等（2011）用水蒸气蒸馏法提取的新疆乌鲁木齐产芳香新塔花干燥全草挥发油的主要成分为：胡薄荷酮（59.32%）、顺-5-甲基-2-(1-甲基乙基)环己酮（10.65%）、辛烷（6.04%）、反-5-甲基-2-(1-甲基乙基)环己酮（4.32%）、对二甲苯（2.19%）、反式-1,2-二甲基环己烷（1.88%）、乙基环己烷（1.23%）、D-柠檬烯（1.02%）等。张丕鸿等（2008）用水蒸气蒸馏法提取的新疆布尔津县产芳香新塔花干燥全草挥发油的主要成分为：(+)-(R)-长叶薄荷酮（78.19%）、D3-薄荷酮（8.92%）、新异薄荷（3.22%）、胡椒烯酮（1.69%）、柠檬烯（1.38%）、(+)-异薄荷酮（1.11%）等。

【性味与功效】味甘、辛，性凉。宁心安神，利水清热。治心悸，失眠，水肿，感冒发热，目赤肿痛，疮疡肿毒。

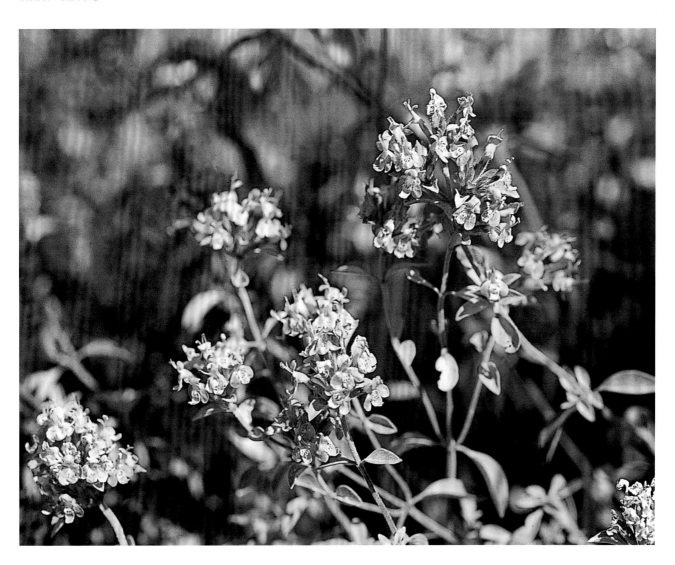

薰衣草 ▼

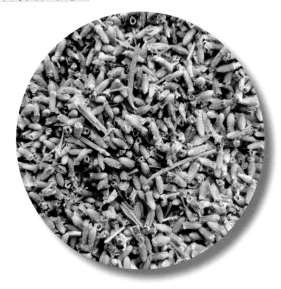

【基源】唇形科薰衣草属植物薰衣草 *Lavandula angustifolia* Mill. 的全草。

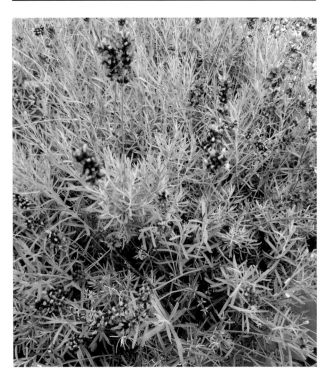

【形态特征】半灌木或矮灌木,分枝,被星状绒毛。叶线形或披针状线形,在花枝上的叶较大,长3~5cm,宽0.3~0.5cm,在更新枝上的叶小,簇生,长不超过1.7cm,宽约0.2cm,全缘,边缘外卷。轮伞花序通常具6~10花,在枝顶聚集成穗状花序,长约3~5cm;苞片菱状卵圆形。花萼卵状管形或近管形,长4~5mm。花冠长约为花萼的2倍。小坚果4。花期6月。

【习性与分布】喜阳光,极耐寒、耐热、耐旱、耐瘠薄、抗盐碱、怕涝。新疆、陕西、江苏等地有栽培。

【挥发油含量】水蒸气蒸馏的全草的得油率为0.69%~2.30%,有机溶剂萃取的得油率为3.42%~3.84%。

【芳香成分】薰衣草全草挥发油的第一主成分有:芳樟醇(26.59%~59.09%)和乙酸芳樟酯(23.15%~41.33%),也有主成分不同的报告。万传星等(2008)用水蒸气蒸馏法提取的新疆产薰衣草全草挥发油的主要成分为:芳樟醇(33.16%)、乙酸芳樟酯(32.64%)、α-反式-罗勒烯(8.07%)、反式-石竹烯(7.13%)、乙酸薰衣草酯(3.23%)、龙脑(2.38%)、1,8-桉叶油素(1.70%)、4-萜品醇(1.60%)、大根香叶烯D(1.36%)、α-金合欢烯(1.24%)、α-顺式-罗勒烯(1.18%)、乙酸-1-辛烯-3-酯(1.10%)等。张健等(2007)用水蒸气蒸馏法提取的新疆伊犁产薰衣草干燥全草挥发油的主要成分为:乙酸芳樟酯(23.15%)、芳樟醇(19.39%)、乙酸香叶醇酯(14.99%)、环氧石竹烯(4.33%)、薰衣草醇(3.93%)、乙酸辛烯-1-酯(2.83%)、顺式-罗勒烯(2.40%)、龙脑(1.84%)、α-松油醇(1.82%)、香叶醇(1.72%)、乙酸香叶酯(1.68%)、α-檀香

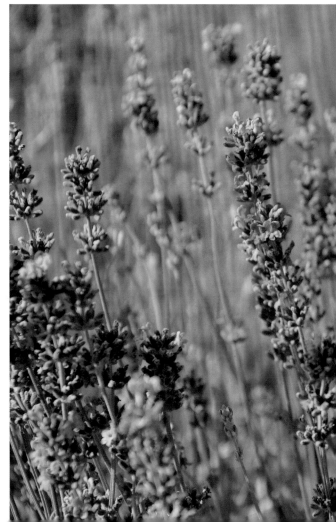

萜（1.57%）、乙酸橙花酯（1.39%）、1,8- 桉叶油素（1.29%）、苯甲酸（1.11%）等。王新玲等（2010）用水蒸气蒸馏法提取的新疆霍城产薰衣草茎叶挥发油的主要成分为：乙酸乙酯（28.74%）、香豆素（14.24%）、壬烷（9.11%）、辛烷（3.78%）、1- 甲基环己烷（3.54%）、龙脑（3.12%）、乙基环己烷（2.74%）、乙基苯（2.61%）、3,7- 二甲基 -1,6- 二烯 -3- 醇（2.29%）、4,7- 亚甲基 -1H- 八氢茚（2.22%）、1,2- 二甲基苯（2.17%）、乙基环戊烷（1.93%）、环己烷（1.86%）、1,3- 二甲基环己烷（1.64%）、Tau- 杜松醇（1.62%）、1,3- 二甲基苯（1.59%）、橙花醇乙酸酯（1.49%）、3- 庚烯（1.48%）、庚烷（1.45%）、1- 乙基 -2- 甲基 - 环戊烷（1.25%）、丙基环己烷（1.25%）、2- 乙基 - 双环 [2.2.1]庚烷（1.22%）、1,1,2,3- 四甲基环己烷（1.21%）、1,1,3- 三甲基环己烷（1.17%）、4,5- 二甲基 -2- 十一烯（1.05%）等。

【性味与功效】味辛，性凉。清热解毒，散风止痒。治头痛，头晕，口舌生疮，咽喉红肿，水火烫伤，风疹，疥癣。

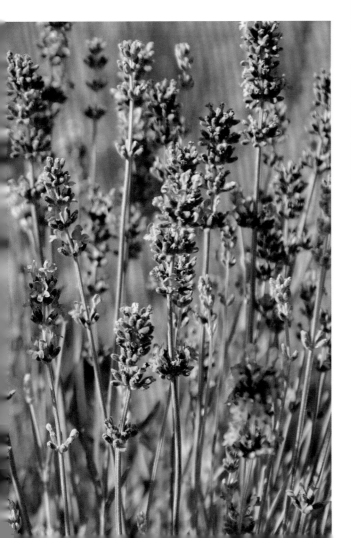

大花錾菜（大花益母草）

【基源】唇形科益母草属植物大花錾菜（大花益母草）*Leonurus macranthus* Maxim. 的全草。

【形态特征】多年生草本。茎直立，高 60~120cm。下部茎叶心状圆形，长 7~12cm，宽 6~9cm，3 裂；茎中部叶通常卵圆形；花序上的苞叶小，卵圆形或卵圆状披针形，边缘具锯齿。轮伞花序腋生，8~12 花，组成长穗状；小苞片刺芒状。花萼管状钟形。花冠淡红或淡红紫色，长 2.5~2.8cm。小坚果长圆状三棱形，长 2.5mm，黑褐色。花期 7~9 月，果期 9 月。

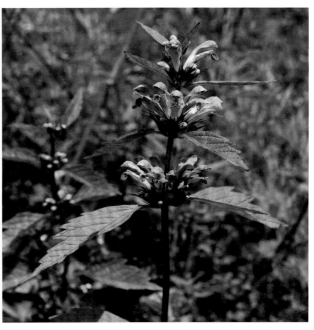

【习性与分布】生于草坡及灌丛中，海拔 400m 以下。分布于辽宁，吉林、河北。

【挥发油含量】水蒸气蒸馏的全草的得油率为 0.05%。

【芳香成分】王晓光等（1991）用水蒸气蒸馏法提取的北京产大花益母草全草挥发油的主要成分为：反式 - 石竹烯（10.38%）、棕榈酸（3.51%）、β - 波旁烯（2.42%）、1- 辛烯 -3- 醇（2.32%）、蛇麻烯（2.02%）、玷𤑪烯（1.51%）、金合欢基丙酮（1.16%）、植醇（1.13%）、β - 荜澄茄烯（1.00%）、γ - 榄香烯（1.00%）等。

【性味与功效】味辛，性平。活血调经，解毒消肿。治月经不调，闭经，痛经，产后瘀血腹痛，崩漏，跌打伤痛，疮痈。

细叶益母草 ▼

【基源】唇形科益母草属植物细叶益母草 *Leonurus sibiricus* Linn. 的全草。

【形态特征】一年生或二年生草本。茎直立，高 20~80cm。茎最下部的叶早落，中部的叶轮廓为卵形，长 5cm，宽 4cm，掌状 3 全裂。花序最上部的苞叶轮廓近于菱形，3 全裂成狭裂片。轮伞花序腋生，多花，花时轮廓为圆球形，向顶渐次密集组成长穗状；小苞片刺状。花萼管状钟形。花冠粉红至紫红色。小坚果长圆状三棱形，褐色。花期 7~9 月，果期 9 月。

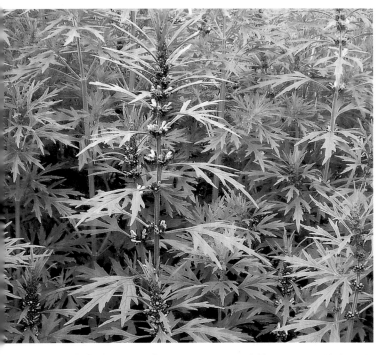

【习性与分布】生于石质及砂质草地上及松林中，海拔可达 1500m。分布于内蒙古、山西、陕西、河北等省区。

【挥发油含量】水蒸气蒸馏的全草的得油率为 0.13%。

【芳香成分】王晓光等（1991）用水蒸气蒸馏法提取的细叶益母草全草挥发油的主要成分为：反式－石竹烯（22.80%）、γ－榄香烯（6.50%）、石竹烯氧化物（5.82%）、蛇麻烯（5.85%）、植醇（4.65%）、1-辛烯-3-醇（2.89%）、顺式－石竹烯（1.79%）、δ－杜松烯（1.59%）、珀耙烯（1.18%）、金合欢基丙酮（1.07%）等。

【性味与功效】味辛、苦，性微寒。活血调经，利尿消肿，清热解毒。治月经不调，经闭，胎漏难产，产后血晕，瘀血腹痛，跌打损伤，小便不利，水肿。

回回苏 ▼

【基源】唇形科紫苏属植物回回苏 *Perilla frutescens* var. *crispa* (Thunb.) Decne. 的全草。

【形态特征】与原变种不同在于叶具狭而深的锯齿，常为紫色；果萼较小。

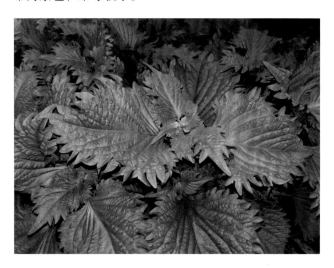

【习性与分布】喜光，喜肥。全国各地均有分布。

【挥发油含量】水蒸气蒸馏的全草的得油率为 0.20%~1.57%。

【芳香成分】回回苏全草挥发油的主成分多为紫苏醛（18.82%~93.06%），也有主成分不同的报告。蔡伟等（2010）用水蒸气蒸馏法提取的浙江杭州产回回苏阴干全草挥发油的主要成分为：紫苏醛（18.82%）、Z-丁香烯（14.32%）、紫苏醇（11.40%）、紫苏酮（11.27%）、芹菜脑（9.98%）、柠檬烯（8.14%）、丁香烯氧化物（2.50%）、1,4-二甲基-1,4-二乙基-2,5-环己二烯（1.53%）、芳樟醇（1.20%）等。魏长玲等（2016）用水蒸气蒸馏法提取的广西玉林栽培回回苏阴干叶挥发油的主要成分为：细辛醚（28.33%）、石竹烯（23.84%）、α-蛇麻烯（9.71%）、洋芹醚（6.52%）、α-金合欢烯（4.67%）、紫苏醛（2.75%）、氧化石竹烯（1.94%）、橙花叔醇（1.03%）、甲基丁子香酚（1.02%）等。万丹等（2018）用顶空固相微萃取法提取的广东韶关产回回苏叶挥发油的主要成分为：β-石竹烯（13.31%）、紫苏醛（2.39%）、(3Z,6E)-3,7,11-三甲基-1,3,6,10-十二碳四烯（1.66%）、α-葎草烯（1.12%）等；湖南永州产回回苏叶挥发油的主要成分为：6-甲基-3-庚酮（37.14%）、β-石竹烯（4.35%）、苯甲醛（4.30%）、芳樟醇（1.13%）等；河北安国产回回苏叶挥发油的主要成分为：正戊基-2-呋喃酮（48.43%）、紫苏醛（5.13%）、(3Z,6E)-3,7,11-三甲基-1,3,6,10-十二碳四烯（2.43%）等；浙江湖州产回回苏叶挥发油的主要成分为：苯甲醛（50.08%）、6-甲基-3-庚酮（40.72%）等。

【性味与功效】味辛，性温。散寒解表，理气宽中。治风寒感冒，头痛，咳嗽，胸胀胀满。

野生紫苏叶 ▼

【基源】唇形科紫苏属植物野生紫苏 *Perilla frutescens* (Linn.) Britton var. *acuta* (Thunb.) Kudo. 的叶或带叶小软枝。

【形态特征】与原变种不同在于果萼小，长4~5.5mm，下部被疏柔毛，具腺点；茎被短疏柔毛；叶较小，卵形，长4.5~7.5cm，宽2.8~5cm，两面被疏柔毛；小坚果较小，土黄色，直径1~1.5mm。花期8~11月，果期8~12月。
【习性与分布】生于山地路旁、村边荒地，或栽培于舍旁。分布于山西、河北、湖北、江西、浙江、江苏、福建、台湾、广东、广西、云南、贵州、四川。

【芳香成分】魏长玲等（2016）用水蒸气蒸馏法提取的安徽亳州产野生紫苏阴干叶挥发油的主要成分为：紫苏醛（49.17%）、石竹烯（18.79%）、α-金合欢烯（17.57%）、反式-紫苏醇（3.78%）、大根香叶烯D（1.95%）、紫苏酮（1.91%）、α-蛇麻烯（1.82%）、氧化石竹烯（1.31%）等；湖南汉寿产野生紫苏阴干叶挥发油的主要成分为：紫苏酮（71.23%）、石竹烯（8.83%）、芳樟醇（5.18%）、α-金合欢烯（4.83%）、紫苏醛（1.58%）等。胡彦等（2010）用吹扫捕集技术提取的四川广安产野生紫苏叶挥发油的主要成分为：柠檬烯（77.90%）、石竹烯（14.33%）、顺-3-己烯醛（4.90%）、胡椒酮（1.71%）等。

【性味与功效】味辛，性温。散寒解表，宣肺化痰，行气和中，安胎，解鱼蟹毒。治风寒表证，咳嗽痰多，胸满腹胀，恶心呕吐，腹痛吐泻，胎气不和，妊娠恶阴，食鱼蟹中毒。

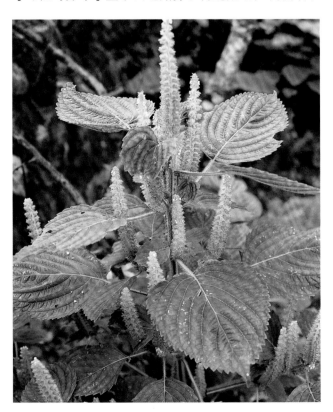

大风子 ▼

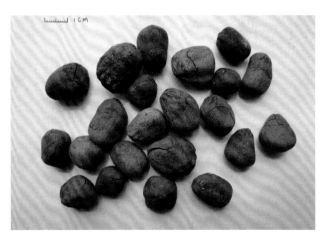

【基源】大风子科大风子属植物大风子（泰国大风子）*Hydnocarpus anthelminthica* Pierr. ex Gagnep. 的成熟种子。

【形态特征】常绿大乔木，高7~30m；树干通直。叶薄革质，卵状披针形或卵状长圆形，长10~30cm，宽

3~8cm，全缘。萼片 5，基部合生，卵形；花瓣 5，基部近离生，卵状长圆形，长 1.2~1.5cm；雄花：2~3 朵，呈假聚伞花序或总状花序，长 3~4cm；雌花单生或 2 朵簇生，黄绿色或红色。浆果球形，直径 8~12cm；种子多数。花期 9 月，果期 11 月至翌年 6 月。

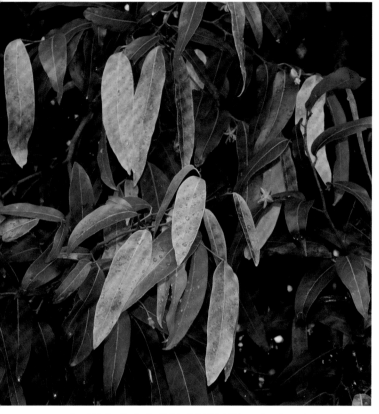

【习性与分布】喜温暖湿润环境。广西、云南、海南、台湾均有栽培。

【芳香成分】陆宽等（2014）用水蒸气蒸馏法提取的泰国大风子干燥种仁挥发油的主要成分为：1,8- 桉树油（17.28%）、茴香烯（9.28%）、异硫氰酸烯丙酯（7.76%）、双环 [7.1.0] 癸烷（4.73%）、丹皮酚（3.25%）、左旋樟脑（2.98%）、壬醛（2.75%）、水杨醛（2.74%）、β - 萜品烯（2.58%）、对甲氧基苯甲醛（2.11%）、草蒿脑（1.92%）、苯甲醛（1.89%）、甘菊蓝（1.62%）、里那醇（1.60%）、己醛（1.58%）、辛醛（1.56%）、2- 甲基萘（1.56%）、正辛醛（1.55%）、4- 萜烯醇（1.52%）、茴香酮（1.39%）、3- 巯基 -5- 甲基 -1,2,4- 三氮唑（1.27%）、甲基壬基甲酮（1.25%）、尼泊金甲酯（1.13%）、金刚烷 -2- 氨基甲酰基 -4,8- 二酮（1.12%）、间异丙基甲苯（1.05%）等。

【性味与功效】味辛，性热，有毒。祛风燥湿，攻毒杀虫。治麻风，杨梅疮，疥癣，痤疮。

山桐子 ▼

【基源】大风子科山桐子属植物山桐子 *Idesia polycarpa* Maxim. 的果实。

【形态特征】落叶乔木，高 8~21m；冬芽有 4~6 片锥状鳞片。叶卵形，长 13~16cm，宽 12~15cm，边缘有粗齿。花单性，雌雄异株或杂性，黄绿色，花瓣缺，圆锥花序；雄花直径约 1.2cm；萼片 3~6 片，通常 6 片，覆瓦状排列，长卵形；雌花直径约 9mm；萼片 3~6 片，通常 6 片，卵形。浆果成熟期紫红色，扁圆形；种子红棕色，圆形。花期 4~5 月，果熟期 10~11 月。

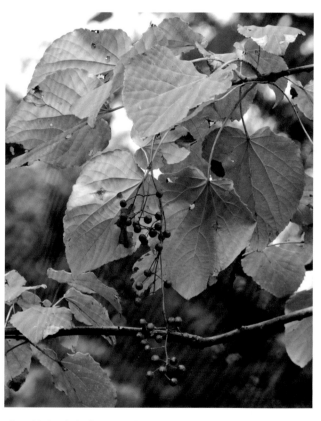

【习性与分布】生于海拔 400~2500mm 的低山区的山坡、山洼等落叶阔叶林和针阔叶混交林中。分布于甘肃、陕西、山西、河南、台湾和西南三省、中南二省、华东五省、华南二省等省区。

【挥发油含量】水蒸气蒸馏的干燥果实的得油率为 1.70%。

【芳香成分】山桐子阴干果实挥发油的主成分为亚油酸（25.43%~43.27%）。叶扬等（2013）用水蒸气蒸馏法提取的四川广元产山桐子阴干果实挥发油的主要成分为：亚油酸（25.43%）、油酸（13.64%）、棕榈酸（12.46%）、亚油酸甘油酯（7.21%）、角鲨烯（4.00%）、椰子醛（3.24%）、二十五烷（1.81%）、γ-维生素E（1.77%）、十七烷（1.58%）、十六烷（1.52%）、十八酸（1.48%）、5-乙基-2-异丙基-4-甲基噁唑（1.15%）、碘化癸烷（1.10%）、1,3-二棕榈酸甘油酯（1.05%）等。

【性味与功效】味苦、涩，性凉。清热利湿，散瘀止血。治麻风，神经性皮炎，风湿，肠炎，手癣。

鸡骨香 ▼

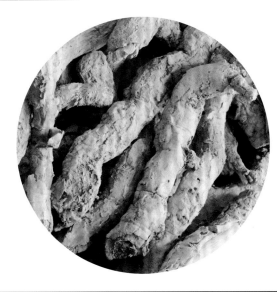

【基源】大戟科巴豆属植物鸡骨香 Croton crassifolius Geisel. 的根。

【形态特征】灌木，高 20~50cm；一年生枝、叶下面、花序和果均密被星状绒毛。叶卵形至长圆形，长4~10cm，宽 2~6cm，边缘有细齿；托叶钻状，早落。总状花序顶生，长 5~10cm；苞片线形，边缘有线形撕裂齿；雄花：萼片外面被星状绒毛；花瓣长圆形；雄蕊 14~20 枚；雌花：萼片外面被星状绒毛。果近球形；种子椭圆状，褐色。花期 11 月至翌年 6 月。

【习性与分布】生于沿海丘陵山地较干旱山坡灌木丛中。分布于海南、广东、广西、福建。

【挥发油含量】水蒸气蒸馏的根的得油率为0.30%~4.06%。

【芳香成分】杨先会等（2007）用水蒸气蒸馏法提取的海南海口产鸡骨香根挥发油的主要成分为：匙

叶桉油烯醇（23.70%）、六氢-2,5,5-三甲基-2H-2,4a-乙醇萘-8(5H)-酮（7.89%）、(+)-表-二环倍半水芹烯（6.50%）、2,4,5,6,7,8,-六氢-1,4,9,9-四甲基-[3aR(3aα,4β,7α)]-3H-3a,7-甲烷甘菊环（5.74%）、6,10,11,11-四甲基-二环[6.3.0.12,3]-7-十一烯（4.24%）、1,2,3,4,5,6,7,8-八氢-1,4-二甲基-7-(1-甲基乙烯基)-甘菊环（3.57%）、γ-榄香烯（3.02%）、1-乙烯基-1-甲基-2,4-酚丁-(1-甲基乙烯基)-[1S-(1α,2β,4β)]-环己烷（3.02%）、1a,2,3,4,4a,5,6,7b-八氢-1,1,4,7-四甲基-[1aR-(1aα,4α,4aβ,7bα)]-1H-环丙甘菊环（2.67%）、1,2,3,4-四甲基-5-亚甲基-1,3-茂（2.57%）、α-荜澄茄醇（2.44%）、4(14),11-双烯桉叶烷（2.21%）、1,2,3,4,4a,5,6,8a-八氢-7-甲基-4-亚甲基-1-(1-甲基乙基)-(1α,4aβ,8aα)-萘（2.14%）、8-O-环异长叶松烯（1.78%）、蓝桉醇（1.44%）、十氢-1,1,7-三甲基-4-亚甲基-[1aR-(1aα,4aβ,7α,7aβ,7bα)]-1H-环丙甘菊环（1.43%）、1,2,3-三甲基-2-环戊烯-1-羧酸（1.32%）、可巴烯（1.30%）、4-亚甲基-1-甲基-2-(2-甲基-1-丙烯基)-1-乙烯基-环庚烷（1.30%）、1,2,3,3a,4,5,6,7-八氢-1,4-二甲基-7-(1-甲基乙烯基)-[1R-(1α,3aβ,4α,7β)]-甘菊环（1.21%）、十氢-4,8,8-三甲基-9-亚甲基-[1S-(1α,3aβ,4α,8aβ)]-1,4-亚甲基甘菊环（1.21%）、(+)-3,8-二甲基-5-(1-甲基乙烯基亚基)-1,2,3,4,5,6,7,8-八氢甘菊环-6-酮（1.19%）等。

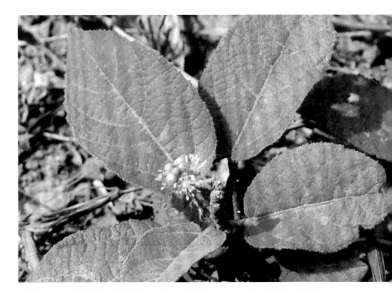

【性味与功效】味微苦、辛，性温，有小毒。理气止痛，祛风除湿，消肿止痛。治脘腹胀痛，风湿痹痛，疝痛，痛经，咽喉肿痛，跌打肿痛。

小叶双眼龙 ▼

【基源】大戟科巴豆属植物毛果巴豆 *Croton lachnocarpus* Benth. 的叶、根。根的芳香成分未见报道。

【形态特征】灌木，高1~3m；一年生枝条、幼叶、花序和果均密被星状柔毛。叶纸质，长圆形至椭圆状卵形，长4~13cm，宽1.5~5cm，边缘有不明显细锯齿。总状花序1~3个，顶生，长6~15cm，苞片钻形，长约1mm；雄花：萼片卵状三角形；花瓣长圆形；雄蕊10~12枚；雌花：萼片披针形。蒴果稍扁球形，直径6~10mm；种子椭圆状，暗褐色。花期4~5月。

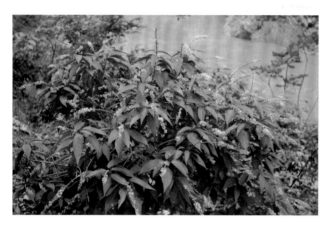

【习性与分布】 生于海拔100~900m山地疏林或灌丛中。分布于江西、湖南、贵州、广东、广西。

【芳香成分】宁德生等（2013）用水蒸气蒸馏法提取的广西阳朔产毛果巴豆干燥叶挥发油的主要成分为：反式－橙花叔醇（9.48%）、α－松油醇（7.51%）、乙酸松油酯（6.72%）、桉树醇（6.43%）、倍半水芹烯（5.18%）、α－红没药烯（5.01%）、α－香柠檬烯（3.29%）、(Z)-α－金合欢烯（3.18%）、石竹烯（3.02%）、姜黄烯（2.94%）、六氢法呢基丙酮（2.89%）、α－石竹烯（2.81%）、芳樟醇（2.51%）、龙脑（2.31%）、桧脑（2.21%）、α－依兰油烯（2.18%）、十五醛（1.98%）、斯巴醇（1.80%）、乙酸乙酯（1.70%）、α－金合欢烯（1.63%）、柏木脑（1.61%）、金合欢基丙酮（1.48%）、α－水芹烯（1.36%）、1-环丙烯基－1-戊醇（1.29%）、顺-α－红没药烯（1.23%）、α－雪松烯（1.13%）、α－蒎烯（1.01%）、o-伞花烃（1.01%）、β－环氧石竹烷（1.00%）等。

【性味与功效】味辛、苦，性温，有毒。散寒除湿，祛风活血。治寒湿痹痛，瘀血腹痛，产后风瘫，跌打肿痛，皮肤瘙痒。

蓖麻叶 ▼

【基源】大戟科蓖麻属植物蓖麻 *Ricinus communis* Linn. 的叶。

【形态特征】一年生粗壮草本或草质灌木，高达5m。叶轮廓近圆形，长和宽达40cm或更大，掌状7~11裂，裂缺几达中部，边缘具锯齿。叶柄基部和顶端各具2枚盘状腺体；托叶长三角形。总状花序或圆锥花序；苞片阔三角形；雄花：花萼裂片卵状三角形；雌花：萼片卵状披针形。蒴果近球形；种子椭圆形，微扁平。花期几全年或6~9月。栽培品种多。

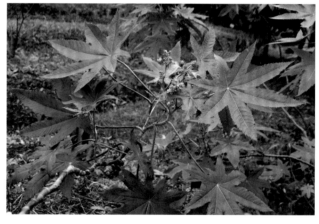

【习性与分布】海拔20~2300m的村旁疏林或河流两岸冲积地常有逸为野生。耐旱，抗碱。全国各地均有分布。

【芳香成分】陈月华等（2012）用水蒸气蒸馏法提取的河南信阳产蓖麻阴干叶挥发油的主要成分为：壬醛（14.72%）、二环[3.2.0]庚－2-酮（7.77%）、2,4-癸二烯醛（6.24%）、(E)-4-(266-三甲基－1-环己烯－1-基)-3-丁烯－2-酮（6.06%）、(E)-2-癸醛（5.97%）、(E)-6,10-二甲基－5,9-十一碳二烯－2-酮（5.06%）、(E,E)-2,4-癸二烯醛（4.53%）、(E)-2-辛烯醛（2.87%）、1-辛醇（2.18%）、1-辛烯－3-醇（2.07%）、6,10,14-三甲基－2-十五烷酮（1.73%）、(E)-2-壬醛（1.66%）、苯乙醛（1.60%）、3-甲基－1-丁醇丙酸酯（1.54%）、2,6,6-三甲基－1-环己烯－1-甲醛（1.50%）、(E,Z)-2,6-

壬二烯醛（1.38%）、(E,E)-2,4-庚二烯醛（1.37%）、4-(2,2-二甲基-6-亚甲基环己烯)-3-丁烯-2-酮（1.31%）、顺-11-十四碳烯-1-醇（1.27%）等。

【性味与功效】味甘、辛，性平，有小毒。祛风除湿，拔毒消肿。治脚气，风湿痹痛，痈疮肿毒，疥癣瘙痒，子宫下垂，脱肛，咳嗽痰喘。

秋枫 ▼

> 【基源】大戟科重阳木属植物重阳木 *Bischofia polycarpa* (Lévl.) Airy Shaw 的根、树皮及叶，根的芳香成分未见报道。

【形态特征】落叶乔木，高达15m；芽小，具有少数芽鳞；全株无毛。三出复叶；顶生小叶通常较两侧的大，小叶片卵形或椭圆状卵形，长5~14cm，宽3~9cm，边缘具钝细锯齿；托叶小，早落。花雌雄异株，组成总状花序；花序通常着生于新枝的下部；雄花：萼片半圆形；雌花：萼片同雄花。果实浆果状，圆球形，成熟时褐红色。花期4~5月，果期10~11月。

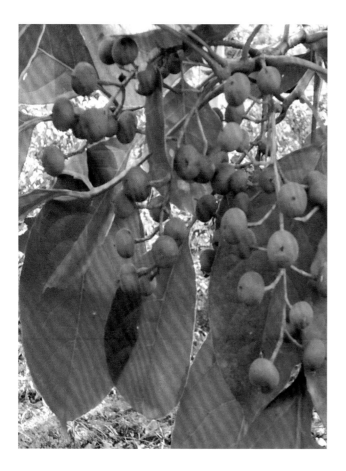

【习性与分布】生于海拔1000m以下山地林中，长江中下游平原或农村四旁习见。分布于秦岭和淮河流域以南至广东、广西、福建。

【挥发油含量】水蒸气蒸馏的新鲜叶的得油率为0.11%。

【芳香成分】叶：孙若琼等（2010）用水蒸气蒸馏法提取的江苏徐州产重阳木新鲜叶挥发油的主要成分为：樟脑（10.42%）、2-己烯酸（8.08%）、二十七烷（7.63%）、邻苯二甲酸二丁酯（7.46%）、己二酸二乙酯（5.17%）、2,6,10-三甲基-十四碳烷（4.41%）、己二酸二异丁酯（4.14%）、3,7,11-四甲基-1-十二烷（3.30%）、α-甲基-α-[4-甲基-3-戊烯]环氧甲醇（2.52%）、香豆烷（2.40%）、芳樟醇（2.37%）、二丁基戊二酸（2.34%）、乙基戊二酸（1.86%）、α-松油醇（1.84%）、τ-杜松醇（1.81%）、芳樟醇乙酯（1.56%）、2,2,7,7-四甲基辛烷（1.52%）、2-(3H)-香豆酮（1.46%）、1,1-二甲基-十四-氢硫化物（1.35%）、异癸丁基酞酸酯（1.28%）、1-三十七戊醇（1.21%）、二十六烯（1.19%）、植醇（1.07%）、γ-桉叶烯（1.02%）、2-亚甲基胆甾烷-3-醇（1.00%）等。刘路等（2014）用水蒸气蒸馏法提取的湖南长沙产重阳木新鲜叶挥发油的主要成分为：1-己醇（26.94%）、十五酸（10.80%）、环己酮(10.63%)、月桂酸(6.11%)、反式-2-己烯醇（5.44%）、油酸（5.39%）、反式-2-己烯醛（3.67%）、反式-2-己烯酸（3.45%）、糠醛（3.15%）、丁酸（3.12%）、庚醇（1.99%）、癸醛（1.93%）、十七酸乙酯（10.20%）、十一醇（1.04%）等。

树皮：刘路等（2014）用水蒸气蒸馏法提取的湖南长沙产重阳木新鲜树皮挥发油的主要成分为：丁香酚（12.45%）、糠醛（10.43%）、十五酸（9.46%）、十七酸乙酯（8.98%）、2-甲氧基-4-乙烯基苯酚（7.51%）、愈创木酚（6.35%）、紫丁香醇（4.78%）、木焦油醇（4.55%）、甲氧基丁子香酚（4.42%）、5-甲基糠醛（3.78%）、乙酸丁香酚酯（2.87%）、鲸蜡醇聚醚（1.63%）、甲氧基苯乙醇（1.41%）、异丁香酚（1.39%）、苯乙醛（1.16%）、癸醛（1.09%）、香兰醛（1.04%）等。

【性味与功效】味微辛、涩，性凉。行气活血，消肿解毒。叶：治食道癌，胃癌，传染性肝炎，小儿疳积，肺炎，咽喉炎；外用治痈疽，疮疡。根及树皮：治风湿骨痛。

猫眼草 ▼

【基源】大戟科大戟属植物乳浆大戟 *Euphorbia esula* Linn. 的全草。

【形态特征】多年生草本。茎单生或丛生，高30~60cm。叶线形至卵形，长2~7cm，宽4~7mm，不育枝叶常为松针状；总苞叶3~5枚，与茎生叶同形；苞叶2枚，常为肾形。花序单生于二歧分枝的顶端；总苞钟状，边缘5裂；腺体4，新月形，褐色。雄花多枚，苞片宽线形；雌花1枚。蒴果三棱状球形，直径5~6mm。种子卵球状，成熟时黄褐色。花果期4~10月。

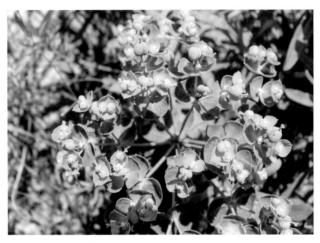

【习性与分布】生于路旁、杂草丛、山坡、林下、河沟边、荒山、沙丘及草地。分布于除海南、西藏、云南、贵州外，全国各地。

【芳香成分】王武宝等（2005）用水蒸气蒸馏法提取的新疆乌鲁木齐产乳浆大戟阴干全草挥发油的主要成分为：雪松烯（40.48%）、4-甲烯基-1-异丙基双环[3.1.0]环-3-醇（14.15%）、十六烷酸（10.36%）、维生素A醇（4.99%）、3,7,11,15-四甲基-2-十六碳烯-1-醇（4.24%）、2,6-二甲基十七烷（1.97%）、1-二十二烷醇（1.50%）、6,10,14-三甲基-2-十五烷酮（1.49%）、1,2-二乙氧基乙烷（1.42%）、二十二烷（1.40%）、十二烷（1.27%）、二十五烷（1.21%）、十六烷（1.11%）、十四烷酸（1.04%）等。王欣等（2016）用水蒸气蒸馏法提取的陕西产乳浆大戟全草挥发油的主要成分为：3,4,4-三甲基-2-环戊烯-1-酮（12.67%）、苯乙醛（12.36%）、α,α-1-甲基-4-三甲基-3-环己烯基-1-甲醇（4.47%）、正己醛（3.99%）、反,反-2,4-庚二烯醛（3.44%）、甲基庚烯酮（3.17%）、2-甲氧基-4-乙烯基苯酚（3.11%）、2-己烯醛（2.46%）、2-氧代己酸乙酯（2.31%）、6-甲基-2-(2-环氧乙基)-5-庚烯-2-醇（2.22%）、1-辛烯-3-醇（2.15%）、3-甲基苯甲醛（1.88%）、苯甲醛（1.65%）、(E)-2-辛烯醛（1.54%）、斯巴醇（1.43%）、正己醇（1.22%）、(E)-2-庚烯醛（1.20%）、3,5,5-三甲基-1-己烯（1.18%）、(R)-1-异丙基-4-甲基-3-环己烯-1-醇（1.12%）、反-2-(2-(5-甲基-5-乙烯基)-四氢呋喃)-2-丙醇（1.09%）等。

【性味与功效】味苦，性凉，有毒。利尿消肿，拔毒止痒。治四肢浮肿，小便不利，疟疾；外用治颈淋巴结结核，疮癣瘙痒。

透骨草 ▼

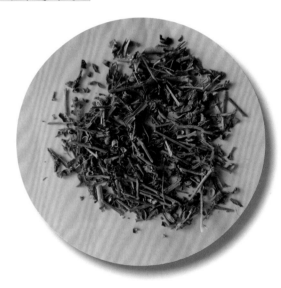

【基源】大戟科地构叶属植物地构叶 *Speranskia tuberculata* (Bunge) Baill. 的全草。

【形态特征】多年生草本；茎直立，高25~50cm。叶披针形，长1.8~5.5cm，宽0.5~2.5cm，边缘具疏离圆齿或深裂，齿端具腺体；托叶卵状披针形。总状花序长6~15cm，上部有雄花20~30朵，下部有雌花6~10朵；苞片近卵形；雄花：2~4朵；共萼裂片卵形；共瓣倒心形；雌花：1~2朵；花萼裂片卵状披针形。蒴果扁球形，种子卵形，灰褐色。花果期5~9月。

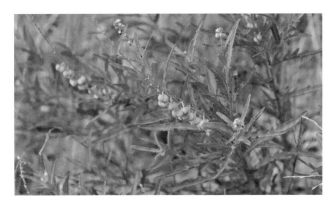

【习性与分布】 生于海拔 800~1900m 的山坡草丛或灌丛中。分布于辽宁、吉林、内蒙古、河北、河南、山西、陕西、甘肃、山东、江苏、安徽、四川。

【挥发油含量】 水蒸气蒸馏的干燥全草的得率为 0.21%。

【芳香成分】高海翔等（2000）用水蒸汽蒸馏、乙醚

萃取法提取的甘肃陇南产地构叶干燥全草挥发油的主要成分为: 十六烷酸乙酯(13.21%)、6- 甲基 -5- 庚烯 -2- 酮（7.87% ）、十二烷（4.13% ）、9,12,15- 十八烷三烯酸乙酯（3.87% ）、6- 甲基 - 庚二烯 -2- 酮（3.08% ）、乙酸乙酯（2.99% ）、6,10- 二甲基 -5,9- 十一烷二烯 -2- 酮（2.50% ）、1,1- 二乙氧基己烷（2.33% ）、桉叶油素（1.75% ）、樟脑（1.61% ）、亚油酸乙酯（1.60% ）、丁二酸二乙酯（1.54% ）、戊酸乙酯（1.52% ）、4- 甲基 -1,5- 二叔丁基苯酚（1.38% ）、2,7- 二甲基 -2,6- 辛二烯（1.36% ）、苯甲醛（1.07% ）、2,6,6- 三甲基 -1- 醛基 -1- 环己烯（1.05% ）、2,2,6- 三甲基环己酮（1.01% ）、3,7- 二甲基 -2,6- 辛二烯醛（1.00% ）等。

【性味与功效】味辛，性温。祛风除湿，舒筋活血，散瘀消肿，解毒目痛。治风湿痹痛，筋骨挛缩，寒湿脚气，腰部扭伤，瘫痪，闭经，阴囊湿疹，疮疖肿毒。

地杨桃 ▼

【基源】 大戟科地杨桃属植物地杨桃 *Sebastiania chamaelea* (Linn.) Muell. Arg. 的全草。

【形态特征】 多年生草本。茎高 20~60cm，多分枝，具锐纵棱。叶互生，线形，长 20~55mm，宽 2~10mm，边缘有密细齿；托叶卵形。花单性，聚集成侧生或顶生的穗状花序，雄花多数，螺旋排列，雌花 1 或数朵。雄花：苞片卵形；萼片卵形。雌花：苞片披针形；萼片阔卵形，边缘具撕裂状的小齿，基部有小腺体。蒴果三棱状球形；种子近圆柱形。花期几乎全年。

【习性与分布】生于旷野草地、溪边或沙滩上。分布于广东、广西、海南。

【芳香成分】郭玲等（2004）用水蒸气蒸馏法提取的海南海口产地杨桃阴干全草挥发油的主要成分为：3,7- 二甲基 -6 辛酮（30.86% ）、3,7- 二甲基 -2,6- 辛二烯 -1- 醇（19.95% ）、n- 棕榈酸（12.12% ）、3,7- 二甲基 -6- 辛烯 -1- 醇（9.96% ）、2,6- 辛二烯 -1- 醇 ,3,7- 二甲基乙酯（8.59% ）、4- 乙烯基 -α,α,4- 三甲基 -3-(1- 甲乙基)- 环己烷甲醇（6.67% ）、2,6- 二甲基 -2,6- 辛二烯（3.54% ）、1- 乙烯基 -1- 甲基 -2,4- 二顺 -(1- 甲乙基)- 环己烷（3.17% ）、大根香叶烯 D（2.31% ）、丁香酚（1.88% ）等。

【性味与功效】味淡、微辛，性微温。强壮补益。治梅尼埃病。

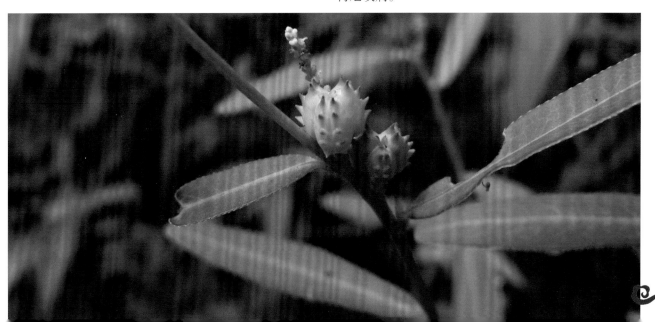

蝴蝶果 ▼

【基源】 大戟科蝴蝶果属植物蝴蝶果 *Cleidiocarpon cavaleriei* (Lévl.) Airy Shaw 的果实。

【形态特征】乔木，高达 25m。叶纸质，椭圆形或披针形，长 6~22cm，宽 1.5~6cm；小托叶 2 枚，钻状。圆锥状花序，长 10~15cm，雄花 7~13 朵密集成团伞花序，雌花 1~6 朵；苞片披针形，小苞片钻状；雄花：花萼裂片 3~5 枚；雌花：萼片 5~8 枚，卵状椭圆形；副萼 5~8 枚，披针形或鳞片状。果呈偏斜的卵球形或双球形。种子近球形。花果期 5~11 月。

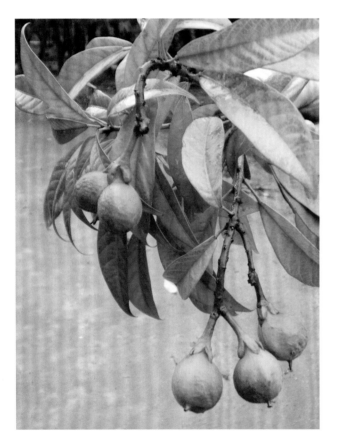

【习性与分布】生于海拔 150~1000m 的山地或石灰岩山的山坡或沟谷常绿林中。分布于广西、贵州、云南。

【挥发油含量】水蒸气蒸馏的干燥果皮的得油率为 0.03%，阴干果仁的得油率为 0.14%。

【芳香成分】苏秀芳等（2009）用水蒸气蒸馏法提取的广西龙州产蝴蝶果干燥果皮挥发油的主要成分为：正十六烷酸（55.45%）、(E)-9-十八碳烯酸（13.46%）、(Z,Z)-9,12-十八碳二烯酸（9.85%）、十八烷酸（8.48%）、9,12,15-十八碳三烯酸（7.23%）、四十三烷（3.54%）、1,2-苯二羧酸双(2-甲基丙基)酯（1.99%）等；阴干果仁挥发油的主要成分为：(E)-9-十八碳烯酸（23.15%）、正十六烷酸（21.20%）、(Z,Z)-9,12-十八碳二烯酸（19.26%）、3-甲基十七烷（6.80%）、十戚烷（5.07%）、十六烷（4.08%）、二十八烷（3.66%）、十四烷酸（3.44%）、1,2 苯二羧酸丁基 -2- 乙基己基酯（3.02%）、6- 丙基十三烷（3.01%）、二十四烷（1.30%）、三十六烷（1.30%）、n- 庚烯基环己烷（1.11%）、3-(犬二烷基氨基)丙腈（1.09%）等。

【性味与功效】味微苦、涩，性凉。清热解毒，利咽。治咽喉炎，扁桃体炎。

假奓包叶 ▼

【基源】 大戟科假奓包叶属植物假奓包叶 *Discocleidion rufescens* (Franch.) Pax et Hoffm. 的根。

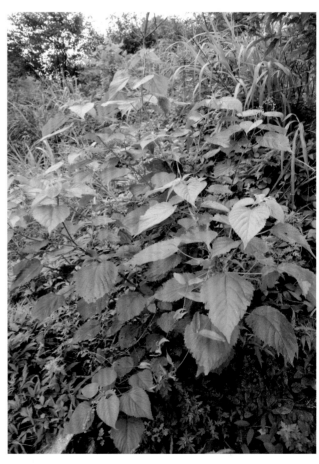

【形态特征】灌木或小乔木，高 1.5~5m。叶纸质，卵形或卵状椭圆形，长 7~14cm，宽 5~12cm，边缘具锯齿；叶柄具 2 枚线形小托叶，边缘具黄色小腺体。总状花序或下部多分枝呈圆锥花序，苞片卵形；雄花 3~5 朵簇生于苞腋；花萼裂片 3~5，卵形；腺体小，棒状圆锥形；雌花 1~2 朵生于苞腋，苞片披针形；花萼裂片卵形。蒴果扁球形。花期 4~8 月，果期 8~10 月。

【习性与分布】生于海拔 250~1000m 林中或山坡灌丛中。分布于陕西、甘肃、湖北、湖南、四川、贵州、广西、广东。

【挥发油含量】水蒸气蒸馏的根皮的得油率为 1.19%。

【芳香成分】田棣等（2011）用水蒸气蒸馏法提取的陕西咸阳产假奓包叶根皮挥发油的主要成分为：邻苯二甲酸二乙酯（43.57%）、n- 十六酸（11.14%）、正己醛（7.63%）、棕榈醛（5.27%）、(9Z)-9,17- 十八碳二烯 -1- 醛（4.84%）、(Z,Z,Z)-9,12,15- 十八碳三烯 -1- 醇（4.83%）、正己醇（4.74%）、甲苯（3.55%）、苯乙醛（3.28%）等。

【性味与功效】味辛，性平。祛风除湿，清热解毒，泄水消积。主治水肿，食积，毒疮，鹅掌风等。

麻疯树 ▼

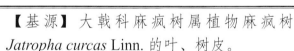

【基源】大戟科麻疯树属植物麻疯树 *Jatropha curcas* Linn. 的叶、树皮。

【形态特征】灌木或小乔木，高 2~5m。叶纸质，近圆形至卵圆形，长 7~18cm，宽 6~16cm，全缘或 3~5 浅裂；托叶小。花序腋生，长 6~10cm，苞片披针形；雄花：萼片 5 枚，基部合生；花瓣长圆形，黄绿色，合生至中部；腺体 5 枚；雌花：萼片离生；花瓣和腺体与雄花同。蒴果椭圆状或球形，长 2.5 ~3cm，黄色；种子椭圆状，长 1.5~2cm，黑色。花期 9~10 月。

【习性与分布】喜光，耐干旱、耐瘠薄。分布于云南、四川、贵州、广东、广西、台湾、福建、海南等省区。

【挥发油含量】超临界萃取的干燥叶的得油率为 0.53%，干燥树皮的得油率为 0.56%；乙醇加热回流法提取的干燥叶的得油率为 0.54%，干燥树皮的得油率为 0.58%。

【芳香成分】树皮：麻疯树树皮挥发油的主成分多为 β - 谷甾醇（18.81%~20.77%），也有主成分不同的报告。马惠芬等（2012）用乙醇加热回流法提取的云南建水产麻疯树干燥树皮挥发油的主要成分为：β - 谷甾醇（18.80%）、棕榈酸（10.01%）、5- 氧代 -2- 吡咯烷羧酸乙酯（9.14%）、亚油酸（6.88%）、亚油酸乙酯（4.09%）、羽扇醇（3.86%）、β - 香树素（3.30%）、油酸甘油酯（2.99%）、顺式 -9,12,15- 十八碳三烯 -1- 醇（2.99%）、5,22- 豆甾二烯 -3- 醇（2.14%）、棕榈酸乙酯（1.98%）、菜油甾醇（1.72%）、植醇（1.49%）等。和丽萍等（2010）用超临界 CO_2 萃取法提取的云南石屏产麻疯树干燥树皮挥发油的主要成分为：棕榈酸（12.95%）、亚油酸（8.56%）、硬脂酸（2.32%）、油酸（2.10%）、邻苯二甲酸二辛酯（2.07%）、5- 豆甾烯 -3- 醇（1.53%）等。

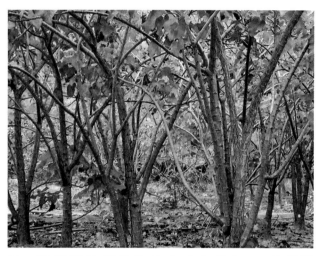

叶：麻疯树叶挥发油的主成分多为 β - 谷甾醇（18.06%~19.45%），也有主成分不同的报告。马惠芬等（2012）用乙醇加热回流法提取的云南建水产麻疯树干燥叶挥发油的主要成分为：β - 谷甾醇（19.45%）、植醇（13.44%）、9- 二十六碳烯（9.76%）、角鲨烯（6.30%）、维生素 E（4.49%）、鱼藤醇酮（3.66%）、β - 香树素（3.39%）、5,22- 豆甾二烯 -3- 醇（2.42%）、24- 亚甲基 -9,19- 环羊毛甾烷 -3- 醇（2.41%）、顺式 -9,12,15- 十八碳三烯 -1- 醇（2.40%）、β - 生育酚（2.27%）、棕榈酸（1.10%）、菜油甾醇（1.07%）等。何崩等（2007）用水蒸气蒸馏法提取的云南元阳产麻疯树叶挥发油的主要成分为：异植醇（14.33%）、亚麻酸甲酯（7.20%）、十六酸甲酯（7.18%）、9,12,15- 十八碳三烯酸甲酯（3.89%）、棕榈酸丁酯（3.89%）、

9,12-十八碳二烯酸甲酯（3.25%）、(Z,Z)-9,12-十八碳二烯酸（3.30%）、6,10,14-三甲基-2-十五酮（2.64%）、十八酸丁酯（1.80%）、6-异丙烯基-4,8a-二甲基-4a,5,6,7,8a-六氢-1H-萘-2-酮（1.63%）、十六酸乙酯（1.39%）、(Z)-9-十六碳烯酸甲酯（1.05%）等。和丽萍等（2010）用超临界CO_2萃取法提取的云南石屏产麻疯树干燥叶挥发油的主要成分为：亚油酸（15.63%）、棕榈酸（9.43%）、环二十六烷（5.83%）、谷甾醇（5.13%）、二十五烷（4.60%）、硬脂酸（3.78%）、菜油甾醇（3.22%）、油酸（3.15%）、4,8,12,16-四甲基十七-4-内酯（1.91%）、邻苯二甲酸二丁酯（1.66%）、二十四烷（1.62%）、邻苯二甲酸二异丁酯（1.37%）、硬脂酸乙酯（1.25%）、二十烷酸乙酯（1.23%）、豆甾醇（1.10%）、环二十四烷（1.01%）、二十二烷酸（1.00%）

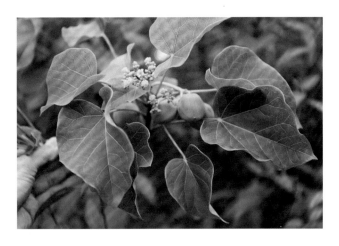

等。廖金旭等（2003）用超临界CO_2萃取法提取的麻疯树干燥叶挥发油的主要成分为：麻疯树酮（26.68%）、β-苯并芴酮（22.82%）、β-香树素（4.34%）、豆甾烯醇（3.59%）、麻疯树酮烯醇（2.68%）、十六烷基异丙烯（2.02%）、顺式氧萘烷酮（1.11%）、麻疯树萜醇（1.08%）、甾酮（2.11%）等。王兆玉等（2009）用超临界CO_2萃取法提取的麻疯树干燥叶挥发油的主要成分为：22,23-二羟基豆甾醇（16.14%）、α-维生素E（15.18%）、β-香树素（7.73%）、三十二烷醇（7.02%）、17-三十五烷烯（5.10%）、鲨烯（4.70%）、菜籽甾醇（4.23%）、二十九烷醇（3.36%）、24-亚甲基环木菠萝烯醇（2.89%）、γ-维生素E（2.88%）、7-酮基-β-谷甾醇（2.72%）、1,19-二十烷二烯（2.52%）、豆甾醇（2.29%）、托可醌（1.94%）、二十九烷（1.62%）、1,30-三十烷二醇（1.04%）等；用石油醚超声波萃取

法提取的广东珠海产麻疯树干燥叶挥发油的主要成分为：α-维生素（24.68%）、谷甾醇（16.49%）、角鲨烯（8.93%）、β-香树素（4.29%）、γ-维生素（3.72%）、菜油甾醇（3.63%）、棕榈酸（2.69%）、β-豆甾醇（2.23%）、24-亚甲基环木菠萝烷醇（2.05%）、亚油酸（1.79%）、二十九烷（1.71%）、二甲基2,3-二(1,3-二甲基吲哚-2-基)延胡索酸（1.44%）、叶绿醇（1.34%）等。

【性味与功效】味涩，性微寒，有毒。散瘀消肿，止血止痛，杀虫止痒。治跌打肿痛，骨折，创伤，皮肤瘙痒，湿疹，急性胃肠炎。

木奶果 ▼

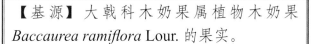

【基源】大戟科木奶果属植物木奶果 *Baccaurea ramiflora* Lour. 的果实。

【形态特征】常绿乔木，高5~15m。叶片倒披针形至长圆形，长9~15cm，宽3~8cm，全缘或浅波状。花小，

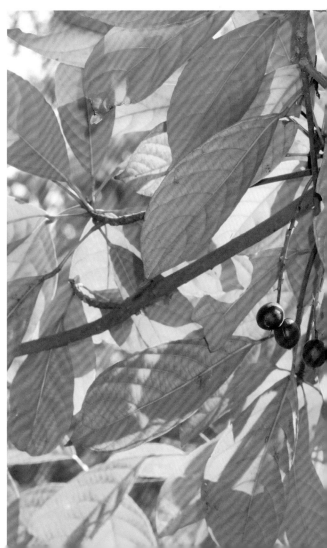

雌雄异株，无花瓣；总状圆锥花序腋生或茎生，雄花序长 15cm，雌花序长 30cm；苞片卵形或卵状披针形，棕黄色；雄花：萼片 4~5，长圆形；雌花：萼片 4~6，长圆状披针形。浆果状蒴果近圆球状，紫红色；种子近圆形。花期 3~4 月，果期 6~10 月。

【习性与分布】生于海拔 100~1300m 的山地林中。分布于海南、广东、广西、云南。

【芳香成分】徐静等（2007）用水蒸气蒸馏法提取的海南屯昌产木奶果果实挥发油的主要成分为：正十六碳酸（29.53%）、丁基甲氧基苯（17.47%）、(Z,Z)-9,12-十八碳二烯酸（11.59%）、(Z,Z,Z)-9,12,15-十八碳三烯酸（6.46%）、9-十八碳烯酸（6.16%）、2-(2-乙基己基)-邻苯二甲酸酯（5.67%）、苯酚（2.76%）、2-乙基苯酚（2.50%）、十八碳酸（2.50%）、十四碳酸（2.16%）、香草醛（1.97%）、正癸酸（1.93%）、蒽（1.92%）、4-甲基苯酚（1.64%）、3,4-二甲基苯酚（1.52%）、3-甲基苯酚（1.42%）等。

【性味与功效】味甘，性凉。祛湿解毒。治香港脚，稻田皮炎。

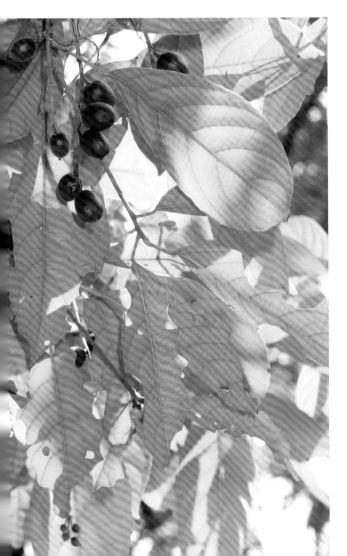

木薯 ▼

【基源】大戟科木薯属植物木薯 *Manihot esculenta* Crantz 的叶或根。根的芳香成分未见报道。

【形态特征】直立灌木，高 1.5~3m；块根圆柱状。叶纸质，轮廓近圆形，长 10~20cm，掌状深裂几达基部，裂片 3~7 片，全缘；托叶三角状披针形。圆锥花序顶生或腋生，长 5~8cm，苞片条状披针形；花萼带紫红色且有白粉霜；雄花：花萼裂片长卵形；雌花：花萼裂片长圆状披针形。蒴果椭圆状；种子长约 1cm，多

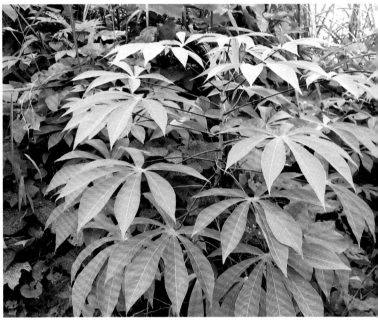

少具三棱。花期 9~11 月。

【习性与分布】耐旱耐瘠，喜阳光充足。分布于福建、台湾、广东、海南、广西、贵州、云南等省区。

【挥发油含量】有机溶剂萃取的叶的得油率为 1.73%。

【芳香成分】胡力飞等（2010）用有机溶剂萃取法提取的海南文昌产木薯叶挥发油主要成分为：棕榈酸（16.85%）、植醇（15.02%）、异植醇（11.21%）、角鲨烯（8.84%）、亚麻酸（7.40%）、新植二烯（6.60%）、油酸（3.86%）、4-甲基-2,6-二叔丁基苯酚（3.00%）、邻苯二甲酸二异辛酯（2.91%）、亚油酸（2.90%）、黑燕麦内酯（1.75%）等。

【性味与功效】味苦，性寒，有小毒。解毒消肿。治疮疡肿毒，疥癣。

算盘子 ▼

【基源】大戟科算盘子属植物算盘子 *Glochidion puberum* (Linn.) Hutch. 的果实。

【形态特征】直立灌木，高1~5m，多分枝；小枝、叶片下面、萼片、子房和果实均密被短柔毛。叶片长圆形，长3~8cm，宽1~2.5cm；托叶三角形。花小，雌雄同株或异株，2~5朵簇生于叶腋内；雄花：萼片6，长圆状倒卵形；雌花：萼片6，较雄花短而厚。蒴果扁球状，直径8~15mm，成熟时带红色；种子近肾形，硃红色。花期4~8月，果期7~11月。

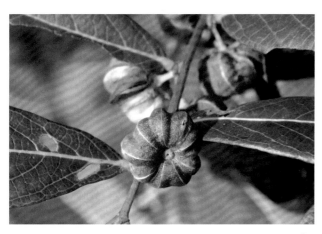

【习性与分布】生于海拔300~2200m的山坡、溪旁灌木丛中或林缘。分布于陕西、甘肃、江苏、安徽、浙江、江西、福建、台湾、河南、湖南、湖北、广东、广西、海南、四川、贵州、云南、西藏等省区。

【挥发油含量】水蒸气蒸馏的新鲜果实的得油率为0.46%。

【芳香成分】张赛群等（2007）用水蒸气蒸馏法提取的贵州大方产算盘子新鲜果实挥发油主要成分为：棕榈酸（66.68%）、桉油精（5.64%）、丁香酚（4.50%）、十五烷酸（2.02%）、癸酸（1.58%）、α-雪松醇（1.56%）、壬酸（1.54%）、壬醛（1.03%）等。黄灿等（2009）用闪式提取器提取的浙江景宁产算盘子果实挥发油的主要成分为：(6Z)-6-十八碳烯酸（12.45%）、n-十六酸（5.84%）、4-[(1E)-3-羟基-1-丙烯基]-2-对甲氧酚（3.42%）、硬脂酸（2.06%）、苯甲酸（1.90%）、丁香醛（1.52%）、豆甾烷-3,5-二烯（1.42%）、甲氧基丁香酚（1.14%）等。

【性味与功效】味苦，性凉，有小毒。清热除湿，解毒利咽，行气活血。治痢疾，泄泻，黄疸，疟疾，淋浊，带下，咽喉肿痛，牙痛，疝痛，产后腹痛。

铁苋菜 ▼

【基源】大戟科铁苋菜属植物铁苋菜 *Acalypha australis* Linn. 的全草。

【形态特征】一年生草本，高0.2~0.5m。叶长卵形，长3~9cm，宽1~5cm，边缘具圆锯；托叶披针形。雌雄花同序，花序腋生，长1.5~5cm，雌花苞片1~4枚，卵状心形，苞腋具雌花1~3朵；雄花生于花序上部，排列呈穗状或头状，苞腋具雄花5~7朵，簇生；雄花：花萼裂片4枚，卵形；雌花：萼片3枚，长卵形。蒴果直径4mm；种子近卵状。花果期4~12月。

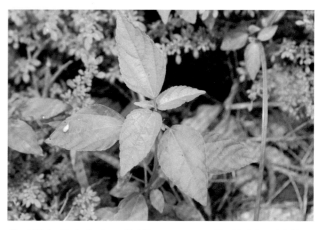

【习性与分布】生于海拔20~1900m的平原或山坡较湿润耕地和空旷草地，有时石灰岩山疏林下。喜温暖、湿润、光照充足的生长环境，不耐干旱、高温、渍涝和霜冻，较耐阴。分布于长江和黄河中下游以及东北、华北、华南等大部省区。

【挥发油含量】有机溶剂萃取的干燥地上部分的得膏率为1.60%。

【芳香成分】王晓岚等（2006）用石油醚浸提法提取福建闽侯产铁苋菜干燥地上部分浸膏，再经水蒸气蒸馏提取的挥发油的主要成分为：乙酸龙脑酯（10.71%）、龙脑（10.34%）、棕榈油酸乙酯（8.70%）、亚油酸（8.15%）、棕榈酸（7.92%）、柏木烷酮（6.19%）、γ-石竹烯（3.25%）、α-亚麻酸乙酯（3.20%）、α-松油醇（3.02%）、十四碳烷（2.77%）、十三碳烷（2.76%）、十五碳烷

（2.47%）、亚油酸乙酯（2.43%）、十六碳烷（2.27%）、植物蛋白胨（2.01%）、α-金合欢烯（1.60%）、硬脂酸（1.56%）、沉香萜醇（1.50%）、肉豆蔻酸乙酯（1.46%）、石竹烯氧化物（1.46%）、金合欢醇（1.42%）、十七碳烷（1.35%）、植物醇（1.28%）、柠檬烯（1.21%）、棕榈酸甲酯（1.02%）等。

【性味与功效】味苦、涩，性凉。清热解毒，消积，止痢，止血。治肠炎，细菌性痢疾，阿米巴痢疾，小儿疳积，肝炎，疟疾，吐血，衄血，尿血，便血，子宫出血；外用治痈疖疮疡，外伤出血，湿疹，皮炎，毒蛇咬伤。

白背叶 ▼

【基源】大戟科野桐属植物白背叶 *Mallotus apelta* (Lour.) Muell. Arg. 的叶。

【形态特征】灌木或小乔木，高1~4m；全株多密被淡黄色星状柔毛和颗粒状腺体。叶卵形，长和宽均6~25cm，边缘具疏齿。花雌雄异株，雄花序圆锥状或穗状，多朵簇生于苞腋；雄花：花萼裂片4，近卵形；雌花序穗状，苞片近三角形；雌花：花萼裂片3~5枚，卵形或近三角形。蒴果近球形，黄褐色或浅黄色；种子近球形，褐色或黑色。花期6~9月，果期8~11月。

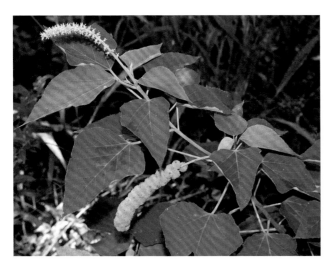

【习性与分布】生于海拔30~1000m的山坡或山谷灌丛中。分布于河南、安徽、浙江、江西、湖南、云南、福建、广东、广西、海南等省区。

【芳香成分】朱斌等（2008）用水蒸气蒸馏法提取的广西金秀产白背叶干燥叶挥发油的主要成分为：橙花叔醇（8.74%）、己二酸二异辛酯（8.08%）、冰片基胺（6.79%）、1,6-辛二烯-3-醇（5.57%）、2,7-二甲基-1,6-辛二烯（5.18%）、2-异丙基-5-甲基-环己烷乙酯（4.27%）、3,7,11-三甲基-2,6,10-十二烷三烯酸甲酯（3.87%）、2,6-辛二烯-1-醇（3.21%）、氧化芳樟醇（3.19%）、壬醛（2.55%）、2,6,10-十二烷三烯酸（2.47%）、2-羟甲基萘（2.41%）、棕榈酸（2.17%）、1,3,7-辛三烯（2.03%）、1,1,3,3,5,5,7,7,9,9,11,11,13,13,15,15-十六甲基-环戊烯（2.02%）、α-甲基-α-(4-甲基-3-戊烯基)-环氧乙烷甲醇（1.81%）、1-羟甲基-3-环己烯（1.50%）、β-月桂烯（1.48%）、4,7-亚甲基苯并呋喃（1.43%）、6,10,14-三甲基-2-十五烷酮（1.42%）、1,4-二甲氧基-2,3-甲基苯（1.33%）、萘（1.33%）、叶绿醇（1.27%）、α-金合欢烯（1.26%）、蓝桉醇（1.21%）、3-硝基-4-羟基嘧啶（1.20%）、1H-环丙[e]薁（1.01%）等。

【性味与功效】味苦，性平。清热，解毒，祛湿，止血。治蜂窝组织炎，化脓性中耳炎，鹅口疮，湿疹，跌打损伤，外伤出血。

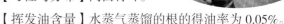

白背叶根 ▼

【基源】大戟科野桐属植物白背叶 *Mallotus apelta* (Lour.) Muell. Arg. 的根。

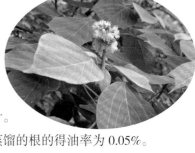

【形态特征】同白背叶。

【习性与分布】同白背叶。

【挥发油含量】水蒸气蒸馏的根的得油率为0.05%。

【芳香成分】李吉来等（2003）用水蒸气蒸馏法提取的白背叶根挥发油的主要成分为：棕榈酸（54.16%）、十五烷酸（5.25%）、广藿香醇（4.48%）、肉豆蔻酸（4.19%）、2-戊基呋喃（2.75%）、黑松醇（1.91%）、葵醛（1.80%）等。

【性味与功效】味微苦、涩，性平。清热，祛湿，收涩，消瘀。治肝炎肠炎，淋浊，带下，脱肛，子宫下垂，肝脾肿大，跌打扭伤。

山龙眼（杠香藤）▼

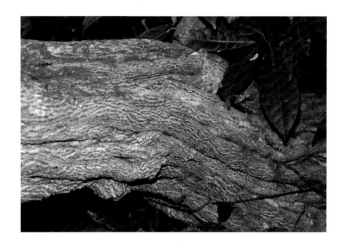

【基源】大戟科野桐属植物石岩枫 *Mallotus repandus* (Willd.) Muell. Arg. 的根、茎及叶。根的芳香成分未见报道。

【形态特征】攀缘状灌木；枝、柄、花序等密生黄色星状柔毛。叶卵形，长 3.5~8cm，宽 2.5~5cm，边全缘或波状。花雌雄异株；雄花序顶生，长 5~15cm；苞片钻状，苞腋有花 2~5 朵；雄花：花萼裂片 3~4，卵状长圆形。雌花序顶生，长 5~8cm，苞片长三角形；雌花：花萼裂片 5，卵状披针形。蒴果直径约 1cm；种子卵形，黑色。花期 3~5 月，果期 8~9 月。

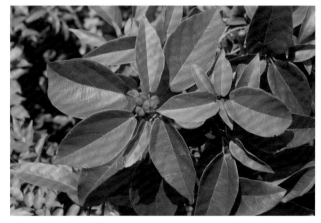

【习性与分布】 生于海拔 250~300m 山地疏林中或林缘。分布于广西、广东、海南和台湾。

【芳香成分】张伟等（2019）用超临界 CO_2 萃取法提取的广西南宁产石岩枫茎挥发油的主要成分为：十六酸（39.15%）、(Z)-9,17- 十八碳二烯醛（10.57%）、二十一烷（4.64%）、甲氧基肉桂酸乙酯（3.84%）、

十五烷（3.55%）、棕榈酸乙酯（3.17%）、十九烷（3.08%）、2,5- 二叔丁基苯酚（2.63%）、二十烷（2.47%）、十八烷（2.39%）、十七烷（2.17%）、十六烷（2.06%）、2,4- 二甲基庚烷（1.69%）、芫荽醇（1.27%）、4,6- 二甲基十二烷（1.17%）等；叶挥发油的主要成分为：植醇（12.98%）、甲氧基肉桂酸乙酯（10.66%）、亚油酸乙酯（6.77%）、棕榈酸乙酯（4.84%）、顺式 -3- 己烯醇苯甲酸酯（3.52%）、十九烷（3.07%）、十五烷（2.85%）、十八烷（2.73%）、棕榈酸甲酯（2.61%）、二十烷（2.58%）、十七烷（2.42%）、4- 环己基羰基 -1,3- 二甲苯（2.34%）、丁烯基酞内酯（2.14%）、杜松醇（2.14%）、亚油酸甲酯（2.06%）、十六烷（1.86%）、芫荽醇（1.85%）、2,6,10,14- 四甲基十八烷（1.77%）、大根香叶酮（1.70%）、六氢合金欢丙酮（1.38%）、亚麻酸甲酯（1.38%）、杜松萜烯（1.31%）、植烷（1.18%）、蛇床烯（1.06%）等。

【性味与功效】味微辛，性温。祛风活络，舒筋止痛。治风湿关节炎，腰腿痛，产后风瘫；外用治跌打损伤。

叶下珠 ▼

【基源】大戟科叶下珠属植物叶下珠 *Phyllanthus urinaria* Linn. 的全草。

【形态特征】一年生草本，高 10~60cm，茎直立；枝具翅状纵棱。叶片纸质，因叶柄扭转而呈羽状排列，长圆形，长 4~10mm，宽 2~5mm；托叶卵状披针形。花雌雄同株；雄花：2~4 朵簇生于叶腋，通常仅上面 1 朵开花；苞片 1~2 枚；萼片 6，倒卵形；雌花：单生于叶腋内；萼片 6，卵状披针形，黄白色。蒴果圆球状，红色；种子橙黄色。花期 4~6 月，果期 7~11 月。

【习性与分布】通常生于海拔 500m 以下旷野平地、旱田、山地路旁或林缘，在云南海拔 1100m 的湿润山坡草地亦见有生长。宜潮湿、温差较小的环境。分布于河北、山西、陕西、华东、华中、华南、西南等省区。

【挥发油含量】超临界萃取的干燥全草的得油率为 9.00%。

【芳香成分】谢惜媚等（2006）用无水乙醚超声萃取

法提取广东广州产叶下珠新鲜全草浸膏，再用顶空固相微萃取富集挥发油的主要成分为：2-己-烯醛（19.75%）、3-己烯-1-醇（13.89%）、苯乙醇（9.76%）、2-烯-1-醇（8.03%）、正己醇（7.94%）、2-己烯酸（5.11%）、己酸（3.51%）、E-3-己烯酸（3.32%）、水杨酸甲酯（3.29%）、苯甲醇（2.12%）、丁子香酚（2.06%）、叶绿醇（1.60%）、8-羟基芳樟醇（1.45%）、香草醛（1.08%）等。

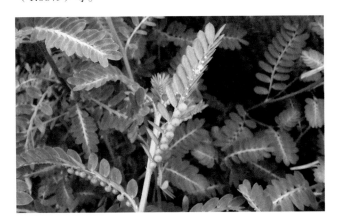

【性味与功效】味微苦、甘，性凉。清热利尿，明目，消积。治肾炎水肿，泌尿系感染，结石，肠炎，痢疾，小儿疳积，眼角膜炎，黄疸型肝炎；外用治青竹蛇咬伤。

石龙刍 ▼

【基源】灯心草科灯心草属植物石龙刍（假灯心草）*Juncus setchuensis* Buchen. var. *effusoides* Buchen. 的全草。

【形态特征】多年生草本，高25~65cm。茎常弧形弯斜。叶全部为低出叶，呈鞘状或鳞片状，长1~9.5cm，基部红褐色至棕褐色；叶片退化为刺芒状。聚伞花序假侧生；总苞片叶状，生于顶端，小苞片2枚，三角状卵形，膜质；花淡绿色；花被片卵状披针形，边缘宽膜质。蒴果通常圆球形，黄褐色至棕褐色。种子斜倒卵形，棕褐色。花期5~7月，果期6~9月。

【习性与分布】生于海拔560~1700m的阴湿山坡、山沟、林下及路旁潮湿地。分布于陕西、甘肃、浙江、江苏、湖北、安徽、湖南、广西、四川、贵州、云南等省区。

【挥发油含量】水蒸气蒸馏的晾干茎的得油率为0.25%。

【芳香成分】徐敏等（2008）用水蒸气蒸馏法提取的浙江云和产假灯心草晾干茎挥发油的主要成分为：十六烷酸（43.19%）、3,7,11,15-四甲基-2-烯-十六醇（14.16%）、2-甲基二十烷（13.98%）、十五烷酸（5.72%）、6,10,14-三甲基-2-十五烷酮（5.70%）、二十二烷（3.81%）、2,3-二甲基十七烷（2.81%）、邻苯二甲酸单(2-乙基)己酯（2.48%）、1-十六烷醇（1.96%）等。

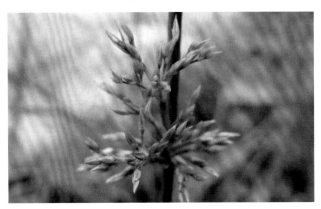

【性味与功效】味苦，性凉。利水通淋，泄热，安神，凉血止血。治热淋，肾炎水肿，心热烦躁，心悸失眠，口舌生疮，咽痛，齿痛，目赤肿痛，衄血，咯血，尿血。

石龙刍根 ▼

【基源】灯心草科灯心草属植物石龙刍（假灯心草）*Juncus setchuensis* Buchen.var. *effusoides* Buchen. 的根。

【形态特征】同石龙刍。

【习性与分布】同石龙刍。

【挥发油含量】水蒸气蒸馏的根的得油率为0.20%。

【芳香成分】徐敏等（2008）用水蒸气蒸馏法提取的浙江云和产假灯心草根挥发油主要成分为：十六烷酸（29.95%）、3,7,11,15-四甲基-2-烯-十六醇（26.55%）、2,6,10,14-四甲基十六烷（13.10%）、9,12-二烯十八烷酸（8.62%）、2,6,10,15-四甲基十七烷（7.32%）、6,10,14-三甲基-2-十五烷酮（4.08%）、1-(3-甲基丁基)环五烷（2.57%）、二十二烷（2.55%）等。

【性味与功效】味甘，涩，性微寒。清热利湿，凉血止血。治淋浊，心烦失眠，鹤膝风，目赤肿痛，齿痛，鼻衄，便血，崩漏，白带。

岗梅根 ▼

【基源】冬青科冬青属植物梅叶冬青（秤星树）*Ilex asprella* (Hook. et Arn.) Champ. ex Benth. 的根。

【形态特征】落叶灌木，高达3m。叶在长枝上互生，在缩短枝上1~4枚簇生枝顶，卵形，长3~7cm，宽1.5~3.5cm边缘具锯齿。雄花序：2或3花呈束状或单生于叶腋或鳞片腋内；花4或5基数；花萼盘状；花冠白色，辐状，花瓣4~5。雌花序：单生于叶腋或鳞片腋内；花4~6基数；花冠辐状，花瓣近圆形。果球形，熟时变黑色。花期3月，果期4~10月。

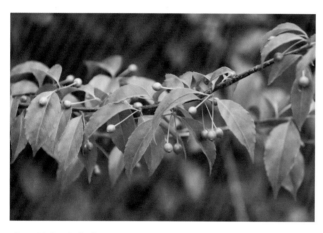

【习性与分布】生于海拔400~1000m的山地疏林中或路旁灌丛中。分布于浙江、江西、福建、台湾、湖南、广东、广西、香港。

【芳香成分】马洪艳等（2019）用超临界CO_2萃取法提取的广东从化产秤星树干燥根挥发油的主要成分为：壬酸（14.18%）、辛酸（10.59%）、己酸（8.65%）、丹皮酚（7.79%）、2-甲基-3-苯基-丙醛（6.30%）、2-甲基-1-苯基丁-3-烯-1-醇（3.80%）、庚酸（3.58%）、丙三醇（2.73%）、乙酰丙酸（2.64%）、香草醛（2.07%）、石竹素（2.02%）、β-瑟林烯（1.91%）、肉桂醛（1.89%）、γ-依兰油烯（1.83%）、β-榄香烯（1.74%）、乙酸（1.72%）、水菖蒲烯（1.59%）、亚麻醇（1.48%）、α-戊基-γ-丁内酯（1.42%）、甲酸（1.35%）、γ-杜松烯（1.32%）、左旋香芹酮（1.09%）、正十五烷（1.00%）、4,4,6-三甲基-环己烯-1-醇（1.00%）等。

【性味与功效】味苦、甘，性凉。清热，生津，散瘀，解毒。治感冒，头痛，眩晕，热病烦渴，痧气，热泻，肺痈，百日咳，咽喉肿痛，痔血，淋病，疔疮肿毒，跌打损伤。

刺叶冬青 ▼

【基源】冬青科冬青属植物刺叶冬青 *Ilex bioritsensis* Hayata 的叶。

【形态特征】常绿灌木或小乔木，高1.5~10m。叶生于1~4年生枝上，叶片卵形至菱形，长2.5~5cm，宽1.5~2.5cm，先端具刺，边缘波状，具3或4对硬刺齿；托叶小，卵形。花簇生于二年生枝的叶腋内，小苞片卵形；花2~4基数，淡黄绿色；雄花：花萼盘状；花瓣阔椭圆形。雌花：花萼像雄花。果椭圆形，成熟时红色。花期4~5月，果期8~10月。

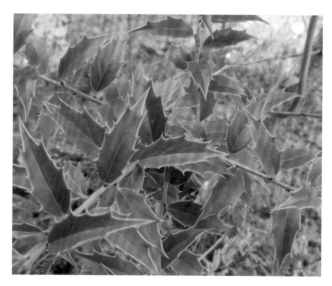

【习性与分布】生于海拔1800~3200m的山地常绿阔叶林或杂木林中。分布于台湾、湖北、四川、贵州、云南。

【芳香成分】石磊等（2020）用水蒸气蒸馏法提取的贵州江口产刺叶冬青干燥叶挥发油的主要成分为：烷异英（63.55%）、16-贝壳杉烯（6.15%）、芥酸酰胺（2.98%）、菲（1.33%）、3-甲基吡啶-N-氧化物（1.33%）、十一烷二酸双-2-乙基己酯（1.33%）、2-菲酚（1.24%）、邻苯二甲酸二异辛酯（1.11%）、对苯二甲酸二异辛酯（1.09%）等。

【性味与功效】味甘，性凉。清热解毒，活血止痛。治劳伤疼痛、小儿头疼；外治烫火伤、黄癣。

山绿茶 ▼

【基源】冬青科冬青属植物海南冬青 *Ilex hainanensis* Merr. 的叶。

【形态特征】常绿乔木，高5~8m。叶生于1~2年生枝上，叶椭圆形或卵状长圆形，长5~9cm，宽2.5~5cm，全缘。聚伞花序簇生或假圆锥花序生于二年生枝的叶腋内，苞片三角形。雄花序：具1~5花，近伞形花序状；花5或6基数，淡紫色；花萼盘状；花冠辐状。雌花序为具1~3花的聚伞花序；花萼与花瓣同雄花。果近球状椭圆形。花期4~5月，果期7~10月。

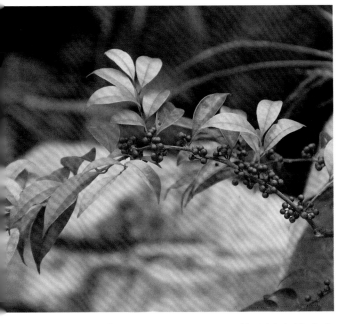

【习性与分布】生于海拔500~1000m的山坡密林或疏林中。分布于广东、广西、海南、贵州、云南。

【芳香成分】张龙等（2013）用水蒸气蒸馏法提取的广西上林产海南冬青新鲜叶挥发油的主要成分为：芳樟醇（29.81%）、2,4-己二烯（19.48%）、α-松油醇（10.43%）、香叶醇（8.06%）、正己醇（6.59%）、橙花醇（3.04%）、3-氨基巴豆腈（2.56%）、β-大马士酮（2.56%）、邻苯二甲酸丁基异丁基（1.95%）、青叶醛（1.87%）、罗勒烯（1.55%）、(Z)-己酸-3-己烯酯（1.15%）、萜品油烯（1.12%）、反式-橙花叔醇（1.06%）等。

【性味与功效】味辛，性寒。清热干肝，利咽解毒。治高血压病，口疮，咽痛，痈疖肿毒。

苦丁茶 ▼

【基源】冬青科冬青属植物苦丁茶冬青（扣树）*Ilex kaushue* S. Y. Hu（*Ilex kudingcha* C.J.Tseng）的嫩叶。

【形态特征】常绿乔木，高8m。叶片革质，长圆形至长圆状椭圆形，长10~18cm，宽4.5~7.5cm，边缘具重锯齿或粗锯齿。聚伞状圆锥花序或假总状花序生于当年生枝叶腋内，具近圆形苞片；雄花：聚伞状圆锥花序，具3~7花，小苞片卵状披针形；花萼盘状；花瓣4，卵状长圆形。雌花未见。果序假总状，腋生；果球形，成熟时红色。花期5~6月，果期9~10月。

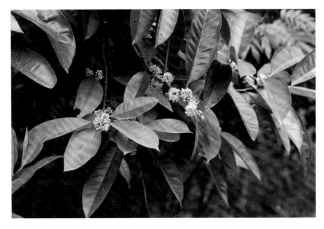

【习性与分布】生于海拔1000~1200m的密林中。分布于湖北、湖南、广东、广西、海南、四川、云南等省区。

【挥发油含量】水蒸气蒸馏的叶的得油率为0.01%~2.20%。

【芳香成分】何方奕等（2007）用同时蒸馏萃取法提取的扣树干燥叶挥发油的主要成分为：2,6-二叔丁基对甲酚（64.67%）、2-羟基苯甲醛（7.56%）、3,7-二甲基-1,6-辛二烯-3-醇（3.79%）、叔丁对甲氧酚（3.46%）、甲基-双(1-甲基乙基)琥珀酸酯（2.99%）、己酸（2.95%）、5,6,7,7a-四氢化-4,4,7a-三甲基-2(4H)-苯并呋喃（1.70%）、双(2-甲基丙基)琥珀酸酯（1.37%）、四氢化-6-乙烯基2,2,6-二甲基-2H-吡喃-3-醇（1.15%）、1,3,4,5,6,7-六氢化-1,1,5,5-四甲基-2H-2-4a-亚甲基萘（1.04%）、(+)-α-松油醇（1.01%）等。

【性味与功效】味甘、苦，性寒。疏风清热，明目生津。治风热头痛，齿痛，目赤，聤耳，口疮，热病烦渴，泄泻，痢疾。

毛冬青叶 ▼

【基源】冬青科冬青属植物毛冬青 *Ilex pubescens* Hook et Arn. 的叶。

【形态特征】常绿灌木或小乔木，高 3~4m。叶片椭圆形或长卵形，长 2~6cm，宽 1~3cm，两面被长硬毛。雄花序：具 1 或 3 花的聚伞花序，具 2 枚小苞片；花 4 或 5 基数，粉红色；花萼盘状；花冠辐状，花瓣 4~6 枚。雌花序：簇生；花 6~8 基数；花萼盘状，被长硬毛；花冠辐状，花瓣 5~8 枚，长圆形。果球形，红色，轮廓椭圆体形。花期 4~5 月，果期 8~11 月。

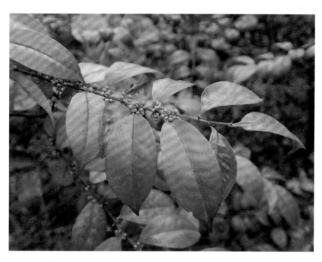

【习性与分布】生于海拔 60~1000m 的山坡常绿阔叶林中或林缘、灌木丛中及溪旁、路边。分布于江西、广东、广西、安徽、福建、浙江、台湾、湖南、海南、香港、贵州。

【芳香成分】尹文清等（2011）用石油醚回流法提取的毛冬青干燥叶挥发油的主要成分为：异丁香油酚 (28.97%)、邻苯二酸辛酯 (7.16%)、肉桂醛（5.61%）、庚二烯醛（4.95%）、苯二酸二丁酯（3.15%）、邻-苯二酸二乙酯（3.02%）、十七烷（2.90%）、三十四烷（2.76%）、二十四烷（2.64%）、乙酸苯酯（2.25%）、(E)-2-甲氧基-5-(1-丙烯基)-苯酚（2.24%）、生物碱（1.96%）、十八烷（1.79%）、酞酸（1.45%）、丁香油酚（1.41%）、橙花叔醇（1.13%）、二十一烷（1.04%）、十八烷酸甲酯（1.04%）等；用氯仿提取的毛冬青叶挥发油的主要成分为：二十烷（8.74%）、十九烷（8.23%）、二十四烷（7.93%）、十八烷（6.38%）、4-甲基-十五酸

甲酯（5.86%）、二十六烷（5.59%）、2,6,6-三甲基二环 [3.1.1] 庚烷（4.40%）、二十九烷（4.39%）、二十八烷（4.32%）、十八碳烯酸（3.27%）、1-氯-二十七烷（3.10%）、邻苯二酸辛酯（2.66%）、十六烷（2.58%）、十六酸甲酯（2.58%）、十七烷（1.90%）、6,10,14-四甲基 -2-十五酮（1.79%）、9-十八炔（1.76%）、二十五烷（1.74%）、三十四烷（1.69%）、癸烷（1.47%）、植物醇（1.41%）、二十一烷（1.39%）、十八烷酸甲酯（1.18%）等。

【性味与功效】味苦、涩，性凉。清热凉血，解毒消肿。治烫伤，外伤出血，痈肿疔疮，走马牙疳。

香冬青 ▼

【基源】冬青科冬青属植物香冬青 *Ilex suaveolens* (Lévl.) Loes. 的叶。

【形态特征】常绿乔木，高达 15m。叶片革质，卵形或椭圆形，长 5~6.5cm，宽 2~2.5cm，叶缘疏生小圆齿，略内卷。花未见。具 3 个果的聚伞状果序单生于叶腋，果序梗具棱。成熟果红色，长球形，长约 9mm，直径约 6mm，宿存花萼直径约 2mm，5 裂，裂片阔三角形，无缘毛，宿存柱头乳头状；分核 4，长圆形，长约 8mm，背部宽 3mm，内果皮石质。

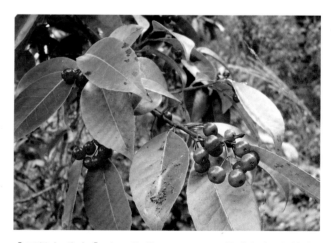

【习性与分布】生于海拔 600~1600m 的常绿阔叶林中。分布于安徽、浙江、江西、福建、湖北、湖南、广东、广西、四川、贵州、云南等省区。

【芳香成分】廖立平等（2003）用水蒸气蒸馏法提取的香冬青干燥叶挥发油的主要成分为：2-甲基 -1-戊

烯 -3- 醇（28.55%）和十六碳酸（23.91%）、苯甲醇（4.87%）、3- 羟基 -- 紫罗兰醇（3.68%）、二氢猕猴桃内酯（2.25%）、4-(5- 羟基 -2,6,6- 三甲基 - 环己烯基)-3- 丁烯 -2- 酮（1.48%）、十四碳酸（1.41%）、1- 羟基 -3- 甲基 -2- 丁酮（1.15%）、4- 羟基 -3,5- 二甲基本甲醛（1.15%）、6,10,14- 三甲基 -2- 十五碳酮（1.05%）、苯乙醇（1.15%）、1- 羟基 - 芳樟醇（1.12%）、己酸（1.03%）等。

【性味与功效】味苦、涩，性凉。清热解毒，消肿祛瘀，生肌敛疮，活血止血。治肺炎，急性咽喉炎，痢疾，胆道感染，尿路感染，咽喉肿痛，烧烫伤，麻风溃疡等。

菜豆 ▼

【基源】豆科菜豆属植物菜豆 *Phaseolus vulgaris* Linn. 的果荚。

【形态特征】一年生缠绕或近直立草本。羽状复叶具 3 小叶；托叶披针形；小叶宽卵形或卵状菱形，长 4~16cm，宽 2.5~11cm，全缘。总状花序比叶短，有数朵生于花序顶部的花；小苞片卵形；花萼杯状；花冠白色、黄色、紫堇色或红色。荚果带形，稍弯曲，长 10~15cm，宽 1~1.5cm; 种子 4~6，长椭圆形或肾形，白色、褐色、蓝色或有花斑。花期春夏。

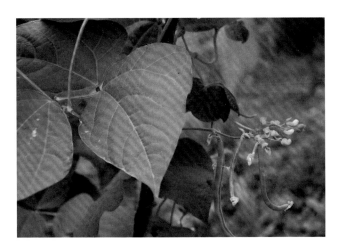

【习性与分布】喜温暖气候，耐光能力强。全国各地均有栽培。

【芳香成分】王艳等（2014）用固相微萃取法提取的吉林长春产'白云峰'菜豆新鲜未成熟果荚挥发油的主要成分为：2- 己烯醛（40.01%）、3- 辛酮（14.05%）、

己醇(12.64%)、己醛（11.40%）、3- 己烯 -1- 醇（2.54%）、棕榈酸（1.59%）、3- 辛醇（1.47%）、1- 辛烯 -3- 醇（1.41%）、反 -2- 戊烯醛（1.33%）、反 -2- 壬烯醛（1.09%）等。

【性味与功效】味甘、淡，性平。滋养解热，利尿消肿。治暑热烦渴，水肿，脚气。

白花草木犀 ▼

【基源】豆科草木犀属植物白花草木犀 *Melilotus albus* Medic. ex Desr. 的全草。

【形态特征】一、二年生草本，高 70~200cm。茎直立，多分枝。羽状三出复叶；托叶尖刺状锥形；小叶长圆形，长 15~30cm，宽 6~12mm，边缘疏生浅锯齿。总状花序长 9~20cm，腋生，具花 40~100 朵；苞片线形，花长 4~5mm；萼钟形；花冠白色，旗瓣椭圆形。荚果椭圆形至长圆形，长 3~3.5mm，黑褐色。种子卵形，棕色。花期 5~7 月，果期 7~9 月。

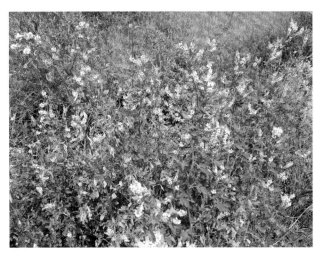

【习性与分布】生于田边、路旁荒地及湿润的砂地。适合在湿润和半干燥气候地区生长，耐瘠薄、耐盐碱、抗寒和抗旱能力均较强。分布于东北、华北、西北及西南各地。

【挥发油含量】水蒸气蒸馏的干燥地上部分的得油率为 0.11%。

【芳香成分】孟祥平等（2014）用水蒸气蒸馏法提取的新疆伊犁产白花草木犀干燥地上部分挥发油的主要成分为：樟脑（15.62%）、(-)-4- 萜品醇（11.92%）、桉叶醇（11.32%）、龙脑（10.31%）、3,3,6- 三甲基 -1,4-

庚二烯 -6- 醇（4.51%）、2- 丁酰呋喃（3.71%）、松油醇（3.66%）、长叶薄荷酮（3.35%）、水杨酸甲酯（2.40%）、正己醇（2.06%）、侧柏酮（2.06%）、3,3,6- 三甲基 -1,5- 庚二烯 -4- 醇（1.84%）、石竹烯氧化物（1.81%）、香荆芥酚（1.50%）、(E,E)-6,10,14- 三甲基 -5,9,13- 十五烷三烯 -2- 酮(1.48%)、苯甲醛（1.36%）、百里香酚（1.29%）、(E)-4-(2,6,6- 三甲基 -1- 环己烯 -1- 基)-3- 丁烯 -2- 酮（1.16%）、石竹烯（1.10%）、辣薄荷酮（1.09%）等。

【性味与功效】味辛、微苦，性凉，有小毒。清热化湿，健胃和中。治暑湿胸闷，头胀头痛，痢疾，疟疾，带下，疮疡，湿疮，疥癣，淋巴结核。

三消草（白车轴草） ▼

【基源】豆科车轴草属植物白车轴草 *Trifolium repens* Linn. 的全草。

【形态特征】短期多年生草本，生长期达 5 年，高 10~30cm。茎匍匐蔓生。掌状三出复叶；托叶卵状披针形；小叶倒卵形至近圆形，长 8~30 mm，宽 8~25mm。花序球形，顶生，具花 20~80 朵，密集；苞片披针形，膜质，锥尖；花长 7~12mm；萼钟形，萼齿 5，披针形；花冠白色、乳黄色或淡红色，具香气。荚果长圆形；种子通常 3 粒。种子阔卵形。花果期 5~10 月。

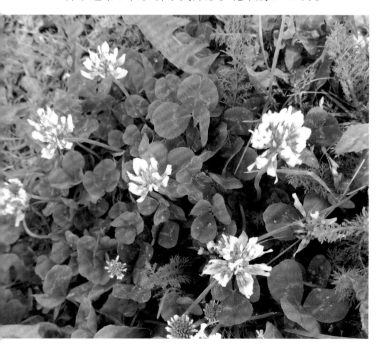

【习性与分布】在湿润草地、河岸、路边呈半自生状态。抗热抗寒性强，喜光及温暖湿润气候，耐半阴。分布于黑龙江、吉林、辽宁、新疆、四川、云南、贵州、湖北、江西、江苏、浙江等省区。

【芳香成分】曹桂云等（2009，2010）用水蒸气蒸馏法提取的山东长清产白车轴草全草挥发油的主要成分为：植物醇（39.53%）、4- 甲基 -2-(2- 甲基丙烯基) 环庚烷（6.02%）、丙酸乙酯（5.72%）、1,7- 二甲基三环 [2.2.1.0^{2,6}] 庚烷（4.22%）、9- 辛基 - 三十烷（4.14%）、香橙烯（4.10%）、十六酸（3.34%）、1- 辛烯 -3- 醇（3.25%）、三十烷（2.65%）、4,6,10- 三甲基 -2- 十五烷酮（2.56%）、7-(4- 甲基 -3- 戊烯) 三环 [2.2.1.0^{2,6}] 庚烷（1.74%）、2,4- 庚二烯（1.12%）、二十八烷（1.11%）、亚硫酸 -2- 丙基十八酯（1.10%）、亚硫酸丁基十七酯（1.06%）、N- 苯基 -2- 萘（1.02%）等；用顶空固相微萃取法提取的全草挥发油的主要成分为：2- 甲基丁醛（36.26%）、3- 甲基丁醛（24.26%）、[S-(E,E)]-1- 甲基 -5- 甲基 -8-(1- 甲基乙基)-1,6- 环十一烯（19.07%）、香橙烯（11.39%）、植物醇（3.00%）、1- 氯十八烷（2.24%）、十四烷（1.95%）、2- 甲基 -2,4- 己二烯（1.81%）、正丁醛（1.53%）、3,4,5,6- 四辛烷（1.37%）、环十一烷酮（1.27%）、1,2- 二甲基肼（1.26%）、N- 亚甲基乙胺（1.24%）、 N-[4- 溴代正丁烷]-2- 丁酰亚胺（1.16%）等。

【性味与功效】味微甘，性平。清热，凉血，宁心。治癫痫，痔疮出血，硬结肿块。

红车轴草 ▼

【基源】豆科车轴草属植物红车轴草 *Trifolium pratense* Linn. 的花序及带花枝叶。

【形态特征】短期多年生草本，生长期 2~9 年。茎具纵棱，直立或平卧上升。掌状三出复叶；托叶近卵形；小叶卵状椭圆形至倒卵形，长 1.5~5 cm，宽 1~2cm，叶面上常有 V 字形白斑。花序球状或卵状，顶生；托叶扩展成焰苞状，具花 30~70 朵，密集；花长 12~18mm；萼钟形，萼齿丝状，锥尖；花冠紫红色至淡红色。荚果卵形；通常有 1 粒扁圆形种子。花果期 5~9 月。

【习性与分布】逸生于林缘、路边、草地等湿润处。喜凉爽湿润气候，耐湿，不耐旱。分布于全国各地。

【挥发油含量】水蒸气蒸馏的全草的得油率为 0.23%。

【芳香成分】全草：何春兰等（2018）用顶空固相微萃取法提取的贵州产红车轴草干燥全草挥发油主要成分为：别香橙烯（14.71%）、6,10,14- 三甲基 -2- 十五烷酮（5.05%）、(E)-β- 金合欢烯（4.45%）、蓝桉醇（4.29%）、β- 桉叶烯（4.08%）、桉叶油醇（3.62%）、芹子烯（3.39%）、石竹烯（3.18%）、1,6- 二甲基 -4-(1- 甲基乙基)-1,2,3,4,4a,7,8,8a- 八氢 -1- 萘酚（2.76%）、绿花烯（2.72%）、1,1,4,7- 四甲基 -1a,2,3,4,4a,5,6,7b- 八氢 -1H- 环丙 [e] 薁（2.49%）、芳姜黄烯（2.25%）、左旋 -β- 榄香烯（1.97%）、4,7- 二甲基 -1-(1- 甲基乙基)-1,2,3,5,6,8a- 六氢 - 萘（1.92%）、叶绿醇（1.79%）、4- 亚甲基 -1- 甲基 -2-(2- 甲基 -1- 丙烯 -1- 基)-1- 乙烯基 - 环庚烷（1.39%）、二氢猕猴桃内酯（1.30%）、二环己基甲酮（1.28%）、壬醛（1.24%）、表蓝桉醇（1.17%）、石竹素（1.16%）、十四烷（1.07%）、[(E,7R,11R)-3,7,11,15- 四甲基 -2- 十六碳烯基] 乙酸酯（1.06%）、2- 莰酮（1.03%）等。马强等（2005）用水蒸气蒸馏法提取的湖北恩施产红车轴草全草挥发油主要成分为：六氢金合欢基丙酮（16.85%）、植醇（14.52%）、2- 莰醇（8.40%）、邻苯二甲酸二丁酯（4.41%）、十六烷酸（3.97%）、石竹烯氧化物（2.82%）、十五烷酸（2.20%）、樟脑（2.19%）、2- 蒎烯 -10- 醇（1.63%）、菲（1.54%）、桉叶 -4(14),7(11)- 二烯（1.51%）、金合欢基丙酮（1.42%）、六氢金合欢醇（1.39%）、八氢 -4a,8a- 二甲基 -7-(1- 异丙基)-1(2H)- 萘（1.34%）、异植醇（1.28%）、反 -β- 紫罗兰酮（1.16%）、十四烷醛（1.14%）、(Z,Z)-9,12- 十八烷二烯酸（1.08%）、雪松醇（1.06%）、蓝桉醇（1.03%）等。

花：何春兰等（2018）用顶空固相微萃取法提取的贵州产红车轴草干燥花挥发油的主要成分为：2,6- 二叔丁基对甲酚（10.03%）、6,10,14- 三甲基 -2- 十五烷酮（6.86%）、十九烷（5.65%）、α- 姜黄烯（5.06%）、2,6,10- 三甲基 - 十五烷（4.03%）、十七烷（2.86%）、2,6,10,14- 四甲基十五烷（2.66%）、β- 桉叶烯（2.49%）、壬醛（2.19%）、二氢猕猴桃内酯（2.19%）、石竹烯（1.96%）、4,7- 二甲基 -1-(1- 甲基基)-1,2,3,5,6,8a- 六氢 - 萘（1.84%）、邻苯二甲酸二乙酯（1.84%）、十四烷（1.73%）、芹子烯（1.73%）、绿花烯（1.72%）、二十八烷（1.50%）、3- 壬烯 -5- 酮（1.48%）、十三醛（1.46%）、γ- 依兰油烯（1.38%）、癸醛（1.35%）、(-)-α- 蒎烯（1.32%）、β- 甜没药烯（1.26%）、石竹素（1.15%）、苯甲醛（1.08%）、邻 - 异丙基苯（1.07%）、(Z)-7- 十六碳烯醛（1.00%）、邻苯二甲酸二异丁酯（1.00%）等。

【性味与功效】味甘、苦，性微寒。清热止咳，散结消肿。治感冒，咳喘，硬肿，烧伤。

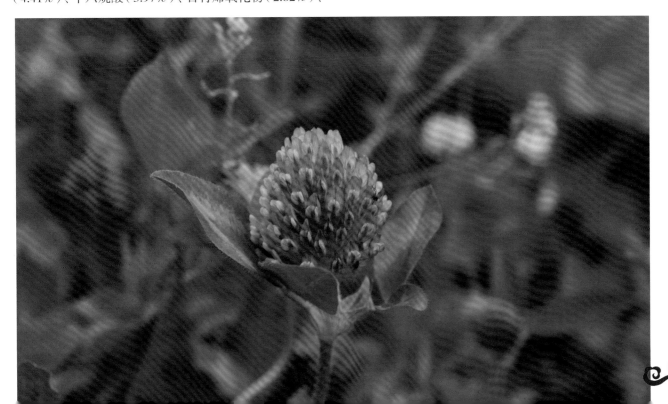

刺槐花 ▼

【基源】豆科刺槐属植物刺槐 *Robinia pseudoacacia* Linn. 的花。

【形态特征】落叶乔木，高 10~25m。具托叶刺。羽状复叶长 10~40cm；小叶 2~12 对，椭圆形或卵形，全缘；小托叶针芒状。总状花序腋生，长 10~20cm，花多数，芳香；花萼斜钟状；花冠白色。荚果褐色，线状长圆形，长 5~12cm，宽 1~1.7cm，扁平，有种子 2~15 粒；种子褐色至黑褐色，近肾形。花期 4~6 月，果期 8~9 月。

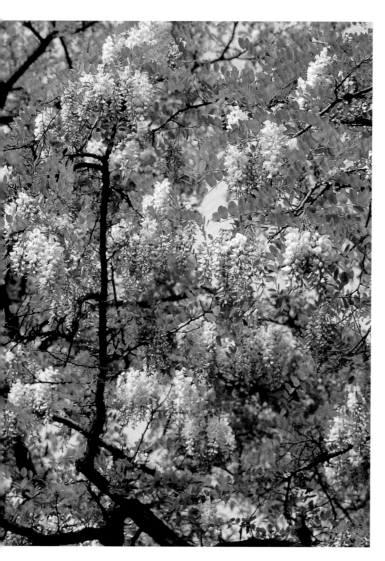

【习性与分布】强阳性树种，适应较干燥而凉爽的气候，在空气湿度较高的沿海地区生长更佳。抗盐，盐碱能力。全国各地均有分布。

【挥发油含量】水蒸气蒸馏的新鲜花的得油率为 0.15%~0.20%，干燥花的得油率为 0.26%；超临界萃取的干燥花的得油率为 2.16%；有机溶剂萃取的新鲜花的得膏率在 0.20%~0.30%；微波萃取的干燥花的得油率为 0.41%；微波辅助水蒸气蒸馏的干燥花的得油率为 0.31%。

【芳香成分】刺槐花挥发油的主成分有：β-罗勒烯（10.96%~43.31%）、十六烷酸（8.93%~44.34%）等，也有主成分不同的报告。韩丛聪等（2017）用顶空固相微萃取法提取的山东济南产 '紫艳青山' 刺槐新鲜花挥发油的主要成分为：β-罗勒烯（43.21%）、β-月桂烯（6.29%）、别罗勒烯（4.02%）、α-蒎烯（3.67%）、β-蒎烯（2.56%）、N-甲基甲酰苯胺（2.30%）、β-倍半水芹烯（2.29%）、(E)-4,8-二甲基-1,3,7-壬三烯（1.57%）、2,6-二甲基-1,3,5,7-辛四烯（1.53%）、邻氨基苯甲酸甲酯（1.31%）、d-柠檬烯（1.17%）、惕各酸甲酯（1.05%）等。周富臣等（2011）用超临界 CO_2 萃取法提取的河南中牟产干燥刺槐花挥发油的主要成分为：十六酸（44.34%）、亚油酸（13.06%）、十八酸（6.68%）、油酸（6.68%）、十六酸乙酯（5.39%）、亚麻酸（5.31%）、6,10,14-三甲基-2-十五烷酮（4.15%）、邻苯二甲酸二丁酯（3.45%）、二十酸（3.39%）、亚油酸乙酯（2.34%）、肉豆蔻酸（1.47%）、十五酸（1.08%）等。张素英等（2008）用水蒸气蒸馏法提取的贵州遵义产刺槐花挥发油的主要成分为：苯酚（30.18%）、苯乙醇（15.09%）、6,10,14-三甲基-2-十五烷酮（8.16%）、3,7-二甲基-1,6-辛二烯-3-醇（6.26%）、2-氨基苯甲酸甲酯（5.44%）、邻苯二甲酸二异丁基酯（2.89%）、棕榈酸（2.87%）、苯甲醇（2.45%）、2-甲氧基-苯酚（2.24%）、,,4-三甲基-3-环己烯-1-甲醇（1.56%）、1,1,2,2-四氯乙烷（1.40%）、苯乙醛（1.30%）、3-辛酮（1.20%）、2-氨基-2,4,6-环庚三烯-1-酮（1.16%）、苯甲醛（1.01%）等。王永瑞等（2018）用水蒸气蒸馏后再顶空萃取的方法提取的新疆石河子产刺槐新鲜花挥发油的主要成分为：苯乙醇（10.25%）、(E,E)-2,6-二甲基-1,3,5,7-辛四烯（8.46%）、4-萜烯醇（7.91%）、6-甲基-5-庚烯-2-酮（7.81%）、2-氨基苯甲酸甲酯（4.76%）、芳樟醇（3.60%）、香茅醇（3.46%）、香叶酸甲酯（2.91%）、雪松醇（2.59%）、十二烷（2.21%）、α-松油醇（2.15%）、2-乙基-1-己醇（1.82%）、(-)-香芹酚（1.82%）、

对薄荷 -1,3,8- 三烯（1.81%）、茉莉酮（1.81%）、4- 亚甲基 -1-(1- 甲基乙烯基) 环己烯（1.62%）、γ- 松油烯（1.54%）、2- 乙基 -1,6- 二氧螺环 [4.4]- 壬烷（1.48%）、壬醛（1.35%）、桃金娘烯醇（1.32%）、3- 辛醇（1.20%）、(Z)-2- 戊烯醇（1.10%）、α- 柏木烯（1.10%）、2,6- 二叔丁基 -4- 甲基苯酚（1.03%）等。龙春焯等（1991）用石油醚浸提浸膏再水蒸气蒸馏法提取的贵州贵阳产刺槐新鲜花挥发油的主要成分为：棕榈酸乙酯（33.64%）、亚油酸乙酯（18.41%）、苯乙醇（12.07%）、棕榈酸（8.39%）、亚麻酸乙酯（6.90%）、芳樟醇（3.11%）、香叶醇（2.14%）、愈创木烯（1.22%）等。周富臣等（2010）用无水乙醇萃取的河南中牟产刺槐花浸膏挥发油的主要成分为：1,2- 二甲基十氢化萘（15.51%）、十六酸（13.77%）、2,6- 二甲基十氢化萘（12.81%）、1,4- 二甲基 -1,2,3,4- 四氢化萘（7.98%）、2,3- 二甲基十氢化萘（6.94%）、1,1- 二甲丁基苯（6.37%）、亚油酸（4.48%）、亚油酸乙酯（2.52%）、植醇（2.19%）等。田锐等（2010）用微波萃取法提取的陕西延安产野生刺槐干燥花挥发油的主要成分为：丁二酸双丁酸酯（11.46%）、6,10,14- 三甲基 -2- 十五烷酮（6.42%）、环丙基甲醇（6.37%）、8- 十八烯醛（5.70%）、环丁醇（5.60%）、十五醛（5.12%）、10- 甲基 -1- 十一烯（3.58%）、乙二醇十八烷基醚（3.48%）、十八醛（3.01%）、双 (仲丁基)-2- 甲基丁二酸（2.70%）、丙氨酸（2.56%）、3- 甲基 -3- 十一烯（2.49%）、正十九烷醇（2.00%）、10- 甲基十九烷（1.96%）、2,4,6- 三甲基辛烷（1.77%）、2- 甲基 -6- 丙基十二烷（1.64%）、正十五烷（1.49%）、2,6,11- 三甲基十二烷（1.12%）、正二十烷（1.08%）等。王美兰等（1991）用正己烷提取浸膏后再用水蒸气蒸馏法提取的湖北武汉产刺槐晾干花挥发油的主要成分为：α- 柠烯（50.92%）、γ- 萜品烯（12.18%）、2,6- 二叔丁基 -4- 甲基 - 苯酚氨基甲酸酯（7.33%）、香叶烯（5.13%）、1,3,3- 三甲基 -2- 氧杂双环 [2.2.2] 辛烷（1.92%）、2,6- 二叔丁基 -4- 甲基苯酚（1.77%）、4,11,11- 三甲基 -8- 次甲基双环 [7.2.0] 十一 -4- 烯（1.45%）、α- 蒎烯（1.14%）、里那醇（1.14%）、正十五烷（1.11%）、α- 麝子油烯（1.10%）等。

【性味与功效】味甘，性平。止血。治咯血，大肠下血，吐血，崩漏。

刺果甘草 ▼

【基源】豆科甘草属植物刺果甘草 *Glycyrrhiza pallidiflora* Maxim. 的根。

【形态特征】多年生草本。根和根状茎无甜味。茎直立，多分枝，高 1~1.5m，具条棱。叶长 6~20cm；托叶披针形；小叶 9~15 枚，披针形或卵状披针形，两面均密被鳞片状腺体，边缘钩状细齿。总状花序腋生，花密集成球状；苞片卵状披针形；花萼钟状；花冠淡紫色、紫色或淡紫红色。果序椭圆状，荚果卵圆形。种子黑色，圆肾形。花期 6~7 月，果期 7~9 月。

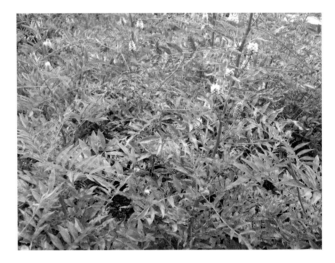

【习性与分布】常生于河滩地、岸边、田野、路旁的低海拔地区。喜光、耐旱、耐热、耐盐碱、耐寒。分布于东北、华北各省区及陕西、江苏、山东。

【挥发油含量】水蒸气蒸馏的根的得油率为 0.67%。

【芳香成分】张继等（2002）用水蒸气蒸馏法提取的甘肃兰州产刺果甘草根挥发油的主要成分为：亚油酸乙酯(32.77%)、十六烷酸乙酯(10.02%)、2,3,7- 三甲基 - 奎烷(6.49%)、5- 甲基 - 二十一烷(5.74%)、二十三烷（3.80%）、1- 环己基壬烯（3.70%）、二十烷（3.63%）、十八酸乙酯（3.59%）、三十二烷（3.39%）、二十八烷（2.39%）、9,12,15- 十八碳三烯酸乙酯（2.38%）、环二十烷（2.31%）、邻苯二甲酸二丁酯（2.11%）、2,6,10,14- 四甲基 - 十七烷（2.08%）、2,6,10,14- 四甲基 - 十六烷（2.04%）、3,5,24- 三甲基 - 四十烷（2.03%）、2,6,10,15- 四甲基 - 十七烷（1.95%）、十六烷酸甲酯（1.54%）、2- 甲基丙基 - 环己烷（1.49%）、E-3-

十五烯 -2- 醇（1.34%）、3- 环己基 - 十二烷（1.26%）、5,5- 二甲基 -1- 己烯（1.17%）、三氯二十二烷基 - 硅烷（1.08%）、十七烷（1.03%）等。

【性味与功效】味甘、辛，性温。杀虫。外用治阴道滴虫病。

虾须豆 ▼

【基源】豆科干花豆属植物干花豆 *Fordia cauliflora* Hemsl. 的根、叶。根的芳香成分未见报道。

【形态特征】灌木，高达 2m。茎粗壮。羽状复叶长达 50cm 以上。托叶钻形；小叶达 12 对，长圆形，中部叶较大，最下部 1~2 对叶较小，全缘；小托叶丝状，宿存。总状花序长 15~40cm，生花节球形，簇生 3~6 朵花；苞片圆形，甚小；花长 10~13mm；花萼钟状；花冠粉红色至紫红色。荚果棍棒状，扁平；种子圆形，扁平，棕褐色。花期 5~9 月，果期 6~11 月。

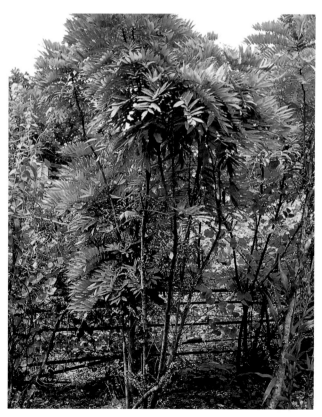

【习性与分布】生于山地灌木林中。分布于广东、广西。

【挥发油含量】 水蒸气蒸馏的新鲜叶的得油率为

0.16%。

【芳香成分】刘金磊等（2012）用水蒸气蒸馏法提取的广西桂林产干花豆新鲜叶挥发油的主要成分为：4- 乙烯基愈创木酚（22.40%）、甘菊烷烃（16.10%）、2- 甲基 -6- 羧基喹啉（8.14%）、2,5,5,8a- 四甲基 -3,4,4a,5,6,8a- 六氢 -2H-1- 苯并吡喃（7.54%）、1- 甲基环乙烯（4.51%）、香橙烯（3.26%）、杜烯（3.23%）、羽扇醇（2.73%）、5- 异丙醇 -1,2- 二甲基 - 环乙烯 -2- 烯醇（2.69%）、异丙基环己烯酮（2.44%）、3,4- 二甲氧基苯乙烯（2.31%）、豆甾醇（2.06%）、降冰片烯（1.68%）、桉叶醇（1.67%）、水芹烯（1.57%）、蓝桉醇（1.55%）、1,2- 二甲基 -3,5- 二乙烯环己烷（1.52%）、甲基丙烯基甲醇（1.45%）、异戊烯醇（1.37%）、苯乙酮（1.27%）、甲基环乙烯（1.17%）等。

【性味与功效】味甘、辛，性平。活血通络，消肿止痛，化痰止咳。治风湿痹痛，跌打损伤，痈疮肿痛，咳嗽。

苦葛 ▼

【基源】豆科葛属植物云南葛（苦葛）*Pueraria peduncularis* (Grah. ex Benth.) Benth. 的根。

【形态特征】缠绕草本，各部被疏或密的粗硬毛。羽状复叶具 3 小叶；托叶披针形，早落；小托叶小；小叶卵形或斜卵形，长 5~12cm，宽 3~8cm，全缘。总状花序长 20~40cm；花白色，3~5 朵簇生于花序轴的节上；萼钟状；花冠长约 1.4cm。果线形，长 5~8cm，宽 6~8mm。花期 8 月，果期 10 月。

【习性与分布】 生于荒地、杂木林中。分布于西藏、云南、四川、贵州、广西。

【挥发油含量】有机溶剂萃取的干燥根的得油率为 0.35%。

【芳香成分】曾明等（2002）用有机溶剂萃取法提取的云南巍山产苦葛干燥根挥发油的主要成分为：7,10- 十八碳二烯酸甲酯（10.98%）、(Z,Z,Z)-8,11,14- 二十碳三烯酸（9.72%）、十六酸甲酯（9.32%）、

（Z,Z,Z)-9,12,15- 十八碳三烯酸甲酯（7.88%）、二十四酸甲酯（7.70%）、十九酸乙酯（4.31%）、二十五酸甲酯（4.07%）、二十六酸甲酯（3.86%）、十八酸甲酯（3.64%）、十六酸乙酯（3.00%）、二十二酸甲酯（2.64%）、二十三酸甲酯（1.83%）、二十酸甲酯（1.47%）、(E,Z)-2,4- 二烯癸醛（1.38%）、十七酸甲酯（1.16%）等。

【性味与功效】味辛、苦，性平。清热，透疹，生津止渴。治感冒发热，麻疹不透，消渴，吐血，口疮。

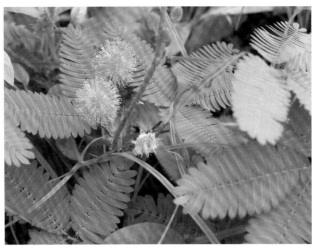

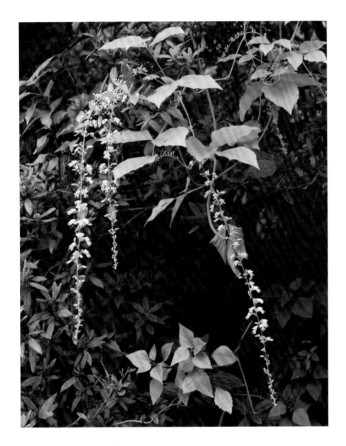

含羞草 ▼

【基源】豆科含羞草属植物含羞草 *Mimosa pudica* Linn. 的全草。

【形态特征】披散、亚灌木状草本，高可达 1m；茎具分枝，有钩刺及倒生刺毛。托叶披针形，长 5~10mm。羽片和小叶触之即闭合而下垂；羽片通常 2 对，指状排列于总叶柄之顶端；小叶 10~20 对。头状花序圆球形，单生或 2~3 个生于叶腋；花小，淡红色，多数；苞片线形；花萼极小；花冠钟状。荚果长圆形，扁平；种子卵形。花期 3~10 月，果期 5~11 月。

【习性与分布】生于旷野荒地、灌木丛中。喜温暖湿润、阳光充足的环境。分布于台湾、福建、广东、广西、云南等省区。

【挥发油含量】水蒸气蒸馏的干燥全草的得油率为 0.48%；循环超声波法提取的干燥全草浸膏的得率为 9.83%。

【芳香成分】袁珂等（2006）用水蒸气蒸馏法提取的海南三亚产含羞草干燥全草挥发油的主要成分为：2,4-二 (1- 苯乙基) 苯酚（11.62%）、二十六烷（9.15%）、N,N- 二苯基 - 肼酰胺（8.98%）、二十七烷（7.18%）、1H- 吲哚 -3- 乙醇（4.54%）、十九烷（4.02%）、二十四烷（3.93%）、邻苯二甲酸二异丁酯（3.93%）、邻苯二甲酸丁基 -2- 甲基丙基酯（3.56%）、十七烷（3.42%）、二十烷（3.42%）、二十一烷（3.42%）、醋酸乙酯（3.16%）、二十二烷（2.99%）、十四烷（2.57%）、十六烷酸（1.54%）、3- 环己基十一烷（1.29%）、十三烷（1.12%）、1- 二十碳烯（1.03%）等。牟玉兰等（2008）用水蒸气蒸馏法提取的海南海口产含羞草干燥地上部分挥发油的主要成分为：α- 香树精（10.31%）、1- 氯代二十七烷（2.78%）、正二十烷（3.81%）、τ- 依兰油醇（3.25%）、1- 二十碳烯（2.70%）、棕榈酰胺（2.56%）、二十四烷（2.56%）、二十八烷醇（1.60%）、反式 -13- 十八碳烯酸（1.50%）、蜂花烷（1.03%）等。

【性味与功效】味甘、涩、微苦，性微寒，有小毒。凉血解毒，清热利湿，镇静安神。治感冒，小儿高热，支气管炎，肝炎，肠炎，结膜炎，泌尿系结石，水肿，劳伤咳血，鼻衄，血尿，神经衰弱，失眠，疮痈肿毒，带状疱疹，跌打损伤。

桐木 ▼

【基源】豆科红豆树属植物花榈木 Ormosia henryi Prain 的木材、根皮或根、叶。根皮或根的芳香成分未见报道。

【形态特征】常绿乔木，高 16m。奇数羽状复叶，长 13~35cm；小叶 1~3 对，革质，椭圆形，长 4.3~17cm，宽 2.3~6.8cm，叶缘微反卷。圆锥花序顶生，或总状花序腋生；花长 2cm，径 2cm；花萼钟形；花冠中央淡绿色，边缘绿色微带淡紫，翼瓣淡紫绿色。荚果扁平，长椭圆形，紫褐色，有种子 4~8 粒；种子椭圆形或卵形，种皮鲜红色。花期 7~8 月，果期 10~11 月。

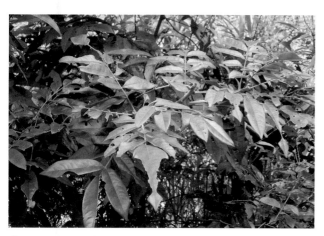

【习性与分布】生于山坡、溪谷两旁杂木林内，海拔 100~1300m。喜温暖，有一定的耐寒性。喜湿润，忌干燥。分布于安徽、浙江、江西、湖南、湖北、广东、四川、贵州、云南。

【挥发油含量】水蒸气蒸馏的新鲜叶的得油率为 0.16%。

【芳香成分】木材：董晓敏等（2010）用水蒸气蒸馏法提取的花榈木木材挥发油的主要成分为：β - 桉叶醇（59.05%）、α - 乙酸松油酯（6.59%）、2,6- 二叔丁基对甲酚（3.76%）、3-(1- 甲酰 -3,4- 亚甲二氧基）苯甲酸甲酯（3.10%）、2- 甲基苯并呋喃（2.05%）、正二十烷（1.87%）、十八烷（1.70%）、二十二烷（1.39%）、β - 芹子烯（1.35%）、α - 桉叶醇（1.34%）、佛术烯（1.25%）等。秦延林等（2010）用水蒸气蒸馏法提取的海南产花榈木干燥木材挥发油的主要成分为：2,4- 二甲基 -2,4- 庚二烯醛（31.58%）、3,7,11- 三甲基 -1,6,10-

十二碳三烯 -3- 醇（24.58%）、2- 菌烯 -4- 醇（19.56%）、2-(5- 甲基呋喃 -2- 基)- 丙酸乙醛（8.92%）、反式 -2- 甲基 -5-(1- 甲基乙烯基)-2- 环己烯 -1- 醇（4.71%）、6- 氨基 -2,3- 二氢 -2- 臭硫 -4- 嘧啶二酮（2.08%）等。

叶：翟大才等（2019）用水蒸气蒸馏法提取的安徽黄山产花榈木新鲜叶挥发油的主要成分为：1,4- 二十烷二烯（25.72%）、19- 二十烷二烯（10.85%）、2,6- 二叔丁基对甲酚（10.14%）、邻苯二甲酸正丁基异丁基酯（9.75%）、(Z,Z)-6,9- 二十烷二烯（7.60%）、(3E,6E)-α - 金合欢烯（7.51%）、叶醇（4.74%）、2- 异丙烯基 -5- 甲基 -6- 庚烯 -1- 醇（4.04%）、芳樟醇（1.01%）等。倪斌等（2012）用水蒸气蒸馏法提取的海南海口产花榈木新鲜叶挥发油的主要成分为：环己甲酸乙烯酯（5.10%）、三十烷（3.76%）、5,6,7,7a- 四氢 -4,4,7a- 三甲基 -2(4H)- 苯呋喃酮（3.44%）、二十八烷（3.08%）、棕榈酸（2.35%）、二十四烷（2.26%）、榄香素（2.25%）、二十烷（2.17%）、十七烷（1.92%）、二十六烷（1.86%）、二十三烷（1.75%）、十四烷（1.67%）、顺式 -14- 二十九烯（1.48%）、(N-2- 羟基 -(三氟甲基）吡啶 -3- 甲酰胺（1.42%）、4-(2,2,6- 三甲基 -7- 氧杂二环)-3- 丁烯 -2- 酮（1.41%）、β - 桉叶醇（1.37%）、十六烷（1.26%）、1,7,11- 三甲基 -4- 异丙基环十四烷（1.22%）、1- 二十二烯（1.02%）等。

【性味与功效】味辛，性温。祛风除湿，活血破瘀，解毒消肿。治风湿性关节炎，腰肌劳损，产后瘀血腹痛，赤白漏下，跌打损伤，骨折，感冒，毒蛇咬伤，无名肿毒。

铁扫帚 ▼

【基源】豆科胡枝子属植物截叶铁扫帚 Lespedeza cuneata (Dum.-Cours.) G. Don 的根和全株。根的芳香成分未见报道。

【形态特征】多年生落叶小灌木，高达 1m。叶密集，柄短；小叶楔形或线状楔形，长 1~3cm，宽 2~5mm，先端具小刺尖。总状花序腋生，具 2~4 朵花；小苞片卵形或狭卵形，长 1~1.5mm，边具缘毛；花萼狭钟形，5 深裂；花冠淡黄色或白色。荚果宽卵形或近球形，被伏毛，长 2.5~3.5mm，宽约 2.5mm。花期 7~8 月，果期

9~10 月。

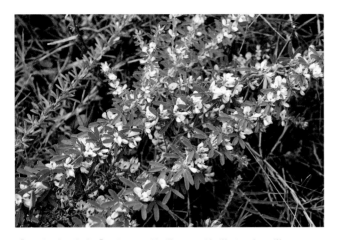

【习性与分布】适生于热带、亚热带和暖温带地区，较喜热、喜光。抗旱，耐水淹，耐热又耐寒，耐瘠。分布于陕西、甘肃、山东、台湾、湖北、河南、湖南、广东、四川、云南、西藏等省区。

【挥发油含量】水蒸气蒸馏的干燥叶的得油率为 0.02%，茎枝的得油率为 0.01%~0.025%。

【芳香成分】刘嘉萍等（2019）用水蒸气蒸馏法提取的云南洱源产截叶铁扫帚干燥地上部分挥发油的主要成分为：6,10,14- 三甲基 -2- 十五烷酮（12.44%）、1- 辛烯 -3- 醇（6.30%）、十七烯（5.21%）、棕榈酸（4.58%）、反式 -2- 辛烯醇（4.16%）、6- 甲基 -3,5- 庚二烯 -2- 酮（2.90%）、4-(2,6,6- 三甲基 -1- 环己二烯 -1- 基)-3- 丁烯 -2- 酮（2.83%）、7- 十四碳烯（2.75%）、棕榈酸甲酯（2.56%）、反式 - β - 紫罗酮（2.22%）、植物醇（2.00%）、6,10- 二甲基 -5,9- 二烯 -2- 酮（1.76%）、法尼基丙酮（1.56%）、十六烷（1.47%）、邻苯二甲酸异壬酯（1.38%）、芳樟醇（1.36%）、邻苯二甲酸二异丁酯（1.32%）、1- 癸醛（1.18%）、2,6- 二叔丁基 -4- 甲基苯酚（1.04%）、2- 十三烯醛（1.03%）等。朱晓勤等（2010）用水蒸气蒸馏法提取的福建永春产截叶铁扫帚茎枝挥发油的主要成分为：十六酸（33.21%）、亚油酸甲酯（6.63%）、亚油酸（5.54%）、3- 甲基 -4- 异丙基苯酚（5.07%）、醋酸冰片酯（4.11%）、麝香草酚（3.45%）、丁羟甲苯（2.73%）、十四烷酸（1.88%）、3,5- 二氯苯胺（1.56%）、3,5,6,7,8,8a- 六氢 -4,8a- 二甲基 -6- 异丙基 -2-(1H)- 萘酮（1.27%）、十五烷酸（1.10%）、[1aR-(1a α ,4 α ,4a β ,7b α)]-1a,2,3,4,4a,5,6,7b- 八氢化 -1,1,4,7- 四甲基 -1H- 环丙烯并 [e] 薁（1.07%）等；叶挥发油的主要成分为：4- 甲氧基 -6-(2- 丙烯基)-1,3- 苯并间二氧杂环戊烯（6.93%）、6,10,14- 三甲基 -2- 十五烷酮（6.40%）、雪松醇（4.80%）、n- 十六酸（3.96%）、丁香烯（3.87%）、叶绿醇（3.66%）、丙酮香叶酯（2.25%）、(Z,Z,Z)-1,5,9,9- 四甲基 -1,4,7- 环十一碳烯（2.03%）、石竹烯氧化物（1.87%）、法尼基丙酮（1.73%）、2- 甲氧基 -4- 乙烯基苯酚（1.71%）、2,6- 二甲基 -6-(4- 甲基 -3- 戊烯基)- 二环 [3.1.1]-2- 庚烯（1.36%）、(内型)-3- 苯基 -2- 丙烯酸 -1,7,7- 三甲基二环 [2.2.1] 庚 -2- 醇酯（1.24%）、4-(2,6,6- 三甲基 -1- 环己烯 -1- 基)-2- 丁酮（1.18%）、丁香酚甲醚（1.03%）、(1S- 顺式)-1,2,3,5,6,8a- 六氢 -4,7- 二甲基 -1-(1- 甲基乙基) 萘（1.02%）等。

【性味与功效】味甘、微苦，性平。清热利湿，消食除积，祛痰止咳。治小儿疳积，消化不良，胃肠炎，细菌性痢疾，胃痛，黄疸型肝炎，肾炎水肿，白带，口腔炎，咳嗽，支气管炎；外用治带状疱疹，毒蛇咬伤。

白刺花 ▼

【基源】豆科槐属植物白刺花 *Sophora davidii* (Franch.) Skeels 的花。

【形态特征】灌木或小乔木，高 1~4m。不育枝末端明显变成刺。羽状复叶；托叶钻状，部分变成刺；小叶 5~9 对，形态多变，长 10~15mm，先端常具芒尖。总状花序着生于小枝顶端；花长约 15mm，较少；花萼钟状，蓝紫色；花冠白色或淡黄色，有时旗瓣稍带红紫色。荚果非典型串珠状，稍压扁；种子卵球形，深褐色。花期 3~8 月，果期 6~10 月。

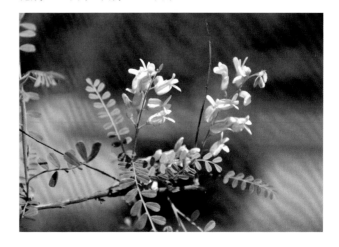

【习性与分布】生于河谷沙丘和山坡路边的灌木丛中，海拔2500m以下。耐旱，喜温暖湿润和阳光充足的环境，耐寒冷，耐瘠薄，怕积水，不耐阴。分布于华北、陕西、甘肃、河南、江苏、浙江、湖北、湖南、广西、四川、贵州、云南、西藏。

【挥发油含量】水蒸气蒸馏的干燥花的得油率为0.22%。

【芳香成分】李贵军等（2013）用水蒸气蒸馏法提取的云南曲靖产白刺花干燥花挥发油的主要成分为：棕榈酸（11.98%）、棕榈酸甲酯（11.17%）、亚油酸甲酯（10.82%）、亚油酸（8.42%）、亚麻酸甲酯（8.01%）、正二十九烷（4.44%）、正二十四烷（4.01%）、硬脂酸（3.58%）、硬脂酸甲酯（3.55%）、亚麻酸乙酯（2.61%）、正三十烷（1.58%）、正二十烷酸甲酯（1.34%）、正二十六烷（1.12%）等。

【性味与功效】味苦，性凉。清热解暑。治暑热烦渴。

苦豆根 ▼

【基源】豆科槐属植物苦豆子 *Sophora alopecuroides* Linn. 的根。

【形态特征】草本，或亚灌木状，高约1m。枝被白色长柔毛。羽状复叶；托叶钻状；小叶7~13对，对生或近互生，纸质，披针状长圆形或椭圆状长圆形，长15~30mm，宽约10mm。总状花序顶生；花多数，密生；苞片似托叶；花萼斜钟状；花冠白色或淡黄色。荚果串珠状，长8~13cm，具多数种子；种子卵球形，稍扁，褐色或黄褐色。花期5~6月，果期8~10月。

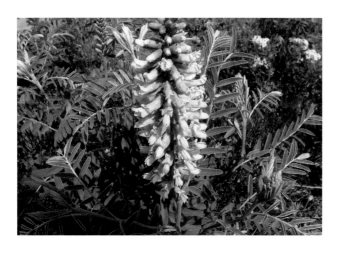

【习性与分布】多生于干旱沙漠和草原边缘地带。耐旱、耐碱性强。分布于宁夏、新疆、内蒙古、山西、陕西、甘肃、青海、河南、西藏。

【芳香成分】贝盏临等（2019）用顶空固相微萃取提取的陕西毛乌素产苦豆子阴干根挥发油的主要成分为：甲酸己酯（34.75%）、二甲基丙醛（6.18%）、二甲基丁醛（4.51%）、二甲基硫醚（3.96%）、2-甲基-1-丙醇（3.32%）、三甲基丁醛（2.78%）、1-戊醇（2.66%）、3-戊酮（2.57%）、2-甲基-丁醇（2.08%）、丙酮（1.65%）等。陈文娟等（2006）用水蒸气蒸馏法提取的宁夏盐池产苦豆子阴干根挥发油的主要成分为：邻苯二甲酸二甲酯（38.48%）、3-羟基-2-丁酮（19.21%）、乙酸乙酯（16.50%）、异己烷（5.91%）、邻苯二甲酸二乙酯（4.78%）、安息香酸甲酯（3.85%）、乙醛（1.25%）、3-甲氧基戊环（1.24%）等。

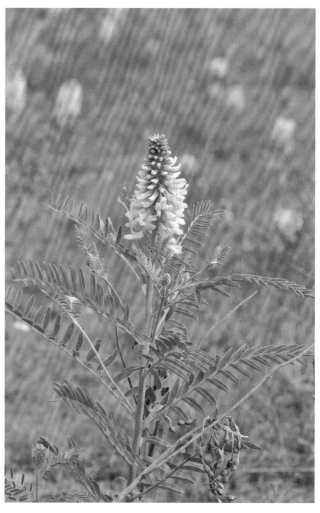

【性味与功效】味苦，性寒。清肠燥湿，镇痛。治湿热痢疾，肠炎泄泻，黄疸，湿疹，咽痛，牙痛，顽癣，烫伤。

苦豆子 ▼

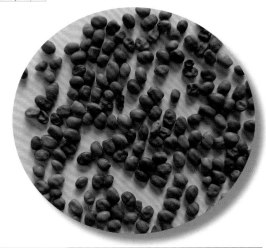

【基源】豆科槐属植物苦豆子 *Sophora alopecuroides* Linn. 的全草及种子。

【形态特征】同苦豆根。

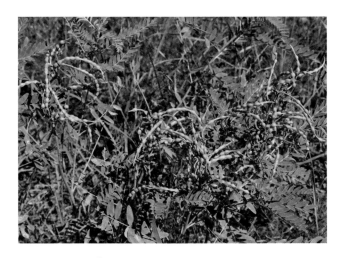

【习性与分布】同苦豆根。

【芳香成分】全草：盖静等（2011）用水蒸气蒸馏法提取的甘肃武威产苦豆子全草挥发油的主要成分为：1,3-二甲基苯（12.33%）、2-己烯醛（12.30%）、壬醛（7.02%）、糠醛（5.61%）、Z-3-己烯-1-醇（5.03%）、2-戊基呋喃（3.11%）、(E)-2-癸烯醛（2.02%）、(E,E)-2,4-庚二烯醛（1.48%）、辛醛（1.48%）、1,3-环己二烯-1-羧基醛（1.48%）、2,6,6-三甲基-1-环己烯-1-甲醛（1.46%）、苯乙醛（1.27%）、2,6,6-三甲基-1,3-环己二烯-1-甲醛（1.19%）、E-2-己烯-1-醇（1.12%）、1-甲氧基-4-(1-丙烯基)苯（1.00%）等。陈文娟等（2006）用水蒸气蒸馏法提取的宁夏盐池产苦豆子阴干茎挥发油的主要成分为：乙酸乙酯（48.38%）、3-羟基-2-

丁酮（27.88%）、异己烷（6.27%）、安息香酸甲酯（4.02%）、正己醛（3.80%）、丙酸-2-丙烯基酯（2.88%）、丙二醇（1.75%）、1,3-二氧戊环（1.46%）等；阴干叶挥发油的主要成分为：对甲基苯酚（17.51%）、2-甲基-4-羟基苯乙酮（15.13%）、螺[2,4]-4,6-庚二烯（14.39%）、二氢化苯并呋喃（13.33%）、邻苯二甲酸甲酯（10.88%）、2-丙酰基-3-甲基苯甲酸（9.26%）、3,5-二甲氧基氰苯（3.80%）、R-(+)-1-苯丙醇（3.25%）、2,4-二甲基-2-苯基-1,3-二氧戊环（2.42%）、丙酮（2.39%）、烟酰（1.78%）、丙烯（1.21%）、苄醇（1.18%）、2-乙基-N-甲酰苯胺（1.16%）等。

种子：王凯等（2010）用水蒸气蒸馏法提取的宁夏盐池产苦豆子种子挥发油的主要成分为：乙丁醚（12.06%）、4-甲基-4-羟基-2-戊酮（10.57%）、莫（6.26%）、庚烷（5.79%）、1-亚甲基-1H-茚（5.43%）、己醛（5.05%）、2-乙基环丁醇（5.05%）、2-甲基萘（4.33%）、2-甲氧基-4-乙烯基苯酚（4.28%）、乙烯基环丁烷（4.08%）、3-薄荷烯（3.97%）、3,4,5,6-四甲基辛烷（3.54%）、己基过氧化物（3.04%）、十五碳烷（2.92%）、1,3,5-环庚三烯（2.57%）、2-乙烯基萘（2.15%）、环庚烷三烯酚酮（1.78%）、戊基乙烯基甲醇（1.26%）、甲酸-2,5-二甲基-(Z)-3-己烯-1-醇酯（1.14%）、4-甲基-1-戊醇（1.13%）等；用索氏提取法提取的苦豆子种子挥发油的主要成分为：(S)-2-羟基丙酸（31.56%）、2,3-丁二醇（21.43%）、3-羟基-2-丁酮（11.96%）、1,1-二乙氧基乙烷（10.71%）、2-乙氧基丁烷（9.75%）、莫（3.95%）、萘（1.62%）、2-甲基萘（1.23%）等。陈文娟等（2006）用水蒸气蒸馏法提取的宁夏盐池产苦豆子阴干种子挥发油的主要成分为：2-甲氧基-4-乙烯基苯酚（15.18%）、2-乙基-1-己醇（8.47%）、己醛（7.23%）、螺[2,4]-4,6-庚二烯（7.04%）、苯乙酮（5.55%）、苄醇（4.97%）、3-乙基庚酸（3.92%）、辛酸（3.87%）、邻苯二甲酸二甲酯（3.27%）、3-乙基环己烯（2.64%）、2,4-二甲基-3-己醇（2.43%）、2-甲基-6-乙基癸烷（2.30%）、苯乙醇（1.84%）、丙基环丙烷（1.33%）、3,4-二甲基-2-己醇（1.18%）等。

【性味与功效】味苦，性寒，有毒。清热燥湿，止痛，杀虫。全草：治细菌性痢疾，阿米巴痢疾。种子：治胃痛，滴虫性肠炎，白带过多；外用治疮疖，湿疹，顽癣。

海南檀 ▼

【基源】豆科黄檀属植物海南檀 *Dalbergia hainanensis* Merr. et Chun 的心材。

【形态特征】乔木，高 9~16m。羽状复叶长 15~18cm；小叶 3~5 对，纸质，卵形或椭圆形，长 3~5.5cm，宽 2~2.5cm。圆锥花序腋生，略被褐色短柔毛；花初时近圆形，极小；副萼状小苞片阔卵形至近圆形；花萼长约 5mm；花冠粉红色。荚果长圆形，倒披针形或带状，长 5~9cm，宽 1.5~1.8cm，有网纹，有种子 1~2 粒。

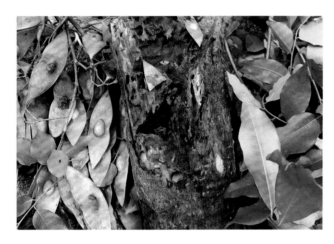

【习性与分布】生于山地疏或密林中。分布于海南。

【芳香成分】张礼行等（2018）用水蒸气蒸馏法提取的海南黄檀干燥心材挥发油的主要成分为：榄香素（58.97%）、水杨醛（27.53%）、苯甲醛（13.49%）等。

【性味与功效】味辛，性温。理气止痛，止血。治胃痛气痛，刀伤出血。

两广黄檀 ▼

【基源】豆科黄檀属植物两广黄檀（两粤黄檀）*Dalbergia benthamii* Prain 的茎秆。

【形态特征】藤本，有时为灌木。羽状复叶长 12~17cm；小叶 23 对，近革质，卵形或椭圆形，长 3.5~6cm，宽 1.5~3cm。圆锥花序腋生，长约 4cm，径约 2.5cm；花长约 8mm，芳香；基生小苞片长圆形，

副萼状小苞片披针形，先端钝；花萼钟状；花冠白色。荚果薄革质，舌状长圆形，有种子 1~2 粒；种子肾形，扁平，长约 11mm，宽约 5mm。花期 2~4 月。

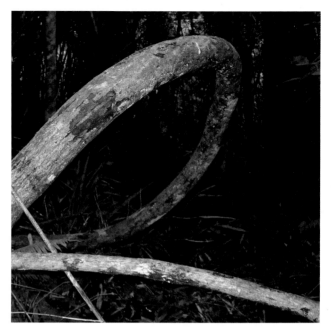

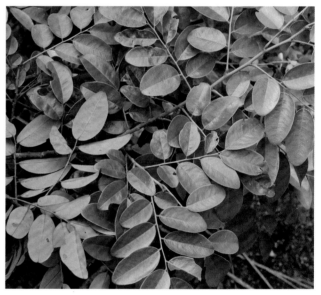

【习性与分布】生于疏林或灌丛中，常攀援于树上。分布于广东、海南、广西。

【挥发油含量】水蒸气蒸馏的心材的得油率为 2.17%。

【芳香成分】两粤黄檀心材挥发油的主成分为榄香素（69.89%~92.02%）。王军等（2019）用水蒸气蒸馏法提取的海南产两粤黄檀干燥心材挥发油的主要成分为：榄香素（83.38%）、甲基丁香酚（7.86%）、(E)-异榄香素（2.55%）、1,2-二甲氧基-4-正丙基苯（2.23%）、5-二氢丁基-4-甲基-2(3H)-呋喃酮（1.10%）等。

【性味与功效】活血通经。治月经不调。

藤檀 ▼

【基源】豆科黄檀属植物藤黄檀 *Dalbergia hancei* Benth. 的茎和根。根的芳香成分未见报道。

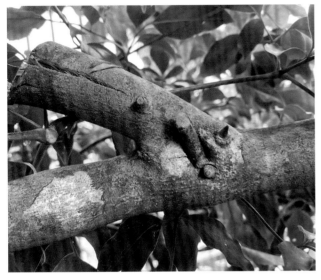

【形态特征】藤本。羽状复叶长 5~8cm；托叶披针形；小叶 3~6 对，狭长圆或倒卵状长圆形，长 10~20mm，宽 5~10mm。总状花序远较复叶短，幼时包藏于舟状、覆瓦状排列、早落的苞片内，数个总状花序常再集成腋生短圆锥花序；基生小苞片卵形，副萼状小苞片披针形；花萼阔钟状；花冠绿白色，芳香。荚果扁平，长圆形或带状；种子肾形，极扁平。花期 4~5 月。

【习性与分布】生于山坡灌丛中或山谷溪旁。分布于安徽、浙江、江西、福建、广东、海南、广西、四川、贵州。

【芳香成分】张礼行等（2018）用水蒸气蒸馏法提取的藤黄檀干燥心材挥发油的主要成分为：榄香素（53.27%）、丁香酚甲醚（15.69%）、异丁香酚甲醚（9.69%）、异榄香脂素（4.38%）、苯甲醛（2.89%）、柏木脑（2.86%）、1,3-二甲氧基苯（2.31%）、5-二氢丁基-4-甲基-2(3H)-呋喃酮（2.02%）、肉桂醛（1.57%）、芳樟醇（1.39%）等。

【性味与功效】味辛，性温。理气止痛。治胃痛，腹痛，胸肋痛。

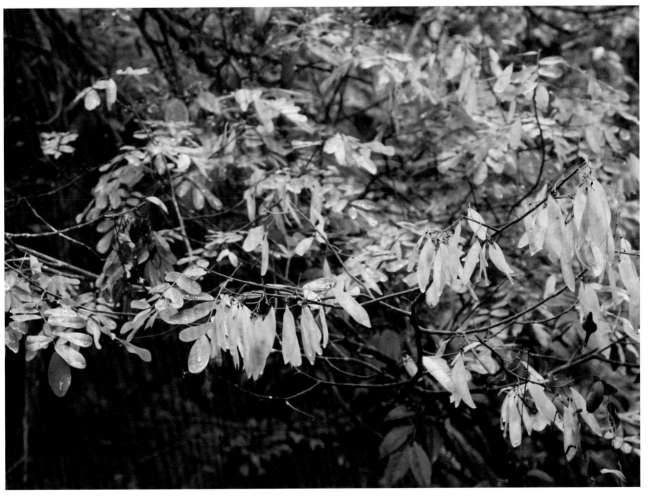

鸡翎草 ▼

【基源】豆科棘豆属植物多叶棘豆 *Oxytropis myriophylla* (Pall.) DC. 的全草。

【形态特征】多年生草本，高 20~30cm，全株被长柔毛。茎缩短，丛生。轮生羽状复叶长 10~30cm；托叶膜质，卵状披针形；小叶 25~32 轮，每轮 4~8 片或有时对生，线形、长圆形或披针形。多花组成总状花序；苞片披针形，长 8~15mm；花长 20~25mm；花萼筒状，萼齿披针形；花冠淡红紫色，旗瓣长椭圆形。荚果披针状椭圆形。花期 5~6 月，果期 7~8 月。

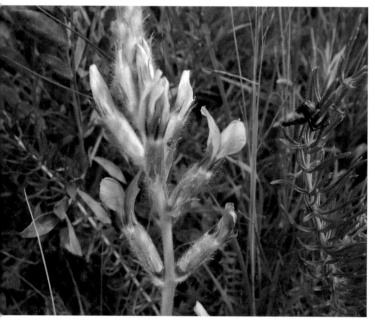

【习性与分布】生于砂地、平坦草原、干河沟、丘陵地、轻度盐渍化沙地、石质山坡或海拔 1200~1700m 的低山坡。耐旱，耐瘠薄。分布于黑龙江、吉林、辽宁、内蒙古、河北、山西、陕西、宁夏等省区。

【芳香成分】赵丹庆等（2009）用水蒸气蒸馏法提取的多叶棘豆干燥全草挥发油的主要成分为：1- 甲氧基 -4-[1- 丙烯基]- 苯（4.73%）、6,10,14- 三甲基 -2- 十五烷酮（3.97%）、己醛（3.43%）、2- 己烯醛（2.05%）、庚醛（1.30%）、辛醛（1.29%）等。

【性味与功效】味甘，性寒。清热解毒，消肿止血。治流感，咽喉肿痛，痈疮肿毒，跌打损伤，瘀血肿胀，各种出血。

甘肃棘豆 ▼

【基源】豆科棘豆属植物甘肃棘豆 *Oxytropis kansuensis* Bunge 的全草。

【形态特征】多年生草本，高 8~20cm。羽状复叶长 4~13cm；托叶草质，卵状披针形；小叶 17~29，卵状长圆形、披针形。多花组成头形总状花序；苞片膜质，线形；花长约 12mm；花萼筒状；花冠黄色。荚果纸质，长圆形或长圆状卵形，长 8~12mm，宽约 4mm，密被贴伏黑色短柔毛。种子 11~12 颗，淡褐色，扁圆肾形，长约 1mm。花期 6~9 月，果期 8~10 月。

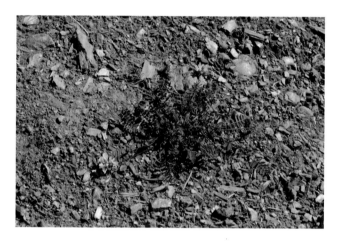

【习性与分布】生于海拔 2200~5300m 的路旁、高山草甸、高山林下、高山草原、山坡草地、河边草原、沼泽地、高山灌丛下、山坡林间砾石地及冰碛丘陵上。分布于宁夏、内蒙古、甘肃、青海、四川、云南、西藏。

【挥发油含量】水蒸气蒸馏的全草的得油率为 0.04%。

【芳香成分】梁冰等（1994）用水蒸气蒸馏法提取的甘肃永登产甘肃棘豆花期全草挥发油的主要成分为：棕榈酸（26.06%）、6,10,14- 三甲基十五酮 -2（7.75%）、碳十九双烯醛异构体（6.03%）、肉豆蔻酸（4.13%）、顺 - 法呢醇（3.89%）、月桂酸（2.63%）、12- 甲基肉豆蔻酸（2.09%）、3,7,11,15- 四甲基十六烯 -2- 醇 -1（1.86%）、正二十九烷（1.47%）、β - 金合欢烯（1.37%）、正二十五烷（1.30%）、十六醛（1.19%）、甲基丁香酚（1.10%）、正二十七烷（1.07%）等。

【性味与功效】味微辛，性温。止血，利尿，解毒疗疮。治各种内出血，水肿，疮疡。

镰形棘豆 ▼

【基源】豆科棘豆属植物镰（形）荚棘豆 *Oxytropis falcata* Bunge 的全草。

【形态特征】多年生草本，高 1~35cm，具黏性和特异气味。茎缩短，多分枝，丛生。羽状复叶长 5~20cm；托叶长卵形；小叶 25~45，对生或互生，线状披针形。6~10 花组成头形总状花序；苞片草质，长圆状披针形；花长 20~25mm；花萼筒状；花冠蓝紫色或紫红色。荚果革质，宽线形，微蓝紫色。种子多数，肾形，长 2.5mm，棕色。花期 5~8 月，果期 7~9 月。

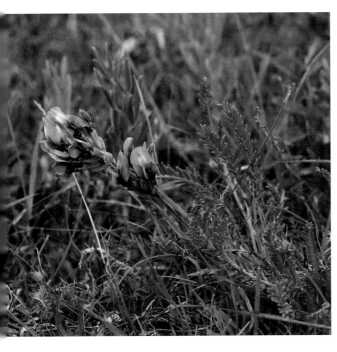

【习性与分布】生于海 2700~5200m 的高山灌丛草地、山坡草地、山坡砂砾地、冰川阶地、河岸阶地上。分布于甘肃、青海、新疆、四川、西藏等省区。

【挥发油含量】石油醚萃取的阴干全草的得油率为 3.80%。

【芳香成分】王栋等（2010）用水蒸气蒸馏法提取的西藏班戈产镰荚棘豆全草挥发油的主要成分为：正二十一烷（22.20%）、6,10,14- 三甲基 -2- 十五烷酮（5.40%）、2- 甲基苄基氰化物（5.10%）、3,7- 二甲基 -4,6- 辛二烯 -3- 醇（3.70%）、4a,8- 四甲基 -2- 萘甲醇（3.70%）、2- 丙烯酸 -3- 苯基丁酯（3.00%）、(+)-

外 - 双环倍半水芹烯（2.70%）、二十五烷（2.60%）、2,5- 二苯基噁唑（2.40%）、二十九烷（2.10%）、4a- 三甲基 -8- 亚甲基 -2- 萘甲醇（2.00%）、(E)-3,7,11- 三甲基 -1,6,10- 十二碳三烯 -3- 醇（1.80%）、十七碳烷（1.70%）、氧化石竹烯（1.60%）、正二十四烷（1.50%）、6- 乙烯基 -6- 甲基 -1-(1- 甲基乙基)-3-(1- 甲基亚乙基) 环己烯（1.30%）、对 - 薄荷 -1- 烯 -8- 醇（1.20%）、1,2- 二甲氧基 -4-(2- 丙烯基) 苯（1.20%）、2- 丙烯酸 -3- 苯基 -2- 苯乙酯（1.10%）、1,2,3,5,6,8- 六氢 -4,7- 二甲基 -1-(1- 甲基乙基) 萘（1.00%）等；用超临界 CO_2 萃取法提取的全草挥发油的主要成分为：5 - 羟基 -2- 苯基 -4 - 色满酮（21.30%）、2,4- 二羟基苯基 -2- 苯乙酮（18.90%）、2',4'- 羟基查耳酮（17.40%）、2,3- 二氢 -5,7- 二羟基 -2- 苯基 -4H-1- 苯并吡喃 -4- 酮（10.90%）、3- 苯基 -N-(2- 苯乙基)-2- 丙烯酰胺（4.00%）、二十九烷（2.60%）、3- 苯基 -2- 丙烯酸（1.70%）、麦芽酚（1.20%）、(Z,Z,Z)-9,12,15- 十八碳三烯酸（1.20%）、正十六酸（1.10%）、N-(苯乙基) 苯基乙酰胺（1.10%）等；用顶空固相微萃取法提取的全草挥发油的主要成分为：2- 甲基丙醛（24.40%）、2- 甲基正丁醛（22.60%）、乙酸（18.60%）、苯甲醛（6.80%）、桉树脑（4.00%）、(1R)-1,7,7- 三甲基双环 [2.2.1] 庚烷 -2- 酮（1.80%）、2- 乙基呋喃（1.50%）、1,8- 二甲基 -4-(1- 甲基乙烯基)- 螺 [4,5] 十二碳 -7- 烯（1.40%）、苯乙烯（1.00%）等。郑尚珍等（2003）用石油醚萃取法提取的青海贵德产镰荚棘豆阴干全草挥发油的主要成分为：(Z,Z,Z)-9,12,15- 十八碳三烯 -1- 醇（14.73%）、(E)-1-(2,6- 二羟基 -4- 甲氧基)-3- 苯基 -2- 丙烯 -1- 酮（11.73%）、十六碳酸乙酯（6.49%）、2-[4- 羟基苯烯基]- 苯并呋喃 -6- 羟基 -3- 酮（6.31%）、1,2- 苯二甲酸异丁酯（5.09%）、亚麻油酸乙酯（4.35%）、23,24- 双氢豆甾醇（4.30%）、4- 己酰基间苯二酚（2.78%）、N- 丁基 -3- 苯基 -2- 丙烯酰胺（2.38%）、2- 苯基 -5,7- 二羟基双氢黄酮（1.93%）、(E)-15- 十六碳烯醛（1.93%）、3- 苯基 -N-(2- 苯乙基)-2- 丙烯酰胺（1.86%）、十五碳酸乙酯（1.60%）、(E)-3- 二十碳烯（1.59%）、油酸乙酯（1.50%）、3- 苯基 -2- 丙烯酸（1.41%）、十八碳烯酸乙酯（1.09%）等。

【性味与功效】味苦，性凉。清热解毒，生肌疗疮。主治高热，便血，红白痢疾，炭疽；外用治刀伤。

醉马草 ▼

【基源】豆科棘豆属植物小花棘豆 *Oxytropis glabra* (Lam.) DC. 的全草。

【形态特征】多年生草本，高 20~80cm。茎分枝多。羽状复叶长 5~15cm；托叶草质，卵形或披针状卵形；小叶 11~27，披针形或卵状披针形。多花组成稀疏总状花序，长 4~7cm；苞片膜质，狭披针形；花长 6~8mm；花萼钟形；花冠淡紫色或蓝紫色。荚果膜质，长圆形，长 10~20mm，宽 3~5mm，喙长 1~1.5mm，腹缝具深沟，背部圆形。花期 6~9 月，果期 7~9 月。

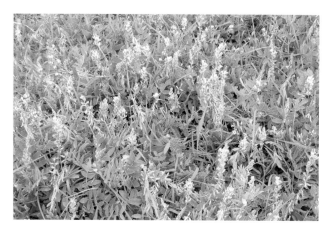

【习性与分布】生于海拔 440~3400m 的山坡草地、石质山坡、河谷阶地、冲积川地、草地、荒地、田边、渠旁、沼泽草甸、盐土草滩上。分布于内蒙古、山西、陕西、甘肃、青海、新疆、西藏等省区。

【挥发油含量】水蒸气蒸馏的阴干全草的得油率为3.00%。

【芳香成分】任永丽等（2008）用水蒸气蒸馏法提取的青海贵南产小花棘豆阴干全草挥发油的主要成分为：(Z,Z,Z)-9,12,15-十八碳三烯 -1-醇（13.50%）、(E)-1-(2,6-二羟基 -4-甲氧基)-3-苯基 -2-烯 -1-酮（7.60%）、十六碳酸乙酯（5.30%）、2-[4-羟基苯烯基]-苯并呋喃 -6-羟基 -3-酮（5.10%）、1,2-苯二甲酸异丁酯（5.09%）、亚麻油酸乙酯（4.35%）、23,24-双氢豆甾醇（4.31%）、(E)-1-(2,6-二羟基 -4-甲氧基)-3-苯基 -2-丙烯 -1-酮（4.05%）、4-己酰基间苯二酚（2.78%）、N-丁基 -苯基 -丙烯酰胺（2.38%）、(E)-15-十六碳烯醛（1.93%）、2-苯基 -5,7-二羟基双氢黄酮（1.90%）、2-苯基 -N-(2-苯乙基)-2-丙

烯酰胺（1.86%）、十五碳酸乙酯（1.60%）、(E)-3-二十碳烯（1.59%）、油酸乙酯（1.50%）、3-苯基 -2-丙烯酸乙酯（1.41%）等。

【性味与功效】有毒。麻醉，镇静，止痛。治关节痛，牙痛，神经衰弱，皮肤瘙痒。

豇豆壳 ▼

【基源】豆科豇豆属植物豇豆 *Vigna unguiculata* (Linn.) Walp. 的荚壳。

【形态特征】一年生缠绕、草质藤本或近直立草本，有时顶端缠绕状。羽状复叶具 3 小叶；托叶披针形；小叶卵状菱形，长 5~15cm，宽 4~6cm，边全缘或近全缘，有时淡紫色。总状花序腋生；花 2~6 朵聚生于花序的顶端；花萼浅绿色；花冠黄白色而略带青紫。荚果下垂，线形，长 7.5~90cm，宽 6~10mm；种子长椭圆形，黄白色、暗红色或其他颜色。花期 5~8 月。

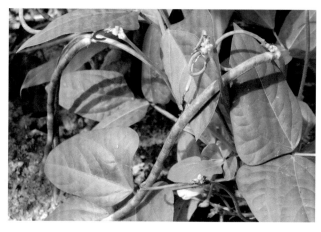

【习性与分布】旱地作物植物，生长在土层深厚、疏松、保肥保水性强的肥沃土壤。全国各地常见栽培。

【芳香成分】袁华伟等（2019）用顶空固相微萃取法提取的四川产豇豆新鲜果荚挥发油的主要成分为：乙酸叶醇酯（55.00%）、(Z)-己酸 -3-己烯酯（14.67%）、乙酸己酯（13.34%）、己酸己酯（5.63%）、1-辛烯 -3-醇（2.08%）、3-辛酮（1.39%）、α-姜黄烯（1.21%）、2,3-二甲基 -2-丁烯酸（1.10%）、β-没药烯（1.09%）、3-丁烯 -2-醇（1.03%）等。

【性味与功效】味甘，性平。补肾健脾，利水消肿，镇痛，解毒。治腰痛，肾炎，胆囊炎，带状疱疹，乳痈。

鬼箭锦鸡儿 ▼

【基源】豆科锦鸡儿属植物鬼箭锦鸡儿 *Caragana jubata* (Pall.) Poir. 的根及枝叶。根的芳香成分未见报道。

【形态特征】灌木，直立或伏地，高 0.3~2m，基部多分枝。羽状复叶有 4~6 对小叶；叶轴长 5~7cm。小叶长圆形，长 11~15mm，宽 4~6mm。苞片线形；花萼钟状管形；花冠玫瑰色、淡紫色、粉红色或近白色，长 27~32mm。荚果长约 3cm，宽 6~7mm，密被丝状长柔毛。花期 6~7 月，果期 8~9 月。

【习性与分布】生于海拔 2400~3000m 的山坡、林缘。分布于内蒙古、河北、山西、新疆。

【挥发油含量】超临界萃取的干燥全草的得油率为 0.85%。

【芳香成分】黄星等（2001）用超临界 CO_2 萃取法提取的西藏拉萨产鬼箭锦鸡儿干燥全草挥发油的主要成分为：姜烯（35.78%）、α-雪松醇（14.34%）、顺-石竹烯（6.41%）、十八碳二烯酸（5.49%）、β-甜没药烯（4.88%）、十六醇（2.39%）、香桧烯（2.00%）、棕榈酸（1.74%）、二十三烯（1.70%）、2-顺-9-十八烯酰基乙醇（1.40%）、二十一烷（1.05%）等。

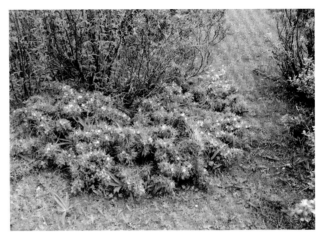

【性味与功效】味辛、苦、涩，性微寒。清热解毒，降压。治乳痈，疮疖肿痛，高血压病。

婆罗门皂荚 ▼

【基源】豆科决明属植物腊肠树 *Cassia fistula* Linn. 的果实。

【形态特征】落叶小乔木或中等乔木，高可达 15m。叶长 30~40cm，有小叶 3~4 对；小叶对生，薄革质，阔卵形、卵形或长圆形，长 8~13cm，宽 3.5~7cm，边全缘。总状花序长达 30cm 或更长；萼片长卵形，长 1~1.5cm；花瓣黄色，倒卵形，近等大，长 2~2.5cm。荚果圆柱形，长 30~60cm，直径 2~2.5cm，黑褐色；种子 40~100 颗。花期 6~8 月；果期 10 月。

【习性与分布】喜高温，喜光，也能耐阴。耐干旱，亦耐水湿，但忌积水地。分布于华南、西南各省区。

【芳香成分】张慧萍等（2006）用水蒸气蒸馏法提取的云南临沧产腊肠树果实挥发油的主要成分为：二苯胺（32.91%）、3-甲基-4-(3-硝基苯基)吡啶（3.29%）、十八碳烯（3.20%）、十六烷（3.15%）、乙酸十八酯（2.47%）、二十二烷（2.39%）、1-十八烷醇（2.29%）、二十四烷（2.17%）、三十六烷（2.15%）、N-苯基-1-萘胺（1.70%）、二十七烷（1.66%）、苯并噻唑（1.63%）、2-(1-羟萘基-2)喹啉（1.62%）、二十烷（1.61%）、1-甲基环十一碳烯（1.50%）、乙苯（1.48%）、十八烷（1.43%）、香草醛（1.39%）、三十五烷（1.35%）、邻苯二甲酸二(2-乙基)己酯（1.10%）、环十四烷（1.04%）、四十烷（1.01%）等。

【性味与功效】味苦，大寒。清热通便，化滞止痛。治便秘，胃脘痛，疳积。

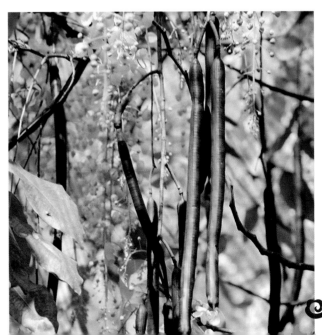

望江南子 ▼

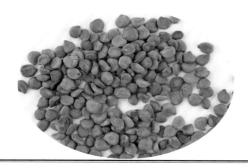

【基源】豆科决明属植物望江南 *Cassia occidentalis* Linn. 的种子。

【形态特征】直立、少分枝的亚灌木或灌木，高0.8~1.5m。叶长约20cm；小叶4~5对，膜质，卵形至卵状披针形，长4~9cm，宽2~3.5cm；托叶卵状披针形。花数朵组成伞房状总状花序，腋生和顶生，长约5cm；苞片线状披针形；花长约2cm；萼片不等大；花瓣黄色，外生的卵形，顶端圆形。荚果带状镰形，褐色，压扁；种子30~40颗。花期4~8月，果期6~10月。

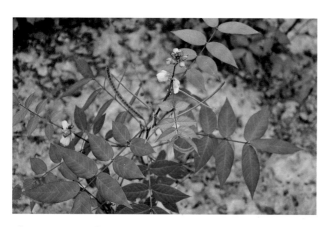

【习性与分布】常生于河边滩地、旷野或丘陵的灌木林或疏林中，也是村边荒地习见植物。喜温暖湿润和光充足环境，耐寒性差，不耐旱，怕积水。分布于东南部、南部及西南部各省区。

【芳香成分】黎明等（2013）用水蒸气蒸馏法提取的望江南成熟种子挥发油的主要成分为：香叶基丙酮（16.84%）、β-紫罗兰酮（11.68%）、6-甲基-5-庚烯-2-酮（5.37%）、叶绿醇（3.70%）、6,10,14-三甲基-2-十五烷酮（3.67%）、法尼基丙酮（3.36%）、正己醛（3.12%）、α-紫罗酮（3.12%）、6,10-二甲基-3,5,9-十一碳-2-酮（2.21%）、(+)-2-茨酮（2.20%）、2-正戊基呋喃（1.87%）、双戊烯（1.49%）、β-环柠檬醛（1.45%）、D-橙花叔醇（1.14%）、苯丙酮（1.10%）、(E)-6-甲基-3,5-庚二烯-2-酮（1.09%）、六氢假紫罗酮（1.09%）、反式桧烯（1.06%）、苯甲醛（1.02%）等。

【性味与功效】味甘、苦，性凉，有毒。清肝、健胃，通便，解毒。治目赤肿痛，头晕头胀，消化不良，胃痛，痢疾，便秘，痈肿疔毒。

山扁豆 ▼

【基源】豆科决明属植物含羞草决明（山扁豆）*Cassia mimosoides* Linn.（*Chamaecrista mimosoides* Linn.）的全草。

【形态特征】一年生或多年生亚灌木状草本，高30~60cm，多分枝。叶长4~8cm；小叶20~50对，线状镰形，长3~4mm，宽约1mm；托叶线状锥形，长4~7mm。花序腋生，1或数朵聚生不等，总花梗顶端有2枚小苞片；萼长6~8mm；花瓣黄色，不等大，略长于萼片。荚果镰形，扁平，长2.5~5cm，宽约4mm，果柄长1.5~2cm；种子10~16颗。花果期通常8~10月。

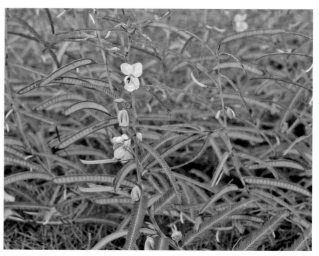

【习性与分布】生于坡地或空旷地的灌木丛或草丛中，耐旱，耐瘠。分布于我国东南部、南部至西南部。

【挥发油含量】水蒸气蒸馏的干燥全草的得油率为0.30%。

【芳香成分】张纪达等（2008）用水蒸气蒸馏法提取的广东蕉岭产山扁豆干燥全草挥发油的主要成分为：6,10,14-三甲基-2-十五烷酮（43.86%）、9,12-十八碳二烯酸乙酯（36.54%）、桐酸乙酯（5.20%）、金合欢基丙酮（4.08%）、油酸（3.25%）、雪松醇（1.27%）、1-羟甲基-十六碳羧酸-1,2-乙二醇二酯（1.06%）等。

【性味与功效】味甘、苦，性平。清热解毒，健脾利湿，通便。治黄疸，暑热吐泻，小儿疳积，水肿，小便不利，习惯性便秘，疔疮痈肿，毒蛇咬伤。

落花生枝叶 ▼

【基源】豆科落花生属植物落花生 *Arachis hypogaea* Linn. 的茎叶。

【形态特征】一年生草本。茎直立或匍匐，长30~80cm。叶通常具小叶2对；托叶长2~4cm；小叶纸质，卵状长圆形至倒卵形，长2~4cm，宽0.5~2cm，全缘；花长约8mm；苞片2，披针形；小苞片披针形；萼管细；花冠黄色或金黄色。荚果长2~5cm，宽1~1.3cm，膨胀，荚厚，种子横径0.5~1cm。花果期6~8月。

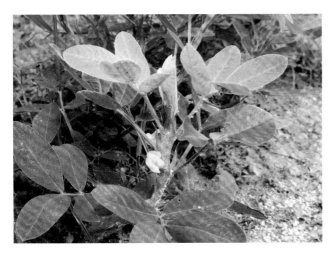

【习性与分布】适于气候温暖，雨量适中的沙质土地区。较耐旱，但需水量大。分布于全国各地。

【芳香成分】何晶晶等（2007）用水蒸气蒸馏法提取的江苏姜堰产落花生茎叶挥发油的主要成分为：6,10,14-三甲基-2-十五烷酮（12.86%）、十六酸（11.79%）、芳樟醇（10.78%）、3,7,11,15-四甲基-2-十六烯-1-醇（7.78%）、香叶基丙酮（3.70%）、9-十八（碳）烯酸（3.08%）、十八酸（2.67%）、(E,E)-法尼基丙酮（2.35%）、十四酸（1.37%）、异植醇（1.33%）、d-橙花叔醇（1.03%）、(-)-α-松油醇（1.02%）等。钮晓艳等（2014）用同时蒸馏萃取法提取的湖北武汉产落花生干燥茎叶挥发油的主要成分为：N-棕榈酸

（17.07%）、芳樟醇（16.82%）、1-辛烯-3-醇（8.82%）、1,2,3-三甲基苯（6.82%）、叶绿醇（6.59%）、2-甲氧基-4-乙烯基苯酚（4.88%）、6,10,14-三甲基-2-十五烷酮（4.12%）、α-松油醇（3.95%）、1-乙基-2-甲基苯（3.89%）、顺式-芳樟醇氧化物（3.68%）、1,3,5-三甲基苯（3.05%）、苯乙醛（2.93%）、对-二甲苯（1.76%）、(E)-3,7-二甲基-2,6-辛二烯-1-醇（1.70%）、12-甲基-E,E-2,13-十八碳二烯-1-醇（1.46%）、十六烷酸甲酯（1.31%）、N-(4-甲氧基苯基)-2-丙烯酰胺（1.11%）、橙花叔醇（1.07%）、11,14-二十碳二烯酸甲酯（1.02%）等。

【性味与功效】味甘、淡，性平。清热解毒，宁神降压。治跌打损伤，痈肿疮毒，失眠，高血压。

落花生 ▼

【基源】豆科落花生属植物落花生 *Arachis hypogaea* Linn. 的种子。

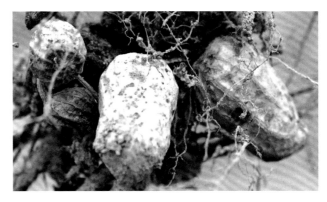

【形态特征】同落花生枝叶。
【习性与分布】同落花生枝叶。
【芳香成分】史文青等（2012）用顶空固相微萃取法提取的山东济南产落花生新鲜种子挥发油的主要成分为：正己醇（34.04%）、1-甲基吡咯（9.79%）、乙基环丙烷（9.57%）、二甲醚-DL-甘油醛（7.64%）、己酸（7.08%）、2-氨基-4-甲基苯甲酸（4.46%）、戊醛（3.41%）、1-庚烯（2.07%）、草酸,2-乙基己基异己基酯（1.65%）、柠檬烯（1.26%）、苯甲醇（1.16%）等。赵方方等（2012）用无溶剂微波萃取法提取的落花生种子挥发油的主要成分为：2-呋喃甲醇（6.62%）、吡啶（6.09%）、吡咯（5.15%）、苯酚（3.84%）、2-

甲基吡嗪（3.77%）、甲苯（3.62%）、2-甲基-1H-吡咯（3.23%）、2-乙酰基呋喃(2.62%)、2-丁酮（2.48%）、3-甲基丁腈（2.41%）、环戊酮（2.40%）、1-甲基-1H-吡咯（1.97%）、3-甲基-1H-吡咯（1.93%）、4-甲基戊腈（1.83%）、2,5-二甲基吡嗪（1.77%）、3-甲基丁醛（1.64%）、2-甲基丁醛（1.62%）、2,3-二甲基吡嗪（1.60%）、苯（1.42%）、油酸（1.32%）、2-丙烯-1-醇（1.30%）、1-乙氧基丙烷（1.24%）、2-甲基吡啶（1.08%）、4-甲基苯酚（1.05%）、乙基苯（1.04%）、2,3,5-三甲基吡嗪（1.02%）、3-甲基-2-丁酮（1.01%）、吲哚（1.01%）等。

【性味与功效】味甘，性平。健脾养胃，润肺化痰。治脾虚不运，反胃不舒，乳妇奶少，脚气，肺燥咳嗽，大便燥结。

小米口袋 ▼

【基源】豆科米口袋属植物小米口袋（米口袋，多花米口袋）*Gueldenstaedtia verna* (Georgi) A. Bor. (*Gueldenstaedtia verna* (Georgi) Boriss. subsp. *multiflora* (Bunge) Tsui stat. nov.）的全草。

【形态特征】多年生草本。叶及总花梗于分茎上丛生。托叶三角形，基部合生；叶在早春时长仅2~5cm，夏秋间可长达15cm~23cm；小叶7~21片，椭圆形。伞形花序有2~6朵花；苞片三角状线形；花萼钟状；花冠紫堇色。荚果圆筒状，长17~22mm，直径3~4mm，被长柔毛；种子三角状肾形，直径约1.8mm，具凹点。花期4月。果期5~6月。

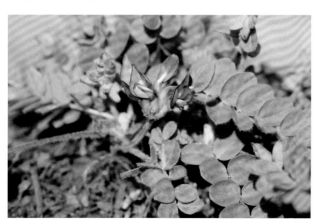

【习性与分布】 一般生于海拔1300m以下的山坡、路旁、田边等。分布于东北、华北、华东、陕西、甘肃等地区。

【挥发油含量】水蒸气蒸馏的带根全草的得油率为0.83%。

【芳香成分】韩毅丽等（2010）用乙醇萃取后再蒸馏的方法提取的陕西秦岭产米口袋带根全株挥发油的主要成分为：9,12-(Z,Z)-十八二烯酸-乙酯（20.84%）、十六酸乙酯(19.32%)、3,7,11,15-四甲基-2-十六烯-1-醇（7.02%）、3,7,11,15-四甲基-1-十六烯-3-醇（5.43%）、9,12,15-(Z,Z,Z)-十八三烯酸-乙酯（5.08%）、1,19-二十二烯（2.54%）、十八酸乙酯（2.51%）、6,10,14-三甲基-2-十五酮（1.38%）、1,2-苯二甲酸二丁酯（1.30%）、4-豆甾烯-3-酮（1.04%）等。

【性味与功效】味辛、苦，性寒。清热解毒，消痈肿。主治化脓性炎症，痈疖疔疮，高热烦躁，黄疸，肠炎，痢疾，瘰疬。

木豆叶 ▼

【基源】豆科木豆属植物木豆*Cajanus cajan* (Linn.) Millsp. 的叶。

【形态特征】直立灌木，1~3m。多分枝。叶具羽状3小叶；托叶小；小叶纸质，披针形至椭圆形，长5~10cm，宽1.5~3cm。总状花序长3~7cm；花数朵生于花序顶部或近顶部；苞片卵状椭圆形；花萼钟状，花序、苞片、花萼均被灰黄色短柔毛；花冠黄色。荚果线状长圆形；种子3~6颗，近圆形，稍扁，种皮暗红色，有时有褐色斑点。花、果期2~11月。

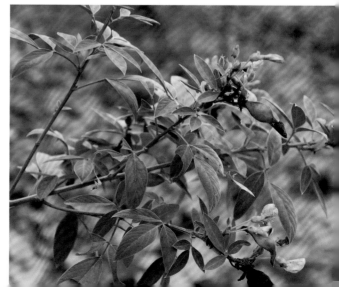

【习性与分布】生于山坡、砂地、旷地、丛林中或林边。极耐瘠薄干旱。分布于云南、四川、江西、湖南、江苏、广东、广西、海南、浙江、福建、台湾。

【挥发油含量】水蒸气蒸馏的叶和嫩枝的得油率为0.28%~0.30%。

【芳香成分】程誌青等（1992）用水蒸气蒸馏法提取的广东广州产木豆叶和嫩枝挥发油的主要成分为：菖蒲二烯（11.39%）、β-芹子烯（11.36%）、α-愈创木醇（10.27%）、α-愈创木醇（8.94%）、β-雪松烯（8.94%）、苯甲酸苄酯（6.56%）、榄兰树油烯（6.48%）、α-玷珬烯（5.20%）、3,7,11-三甲基-7-乙基-2,6,10,12-碳-三烯醇-1（4.14%）、β-雪松烯（3.78%）、1,2,4a,5,8,8a-六氢-4,7,-二甲基-1-异丙基萘（3.53%）、α-石竹烯醇（2.59%）、β-石竹烯（2.57%）、雪松醇（1.49%）、喇叭醇（1.12%）等。

【性味与功效】味淡，性平，有小毒。解毒消肿。治小儿水痘，痈肿疮毒。

铁扫帚 ▼

【基源】豆科木蓝属植物河北木蓝 *Indigofera bungeana* Walp. 的根及全草。根的芳香成分未见报道。

【形态特征】直立灌木，高40~100cm。茎褐色，枝银灰色，被灰白色丁字毛。羽状复叶长2.5~5cm；托叶三角形，早落；小叶2-4对，对生，椭圆形，长5~1.5mm，宽3~10mm。总状花序腋生，长4~8cm；苞片线形，花萼长约2mm，外面被白色丁字毛；花冠紫色或紫红色，外面被丁字毛。荚果褐色，线状圆柱形；种子椭圆形。花期5~6月，果期8~10月。

【习性与分布】生于山坡、草地或河滩地，海拔600~1000m。分布于辽宁、内蒙古、河北、陕西、山西、山东、浙江。

【芳香成分】田卫等（2006）用水蒸气蒸馏法提取的浙江产河北木蓝全草挥发油的主要成分为：1,4-苯二甲酸二乙酯（7.47%）、十六酸十八酯（5.02%）、丁基-8-甲基-1,2-苯二甲酸（2.58%）、9-十六烯酸-9-十八烯酯（2.47%）、2-甲氧基-3-(2-丙烯基)-苯酚（2.41%）、(Z,Z)-9,12-十八碳二烯酸（1.71%）、雪松醇（1.48%）、油酸（1.20%）、二十七烷（1.18%）、邻苯二甲酸二异丁酯（1.10%）、5,6,7,7a-四氢化-4,2(4H)-苯并呋喃酮（1.07%）、(Z)-9-十八烯酸酰胺（1.04%）、二十烷（1.04%）等。

【性味与功效】味苦、涩，性凉。止血敛疮，清热利湿。治吐血，创伤，无名肿毒，口疮，臁疮，痔疮，泄泻腹痛。

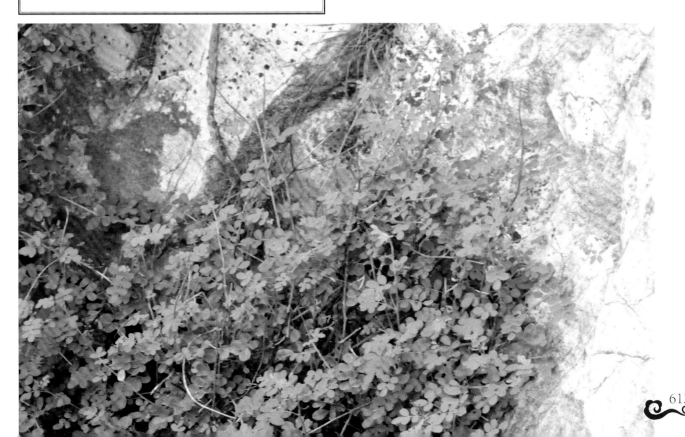

血人参 ▼

【基源】豆科木蓝属植物茸毛木蓝 *Indigofera stachyodes* Lindl. 的根。

【形态特征】灌木，高 1~3m。茎直立，全株密生长柔毛。羽状复叶长 10~20cm；托叶线形；小叶 9~25 对，长圆状披针形，顶生小叶倒卵状长圆形，长 1.2~2cm，宽 4~9mm。总状花序长达 12cm，多花；苞片线形；花萼长约 3.5mm；花冠深红色或紫红色。荚果圆柱形，长 3~4cm，密生长柔毛，有种子 10 余粒；种子赤褐色，方形。花期 4~7 月，果期 8~11 月。

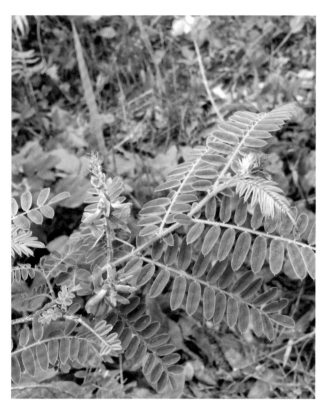

【习性与分布】生于山坡阳处或灌丛中，海拔 700~2400m。分布于广西、贵州、云南。

【芳香成分】田璞玉等（2011）用顶空固相微萃取法提取的贵州都匀产茸毛木蓝根挥发油的主要成分为：正十六酸（13.35%）、十七烷（11.47%）、2,6,10,14-四甲基十六烷（6.70%）、邻苯二甲酸异辛酯（6.40%）、邻苯二甲酸二丁酯（5.99%）、十六烷（5.38%）、十八烷（5.19%）、6,10,14-三甲基-2-十五烷酮（4.95%）、甲氧基苯基肟（4.63%）、棕榈酸甲酯（4.59%）、1-二十一醇（4.46%）、壬酸（3.79%）、[1aR-(1aα,7α,7aβ,7bα)]-1a,2,3,5,6,7,7a,7b-八氢-1,1,4,7-四甲基-1H-环丙烷并苷菊环（3.10%）、[2R-(2α,4aα,8aβ)]-十氢-α,α,4a-三甲基-8-亚甲基-2-萘甲醇（2.75%）、(Z,Z)-9,12-十八碳二烯酸（2.41%）、柏木脑（2.14%）、β-人参烯（1.72%）、壬醛（1.48%）、十九烷（1.37%）、2-戊基呋喃（1.20%）等。

【性味与功效】味甘，微苦，性温。滋阴补虚，调经摄血，活血舒筋。治崩漏，体虚久痢，肠风下血，溃疡不敛，风湿痹痛，跌打损伤，肝硬化，疳积。

首蓿 ▼

【基源】豆科首蓿属植物紫首蓿 *Medicago sativa* Linn. 的全草。

【形态特征】多年生草本，高 30~100cm。茎直立、丛生以至平卧，四棱形。羽状三出复叶；托叶大，卵状披针形；小叶卵形，长 5~40mm，宽 3~10mm，具长齿尖，边缘具锯齿。花序总状或头状，长 1~2.5cm，具花 5~30 朵；花长 6~12mm；萼钟形；花冠淡黄、深蓝至暗紫色。荚果螺旋状紧卷 2~6 圈，熟时棕色。种子卵形，黄色或棕色。花期 5~7 月，果期 6~8 月。

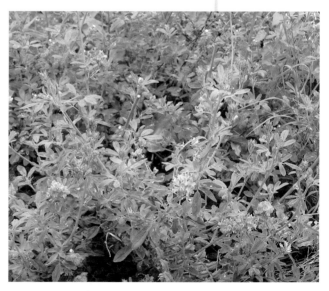

【习性与分布】生于田边、路旁、旷野、草原、河岸及沟谷等地。喜温暖和比较干燥的气候，抗旱，耐寒，抗盐碱，耐瘠薄。全国各地均有分布。

【挥发油含量】水蒸气蒸馏的干燥全草的得油率为0.06%，新鲜全草的得油率为0.19%。

【芳香成分】李存满等（2010）用水蒸气蒸馏法提取的河北沧州产9月份收割的紫苜蓿干燥全草挥发油的主要成分为：十六烷酸(32.10%)、六氢金合欢基丙酮(8.83%)、植物醇(4.51%)、5,6,7,7-α-四氢-4,4,7-α-三甲基-2-(4H)苯基呋喃（3.21%）、邻苯二甲酸二异丁基酯（2.94%）、十二烷酸（2.89%）、邻苯二甲酸二丁酯（2.29%）、十四烷酸（2.28%）、正己酸（1.78%）、苯乙醇（1.42%）、正辛酸（1.10%）、壬酸（1.00%）等。葛亚龙等（2014）用水蒸气蒸馏法提取的陕西巴山产野生紫苜蓿新鲜全草挥发油的主要成分为：β-氧化石竹烯（22.13%）、叶绿醇（13.52%）、香芹烯（7.26%）、橙花叔醇（7.24%）、3,7-二甲基-1,6-辛二烯-3-醇（5.24%）、苯乙醇（4.25%）、1,6-二甲基-4-(1-甲基乙基)萘（3.31%）、11-十六酸（3.26%）、α-松油醇（3.25%）、内-1,7,7-三甲基二环[2.2.1]庚-2-醇（3.23%）、6,10,14-三甲基色氨酸-2-十五酮（3.23%）、苯甲醇（2.75%）、3-羟基辛烯（2.01%）、3-己烯-1-醇（1.63%）、苯甲醛（1.50%）、正二十七烷(1.42%)、4-(2-丙烯基)-苯酚（1.25%）、香叶醇（1.24%）、17-三十五碳烯(1.02%)、陈香醇(1.01%)、苯乙醛（1.00%）等。张纵圆等（2008）用水蒸气蒸馏法提取的新疆阿勒泰产紫苜蓿干燥全草挥发油的主要成分为：6,10,14-三甲基-2-十五酮（10.28%）、叶绿醇（8.23%）、反-2-烯基-己醛（5.46%）、呋喃甲醛（4.33%）、甲苯（4.23%）、己醛（4.20%）、2-乙基呋喃（3.95%）、3-甲基丁醛（3.61%）、沉香醇（3.17%）、4-乙烯基-2-甲氧基苯酚（3.07%）、2-甲基丁醛（2.94%）、3-羰基辛烯（2.61%）、戊醛（2.44%）、十六烷（2.10%）、4-α-羟基-β-可巴烯（2.09%）、苯（2.01%）、十四烷酸（1.88%）、苯乙醛（1.79%）、十二碳酸（1.75%）、1-戊烯-3-酮（1.73%）、邻二甲苯（1.72%）、乙酸正丁酯（1.71%）、4-(2,6,6-三甲基-1,3-环己二烯基)-2-丁酮（1.70%）、丙醛（1.65%）、丙酸乙酯（1.62%）、3-羟基辛烯（1.50%）、异丁醛（1.39%）、2-甲基-4-羰基-2-庚烯（1.32%）、三十六烷（1.02%）等。刘照娟等（2006）用同时蒸馏萃取法提取的紫苜蓿新鲜全草挥发油的主要成分为：植醇（13.36%）、棕榈酸（7.25%）、1-庚烯-3-酮（7.00%）、(E)-2-正己醛

（5.59%）、苯基乙醇（5.31%）、β-紫罗兰酮（3.38%）、2-戊基-呋喃（3.04%）、棕榈酸甲酯（2.99%）、苯乙醛(2.53%)、10-乙酰基甲基-(+)-3-蒈烯(2.43%)、5,6-环氧-β-紫罗兰酮（2.42%）、反-2,反-4-庚二烯醛（2.10%）、六氢金合欢基丙酮（2.00%）、亚麻酸（1.94%）、法尼基丙酮（1.82%）、β-芳樟醇（1.79%）、(E,E)-2,4-癸二烯醛（1.68%）、棕榈酸乙酯（1.68%）、4-(2,6,6-三甲基-亚环己基-1,3-二烯基)-丁-2-酮（1.42%）、反-香叶基丙酮（1.32%）、5,6,7,7α-四氢化-4,4,7α-三甲基-2(4H)-苯并呋喃酮（1.26%）、2-甲氧基-4-乙烯基苯酚（1.14%）、(-)-Alcanfor（1.11%）等。

【性味与功效】味涩、苦，性平。清脾胃，清湿热，利尿，消肿。治尿结石，膀胱结石，水肿，淋症，消渴。

秘鲁香胶 ▼

【基源】豆科南美槐属植物秘鲁香 *Myroxylon pereirae* Royle 的树脂。

【形态特征】植株高约30m。叶为奇数羽状复叶，由7~11片小叶组成，小叶椭圆形，全缘。总状花序，顶生，花白色。荚果黄色，内含种子1枚。花期5~6月，果熟期10~3月。

【习性与分布】属阳性树种，耐旱。适生于平原至海拔60m左右丘陵地。分布于云南。

【挥发油含量】水蒸气蒸馏的树脂得油率为0.70%。

【芳香成分】程必强等（1996）用水蒸气蒸馏法提取的云南西双版纳产秘鲁香树脂挥发油的主要成分为：橙花叔醇（50.79%）、t-α-杜松醇（15.75%）、c-α-杜松醇（14.41%）、α-没药醇（1.92%）、δ-杜松烯（1.88%）、t-t-金合欢醇（1.86%）、c-t-金合欢醇（1.17%）、γ-杜松烯（1.10%）等。高芸等（1999）用水蒸气蒸馏法提取的秘鲁香树脂浸膏挥发油的主要成分为：苯甲酸苄酯（90.01%）、肉桂酸苄酯（3.51%）、肉桂酸乙酯（2.15%）、橙花叔醇（1.24%）等。

【性味与功效】味苦、辛，性平。止咳祛痰，解毒杀虫。治慢性支气管炎，咳嗽痰多，痘疹，湿疹，皮肤伤损，疮疖疥癣。

千斤拔 ▼

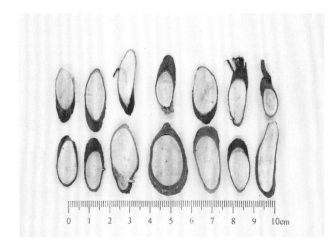

【基源】豆科千斤拔属植物蔓性千斤拔（千斤拔）*Flemingia prostrata* Roxb. f. ex Roxb. 的根。两广地区大叶千斤拔（千斤红）*Moghania macrophylla*（Willd.）O. Kuntze 的根也作千斤拔入药。

【形态特征】千斤拔：直立或披散亚灌木。叶具指状 3 小叶；托叶线状披针形；小叶厚纸质，长椭圆形或卵状披针形，偏斜长 4~9cm，宽 1.7~3cm。总状花序腋生，通常长 2~2.5cm，各部密被灰褐色至灰白色柔毛；苞片狭卵状披针形；花密生；萼裂片披针形；花冠紫红色。荚果椭圆状，长 7~8mm，宽约 5mm；种子 2 颗，近圆球形，黑色。花、果期夏秋季。

大叶千斤拔：直立灌木，高 0.8~2.5m。叶具指状 3 小叶：托叶大，披针形；小叶纸质或薄革质，顶生小叶宽披针形至椭圆形，长 8~15cm，宽 4~7cm；侧生小叶稍小。总状花序常数个聚生于叶腋，长 3~8cm；花多而密集；花萼钟状；花冠紫红色。荚果椭圆形，长 1~1.6cm，宽 7~9mm，褐色；种子 1~2 颗，球形光亮黑色。花期 6~9 月，果期 10~12。

【习性与分布】千斤拔：常生于海拔 50~300m 的平地旷野或山坡路旁草地上。分布于云南、四川、贵州、湖南、湖北、广东、广西、海南、江西、福建、台湾等省区。

大叶千斤拔：常生长于旷野草地上或灌丛中，山谷路旁和疏林阳处亦有生长，海拔 200~1500m。分布于云南、贵州、四川、江西、福建、台湾、广东、海南、广西。

【挥发油含量】水蒸气蒸馏的千斤拔的根及根茎的得油率为 0.02%~0.50%，超临界萃取的干燥根的得油率为 0.50%。

【芳香成分】千斤拔：范贤等（2009）用水蒸气蒸馏法提取的广东产千斤拔干燥根挥发油的主要成分为：β－雪松烯（14.81%）、α－雪松烯（13.72%）、长（松）叶烯－(V4)（12.26%）、(+)-喇叭茶醇（6.21%）、γ－芹子烯（3.76%）、α－长（松）叶烯（3.46%）、3,9－愈创木二烯（2.40%）、β－桉叶油醇（2.22%）、α－桉叶油醇（1.99%）、新异长（松）叶烯（1.97%）、4－异丙基－1,6－二甲基－1,2,3,4,4a,7－六氢萘（1.87%）、绿花白千层醇（1.79%）、棕榈酸（1.57%）、γ－桉叶油醇（1.53%）、异长（松）叶烯（1.40%）、(+)-长

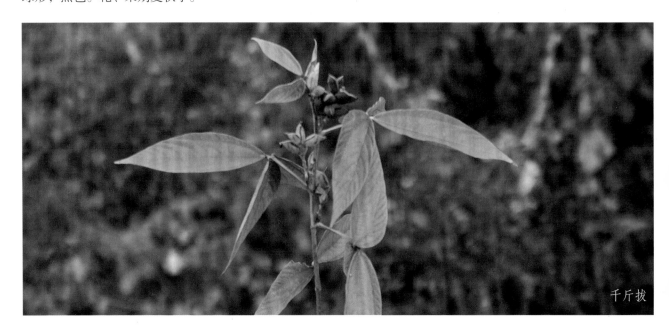

千斤拔

叶环烯（1.24%）、1(3H)- 异苯并呋喃酮（1.23%）、库毕醇（1.15%）、卡达烯（1.06%）、1,4- 亚甲基薁 -9- 醇（1.00%）等；超临界萃取的千斤拔干燥根挥发油的主要成分为：异戊基醇（19.39%）、丙二酰胺（5.80%）、棕榈酸（4.78%）、(+)- 喇叭茶醇（3.73%）、(E)- 甲基 N- 羟基亚氨苄酸（3.38%）、α - 红没药醇（2.68%）、邻苯二甲酸二异丁酯（2.62%）、β - 桉叶油醇（2.07%）、长（松）叶烯 -(V4)（2.06%）、α - 桉叶油醇（2.02%）、卡达烯（1.87%）、γ - 桉叶油醇（1.75%）、γ - 乙氧基丁内酯（1.53%）、绿花白千层醇（1.53%）、β - 雪松烯（1.51%）、α - 长（松）叶烯（1.44%）、α - 雪松烯（1.34%）、4- 甲基 -2,6- 叔 - 丁基苯酚（1.22%）、γ - 芹子烯（1.19%）、(Z,E)- 法呢醇（1.02%）、新异长（松）叶烯（1.00%）、2-(4a,8- 二甲基 -1,2,3,4,4a,5,6,8a- 八氢萘 -2- 基）丙烷 -2- 醇（1.00%）等。王小庆等（2008）用水蒸气蒸馏法提取的云南玉溪产千斤拔干燥根挥发油的主要成分为：金合欢醇异构体（30.23%）、异长叶烯（7.25%）、β - 石竹烯（6.84%）、卡达烯（5.73%）、α - 衣兰烯（4.11%）、α - 白菖考烯（3.95%）、石竹烯氧化物（3.33%）、γ - 雪松烯（3.07%）、β - 桉叶油醇（1.67%）、γ - 脱氢 - 芳香 - 雪松烯（1.63%）、去氢白菖烯（1.52%）、α - 脱氢 - 芳香 - 雪松烯（1.39%）、雪松烷醇（1.32%）、α - 雪松烯（1.31%）、α - 石竹烯（1.17%）、β - 雪松烯（1.11%）、长龙脑（1.08%）等。刘建华等（2003）用水蒸气蒸馏法提取的广西产千斤拔干燥根茎挥发油的主要成分为：Italicene（30.14%）、α - 雪松烯（5.35%）、β - 雪松烯（5.19%）、γ - 雪松烯（5.01%）、β - 愈创烯（4.46%）、α - 桉叶油醇（3.63%）、朱栾倍半萜（2.89%）、α - 紫穗槐烯（2.07%）、α - 萜品醇（1.90%）、长叶龙脑（1.81%）、γ - 桉叶油醇（1.71%）、杜松 -1(10),6,8- 三烯（1.48%）、己醛（1.40%）等。周菊峰等（2011）用水蒸气蒸馏法提取的千斤拔干燥根挥发油的主要成分为：金合欢醇（21.33%）、α - 雪松烯（6.90%）、β - 愈创烯（4.52%）、长叶环烯（4.49%）、γ - 雪松烯（4.37%）、β - 雪松烯（4.19%）、3- 溴甲基 -1,1- 二甲基 -1H- 茚（3.10%）、β - 蛇床烯醇（2.13%）、α - 紫穗槐烯（1.98%）、δ - 杜松萜烯（1.92%）、菖蒲二烯（1.92%）、左旋樟脑（1.70%）、荜澄茄油烯醇（1.67%）、去氢白菖烯（1.65%）、反式 -α - 香柠檬烯（1.57%）、4- 异丙 -1,6- 二甲萘

（1.54%）、芳樟醇（1.30%）、α - 依兰烯（1.25%）、苦橙花醇（1.17%）、长叶烯 -(V4)（1.14%）等。

大叶千斤拔：朱丹晖等（2012）用水蒸气蒸馏法提取的大叶千斤拔干燥根挥发油的主要成分为：长叶烯（6.65%）、 - 雪松烯（5.50%）、α - 杉木烯（5.26%）、3- 溴甲基 -1,1- 二甲基 -1H- 茚（5.07%）、α - 桉叶醇（4.31%）、布藜醇（4.14%）、法尼醇（3.75%）、香附酮 -3,7(11)- 二烯（3.57%）、L- 樟脑（3.49%）、δ - 杜松萜烯（3.37%）、门萨二酮 C（3.35%）、α - 雪松烯（3.13%）、4- 异丙 -1,6- 二甲萘（2.97%）、去氢白菖烯（2.86%）、菖蒲二烯（2.77%）、柏木脑（2.36%）、3-4,5- 二甲基 -3H- 异苯并呋喃 -1- 酮（2.33%）、十六烷酸（2.30%）、蛇麻烷（2.08%）、δ - 杜松醇（1.84%）、橙花叔醇（1.76%）、荜澄茄油烯醇（1.41%）、α - 紫穗槐烯（1.40%）、表蓝桉醇（1.23%）、长叶环烯（1.15%）、依兰烯（1.12%）、 - 蛇床烯醇（1.12%）、5- 甲氧基 -7- 苯基 - 双环[3.2.0]庚 -2- 烯 -6- 酮（1.09%）、芳樟醇（1.05%）、苦橙花醇（1.01%）等。

【性味与功效】味甘、涩，性平。祛风利湿，强筋壮骨，活血解毒。治风湿痹痛，腰肌劳损，四肢痿软，跌打损伤，咽喉肿痛。

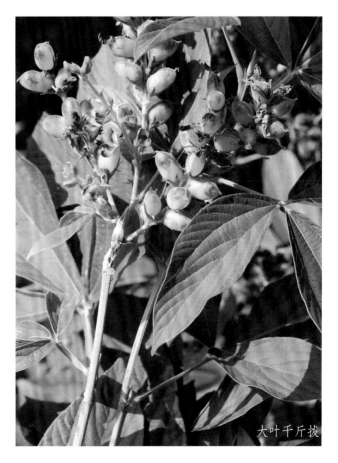

大叶千斤拔

小槐花 ▼

【基源】豆科山蚂蝗属植物小槐花 *Desmodium caudatum* (Thunb.) DC.（*Ohwia caudata* (Thunb.) H. Ohashi）的根或全株。根的芳香成分未见报道。

【形态特征】直立灌木或亚灌木，高 1~2m。叶为羽状三出复叶，小叶 3；托叶披针状线形；小叶近革质或纸质，顶生小叶披针形或长圆形，长 5~9cm，宽 1.5~2.5cm，侧生小叶较小；小托叶丝状。总状花序顶生或腋生，长 5~30cm，每节生 2 花；苞片钻形；花萼窄钟形；花冠绿白或黄白色，长约 5mm。荚果线形，扁平。花期 7~9 月，果期 9~11 月。

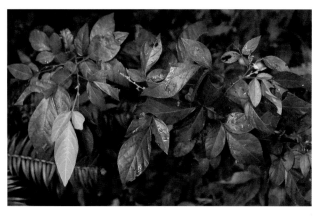

【习性与分布】 生于山坡、路旁草地、沟边、林缘或林下，海拔 150~1000m。分布于长江以南各省，西至喜马拉雅山，东至台湾。

【芳香成分】甘洋萦等（2018）用水蒸气蒸馏法提取的广西南宁产小槐花干燥全株挥发油的主要成分为：棕榈酸（24.40%）、薄荷脑（12.06%）、邻苯二甲酸二异丁酯（8.15%）、己酸丁酯（5.66%）、亚油酸（5.17%）、二苯甲酮（4.52%）、α-荜澄茄醇（3.92%）、油酸（2.87%）、芳樟醇（1.61%）、1-辛烯-3-醇（1.58%）、1,2,3,4,4a,7-六氢-1,6-二甲基-4-(1-甲基乙基)-萘（1.55%）、喇叭茶醇（1.36%）、7,9-二叔丁基-1-氧杂螺 [4.5]-癸-6,9-二烯-2,8-二酮（1.17%）、5-羟基去氢白菖烯（1.14%）等。

【性味与功效】味微苦、辛，性平。清热解毒，祛风利湿。治感冒发热，胃肠炎，痢疾，小儿疳积，风湿关节痛；外用治毒蛇咬伤，痈疖疔疮，乳腺炎。

小叶三点金 ▼

【基源】豆科山蚂蝗属植物小叶三点金 *Desmodium microphyllum* (Thunb.) DC. 的根及全草。

【形态特征】多年生草本。茎纤细，多分枝；根粗，木质。叶为羽状三出复叶；托叶披针形；小叶薄纸质，长椭圆形，长 10~12mm，宽 4~6mm；全缘；小托叶小。总状花序顶生或腋生，被黄褐色开展柔毛；有花 6~10 朵，花小，长约 5mm；苞片卵形；花萼长 4mm，5 深裂；花冠粉红色。荚果长 12mm，宽约 3mm。有网脉。花期 5~9 月，果期 9~11 月。

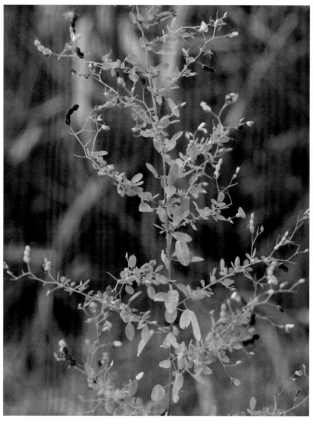

【习性与分布】生于荒地草丛中或灌木林中，海拔 150~2500m。分布于长江以南各省区，西至云南、西藏，东至台湾。

【芳香成分】田茂军等（2005）用石油醚萃取法提取的云南大理产小叶三点金干燥根挥发油的主要成分为：28-降-17-α-羽扇豆烷（3.97%）、1,2-二羟基-6,6'-二甲基-5,5',8,8'-四羰基-1,2'-联萘（3.94%）、豆甾烷（2.61%）、4,4,8,10-四甲基-9-乙基十氢萘（2.42%）、谷甾烷（1.76%）、三楔旱地菊素 c（1.46%）等；干燥茎挥发油的主要成分为：甲苯氧基丁酯（29.87%）、3,4,5-三甲基庚烷（13.93%）、2-甲基庚烷（10.27%）、辛烷（5.77%）、癸烷（3.57%）、十六烷基环己烷（3.22%）、十八醛（2.33%）、十一烷（2.22%）、十七烷（1.61%）、4-甲基癸烷（1.42%）、癸二酸癸二酯（1.31%）等；干燥叶挥发油的主要成分为：甲苯氧基丁酯（12.07%）、3-甲基庚烷（12.03%）、2-甲基庚烷（11.68%）、2-异丙基-8-二甲基-八氢萘（7.13%）、4-乙酰基阿魏酸环木菠萝甾酯（4.61%）、9,19,32-甲基-9-β-24-烯羊毛甾烷氧基硅烷（3.62%）、4-亚甲基-1-甲基环庚烷（3.03%）、辛烷（2.56%）、β-葎草烯（2.04%）、2,6,10-三甲基-新植二烯（1.99%）、2,2,5,5,8,8-六甲基三环 [4.3.0.0^{7,9}] 壬烷（1.91%）、二十四碳烯酰胺（1.48%）、癸烷（1.09%）等。

【性味与功效】味甘，性平。健脾利湿，止咳平喘，解毒消肿。治小儿疳积，黄疸，痢疾，咳嗽，哮喘，支气管炎；外用治毒蛇咬伤，痈疮溃烂，漆疮，痔疮。

酸角（罗望子） ▼

【基源】豆科酸豆属植物酸豆 *Tamarindus indica* Linn. 的果实。

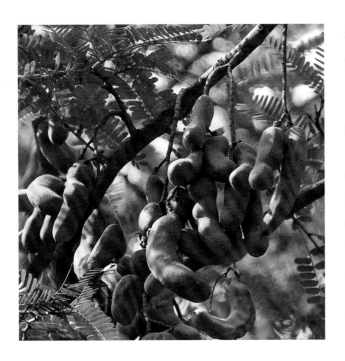

【形态特征】乔木，高10~25m，胸径30~90cm。小叶小，长圆形，长 1.3~2.8cm，宽 5~9mm。花黄色或杂以紫红色条纹，少数；小苞片 2 枚，长约 1cm，开花前紧包着花蕾；萼管长约 7mm，檐部裂片披针状长圆形；花瓣倒卵形，与萼裂片近等长。荚果圆柱状长圆形，肿胀，棕褐色，长 5~14cm；种子 3~14 颗，褐色，有光泽。花期 5~8 月，果期 12 月至翌年 5 月。

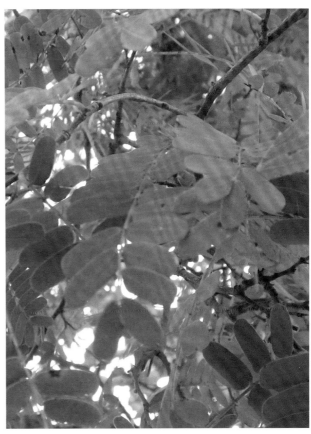

【习性与分布】生于南方海拔 400~1500m 的密林、杂树林、灌木丛或河岸田地边。抗风，适于海滨地区种植。分布于广东、台湾、广西、福建、云南、四川等省区。

【挥发油含量】超临界萃取的果实的得油率为 4.08%。

【芳香成分】张峻松等（2007）用超临界 CO_2 萃取法提取的云南大理产酸豆果实挥发油的主要成分为：5-甲基-2(3H)-呋喃酮(26.14%)、丁二酸二乙酯（18.81%）、糠醛（13.09%）、十六酸（6.83%）、4-氧代戊酸乙酯（6.22%）、亚麻酸（3.89%）、5-甲基糠醛（2.98%）、油酸（2.38%）、5-羟甲基糠醛（1.93%）、邻苯二甲酸二丁酯(1.59%)、糠酸（1.50%）、亚麻酸乙酯(1.30%)、亚油酸（1.24%）等。

【性味与功效】味甘、酸，性凉。清热解暑，和胃消积。治中暑，食欲不振，小儿疳积，妊娠呕吐，便秘。

舞草 ▼

【基源】豆科舞草属植物舞草 *Codariocalyx motorius* (Houtt.) Ohashi（*Desmodium gyrans* (Linn.) DC.）的全草。

【形态特征】直立小灌木，高达1.5m。叶为三出复叶，侧生小叶很小或缺而仅具单小叶；托叶窄三角形；顶生小叶长椭圆形或披针形，长5.5~10cm，宽1~2.5cm；小托叶钻形。圆锥花序或总状花序顶生或腋生；苞片宽卵形，密生；花萼膜质；花冠紫红色。荚果镰刀形或直，长2.5~4cm，宽约5mm；种子长4~4.5mm，宽2.5~3mm。花期7~9月，果期10~11月。

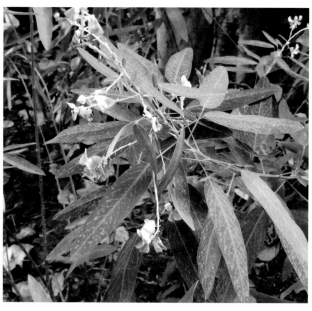

【习性与分布】生于丘陵山坡或山沟灌丛中，海拔200~1500m。喜阳光和温暖湿润的环境。耐旱，耐瘠薄。分布于福建、江西、广东、广西、四川、贵州、云南及台湾等省区。

【挥发油含量】微波萃取的干燥枝叶的得油率为0.76%。

【芳香成分】赵莉等（2014）用微波萃取法提取的舞草干燥枝叶挥发油的主要成分为：1,3-二(3-苯氧基苯氧基)苯(37.70%)、棕榈酸(21.61%)、二十二烷(6.73%)、植酮(6.60%)、亚油酸(2.54%)、二十五烷(2.45%)、柏木脑(1.25%)等。

【性味与功效】味微涩，性平。安神，镇静，祛瘀生新，活血消肿。主治神经衰弱，胎动不安。

四方木皮 ▼

【基源】豆科无忧花属植物中国无忧花 *Saraca dives* Pierre 的树皮和叶。树皮的芳香成分未见报道。

【形态特征】乔木，高5~20m。叶有小叶5~6对，嫩叶略带紫红色；小叶长椭圆形、卵状披针形或长倒卵形，长15~35cm，宽5~12cm。花序腋生，较大；总苞大，阔卵形；苞片卵形、披针形或长圆形；小苞片较小；花黄色，两性或单性；萼管长1.5~3cm，裂片长圆形，4片，有时5~6片，具缘毛。荚果棕褐色，扁平；种子5~9颗，扁平。花期4~5月，果期7~10月。

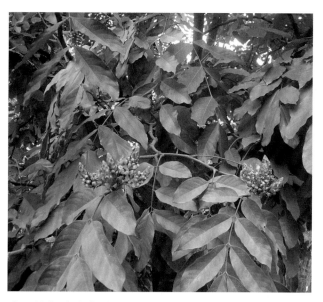

【习性与分布】普遍生于海拔200~1000m的密林或疏林中，常见于河流或溪谷两旁。偏阳性树种，喜充足阳光。分布于云南、广西、广东。

【芳香成分】杨世萍等（2017）用水蒸气蒸馏法提取的广西南宁产中国无忧花阴干叶挥发油的主要成分为：叶绿醇（12.75%）、金合欢基丙酮（9.58%）、6,10,14-三甲基-2-十五酮（5.70%）、1-(3-羟基苯基)-乙酮（5.41%）、(E)-4-(2,6,6-三甲基-1-环己烯-1-基)-3-丁烯-2-酮（5.26%）、(E)-6,10-二甲基-5,9-十一碳二烯-2-酮（4.64%）、5-戊基-1,3-苯二酚（4.21%）、十六醛（2.73%）、全反式或(E)-2,6,10,15,19,23-六甲基-2,6,10,14,18,22-二十四烷六烯（2.18%）、去氢骆驼蓬碱（1.83%）、1,8-萘内酰亚胺（1.72%）、三羟苯丙酮（1.53%）、异植醇（1.52%）、5-氨基-1-苯基吡唑（1.27%）、正十六酸（1.20%）、1,2,3,4-四氢-1,1,6-三甲基-萘（1.15%）、(Z)-3-己烯醇苯甲酸酯（1.03%）等。

【性味与功效】味苦、涩，性平。祛风除湿，消肿止痛。叶外用治跌打肿痛。

毛鸡骨草 ▼

【基源】豆科相思子属植物毛相思子 *Abrus mollis* Hance 除去荚果（因种子有毒）的干燥全株，为鸡骨草习用品。

【形态特征】藤本。茎、叶柄和叶轴被黄色长柔毛。羽状复叶；托叶钻形；小叶 10~16 对，膜质，长圆形，最上部两枚常为倒卵形，长 1~2.5cm，宽 0.5~1cm。总状花序腋生；花长 3~9mm，4~6 朵聚生于花序轴的节上；花萼钟状；花冠粉红色或淡紫色。荚果长圆形，扁平，长 3~6cm，宽 0.8~1cm，有种子 4~9 粒；种子黑色或暗褐色，卵形，扁平。花期 8 月，果期 9 月。

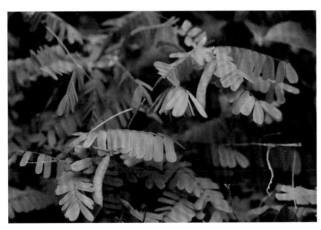

【习性与分布】生于山谷、路旁疏林、灌丛中，海拔 200~1700m。分布于福建、广东、广西。

【芳香成分】肖晓等（2017）用水蒸气蒸馏法提取的毛相思子干燥全草挥发油的主要成分为：α-乙基-己酸（25.84%）、(±)-α-乙酸松油酯（20.07%）、α-荜澄茄醇（4.66%）、甘香烯（4.06%）、六氢法尼基丙酮（4.04%）、β-杜松烯（3.96%）、β-石竹烯（3.18%）、β-榄香烯（3.02%）、大根香叶烯（2.81%）、松烷醇（2.65%）、α-香柑油烯（1.60%）、β-斯巴

醇(1.59%)、朱栾倍半萜（1.53%）、β-蛇床烯（1.30%）、白千层醇（1.13%）、α-石竹烯（1.12%）、环氧化异香树烯（1.05%）、γ-杜松烯（1.00%）等。

【性味与功效】味甘、淡，性凉。清热解毒，祛风除湿。治咽喉肿痛，肝胆实热。

九龙藤 ▼

【基源】豆科羊蹄甲属植物龙须藤 *Bauhinia championii* (Benth.) Benth. 的根或茎。根的芳香成分未见报道。

【形态特征】藤本，有卷须；嫩枝和花序薄被紧贴的小柔毛。叶纸质，卵形或心形，长 3~10cm，宽 2.5~9cm。总状花序狭长，长 7~20cm；苞片与小苞片小；花直径约 8mm；花托漏斗形；萼片披针形；花瓣白色。荚果倒卵状长圆形或带状，扁平，长 7~12cm，宽 2.5~3cm；种子 2~5 颗，圆形，扁平。花期 6~10 月，果期 7~12 月。

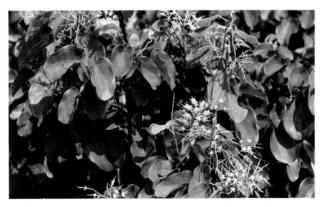

【习性与分布】生于低海拔至中海拔的丘陵灌丛或山地疏林和密林中。喜光照，较耐阴，耐干旱瘠薄。分布于台湾、福建、广东、江西、河南、江苏、安徽、浙江、湖北、湖南、广西、四川、贵州、云南等省区。

【芳香成分】叶蕺芝等（2009）用同时蒸馏萃取法提取的福建永泰产龙须藤藤茎挥发油的主要成分为：4-乙基-辛烷（3.99%）、2.5-二甲基-庚烷（3.13%）、辛烷（2.97%）、壬烷（1.75%）、3,3-二甲基-庚烷（1.39%）、2,4-二甲基-正庚烷（1.25%）、石竹烯（1.24%）、2,3-二甲基-庚烷（1.07%）等。

【性味与功效】味苦，性平。祛风除湿，行气活血。治风湿痹痛，跌打损伤，偏瘫，胃脘痛，疳积，痢疾。

蚕豆花

【基源】豆科野豌豆属植物蚕豆 *Vicia faba* Linn. 的花。

【形态特征】一年生草本，高 30-120cm。茎直立，四棱，中空。偶数羽状复叶；托叶戟头形或近三角状卵形，略有锯齿，具深紫色密腺点；小叶通常 1-3 对，互生，上部可达 4-5 对，椭圆形，长 4-10 cm，宽 1.5-4cm。总状花序腋生；花萼钟形；花冠白色，具紫色脉纹及黑色斑晕。荚果肥厚，熟后黑色。种子 2-6，长方圆形，黑色。花期 4-5 月，果期 5-6 月。

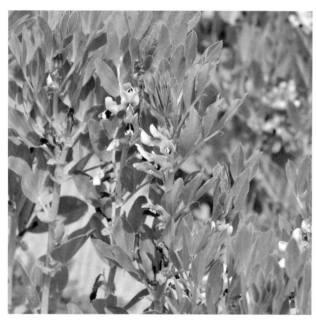

【习性与分布】生于温暖湿地，耐低温，但畏暑。全国各地均有栽培。

【挥发油含量】水蒸气蒸馏的花的得油率为 0.10%。

【芳香成分】傅桂香等（1986）用水蒸气蒸馏法提取的蚕豆干燥花挥发油的主要成分为：丁子香酚（28.49%）、棕榈酸（17.07%）、芳樟醇（12.33%）、6,10,14-三甲基-2-十五酮（9.29%）、异丁子香酚（7.51%）、十八碳二烯酸同分异构体（7.24%）、α-松油醇（2.04%）、甲氧基丁子香酚（1.66%）、1-(甲氧基苯基)乙酮（1.39%）、1-(4-甲氧基苯基)乙酮（1.03%）等。

【性味与功效】味甘、涩，性平。凉血止血，止带降压。治劳伤吐血，咳嗽咯血，崩漏带下，高血压病。

蚕豆 ▼

【基源】豆科野豌豆属植物蚕豆 *Vicia faba* Linn. 的种子。

【形态特征】同蚕豆花。

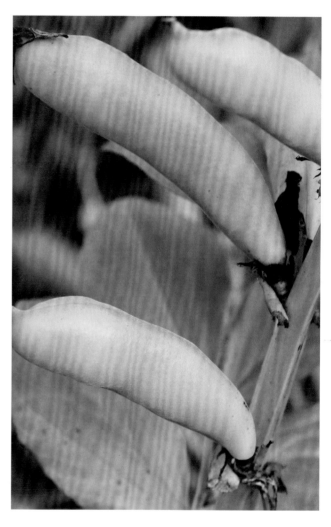

【习性与分布】同蚕豆花。

【芳香成分】刘春菊等（2015）用顶空固相微萃取法提取的江苏产'通蚕鲜6号'蚕豆新鲜嫩种子挥发油的主要成分为：乙醇（32.91%）、d-柠檬烯（18.31%）、己醇（8.66%）、对异丙基甲苯（7.05%）、1-辛烯-3-醇（2.94%）、3-辛醇（2.14%）、3-甲基丁醇（1.81%）、异戊酸乙酯（1.55%）、萜品烯（1.14%）、苯乙烯（1.08%）、2-戊基呋喃（1.07%）、(Z)-3-己烯醇（1.01%）等。

【性味与功效】味甘、微辛，性平。健脾利水，解毒消肿。治膈食，水肿，疮毒。

银合欢 ▼

【基源】豆科银合欢属植物银合欢 *Leucaena leucocephala* (Lam.) de Wit 的叶。

【形态特征】灌木或小乔木，高 2~6m；托叶三角形，小。羽片 4~8 对，长 5~16cm；小叶 5~15 对，线状长圆形，长 7~13mm，宽 1.5~3mm。头状花序通常 1~2 个腋生，直径 2~3cm；苞片紧贴；花白色；花萼顶端具 5 细齿；花瓣狭倒披针形。荚果带状，长 10~18cm，宽 1.4~2cm；种子 6~25 颗，卵形，长约 7.5mm，褐色，扁平，光亮。花期 4~7 月，果期 8~10 月。

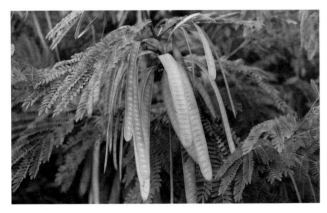

【习性与分布】 生于低海拔的荒地或疏林中。耐旱力强，不耐水渍。喜温暖湿润的气候。分布于福建、广东、广西、海南等省区。

【芳香成分】李学坚等（2005）用水蒸气蒸馏法提取的广西邕宁产银合欢叶挥发油的主要成分为：叶绿醇（21.78%）、棕榈酸（8.23%）、6,10- 二甲基 -5,9- 十一碳二烯 -2- 酮（5.00%）、二十八烷（4.91%）、壬醛（4.88%）、二十二烷（4.81%）、15- 二十四碳烯酸甲酯（4.59%）、2- 己烯醛（4.45%）、6,10,14- 三甲基 - 十五酮（3.97%）、二十一烷（3.33%）、二十四烷（3.22%）、四十四烷（2.84%）、芳樟醇（2.64%）、6- 甲基 -5- 庚烯 -2- 酮（2.31%）、3- 癸烯 -5- 酮（2.25%）、乙酰金合欢酮（2.11%）、β - 紫罗兰酮（2.00%）、三十四烷（1.85%）、十七烷（1.64%）、5,6- 二氢 -2,4,6- 三甲基 -4H-1,3,5- 三噻嗪（1.59%）、4- 羟基 -3- 甲基苯乙酮（1.54%）、(2,2- 二甲基环戊烷)- 环己烷（1.20%）等。

【性味与功效】收敛止血。治疖疮脓肿。

苦石莲 ▼

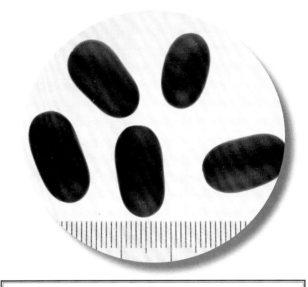

【基源】豆科云实属植物喙荚云实 *Caesalpinia minax* Hance 的种子。

【形态特征】有刺藤本，各部被短柔毛。二回羽状复叶长可达 45cm；托叶锥状而硬；羽片 5~8 对；小叶 6~12 对，椭圆形或长圆形，长 2~4cm，宽 1.1~1.7cm。总状花序或圆锥花序顶生；苞片卵状披针形；萼片 5；花瓣 5，白色，有紫色斑点。荚果长圆形，长 7.5~13cm，宽 4~4.5cm，有种子 4~8 颗；种子椭圆形，长约 18mm；宽约 10mm。花期 4~5 月，果期 7 月。

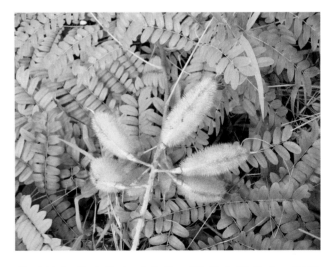

【习性与分布】生于山沟、溪旁或灌丛中，海拔 400~1500m。分布于广东、海南、广西、贵州、云南、四川、福建。

【芳香成分】霍昕等（2009）用有机溶剂萃取 – 水蒸

气蒸馏法提取的贵州产喀莱云实种仁挥发油的主要成分为：己醇（12.94%）、三正丁胺（4.32%）、E-2-辛烯醛（3.91%）、顺-4-庚烯醛（3.42%）、E,E-2,4-癸二烯醛（2.88%）、2-戊基呋喃（2.32%）、壬醛（2.08%）、1-辛烯-3-醇（1.68%）、2,3-二甲基萘烷（1.55%）、正二十烷（1.55%）、樟脑（1.26%）、反-2-辛醛（1.17%）、壬基苯酚（1.13%）、正十九烷（1.10%）、2-庚醇（1.05%）、1,6-二甲基萘烷（1.03%）等。袁经权等（2007）用石油醚常温渗漉提取法提取的喀莱云实种子挥发油的主要成分为：亚油酸（40.41%）、油酸（24.02%）、棕榈酸（14.68%）、硬脂酸（9.53%）、（反,反）9,12-十八碳二烯酸甲酯（2.41%）等。

【性味与功效】味苦，性凉寒。清热化湿，散瘀止痛。治风热感冒，痢疾淋浊，哕逆，痈肿，疮癣，跌打损伤，毒蛇咬伤。

猪屎豆 ▼

【基源】豆科猪屎豆属植物猪屎豆 *Crotalaria pallida* Ait. 的根、茎、叶及种子。根、茎的芳香成分未见报道。

【形态特征】多年生草本，或呈灌木状。托叶极细小；叶三出；小叶长圆形或椭圆形，长 3~6cm，宽 1.5~3cm。总状花序顶生，长达 25cm，有花 10~40 朵；苞片线形；花萼近钟形，五裂；花冠黄色。荚果长圆形，长 3~4cm，径 5~8mm，果瓣开裂后扭转；种子 20~30 颗。花果期 9~12 月间。

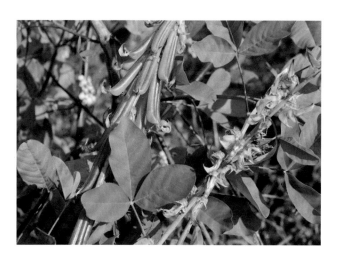

【习性与分布】生荒山草地及沙质土壤之中，海拔 100~1000m。分布于福建、台湾、广东、广西、四川、云南、山东、浙江、湖南等地。

【芳香成分】叶：杨东娟等（2011）用水蒸气蒸馏-两相溶剂萃取法提取的广东潮州产猪屎豆新鲜叶挥发油的主要成分为：柏木脑（33.68%）、棕榈酸（8.72%）、(-)-斯巴醇（5.67%）、蓝桉醇（4.03%）、二十一烷（3.89%）、植物醇（3.86%）、(Z,Z,Z)-9,12,15-十八碳三烯酸（3.52%）、9,12,15-十八烯醇（2.91%）、[1R-(1α,4aβ,8aα)]-十氢化-1,4a-二甲基-7-(1-甲基乙基)-1-萘酚（2.65%）、10-(乙酰甲基)-3-蒈烯（2.26%）、十四碳醛（2.08%）、表蓝桉醇（1.63%）、雪松烯醇（1.33%）、6,10,14-三甲基-2-十五烷酮（1.26%）、长叶烯（1.13%）等。

种子：张新蕊等（2011）用索氏法提取的海南五指山产猪屎豆成熟种子挥发油的主要成分为：棕榈酸（19.00%）、亚油酸（9.03%）、油酸（7.05%）、穿贝海绵甾醇（6.87%）、硬脂酸（4.19%）、豆甾醇（2.48%）、β-香树脂醇（2.35%）、麦角甾-5-烯醇（2.00%）、吲哚（1.97%）、E-2-庚烯醛（1.95%）、α-香树脂醇（1.24%）、亚油酸甲酯（1.18%）、棕榈酸甲酯（1.01%）等。

【性味与功效】茎、叶：味苦、辛，性平。清热祛湿。治痢疾，湿热腹泻。种子：味甘、涩，性凉。补肝肾，明目，固精。治头晕眼花，神经衰弱，遗精，早泄，小便频数，遗尿，白带。

紫荆花 ▼

【基源】豆科紫荆属植物紫荆 *Cercis chinensis* Bunge 的花。

【形态特征】丛生或单生灌木，高 2~5m。叶纸质，近圆形，长 5~10cm。花紫红色或粉红色，2~10 余朵成束，簇生于老枝和主干上，花长 1~1.3cm；龙骨瓣基部具深紫色斑纹。荚果扁狭长形，绿色，长 4~8cm，宽 1~1.2cm，翅宽约 1.5mm；种子 2~6 颗，阔长圆形，长 5~6mm，宽约 4mm，黑褐色，光亮。花期 3~4 月，果期 8~10 月。

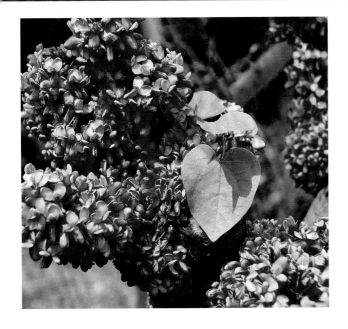

紫穗槐 ▼

【基源】豆科紫穗槐属植物紫穗槐 *Amorpha fruticosa* Linn. 的叶。

【形态特征】落叶灌木，丛生，高 1~4m。叶互生，奇数羽状复叶，长 10~15cm，有小叶 11~25 片，基部有线形托叶；小叶卵形或椭圆形，长 1~4cm，宽 0.6~2.0cm。穗状花序常 1 至数个顶生和枝端腋生，长 7~15cm；苞片长 3~4mm；花萼长 2~3mm；旗瓣心形，紫色。荚果下垂，长 6~10mm，宽 2~3mm，棕褐色，表面有凸起的疣状腺点。花、果期 5~10 月。

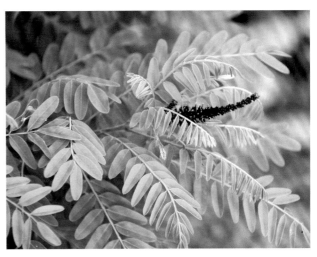

【习性与分布】生于密林或石灰岩地区。较耐寒。喜光，稍耐阴，不耐湿。分布于北至河北，南至广东、广西，西至云南、四川，西北至陕西，东至浙江、江苏、山东等省区。

【芳香成分】李勉等（2009）用水蒸气蒸馏法提取的河南开封产紫荆花挥发油的主要成分为：十五烷（12.03%）、亚油酸（5.99%）、十四烷（5.33%）、十六烷（4.24%）、壬醛（3.58%）、棕榈酸（3.40%）、桉树脑（3.38%）、4,8- 二甲基 - 十一烷（3.37%）、苯乙醇（3.28%）、7- 甲基 -7H- 二苯并 [b,g] 咔唑（2.59%）、十三烷（2.58%）、亚麻酸（2.48%）、β - 蒎烯（2.16%）、2,6- 二甲基 -6-(4- 甲基 -3- 戊烯基)- 双环 [3.1.1] 庚 -2- 烯（2.15%）、甲氧基苯基肟（1.87%）、十七烷（1.72%）、苯甲醇（1.62%）、2- 戊基 - 呋喃（1.60%）、6,10,14- 三甲基 -2- 十五烷酮（1.60%）、α - 甲基 - α -[4- 甲基 -3- 戊烯基] 环氧丙醇（1.59%）、十二烷（1.52%）、4,6- 二甲基十二烷（1.51%）、2,6- 二 (1,1- 二甲基乙基)-4-(1- 氧代丙基) 苯酚（1.50%）、2- 甲基 - 十五烷（1.36%）、苯甲醛（1.33%）、石竹烯（1.32%）、(Z)-7,11- 二甲基 -3- 亚甲基 -1,6,10- 癸三烯（1.25%）、2,6,10,14- 四甲基十五烷（1.11%）、[S-(R*,S*)]-3-(1,5- 二甲基 -4- 己烯基)-6- 亚甲基 - 环己烯（1.09%）、5- 丙基 - 十三烷（1.07%）、(R)-1- 甲基 -5-(1- 甲基乙炔基)- 环己烯（1.02%）等。

【性味与功效】味苦，性平。清热凉血，通淋解毒。治热淋，血淋，疮疡，风湿筋骨痛。

【习性与分布】阳性树种，对水分和温度适应幅度大。分布于东北、华北、西北及山东、安徽、江苏、河南、湖北、广西、四川等省区。

【芳香成分】王笳等（1996）用水蒸气蒸馏法提取的紫穗槐枝叶挥发油的主要成分为：α - 蒎烯（12.60%）、月桂烯（7.90%）、β - 桉叶油醇（7.30%）、α - 雪松烯（6.80%）、β - 荜澄茄油烯（6.40%）、δ - 荜澄茄烯（5.60%）、反式 - 石竹烯（5.20%）、榄香醇（4.80%）、丁子香烯（3.90%）、三甲基 - 双环 - 庚烯（3.30%）、荜草烯（3.00%）、α - 荜澄茄油烯（2.80%）、γ - 依兰油烯（2.80%）、δ -3- 蒈烯（2.70%）、α - 依兰油烯（2.20%）、芹子烯（2.00%）、β - 蒎烯（1.60%）、喇叭茶醇（1.20%）等。

【性味与功效】味微苦，性凉。清热解毒，收敛，消肿。治烧、烫伤，痈疮，湿疹。

紫藤 ▼

【基源】豆科紫藤属植物紫藤 *Wisteria sinensis* (Smis) Sweet 的茎皮、花及种子。茎皮、种子的芳香成分未见报道。

【形态特征】落叶藤本。茎左旋。奇数羽状复叶长 15-25cm；托叶线形；小叶 3-6 对，卵形，上部小叶较大，基部 1 对最小，长 5-8cm，宽 2-4cm；小托叶刺毛状。总状花序发自去年短枝的腋芽或顶芽；苞片披针形；花长 2-2.5cm，芳香；花萼杯状；花冠紫色。荚果倒披针形，有种子 1-3 粒；种子褐色，圆形，宽 1.5cm，扁平。花期 4 月中旬至 5 月上旬，果期 5-8 月。

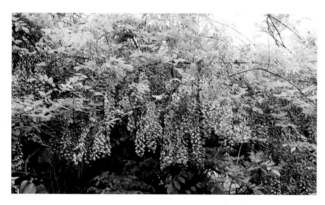

【习性与分布】喜阳光，略耐阴。较耐寒，喜湿润，怕涝，耐干旱，耐瘠薄。分布于山东、河北、河南、山西、陕西、浙江、湖北、湖南、四川、广东、广西、贵州、云南、甘肃、内蒙古、辽宁等省区。

【挥发油含量】水蒸气蒸馏的花的得油率为 0.24%~0.95%。

【芳香成分】杨华等（2011）用超声协助水蒸气蒸馏法提取的陕西延安产紫藤花挥发油的主要成分为：(9Z)-1,1- 二甲氧基 -9- 十八烯（10.90%）、苯乙醇（9.51%）、2-(3- 甲基 – 环氧乙基)- 甲醇（6.84%）、10- 甲基十九烷（6.68%）、棕榈酸甲酯（4.90%）、苯甲酸 -2- 苯乙酯（4.62%）、6,10,14- 三甲基 -2- 十五烷酮（4.60%）、沉香醇（3.34%）、3- 烯丙基 -2- 甲氧基苯酚（2.50%）、1,2- 邻苯二甲酸丁辛酯（1.51%）、(8E)-8- 十八烯（1.49%）、十八（烷）醛（1.26%）、正十九醇（1.16%）、十六烷基缩水甘油醚（1.15%）、棕榈酸苄酯（1.09%）、二十二烷酸乙酯（1.07%）、13- 十七烷基 -1- 醇（1.05%）、2- 十九烷酮（1.05%）、橙花醇（1.00%）等。李兆琳等（1992）用水蒸汽蒸馏法提取的甘肃兰州产紫藤新鲜花挥发油的主要成分为：十六酸甲酯（8.81%）、十六烷酸（8.79%）、二十三烷（8.55%）、(E,E,E)-3,7,11,15- 四甲基 - 十六 -1,3,6,10,14- 五烯（6.91%）、乙酸乙酯（4.28%）、芳樟醇（4.13%）、3,9- 二甲基烷（3.60%）、2- 十五烷酮（1.87%）、硬脂酸甲酯（1.63%）、2,3- 二氢苯并呋喃（1.60%）、11,14,17- 二十一烷三烯酸甲酯（1.57%）、(顺,反)-3,7,11- 三甲基 -2,6,10- 十二三烯 -1- 醇（1.37%）、2- 十三烷酮（1.34%）、茴香脑（1.13%）、二十一烷（1.09%）、(E)- 反 -3-(4,8- 二甲基 -3,7- 壬二烯基)- 呋喃（1.03%）等。李峰等（2002）用水蒸气蒸馏法提取的山东曲阜产紫藤鲜花挥发油的主要成分为：龙涎香精内酯（18.21%）、里哪醇（11.57%）、α - 松油醇（10.58%）、7,8- 二羟基香豆素（7.88%）、2,3- 二氢 - 苯并呋喃（7.40%）、吲哚（6.87%）、苯丙酮（4.74%）、7- 十三酮（2.99%）、苯甲酸苄酯（2.84%）、异丁香酚甲醚（2.01%）、十六碳酸甲酯（2.00%）、氨茴酸甲酯（1.92%）、6- 甲基 -2- 庚酮（1.89%）、6- 甲基 -5- 庚烯 -2- 酮（1.73%）、丁子香酚（1.68%）、苯丙醇（1.65%）、3- 甲基 -2- 丁烯 -1- 醇 – 乙酸酯（1.32%）、二苯并呋喃（1.21%）、2- 甲基 -5- 十一酮（1.07%）、香叶醇（1.07%）等。李祖光等（2005）用顶空固相微萃取法提取的浙江杭州产紫藤新鲜花挥发油的主要成分为：2- 十一酮（21.22%）、2- 壬酮（20.90%）、3-[4,8- 二甲基 -3,7- 壬二烯基]- 呋喃（10.32%）、2- 十三酮（8.21%）、芳樟醇（7.50%）、β - 石竹烯（6.02%）、反式 - 罗勒烯（5.41%）、草蒿脑（4.27%）、反式 - 茴香脑（3.91%）、反式,反式 -2,4- 辛二烯 -1- 醇乙酸酯（1.65%）、α - 蒎烯氧化物（1.32%）、大根香叶烯 D（1.14%）、2- 十五酮（1.14%）、4- 丙酮基环庚酮（1.11%）等。李祖光等（2009）用固相微萃取法提取的浙江杭州产盛开期紫藤鲜花头香的主要成分为：芳樟醇（64.81%）、2- 壬酮（9.18%）、反式 - 罗勒烯（8.71%）、2- 十一酮（4.94%）、3-(4,8- 二甲基 -3,7- 壬二烯)- 呋喃（1.88%）、2- 十三酮（1.66%）、4- 丙酮基环庚酮（1.41%）、α - 蒎烯氧化物（1.12%）、异草蒿脑（1.04%）等。

【性味与功效】味甘、苦，性温，有小毒。止痛，杀虫。治腹痛，蛲虫病。

大透骨消 ▼

【基源】杜鹃花科白珠树属植物地檀香 *Gaultheria forrestii* Diels 的根、叶、果实或全株。根、果实或全株的芳香成分未见报道。

【形态特征】常绿灌木或小乔木，高 1~4m。叶薄革质，长圆形、狭卵形至披针状椭圆形，长 4~11cm，宽 2~4cm，密被锈色腺点，边缘具疏锯齿。总状花序腋生，长 2~5cm，花多而密集；小苞片 2，对生，宽三角形，背有脊，花萼裂片 5，覆瓦状排列；花冠白色，坛形，长约 4.5mm。浆果状蒴果球形，直径约 4.5mm，成熟时暗蓝色。花期 4~7 月，果期 8~11 月。

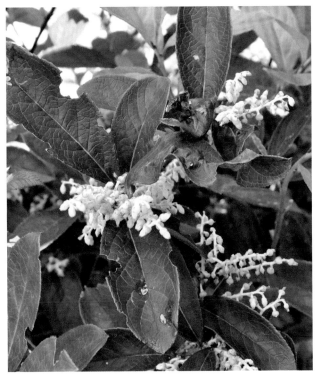

【习性与分布】生于海拔 600~3600m 的干燥阳处。分布于云南、贵州、四川、湖南。

【挥发油含量】水蒸气蒸馏的新鲜叶的得油率为 0.30%。

【芳香成分】杨志勇等（2008）用水蒸气蒸馏法提取的云南大理产地檀香新鲜叶挥发油主要成分为：羟基苯甲酸甲酯（70.70%）、十七烷（1.07%）等。

【性味与功效】味苦、辛，性温。祛风湿，通经络，健脾利水。治风湿痹证，四肢瘫痪，水肿，小儿疳积。

白珠树 ▼

【基源】杜鹃花科白珠树属植物滇白珠 *Gaultheria leucocarpa* Blume var. *crenulata* (Kurz.) T. Z. Hsu.（*Gaultheria yunnanense* (Franch.) Rehd.）的根或茎叶。

【形态特征】常绿灌木，高 1~3m。叶卵状长圆形，革质，有香味，长 7~12cm，宽 2.5~5cm，边缘具锯齿。总状花序腋生，花 10~15 朵，疏生，序轴基部为鳞片状苞片所包；苞片卵形；小苞片 2，披针状三角形；花萼裂片 5，具缘毛；花冠白绿色，钟形。浆果状蒴果球形，直径约 5mm，或达 1cm，黑色，5 裂；种子多数。花期 5~6 月，果期 7~11 月。

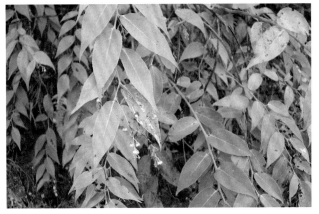

【习性与分布】从低海拔到海拔 3500m 左右的山上均有分布。分布于长江流域及其以南各省区。

【挥发油含量】水蒸气蒸馏的根的得油率为 0.44%，茎的得油率为 0.28%。

【芳香成分】滇白珠根茎和枝叶挥发油的主成分均为水杨酸甲酯（74.18%~99.66%）。吴琴等（2007）用固相微萃取法提取的滇白珠干燥根茎挥发油的主要成分为：水杨酸甲酯（74.18%）、十六烷（1.59%）、十五烷（1.38%）、2-羟基-4-甲氧基苯乙酮（1.09%）、2,6,10,14-四甲基-十五烷（1.04%）、2-甲基-癸烷（1.02%）、白菖烯（1.00%）等。陈素珍（1990）用水蒸气蒸馏法提取的福建龙岩产滇白珠新鲜茎叶挥发油的主要成分为：水杨酸甲酯（98.85%）等。

【性味与功效】味辛，性温。祛风除湿，通络止痛。治风湿痹痛，跌打损伤。

白花映山红 ▼

【基源】杜鹃花科杜鹃属植物白花杜鹃 *Rhododendron mucronatum* (Blume) G. Don 的花、根或茎叶。花、根的芳香成分未见报道。

【形态特征】半常绿灌木，高 1~3m；分枝多。叶纸质，披针形，长 2~6cm，宽 0.5~1.8cm，疏被灰褐色贴生长糙伏毛，混生短腺毛。伞形花序顶生，具花 1~3 朵；花萼大，绿色，裂片 5，披针形，密被腺状短柔毛；花冠白色，有时淡红色，阔漏斗形，长 3~4.5cm，5 深裂。蒴果圆锥状卵球形，长约 1cm。花期 4~5 月，果期 6~7 月。

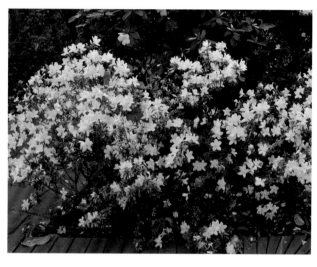

【习性与分布】喜凉爽湿润的气候，恶酷热干燥。分布于江苏、浙江、江西、福建、广东、广西、四川、云南。

【挥发油含量】水蒸气蒸馏的干燥叶的得油率为 0.25%。

【芳香成分】李标等（2013）用水蒸气蒸馏法提取的安徽黄山产白花杜鹃干燥叶挥发油的主要成分为：植物醇（20.58%）、13-表泪柏醚（5.93%）、环己酮（4.64%）、芳樟醇（4.43%）、冬青油（3.65%）、反式 -2,4-庚二烯醛（3.22%）、α-松油醇（2.85%）、顺式-橙花叔醇（2.42%）、二十六烷（1.97%）、4-甲氧基苯乙烯（1.89%）、贝壳杉 -16-烯（1.44%）、1,1,6-三甲基 -1,2-二氢萘（1.11%）等。

【性味与功效】味甘、辛，性温。和血，散瘀，止咳。治吐血，便血，痢疾，崩漏，咳嗽，跌打损伤。

杜鹃花叶 ▼

【基源】杜鹃花科杜鹃属植物杜鹃花 *Rhododendron simsii* Planch. 的叶。

【形态特征】落叶灌木，高 2~5m；分枝多而纤细，密被亮棕褐色扁平糙伏毛。叶革质，常集生枝端，卵形至倒披针形，长 1.5~5cm，宽 0.5~3cm，边缘微反卷，具细齿。花芽卵球形。花 2~6 朵簇生枝顶；花萼 5 深裂；花冠阔漏斗形，玫瑰色、鲜红色或暗红色，长 3.5~4cm，宽 1.5~2cm，裂片 5，上部裂片具深红色斑点。蒴果卵球形。花期 4~5 月，果期 6~8 月。

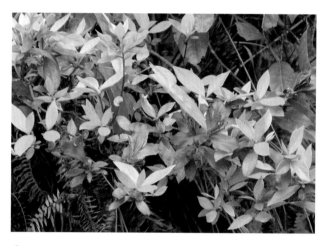

【习性与分布】生于海拔 500~2500m 的山地疏灌丛或松林下。喜酸性土壤，喜凉爽、湿润、通风的半阴环境，既怕酷热又怕严寒，忌烈日暴晒。分布于江苏、安徽、浙江、江西、福建、台湾、湖北、湖南、广东、广西、四川、贵州、云南。

【挥发油含量】水蒸气蒸馏的新鲜嫩枝叶的得油率为 0.10%。

【芳香成分】赵晨曦等（2005）用水蒸气蒸馏法提取的湖南岳麓山产杜鹃新鲜嫩枝叶挥发油的主要成分为：植醇（15.21%）、3,7-二甲基 -1,6-辛二烯 -3-醇（12.60%）、[Z,Z,Z]-9,12,15-十八碳三烯酸乙酯（9.16%）、正十六酸（7.73%）、1-辛烯 -3-醇（4.00%）、对薄荷 -1-烯 -8-醇（2.15%）、9,12-十八碳二烯酸（1.85%）、二十四烷酸甲酯（1.38%）、3,7,11-三甲基 -1,6,10-十二碳三烯 -3-醇（1.32%）、[Z,Z,Z]-9,12,15-十八碳三烯酸（1.15%）、3,7-二甲基 -2,6-辛二烯 -1-醇（1.13%）、4-甲基 -十氢 -1,1,7-三甲基 -1H-环丙 [e]

蒌-7-醇（1.05%）等。

【性味与功效】味酸，性平。清热解毒，止血，化痰止咳。治痈肿疮毒，荨麻疹，外伤出血，支气管炎。

小叶枇杷 ▼

【基源】杜鹃花科杜鹃属植物烈香杜鹃 *Rhododendron anthopogonoides* Maxim. 的叶及嫩枝。

【形态特征】常绿灌木，高 1~2m，直立。叶芳香，革质，卵状椭圆形至卵形，长 1.5~4.7cm，宽 1~2.3cm，上面蓝绿色，下面黄褐色或灰褐色，被暗褐色和带红棕色的鳞片。花序头状顶生，有花 10~20 朵，花密集；花萼发达，淡黄红色或淡绿色；花冠狭筒状漏斗形，长 1~1.4cm，淡黄绿或绿白色，有浓烈的芳香。蒴果卵形，长 3~4.5mm。花期 6~7 月，果期 8~9 月。

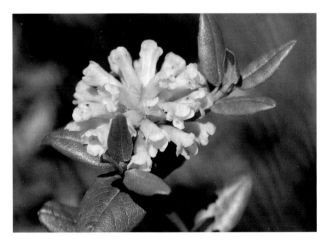

【习性与分布】生于高山坡、山地林下、灌丛中，常为灌丛优势种，海拔 2900~3700m。分布于青海、甘肃、陕西、山西、四川。

【挥发油含量】水蒸气蒸馏的枝叶或叶的得油率为 0.47%~2.50%，嫩枝的得油率为 0.08%~1.04%；超临界萃取的枝叶的得油率为 5.06%。

【芳香成分】烈香杜鹃叶挥发油的主成分多为苄基丙酮（11.50%~54.75%），也有主成分不同的报告。李明珠等（2016）用水蒸气蒸馏法提取的甘肃榆中产烈香杜鹃干燥叶挥发油的主要成分为：苄基丙酮（54.75%）、吉马酮（8.35%）、2-甲基-3-苯基-1-丙烯（5.28%）、5,10-十五二炔-1-醇（4.59%）、桉叶油二烯（3.20%）、

莪术烯（2.95%）、(-)-α-古芸烯（2.33%）、(+)-γ-古芸烯（1.84%）、(2E)-2-甲基-6-[(1S)-4-甲基-3-环己烯-1-基]-2,6-庚二烯-1-醇（1.48%）、(1E,6E,8S)-1-甲基-5-亚甲基-8-(1-甲基乙基)-1,6-环癸二烯（1.25%）、δ-杜松烯（1.07%）等。张继等（2003）用水蒸气蒸馏法提取的甘肃天祝产烈香杜鹃新鲜枝叶挥发油的主要成分为：3,7-环癸烷-1-酮（15.53%）、3-苯基-2-丁酮（13.11%）、1-(1,3-二甲氧丙氧基)-苯（10.80%）、O-(O-甲氧基苯氧基)苯酚（6.65%）、4α-甲基十氢萘（5.94%）、β-辛烯（4.31%）、α-子丁香烯（4.05%）、1-乙烯基-1-甲基-环己烷（3.51%）、1,4-亚甲基-1H-茚（3.44%）、3-辛基-苯酚（3.31%）、2-甲基-2-丙基苯（2.29%）、α-金合欢烯（2.05%）、1,2-二乙基-4,5-二甲基苯（1.84%）、1H-环丙基奈烯（1.73%）、1,2,3,5,6,8a-六氢萘（1.42%）、1,2,3,4.,4a,5,6,8a-八氢萘（1.35%）、β-榄香酮（1.32%）、2,3-二甲基-环六-1,3-二烯（1.10%）等。刘彬（2007）用减压蒸馏法提取的青海贵德地区产烈香杜鹃花前期晾干枝叶挥发油的主要成分为：棕榈酸甲酯（17.08%）、邻苯二甲酸二丁酯（15.77%）、γ-杜松烯（5.33%）、τ-杜松醇乙酸酯（3.76%）、α-榄香烯（3.71%）、3-甲基-1,5-环辛二烯（3.41%）、硬脂酸乙酯（2.39%）、乙酰壬酸乙酯（2.02%）、7-异丙基-1H-吲哚-2,3-二酮（1.98%）、山嵛酸乙酯（1.95%）、6-甲氧基噢哢（1.78%）、角鲨烯（1.62%）、2-乙基吖啶（1.61%）、3-甲硫基喹啉（1.47%）、9,10-二乙基-9,10-二氢蒽（1.47%）、α-金合欢烯（1.41%）、花生酸乙酯（1.41%）、β-香茅醇（1.36%）、芳-姜黄烯（1.27%）、二十三(碳)烷（1.23%）、β-芹子烯（1.20%）、匙叶桉油烯（1.15%）、植醇（1.00%）等。朱亮锋等（1993）用水蒸气蒸馏法提取的烈香杜鹃枝叶挥发油的主要成分为：3-苯基-2-丁酮（35.55%）、γ-榄香醇（8.11%）、芹子-3,7(11)-二烯（6.10%）、α-古芸烯（5.36%）、乙酸-1-甲基-3-苯基丙酯（4.16%）、吉玛酮（2.85%）、β-杜松烯（2.67%）、γ-依兰油烯（2.47%）、雅槛蓝烯（2.34%）、α-石竹烯（2.18%）、α-金合欢烯（2.03%）、1-甲基-3-苯基丙醇（1.70%）、γ-榄香烯（1.16%）等。

【性味与功效】味辛、苦，性微温。祛痰，止咳，平喘。治咳嗽，气喘，痰多。

金背枇杷叶 （光背杜鹃） ▼

【基源】杜鹃花科杜鹃属植物陇蜀杜鹃 *Rhododendron przewalskii* Maxim. 的叶。

【形态特征】常绿灌木，高 1~3m。叶革质，常集生于枝端，叶片卵状椭圆形至椭圆形，长 6~10cm，宽 3~4cm，上面深绿色，微皱。顶生伞房状伞形花序，有花 10~15 朵；花萼小，具 5 个半圆形齿裂；花冠钟形，长 2.5~3.5cm，白色至粉红色，筒部上方具紫红色斑点，裂片 5，近圆形。蒴果长圆柱形，长 1.5~2cm，直径 4~5mm，光滑。花期 6~7 月，果期 9 月。

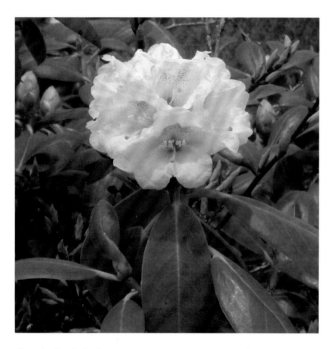

【习性与分布】生于海拔 2900~4300m 的高山林地。分布于青海、甘肃、陕西、四川。

【挥发油含量】水蒸气蒸馏的枝叶的得油率为 0.40%。

【芳香成分】吕义长（1980）用水蒸气蒸馏法提取的陇蜀杜鹃枝叶挥发油的主要成分为：d- δ - 杜松烯（25.00%）、愈创木醇（15.00%）、异水菖蒲二醇（5.00%）、α - 杜松醇（5.00%）、异愈创木醇（3.00%）、d- 斯潘连醇（3.00%）、前异水菖蒲二醇（2.00%）、杜鹃烯＋杜鹃次烯（2.00%）、δ - 杜松醇（2.00%）、(-)- 榧叶醇（2.00%）、牻牛儿酮（1.00%）等。

【性味与功效】味辛、苦，性凉，有毒。清肺，止咳化痰。治咳嗽气喘，痰多色黄。

百里香叶杜鹃 （黑香柴） ▼

【基源】杜鹃花科杜鹃属植物百里香叶杜鹃（千里香杜鹃）*Rhododendron thymifolium* Maxim. 的枝、叶。

【形态特征】常绿直立小灌木，高 0.3~1.3m，分枝多而细瘦，密被暗色鳞片。叶常聚生于枝顶，近革质，椭圆形至卵状披针形，长 3~18mm，宽 1.8~7mm，上面灰绿色，下面黄绿色，两面被银白色、灰褐色至麦黄色的鳞片。花单生枝顶或偶成双，花萼小，环状，带红色。花冠宽漏斗状，长 6~12mm，鲜紫蓝以至深紫色。蒴果卵圆形。花期 5~7 月，果期 9~10 月。

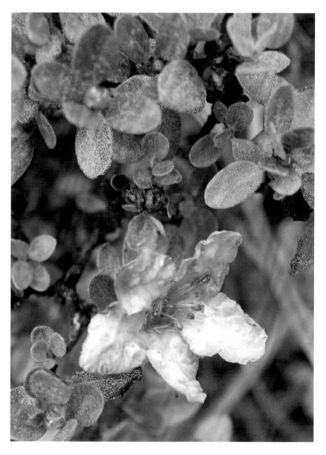

【习性与分布】生于湿润阴坡或半阴坡、林缘或高山灌丛中，海拔 2400~4800m。分布于青海、甘肃、四川。

【挥发油含量】水蒸气蒸馏的嫩枝和鲜叶的得油率为 2.00%，新鲜叶的得油率为 2.00%~2.18%，嫩枝的得油率为 0.30%~1.16%。

【芳香成分】张继等（2002）用水蒸气蒸馏法提取的

甘肃天祝产野生千里香杜鹃枝叶挥发油的主要成分为：5-羟基-2-甲基苯甲醛（33.36%）、2-氟苯基异氰酸盐（14.36%）、5-乙基-5-甲基-环己酮（9.54%）、1-乙基-1-甲基-环己烷（4.76%）、4α-甲基-十氢萘（3.36%）、β-榄香酮（2.78%）、O-薄荷-8-烯（2.78%）、1,2,3,5,6,7,8,8α-八氢萘（2.73%）、1,3,5-三甲基-1H-吡唑（1.97%）、1,2,3,4,4α,5,6,8α-八氢萘（1.81%）、γ-榄香烯（1.62%）、桉叶烷基-4(14),11-二烯（1.60%）、1H-环丙基[e]天蓝烃（1.55%）、β-倍半水菖香烯（1.27%）、α-子丁香烯（1.26%）、2,5,6-三甲基-1,3,6-庚三烯（1.18%）、反丙烯除虫菊（1.01%）等。姚晶等（2014）用水蒸气蒸馏法提取的青海互助产千里香杜鹃叶挥发油的主要成分为：β-蒎烯（19.92%）、α-蒎烯（19.81%）、月桂烯（4.21%）、檀香烯（3.50%）、吉马酮（2.63%）、3,7(11)-桉油二烯（2.54%）、柠檬烯（2.32%）、γ-榄香烯（2.30%）、蛇麻烯（1.98%）、α-桉叶烯（1.81%）、雅榄蓝树油烯（1.64%）、β-桉叶烯（1.33%）、三环烯（1.12%）等。

【性味与功效】味辛，性温。止咳平喘，祛痰。主治慢性气管炎，哮喘。

头花杜鹃（小叶杜鹃）▼

【基源】杜鹃花科杜鹃属植物头花杜鹃 *Rhododendron capitatum* Maxim. 的枝、叶。

【形态特征】常绿小灌木，高 0.5~1.5m，分枝多。叶近革质，芳香，椭圆形或长圆状椭圆形，长 7~24mm，宽 3~10mm，上面灰绿或暗绿色，被灰白色或淡黄色鳞片，下面淡褐色，具二色鳞片。花序顶生，伞形，有花 2~8 朵；花萼带黄色，裂片 5，不等大；花冠宽漏斗状，长 10~17mm，淡紫或深紫、紫蓝色，花管较裂片短。蒴果卵圆形。花期 4~6 月，果期 7~9 月。

【习性与分布】生于高山草原、草甸、湿草地或岩坡，常成灌丛，构成优势群落，海拔 2500~4300m。分布于陕西、青海、甘肃、四川。

【挥发油含量】水蒸气蒸馏的枝叶的得油率为 0.50%~2.00%，叶的得油率为 0.92%，嫩枝的得油率为 0.10%。

【芳香成分】头花杜鹃嫩枝叶挥发油的主成分多为 α-蒎烯（25.32%~41.06%），也有主成分不同的报告。张莉娟等（2019）用水蒸气蒸馏法提取的甘肃天祝产头花杜鹃阴干嫩枝叶挥发油的主要成分为：α-蒎烯（25.32%）、β-蒎烯（19.90%）、6,8-二甲基吡啶[3,4-d]嘧啶-4(3H)-酮（7.45%）、α-石竹烯（7.03%）、8b,9,10,11,12,12a-六氢-苯并[e]芘（4.54%）、环氧化蛇麻烯Ⅱ（3.44%）、对戊基苯甲酰氯（3.33%）、δ-杜松烯（3.05%）、α-芹子烯（2.87%）、β-石竹烯（2.57%）、γ-依兰油烯（2.19%）、β-月桂烯（1.97%）、柠檬烯（1.77%）、石竹素（1.61%）、去羟基-异菖蒲二醇（1.52%）、β-愈创木烯（1.27%）、γ-杜松烯（1.05%）、橙花叔醇（1.01%）等。姚晶等（2014）用水蒸气蒸馏法提取的海互助产头花杜鹃叶挥发油的主要成分为：β-蒎烯（29.02%）、α-蒎烯（28.31%）、柠檬烯（7.45%）、p-伞花烃（3.35%）等。

【性味与功效】味辛，性温。止咳平喘，祛痰。主治慢性气管炎，哮喘。

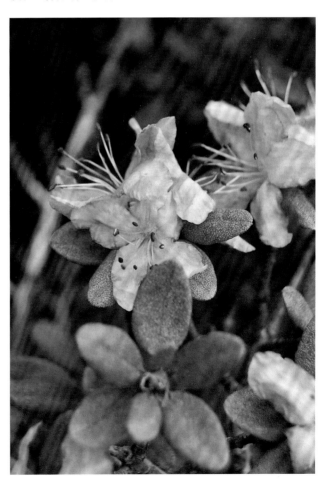

樱草杜鹃 ▼

【基源】杜鹃花科杜鹃属植物樱草杜鹃 *Rhododendron primuliflorum* Bur. et Franch. 的花和叶。

【形态特征】常绿小灌木，高 0.36~2.5m。叶革质，芳香，长圆形至卵状长圆形，长 0.8~3.5cm，宽 5~15mm，下面密被重叠成 2~3 层、淡黄褐色、黄褐色或灰褐色屑状鳞片。花序顶生，头状，5~8 花；花萼长 3~6mm，外面疏被鳞片；花冠狭筒状漏斗形，长 1.2~1.9cm，白色具黄色的管部。蒴果卵状椭圆形，长约 4~5mm，密被鳞片。花期 5~6 月，果期 7~9 月。

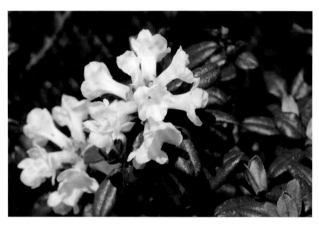

【习性与分布】生于山坡灌丛、高山草甸、岩坡或沼泽草甸，海拔 2900~5100m。分布于云南、四川、西藏、甘肃。

【挥发油含量】水蒸气蒸馏的新鲜叶的得油率为 0.83%，新鲜枝叶的得油率为 0.40%~0.60%，新鲜花的得油率为 0.01%。

【芳香成分】枝叶：樱草杜鹃嫩枝叶挥发油的主成分多为 β-蒎烯（13.81%~29.15%），也有主成分不同的报告。吴奶珠等（2010）用水蒸气蒸馏法提取的西藏南部产樱草杜鹃干燥嫩枝叶挥发油的主要成分为：β-蒎烯（13.81%）、α-蒎烯（13.05%）、双戊烯（8.18%）、β-石竹烯（7.55%）、月桂烯（6.36%）、萘（4.63%）、杜香醇（4.44%）、γ-松油烯（4.23%）、香橙烯（3.94%）、α-松油醇（2.74%）、金合欢醇（2.35%）、3-甲基-5-苯基-异噻唑（2.09%）、松油烯-4-醇（1.80%）、正辛醇（1.39%）、芹子-3,7(11)-二烯（1.30%）、石

竹烯氧化物（1.29%）、α-松油烯（1.15%）等。张雯洁等（1997）用水蒸气蒸馏法提取的云南德钦产樱草杜鹃新鲜叶挥发油的主要成分为：月桂烯（18.48%）、α-蒎烯（17.55%）、β-蒎烯（11.78%）、乙酸龙脑酯（8.82%）、γ-芹子烯（5.89%）、芹子-3,7(11)-二烯（5.59%）、莰烯（4.55%）、反,反-α-金合欢烯（4.19%）、柠檬烯+c-β-罗勒烯（3.45%）、β-杜松烯（1.43%）、6-叔丁基-3,4-二氢-1-(2H)萘酮（1.18%）等。

花：张雯洁等（1997）用水蒸气蒸馏法提取的云南德钦产樱草杜鹃新鲜花挥发油的主要成分为：γ-芹子烯（8.19%）、芹子-3,7(11)-二烯（7.46%）、乙酸龙脑酯（7.44%）、β-杜松烯（5.98%）、月桂烯（4.06%）、β-金合欢烯（3.67%）、顺-9,17-十八碳二烯醛（3.55%）、α-杜松烯（3.06%）、异丁香烯（2.98%）、雪松醇（2.88%）、α-蒎烯（2.68%）、α-芹子烯（2.25%）、β-蒎烯（2.20%）、十八碳醛（2.11%）、十六碳醛（2.03%）、反,反-α-金合欢烯（1.76%）、β-甜没药烯（1.65%）、芳萜烯（1.63%）、石竹烯氧化物（1.53%）、杜松醇（1.29%）、二十二碳烷（1.29%）、新雪松醇（1.24%）、γ-杜松烯（1.14%）、β-芹子烯（1.11%）等。

【性味与功效】味酸、微甘，性温。和血，调经，祛风湿。治疗月经不调，闭经，崩漏，跌打损伤，风湿痛，吐血，衄血等。

云锦杜鹃

【基源】杜鹃花科杜鹃属植物云锦杜鹃 *Rhododendron fortunei* Lindl. 的花、叶。叶的芳香成分未见报道。

【形态特征】常绿灌木或小乔木，高 3~12m；主干弯曲。叶厚革质，长圆形，长 8~14.5cm，宽 3~9.2cm。顶生总状伞形花序疏松，有花 6~12 朵，有香味；花萼小，边缘有浅裂片 7，具腺体；花冠漏斗状钟形，长 4.5~5.2cm，直径 5~5.5cm，粉红色，裂片 7。蒴果长圆状卵形至长圆状椭圆形，长 2.5~3.5cm，直径 6~10mm，褐色。花期 4~5 月，果期 8~10 月。

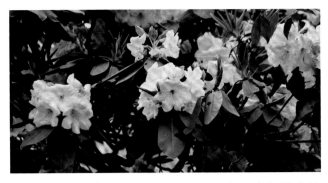

【习性与分布】生于海拔 620~2000m 的山脊阳处或林下。分布于陕西、湖北、湖南、河南、安徽、浙江、江西、福建、广东、广西、四川、贵州、云南。

【芳香成分】章辰飞等（2020）用顶空固相微萃取法提取的浙江宁波产云锦杜鹃新鲜花挥发油的主要成分为：苯甲酸甲酯（48.75%）、α- 松油醇（10.38%）、芳樟醇（5.41%）、1,3,3- 三甲基 – 三环 [2.2.1.0(2,6)] 庚烷（3.96%）、γ – 依兰油烯（3.79%）、(E)-2- 己烯醛（3.50%）、桉油精（3.46%）、1- 乙烯基 –1- 甲基 -2-(1- 甲基乙烯基)-4-(1- 甲基亚乙基)- 环己烷（2.40%）、水杨酸甲酯（1.66%）、异喇叭烯（1.55%）、β – 蒎烯（1.53%）、顺式 -5- 乙烯基四氢 –α,α,5-三甲基 -2- 呋喃甲醇（1.50%）、(E,Z)-2,6- 壬二烯醛（1.31%）、α – 依兰油烯（1.27%）、2- 甲氧基 -6-(2-丙烯基)- 苯酚（1.07%）、6- 乙烯基四氢 -2,2,6- 三甲基 -2H- 吡喃 -3- 醇（1.02%）等。

【性味与功效】味苦、辛，性寒。清热解毒，敛疮。主治皮肤抓破溃烂。

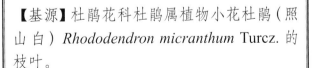

【基源】杜鹃花科杜鹃属植物小花杜鹃（照山白）*Rhododendron micranthum* Turcz. 的枝叶。

【形态特征】常绿灌木，高可达 2.5m；枝条细瘦。叶近革质，倒披针形、长圆状椭圆形至披针形，长 1.5~6cm，宽 0.4~2.5cm，上面深绿色，常被疏鳞片，下面黄绿色，被淡或深棕色有宽边的鳞片，鳞片相互重叠、邻接或相距为其直径的角状披针形或披针状线形，外面被鳞片；花冠钟状，长 4~10mm，外面被鳞片，花裂片 5。

花期 5~6 月，果期 8~11 月。

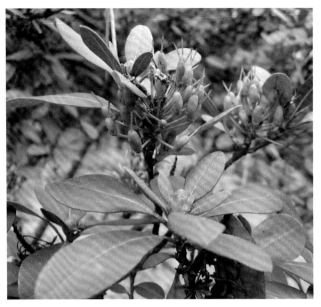

【习性与分布】生于山坡灌丛、山谷、峭壁及石岩上，海拔 1000~3000m。喜阴，喜酸性土壤，耐干旱、耐寒、耐瘠薄。分布于东北、华北、西北及山东、河南、湖南、湖北、四川。

【挥发油含量】水蒸气蒸馏的干燥叶的得油率为 0.10%~0.53%。

【芳香成分】陈萌等（2013）用水蒸气蒸馏法提取的山东济南产照山白干燥叶挥发油的主要成分为：6- 乙烯基 -3,6- 二甲基 -5- 异丙烯基 -4,5,6,7- 四氢化香豆素（30.27%）、γ – 榄香烯（14.91%）、β – 石竹烯（10.35%）、乙酸龙脑酯（6.12%）、α – 石竹烯（5.23%）、匙叶桉油烯醇（5.10%）、1- 乙烯基 -1- 甲基 -2,4-(1-甲基乙烯基) 双环己烷（3.01%）、氧化石竹烯（1.97%）、D- 柠檬烯（1.67%）、β – 水芹烯（1.65%）、蒎烯（1.19%）、β – 榄烯酮（1.05%）等；蒙山产干燥叶挥发油的主要成分为：芳姜黄酮（44.31%）、1-(1,5- 二甲基 -4- 己烯)-4- 甲基苯（7.05%）、姜黄新酮（3.01%）、α – 石竹烯（2.32%）、5-(1,5- 二甲基 -4- 己烯)-2- 甲基 -1,3-环己二烯（1.94%）、4,7- 二甲基 -1-(1- 甲基乙基)-1,2,3,5,6,8a- 六氢萘（1.83%）、α – 荜澄茄烯（1.32%）、3-(1,5- 二甲基 -4- 己烯)-6- 亚甲基环己烯（1.27%）、D-柠檬烯（1.24%）、杜松醇（1.22%）、β – 石竹烯（1.14%）、蒎烯（1.07%）等。

【性味与功效】味苦、辛，性温，有毒。止咳化痰，祛风通络，调经止痛。治咳喘痰多，风湿痹痛，腰痛，月经不调，痛经，骨折。

杜香 ▼

【基源】杜鹃花科杜香属植物杜香（细叶杜香）*Ledum palustre* Linn. 的枝和叶。

【形态特征】灌木，直立或平卧，高 40~50cm。叶线形，长 1~3cm，宽 1~3mm，边缘强烈反卷，上面暗绿，多皱，下面密被锈色茸毛。花多数，小型，乳白色；花梗细长，长 0.5~2.5cm，密生锈色茸毛；萼片 5，卵圆形，长 0.5~0.8mm，宿存。蒴果卵形，长 3.5~4mm，宿存花柱长 2~4mm。花期 6~7 月，果期 7~8 月。

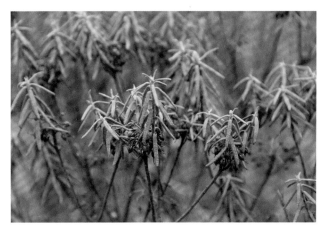

【习性与分布】生于落叶松林或混交林下，也见于山麓泥炭藓沼泽地边或高山草甸沼泽，海拔 400~1400m。喜凉爽湿润气候，耐寒，耐阴喜湿。分布于黑龙江、内蒙古。

【挥发油含量】水蒸气蒸馏的枝叶的得油率为 0.13%~2.00%；超临界萃取的枝叶的得油率为 1.49%~1.72%；超声辅助有机溶剂萃取的新鲜嫩叶的得油率为 7.67%，干燥茎叶的得油率为 8.49%。

【芳香成分】杜香枝叶挥发油的第一主成分有：桃金娘烯醛（22.45%~29.59%）、间 - 伞花烃（28.76%~30.15%）、α - 侧柏醛（17.13%~28.86%）、4- 松油醇（18.54%~30.23%）等，也有主成分不同的报告。赵德修等（1987）用水蒸气蒸馏法提取的内蒙古图里河产杜香新鲜叶挥发油的主要成分为：桃金娘烯醛（27.02%）、β - 侧柏烯（21.63%）、对伞花烃（12.75%）、γ - 松油烯（3.65%）、对 - 枯茗醛（2.02%）、β - 蒎烯（1.49%）、别香树烯（1.38%）、环小茴香烯（1.26%）、α - 侧柏烯（1.23%）、α - 蒎烯（1.23%）、

甲酸香叶酯（1.21%）、反 - △ - 蓋烯（1.17%）、α - 异松油烯（1.03%）等。高岩等（2017）用水蒸气蒸馏法提取的内蒙古大兴安岭产杜香干燥叶挥发油的主要成分为：间 - 伞花烃（28.76%）、环辛酮（6.54%）、3- 甲基 -6-(1- 甲基乙基)-7- 氧杂二环 [4.1.0] 庚 -2- 酮（4.96%）、二氨基吡啶（3.29%）、香芹酚（2.97%）、4- 茴香醚 -1,2- 二醇（2.89%）、(4R,S)-4- 异丙基 - 反式 - 二环 [4.3.0]-2- 壬烯 -8- 酮（1.84%）、3- 甲基 -6-(1- 甲基乙基)-7- 氧杂二环 [4.1.0] 庚 -2- 酮（1.71%）、6- 甲基 -3-(1- 甲基乙基)-7- 氧杂二环 [4.1.0] 庚 -2- 酮（1.68%）、2- 氨基间苯二酚（1.62%）、L-4- 松油醇（1.35%）、1,6- 庚二炔（1.34%）、桃金娘醛（1.29%）、2-(4- 甲基苯基) 丙 -2- 醇（1.19%）、α - 苧烯醛（1.13%）等。黄莹等（2007）用水蒸气蒸馏法提取的内蒙古大兴安岭产杜香干燥嫩枝和叶挥发油的主要成分为：4- 松油醇 (30.23%)、1- 甲基 - 异丙基苯 (16.58%)、枯茗醛 (9.85%)、5- 异丙基二环 [3.1.0] 己 -3- 烯 -2- 酮（3.45%）、γ - 萜品烯 (3.26%)、枯茗醇 (2.40%)、6,6- 二甲基二环 [3.1.1] 庚 -2- 烯 -2- 甲醛（2.25%）、2- 叔丁基 -4- 甲基苯酚（2.19%）、β - 水芹烯（2.08%）、(+)- 香木兰烯（1.33%）、α - 异松油烯（1.33%）、4- 乙基 -3,4- 二甲基 -2,5- 环己二烯 -1- 酮（1.09%）等。王炎等（2003）用水蒸气蒸馏法提取的内蒙古大兴安岭产杜香晾干嫩枝叶挥发油的主要成分为：α - 侧柏醛（17.13%）、5- 异丙基 - 双环 [3.1.0] 己 -3- 烯 -2- 酮（8.95%）、桧酮（4.96%）、对 - 薄荷 -1,4- 二烯 -7- 醇（4.35%）、间 - 枯烯醇（4.08%）、4(10)- 侧柏烯（3.28%）、枯茗醇（3.19%）、对聚伞花素（2.55%）、γ - 松油烯（2.45%）、桃金娘烯醇（1.66%）、维生素 A 醛（1.65%）、Pineritol（1.22%）、异侧柏醇（1.19%）、4- 异丙基 -1,3- 环己二烯 -1- 甲醇（1.07%）、香树烯（1.05%）等。吴书泓等（1987）用水蒸气蒸馏法提取的内蒙古图里河产杜香枝叶挥发油的主要成分为：α - 松油烯（24.79%）、对 - 伞花烃（16.70%）、桃金娘烯（16.16%）、松油烯 -4- 醇（9.39%）、β - 榄香烯（3.62%）、二氢香芹酮（2.65%）、α - 蒎烯（2.01%）、γ - 榄香烯（1.52%）、顺 - 石竹烯（1.18%）等。陈其秀（2006）用超临界 CO_2 萃取法提取的内蒙古根河产杜香枝叶挥发油的主要成分为：龙脑（20.75%）、5-(1- 甲乙基) 二环 [3.1.0] 己 -3- 烯 -2- 酮（13.66%）、

顺式－辣薄荷醇（9.05%）、反式－蒎葛缕醇（6.59%）、香树烯（5.66%）、对－伞花烃（5.00%）、1,3－苯基－2－丁酮（4.84%）、枯茗醇（4.83%）、1R－桃金娘烯醛（4.62%）、3－蒈烯（3.81%）、β－水芹烯（3.72%）、[+]-4－蒈烯（3.61%）、p－枯烯醇（2.72%）、乙酸龙脑酯（2.30%）、桧酮（1.34%）、邻－异丙基苯乙醚（1.14%）等。

【性味与功效】味辛、苦，性寒。解热，止咳平喘，祛痰，利尿，调经，催乳，止痒。治感冒咳嗽，糖尿病，结肠炎，胃溃疡，月经不调，不孕症，皮肤瘙痒，头癣，脚气等。

宽叶杜香

【基源】杜鹃花科杜香属植物宽叶杜香 *Ledum palustre* Linn. var. *dilatatum* Wahl. 的叶。

【形态特征】灌木，直立或平卧，高 40~50cm。叶线状披针形或狭长圆形，长 2~8cm，宽 0.4~1.5cm，叶缘稍反卷，下面被锈色毛和白色短柔毛，锈色毛脱落后呈现白色。花多数，小型，乳白色；萼片 5，卵圆形，长 0.5~0.8mm，宿存；雄蕊 10，花丝基部有毛；花柱宿存。蒴果卵形，长 3.5~4mm，宿存花柱长 2~4mm。花期 6~7 月，果期 7~8 月。

【习性与分布】生于海拔 1000~1750m 的疏林下、水甸边、林缘或湿草地上。耐寒性较原变种差。分布于黑龙江、吉林、内蒙古。

【挥发油含量】水蒸气蒸馏的叶的得油率为 0.20%；超临界萃取的干燥枝叶的得油率为 7.01%。

【芳香成分】宽叶杜香叶挥发油的主成分多为桃金娘烯醛（24.56%~29.59%），也有主成分不同的报告。尤莉艳等（2018）用超声波萃取法提取的黑龙江塔河产宽叶杜香干燥茎叶挥发油的主要成分为：桃金娘烯醛（24.56%）、4－萜烯醇（10.73%）、甲基异丙基苯（7.19%）、γ－松油烯（4.83%）、枯茗醛（4.51%）、香树烯（3.11%）、β－紫罗兰酮（3.07%）、枯茗醇（2.85%）、β－水芹烯（2.50%）、3－异丙基苯酚（2.12%）、外 -2－莰醇（1.08%）等。朱亮峰等（1993）用水蒸气蒸馏法提取的宽叶杜香叶挥发油的主要成分为：β－蒎烯（15.68%）、对－伞花烃（12.58%）、桧烯（11.97%）、松油烯（9.64%）、α－蒎烯（4.40%）、小茴香烯（4.02%）等。路博琼等（2014）用超临界 CO_2 萃取法提取的内蒙古大兴安岭地区产宽叶杜香阴干枝叶挥发油的主要成分为：羽扇豆醇（12.43%）、羽扇烯酮（10.12%）、1,2-Longidione（5.90%）、异龙脑（4.44%）、(1R)-(-)-桃金娘烯醛（4.02%）、表蓝桉醇（2.85%）、顺－β－松油醇（2.49%）、玫瑰醚（2.28%）、邻苯二甲酸二丁酯（2.12%）、(-)-反式－松香芹醇（1.76%）、反式－桧烯水合物（1.61%）、松油烯 -4－醇（1.55%）、γ－谷甾醇（1.54%）、柳氮磺胺吡啶（1.40%）、(+)-香橙烯（1.39%）、B-香树脂醇（1.33%）、顺 -Z－α－环氧化红没药烯（1.17%）、计曼尼醇（1.10%）等。

【性味与功效】味辛、苦，性微寒。化痰，止咳。治慢性气管炎，百日咳。

【注】宽叶杜香叶的挥发油入药，味辛、苦，性寒。化痰，止咳，平喘。用于慢性气管炎。

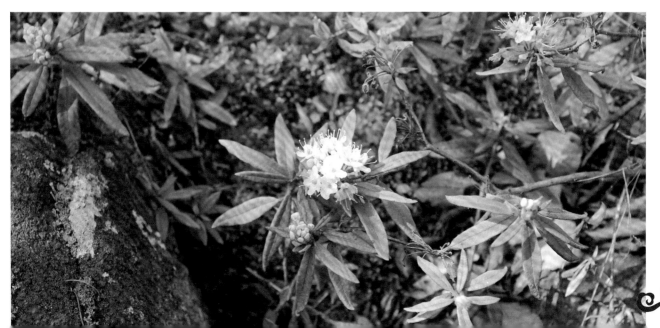

南烛叶 ▼

【基源】 杜鹃花科越橘属植物南烛 *Vaccinium bracteatum* Thunb. 的叶或枝叶。

【形态特征】常绿灌木或小乔木，高 2~9m；分枝多。叶片薄革质，椭圆形至披针形，长 4~9cm，宽 2~4cm，边缘有细锯齿，总状花序顶生和腋生，长 4~10cm，有多数花；苞片叶状，披针形，边缘有锯齿，小苞片 2，线形或卵形；萼齿短小，三角形；花冠白色，筒状，有时略呈坛状，长 5~7mm。浆果直径 5~8mm，熟时紫黑色。花期 6~7 月，果期 8~10 月。

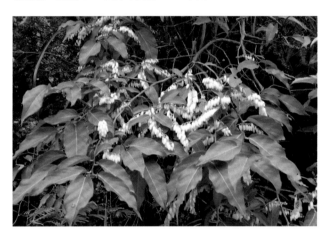

【习性与分布】生于丘陵地带或海拔 400~1400m 的山地，常见于山坡林内或灌丛中。喜温暖气候及酸性土地，耐旱、耐寒、耐瘠薄。分布于华东、华中、西南、华南、台湾。

【芳香成分】杨晓东等（2008）用水蒸气蒸馏法提取的浙江兰溪产南烛叶挥发油的主要成分为：橙花叔醇（20.01%）、(Z,Z,Z)-1,5,9,9-四甲基-1,4,7-环十一碳三烯（17.99%）、石竹烯（9.59%）、反-1-乙基-3-甲基环戊烷（6.35%）、顺-1-乙基-3-甲基环戊烷（6.16%）、正辛烷（5.24%）、反-1,4-二甲基环己烷（4.77%）、(S)-3-乙基-4-甲基戊醇（1.91%）、α-石竹烯（1.77%）、1,5,5,8-四甲基-12-氧杂双环[9.1.0]十二碳-3,7-二烯（1.34%）、3-甲基苯酚（1.29%）、乙基环己烷（1.07%）、石竹烯氧化物（1.03%）等。

【性味与功效】味酸、涩，性平。益肠胃，养肝肾。治脾胃气虚，久泻，少食，肝肾不足，腰膝乏力，须发早白。

越橘果 ▼

【基源】 杜鹃花科越橘属植物越橘 *Vaccinium vitis-idaea* Linn. 的成熟果实。

【形态特征】常绿矮小灌木，植株高 10~30cm。叶密生，叶片革质，椭圆形或倒卵形，长 0.7~2cm，宽 0.4~0.8cm，边缘反卷，有浅波状小钝齿。花序短总状，生于去年生枝顶，有 2~8 朵花；苞片红色，宽卵形；小苞片 2，卵形；萼片 4，宽三角形；花冠白色或淡红色，钟状，长约 5mm，4 裂。浆果球形，直径 5~10mm，紫红色。花期 6~7 月，果期 8~9 月。

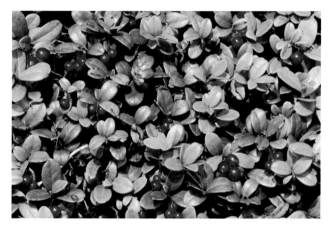

【习性与分布】常见于落叶松林下、白桦林下、高山草原或水湿台地，海拔 900~3200m，常成片生长。分布于黑龙江、吉林、内蒙古、陕西、新疆。

【芳香成分】杨华等（2014）用顶空固相微萃取法提取的越橘果汁挥发油的主要成分为：邻苯二甲酸二异丁酯（17.96%）、癸酸乙酯（9.02%）、1-氯-2-溴丙烷（7.58%）、邻苯二甲酸二丁酯（3.98%）、三甲基胺氧化物（3.56%）、2-甲基-1-(1,1-二甲基乙基)-2-甲基-1,3-丙二基酯丙酸（3.44%）、α-松油醇（3.28%）、2,6-二异丙基萘（3.18%）、1,2,3-三甲基-4-亲丙烯基-(E)-萘（3.03%）、2,6-二叔丁基苯醌（2.69%）、2-溴-2,4,6-环庚三烯-1-酮（2.34%）、辛酸乙酯（2.17%）、环三聚二甲基硅氧烷（2.03%）、十甲基环五硅氧烷（1.95%）、1,2,3-三甲基-4-丙烯基-(E)-富马酸二甲酯（1.82%）、六甲基环三硅氧烷（1.71%）、3-氨基-9-乙基咔唑（1.70%）、6-溴己酸乙酯（1.65%）、月桂酸乙酯（1.64%）、1-异硫氰基-3-甲基金刚烷（1.62%）、

3,5- 二叔丁基苯酚（1.58%）、2,2',5,5'- 四甲基联苯基（1.56%）、2,6,10- 三甲基 -2,6,10- 十五碳三烯 -14- 酮（1.41%）、1,2- 二氢 -1,1,6- 三甲基萘（1.29%）、1,1,1,3,5,5,5- 七甲基三硅氧烷（1.22%）、2- 氨基 -4- 甲基苯甲酸（1.15%）、萜品油烯（1.13%）、2,6- 二叔丁基对甲酚（1.05%）、3,5- 二叔丁基 -4- 羟基苯甲醛（1.03%）等。

【性味与功效】味酸、甘，性平，有毒。止泄痢。治痢疾，肠炎等。

紫椴

【基源】椴树科椴树属植物紫椴 *Tilia amurensis* Rupr. 的花。

【形态特征】乔木，高 25m。叶卵圆形，长 4.5~6cm，宽 4~5.5cm，边缘有锯齿。聚伞花序长 3~5cm，有花 ~20 朵；苞片狭带形，长 3~7cm，宽 5~8mm；萼片阔披针形，长 5~6mm，外面有星状柔毛；花瓣长 6~7mm；子房有毛，花柱长 5mm。果实卵圆形，长 5~8mm，被星状茸毛，有棱或有不明显的棱。花期 7 月。

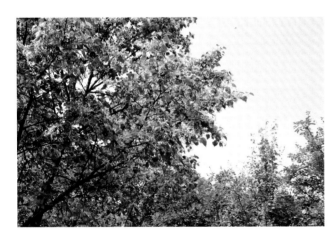

【习性与分布】生于真阔混交林、阔叶林、杂木林、山坡及林缘对等处。分布于黑龙江、吉林、辽宁。

【芳香成分】陈立波等（2018）用顶空固相微萃取法提取的吉林省吉林市产紫椴新鲜花挥发油的主要成分为：芳樟醇（34.37%）、β- 苯乙醇（31.37%）、β- 顺式 - 罗勒烯（12.03%）、反 -α,α-5- 三甲基 -5- 乙烯基四氢化 -2- 呋喃甲醇（3.59%）、十五烷（2.35%）、

丁香醇 A（2.00%）、顺 -α,α-5- 三甲基 -5- 乙烯基四氢化呋喃 -2- 甲醇（1.80%）、大根香叶烯（1.04%）等。

【性味与功效】味辛，性凉。解表，清热。治感冒发热，口腔炎，喉炎，肾盂肾炎。

黑皮根

【基源】番荔枝科暗罗属植物陵水暗罗 *Polyalthia nemoralis* A. DC. 的根。

【形态特征】灌木或小乔木，高达 5m；小枝被疏短柔毛。叶革质，长圆形或长圆状披针形，长 9~18cm，宽 2~6cm。花白色，单生，直径 1~2cm；萼片三角形，长约 2mm；花瓣长圆状椭圆形，长 6~8mm，内外轮花瓣等长或内轮的略短些。果卵状椭圆形，长 1~1.5mm，直径 8~10mm，初时绿色，成熟时红色。花期 4~7 月，果期 7~12 月。

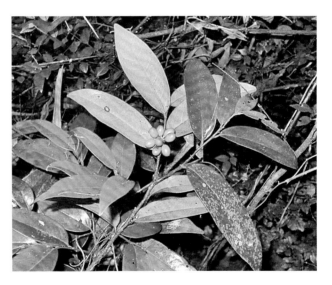

【习性与分布】生于低海拔至中海拔山地林中阴湿处。分布于广东、海南。

【挥发油含量】超临界萃取的干燥根的得油率为 0.54%。

【芳香成分】黄冬苑等（2016）用超临界 CO_2 萃取法提取的海南昌江产陵水暗罗干燥根挥发油的主要成分为：(Z,Z,Z)-9,12,15- 十八碳三烯 -1- 醇（8.20%）、甘油（7.80%）、肉桂醛（6.60%）、棕榈酸（6.00%）、丁香酚（5.50%）、β- 瑟林烯（5.00%）、醋酸（4.80%）、石竹素（3.70%）、(+)- 瓦伦亚烯（3.50%）、α- 荜澄

茄油烯（2.70%）、百里香酚甲醚（2.50%）、γ-杜松烯（2.30%）、己酸（2.20%）、2,3-丁二醇（1.70%）、芳姜黄酮（1.70%）、乙酰氧基乙酸（1.50%）、苯并噻唑（1.30%）、环十五烷基醇（1.20%）、茴香脑（1.00%）、环氧化蛇麻烯Ⅱ（1.00%）等。

【性味与功效】味甘，性平。补益脾胃，滋肾固精。治慢性胃炎，脾胃亏损，食欲不振，四肢无力，遗精。

番荔枝 ▼

【基源】番荔枝科番荔枝属植物番荔枝 *Annona squamosa* Linn. 的果实。

【形态特征】落叶小乔木，高3~5m；多分枝。叶薄纸质，排成两列，椭圆状披针形，或长圆形，长6~17.5cm，宽2~7.5cm，叶背苍白绿色。花单生或2~4朵聚生于枝顶或与叶对生，长约2cm，青黄色；萼片三角形；外轮花瓣狭而厚，长圆形，内轮花瓣极小。果实圆球状或心状圆锥形，直径5~10cm，黄绿色，外面被白色粉霜。花期5~6月，果期6~11月。

【习性与分布】喜光耐阴，需要温暖的气候和适当的降水。广东、海南、云南、广西、福建、浙江、台湾等省区有栽培。

【芳香成分】雷冬明等（2019）用顶空固相微萃取法提取的海南三亚产番荔枝新鲜成熟果实挥发油的主要成分为：丁酸丁酯（15.02%）、丁酸乙酯（12.04%）、正己醇（9.08%）、伞花烃（6.14%）、正丁醇（5.83%）、乙醇（5.73%）、2-戊酮（4.81%）、4-松油醇（3.64%）、蒎烯（3.38%）、乙酸乙酯（3.03%）、2-庚酮（2.77%）、异戊醇（2.66%）、柠檬烯（2.34%）、α-松油烯（1.57%）、α-水芹烯（1.50%）、丙酮（1.33%）、γ-松油烯（1.25%）、2-庚醇（1.23%）、丁酸己酯（1.12%）、2-戊醇（1.01%）等。

【性味与功效】味甘，性寒。补脾胃，清热解毒，杀虫。治恶疮肿痛，肠寄生虫病。

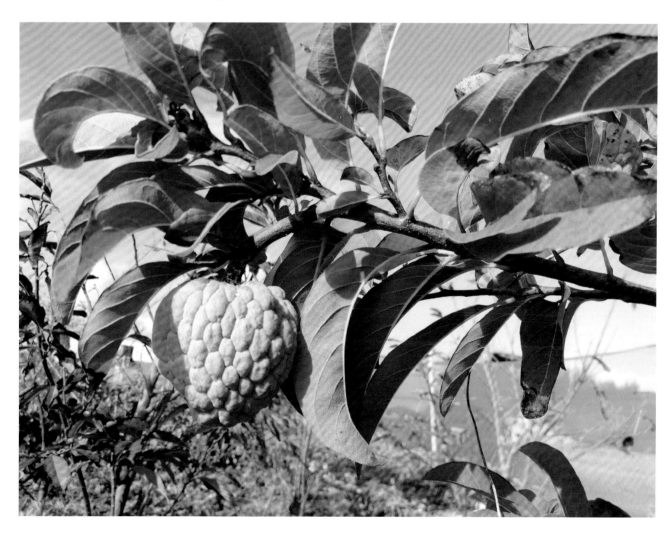

广香藤 ▼

【基源】番荔枝科瓜馥木属植物瓜馥木 *Fissistigma oldhamii* (Hemsl.) Merr. 的根。

【形态特征】攀援灌木，长约 8m。叶革质，倒卵状椭圆形或长圆形，长 6~12.5cm，宽 2~5cm。花长约 1.5cm，直径 1~1.7cm，1~3 朵集成密伞花序；萼片阔三角形；外轮花瓣卵状长圆形，长 2.1cm，宽 1.2cm，内轮花瓣长 2cm，宽 6mm。果圆球状，直径约 1.8cm，密被黄棕色绒毛；种子圆形，直径约 8mm；果柄长不及 2.5cm。花期 4~9 月，果期 7 月至翌年 2 月。

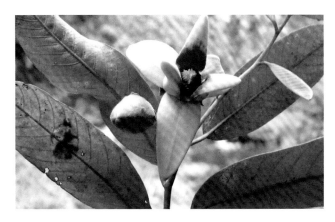

【习性与分布】生于低海拔山谷水旁灌木丛中。喜温暖湿润，较耐水湿，不耐寒，不耐旱。分布于浙江、江西、福建、台湾、湖南、广东、广西、云南。

【芳香成分】伍艳婷等（2017）用水蒸气蒸馏法提取的广西桂林产瓜馥木干燥根挥发油的主要成分为：十四烷（4.70%）、十五烷（3.08%）、邻苯二甲酸二异丁酯（3.05%）、硬脂酸（2.46%）、正十六烷（2.15%）、二十二烷（1.72%）、δ-榄香烯（1.56%）、邻苯二甲酸二异辛酯（1.02%）、十二烷（1.00%）等；用超临界 CO_2 萃取法提取的干燥根挥发油解析釜 I 的主要成分为：β-石竹烯（34.03%）、邻苯二甲酸二异丁酯（7.68%）、胡椒碱（4.24%）、δ-榄香烯（3.97%）、酞酸二乙酯（3.84%）、邻苯二甲酸二异辛酯（3.72%）、右旋大根香叶烯（2.71%）、邻苯二甲酸二丁酯（2.59%）、甘菊环（2.37%）、β-瑟林烯（1.88%）、姜烯（1.54%）、2-甲基-4-庚酮（1.23%）、3-己酮（1.22%）、草酰丙基丁酯（1.20%）、α-芹子烯（1.04%）、硬脂酸（1.04%）等；解析釜 II 的主要成分为：肉豆蔻酸（37.07%）、二十二碳酸（7.28%）、邻苯二甲酸二异辛酯（6.32%）、硬脂酸（5.28%）、酞酸二乙酯（4.89%）、β-石竹烯（4.11%）、N-三氟乙酰去甲肾上腺素（3.52%）、棕榈酸（2.67%）、邻苯二甲酸二异丁酯（2.62%）、波尼松（2.39%）、13-二十二碳烯酸（2.23%）、3-甲基苯酚甲酯（1.55%）、油酸（1.44%）、壬醛（1.19%）、β-皮甾五醇（1.10%）、邻苯二甲酸二丁酯（1.02%）等。

【性味与功效】味微辛，性平。祛风除湿，活血止痛。治风湿痹痛，腰痛，胃痛，跌打损伤。

酒饼叶 ▼

【基源】番荔枝科假鹰爪属植物假鹰爪 *Desmos chinensis* Lour. 的叶。

【形态特征】直立或攀援灌木，除花外，全株无毛。叶薄纸质或膜质，长圆形或椭圆形，少数为阔卵形，长 4~13cm，宽 2~5cm。花黄白色，单朵与叶对生或互生；萼片卵圆形；外轮花瓣比内轮花瓣大，长圆形或长圆状披针形，内轮花瓣长圆状披针形，长达 7cm，宽达 1.5cm；花托凸起。果念珠状，长 2~5cm；种子球状。花期夏至冬季，果期 6 月至翌年春季。

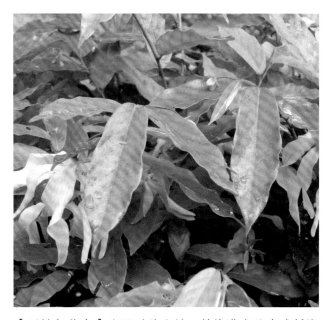

【习性与分布】生于丘陵山坡、林缘灌木丛中或低海拔旷地、荒野及山谷等地。分布于广东、广西、云南、贵州。

【芳香成分】关水权等（2010）用水蒸气蒸馏法提取的广东肇庆产假鹰爪干燥茎叶挥发油的主要成分为：石竹烯（35.20%）、[3aS-(3aà,3bá,4á,7à,7aS*)]-八氢-7-甲基-3-亚甲基-4-(1-甲基乙基)-1H-环戊-[1,3]-环丙-[1,2]-苯（16.99%）、1-乙烯基-1-甲基-2-(1-甲基乙烯基)-4-(1-亚异丙基)-环己烷（12.85%）、à-石竹烯（7.13%）、[1S-(1à,2á,4á)]-1-乙烯基-1-甲基-2,4-二(1-甲基乙烯基)环己烷（5.99%）、玷理烯（5.34%）、[1S-(1à,4aá,8aà)]-1,2,4a,5,8,8a-六氢-4,7-二甲基-1-(1-甲基乙基)-萘（5.31%）、(3R-反式)-4-乙烯基-4-甲基-3-(1-甲基乙基)-1-(1-甲基乙基)-环己烯（1.37%）、1-乙烯基-1-甲基-2-(1-甲基乙烯基)-4-(1-亚异丙基)-环己烷（1.22%）等。

【性味与功效】味苦、辛，性温，有小毒。祛风利湿，化瘀止痛，健脾和胃，截疟杀虫。治风湿骨痛，疟疾，水肿，跌打损伤，风疹，疥癣，烂脚。

假鹰爪根 ▼

【基源】番荔枝科假鹰爪属植物假鹰爪 *Desmos chinensis* Lour. 的根。

【形态特征】同酒饼叶。

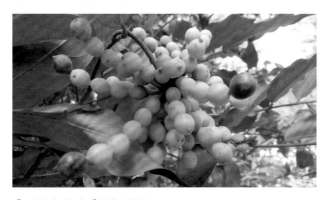

【习性与分布】同酒饼叶。

【芳香成分】郑水庆等（1998）用有机溶剂萃取法提取的广西南宁产假鹰爪根挥发油的主要成分为：苯甲酸乙酯（26.98%）、苯甲酸苯甲酯（21.39%）、2,6-二甲基-十七烷（6.29%）、十六烷酸乙酯（5.45%）、2,4a,5,6,7,8-六氢-3,5,5,9-四甲基-1H-苯基环庚烯（5.02%）、6-乙基-2-甲基-癸烷（4.16%）、4-(1-甲基乙基)苯甲酸（4.10%）、1,2,3,5,6,7,8,8a-八氢-1,8a-

二甲基-7-(1-甲基乙基)萘（3.26%）、荜草烯（1.89%）、十氢-1,1,7-三甲基-4-亚甲基-1H-环丙基[a]萘（1.55%）、4,5-二甲基-1,2-苯二甲硫醇（1.43%）等。

【性味与功效】味辛，性温，有小毒。祛风止痛，行气化瘀，杀虫止痒。治风湿痹痛，跌打损伤，产后瘀滞腹痛，消化不良，胃痛腹胀，疥癣。

紫玉盘 ▼

【基源】番荔枝科紫玉盘属植物紫玉盘 *Uvaria macrophylla* Rox. 的根、叶。根的芳香成分未见报道。

【形态特征】直立灌木，高约2m；幼嫩各器官被黄色星状柔毛。叶革质，长倒卵形或长椭圆形，长10~23cm，宽5~11cm。花1~2朵，与叶对生，暗紫红色或淡红褐色，直径2.5~3.5cm；萼片阔卵形；花瓣内外轮相似，卵圆形，长约2cm，宽约1.3cm。果卵圆形或短圆柱形，暗紫褐色；种子圆球形。花期3~8月，果期7月至翌年3月。

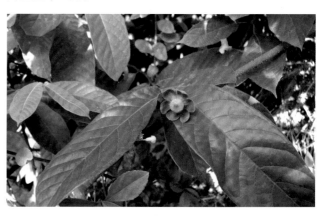

【习性与分布】生于低海拔灌木丛中或丘陵山地疏林中。喜阳光，耐旱，耐瘠薄。分布于广西、广东、台湾。

【挥发油含量】水蒸气蒸馏的干燥叶的得油率为0.27%，超临界萃取的得油率为4.62%。

【芳香成分】卢汝梅等（2006）用水蒸气蒸馏法提取的广西南宁产紫玉盘干燥叶挥发油的主要成分为：吉玛烯B（22.61%）、1,5,5-三甲基-6-亚甲基-环己烯（18.52%）、匙叶桉油烯醇（8.44%）、石竹烯（5.15%）、(-)-蓝桉醇（4.70%）、1-甲基-1-乙烯基-2,4-二异丙烯基-环己烯（3.55%）、喇叭茶醇（3.04%）、蛇麻烯（2.96%）、玷理烯（2.60%）、十六烷酸（2.25%）、α-荜澄茄油烯（1.64%）、5-甲基-2-叔丁基苯酚（1.63%）、1,2,3,5,6,8a-六氢-4,7-二甲基-1-异丙基萘（1.41%）、六甲基苯（1.40%）、吉玛烯 D（1.21%）、反式-十氢-4a-甲基-1-亚甲基-7-异亚丙基萘（1.19%）、1,2,3,4,4a,5,6,8a-八氢-7-甲基-4-亚甲基-1-异丙基萘（1.18%）、十氢-1,1,7-三甲基-4-亚甲基-1H-环丙薁（1.16%）、八氢-7a-甲基-1-亚乙基-1H-茚（1.14%）、α-石竹烯（1.10%）等。朱小勇等（2011）用超临界 CO_2 萃取法提取的广西南宁产紫玉盘干燥叶挥发油的主要成分为：亚油酸（44.82%）、棕榈酸（10.78%）、邻苯二甲酸单 (2-乙基) 己醇酯（4.24%）、双环吉玛烯（3.56%）、苯甲酸（3.53%）、甘香烯（2.42%）、硬脂酸乙酯（2.34%）、棕榈酸乙酯（2.15%）、α-榄香烯（1.75%）、石竹烯（1.37%）、对甲氧基桂皮酸乙酯（1.24%）等。

朱亮锋等（1993）用水蒸气蒸馏法提取的广东鼎湖山产紫玉盘枝叶挥发油的主要成分为：γ-榄香烯（33.17%）、β-石竹烯（19.59%）、β-荜澄茄烯（4.57%）、β-榄香烯（4.10%）、α-石竹烯（2.64%）、α-罗勒烯（1.15%）、3,6,6-三甲基二环 [3.1.3] 庚-2-烯（1.03%）等。卢汝梅等（2005）用乙醚冷浸法提取的广西南宁产紫玉盘叶挥发油的主要成分为：匙叶桉油烯醇（19.10%）、6,10,14-三甲基-2-十五烷酮（9.97%）、十六烷酸（8.45%）、4,8,12,16-四甲基十七烷（4.43%）、异丙基棕榈酸（2.34%）、十六酸甲酯（2.29%）、2,4-二甲基庚烷（2.25%）、3-氨基苯甲酸（1.90%）、石竹烯氧化物（1.59%）、邻苯二甲酸二异丁酯（1.59%）、14-十五碳烯酸（1.53%）、(-)匙叶桉油烯醇（1.35%）、十氢-1,1,10-三甲基-2-羟基-6,9-过氧基萘（1.32%）、5,6,7,7a-四氢-4,4,7a-三甲基-(R)-2-苯骈呋喃酮（1.04%）、十六酸乙酯（1.01%）、十四醛（1.00%）等。

【性味与功效】味苦、甘，性微温。健胃行气，祛风止痛。治消化不良，腹胀腹泻，跌打损伤，腰腿疼痛。

番木瓜 ▼

【基源】番木瓜科番木瓜属植物番木瓜 *Carica papaya* Linn. 的果实。

【形态特征】常绿软木质小乔木，高达 8~10m。叶大，近盾形，直径可达 60cm，常 5~9 深裂。植株有雄株，雌株和两性株。雄花：排列成圆锥花序；萼片基部连合；花冠乳黄色，裂片 5。雌花：着生叶腋内，萼片 5；花冠裂片 5，乳黄色或黄白色。两性花：花冠裂片长圆形。浆果肉质，橙黄色或黄色，近圆球形；种子多数，卵球形，成熟时黑色。花果期全年。

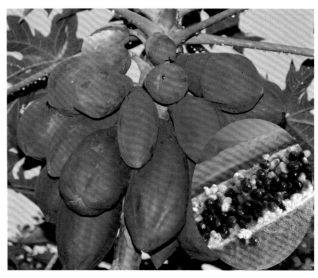

【习性与分布】喜高温多湿，不耐寒，忌大风，忌积水。广东、海南、福建、台湾、广西、云南、台湾、四川有栽培。

【芳香成分】余秀丽等（2017）用顶空固相微萃取法提取的海南产番木瓜新鲜果肉挥发油的主要成分为：异硫氰酸苄酯（38.54%）、苯甲酸（9.43%）、6-甲基-5-庚烯-2-酮（7.33%）、丁酸（6.74%）、3-甲基-3-(4-甲基-3-戊烯基)环氧丙醇（5.85%）、山梨酸（4.88%）、辛醇（3.85%）、苯甲醇（3.76%）、苯甲醛（3.10%）、2-甲基-丙酸-1-叔丁基-2-甲基-1,3-丙烷二基酯（2.36%）、橙花醚（1.18%）等。皋香等（2013）用顶空固相微萃取法提取的海南产番木瓜新鲜果肉挥发油的主要成分为：甲苯（36.68%）、芳樟醇（33.55%）、异硫氰酸苄酯（7.04%）、顺式氧化芳樟醇（2.56%）、二氯甲烷（1.69%）、三甲基戊烷（1.68%）、己烷（1.58%）、顺式芳樟醇氧化物（1.46%）等。杨保刚等（2016）用顶空固相微萃取法提取的的海南产番木瓜 80℃ 真空干燥果实挥发油的主要成分为：2,3-二氢-3,5-二羟基-6-甲基-4 氢-吡喃-4-酮（24.62%）、糠醛（15.60%）、2-乙酰基吡咯（11.38%）、5-羟甲基糠醛（6.55%）、乙酸（5.58%）、壬醛（2.68%）、γ-丁内酯（2.31%）、橙花醇丙酮（2.28%）、异戊醛（2.23%）、乙基苯甲醛（2.02%）、甲基庚烯酮（1.70%）、β-紫罗兰酮（1.64%）、苯乙醛（1.40%）、十六烷（1.17%）、5-甲基-2-糠醛（1.13%）、正十四烷（1.05%）、正十五烷（1.03%）、糠醇（1.02%）、二氢称猴桃内酯（1.01%）等。

【性味与功效】味甘，性平。消食下乳，除湿通络，解毒驱虫。治消化不良，胃、十二指肠溃疡疼痛，乳汁稀少，风湿痹痛，肢体麻木，湿疹，烂疮，肠道寄生虫病。

番木瓜叶 ▼

【基源】番木瓜科番木瓜属植物番木瓜 *Carica papaya* Linn. 的叶。

【形态特征】同番木瓜。

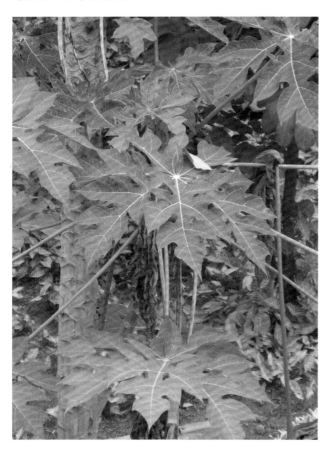

【习性与分布】同番木瓜。

【挥发油含量】超临界萃取的干燥叶的得油率为4.30%。

【芳香成分】高泽正等（2010）用水蒸气蒸馏法提取的广东广州产'华农2号'番木瓜阴干叶片挥发油的

主要成分为：苯甲腈（57.49%）、β-硝基乙醇（12.01%）、硫氰酸苯甲基酯（5.35%）、3-硝基丙酸（2.43%）、1-(1-乙氧基乙氧基)丙烷（2.33%）、(S)-2-羟基-丙酸乙酯（1.98%）、2,4-二甲基-1,3-二氧杂环乙烷（1.52%）、2,4,5-三甲基-1,3二氧戊环（1.40%）、香豆满（1.18%）、α-妥鲁香烯醇（1.12%）等。

【性味与功效】味甘，性平。解毒，接骨。治疮疡肿毒，骨折。

宽筋藤 ▼

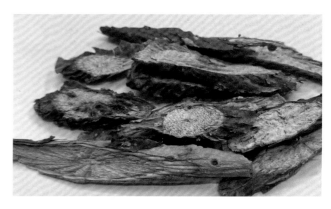

【基源】防己科青牛胆属植物中华青牛胆 *Tinospora sinensis* (Lour.) Merr. 的茎。

【形态特征】藤本，长可达20m以上。叶纸质，阔卵状近圆形，长7~14cm，宽5~13cm，全缘。总状花序先叶抽出，雄花序长1~4cm或更长，单生或有时几个簇生，雄花：萼片6，排成2轮；花瓣6，近菱形，瓣片长约2mm；雌花序单生，雌花：萼片和花瓣与雄花同。核果红色，近球形，果核半卵球形，长达10mm。花期4月，果期5~6月。

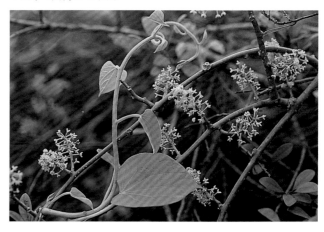

【习性与分布】常生低海拔地区之疏林中。广东、广西、云南。

【芳香成分】黄克南等（2014）用水蒸气蒸馏法提取的广西平乐产中华青牛胆干燥茎挥发油的主要成分为：植物醇（29.91%）、邻苯二甲酸二乙酯（11.94%）、3-己烯-1-醇（5.22%）、邻苯二甲酸二异丁酯（3.36%）、反式-2-己烯-1-醇（3.20%）、亚麻酸甲酯（3.08%）、二十三烷（3.00%）、二十一烷（2.94%）、芳樟醇（2.54%）、苯乙醛（2.45%）、二十二烷（2.30%）、1-十一烯（2.12%）、2,4,5-三甲氧基-1-丙烯基苯（1.74%）、十九烷（1.73%）、14-甲基十五烷酸甲酯（1.65%）、2-乙基-4-甲基噻唑（1.49%）、二十烷（1.35%）、α-亚麻酸（1.18%）、石竹烯（1.10%）、十七烷（1.08%）、十八烷（1.04%）等。

【性味与功效】味微苦，性凉。祛风止痛，舒筋活络。治风湿痹痛，腰肌劳损，跌打损伤。

【习性与分布】生疏林下阴处、溪边或岩石旁的酸性土壤上，海拔850m以下。分布于台湾、福建、江西、广东、广西、湖南、贵州、四川、云南。

【挥发油含量】水蒸气蒸馏的新鲜全草的得油率为0.05%。

【芳香成分】龚先玲等（2005）用水蒸气蒸馏法提取的广东湛江产半边旗新鲜全草挥发油的主要成分为：3-甲氧基-1,2-丙二醇（25.94%）、3-己烯-1-醇（20.14%）、1-正己醇（17.11%）、4-羟基-2-丁酮（5.13%）、3-甲基-1-戊醇（4.39%）、2,3-二氢-3,4,7-三甲基-1-氢-1-茚酮（3.55%）、2,2-二甲基-1-己醇（3.36%）、6,10,14-三甲基-2-十五酮（1.98%）、植醇（1.42%）、2-乙氧基丙烷（1.40%）、壬醛（1.27%）、己醛（1.20%）等。

【性味与功效】味苦、辛，性凉。清热利湿，凉血止血，解毒消肿。治泄泻，痢疾，黄疸，目赤肿痛，牙痛，吐血，痔疮出血，外伤出血，跌打损伤，皮肤瘙痒，毒蛇咬伤。

半边旗 ▼

【基源】凤尾蕨科凤尾蕨属植物半边旗 *Pteris semipinnata* Linn. 的全草或根茎。根茎的芳香成分未见报道。

【形态特征】植株高35~120cm。根状茎长而横走，先端及叶柄基部被褐色鳞片。叶簇生，近一型；叶片长圆披针形，长15~60cm，宽6~18cm，二回半边深裂；顶生羽片阔披针形至长三角形，深羽裂几达叶轴，裂片6~12对；侧生羽片4~7对，半三角形而略呈镰刀状，上侧仅有一条阔翅，下侧篦齿状深羽裂几达羽轴，能育裂片仅顶端有一尖刺或具2~3个尖锯齿。

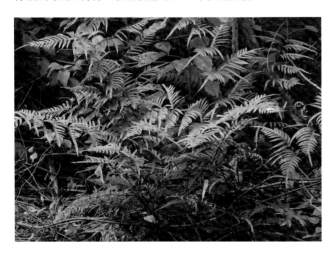

凤尾草 ▼

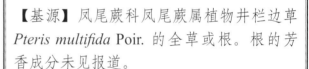

【基源】凤尾蕨科凤尾蕨属植物井栏边草 *Pteris multifida* Poir. 的全草或根。根的芳香成分未见报道。

【形态特征】植株高30~45cm。叶多数，密而簇生，明显二型；叶片卵状长圆形，长20~40cm，宽15~20cm，一回羽状，羽片通常3对，叶缘有尖锯齿并有软骨质的边，下部1~2对通常分叉，有时近羽状，在叶轴两侧形成宽3~5mm的狭翅；能育叶羽片4~6对，狭线形，仅不育部分具锯齿，基部一对有时近羽状，下部2~3对通常2~3叉，在叶轴两侧形成宽3~4mm的翅。

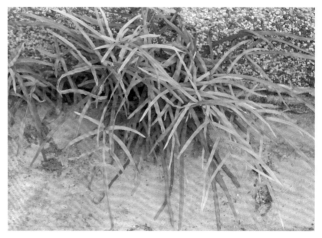

【习性与分布】常生于阴湿墙脚、井边及石灰岩缝隙或灌丛下，海拔 1000m 以下。喜温暖湿润和半阴环境。分布于河北、山东、河南、陕西、四川、贵州、广西、广东、福建、台湾、浙江、江苏、安徽、江西、湖南、湖北。

【挥发油含量】水蒸气蒸馏的阴干全草的得油率为 0.06%~0.70%；超临界萃取的干燥全草的得油率 0.16%。

【芳香成分】程存归等（2005）用水蒸气蒸馏法提取的浙江金华产井栏边草阴干全草挥发油的主要成分为：正二十八烷（15.80%）、三十四烷（9.00%）、正二十一烷（8.73%）、二十六烷（5.13%）、2,6,10,14-四甲基 - 十六烷（4.43%）、三十烷（3.95%）、正二十四烷（3.60%）、二十九烷（2.72%）、11- 癸基 - 二十四烷（2.63%）、1,2,4- 双（1- 甲基 -1- 苯乙基)- 苯酚（2.63%）、9- 二十三烯（2.41%）、正十七烷基环己烷（2.19%）、三十一烷（2.19%）、2,4- 二甲基 - 二十二烷（1.76%）、正十五烷基环己烷（1.76%）、四十四烷（1.76%）、9- 辛基 - 二十六烷（1.32%）、3- 甲基 - 二十烷（1.23%）、正十八烷（1.14%）、反 -3- 甲基 -1- 异丙基 - 环己烷（1.10%）等。陈锋等（2013）用水蒸气蒸馏法提取的井栏边草干燥全草挥发油的主要成分为：棕榈酸（41.62%）、油酸（6.13%）、植物醇（5.60%）、亚油酸（5.10%）、六氢法呢基丙酮（4.91%）、异植醇（2.58%）、异丁基邻苯二甲酸酯（2.26%）、喇叭茶醇（1.81%）、百秋李醇（1.58%）、硬脂酸（1.37%）、邻苯二甲酸二丁酯（1.31%）、十四酸（1.14%）、D- 薄荷醇（1.08%）、1,4- 二甲基 -7-(1- 甲基乙基) 薁（1.05%）、δ - 杜松烯（1.01%）等；用超临界 CO_2 萃取法提取的全草挥发油的主要成分为：百秋李醇（23.70%）、棕榈酸（9.94%）、油酸（4.57%）、广藿香奥醇（4.20%）、亚油酸（3.60%）、3,6- 二戊基 -1,2- 二氢 -1,2,4,5- 四嗪（2.51%）、硬脂酸（2.41%）、α - 大西洋酮（2.38%）、棕榈酸乙酯（2.11%）、蓝桉醇（1.55%）、马兜铃酮（1.47%）、穿贝海绵甾醇（1.35%）、白千层醇（1.21%）、δ - 愈创木烯（1.02%）、植物醇（1.03%）等。

【性味与功效】味淡、微苦，性寒。清热利湿，凉血止血，消肿解毒。治痢疾、泄泻、淋浊、带下、黄疸、疔疮肿毒、喉痹乳蛾、淋巴结核、腮腺炎、乳腺炎、高热抽搐、蛇虫咬伤、吐血、衄血、尿血、便血、外伤出血。

水凤仙（水边指甲花）

【基源】凤仙花科凤仙花属植物华凤仙 *Impatiens chinensis* Linn. 的全草。

【形态特征】一年生草本，高 30~60cm。叶对生，硬纸质，线形或线状披针形，长 2~10cm，宽 0.5~1cm，有托叶状的腺体，边缘疏生刺状锯齿。花较大，单生或 2~3 朵簇生于叶腋，紫红色或白色；苞片线形；侧生萼片 2，线形。蒴果椭圆形，中部膨大，顶端喙尖。种子数粒，圆球形，直径约 2mm，黑色。

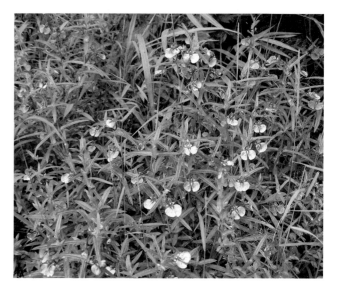

【习性与分布】常生于池塘、水沟旁、田边或沼泽地，海拔 100~1200m。喜温暖、湿润气候，不耐霜冻，喜阳光。分布于江西、福建、浙江、安徽、广东、广西、云南等省区。

【芳香成分】宋伟峰等（2012）用超临界 CO_2 萃取法提取的广西南宁产华凤仙晾干的带花全株挥发油的主要成分为：正二十六烷（2.57%）、正十六烷酸乙酯（1.73%）、十五醛（1.62%）、正二十二烷（1.54%）、正二十二烷酸（1.46%）、二十六酸甲酯（1.36%）、α - 松油烯（1.22%）、1,3,5- 三甲基苯（1.18%）、正十七烷（1.12%）、三十四烷（1.11%）、(+)-α - 松油醇（1.01%）等。

【性味与功效】味苦、辛，性平。清热解毒，活血散瘀，拔脓消痈。治小儿肺炎、咽喉肿痛、热痢、蛇头疔、痈疮肿毒、肺结。

水金凤

【基源】凤仙花科凤仙花属植物水金凤 *Impatiens noli-tangere* Linn. 的花或全草。花、叶的芳香成分未见报道。

【形态特征】一年生草本，高 40~70cm。叶互生；叶片卵形，长 3~8cm，宽 1.5~4cm，边缘有粗圆齿状齿。2~4 花排列成总状花序；有 1 枚苞片；苞片草质，披针形；花黄色；侧生 2 萼片卵形；旗瓣近圆形，背面中肋具绿色鸡冠状突起；翼瓣 2 裂，近基部散生橙红色斑点，基部具钝角状的小耳。蒴果线状圆柱形。种子多数，长圆球形，长 3~4mm，褐色。花期 7~9 月。

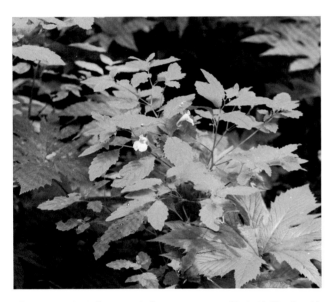

【习性与分布】生于海拔 900~2400m 的山坡林下、林缘草地或沟边。分布于黑龙江、吉林、辽宁、内蒙古、河北、河南、山西、陕西、甘肃、浙江、安徽、山东、湖北、湖南。

【芳香成分】苏晓琳等（2015）用水蒸气蒸馏法提取的水金凤干燥茎挥发油的主要成分为：棕榈酸（56.16%）、邻苯二甲酸二丁酯（15.11%）、叶绿醇（5.19%）、炔诺孕酮（3.35%）、桉油烯醇（1.77%）、6,10,14-三甲基-2-十五烷酮（1.52%）、正十五酸（1.19%）、肉豆蔻酸（1.16%）、油酸乙酯（1.06%）等。

【性味与功效】味甘，性温。活血调经，祛风除湿。治月经不调，痛经，经闭，跌打损伤，风湿痹痛，脚气肿痛，阴囊湿疹，癣疮，癞疮。

乌榄叶

【基源】橄榄科橄榄属植物乌榄 *Canarium pimela* Leenh. 的叶。

【形态特征】乔木，高达 20m。小叶 4~6 对，宽椭圆形或圆形，长 6~17cm，宽 2~7.5cm，全缘。花序腋生，为疏散的聚伞圆锥花序；雄花序多花，雌花序少花。萼在雄花中长 2.5mm，在雌花中长 3.5~4mm；花瓣在雌花中长约 8mm。果序长 8~35cm，有果 1~4 个；果成熟时紫黑色，狭卵圆形。果核近圆形。种子 1~2。花期 4~5 月，果期 5~11 月。

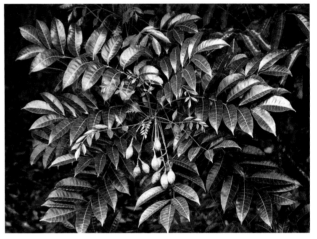

【习性与分布】生长于海拔 1280m 以下的杂木林内。分布于广东、福建、广西、海南、云南。

【挥发油含量】水蒸气蒸馏的乌榄叶的得油率为 0.35%~0.89%。

【芳香成分】杨永利等（2007）用水蒸气蒸馏法提取的广东潮州产乌榄叶挥发油的主要成分为：石竹烯（33.47%）、α-蒎烯（18.03%）、d-柠檬烯（16.82%）、α-侧柏烯（11.74%）和 α-水芹烯（6.51%）、α-石竹烯（4.05%）、大根香叶烯 D（4.02%）、β-月桂烯（1.68%）等。刘仲初等（2016）用水蒸气蒸馏法提取的广东增城产乌榄新鲜叶挥发油的主要成分为：α-水芹烯（24.60%）、大根香叶烯 D（16.35%）、β-石竹烯（14.51%）、α-蒎烯（11.20%）、右旋苧烯（10.10%）、二环大根香叶烯（5.19%）、β-水芹烯（4.39%）、α-石竹烯（1.88%）、δ-杜松烯（1.24%）、月桂烯（1.00%）等。李植飞等（2015）用水蒸气蒸馏法提取的广西容县产乌榄晾干叶挥发油的主要成分为：雅槛蓝 -1(10),11- 二烯（11.65%）、α - 芹子烯（10.29%）、γ - 依兰油烯（9.72%）、α - 蒎烯（9.21%）、1,6- 二甲基 -4- 异丙基 -1,2,3,4,4a,7- 六氢化萘（7.52%）、α - 玷理烯（4.87%）、γ - 依兰油烯（4.41%）、长叶烯 -(V4)（4.33%）、石竹烯（3.43%）、α - 杜松醇（2.54%）、(1S,2R)-(-)- 对 -3- 乙烯基 -2- 异丙烯基 -1- 乙基 - 薄荷烯（2.28%）、α - 松油烯（2.26%）、γ - 榄香烯（2.14%）、d- 柠檬烯（1.85%）、别香橙烯（1.83%）、棕榈酸（1.72%）、1β,4βH,10βH 愈创 -5,11- 二烯（1.66%）、α - 石竹烯（1.05%）、蓝桉醇（1.01%）等。韦玮等（2018）用水蒸气蒸馏法提取的广西南宁产乌榄干燥叶挥发油的主要成分为：α - 蒎烯（56.96%）、2- 侧柏烯（10.63%）、β - 蒎烯（5.03%）、4- 萜烯醇（4.58%）、萜品烯（4.05%）、松油烯（2.69%）、(-)-α - 芹子烯（1.36%）、α - 荜澄茄油烯（1.30%）、荜澄茄油烯（1.19%）、β - 榄香烯（1.18%）、右旋萜二烯（1.14%）、树兰烯（1.14%）、3- 亚甲基 -6-(1- 甲基乙基) 环己烯（1.05%）等。

【性味与功效】味微苦、涩，性凉。清热解毒，止血。治感冒发热，肺热咳嗽，丹毒，疖肿，崩漏。

乌榄 ▼

【基源】橄榄科橄榄属植物乌榄 Canarium pimela Leenh. 的果实。

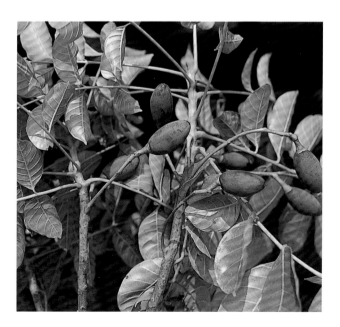

【形态特征】同乌榄叶。

【习性与分布】同乌榄叶。

【挥发油含量】水蒸气蒸馏的果实的得油率为 0.11%。

【芳香成分】郭守军等（2009）用水蒸气蒸馏法提取的广东普宁产'三角车心榄'乌榄果实挥发油的主要成分为：1- 甲基 -2-(1- 甲乙基) 苯（12.67%）、D- 柠檬烯（10.20%）、α - 侧柏烯（8.86%）、α - 蒎烯（7.25%）、己酸（6.98%）、己醛（6.28%）、氧化石竹烯（6.13%）、石竹烯（5.76%）、1- 己醇（3.30%）、玷理烯（2.96%）、1- 戊醇（2.39%）、α - 蛇麻烯（2.22%）、β - 水芹烯（2.18%）、杜松烯（1.96%）、2- 戊基 - 呋喃（1.89%）、壬醛（1.14%）、(-)- 斯帕苏烯醇（1.10%）、[1R-1α,4aβ,8aα]- 十氢 -1,4a- 二甲基 -7-(1- 甲基乙缩醛基)-1- 萘醇（1.05%）等。吕镇城等（2016）用顶空固相微萃取法提取的广东广州产乌榄新鲜果肉挥发油的主要成分为：顺 - 罗勒烯（21.01%）、D- 柠檬烯（18.04%）、α - 水芹烯（17.64%）、邻异丙基甲苯（7.68%）、α - 玷理烯（3.78%）、叶醇（3.28%）、β - 石竹烯（2.93%）、荜澄茄烯（1.92%）、L- 丙氨酸乙烷（1.38%）、月桂烯（1.22%）、大根香叶烯（1.15%）、α - 蛇麻烯（1.02%）等。谢惜媚等（2008）用超声波提取浸膏，再用顶空固相微萃取法提取的广东普宁产'三角车心榄'乌榄新鲜果肉挥发油的主要成分为：3- 崖柏烯（32.64%）、α - 水芹烯（30.78%）、柠檬烯（18.77%）、2- 崖柏烯（6.81%）、对 - 聚伞花素（3.73%）、β - 月桂烯（1.36%）等。

【性味与功效】味酸、涩，性平。止血，利水，解毒。治内伤吐血，咳嗽痰血，水肿，乳痈，外伤出血。

小谷精草 ▼

【基源】谷精草科谷精草属植物白药谷精草 Eriocaulon cinereum R. Br. 的带花茎的头状花序。

【形态特征】一年生柔弱草本，丛生。叶基生，线形，长 2~8cm，宽 1~2mm。头状花卵球形，长 3~5mm；总苞片长圆形，灰黄色或灰黑色；花苞片近圆形；雄花位于花序的中央，长约 1.5mm，外轮花被片合生成筒状，黑色，下部草黄色，内轮花被片中央有 1 褐色腺体；雌花外轮花被片 2，线形，内轮花被片缺。蒴果近球形；种子长圆形，黄褐色。花果期 9~11 月。

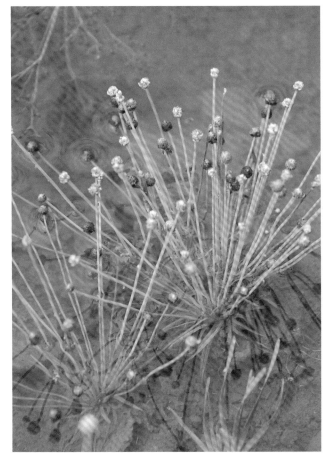

【习性与分布】生于水田边或谷后水田中，海拔 500~820m。分布于山东、安徽、福建、江苏、广东、广西、江西、湖南、湖北、贵州、陕西、河南、浙江、台湾。

【芳香成分】夏佳璇等（2018）用顶空固相微萃取法提取的白药谷精草干燥带花茎的头状花序挥发油的主要成分为：1- 石竹烯（14.62%）、植酮（9.36%）、薄荷脑（5.66%）、壬醛（5.16%）、(1R,5S)-1- 甲基 -6-(1- 甲基亚乙基)- 双环 [3.1.0] 己烷（4.23%）、桉树脑（3.52%）、α- 石竹烯（2.80%）、香叶基丙酮(2.60%)、羟基香茅醇(2.40%)、去氢白菖烯（2.33%）、α- 蒎烯（1.85%）、庚醛（1.64%）、正十六烷（1.62%）、软脂酸乙酯（1.62%）、(1R)-(+)-α 蒎烯（1.53%）、4- 乙烯基 -4- 甲基 -1-(丙 -2- 基)-3-(丙 -1- 烯 -2- 基) 环己烯（1.39%）、(+)-4- 蒈烯（1.20%）等。

【性味与功效】味辛、甘，性平。祛风散热，明目退翳。治目赤翳障，羞明流泪，雀目，头痛，鼻渊，喉痹，牙痛及风疹瘙痒。

海金沙草

【基源】海金沙科海金沙属植物海金沙 *Lygodium japonicum* (Thunb.) Sw. 的地上部分。

【形态特征】植株高攀达 1~4m。羽片多数，对生。不育羽片尖三角形，长宽几相等，约 10~12cm，二回羽状；一回羽片 2~4 对，一回羽状；二回小羽片 2~3 对，卵状三角形，掌状三裂。能育羽片卵状三角形，长宽几相等，约 12~20cm，二回羽状；一回小羽片 4~5 对，长圆披针形，一回羽状，二回小羽片 3~4 对。卵状三角形，羽状深裂。孢子囊穗长 2~4mm，暗褐色。

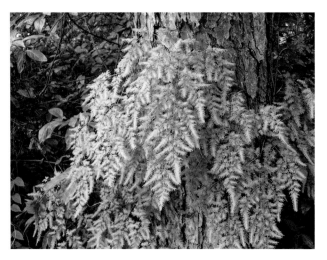

【习性与分布】多生于路边、山坡灌丛、林缘、溪谷丛林中，常缠绕生长于其他较大型的植物上。喜温暖湿润环境，喜散射光，忌阳光直射。分布于江苏、浙江、安徽、福建、台湾、广东、香港、广西、湖南、贵州、四川、云南、陕西等省区。

【挥发油含量】水蒸气蒸馏的全草的得油率为 0.03%~0.63%。

【芳香成分】欧阳玉祝等（2010）用水蒸气蒸馏法提取的湖南永州产海金沙全草挥发油的主要成分为：α- 油酸单甘油酯（47.82%）、油酸二羟基乙酯（42.77%）、油酸甲酯（1.61%）、正二十四烷（1.59%）、反角鲨烯（1.14%）等。倪士峰等（2004）用水蒸气蒸馏法提取的浙江天目山产海金沙新鲜全草挥发油的主要成分为：十一炔（28.61%）、(E)- 己烯酸（12.77%）、环辛酮（7.62%）、2-(甲基乙酰基)-3- 蒈烯（4.25%）、

3- 甲基 -1- 戊醇（4.10%）、β- 紫罗兰酮（2.81%）、10-(甲基乙酰基)-3- 蒈烯（2.07%）、(Z)-3- 己烯 -1- 醇（1.73%）、10,12- 十八碳二炔酸（1.69%）、月桂酸醇（1.22%）、香叶基丙酮（1.07%）等。程存归等（2005）用水蒸气蒸馏法提取的浙江金华产海金沙阴干全草挥发油的主要成分为：正二十一烷（12.67%）、四十四烷（10.13%）、正二十八烷（6.53%）、十四烷（4.44%）、2,6,10,14- 四甲基 - 十六烷（4.40%）、壬醛（4.00%）、丁基羟基甲苯（3.78%）、正二十三烷醇（3.56%）、2,6- 二甲基 - 环己醇（3.56%）、正十八烷（3.47%）、4-(2,6,6- 三甲基 -1- 环己烯 -1- 基)-3- 丁烯 -2- 醇（2.67%）、植醇（2.13%）、十五烷醛（2.00%）、(E)-4-(2,6,6- 三甲基 -1- 环己烯 -1- 基)-3- 丁烯 -2- 酮（1.78%）、邻苯二甲酸二丁酯（1.78%）、正十七烷基环己烷（1.73%）、6,10,14- 三甲基 -2- 十五烷酮（1.73%）、正二十烷（1.69%）、5,6,7,7α- 四氢 -4,4,7α- 三甲基 -(R)-2(4H)- 苯并呋喃酮（1.69%）、十七烷（1.69%）、1,2- 苯二甲酸双 (2- 甲基丙基) 酯（1.69%）、2,2,4,8- 四甲基 -7- 甲氧基三环 [5.3.1.0(4, 11)] 十一烷（1.56%）、正十六烷（1.56%）、表雪松醇（1.51%）、十氢 -4,8,8- 三甲基 -9- 亚甲基 -1,4- 亚甲基奥（1.42%）、1,6- 二甲基 -4-(1- 甲基乙基)- 萘（1.42%）、十九烷（1.42%）、2,6,10- 三甲基 - 十二烷（1.33%）、2,6,10- 三甲基 - 十五烷（1.33%）、1,1′-[1,2- 乙烷双氧基]- 双十六烷（1.33%）、苯二甲酸二异辛酯（1.33%）、(E)-4-(2,6,6- 三甲基 -2- 环己烯 -1- 基)-3- 丁烯 -2- 酮（1.24%）、2,6,6- 三甲基 -1- 环己烯 -1- 甲醛（1.11%）等。康文艺等（2011）用顶空固相微萃取法提取的贵州贵阳产海金沙叶挥发油的主要成分为：十六烷酸（13.04%）、6,10,14- 三甲基 -2- 十五烷酮（7.92%）、邻苯二甲酸二乙酯（5.59%）、1- 十九烯（5.17%）、叶绿醇（4.38%）、(E)-4-(2,6,6- 三甲基 -1- 环己烯 -1- 基)-3- 丁烯 -2- 酮（3.53%）、壬醛（3.25%）、(E)-6,10- 二甲基 -5,9- 十一碳二烯 -2- 酮（2.57%）、2,6- 二甲基 - 十七烷（1.94%）、5,6,7,7a- 四氢 -4,4,7a- 三甲基 -2(4H)- 苯并呋喃酮（1.84%）、氮,氮二甲基 -2- 苯并噁唑胺（1.83%）、十七烷（1.64%）、(E)-2- 癸醛（1.58%）、2,6,10- 三甲基 - 十二烷（1.54%）、十六烷（1.48%）、(1α,2β,5α)-2,6,6- 三甲基 - 二环 [3.1.1] 庚烷（1.47%）、9- 十八炔（1.47%）、十四碳酸（1.44%）、1,6- 二甲基 -4-(1- 甲基乙基)- 萘（1.38%）、4,8- 二甲基 - 十一烷（1.38%）、(Z,Z,Z)-9,12,15- 十八碳三烯 -1- 醇（1.36%）、2- 戊基 - 呋喃（1.31%）、邻苯二甲酸二异丁酯（1.27%）、13- 甲基 - 氧杂环十四烷 -2,11- 二酮（1.18%）、氧杂环十七烷 -2- 酮（1.16%）、十八烷（1.09%）、蒽（1.04%）等。

【性味与功效】味甘，性寒。清热解毒，利水通淋，活血通络。治热淋，石淋，血淋，小便不利，水肿，白浊，带下，肝炎，泄泻，痢疾，感冒发热，咳喘，咽喉肿痛，口疮，目赤肿痛，疟腮，乳痈，丹毒，带状疱疹，水火烫伤，皮肤瘙痒，跌打伤肿，风湿痹痛，外伤出血。

海金沙根

【基源】海金沙科海金沙属植物海金沙 *Lygodium japonicum* (Thunb.) Sw. 的根及根茎。

【形态特征】同海金沙草。

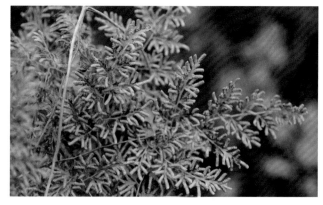

【习性与分布】同海金沙草。

【芳香成分】康文艺等（2011）用顶空固相微萃取法提取的贵州贵阳产海金沙根挥发油的主要成分为：1,6- 二甲基 -4-(1- 甲基乙基)- 萘（19.30%）、十六烷酸（8.67%）、十七烷（6.16%）、2,6- 二甲基 - 十七烷（5.13%）、十六烷（4.87%）、6,10,14- 三甲基 -2- 十五烷酮（4.51%）、1- 十六炔（4.32%）、壬醛（4.16%）、正十九烷（3.86%）、2,6,10,14- 四甲基 - 十六烷（3.60%）、十八烷（2.88%）、十五烷（2.77%）、2- 溴 - 十二烷（2.76%）、6- 乙基 -3- 辛基 - 邻苯二甲酸异丁酯（2.64%）、1,2- 二氢 -1,1,6- 三甲基 - 萘（2.31%）、丁基羟甲苯（2.07%）、十八醛（1.94%）、邻苯二甲酸二正丁酯（1.74%）、十四烷（1.50%）、(1S-顺)-1,2,3,5,6,8a-六氢-4,7-二甲基-1-(1-甲基乙基)-萘（1.47%）、3-氯代苯亚甲基丙酮（1.17%）、4-(1-甲基丙基)-苯酚（1.16%）、1,4-二氯-2,5-二甲氧基-苯（1.07%）等。

【性味与功效】味甘、淡，性寒。清热解毒，利湿消肿。治肺炎，感冒高热，乙脑，急性胃肠炎，痢疾，急性传染性黄疸型肝炎，尿路感染，膀胱结石，风湿腰腿痛，乳腺炎，腮腺炎，睾丸炎，蛇咬伤，月经不调。

海桐树 ▼

【基源】海桐花科海桐花属植物崖花海桐（海金子）*Pittosporum illicioides* Makino 的根、叶和种子。叶和种子的芳香成分未见报道。

【形态特征】常绿灌木，高达5m。叶生于枝顶，3~8片簇生呈假轮生状，薄革质，倒卵状披针形或倒披针形，长5~10cm，宽2.5~4.5cm。伞形花序顶生，有花2~10朵；苞片细小，早落；萼片卵形，长2mm；花瓣长8~9mm。蒴果近圆形，长9~12mm，多少三角形；种子8~15个，长约3mm，种柄短而扁平。

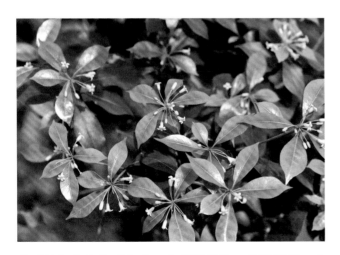

【习性与分布】耐寒冷，亦颇耐暑热。较耐阴蔽，亦颇耐烈日。稍耐干旱，颇耐水湿。分布于福建、台湾、山西、江苏、安徽、江西、浙江、广西、湖北、湖南、贵州等省区。

【挥发油含量】水蒸气蒸馏的干燥根的得油率为0.13%。

【芳香成分】肖炳坤等（2015）用水蒸气蒸馏法提取的贵州遵义产海金子干燥根挥发油的主要成分为：顺式马鞭草烯酮（21.53%）、己醛（6.10%）、8-羟基-对聚伞素（3.37%）、(-)-反式松香芹醇（3.33%）、异龙脑（2.97%）、α-松油醇（2.92%）、绿花白千层醇（2.62%）、糠醛（2.25%）、2-戊基呋喃（2.24%）、顺式藏茴香醇（2.08%）、α-雪松醇（1.84%）、桃金娘烯醛（1.59%）、桃金娘烯醇（1.42%）、对二甲苯（1.39%）、4-乙基苯甲醛（1.21%）等。高玉琼等（2006）用有机溶剂萃取-水蒸气蒸馏法提取的贵州遵义产海金子干燥根挥发油的主要成分为：十二醛（17.67%）、1-十二醇（7.49%）、十二酸（5.64%）、十四醛（5.37%）、十一烷（4.33%）、(E)-2-辛烯醛（3.25%）、2,4-癸二烯醛（2.80%）、2-戊基呋喃（2.29%）、壬醛（1.74%）、α-蒎烯（1.70%）、十一醛（1.62%）、1-癸醇（1.41%）、(E,E)-2,4-癸二烯醛（1.38%）等。

【性味与功效】根味辛、苦，性温。祛风活络，散瘀止痛。治风湿性关节炎，坐骨神经痛，骨折，骨痛，牙痛，高血压，神经衰弱，梦遗滑精。

海桐花 ▼

【基源】海桐花科海桐花属植物海桐花 *Pittosporum tobira* (Thunb.) Ait. 的枝、叶。

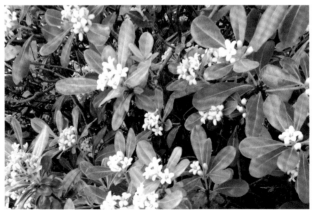

【形态特征】常绿灌木或小乔木，高达6m。叶聚生于枝顶，二年生，革质，倒卵形或倒卵状披针形，长4~9cm，宽1.5~4cm，全缘，干后反卷。伞形花序或伞房状伞形花序顶生或近顶生；苞片披针形。花白色，芳香，后变黄色；萼片卵形；花瓣倒披针形，长1~1.2cm，离生。蒴果圆球形，有棱或呈三角形，直径12mm；种子多数，长4mm，多角形，红色。

【习性与分布】喜光照和温暖的气候，能耐寒冷，亦颇耐暑热，略耐阴。分布于长江以南沿海各省区。

【挥发油含量】水蒸气蒸馏的新鲜叶的得油率为0.06%。

【芳香成分】苏秀芳等（2011）用水蒸气蒸馏法提取的广西产海桐新鲜叶挥发油的主要成分为：绿花白千层醇（40.09%）、十六烷（15.13%）、(1S*,2S*,5R*)-1,5-二甲基-2-乙烯基-环己烷-1-羧酸甲酯（13.14%）、[2R-(2α,4aα,8aβ)]-1,2,3,4,4a,5,6,8a-八氢-4a,8-二甲基-2-(1-甲基乙烯基)-萘（11.54%）、十五烷（5.82%）、表蓝桉醇（4.54%）、[1aR-(1aα,7α,7aβ,7bα)]-1a,2,3,5,6,7,7a,7b-八氢-1,1,4,7-四甲基-1H-环丙[e]薁（3.55%）、6-环己基-十二烷（3.16%）、乙基丙二酸（1.72%）、4-乙烯基愈创木酚（1.32%）等。

【性味与功效】味苦，性凉。杀虫，解毒。杀虫；鲜叶外用治疗疮，肿毒。

慈竹叶 ▼

【基源】禾本科慈竹属植物慈竹 *Neosinocalamus affinis* (Rendle) Kengf. 的叶或卷而未放的嫩叶（竹叶心）。

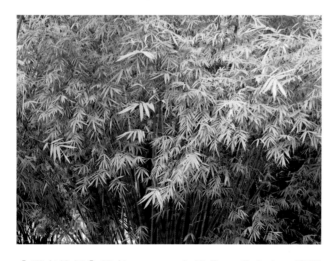

【形态特征】竿高5~10m，全竿共30节左右。箨鞘革质，鞘口宽广而下凹；箨耳无；箨舌呈流苏状；箨片被白色小刺毛，内卷如舟状。竿每节约有20条以上

的分枝，呈半轮生状簇聚。末级小枝具多叶；叶鞘长4~8cm；叶舌截形，棕黑色；叶片窄披针形，大都长10~30cm，宽1~3cm。花枝束生。果实纺锤形，黄棕色。笋期6~9月或自12月至翌年3月，花期多在7~9月。

【习性与分布】喜温凉湿润的气候，又具有较强的耐寒和抗旱性能。分布于广西、湖南、湖北、云南、贵州、四川、陕西。

【挥发油含量】水蒸气蒸馏的阴干叶的得油率为0.20%；微波辅助水蒸气蒸馏的叶的得油率为0.59%。

【芳香成分】肖锋等（2009）用水蒸气蒸馏法提取的四川眉山产慈竹干燥叶挥发油的主要成分为：新植二烯（24.01%）、六氢法呢基丙酮（15.33%）、芳姜黄酮（8.03）、β-姜黄酮（5.61%）、α-姜黄酮（3.17%）、α-姜倍半萜（2.33%）、β-紫罗兰酮（2.21%）、苦橙油醇（2.13%）、α-紫罗兰酮（2.00%）、β-倍半菲兰烯（1.85%）、(E,E)-金合欢醇丙酮（1.52%）、芳姜黄烯（1.40%）、(+)-α-大西洋（萜）酮（1.39%）、肉豆蔻醛（1.19%）、二倍-1-(2-环戊酮)甲烷（1.13%）等。杨迺嘉等（2002）用水蒸气蒸馏法提取的贵州赤水产慈竹自然阴干叶挥发油的主要成分为：(E)-2-己烯醛（25.93%）、(Z)-3-己烯醛（6.73%）、己醛（5.82%）、(E)-2-己烯醇（4.37%）、十六碳酸（4.29%）、二十一烷（2.17%）、1-辛烯-3-醇（2.07%）、β-紫罗兰酮（2.02%）、植醇（1.82%）、二十烷（1.78%）、6,10,14-三甲基-2-十五酮（1.68%）、壬醛（1.47%）、苯甲醛（1.44%）、十九烷（1.44%）、十八烷（1.24%）、2-戊烯醇（1.19%）、芳樟醇（1.17%）等。

【性味与功效】味甘、苦，性微凉。清心利尿，除烦止渴。治热病烦渴，小便短赤，口舌生疮。

苦竹叶 ▼

【基源】禾本科大明竹属植物苦竹 *Pleioblastus amarus* (Keng) Keng f. 的叶。

【形态特征】竿高3~5m。箨鞘绿色，被较厚白粉；箨舌截形，被白粉；箨片狭长披针形，易内卷，边缘具锯齿。末级小枝具3或4叶；叶鞘呈干草黄色；叶舌紫红色；叶片椭圆状披针形，长4~20cm，宽1.2~2.9cm，叶缘

有细锯齿。总状花序或圆锥花序，具 3~6 小穗；小穗含 8~13 朵小花，绿色或绿黄色；颖 3~5 片；外稃卵状披针形。笋期 6 月，花期 4~5 月。

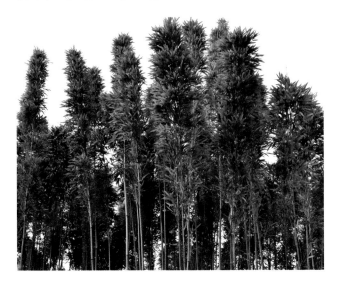

【习性与分布】生于向阳山坡或山谷平原。阳性，较耐寒，喜肥沃，湿润的砂质土壤。分布于江苏、安徽、浙江、福建、湖南、湖北、四川、贵州、云南等省区。

【芳香成分】魏琦等（2015）用水蒸气蒸馏法提取的四川长宁产苦竹干燥叶挥发油的主要成分为：青叶醛（19.31%）、N-甲基吡咯烷酮（13.29%）、正己醇（3.85%）、叶绿醇（3.22%）、大马士酮（2.55%）、β-紫罗兰酮（2.24%）、对乙烯基愈创木酚（2.13%）、α-紫罗兰酮（1.61%）、植酮（1.56%）、2-正戊基呋喃（1.19%）、香叶基丙酮（1.14%）、壬醛（1.00%）等。王学利等（2002）用水蒸气蒸馏法提取的苦竹叶挥发油的主要成分为：叶醇（27.08%）、2-己烯醛（10.02%）、2,3-二氢苯并呋喃（9.27%）、己酸（6.43%）、4-乙烯基愈创木酚（5.83%）、3-己烯酸（3.87%）、2-己烯-1-醇（3.76%）、糠醇（2.74%）、2-己烯酸（2.59%）、苄醇（2.41%）、苯乙醛（1.63%）、吲哚（1.47%）、β-紫罗兰酮（1.29%）等。王燕等（2019）用水蒸气蒸馏法提取的四川乐山产苦竹阴干叶挥发油的主要成分为：棕榈酸异丙酯（9.83%）、新植二烯（8.09%）、4-羟基-3-甲基苯乙酮（5.87%）、紫罗兰酮（4.99%）、苯乙醛（4.49%）、叶绿醇（3.63%）、壬醛（3.45%）、1,2-环氧十八烷（2.91%）、二十三烷（2.79%）、二十五烷（2.75%）、β-紫罗兰酮（2.71%）、N-乙基对甲苯胺（2.30%）、4-[2,2,6-三甲基-7-氧杂二环 [4.1.0] 庚-1-基]-3-丁烯-2-酮（2.14%）、顺-3-己烯-1-

醇（1.88%）、柳酸苄酯（1.35%）、2-己烯醛（1.34%）、2,6-二甲基环己醇（1.26%）、十五醛（1.24%）、2-甲基-苯甲醛肟（1.12%）、二氢猕猴桃内酯（1.10%）、柳酸甲酯（1.03%）等。

【性味与功效】味苦，性寒。清心，利尿，明目，解毒。治热病烦渴，失眠，小便短赤，口疮，目痛，失声，烫火伤。

稻草

【基源】禾本科稻属植物稻 *Oryza sativa* Linn. 的茎叶。

【形态特征】一年生水生草本。秆直立，高 0.5~1.5m。叶鞘松弛；叶舌披针形，长 10~25cm，具 2 枚镰形抱茎的叶耳；叶片线状披针形，长 40cm 左右，宽约 1cm。圆锥花序长约 30cm；小穗含 1 成熟花，长圆状卵形至椭圆形，长约 10mm，宽 2~4mm；颖极小，退化外稃 2 枚，锥刺状；两侧孕性花外稃质厚，厚纸质；内稃与外稃同质。颖果长约 5mm，宽约 2mm，厚约 1~1.5mm。

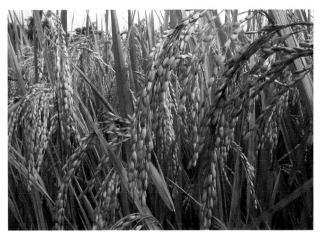

【习性与分布】喜温暖湿润环境，喜高温、多湿、短日照。全国各地均有栽培。

【挥发油含量】水蒸气蒸馏的稻秆的得油率为 0.80%。

【芳香成分】回瑞华等（2009）用水蒸气蒸馏法提取的稻茎秆挥发油的主要成分为：甘菊环（17.42%）、2-戊基呋喃（14.98%）、壬醛（7.06%）、(E)-2-癸烯醛（4.02%）、1,3-二甲基苯（3.58%）、辛醛（3.54%）、1-己醇（3.38%）、(E)-2-辛烯醛（2.60%）、2-十一烯醛（2.01%）、(Z)-2-庚烯醛（1.97%）、十六烷（1.89%）、

庚醛（1.88%）、1-亚甲基-1H-苯并环戊二烯（1.84%）、壬醛（1.80%）、顺-3-甲基戊-3-烯-5-醇（1.72%）、1-辛烯-3-醇（1.68%）、乙酸辛酯（1.50%）、1-辛醇（1.32%）、苯乙醛（1.31%）、3-辛烯-2-酮（1.31%）、壬酸（1.29%）、2-正丁基呋喃（1.27%）、(E)-2-壬烯醛（1.25%）、庚醇（1.06%）、十五烷（1.05%）等。申建梅等（2010）用水蒸气蒸馏法提取的广东广州产'二白矮'稻新鲜叶片和叶鞘挥发油的主要成分为：新植二烯（15.92%）、邻苯二甲酸二丁酯（14.85%）、3,7,11,15-四甲基-2-十六碳烯醇（11.27%）、3-(1',3-丁二烯基)-吲哚（7.53%）、4-乙烯基-2-甲氧苯酚（7.32%）、苯乙醛（5.50%）、邻苯二甲酸二异丁酯（4.83%）6,10,14-三甲基-2-十五酮（4.27%）、1-乙氧基-戊烷（3.97%）、2,3-苯并二氢呋喃（3.32%）、甲苯（2.49%）、苯甲醛（2.02%）、棕榈酸（1.38%）、二甲苯（1.19%）、2-十五酮（1.08%）、2-羟基苯乙酮（1.05%）等。何方奕等（2001）用索氏法提取的辽宁盘锦产稻茎叶挥发油的主要成分为：十六烷酸（8.05%）、邻苯二甲酸（4.49%）、9-十八烯酸（2.99%）、9,12-十八碳二烯酸（2.19%）、十二烷（2.08%）、十六烷（1.74%）、十六酸甲酯（1.52%）、9-甲基-十八碳烯酸（1.05%）等。

【性味与功效】味辛，性温。宽中，下气，消食，解毒。治噎膈，反胃，食滞，腹痛，泄泻，消渴，黄疸，喉痹，痔疮，烫火伤。

米皮糠 ▼

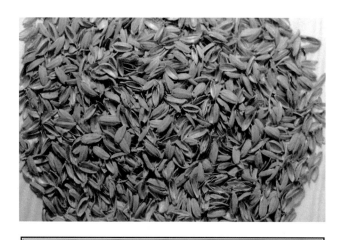

【基源】禾本科稻属植物稻 Oryza sativa Linn. 的颖果经加工而脱下的种皮。

【形态特征】同稻草。

【习性与分布】同稻草。

【芳香成分】梁静等（2014）用水蒸气蒸馏法提取的湖南永顺产米皮糠挥发油的主要成分为：3-氧甲基丙二醇（21.64%）、甲酸己酯（10.43%）、呋喃甲醛（9.09%）、2-甲醇呋喃（7.70%）、正己醇（7.28%）、正己醛（5.79%）、3,8-二甲基十一烷（2.75%）、3,7-二甲基壬烷（2.72%）、3-乙基-2-甲基-1,3-己二烯（2.57%）、正十四烷（2.46%）、丙酸乙烯酯（2.41%）、3,7-二甲基癸烷（1.56%）、2-甲基环戊烯-1-酮（1.51%）、1-辛烯-3-醇（1.39%）、苯酚（1.36%）、3-壬烯-2-酮（1.25%）、5-甲基-2-呋喃醛（1.20%）、5-正丁基-2(3H)-二氢呋喃酮（1.10%）等。

【性味与功效】味甘、辛，性温。开胃，下气。治噎膈，反胃，脚气。

粳米 ▼

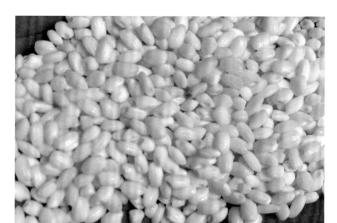

【基源】禾本科稻属植物稻（粳稻）Oryza sativa Linn. 的种仁。

【形态特征】同稻草。

【习性与分布】同稻草。

【芳香成分】刘玉平等（2011）用水蒸气蒸馏法提取的黑龙江五常产粳米挥发油的主要成分为：2,3-二甲基-2-丁烯（23.39%）、亚油酸（9.45%）、3-甲基-2-戊烯（8.76%）、苯（7.28%）、N,N-二甲基苯胺（6.90%）、油酸（6.77%）、十六酸（5.68%）、2-甲基-2-戊烯（4.80%）、甲基环戊烷（4.50%）、乙基异丁基醚（3.15%）、环己烯（3.12%）、乙酸乙酯（2.64%）、2,3-二甲基戊烷（2.19%）、苯并噻唑（1.77%）、3-甲基己烷（1.55%）、2-甲基己烷（1.50%）、三氯乙烯（1.21%）等。梁静等（2014）用水蒸气蒸馏法提取的湖南永顺产粳米种仁挥发油的主要成分为：E-2-壬烯醛（17.77%）、2-乙基-2-[2-甲基]-2-甲基-2-丙烯酸（15.12%）、油酸（7.48%）、正己醇（4.82%）、N-1,1,3,3-四甲基丁基甲酰胺（4.29%）、二十八烷（4.17%）、5-乙基二氢-2(3H)呋喃酮（3.93%）、乙酸甲酸酐（3.76%）、癸醚（3.38%）、2-甲基十二烷（3.14%）、乙酸酐（2.98%）、5-正丁基-2(3H)-二氢呋喃酮（2.42%）、氯乙酸十五烷酯（2.26%）、正二十四烷（2.17%）、正十八烷（2.12%）、庚烯醛（2.06%）、正十一醛（1.66%）、8-已基十五烷（1.66%）、2,2'-亚甲基双-[6-(1,1-二甲基乙基)-4-甲基]苯酚（1.63%）、(E,E)-2,4-壬二烯醛（1.55%）、4-甲基十四烷（1.46%）、3-氧甲基丙二醇（1.37%）、正十七烷（1.34%）、3,7-二甲基癸烷（1.22%）、(E,E)-2,4-癸二烯醛（1.19%）、7-甲基十七烷（1.16%）、正十五烷（1.00%）、正十六烷（1.00%）等。

【性味与功效】味甘,性平。补气健脾,除烦渴,止泻痢。治脾胃气虚,食少纳呆,倦怠乏力,心烦口渴,泻下痢疾。

毛竹 ▼

【基源】禾本科刚竹属植物毛竹（龟甲竹）*Phyllostachys edulis* (Carr.) J.Houzeau（*Ph. heterocycla* (Carr.) Mitford）的叶。

【形态特征】 竿高达20余米。箨鞘背面褐色；箨耳微小；箨舌宽短；箨片较短,长三角形至披针形,有波状弯曲。末级小枝具2~4叶；叶舌隆起；叶片披针形。花枝穗状,佛焰苞通常在10片以上,复瓦状排列,缩小叶小,披针形至锥状,每片孕性佛焰苞内具1~3枚假小穗。小穗仅有1朵小花；颖1片；鳞被披针形。颖果长椭圆形。笋期4月,花期5~8月。

【习性与分布】生长在山谷或流泉之间。喜温暖湿润的气候。长江以南大部分地区有栽培。

【挥发油含量】水蒸气蒸馏的叶的得油率为0.32%~0.39%；同时蒸馏萃取的干燥叶的得油率为0.19%~0.42%；微波法提取的干燥叶的得油率为3.36%。

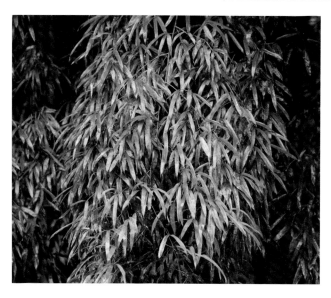

【芳香成分】毛竹叶挥发油的第一主成分有：叶绿醇（17.65%~20.33%）、蒎烷（17.16%~23.39%）、棕榈酸（19.35%~23.86%）、十五酸（12.64%~19.92%）等,也有主成分不同的报告。杨萍等（2015）用同时蒸馏萃取法提取的浙江桐庐产毛竹春季采收的干燥叶挥发油的主要成分为：叶绿醇（18.95%）、十六酸（12.56%）、亚麻酸（6.56%）、蒎烷（6.46%）、4-乙烯基-2-甲氧基苯酚（6.18%）、2,3-二氢苯并呋喃（5.00%）、苯甲醇（4.72%）、甲基异丙基乙炔（4.16%）、3,7,11,15-四甲基乙烯-1-醇（3.67%）、十二酸（2.46%）、十九烷（2.04%）、异丁香酚（1.74%）、大马士酮（1.68%）、5,6-二甲基-2-苯并咪唑啉酮（1.53%）、6,10,14-三甲基-2-十五烷酮（1.10%）、肉豆蔻酸（1.03%）、邻苯二甲酸异辛酯（1.02%）等；冬季采收的干燥叶挥发油的主要成分为：蒎烷（23.39%）、叶绿醇（17.28%）、4-乙烯基-2-甲氧基苯酚（9.63%）、2,3-二氢苯并呋喃（6.10%）、十八酸（6.06%）、二十五烷（3.29%）、十二酸（2.20%）、2,3,4,5-甲四基-三环[3.2.1.0^{2,7}]辛-3-烯（1.78%）、亚麻酸（1.61%）、乙位紫罗兰酮（1.60%）、大马士酮（1.45%）、2,3,5,6-四氟茴香醚（1.38%）、3,7,11,15-四甲基乙烯-1-醇（1.18%）、香叶基丙酮（1.16%）、2,2,4-三甲基-1,3-戊二醇二异丁酸酯（1.15%）、苯甲醇（1.12%）、二氢猕猴桃内酯（1.00%）等。吕兆林等（2008）用同时蒸馏萃取法提取的福建南平产毛竹干燥叶挥发油的主要成分为：十六烷酸（23.86%）、雪松醇（16.87%）、十二烷酸（10.96%）、6,10,14-三甲基-2-十五酮（4.22%）、9-二十炔（3.89%）、二十三烷（3.40%）、9-十八烯醛（3.00%）、十四酸（2.63%）、二十七烷（2.44%）、兰桉醇（2.35%）、三十烷（1.60%）、β-桉叶油醇（1.45%）、1,1a,5,6,7,8-六氢-4a,8,8-三甲基-环丙烷石脑油烯-2(4aH)-酮（1.33%）、乙烯氧基苯（1.17%）、1-十八炔（1.07%）等；用超临界CO_2萃取法提取的干燥叶挥发油的主要成分为：十五酸（12.64%）、二十七烷（8.53%）、三十烷（8.21%）、二十三烷（7.28%）、邻苯二甲酸二丁酯（5.31%）、正十八烷醛（3.91%）、十八酸（3.29%）、6-庚基内酯-2H-吡喃-2-酮（2.97%）、三十二烷（2.77%）、9-二十炔（2.53%）、6,10,14-三甲基-2-十五酮（2.49%）、9-十八烯醛（2.26%）、1-碘-2-甲基十一烷（1.99%）、二十八烷（1.64%）、二十六烷（1.63%）、10-甲基-二十烷（1.36%）、1-二十烷醇（1.29%）、二十烷（1.25%）、1-二十二烯（1.21%）、1-二十二烯（1.11%）等；用索氏法提取的干燥叶挥发油的主要成分为：三十烷（18.55%）、三十二烷（13.56%）、二十七烷（10.75%）、正十八烷醛（9.01%）、三十六烷（7.90%）、1-十八碳醇（6.24%）、二十三烷（3.79%）、十六烷酸（3.74%）、2-乙基-1-十二烷醇（2.37%）、二十八烷（2.28%）、2-己基-1-辛醇（1.73%）、正三十烷（1.61%）、9-十八烯醛（1.51%）、二十六烷（1.40%）、1-二十二烯（1.21%）等。何跃君等（2010）用水蒸气蒸馏法提取的江西南昌产毛竹叶挥发油的主要成分为：3-甲基-2-丁醇（25.24%）、(Z)-3-己烯-1-醇（4.38%）、2-己醛（3.97%）、叶绿醇（3.02%）、2-甲氧基-4-乙烯基苯酚（2.87%）、6,10,14-三甲基-2-十五烷酮（2.17%）、6,10,14-三甲基-5,9,13-十五碳三烯-2-酮（2.15%）、5,6,7,7a-四氢-4,4,7-甲基-2(4H)苯并呋喃酮（1.86%）、异植醇（1.71%）、苯乙醛（1.58%）、正十六酸（1.51%）、(E)-6,10-二甲基-5,9-十一碳二烯-2-酮（1.50%）、1,2-苯二甲酸丁基-2-甲基丙酯（1.45%）、7,11-十六碳二烯醛（1.38%）、(E)-1-(2,6,6-三甲基-1,3-环己二烯-1-基)-2-丁烯-1-酮（1.37%）、4-(2,2,6-三甲基-7-氧杂双环[4.1.0]庚-1-基)-3-丁烯-2-酮（1.36%）、1-溴环丁烷羧酸甲酯（1.26%）、对-二甲苯（1.20%）、十七碳环氧乙烷（1.18%）、十八酸（1.12%）、1-甲基-3-[(2-甲基丙基)硫基]苯（1.06%）、2-二甲氨基-4-甲基-戊-4-烯腈（1.06%）、1-二十一基甲酯（1.02%）等。

【性味与功效】味甘、淡、微涩，性平。清热利尿，止吐，

治烦热口渴，小儿疳积，小儿发热，高热不退，呕吐。

粟米 ▼

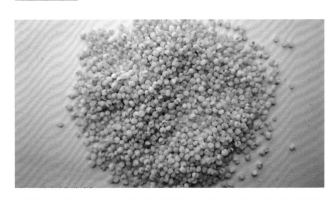

【基源】禾本科狗尾草属植物粱 *Setaria italica* (Linn.) Beauv. 的种仁。

【形态特征】一年生。秆粗壮，高0.1~1m或更高。叶鞘松裹茎秆；叶舌为一圈纤毛；叶片披针形，长10~45cm，宽5~33mm。圆锥花序呈圆柱状或近纺锤状；小穗近圆球形，黄色、橘红色或紫色；第一颖长为小穗的1/3~1/2；第二颖稍短；第一外稃与小穗等长，内稃薄纸质，披针形，第二外稃卵圆形或圆球形，成熟后，自第一外稃基部和颖分离脱落。

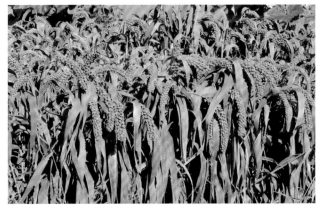

【习性与分布】抗旱耐瘠，喜温暖气候。黄河中上游为主要栽培区，其他地区也有少量栽种。

【芳香成分】不同品种的粱种子挥发油的主成分多为己醛（10.47%~17.65%），也有主成分不同的报告。李明哲等（2016）用同时蒸馏萃取法提取的河北石家庄产'张杂谷8号'粱种子挥发油的主要成分为：亚油酸（26.81%）、十六酸（14.54%）、己醛（12.13%）、2-戊基-呋喃（4.26%）、(E, E)-2,4-癸二烯醛（4.04%）、

壬醛（3.00%）、十五醛（2.28%）、(E)-2-壬烯醛（2.22%）、3,7,11-三甲基-1,6,10-十二碳三烯-3-醇（2.09%）、1-己醇（2.05%）、庚醛（1.74%）、6,10,14-三甲基-5,9,13-十五碳三烯-2-酮（1.74%）、(E)-2-辛烯醛（1.41%）、萘（1.36%）、(Z)-6,10-二甲基-5,9-十一碳二烯-2-酮（1.16%）、十六烷（1.12%）、(E)-3-壬烯-2-酮（1.01%）等；'衡绿1号'粱种子挥发油的主要成分为：2-戊基-呋喃（13.03%）、己醛（9.55%）、壬醛（6.60%）、庚醛（4.85%）、(E,E)-2,4-癸二烯醛（4.57%）、2,4-二叔丁基酚（4.39%）、十五醛（4.31%）、苯甲醛（3.70%）、(E,E)-6,10,14-三甲基-5,9,13-十五碳三烯-2-酮（3.66%）、十四烷（2.93%）、十六烷（2.50%）、(E)-2-壬烯醛（2.26%）、苯乙醛（2.12%）、2-十七酮（1.92%）、菲（1.84%）、(E)-2-辛烯醛（1.69%）、(E,E)-3,7,11-三甲基-2,6,10-十二碳三烯-1-醇（1.57%）、1-己醇（1.44%）、2-十五酮（1.35%）、十四醛（1.31%）、(E)-6,10-二甲基-5,9-十一碳二烯-2-酮（1.29%）、2-庚酮（1.26%）、1-辛醇（1.13%）等；'衡黑20号'粱种子挥发油的主要成分为：己醛（17.65%）、(E,E)-2,4-癸二烯醛（15.67%）、2-戊基-呋喃（11.89%）、壬醛（5.20%）、苯甲醛（4.40%）、十五醛（2.81%）、庚醛（2.61%）、(E)-2-辛烯醛（2.55%）、(E)-2-壬烯醛（2.16%）、1-己醇（2.08%）、2,4-二叔丁基酚（1.94%）、(E,E)-6,10,14-三甲基-5,9,13-十五碳三烯-2-酮（1.80%）、十四烷（1.68%）、(E,E)-2,4-壬二烯醛（1.59%）、2-甲基-萘（1.52%）、1-辛烯-3-醇（1.36%）、苯乙醛（1.32%）、十六烷（1.32%）、菲（1.18%）、1-辛醇（1.12%）、(E,E)-3,7,11-三甲基-2,6,10-十二碳三烯-1-醇（1.03%）等。

【性味与功效】味甘、咸，性凉。和中益肾，除热，解毒。治脾胃虚热，反胃呕吐，腹满食少，消渴，泻痢，烫火伤。

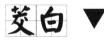

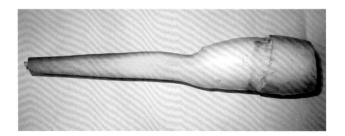

【基源】禾本科菰属植物菰 *Zizania caduciflora* (Turcz.ex Trin.) Hand.- Mazz. (*Zizania latifolia* (Griseb.) Stapf) 的嫩茎秆被菰黑粉刺激而形成的纺锤形肥大的部分。

【形态特征】多年生，秆高大直立，高1~2m。叶鞘长于其节间，肥厚；叶舌膜质，长约1.5cm；叶片扁平宽大，长50~90cm，宽15~30mm。圆锥花序长30~50cm，分枝多数簇生；雄小穗长10~15mm，两侧压扁，带紫色；雌小穗圆筒形，长18~25mm，宽1.5~2mm，外稃5脉粗糙，内稃具3脉。颖果圆柱形，长约12mm，胚小形。水生或沼生。

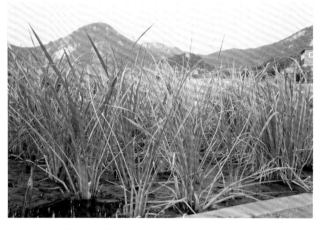

【习性与分布】喜温，不耐寒冷和高温干旱。分布于黑龙江、吉林、辽宁、内蒙古、河北、甘肃、陕西、四川、湖北、湖南、江西、福建、广东、台湾。

【芳香成分】胡西洲等（2018）有水蒸气蒸馏法提取的湖北武汉产茭白挥发油的主要成分为：n-十六烷酸（16.89%）、己二酸二（2-乙基己基）酯（6.39%）、(Z)-9-十八碳烯酰胺（5.64%）、(Z,Z)-9,12-十八碳二烯酸（3.84%）、油酸（3.64%）、(E,E)-2,4-癸二烯醛（2.91%）、二十八烷（2.65%）、棕榈酸（2.61%）、四氢-2-(2-十七碳炔氧基)-2H-吡喃（2.22%）、4,4-二甲基-胆甾-6,22,24-三烯（2.20%）、17-氯-7-十七碳炔（1.76%）、二十七烷（1.70%）、1,54-二溴-五十四烷（1.66%）、十四烷酸（1.63%）、叔-十六烷硫醇（1.57%）、(E)-9-十八烯酸乙酯（1.40%）、亚油酸异丙酯（1.32%）、[1S-(1α(E),4aβ,8aα)]-5-(十氢-5,5,8a-三甲基-2-亚甲基-1-萘基)-3-甲基-2-戊烯酸（1.32%）、1-氯-十八烷（1.31%）、棕榈酸乙酯（1.23%）、亚油酸乙酯（1.10%）、3-(六氢-1H-

氮杂卓 -1- 基)-1,1- 二氧 -1,2- 苯并异噻唑(1.08%)等。

【性味与功效】味甘，性寒。解热毒，除烦渴，利二便。治烦热，消渴，二便不通，黄疸，痢疾，热淋，目赤，乳汁不下，疮疡。

黄金间碧竹 ▼

【基源】禾本科簕竹属植物黄金间碧竹 *Bambusa vulgaris* f. vittata 的嫩叶。

【形态特征】竿黄色，节间正常，但具宽窄不等的绿色纵条纹，箨鞘在新鲜时为绿色而具宽窄不等的黄色纵条纹。

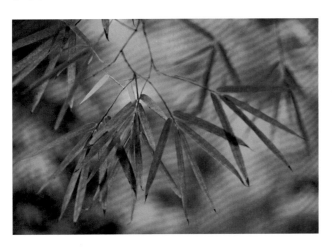

【习性与分布】广西、海南、云南、广东、香港、台湾等省区有栽培。

【挥发油含量】水蒸气蒸馏的叶的得油率为 0.47%。

【芳香成分】何跃君等（2010）用水蒸气蒸馏法提取的江西南昌产黄金间壁竹叶挥发油的主要成分为：3- 甲基 -2- 丁醇（ 15.30% ）、2- 甲氧基 -4- 乙烯基苯酚（ 6.93% ）、2- 二甲氨基 -4- 甲基 - 戊 -4- 烯腈（ 3.84% ）、叶绿醇（ 3.35% ）、3,7,11- 三甲基 -1,6,10- 十二碳三烯 -3- 醇（ 3.31% ）、正十六酸（ 2.84% ）、6,10,14- 三甲基 -2- 十五烷酮（ 2.45% ）、5,6,7,7a- 四氢 -4,4,7- 甲基 -2(4H) 苯并呋喃酮(2.33%)、2,3- 二氢 - 呋喃(2.05%)、4-(2,6,6- 三甲基 -1- 环己烯 -1- 基)-3- 丁烯 -2- 酮（ 1.82% ）、6,10,14- 三甲基 -5,9,13- 十五碳三烯 -2- 酮（ 1.80% ）、4-(2,2,6- 三甲基 -7- 氧杂双环 [4.1.0] 庚 -1- 基)-3- 丁烯 -2- 酮（ 1.79% ）、2- 己醛（ 1.78% ）、壬醛（ 1.66% ）、异植醇(1.64%)、1- 异丙烯 -3,3- 二甲基 -5-(3- 甲基 -1- 氧代 -2- 丁烯基) 环戊烷（ 1.60% ）、十八酸（ 1.49% ）、1,2- 苯二甲酸丁基 -2- 甲基丙酯（ 1.43% ）、(E)-4-(2,6,6- 三甲基 -2- 环己烯 -1- 基)-3- 丁烯 -2- 酮（ 1.42% ）、(E)-6,10- 二甲基 -5,9- 十一碳二烯 -2- 酮（ 1.31% ）、对 - 二甲苯（ 1.24% ）、(E)-1-(2,6,6- 三甲基 -1,3- 环己二烯 -1- 基)-2- 丁烯 -1- 酮（ 1.07% ）、2- 戊基呋喃（ 1.04% ）、(Z)-3- 己烯 -1- 醇（ 1.01% ）等。

【性味与功效】味甘、微苦，性凉。清热除烦。治感冒发热。

茅香根 ▼

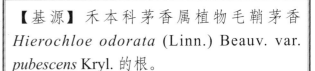

【基源】禾本科茅香属植物毛鞘茅香 *Hierochloe odorata* (Linn.) Beauv. var. *pubescens* Kryl. 的根。

【形态特征】多年生。秆高 50~60cm，具 3~4 节。叶鞘密生柔毛，长于节间；叶舌透明膜质，长 2~5mm，先端啮蚀状；叶片披针形，长 5cm，宽 7mm，基生者可长达 40cm。圆锥花序长约 10cm；小穗淡黄褐色，长 3.5~5mm；颖膜质；雄花外稃稍短于颖，顶具微小尖头，背部向上渐被微毛，边缘具纤毛；孕花外稃锐尖，长约 3.5mm，上部被短毛。花果期 4-8 月。

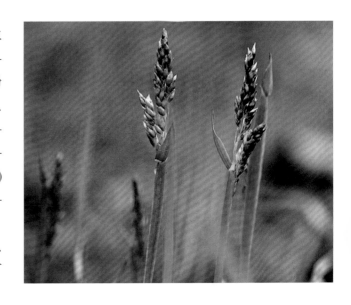

【习性与分布】常生于海拔 470-2450m 的山坡和湿润草地，耐盐碱。分布于新疆、青海、陕西、山西、河北、四川等省区。

【芳香成分】Yoshitaka Ueyama 等（1991）用乙醇萃取法提取的江苏产毛鞘茅香新鲜根挥发油的主要成分为：3- 甲基丁醛（38.47%）、糠醛（4.97%）、3- 甲基丁醇（3.28%）、辛酸乙酯（2.72%）、十二酸乙酯（1.63%）、异丁醇（1.57%）、庚酸（1.12%）、2- 甲基丁酸（1.10%）、十二酸（1.00%）等。

【性味与功效】味甘，性寒。凉血，止血，清热利尿。治吐血，尿血，急、慢性肾炎浮肿，热淋。

蓑草 ▼

【基源】禾本科拟金茅属植物拟金茅 *Eulaliopsis binata* (Retz.) C. E. Hubb. 的全草或根茎。根茎的芳香成分未见报道。

【形态特征】秆高 30~80cm，具 3~5 节。基生的叶鞘密被白色绒毛以形成粗厚的基部；叶舌呈一圈短纤毛状，叶片狭线形，长 10~30cm，宽 1~4mm，卷摺呈细针状，顶生叶片甚退化，锥形。总状花序 2~4 枚呈指状排列，小穗长 3.8~6mm；第一颖中部以下密生乳黄色丝状柔毛；第一外稃长圆形；第二外稃狭长圆形，全缘，先端有长 2~9mm 的芒；第二内稃宽卵形。

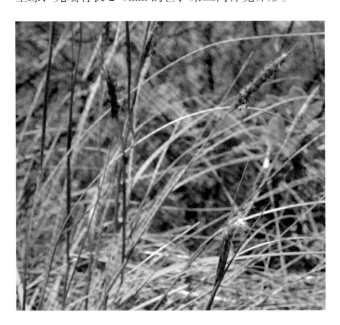

【习性与分布】生于海拔 1000m 以下向阳的山坡草丛中。分布于四川、陕西、云南、贵州、湖南、湖北、广西、广东、福建、河南、江西、甘肃、台湾。

【挥发油含量】水蒸气蒸馏的阴干全草的得油率为 0.06%；乙醚浸提的全草的得油率为 2.00%。

【芳香成分】郁浩翔等（2010）用水蒸气蒸馏法提取的贵州龙里产拟金茅阴干全草挥发油的主要成分为：1- 二十六碳醛（14.99%）、烷基酰胺（9.41%）、二十七碳烷（7.47%）、二十五 (碳) 烷（7.39%）、亚油酸（7.23%）、穿贝海绵甾醇（6.29%）、棕榈酸（6.16%）、十八酸（5.75%）、维生素（5.33%）、二十九 (碳) 烷（4.74%）、植醇（1.57%）、正二十六碳烷（1.11%）等；用乙醚浸提法提取的全草挥发油的主要成分为：4- 乙烯基苯酚（11.34%）、苯乙醇（9.12%）、2- 己烯酸（8.34%）、消旋 – 薄荷脑（7.21%）、棕榈酸（5.77%）、二十五 (碳) 烷（4.43%）、4- 乙烯基 -2- 甲氧基苯酚（2.43%）、(E)-3- 己烯酸（2.14%）、苯甲醇（1.64%）、二十四 (碳) 烷（1.36%）、烷基酰胺（1.34%）、正二十六碳烷（1.17%）、二十三 (碳) 烷（1.11%）、正十四碳酮（1.11%）、γ- 己内酯（1.10%）、(Z,Z)-9,17- 十八碳二烯醛（1.08%）、二氢猕猴桃内酯（1.05%）等。胡浩斌等（2006）用石油醚萃取法提取的甘肃子午岭产拟金茅开花前新鲜地上部分挥发油的主要成分为：亚油酸（17.08%）、油酸（15.77%）、β – 榄香烯酮（5.33%）、粘霉酮（3.76%）、吉玛酮（3.71%）、3- 甲硫基喹啉（3.41%）、扁枝衣二酸（2.39%）、植醇（2.02%）、二十三烷（1.98%）、松萝酸（1.98%）、β – 香树脂醇（1.95%）、角鲨烯（1.78%）、无羁萜（1.62%）、羊齿烯醇（1.61%）、羽扇豆醇乙酸酯（1.47%）、麦角甾醇（1.47%）、3- 甲基 -1,5- 环辛二烯（1.41%）、须松萝酸（1.41%）、(+)- 乌宋酸甲酯（1.37%）、石竹烯氧化物（1.36%）、γ – 杜松烯（1.27%）、水杨嗪酸（1.23%）、2- 乙炔基 -2- 丁烯酸乙酯（1.20%）、α – 榄香烯（1.15%）、芦竹萜（1.00%）等。

【性味与功效】味甘、淡，性凉。清热解毒，凉血散瘀。治感冒，小儿肺炎，肺痨咯血，衄血，尿血，经行不畅，热淋，乳腺炎，荨麻疹，外伤出血。

箬叶 ▼

【基源】禾本科箬竹属植物箬竹 *Indocalamus tessellatus* (Munro) Keng f. 和阔叶箬竹 *Indocalamus latifolius* (Keng) McClure 的叶。

【形态特征】箬竹：竿高 0.75~2m；箨鞘抱竿，密被紫褐色伏贴疣基刺毛；箨舌厚膜质，截形；箨片窄披针形。小枝具 2~4 叶；叶鞘紧密抱竿；叶舌截形；叶片宽披针形，长 20~46cm，宽 4~10.8cm，叶缘有细锯齿。圆锥花序长 10~14cm；小穗绿色带紫，几呈圆柱形，含 5 或 6 朵小花；颖 3 片；第一外稃长 11~13mm；第一内稃背部有 2 脊。笋期 4~5 月，花期 6~7 月。

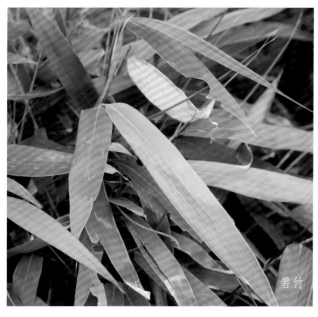

箬竹

阔叶箬竹：竿高 2m；箨鞘硬纸质或纸质，背部常具棕色疣基小刺毛；箨舌截形；箨片线形或狭披针形。叶鞘质厚；叶舌截形；叶片长圆状披针形，长 10-45cm，宽 2-9cm，叶缘有小刺毛。圆锥花序长 6-20cm，基部为叶鞘所包裹；小穗常带紫色，几呈圆柱形，含 5-9 朵小花；颖质薄，上部和边缘生有绒毛；外稃先端渐尖呈芒状；鳞被长约 2-3mm。笋期 4-5 月。

【习性与分布】箬竹：生于山坡路旁，海拔 300~1400m。阳性，喜温暖湿润气候，耐寒性较差。分布于浙江、湖南等省区。阔叶箬竹：生于山坡、路旁、山谷、疏林下，海拔 300~1400m。较耐寒，喜湿耐旱，

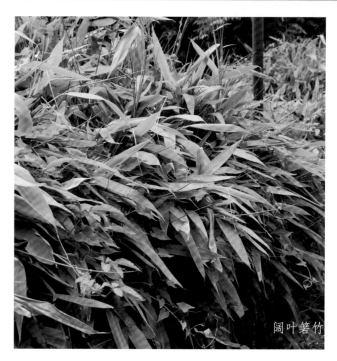

阔叶箬竹

喜光，耐半阴。分布于山东、安徽、浙江、江苏、江西、福建、湖北、湖南、广东、四川等省区。

【挥发油含量】水蒸气蒸馏的箬竹叶的得油率为 0.11%。

【芳香成分】箬竹：余爱农等（2002）用水蒸气蒸馏法提取的湖北恩施产野生箬竹新鲜叶挥发油的主要成分为：十六烷（8.06%）、棕榈酸（8.02%）、十五烷（7.61%）、油酰胺（6.64%）、十七烷（6.38%）、对 - 乙烯基苯酚（4.43%）、(E)- 植醇（4.36%）、8- 己基十五烷（3.61%）、7,3′,4′- 三甲氧基槲皮素（2.86%）、十四烷（2.76%）、肉豆蔻酰胺（2.58%）、十九烷（2.57%）、2,6,10- 三甲基十五烷（2.25%）、肉豆蔻酸（1.94%）、(Z)- 植醇（1.36%）、3- 甲基十五烷（1.29%）、硬脂酰胺（1.28%）、植烷（1.27%）、十八烷（1.14%）、2- 甲基十五烷（1.05%）等。金旭东等（1998）用水蒸馏法提取的江苏苏州产箬竹新鲜叶挥发油的主要成分为：二甲胺基 -2- 丁醇（17.58%）、2- 乙氧基丁烷（10.21%）、5- 甲基 -2- 糠醛（9.73%）、糠醛（7.55%）、2- 辛醇（5.32%）、2- 甲基 -1- 戊烯（4.83%）、4- 亚甲基 -5- 己烯醛（3.86%）、1- 甲基己基过氧化氢（2.43%）、异戊酸（2.14%）、1- 二甲胺基丙酮（2.07%）、(E)-2 己烯酸（2.04%）、正壬醛（1.52%）等。李水芳等（2007）用水蒸气蒸馏法提取的箬竹叶挥发油的主要成分为：叶醇（8.52%）、苯甲醇（5.30%）、- 紫罗兰酮（4.52%）、2- 己烯醛（4.37%）、苯乙醇（2.74%）、2- 甲氧基 -4- 乙烯基苯酚（2.23%）、2- 乙基呋喃（2.11%）、5,6,7,7a-

四氢化 -4,4,7a- 三甲基 -2(4H)- 苯并呋喃酮（2.01%）、4-(2,6,6- 三甲基 -2- 环己烯 -1- 基)-3- 丁烯 -2- 酮（1.87%）、己醛（1.74%）、正二十四碳烷（1.55%）、苯甲醛（1.43%）、糠醛（1.36%）、2,6,6- 三甲基 -1,3- 环己二烯（1.23%）、3,7- 二甲基 -1,6- 辛二烯 -3- 醇（1.02%）等。

阔叶箬竹：周熠等（2009）用同时蒸馏萃取法提取的广西产阔叶箬竹叶挥发油的主要成分为：棕榈酸酯（18.57%）、茴香脑（11.16%）、植酮（7.15%）、油酸（3.31%）、植醇（3.06%）、α - 紫罗兰酮（3.04%）、对乙烯基愈创木酚（2.51%）、2- 羟基肉桂酸（2.51%）、2,2' - 亚甲基双 -[(4- 甲基 -6- 叔丁基)- 苯酚]（1.27%）、正壬醛（1.22%）、芥酸酰胺（1.22%）、2,6,6- 三甲基 -3- 环己烯 -1- 乙醇（1.20%）、5,6,7,7a- 四氢化 -4,4,7a- 三甲基 -2(4H)- 苯并呋喃酮（1.17%）、4-(2,6,6- 三甲基 -2- 环己烯)-2- 丁酮（1.16%）、1- 甲氧基 -4-(2- 丙烯基)- 苯（1.11%）、十八醛（1.08%）等。

【性味与功效】味甘，性寒。清热止血，解毒消肿。治吐血，衄血，便血，崩漏，小便不利，喉痹，痈肿。

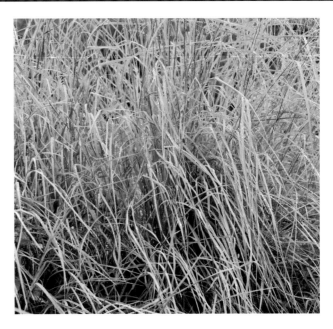

【芳香成分】丘雁玉等（2009）用水蒸气蒸馏法提取的广东平远产野生橘草新鲜叶片挥发油的主要成分为：香叶醇（26.56%）、香茅醛（23.49%）、Z- 柠檬醛 (19.65%)、E- 柠檬醛 (12.78%)、反式 - 石竹烯（2.95%）、依兰油烯（1.64%）、(Z)-3,7- 二甲基 -2,6- 辛二烯 -1- 乙酸酯（1.49%）、芳樟醇（1.28%）、3,5,3',5' - 四甲基联苯（1.23%）等。

【性味与功效】味辛，性温。止咳平喘，祛风除湿，通经止痛，止泻。治急性支气管炎，支气管炎哮喘，风湿性关节炎，头痛，跌打损伤，心胃气痛，腹痛，水泻。

野香茅 ▼

【基源】禾本科香茅属植物橘草 *Cymbopogon goeringii* (Steud.) A. Camus 的全草。

【形态特征】多年生。秆直立丛生，高 60~100cm。叶片线形，扁平，长 15~40cm，宽 3~5mm。伪圆锥花序长 15~30cm；佛焰苞长 1.5~2cm，宽约 2mm，带紫色；总状花序向后反折。无柄小穗长圆状披针形；第一颖背部扁平，下部稍窄，上部具宽翼；第二外稃芒长约 12mm。有柄小穗长 4~5.5mm，花序上部的较短，披针形，第一颖背部较圆。花果期 7~10 月。

【习性与分布】生于海拔 1500m 以下的丘陵山坡草地、荒野和平原路旁。分布于河北、河南、山东、江苏、安徽、浙江、福建、台湾、湖北、湖南、云南、四川、江西。

【挥发油含量】水蒸气蒸馏的全草或叶的得油率为 0.14%~1.29%。

香茅 ▼

【基源】禾本科香茅属植物柠檬草（香茅）*Cymbopogon citratus* (DC.) Stapf 的全草。

【形态特征】多年生密丛型具香味草本。秆高达 2m。叶舌质厚；叶片长 30~90cm，宽 5~15mm。伪圆锥花序具多次复合分枝，长约 50cm；佛焰苞长 1.5~2cm；总状花序不等长，长约 1.5cm。无柄小穗线状披针形，长 5~6mm，宽约 0.7mm；第一颖背部扁平或下凹成槽，上部具窄翼；第二外稃狭小，长约 3mm。有柄小穗长 4.5~5mm。花果期夏季，少见有开花者。

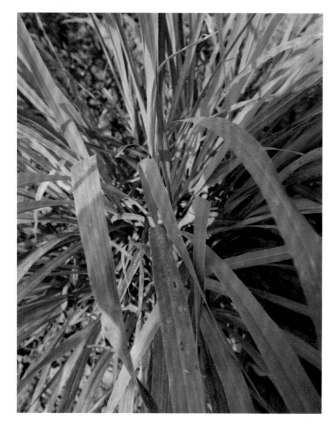

【习性与分布】喜温暖、多湿。分布于广东、广西、海南、福建、台湾、浙江、云南、四川等省区。

【挥发油含量】水蒸气蒸馏的全草或叶的得油率为0.08%~1.20%，干燥全草的得油率为0.48%~3.53%；超临界萃取的全草的得油率为1.45%~4.81%；微波萃取法提取的干燥全草的得油率为4.20%。

【芳香成分】柠檬草全草挥发油的第一主成分有：香叶醇（14.54%~39.37%）、香叶醛（20.02%~53.98%）、橙花醛（27.81%~39.83%）、香茅醛（34.69%~36.94%）等，也有主成分不同的报告。喻世涛等（2016）用水蒸气蒸馏法提取的内蒙古产柠檬草干燥全草挥发油的主要成分为：香茅醛（36.15%）、香叶醇（21.49%）、香茅醇（14.93%）、α－榄香醇（5.50%）、桉叶油醇（4.07%）、柠檬烯（3.26%）、乙酸香茅酯（3.03%）、γ－荜澄茄烯（1.59%）、杜松醇（1.40%）、异胡薄荷醇（1.16%）、D－大根香叶烯（1.07%）、乙酸香叶酯（1.06%）等。欧阳婷等（2016）用水蒸气蒸馏法提取的湖南长沙产柠檬草新鲜全草挥发油的主要成分为：(E)－柠檬醛（40.86%）、(Z)－柠檬醛（31.01%）、β－月桂烯（10.62%）、香叶醇（2.99%）、4,5－环氧莒烯（2.13%）、芳樟醇（1.16%）、3,7－二甲基-2-辛烯-1醇（1.07%）等。王昊等（2018）用水蒸气蒸馏法提取

的湖南长沙产柠檬草冻干全草挥发油的主要成分为：香叶醇(24.45%)、香叶醛（15.12%）、香茅醛（12.77%）、橙花醛（11.15%）、香茅醇（9.39%）、β－蒎烯（4.31%）、β－石竹烯（2.46%）、乙酸香叶酯（2.24%）、β－波旁老鹳草烯（1.97%）、γ－依兰油烯（1.67%）、氧化石竹烯（1.57%）、蓝桉醇（1.37%）、α－珀珆烯（1.29%）等；用微波萃取法提取的全草挥发油的主要成分为：橙花醛（27.81%）、香叶醛（25.50%）、香叶醇（9.10%）、β－蒎烯（8.09%）、香茅醛（6.33%）、香茅醇（3.69%）、顺式马鞭草烯醇（2.16%）、芳樟醇（1.46%）、反式马鞭草烯醇（1.15%）、2-十一酮（1.07%）、α－蒎烯（1.05%）等。赵琳静等（2016）用水蒸气蒸馏法提取的云南产柠檬草干燥叶挥发油的主要成分为：香茅醇（34.88%）、香叶醇（18.77%）、香茅醛(11.32%)、榄香醇(7.92%)、芳樟醇（5.02%）、β－桉叶醇（4.27%）、β－荜澄茄烯（3.40%）、γ－依兰油烯（2.28%）、乙酸香茅酯（2.11%）、β－榄香烯（1.96%）、α－杜松醇（1.95%）、t-依兰油（1.82%）、橙花叔醇（1.57%）等。邓小勇等（2008）用固相微萃取法提取的广东深圳产柠檬草干燥全草挥发油的主要成分为：β－月桂烯（36.02%）、3,7-二甲基-2,6-辛二烯醛（26.11%）、柠檬醛（25.14%）、3,7-二甲基-2,6-辛二烯-1-醇（1.94%）、5-甲基-2-(1-甲基乙基)-环己酮（1.83%）、4,6,6-三甲基二环[3.1.1]庚-3-烯-2-醇（1.28%）等。

【性味与功效】味辛、甘，性温。祛风通络，温中止痛，止泻。治感冒头身疼痛，风寒湿痹，脘腹冷痛，泄泻，跌打损伤。

扭鞘香茅

【基源】禾本科香茅属植物扭鞘香茅 *Cymbopogon tortilis* (J. Presl) A. Camus 的全草。

【形态特征】多年生密丛型具香味草本。秆直立，高50~110cm。叶舌膜质，截圆形；叶片线形，扁平，长30~60cm，宽3~5mm。伪圆锥花序较狭窄，长

20~35cm，佛焰苞长 1.2~1.5cm，红褐色；无柄小穗长 3.5~4mm；第一颖背部扁平，脊缘具翼；第二外稃 2 裂片间伸出长 7~8mm 之芒；芒柱短，芒针钩状反曲。有柄小穗长 3~3.5mm，第一颖具 7 脉。花果期 7~10 月。

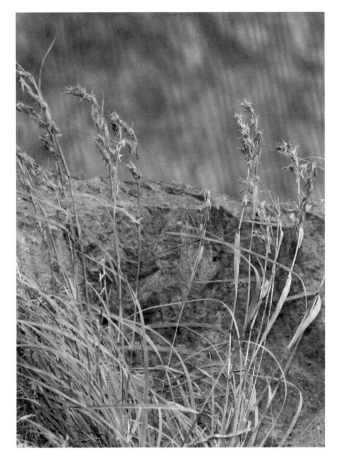

【习性与分布】多生长于海拔 200~1900m 的河谷两岸干热地带或阳坡草地。分布于江西、福建、台湾、广东、海南、广西、贵州、云南、四川等省区。

【挥发油含量】水蒸气蒸馏的新鲜叶的得油率为 0.19%~0.55%。

【芳香成分】丘雁玉等（2009）用水蒸气蒸馏法提取的广东深圳产野生扭鞘香茅新鲜叶片挥发油的主要成分为：甲基丁香酚 (19.46%)、3,5,3',5'-四甲基联苯（16.88%）、甲基异丁香酚 (12.90%)、3,4-二乙基-1,1'-联苯 (8.63%)、十七碳烷（3.85%）、刺柏脑（3.75%）、异榄香素（3.65%）、1-氯代十八烷（2.97%）、(Z,E)-α-金合欢烯（2.88%）、榄香素（2.62%）、十九（碳）烷（2.40%）、表蓝桉醇（1.39%）等。

【性味与功效】味辛、微苦，性微寒。疏散风热，行气和胃。治风热感冒，胸腹胀满，脘腹疼痛，呕吐泄泻，疮毒。

芸香草 ▼

【基源】禾本科香茅属植物芸香草 *Cymbopogon distans* (Nees) Wats. 的全草。

【形态特征】多年生草本。秆直立丛生，高 50~150cm，带紫色。叶片狭线形，上部渐尖成丝形，长 10~50cm，宽 1.5~5mm，粉白色。伪圆锥花序狭窄，长 15~30cm；佛焰苞狭，长 2~3.5cm；总状花序长 2~3cm，腋间具黑色被毛的枕块。无柄小穗狭披针形；第一颖背部扁平，具 2 齿裂；第二外稃顶端裂齿间伸出长 15~18mm 的芒。有柄小穗长 5~7mm。花果期 6~10 月。

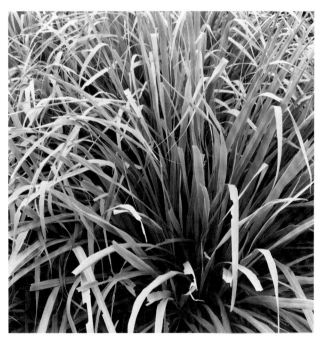

【习性与分布】生于海拔 2000~3500m 的山地、丘陵、河谷、干旱开旷草坡，宜生长在较温暖的环境。分布于广西、陕西、甘肃、四川、云南、甘肃、西藏等省区。

【挥发油含量】水蒸气蒸馏的鲜叶的得油率为 0.50%，干叶的得油率为 1.50%，全草的得油率为 1.20%。

【芳香成分】陈玲等（2009）用水蒸气蒸馏法提取的湖北神农架产芸香草干燥全草挥发油的主要成分为：橙花醇 (36.72%)、杜松醇（4.28%）、喇叭茶碱（3.89%）、芳樟醇（3.39%）、香叶醇醋酸酯（3.15%）、甲基丁香酚（2.74%）、榄香素（2.68%）、石竹烯（2.60%）、异丁香苯酚甲醚（2.46%）、tau-依兰油醇（2.43%）、柠檬烯（2.32%）、δ–荜澄茄烯（2.29%）、香醇（2.28%）、β–桉醇（1.40%）、(+)-4-蒈烯（1.34%）、柠檬醛（1.31%）、右旋花侧柏烯（1.29%）、左旋乙酸龙脑酯（1.09%）等。张荣等（1994）用水蒸气蒸馏法提取的四川西昌产芸香草全草挥发油的主要成分为：甲基丁香酚（15.80%）、α–古芸烯（5.94%）、1,4-桉叶油素（5.92%）、α–松油烯（5.86%）、α–香柑油烯（5.48%）、顺–菖蒲萜烯（5.17%）、反式–金合欢烯（4.36%）、柠檬烯（4.30%）、1,8-桉叶油素（3.75%）、香茅醛（2.97%）、乙酸香叶酯（2.71%）、α–松油醇（2.69%）、顺-p-薄荷-2-烯-1-醇（2.42%）、–β石竹烯（2.30%）、乙酸异龙脑酯（2.27%）、γ–松油烯（1.90%）、芳樟醇（1.48%）、–β月桂烯（1.45%）、对–伞花烃（1.16%）、柠檬醛（1.01%）等。薛敦渊等（1992）用水蒸气蒸馏法提取的甘肃武都产芸香草干燥全草挥发油的主要成分为：α–松油烯（27.80%）、胡椒酮（18.20%）、臭根醇（14.40%）、香叶醇乙酸酯（7.30%）、α–柠檬烯（2.90%）、别香树烯（2.50%）、顺式–石竹烯（1.60%）、–β橙花叔醇（1.50%）、α–松油醇（1.00%）等。

【性味与功效】味辛、苦，性温。解表，利湿，止咳平喘。治风寒感冒，伤暑，吐泻腹痛，小便淋痛，风湿痹痛，咳嗽气喘。

小麦 ▼

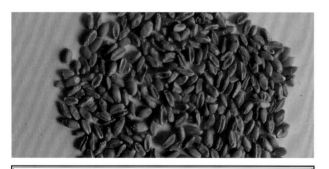

【基源】禾本科小麦属植物小麦（普通小麦）*Triticum aestivum* Linn. 的种子或其面粉。

【形态特征】秆直立，丛生，具6~7节，高60~100cm。叶鞘松弛包茎；叶舌膜质，长约1mm；叶片长披针形。穗状花序直立，长5~10cm（芒除外），宽1~1.5cm；小穗含3~9小花，上部者不发育；颖卵圆形，长6~8mm；外稃长圆状披针形，长8~10mm，顶端具芒或无芒；内稃与外稃几等长。

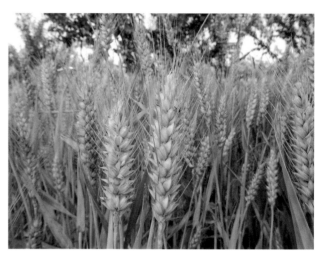

【习性与分布】宜土层深厚，结构良好的土壤栽培，为长日照作物。分布于全国各地。

【芳香成分】种子：小麦种子挥发油的主成分多为己醛（6.39%~12.78%）。张玉荣等（2010）用顶空固相微萃取法提取的‘郑麦336’的小麦果实挥发油的主要成分为：己醛（12.78%）、2-庚烯醛（5.30%）、十六烷（4.09%）、壬醛（3.59%）、十六醛（3.21%）、己醇（3.08%）、十五烷（3.05%）、2-辛酮（2.18%）、2,3-辛二酮（2.15%）、1-十六醇（1.27%）等。

面粉：胡喜贵等（2017）用顶空固相微萃取法提取的河南产‘百农矮抗58’小麦面粉挥发油的主要成分为：甘氨酸（21.89%）、癸烷（12.98%）、2,6-二叔丁基-1,4-苯醌（10.15%）、2-硝基-2-氯丙烷（9.72%）、正己醛（7.39%）、壬醛（5.31%）、十二烷（5.12%）、十五烷（4.92%）、十三烷（4.53%）、正己醇（2.68%）、十一烷（2.51%）、四甲基硅烷（2.49%）、2,2,5,5-四甲基-3-己炔（1.22%）、萜品油烯（1.13%）、a,4-二甲基-3-环己烯-1-乙醛（1.10%）等；四川产‘川农21’小麦面粉挥发油的主要成分为：十二烷（14.63%）、甘氨酸（9.33%）、2-硝基-2-氯丙烷（9.18%）、2,6-二叔丁基-1,4-苯醌（8.39%）、壬醛（8.28%）、癸烷（8.27%）、正己醛（6.49%）、十三烷（6.42%）、十五烷（5.66%）、正己醇（4.09%）、十六烷（3.52%）、十一烷（2.62%）、3,5-二甲基辛烷（1.60%）、异辛醇（1.38%）、十一醛（1.22%）、2,2,5,5-四甲基-3-己炔（1.11%）、1-甲基萘（1.00%）等；陕西产'陕608'小麦面粉挥发油的主要成分为：2-(三甲硅基)乙醇（24.64%）、癸烷（10.81%）、2-硝基-2-氯丙烷（10.20%）、十三烷（9.32%）、2,6-二叔丁基-1,4-苯醌（6.54%）、十二烷（6.03%）、正己醛（5.94%）、壬醛（5.94%）、十一烷（4.32%）、正己醇（4.24%）、四甲基硅烷（2.65%）、3,5-二甲基辛烷（1.70%）、2-丙基-1-戊醇（1.64%）、2,4-二甲基己烷（1.64%）等。燕雯等（2011）用顶空固相微萃取法提取的陕西产'西农9718'小麦面粉挥发油的主要成分为：[1S-(1α,3aβ,4α,8aβ)]-十氢-4,8,8-三甲基-9-亚甲基-1,4-亚甲基薁（12.65%）、三氯甲烷（6.01%）、十二烷（3.35%）、石竹烯（2.99%）、2,6,6,9-四甲基三环[5.4.0.0(2,8)]十一烯-9（2.94%）、甲苯（2.88%）、对苯二酚（2.75%）、十四烷（2.31%）、邻苯二甲酸二丁酯（1.80%）、辛酸（1.58%）、癸酸（1.35%）、十三烷（1.03%）等。

【性味与功效】味甘，性凉。养心，益肾，除热，止渴。治脏躁，烦热，消渴，泄利，痈肿，外伤出血，烫伤。

小麦麸 ▼

【基源】禾本科小麦属植物小麦（普通小麦）Triticum aestivum Linn. 磨取面粉后筛下的种皮。

【形态特征】同小麦。

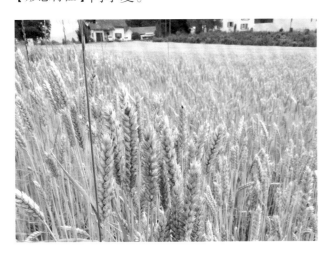

【习性与分布】同小麦。

【芳香成分】王太军等（2016）用顶空固相微萃取法提取的小麦种皮（麸皮）挥发油的主要成分为：十二烷(31.71%)、十三烷(21.95%)、十一烷(11.28%)、左旋-β-蒎烯(6.47%)、萘(4.55%)、十四烷(3.96%)、2-戊基呋喃(3.56%)、1-甲基萘(3.02%)、3-甲基十一烷(2.79%)、(1R)-2,6,6-三甲基二环[3.3.1]庚-2-烯(1.96%)、正癸烷(1.86%)、正己醇(1.62%)等。燕雯等（2011）用顶空固相微萃取法提取的陕西产'西农9718'小麦麸皮挥发油的主要成分为：1-己醇（8.17%）、十甲基四硅氧烷（7.77%）、对苯二酚（7.46%）、醋酸（7.04%）、己酸（6.48%）、十四烷（3.67%）、己醛（3.61%）、邻苯二甲酸二丁酯（3.30%）、十三烷（2.50%）、十五烷（1.86%）、1-戊醇（1.74%）、甲氧基苯基肟(1.68%)、蘑菇醇(1.27%)、苯酚(1.25%)、3-乙基-5-(2-乙基丁基)十八烷(1.23%)、辛酸(1.14%)、5-乙基二氢化-2(3H)-呋喃酮（1.12%）等。

【性味与功效】味甘，性凉。治虚汗，盗汗，泻痢，糖尿病，口腔炎，热疮，折伤，风湿痹痛，脚气。

玉蜀黍（玉米）▼

【基源】禾本科玉蜀黍属植物玉米（玉蜀黍）Zea mays Linn. 的种子。

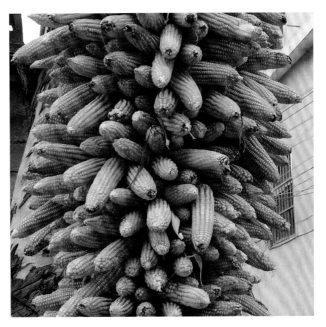

【形态特征】一年生高大草本。秆直立，高1~4m，基部各节具气生支柱根。叶鞘具横脉；叶舌膜质；叶片扁平宽大，线状披针形。顶生雄性圆锥花序大型；雄性小穗孪生；外稃及内稃透明膜质。雌花序被多数宽大的鞘状苞片所包藏；雌小穗孪生，成16~30纵行排列于粗壮之序轴上。颖果球形或扁球形，一般长5~10mm，宽略过于其长。花果期秋季。

【习性与分布】喜温，短日照植物，需水量较多。分布于全国各地。

【芳香成分】玉米种子挥发油的主成分多为壬醛（7.28%~15.82%），也有主成分不同的报告。刘春泉等（2010）用顶空固相微萃取法提取的江苏南京产'京甜紫花糯2号'玉米乳熟期新鲜种子挥发油的主要成分为：乙醇（26.48%）、2-甲基呋喃（24.18%）、二甲基硫醚（9.54%）、3-羟基-2-丁酮（5.25%）、辛醛（3.84%）、3-甲基丁醇（3.32%）、庚醇（2.31%）、戊醇（1.58%）、乙酸乙酯（1.35%）、3-甲硫基丙醛（1.26%）、己醛（1.05%）等。崔丽静等（2011）用顶空固相微萃取法提取的内蒙古产'四单19'玉米新鲜种子挥发油的主要成分为：壬醛（15.82%）、己醛（12.76%）、十六碳醛（8.39%）、庚醛（4.56%）、2-戊基呋喃（2.93%）、辛醛（2.92%）、十五烷（2.80%）、癸醛（2.74%）、6,10-二甲基-5,9-十一烷二烯-2-酮（2.45%）、十二烷（2.19%）、6-甲基-5-庚烯-2-酮（1.92%）、2-甲基-萘（1.73%）、苯甲醛（1.60%）、2-辛烯醛（1.59%）、2-壬烯醛（1.48%）、己酸（1.45%）、2-庚烯（1.40%）、苯乙醛（1.00%）、2-庚酮（1.00%）等；山东产'浚单795'玉米新鲜种子挥发油的主要成分为：十六碳醛（6.01%）、3-甲基十二烷（5.71%）、2-甲基十三烷（3.81%）、14-甲基-8-十六醛（3.62%）、十一醛（3.21%）、6,10,13-三甲基十四醇（2.79%）、辛醛（2.22%）、庚醛（2.01%）、己酸（1.80%）、三十二烷（1.61%）、1,8-二甲基萘（1.58%）、十三醛（1.56%）、2-甲基呋喃（1.51%）、2,6,10-三甲基十五烷（1.50%）、2-甲基-萘（1.34%）、2,6-二甲基-壬烷（1.33%）、2,6,8-三甲基癸烷（1.21%）、十六烷（1.18%）、1-辛醇（1.02%）等。

【性味与功效】味甘，性平。调中开胃，利尿消肿。治食欲不振，小便不利，水肿，尿路结石。

玉米须 ▼

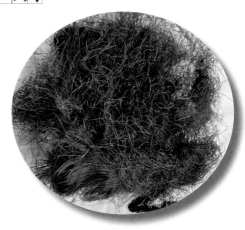

【基源】禾本科玉蜀黍属植物玉米（玉蜀黍）*Zea mays* Linn. 的花柱和柱头。

【形态特征】同玉蜀黍。

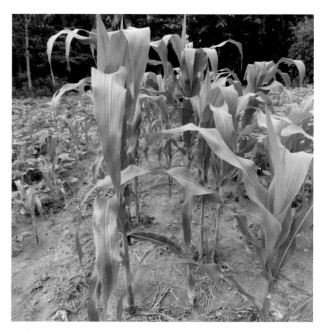

【习性与分布】同玉蜀黍。

【挥发油含量】超临界萃取的干燥玉米须的得油率为4.44%~4.67%；超声萃取的干燥玉米须的得油率为0.70%。

【芳香成分】任虹等（2013）用同时蒸馏萃取法提取北京产'东昌5号'甜玉米晾干须挥发油的主要成分为：二叔丁基对甲基苯酚（27.70%）、二苯胺（17.17%）、甲基萘（8.84%）、2,3-二甲基萘（5.05%）、萘（3.72%）、1,8-二甲基萘（3.69%）、邻苯二甲酸二乙酯（3.00%）、2,6-二叔丁基苯醌（2.21%）、五甲基苯（1.69%）、

1,3- 二甲基萘（1.29%）、四甲基苯（1.20%）、2,3,5-三甲基萘（1.17%）、四氢薰衣草醇（1.05%）、三甲基十二烷（1.05%）、甲基十七烷（1.01%）等；'京科糯2000号'糯玉米晾干须挥发油的主要成分为：邻苯二甲酸单(2-乙基己基)酯（64.58%）、二叔丁基对甲苯酚（9.99%）、邻苯二甲酸二乙酯（9.46%）、1,5-二甲基萘（6.65%）、二苯胺（4.33%）、1,8-二甲基萘（3.23%）、2-乙烯基萘（1.76%）等。李静等（2001）用水蒸气蒸馏法提取的湖北武汉产玉米新鲜须挥发油的主要成分为：二十九烷（10.70%）、豆甾-7-烯-3-醇（6.82%）、豆甾-5-烯-3-醇（6.66%）、二十一烷（6.50%）、三十六烷（4.11%）、二十八烷（3.79%）、亚油酸乙酯（3.57%）、二十二烷（3.41%）、二十七烷（2.36%）、5,14-二丁基二十八烷（2.36%）、5-丁基二十二烷（2.21%）、十六酸甲酯（1.69%）、9,12-十八碳二烯酸酯（1.68%）、山嵛酸（1.54%）、9,12,15-十八碳三烯酸乙酯（1.52%）、十七烷（1.37%）、棕榈酸乙酯（1.33%）、芳樟醇（1.26%）、9-丁基二十二烷（1.25%）、11-丁基二十二烷（1.25%）、十六碳二烯酸甲酯（1.23%）、二十烷（1.14%）、十九烷（1.11%）等。

【性味与功效】味甘、淡，性平。利尿消肿，清肝利胆。治水肿，小便淋沥，黄疸，胆囊炎，胆结石，高血压，糖尿病，乳汁不通。

玉蜀黍叶 ▼

【基源】禾本科玉蜀黍属植物玉米（玉蜀黍）*Zea mays* Linn. 的叶。

【形态特征】同玉蜀黍。

【习性与分布】同玉蜀黍。

【挥发油含量】水蒸气蒸馏的干燥叶的得油率为0.06%。

【芳香成分】刘银燕等（2011）用水蒸气蒸馏法提取的吉林长春产玉米干燥叶挥发油的主要成分为：棕榈酸酐（19.36%）、3,7,11,15-四甲基十六碳-1,6,10,14-四烯-3-醇（14.12%）、正十九烷-1.2-二醇（13.71%）、

十四烷酸酐（3.03%）、十八碳-9,10-二烯酸乙酯（2.19%）、植醇（1.56%）等。李斌等（2018）用水蒸气蒸馏法提取的广西南宁产玉米阴干叶挥发油的主要成分为：植醇（29.73%）、6,10,14-三甲基-2-植酮（23.76%）、4-(2,6,6-三甲基-1-环己烯基)-3-丁烯-2-酮（3.77%）、棕榈酸（3.20%）、金合欢基丙酮（2.60%）、十五醛（2.41%）、香叶基丙酮（1.55%）、顺式-11,14,17-二十碳三烯酸甲酯（1.32%）、贝壳杉烯（1.18%）、3,5,11,15-四甲基-1-十六碳烯-3-醇（1.17%）等。

【性味与功效】味微甘，性凉。利尿通淋。治砂淋，小便涩痛。

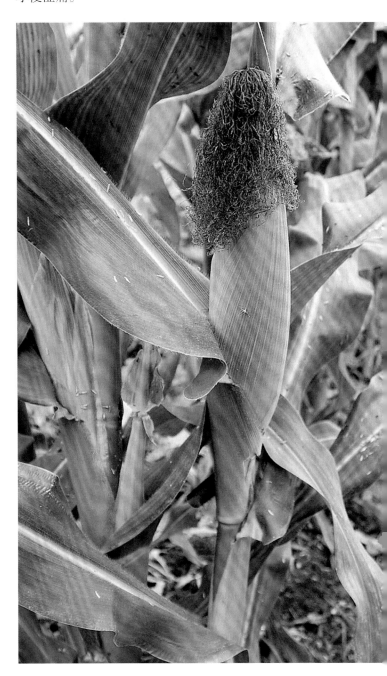

黑三棱 ▼

【基源】黑三棱科黑三棱属植物细叶黑三棱（狭叶黑三棱）*Sparganium stenophyllum* Maxim. ex Meinsh. 的块茎。黑三棱 *Sparganium stoloniferum* Buch.-Ham 块茎《药典》以相同药名入药。

【形态特征】多年生沼生或水生草本。块茎较小，长条形；根状茎较短。茎细弱，高 20~36cm。叶片长 25~35cm，宽 2~3mm，中下部背面呈龙骨状凸起，或三棱形，基部鞘状。花序圆锥状，长 7~15cm，主轴上部着生 5~7 个雄性头状花序，中部具 2~3 个雌性头状花序，下部着生 2~3 个雄性头状花序和 1~2 个雌性头状花序。果实倒卵形，长约 4mm，褐色。花果期 6~9 月。

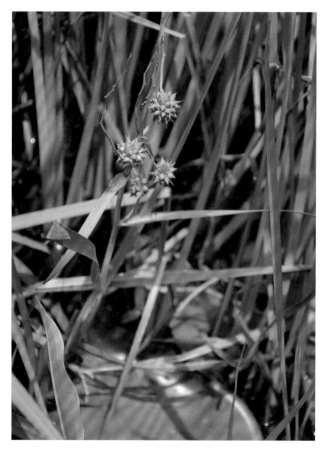

【习性与分布】生于水泡子、河沟、湖边浅水处，亦见于沼泽和积水湿地等。分布于黑龙江、吉林、辽宁、河北等省区。

【挥发油含量】水蒸气蒸馏的块茎的得油率为 0.70%。

【芳香成分】崔炳权等（2007）用水蒸气蒸馏法提取的河北产狭叶黑三棱块茎挥发油的主要成分为：十六烷酸（33.23%）、9,12- 十八碳二烯酸（14.94%）、邻苯二甲酸双 (2- 甲氧基) 乙酯（13.48%）、邻苯二甲酸双 (2- 甲基) 丙酯（12.38%）、二十六碳烷（9.14%）、二十五碳烷（5.05%）、α - 雪松醇（2.71%）、4,6,10- 三甲基 -2- 十五烷酮（2.43%）、十五烷（1.62%）等。

【性味与功效】味辛、涩，性凉。破血行气，消积止痛。治症瘕痞块，瘀滞经闭，痛经，食积胀痛，跌年伤痛。

南方红豆杉 ▼

【基源】红豆杉科红豆杉属植物南方红豆杉 *Taxus chinensis* (Pilger) Rehd. var. *mairei* (Lemee et Levl.) Cheng et L. K. Fu 的种子。

【形态特征】乔木，高达 30m；冬芽黄褐色或红褐色，芽鳞三角状卵形。叶多呈弯镰状，通常长 2~4.5cm，宽 3~5mm。雄球花淡黄色。种子较大，生于杯状红色肉质的假种皮中，间或生于近膜质盘状的种托之上，多呈倒卵圆形，稀柱状矩圆形，长 7~8mm，径 5mm，种脐常呈椭圆形。上部较宽，微扁，上部常具二钝棱脊，先端有突起的短钝尖头。

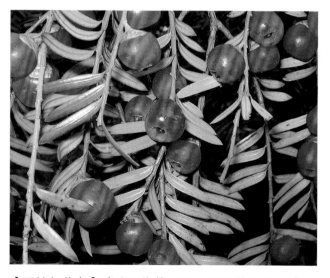

【习性与分布】常生于海拔 1500m 以下的山谷、溪边、缓坡腐殖质丰富的酸性土壤中。耐阴，喜温暖湿润的气候，耐干旱瘠薄，不耐低洼积水。分布于台湾、福建、浙江、安徽、江西、湖南、湖北、陕西、甘肃、四川、云南、贵州、广西、广东、河南。

【挥发油含量】水蒸气蒸馏的种子的得油率为2.50%。

【芳香成分】李俊等（2006）用水蒸气蒸馏法提取的广西龙胜产南方红豆杉种子挥发油的主要成分为：(Z,Z)-9,12-十八碳二烯酸(75.19%)、十四烷酸(4.21%)、2,2,3,5-四甲基-癸烷(4.02%)、2,2,4-三甲基庚烷（2.25%）、2,2,4,6,6-五甲基庚烷（1.37%）、(Z)-2-癸烯醛（1.19%）等。

【性味与功效】味苦、辛，性温。驱虫。治食积，蛔虫病。

穗花杉叶 ▼

【基源】红豆杉科穗花杉属植物穗花杉 *Amentotaxus argotaenia* (Hance) pilger 的叶。

【形态特征】灌木或小乔木，高达7m。叶基部扭转列成两列，条状披针形，长3~11cm，宽6~11mm；萌生枝的叶较长，通常镰状。雄球花穗1~3穗，长5~6.5cm，雄蕊有2~5。种子椭圆形，成熟时假种皮鲜红色，长2~2.5cm，径约1.3cm，顶端有小尖头露出，基部宿存苞片的背部有纵脊。花期4月，种子10月成熟。

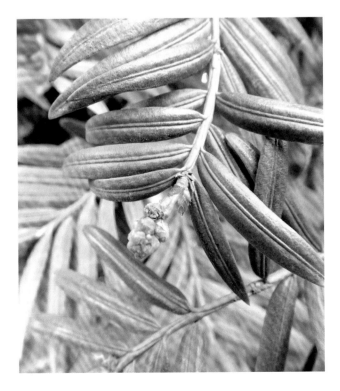

【习性与分布】生于海拔300~1100m地带的阴湿溪谷两旁或林内。阴性树种。我国特有，分布于江西、湖北、湖南、四川、西藏、甘肃、广西、广东等省区。

【挥发油含量】水蒸气蒸馏的半干叶的得油率为0.50%。

【芳香成分】苏应娟等（1995）用水蒸气蒸馏法提取的广东韶关产穗花杉半干叶挥发油的主要成分为：(-)-form-贝壳杉烯（14.46%）、(±)-(3aα,4β,7aα)-3a,4,5,7a-四氢化-4-羟基-3a,7a-二甲基-1(3H)-异苯并呋喃酮（9.73%）、β-古芸烯（5.63%）、(1α,4aα,8aα)-1,2,4a,5,6,8a-六氢化-4,7-二甲基-1-(1-甲基乙基)萘（4.90%）、(1α,4aα,8aα)-1,2,3,4,4a,5,6,8a-八氢化-7-甲基-4-亚甲基-1-(1-甲基乙基)萘（4.30%）、α-珀耙烯（4.11%）、β-波旁烯（3.78%）、4-甲基-1-(1-甲基乙基)-3-环己烯-1-醇（3.28%）、4-甲基-1-(1-甲基乙基)-3-环己烯-1-酮（3.07%）、[1R-(1α,4β,4α,8aα)]-1,2,3,4,4a,7,8,8a-八氢化-1,6-二甲基-4-(1-甲基乙基)-1-萘醇（3.04%）、3,3,7,7-四甲基-5-(2-甲基-1-正丙基)-三环[4.1.0.0²,⁴]庚烷（2.44%）、1-(1,3a,4,5,6,7-六氢化-4-羟基-3,8-二甲基-5-薁)乙酮（2.27%）、1-甲基-3-(1-甲基乙基)-苯（2.10%）、1,2-苯二羧酸丁基-2-甲基丙基二酯(2.07%)、β-松油烯（1.90%）、2-丙烯酸-3-(6,6-二甲基-二环[3.1.1]-2-烯-2-庚炔)甲酯（1.79%）、棕榈酸（1.75%）、β-荜澄茄油烯（1.72%）、1-苯-二环[3.3.1]壬烷（1.61%）、6,10,14-三甲基-2-十五烷酮（1.60%）、2-甲基-5-(1-甲基乙基)-二环[3.1.0]-2-己烯（1.53%）、1,2-苯二羧酸二异辛酯（1.46%）、金合欢醇（1.44%）、3,7,11,15-四甲基-2-十六烯-1-醇（1.37%）、1,3,3-三甲基-三环[2.2.1.0²,⁶]庚烷（1.28%）、正丙基苯基醚（1.24%）、(13R)-form-8(17),14-劳丹二烯-13-醇（1.20%）、1-甲基-4-甲黄酰基-二环[2.2.2]辛烷（1.18%）、3-乙基-4-甲基-1H-吡咯-2,5-二酮（1.10%）、6,9-十八二炔酸甲酯（1.08%）、4-(2,6,6-三甲基-2-环己烯)-3-丁烯-2-酮（1.08%）等。

【性味与功效】味苦，性温。清热解毒，祛湿止痒。治毒蛇咬伤，湿疹。

红树叶 ▼

【基源】红树科木榄属植物木榄 *Bruguiera gymnorrhiza* (Linn.) Poir. 的叶。

【形态特征】 乔木或灌木。叶椭圆状矩圆形，长7~15cm，宽3~5.5cm；托叶长3~4cm，淡红色。花单生，盛开时长3~3.5cm，萼平滑无棱，暗黄红色，裂片11~13；花瓣长1.1~1.3cm，中部以下密被长毛，2裂，裂片顶端有2~4条刺毛，裂缝间具刺毛1条；雄蕊略短于花瓣；花柱3~4棱柱形，长约2cm，黄色，柱头3~4裂。胚轴长15~25cm。花果期几全年。

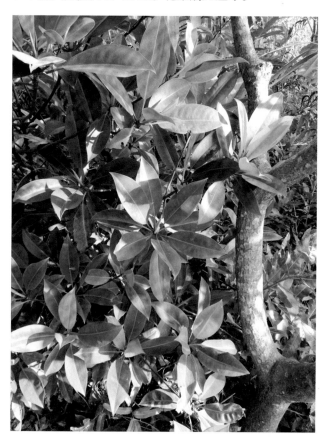

【习性与分布】生于浅海盐滩，是我国红树林的优势树种之一，喜生于稍干旱、空气流通、伸向内陆的盐滩。分布于海南、香港、广东、广西、台湾、福建。

【挥发油含量】正己烷回流萃取的叶的得油率为0.52%。

【芳香成分】范润珍等（2009）用正己烷回流法提取的广东湛江产木榄叶挥发油的主要成分为：二丁基羟基甲苯（14.07%）、羽扇醇（9.55%）、十六酸（7.14%）、二十烷（6.50%）、羽扇烯酮（6.49%）、十九烷（5.37%）、叶绿醇（4.85%）、己二酸二辛酯（3.04%）、角鲨烯（2.77%）、2,6,10,14－四甲基－十六烷（2.54%）、3,8－二甲基－十一烷（2.54%）、9,12－十八二烯酸（2.46%）、二十一烷（2.38%）、邻苯二甲酸二辛酯（2.32%）、三十五烷（1.82%）、十七烷（1.79%）、2,6,10,14－四甲基－十七烷（1.66%）、大根香叶烯D（1.57%）、α－石竹烯（1.55%）、2-己基正辛醇（1.51%）、异戊醛（1.36%）、石竹烯（1.21%）、三十四烷（1.15%）、10-甲基－十九烷（1.13%）、2,6,10,15-四甲基十七烷（1.12%）、9-十八烯酸（1.00%）等。

【性味与功效】解毒截疟。治疟疾。

豆瓣绿 ▼

【基源】 胡椒科草胡椒属植物豆瓣绿 *Peperomia tetraphylla* (Forst. f.) Hook. et Arn. 的全草。

【形态特征】肉质、丛生草本；茎匍匐，多分枝，长10~30cm。叶密集，大小近相等，4或3片轮生，带肉质，有透明腺点，近圆形，长9~12mm，宽5~9mm。穗状花序单生，顶生和腋生，长2~4.5cm；苞片近圆形，盾状；子房卵形，着生于花序轴的凹陷处，柱头顶生，近头状，被短柔毛。浆果近卵形，长近1mm，顶端尖。花期2~4月及9~12月。

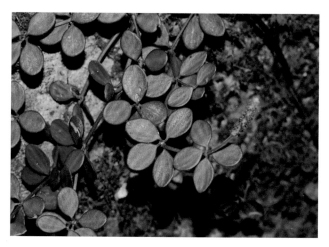

【习性与分布】生于潮湿的石上或枯树上。喜温暖湿润的半阴环境，不耐高温，忌直射阳光，耐干旱。分布于台湾、福建、广东、广西、贵州、云南、四川、甘肃、西藏。

【挥发油含量】水蒸气蒸馏的干燥全草的得油率为0.08%。

【芳香成分】孙琦等（2013）用水蒸气蒸馏法提取的吉林长春产豆瓣绿干燥全草挥发油的主要成分为：γ-桉叶醇（32.49%）、(+)-γ-古芸烯（15.53%）、(-)-愈创醇（10.50%）、δ-杜松烯（9.39%）、[1S-(1α,4α,7α)]-1,2,3,4,5,6,7,8-八氢化-1,4-二甲基-7-(1-甲基乙烯基)薁（5.69%）、β-榄香烯（3.46%）、(1aR,4R,7R,7bS)-1a,2,3,4,5,6,7,7b-八氢-1,1,4,7-四甲基-1H-环丙[e]薁（3.46%）、6-异丙烯基-4,8α-二甲基-1,2,3,5,6,7,8,8α-八氢萘-2-醇（3.42%）、2,5-二甲基-8-异丙基-1,2,8,8α-四氢化萘（3.39%）、[3S-(3α,3αβ,5α)]-1,2,3,3α,4,5,6,7-八氢化-α,α-3,8-四甲基-5-薁甲醇（3.34%）、石竹烯（3.22%）、(-)-α-蒎烯（1.60%）、左旋乙酸冰片酯（1.57%）等。

【性味与功效】 味辛、苦，性微温。舒筋活血，祛风除湿，化痰止咳。治风湿筋骨痛，跌打损伤，疮疖肿毒，咽喉炎，口腔炎，痢疾，水泻，宿食不消，小儿疳积，劳伤咳嗽，哮喘，百日咳。

香烯（7.96%）、α-芹子烯（7.38%）、雅槛蓝烯（5.50%）、β-蒎烯（5.17%）、β-榄香烯异构体（4.25%）、γ-芹子醇（3.27%）、松油醇-4（2.50%）、芳樟醇（2.46%）、γ-杜松烯（2.31%）、β-芹子烯（2.27%）、乙酸龙脑酯（1.78%）、β-马榄烯（1.32%）、δ-杜松烯（1.15%）、柠檬烯（1.00%）等。

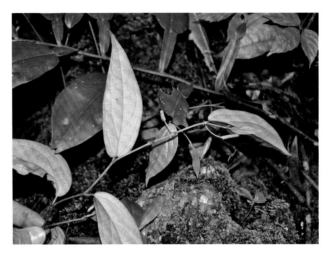

【性味与功效】味辛，性微温。活血消肿，止痛。治跌打损伤。

变叶胡椒 ▼

【基源】胡椒科胡椒属植物变叶胡椒 Piper mutabile C. DC. 的全草。

【形态特征】攀援藤本。叶薄纸质，有细腺点，形状多变异，下部的卵圆形至狭卵形，长5~6cm，宽4.5~5cm，上部的叶卵状披针形或狭椭圆形，长5~9cm，宽2~3.5cm。花黄色，单性，雌雄异株。雄花序长3~5cm；苞片倒卵状长圆形。雌花序长1.5~2.5cm，于果期延长达3~3.5cm。浆果椭圆状球形，长4~6mm，直径3~4mm，基部稍收缩。花期6~8月。

【习性与分布】生于山坡或山谷水旁疏林中，海拔400~600m。喜高温、潮湿、静风的环境。分布于广东、广西。

【挥发油含量】水蒸气蒸馏的茎叶得油率为0.09%。

【芳香成分】朱亮锋等（1993）用水蒸气蒸馏法提取的广东鼎湖山产变叶胡椒茎叶挥发油的主要成分为：β-石竹烯（24.09%）、α-蒎烯（9.49%）、β-榄

大叶蒟 ▼

【基源】胡椒科胡椒属植物大叶蒟 Piper laetispicum C. DC. 的全株。

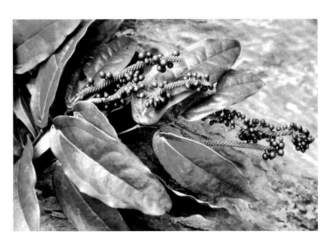

【形态特征】木质攀援藤本，高可达10m。叶革质，有透明腺点，长圆形或卵状长圆形，长12~17cm，宽4~9cm，常覆瓦状重叠；叶鞘长2~3mm。花单性，雌雄异株，聚集成与叶对生的穗状花序。雄花序长

约 10cm；苞片阔倒卵形，盾状，长约 1.3mm，宽约 1mm。雌花序长达 15cm；苞片倒卵状长圆形，盾状。浆果近球形，直径约 5mm。花期 8~12 月。

【习性与分布】生于密林中，攀援于树上或石上。喜高温、潮湿、静风的环境。分布于广东、海南。

【挥发油含量】水蒸气蒸馏的地上部分的得油率为 0.10%。

【芳香成分】董栋等（2007）用水蒸气蒸馏法提取的大叶蒟茎挥发油的主要成分为：反式 - 石竹烯（12.54%）、1,1,4,8- 四甲基 -4,7,10- 环十一碳三烯（8.86%）、δ - 荜澄茄烯（7.74%）、γ - 古芸烯（7.68%）、α - 可巴烯（4.94%）、罗汉柏烯（3.21%）、1- 甲基 -1- 乙烯基 -2- 烯丙基 -4- 异丙基 - 环己烷（3.13%）、α - 愈创木烯（2.45%）、E,Z-5,7- 十二碳二烯 -1- 醋酸酯（2.15%）、2- 烯丙基环己酮（1.79%）、3,3,6,6,9,9- 六甲基 - 四环 $[6.1.0.0^{2,4}0^{5,7}]$ 壬烷（1.67%）、棕榈酸（1.59%）、β - 蒎烯（1.43%）、环化小茴香烯（1.39%）、E-6- 十八（碳）烯 -1- 醋酸酯（1.20%）、桉叶（油）醇（1.13%）等。

【性味与功效】味辛，性温。活血消肿止痛。治跌打损伤，瘀血肿痛。

芦子兰（芦子藤）▼

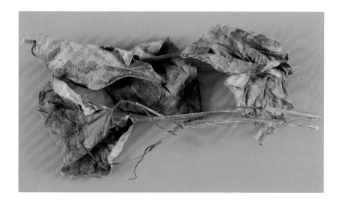

【基源】胡椒科胡椒属植物苎叶蒟（苎麻叶胡椒）*Piper boehmeriaefolium* (Miq.) C. DC. 的全株。

【形态特征】直立亚灌木。叶薄纸质，有密细腺点，形状多变异，长椭圆形或长圆状披针形，长 12~23cm，

宽 2.5~8cm。花单性，雌雄异株，聚集成与叶对生的穗状花序。雄花序短于叶片，长 10~15cm；苞片圆形，具短柄，盾状，直径约 1.2mm。雌花序长 10~12cm；苞片与雄花序的相同，但较小，直径约 1mm 或微过之。浆果近球形，直径约 3mm。花期 4~6 月。

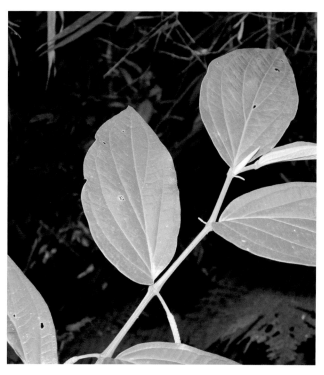

【习性与分布】生于山谷、山顶、疏林或密林中。分布于云南。

【芳香成分】苏玲等（2014）用水蒸气蒸馏法提取的广西荔浦产苎叶蒟全草挥发油的主要成分为：(-)-β - 榄香烯（17.64%）、1,5,5- 三甲基 -6- 亚甲基 - 环己烯（15.37%）、(+)-β - 蛇床烯（14.26%）、斯巴醇（6.97%）、石竹烯（6.86%）、α - 荜澄茄油烯（5.55%）、α - 石竹烯（3.91%）、石竹烯氧化物（3.41%）、δ - 杜松烯（1.93%）、蓝桉烯（1.83%）、6,10- 二甲基 -5,9- 十一双烯 -2- 酮（1.48%）、γ - 古云烯（1.26%）、珂㶽烯（1.20%）、茨烯（1.19%）等。宗迎等（2013）用水蒸气蒸馏法提取的海南万宁产苎叶蒟新鲜叶挥发油的主要成分为：橙花叔醇（41.98%）、叶醇（10.04%）、石竹烯（9.44%）、亚麻酸甲酯（5.89%）、γ - 榄香烯（3.69%）、β - 蒎烯（2.31%）、芳樟醇（2.13%）、3- 蒈烯（1.58%）、D- 柠檬烯（1.40%）、斯巴醇（1.17%）、α - 石竹烯（1.16%）、α - 蒎烯（1.02%）等。

【性味与功效】味辛，性温。祛风除湿，除湿通络。治感冒风寒，风湿痹痛，胃痛，月经不调，跌打损伤，骨折。

十八症 ▼

【基源】胡椒科胡椒属植物光轴苎叶蒟 *Piper boehmeriaefolium* (Miq.) C. DC. var. *tonkinense* C. DC. 的全株。

【形态特征】与原种的区别在于叶较阔，椭圆形、卵状长圆形或有时近卵形，顶端短尖至渐尖，总花梗略长于叶柄，花序轴无毛，苞片直径达 1.5mm 或有时更大。花期 2~5 月。

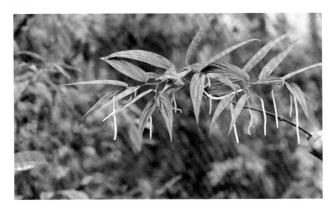

【习性与分布】生于疏林、密林下或溪旁，海拔 500~1900m。分布于广东、广西、贵州、云南。

【挥发油含量】水蒸气蒸馏的干燥藤茎的得油率为0.20%。

【芳香成分】苏玲等（2014）用水蒸气蒸馏法提取的广西荔浦产光轴苎叶蒟全草挥发油的主要成分为：(-)-β-榄香烯（17.64%）、1,5,5-三甲基-6-亚甲基-环己烯（15.37%）、(+)-β-蛇床烯（14.26%）、斯巴醇（6.97%）、石竹烯（6.86%）、α-荜澄茄油烯（5.55%）、α-石竹烯（3.91%）、石竹烯氧化物（3.41%）、δ-杜松烯（1.93%）、蓝桉烯（1.83%）、6,10-二甲基-5,9-十一双烯-2-酮（1.48%）、γ-古云烯（1.26%）、玷理烯（1.20%）、莰烯（1.19%）等。刘建华等（2003）用水蒸气蒸馏法提取的广西产光轴苎叶蒟干燥藤茎挥发油的主要成分为：δ-杜松烯（8.08%）、L-龙脑（8.08%）、β-水芹烯（7.72%）、T-紫穗槐醇（7.53%）、莰烯（7.14%）、萜品烯-4-醇（4.67%）、β-蒎烯（4.56%）、α-蒎烯（2.83%）、乙酸龙脑酯（2.24%）、α-崖柏烯（2.07%）、β-月桂烯（2.05%）、β-雪松烯（1.87%）、斯杷土烯醇（1.45%）、α-杜松醇（1.43%）、香榧醇（1.39%）、δ-荜澄茄烯（1.29%）、

表二环倍半水芹烯（1.08%）等。

【性味与功效】味辛，性温。祛风散寒，活血调经，消肿止痛。治风寒感冒，风湿痹痛，脘腹冷痛，牙痛，月经不调，痛经，跌打肿痛，蛇虫咬伤。

华南胡椒 ▼

【基源】胡椒科胡椒属植物华南胡椒 *Piper austrosinense* Tseng 的全草。

【形态特征】木质攀援藤本。叶厚纸质，花枝下部叶阔卵形或卵形，长 8.5~11cm，宽 6~7cm，上部叶卵形、狭卵形或卵状披针形，长 6~11cm，宽 1.5~4.5cm。花单性，雌雄异株，聚集成与叶对生的穗状花序。雄花序圆柱形，顶端钝，白色，长 3~6.5cm，直径约 2mm；苞片圆形，盾状。雌花序白色，长 1~1.5cm，直径约 3mm。浆果球形，直径约 3mm。花期 4~6 月。

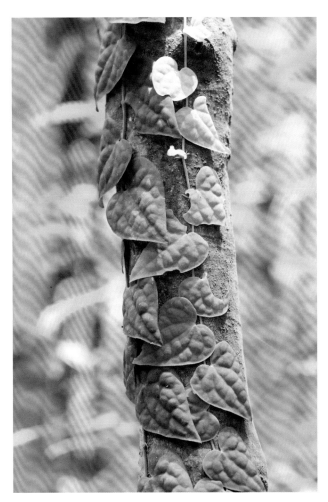

【习性与分布】生于密林或疏林中,攀援于树上或石上。喜高温、潮湿、静风的环境。分布于广东、海南、广西。

【挥发油含量】水蒸气蒸馏的茎的得油率为0.90%,枝叶的得油率为0.40%~0.60%。

【芳香成分】朱亮锋等(1993)用水蒸气蒸馏法提取的广东鼎湖山产华南胡椒枝叶挥发油的主要成分为:枞油烯(22.70%)、桧烯(14.72%)、松油醇-4(9.35%)、蒈烯-3(6.98%)、β-石竹烯(3.29%)、β-蒎烯(3.16%)、α-蒎烯(2.49%)、β-月桂烯(2.37%)、γ-松油烯(2.32%)、γ-榄香烯(2.20%)、α-石竹烯(1.91%)、β-荜澄茄烯(1.85%)、α-水芹烯(1.55%)、β-雪松烯(1.35%)、芳樟醇(1.14%)、α-松油烯(1.03%)等。

【性味与功效】味辛,性温。消肿,止痛。治牙痛,跌打损伤。

假蒟根 ▼

【基源】胡椒科胡椒属植物假蒟 *Piper sarmentosum* Roxb. 的根。

【形态特征】多年生、匍匐、逐节生根草本,长数至10余米。叶近膜质,有细腺点,下部叶阔卵形或近圆形,长7~14cm,宽6~13cm;上部叶小,卵形或卵状披针形。花单性,雌雄异株,聚集成与叶对生的穗状花序;雄花序长1.5~2cm,直径2~3mm;苞片扁圆形,盾状。雌花序长6~8mm;苞片近圆形,盾状。浆果近球形,直径2.5~3mm。花期4~11月。

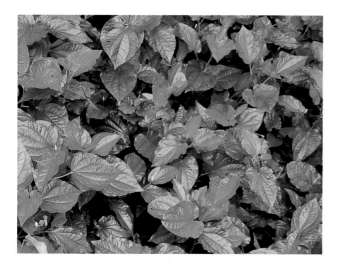

【习性与分布】生于山谷密林中或村旁湿润处。分布于福建、广东、广西、云南、贵州、西藏。

【芳香成分】假蒟根挥发油的主要成分为α-细辛脑(30.71%~37.31%)。刘雯露等(2014)用二氯甲烷回流萃取法提取的广西南宁产假蒟干燥根挥发油的主要成分为:α-细辛脑(30.71%)、氢化肉桂酸(22.36%)、γ-谷甾醇(5.22%)、β-荜澄茄油烯(2.14%)、3-苯基丙酰胺(1.78%)、豆甾醇(1.70%)等。

【性味与功效】味苦、辛,性温。祛风除湿,消肿,止痛,解毒,截疟。治风湿痹痛,脚气,妊娠水肿,胃痛,牙痛,疮疡,痔肿,疟疾。

假蒟 ▼

【基源】胡椒科胡椒属植物假蒟 *Piper sarmentosum* Roxb. 的茎、叶或全草。

【形态特征】同假蒟根。

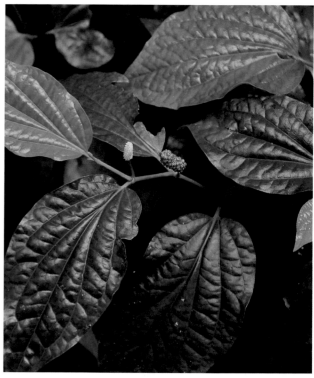

【习性与分布】同假蒟根。

【挥发油含量】水蒸气蒸馏的地上部分的得油率为0.06%~0.54%,干燥叶的得油率为1.50%。

【芳香成分】假蒟茎叶挥发油的主成分多为 α - 细辛脑（30.83%~41.24%），也有主成分不同的报告。马雯芳等（2013）用水蒸气蒸馏法提取的广西南宁产假蒟阴干地上部分挥发油的主要成分为：α - 细辛脑（30.83%）、反式石竹烯（21.94%）、β - 荜澄茄烯（4.30%）、氧化石竹烯（2.62%）、β - 蒎烯（2.50%）、β - 榄香烯（2.15%）、葎草烯（2.01%）、罗勒烯（1.97%）、β - 细辛脑（1.70%）、橄榄醇（1.58%）、异榄香素（1.50%）、异丁香酚甲醚（1.39%）、橙花叔醇（1.30%）、π - 荜澄茄油烯（1.13%）等；晒干地上部分挥发油的主要成分为：β - 细辛脑（31.52%）、反式石竹烯（18.47%）、α - 可巴烯（9.17%）、d- 杜松帖烯（5.03%）、氧化石竹烯（2.68%）、β - 榄香烯（2.32%）、葎草烯（2.14%）、榄香素（1.73%）、罗勒烯（1.64%）、异丁香酚甲醚（1.55%）、橄榄醇（1.43%）、顺式 - 橙花叔醇（1.33%）、π - 荜澄茄油烯（1.28%）、(1S)-(−)- β - 蒎烯（1.07%）等。王道平等（2013）用顶空固相微萃取法提取的云南高黎贡山产假蒟新鲜全草挥发油的主要成分为：β - 月桂烯（34.42%）、柠檬烯（8.60%）、L- 芳樟醇（5.96%）、α - 水芹烯（5.50%）、β - 石竹烯（4.35%）、(E)-2- 己烯醛（2.90%）、吡咯（2.86%）、异罗勒烯（2.08%）、(Z)- 罗勒烯（2.04%）、α - 可巴烯（1.96%）、乙酸香叶酯（1.96%）、(E)- β - 罗勒烯（1.95%）、环榄香烯（1.76%）、β - 蒎烯（1.60%）、环吉玛烯（1.27%）、吉玛烯 D（1.20%）、β - 荜澄茄烯（1.04%）等。宋艳平等（2006）用水蒸气蒸馏法提取的广东广州产假蒟干燥全草挥发油的主要成分为：2,4,5 - 三甲氧基 -1- 丙烯基苯（23.20%）、顺 - 石竹烯（13.33%）、1,2- 二甲氧基 -4-(1- 丙烯基) 苯（12.63%）、细辛脑（9.94%）、4- 甲氧基 -6-(2- 丙烯基)-1,3- 苯并二噁茂（5.71%）、δ - 杜松烯（3.03%）、δ - 愈疮木烯（2.50%）、棕榈酸（2.30%）、2- β - 蒎烯（1.92%）、β - 蛇床烯（1.88%）、1,2,4 - 三甲氧基 -5-Z- 丙烯基苯（1.87%）、A- 蛇床烯（1.76%）、橙花叔醇（1.76%）、植醇（1.60%）、反 - 石竹烯（1.31%）、芹菜脑（1.27%）、4-(2- 丙烯基)-1,2- 二甲氧基苯（1.22%）等。

【性味与功效】味辛，性温。祛风散寒，行气止痛，活络，消肿。治风寒咳喘，风湿痹痛，脘腹胀满，泄泻痢疾，产后脚肿，跌打损伤。

蒟酱叶

【基源】胡椒科胡椒属植物蒟酱（蒌叶）*Piper betle* Linn. 的叶。

【形态特征】攀援藤本。叶纸质至近革质，阔卵形至卵状长圆形，长 7~15cm，宽 5~11cm。花单性，雌雄异株，聚集成与叶对生的穗状花序。雄花序开花时几与叶片等长；苞片圆形或近圆形，盾状。雌花序长 3~5cm，于果期延长，直径约 10mm；苞片与雄花序的相同。浆果顶端稍凸，有绒毛，下部与花序轴合生成一柱状、肉质、带红色的果穗。花期 5~7 月。

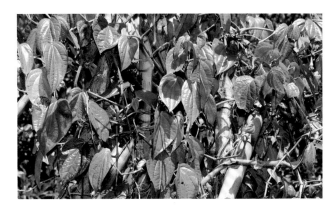

【习性与分布】为热带雨林中常见的附生藤本，多附生于雨量多、湿度大、土壤肥沃、无霜的低凹河谷林中树干上。喜高温、潮湿、静风的环境。东起台湾，经东南至西南部各省区均有栽培。

【挥发油含量】水蒸气蒸馏的干燥叶的得油率为 2.96%，同时蒸馏萃取的干燥叶的得油率为 2.19%。

【芳香成分】吕纪行等（2017）用水蒸气蒸馏法提取的海南万宁产蒌叶干燥叶挥发油的主要成分为：2- 甲氧基 -4-(1- 丙烯基)- 苯酚（67.14%）、胡椒酚（13.45%）、2- 甲氧基 -4- 丙烯基乙酸酚酯（9.62%）、乙酸丁香酯（3.28%）、异丁香酚甲醚（1.17%）等。苏彦利等（2016）用同时蒸馏萃取法提取的海南万宁产蒌叶干燥叶挥发油的主要成分为：异丁香酚（70.03%）、对烯丙基苯酚（10.52%）、乙酰基丁香酚（7.04%）、芳樟醇（1.61%）、大根香叶烯（1.41%）等。尹震花等（2012）用顶空固相微萃取法提取的海南产蒌叶叶挥发油的主要成分为：2- 甲氧基 -5- 甲基苯甲醛（42.89%）、异丁香酚（13.42%）、胡椒酚醋酸酯（12.49%）、4- 烯

丙基 –1,2– 二乙酰氧基苯（9.47%）、胡椒酚（2.89%）、γ – 荜澄茄烯（2.74%）、丁香酚（2.66%）、乙酸异丁香酚酯（2.06%）、石竹烯（1.95%）、δ – 荜澄茄烯（1.51%）、乙酸（1.16%）等。

【性味与功效】 味辛，性温。疏风散寒，行气化痰，解毒消肿，燥湿止痒。治风寒咳嗽，哮喘，百日咳，脘腹胀痛，食滞纳呆，水肿，跌打伤肿，风湿骨痛，疮疡肿毒，痔疮肿痛，烫火伤，风毒脚气，疥癣，湿疹瘙痒。

【注】 蒟酱叶经蒸馏而得的芳香油以"蒌油"入药，味辛，性凉。活血消肿，止痛。治痈肿，耳痛，跌打损伤，梅毒，痔漏。

毛蒟 ▼

【基源】 胡椒科胡椒属植物毛蒟 *Piper puberulum* (Benth.) Maxim. 的全株。

【形态特征】 攀援藤本，长达数米。叶硬纸质，卵状披针形或卵形，长 5~11cm，宽 2~6cm。花单性，雌雄异株，聚集成与叶对生的穗状花序。雄花序纤细，长约 7cm，直径约 3mm；总花梗比叶柄稍长，其与花序轴同被疏柔毛；苞片圆形，盾状。雌花序长 4~6cm；苞片、总花梗和花序轴与雄花序的无异；子房近球形。浆果球形，直径约 2mm。花期 3~5 月。

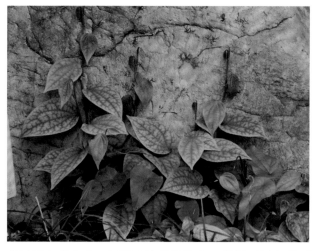

【习性与分布】 生于疏林或密林中，攀援于树上或石上，海拔 1100~1300m。喜高温、潮湿、静风的环境。分布于广西、广东、海南。

【挥发油含量】 水蒸气蒸馏的地上部分的得油率为 0.11%~1.64%%。

【芳香成分】 毛蒟全草挥发油的主成分多为石竹烯（13.94%~16.91%），也有主成分不同的报告。蔡毅等（2015）用水蒸气蒸馏法提取的广西金秀产毛蒟干燥全草挥发油的主要成分为：吉马酮（34.23%）、γ – 榄香烯（15.93%）、β – 榄烯酮（7.25%）、橙花叔醇（4.27%）、荜澄茄烯（4.10%）、β – 榄香烯（2.75%）、石竹烯（2.49%）、(–) – α – 蛇床烯（1.08%）等；平南产毛蒟干燥全草挥发油的主要成分为：1S,2S,5R–1,4,4– 三甲基三环 [6.3.1.0(2,5)]– 十二碳 –8(9)– 烯（14.61%）、2– 十三烷酮（13.06%）、荜澄茄烯（8.56%）、β – 倍半水芹烯（5.73%）、橙花叔醇（4.11%）、δ – 杜松烯（4.06%）、(–)– 姜烯（2.53%）、甲基十七烷基甲酮（2.45%）、1– β – 红没药烯（2.25%）、石竹烯（1.98%）、β – 榄香烯（1.74%）、2– 十一酮（1.38%）、姜黄烯（1.18%）、γ – 马榄烯（1.11%）等；荔浦产毛蒟干燥全草挥发油的主要成分为：石竹烯（16.91%）、β – 榄香烯（16.79%）、肉豆蔻醚（16.46%）、双环吉玛烯（8.85%）、吉马酮（4.66%）、β – 桉叶烯（2.51%）、橙花叔醇（2.40%）、橙花叔醇（2.09%）、石竹烯氧化物（1.99%）、吉玛烯（1.49%）、(+)-4- 蒈烯（1.26%）、γ – 榄香烯（1.11%）、斯巴醇（1.05%）等；钦北产毛蒟干燥全草挥发油的主要成分为：D– 柠檬烯（25.30%）、异石竹烯（18.85%）、石竹烯（15.84%）、癸醛（7.17%）、十五烷（3.37%）、α – 石竹烯（2.55%）、橙花叔醇（2.45%）、2,5– 二甲基 –3– 亚甲基 –1,5– 庚二烯（2.43%）、月桂醛（2.40%）、1– 乙烯基 –1– 甲基 –2,4–(1– 甲基乙基)– 双环己烷（2.07%）、橙花叔醇（2.01%）、环辛烷（1.93%）、石竹烯氧化物（1.24%）、(–)-4- 萜品醇（1.21%）、斯巴醇（1.12%）、异松油烯（1.00%）等。杨艳等（2016）用水蒸气蒸馏法提取的贵州黔东南产毛蒟干燥全草挥发油的主要成分为：γ – 榄香烯（11.86%）、4– 乙基 – α，α,4– 三甲基 –3–(1– 甲基乙烯基)– 环己烷甲醇（8.70%）、石竹烯（8.44%）、α – 石竹烯（6.22%）、1,2,3,5,6,7,8,8 α – 八氢 –1,4– 二甲基 –7–(1– 甲基乙烯基)– 萘（4.65%）、1,1– 亚 5,10– 十五二炔 –1– 醇乙基八氢 –7 α – 甲基 –1H– 茚（4.48%）、榄香烯（3.67%）、β – 人参烯（1.80%）、α – 可巴烯（1.79%）、3,7,11– 三甲基 –1,6,10– 十二烷三烯 –3– 醇（1.78%）、石竹烯氧化物（1.72%）、(1S-顺式)-1,2,3,5,6,8α-六氢-4,7-二甲基-1-(1-甲基乙基)-富马酸二甲酯（1.71%）、1,2,3,4,5,6,7,8-八氢-4,4-二甲基-7-(1-甲基乙烯基)-薁（1.61%）、1-甲基-4-(5-甲基-1-亚甲基-4-己烯基)-环己烯（1.33%）、4(14)-桉叶烷-3,11-二烯（1.30%）、正十六烷酸（1.22%）、1,2,3,4,4α,5,6,7-八氢-2-萘甲醇（1.19%）、3,4-二甲基-3-环己烯-1-甲醛（1.15%）、十氢-1,1,7-三甲基-4-亚甲基-1H-环丙[e]薁-7-醇（1.05%）等。

【性味与功效】味辛，性温。行气止痛，祛风散寒除湿。治风湿痹痛，风寒头痛，脘腹疼痛，疝气，痛经，跌打肿痛。

石蒟

【基源】胡椒科胡椒属植物毛山蒟 *Piper martinii* C. DC. 的枝叶。

【形态特征】攀援藤本。叶纸质，无明显腺点，卵状披针形或狭椭圆形，长5~14cm，宽2~5cm。花单性，雌雄异株，聚集成与叶对生的穗状花序。雄花序通常远长于叶片；苞片圆形，盾状。雌花序长1.5~3cm，于果期延长可达6cm；苞片和花序轴与雄花序的无异。浆果幼时顶端锥尖，成熟时近球形，直径约3mm，无毛，有疣状凸起。花期2~6月。

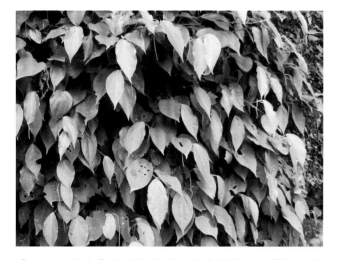

【习性与分布】生于密林或疏林中溪涧边，攀援于树上或石上，海拔350~1250m。分布于广东、广西、云南、四川、贵州。

【挥发油含量】水蒸气蒸馏的新鲜叶的得油率为17.3μl/g。

【芳香成分】李谦等（2006）用水蒸气蒸馏法提取的贵州贵阳产毛山蒟新鲜叶挥发油的主要成分为：双环杜鹃烯（22.42%）、桧烯（12.08%）、δ-3-蒈烯（11.94%）、橙花叔醇（5.06%）、(+)-匙叶桉油烯醇（4.55%）、4-萜品烯醇（3.15%）、反-石竹烯（3.02%）、β-榄香烯（2.95%）、α-胡椒烯（2.12%）、蓝桉醇（2.08%）、β-蛇床烯（1.81%）、β-月桂烯（1.67%）、α-蒎烯（1.36%）、α-荜草烯（1.33%）、τ-依兰醇（1.24%）、δ-桉叶醇（1.08%）、双环榄香烯（1.03%）等。

【性味与功效】味辛，性温。祛风除湿，散寒止痛，止咳，消疳。治风湿痹证，腰膝冷痛，跌打肿痛，劳伤久咳，疳积。

山蒟

【基源】胡椒科胡椒属植物山蒟 *Piper hancei* Maxim. 的茎叶或根。根的芳香成分未见报道。

【形态特征】攀援藤本，长数至10余米。叶纸质或近革质，卵状披针形或椭圆形，长6~12cm，宽2.5~4.5cm。花单性，雌雄异株，聚集成与叶对生的穗状花序。雄花序长6~10cm，直径约2mm；花序轴被毛；苞片近圆形，盾状。雌花序长约3cm，于果期延长；苞片与雄花序的相同，但柄略长。浆果球形，黄色，直径2.5~3mm。花期3~8月。

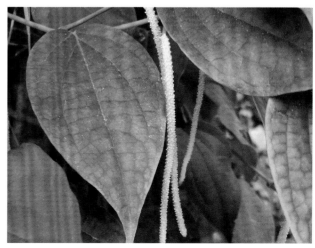

【习性与分布】生于山地溪涧边、密林或疏林中，攀援于树上或石上。喜高温、潮湿、静风的环境。分布于浙江、云南、贵州、福建、湖南、江西、广东、广西。

【挥发油含量】水蒸气蒸馏的茎叶的得油率为0.06%~0.32%，干燥叶的得油率为1.82%。

【芳香成分】苏玲等（2014）用水蒸气蒸馏法提取的广西贵港产山蒟全草挥发油的主要成分为：吉玛烯D（18.15%）、愈创醇（15.95%）、α-榄香醇（6.73%）、(1S-顺)-1,2,3,5,6,8a-六氢-4,7-二甲基-1-(1-甲基乙基)-萘（3.01%）、石竹烯（2.67%）、4(14),11-桉叶二烯（2.58%）、δ-柠檬烯（2.33%）、异喇叭烯（2.16%）、β-水芹烯（1.93%）、珀珂烯（1.73%）、α-石竹烯（1.61%）、β-桉叶醇（1.28%）、β-波旁烯（1.10%）、(-)-α-蛇床烯（1.07%）等。赖小平等（1995）用水蒸气蒸馏法提取的广东鼎湖山产山蒟干燥茎叶挥发油的主要成分为：α-石竹烯（28.90%）、石竹烯氧化物（6.10%）、橙花叔醇（4.70%）、β-石竹烯（3.16%）、β-波旁烯（2.80%）、荜澄茄烯醇异构体（2.71%）、荜澄茄烯醇（1.51%）、松油醇-4（1.22%）、β-榄香烯（1.22%）等。

【性味与功效】味辛，性温。祛风除湿，活血消肿，行气止痛，化痰止咳。治风湿痹痛，胃痛，痛经，跌打损伤，风寒咳喘，疝气痛。

南藤 ▼

【基源】胡椒科胡椒属植物石南藤 *Piper wallichii* (Miq.) Hand.-Mazz. 的茎叶或全株。

【形态特征】攀援藤本；枝干时呈淡黄色，有纵棱。叶硬纸质，干时变淡黄色，椭圆形，长7~14cm，宽4~6.5cm；叶鞘长8~10mm。花单性，雌雄异株，聚集成与叶对生的穗状花序。雄花序于花期几与叶片等长；苞片圆形，边缘不整齐，盾状。雌花序比叶片短。浆果球形，直径3~3.5mm，无毛，有疣状凸起。花期5~6月。

【习性与分布】生于林中阴处或湿润地，爬登于石壁上或树上，海拔310~2600m。分布于甘肃、湖北、湖南、广西、四川、贵州、云南。

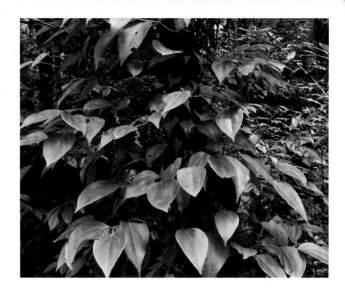

【挥发油含量】水蒸气蒸馏的全草或全株的得油率为0.32%~1.04%。

【芳香成分】石南藤茎叶挥发油的主成分多为α-桉叶醇（11.12%~20.14%），也有主成分不同的报告。陈青等（2007）用同时蒸馏萃取法提取的贵州贵阳产石南藤全株挥发油的主要成分为：α-桉叶醇（20.14%）、香桧烯（7.34%）、γ-桉叶醇（6.71%）、δ-荜澄茄烯（6.16%）、β-丁香烯（5.44%）、4-松油醇（4.64%）、二环大根香叶烯（3.94%）、榧烯醇（3.03%）、α-蒎烯（2.65%）、γ-松油烯（2.42%）、α-松油烯（1.85%）、橄榄醇（1.83%）、β-蒎烯（1.73%）、β-榄香烯（1.72%）、α-珂珂烯（1.63%）、(-)-蓝桉醇（1.62%）、大根香叶烯D（1.33%）、橙花叔醇（1.16%）等。吴连花等（2013）用水蒸气蒸馏法提取的贵州相思河产石南藤干燥茎叶挥发油的主要成分为：双环大牻牛儿烯（8.85%）、α-荜草烯（6.23%）、δ-荜澄茄烯（5.41%）、β-桉叶醇（5.25%）、(1S)-1,2,3,4,4aβ,7,8,8aβ-八氢-1,6-二甲基-4β-异丙基-1-萘酚（4.56%）、绿花醇（4.46%）、β-石竹烯（3.89%）、(+)-匙叶桉油烯醇（3.48%）、β-榄香烯（3.27%）、α-珂珂烯（2.69%）、β-松油烯（1.95%）、α-桉蔯烯（1.79%）、香桧烯（1.71%）、蓝桉醇（1.42%）、橄榄醇（1.30%）、β-芹子烯（1.26%）、β-没药烯（1.00%）等；贵州赤水产石南藤干燥茎叶挥发油的主要成分为：β-细辛醚（24.35%）、双环大牻牛儿烯（9.98%）、β-石竹烯（7.63%）、香桧烯（5.75%）、δ-荜澄茄烯（4.37%）、β-松油烯（4.30%）、橄榄醇（3.73%）、β-桉叶醇（3.36%）、反式-细辛醚（3.08%）、α-桉叶醇（2.65%）、(+)-

匙叶桉油烯醇（2.50%）、β－蒎烯（2.11%）、α－蒎烯（1.82%）、α－荜草烯（1.73%）、α－珀理烯（1.37%）、β－芹子烯（1.25%）、γ－桉叶醇（1.06%）等。谷臣华（1988）用水蒸气蒸馏法提取的湖南吉首产石南藤全株挥发油的主要成分为：莰烯（12.62%）、倍半萜氧化物（10.83%）、3-亚甲基-6-(1-甲基乙基)环己烯（8.87%）、γ－榄香烯（8.60%）、倍半萜水合物（6.74%）、β－芹子烯（6.04%）、顺式-4,11,11-三甲基-8-亚甲基二环[7.2.0]十一-4-烯（5.73%）、α－雪松烯（4.08%）、Δ－杜松烯（3.56%）、β－蒎烯（3.04%）、α－蒎烯（2.79%）、1-乙烯基-1-(1-甲基)-2,4-双-甲基乙烯基环己烷（2.44%）、3a,3b,4,5,6,7-六氢-3,7-二甲基-4-(1-甲基乙基)环丙[1,2]环戊烯（2.13%）、β－荜澄茄烯（1.89%）、3,7-二甲基-1,6-辛二烯-3-醇（1.66%）、2-十一酮（1.50%）、1-甲基-2-异丙基苯（1.46%）、γ－萜品烯（1.45%）、β－萜品烯（1.30%）、珀理烯（1.26%）等。林正奎等（1988）用水蒸气蒸馏法提取的四川兴文产石南藤全草挥发油的主要成分为：香桧烯（24.76%）、δ-3-蒈烯（14.98%）、榄香脂素（7.11%）、柠檬烯（6.41%）、α－蒎烯（5.24%）、β－芹子烯（3.28%）、β－石竹烯（3.20%）、γ－木罗烯（2.89%）、斯巴醇（1.87%）、(Z)-异榄香脂素（1.76%）、δ－荜澄茄烯（1.69%）、α－水芹烯（1.49%）、β－榄香烯（1.49%）、β－桉叶醇（1.30%）、愈创木醇（1.27%）、β－罗勒烯（1.13%）、β－马榄烯（1.11%）、松油烯-4-醇（1.10%）、(E)-橙花叔醇（1.07%）等。

【性味与功效】味辛、甘，性温。祛风湿，强腰膝，补肾壮阳，止咳平喘，活血止痛。治风寒湿痹，腰膝酸痛，阳痿，咳嗽气喘，痛经，跌打肿痛。

小叶爬崖香 ▼

【基源】胡椒科胡椒属植物小叶爬崖香 *Piper arboricola* C. DC. 的全株。

【形态特征】藤本，长达数米。叶膜质，有细腺点，匍匐枝的叶卵形或卵状长圆形，长3.5~5cm，宽2~3cm；

小枝的叶长椭圆形或卵状披针形，长7~11cm，宽3~4.5cm。花单性，雌雄异株，聚集成与叶对生的穗状花序。雄花序纤细，长5.5~13cm，直径2~3mm；苞片圆形，盾状。雌花序长4~5.5cm，苞片、花序轴与雄花序的无异。浆果倒卵形，直径约2mm。花期3~7月。

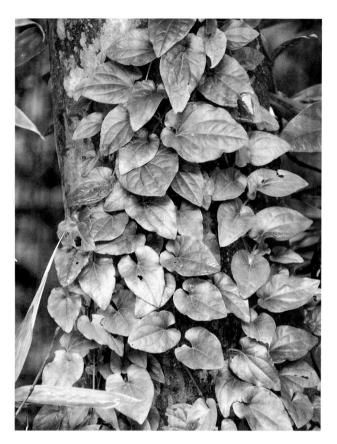

【习性与分布】生于疏林或山谷密林中，常攀援于树上或石上，海拔100~2500m。喜高温、潮湿、静风的环境。分布于台湾、东南至西南各省区。

【挥发油含量】水蒸气蒸馏的地上部分的得油率为0.10%~0.28%。

【芳香成分】朱亮锋等（1993）用水蒸气蒸馏法提取的广东鼎湖山产小叶爬崖香茎叶挥发油的主要成分为：β－石竹烯（18.61%）、癸醛（8.76%）、十二醛（5.20%）、3-(4,8-二甲基-3,7-壬二烯基)呋喃（3.58%）、癸醇（3.49%）、植醇（2.78%）、橙花叔醇（2.59%）、β－榄香烯（2.29%）、β－榄香烯异构物（2.08%）、α－石竹烯（1.97%）、2-十三酮（1.75%）、柠檬烯（1.41%）、γ－杜松烯（1.37%）、2-十一酮（1.22%）、松油醇-4（1.12%）、β－月桂烯（1.08%）等。

【性味与功效】味辛，性微温。祛风除湿，散寒止痛，活血舒筋。治风寒湿痹，脘腹冷痛，扭挫伤，牙痛，风疹。

麻柳叶 ▼

【基源】胡桃科枫杨属植物枫杨 *Pterocarya stenoptera* C. DC. 的叶。

【形态特征】大乔木，高达 30m，胸径达 1m；芽密被锈褐色盾状腺体。叶多为偶数或稀奇数羽状复叶，长 8~25cm，叶轴具翅；小叶 10~25 枚，长椭圆形，长约 8~12cm，宽 2~3cm。雄性荑黄花序长约 6~10cm。雄花常具 1~3 枚花被片。雌性荑黄花序顶生，长约 10~15cm，具 2 枚不孕性苞片。雌花苞片及小苞片密被腺体。果实长椭圆形。花期 4~5 月，果熟期 8~9 月。

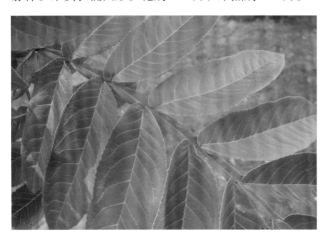

【习性与分布】生于海拔 1500m 以下的沿溪涧河滩、阴湿山坡地的林中。喜光，不耐庇荫；耐水湿，耐寒，耐旱。分布于陕西、河南、山东、安徽、江苏、浙江、江西、福建、台湾、广东、广西、湖北、湖南、四川、贵州、云南等省区。

【挥发油含量】水蒸气蒸馏的叶的得油率为 0.16%~0.50%。

【芳香成分】姜志宏等（1995）用水蒸气蒸馏法提取的江苏南京产枫杨叶挥发油的主要成分为：β－芹子烯（7.71%）、α－佛手烯（7.36%）、γ－芹子烯（7.29%）、β－榄香烯（7.01%）、γ－古芸烯（5.86%）、2－侧柏醇（5.61%）、雅槛蓝烯（5.26%）、别香树烯（5.12%）、柠檬烯（4.77%）、α－榄香醇（4.77%）、α－蛇麻烯（4.21%）、喇叭茶萜醇（2.88%）、β－榄香烯（2.59%）、喇叭茶烯（2.45%）、反式－(-)－蒎葛缕（2.24%）、β－雪松烯（1.96%）、4－香芹醇（1.54%）、1,2,3,4,4a,5,6,8a－八氢－7－甲基－4－亚甲基－异丙基萘（1.26%）、长松

针烯（1.26%）、β－石竹烯（1.12%）等。张振飞等（2006）用顶空固相微萃取法提取的广东广州产枫杨新鲜叶挥发油的主要成分为：橙花叔醇（15.54%）、大根香叶烯 A（14.22%）、反式－石竹烯（10.19%）、7,8,9,10－四氢－S－三唑并 (3,4-A)－酞嗪（8.59%）、棕榈酸（6.22%）、(E)-9－十八酸（3.84%）、α－芹子烯（3.81%）、δ－杜松烯（2.78%）、5－氨基－2－苯基－2－甲基－2H-[1,2,4] 三唑 [1,5-a][1,3,5] 三嗪（2.63%）、胆固醇（2.56%）、4－十八烷基吗啉（2.19%）、4－十七烷基－吗啉（2.06%）、十四酸（1.83%）、酞酸二丁酯（1.68%）、(+)-α－柏木萜烯（1.66%）、十八酸（1.58%）、6－十一胺（1.43%）、α－佛手柑油烯（1.34%）、α－榄香烯（1.29%）、2,6,10,14－四甲基－十六烷（1.15%）、2－羟基苯甲酸甲基酯（1.08%）、2,6,10,14－四甲基十五烷（1.04%）等。杨光忠等（1996）用水蒸气蒸馏法提取的枫杨干燥叶挥发油的主要成分为：2－戊醇（10.75%）、3,7－愈创木二烯（5.86%）、β－红没药烯（5.38%）、β－蛇床烯（3.62%）、2－异丙基－5,9－二甲基－4－乙酰氧基－1,2,3,4,5,6,7,8－八氢化萘－1－酮（3.14%）、5－甲基－2－呋喃羧－醛（1.48%）、9－异丙烯基－3,3,8－三甲基三环 [4,3,0,0,(6,8)] 壬烷－2－酮（1.27%）等。

【性味与功效】味苦、辛，性温，有小毒。祛风止痛，杀虫止痒，解毒敛疮。治风湿痹痛，牙痛，膝关节痛，疥癣，湿疹，阴道滴虫，烫伤，创伤，溃疡不敛，血吸虫病，咳嗽气喘。

胡（核）桃楸皮 ▼

【基源】胡桃科胡桃属植物胡桃楸 *Juglans mandshurica* Maxim. 的树皮。

【形态特征】乔木，高达 20 余米。奇数羽状复叶生于萌发条上者长可达 80cm，小叶 15~23 枚；生于孕性枝上者集生于枝端，长达 40~50cm，小叶 9~17 枚，椭圆形，边缘具细锯齿。雄性荑黄花序长 9~20cm；雄花小苞片 2 枚。雌性穗状花序具 4~10 雌花；雌花长 5~6mm，花被片披针形。果序长约 10~15cm，具 5~7 果实；果实球状。花期 5 月，果期 8~9 月。

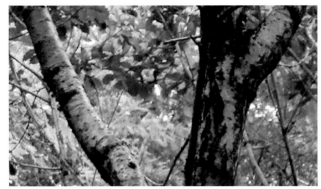

【习性与分布】多生于土质肥厚、湿润、排水良好的沟谷两旁或山坡的阔叶林中。喜光，喜冷凉干燥气候，耐寒，不耐阴。分布于黑龙江、吉林、辽宁、河北、山东。

【挥发油含量】水蒸气蒸馏的干燥树皮的得油率为0.07%。

【芳香成分】李金凤等（2013）用水蒸气蒸馏法提取的辽宁辽中产胡桃楸干燥树皮挥发油的主要成分为：β-桉叶醇（13.24%）、2,5-二甲基-3-乙基-1,3-己二烯（8.05%）、顺-11,14-二十碳二烯酸甲酯（7.96%）、己烯基环己烷（5.10%）、正十六烷（4.52%）、正十九烷（4.48%）、氧化石竹烯（4.29%）、2,3,5,8-四甲基癸烷（4.16%）、2,6,10,14-四甲基十七烷（3.42%）、3-溴癸烷（2.92%）、花生醇（2.18%）、1-碘癸烷（1.79%）、1-甲基-4-(甲磺酰基)-二环[2.2.2]辛烷（1.71%）、2-甲基-4-庚酮（1.08%）等。王淑萍等（2005）用水蒸气蒸馏法提取的吉林辉南产胡桃楸干燥树皮挥发油的主要成分为：(-)-异香橙烯-(v)（12.06%）、氧化石竹烯（8.37%）、1,5,5,8-四甲基-[1R-(1R*,3E,7E,11R*)]-12-氧杂二环[9,1,0]十二-3,7-双烯（7.54%）、7-(1,1-二甲基乙基)-3,4-二氢-1(2H)-萘酮（6.83%）、1,7,7-三甲基-2-乙烯基双环[2.2.1]庚烯（6.39%）、2-乙酰基呋喃（5.79%）、γ-(1)-环氧化古芸烯（5.33%）、石竹烯（4.82%）、α-石竹烯（4.53%）、4a-甲基-1-亚甲基-7-(1-甲基乙烯基)-[4aR-(4aα,7α,8aβ)]-十氢萘（2.96%）、1-甲基-6-亚甲基双环[3.2.0]庚烷（2.73%）、{2-[2-甲基-2-(5-甲基-2-呋喃基)-丙基]-环丙基}-乙基酮（2.34%）、6-异丙烯基-4,8a-二甲基-1,2,3,5,6,7,8,8a-八氢萘-2-酚（1.99%）、1R,3Z,9S-4,11,11-三甲基-8-亚甲基双环[7.2.0]十一-3-烯（1.82%）、10,10-二甲基-2,6-二亚甲基双环[7.2.0]十一烷-5β-醇（1.82%）、3,7,11-三甲基-(Z,E)-1,3,6,10-十二碳四烯（1.69%）、双环[3.2.1]-4-甲基辛-3-烯-2-酮（1.66%）、亚甲

基-2b-羟甲基-3,3-二甲基-4b-(3-甲基丁-2-烯基)环己烷（1.62%）、4,4,5,7-四甲基香豆-6-醇（1.62%）、莰烯（1.46%）、β-葎草烯（1.41%）、γ-榄香烯（1.39%）、1,1,4,7-四甲基-1a,2,3,5,6,7,7a,7b-八氢-[1aR,-(1aα,7α,7aβ,7bα)]-1H-洋甘菊（1.39%）、环氧化马兜铃烯（1.36%）、7R,8R-8-羟基-4-异亚丙基-7-甲基双环[5.3.1]十一碳-1-烯（1.33%）、依兰烯（1.12%）、α,α,4a,8-四甲基-1,2,3,4,4a,8a-六氢-[2R-(2α,4aα,8aα)]-2-萘甲醇（1.12%）、4a,8-二甲基-2-(1-甲基乙烯基)-[2R-(2α,4aα,8aβ)]-1,2,3,4,4a,5,6,8a-八氢萘（1.06%）等。孙墨珑等（2008）用有机溶剂浸提法提取黑龙江哈尔滨产胡桃楸干燥树皮挥发油，用氯仿萃取的挥发油主要成分为：5-羟基-(胡桃醌)-1,4-萘二酮（36.65%）、4-羟基-2-甲氧基肉桂醛（7.46%）、亚油酸乙酯（6.68%）、4-羟基-4-甲基-2-戊酮（6.61%）、(Z,Z)-9,12-十八碳二烯酸（6.51%）、2,3-二氢-苯并呋喃（5.83%）、甲基-(2-羟基-3-乙氧基-苯甲基)醚（5.42%）、香草醛（5.37%）、4-(4-羟基苯基)-2-丁酮（3.62%）、2-甲氧基-4-乙烯基苯酚（3.55%）、4-羟基-3-甲氧基-苯乙酸（2.51%）、2,2'-亚甲基双[6-(1,1-二甲基乙基)-4-甲基-苯酚]（1.97%）、4-((1E)-3-羟基-1-丙烯基)-2-甲氧基苯酚（1.86%）等；用乙酸乙酯萃取的挥发油主要成分为：1,2,3-苯三酚（42.31%）、5-羟基-(胡桃醌)-1,4-萘二酮（12.33%）、7-甲氧基-1-四氢萘酮（11.26%）、5-(羟甲基)-2-呋喃甲醛（4.96%）、4-羟基-4-甲基-2-戊酮（3.98%）、3,4-二氢-6,7-二羟基-1(2H)-萘酮（3.94%）、4-羟基-2-甲氧基肉桂醛（3.75%）、D-阿洛糖（3.24%）、2,6-二甲氧基苯酚（2.59%）、2,3-二氢-3,5-二羟基-6-甲基-4H-吡喃-4-酮（1.78%）、8-羟基-2-甲氧基-1,4-萘二酮（1.15%）、1,5-萘二酚（1.13%）、2,3-二氢-苯并呋喃（1.12%）、3,5-二羟基甲苯（1.07%）等。王莲萍等（2010）用超临界CO_2萃取法提取的吉林长白山产胡桃楸树皮挥发油的主要成分为：9,12-十八碳二烯酸（68.31%）、4,14-二甲基-9,19-环麦角甾-3-醇（1.04%）、正十六酸（1.01%）等。

【性味与功效】味苦、辛，性微寒。清热燥湿，泻肝明目。治湿热下痢，常下黄稠，目赤肿痛，麦粒肿，迎风流泪，骨结核。

核（胡）桃楸果 ▼

【基源】胡桃科胡桃属植物胡桃楸 *Juglans mandshurica* Maxim. 的未成熟果实或果皮。

【形态特征】同核桃楸皮。

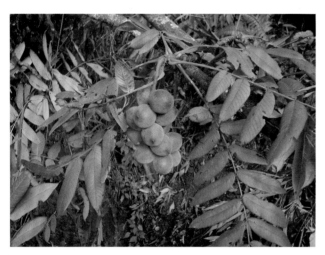

【习性与分布】同核桃楸皮。

【芳香成分】王宏歌等（2013）用减压蒸馏法提取的黑龙江哈尔滨产胡桃楸干燥外果皮挥发油的主要成分为：棕榈酸甲酯（9.44%）、氧化石竹烯（5.82%）、植醇（4.46%）、1,4- 二甲氧基萘（4.41%）、苯甲醇（4.15%）、β- 桉叶醇（3.85%）、1-(1,5- 二甲基 -4- 己烯基)-4- 甲苯（3.82%）、γ- 古芸烯环氧化物（3.76%）、乙酸 -2- 乙基丁酯（3.35%）、邻苯二甲酸二丁酯（3.31%）、橙花叔醇（3.10%）、邻苯二甲酸二异丁酯（2.89%）、2,4- 二叔丁基苯酚（2.78%）、乙酸龙脑酯（2.43%）、γ- 杜松烯（2.37%）、4- 巯基苯甲腈（2.32%）、珂珀烯（2.15%）、1- 环己烯 -1- 甲醇 -2,2,6,6- 三甲基（1.93%）、植酮（1.91%）、柏木脑（1.89%）、4- 羟基 -3- 甲基苯乙酮（1.83%）、依兰烯（1.82%）、茨烯（1.73%）、正二十四烷（1.71%）、3,5- 二甲氧基苯乙酮（1.52%）、1- 十二烯（1.46%）、α- 杜松醇（1.37%）、1,2,3,5,6,8a- 六氢 -4,7- 二甲基 -1-(1- 甲基乙基)- 萘（1.36%）、4- 丙烯基 -2- 甲氧基苯酚（1.33%）、丁香酚（1.20%）、二十七烷（1.17%）、苯并噻唑（1.01%）等。王淑萍等（2019）用水蒸气蒸馏法提取的吉林临江产胡桃楸未成熟果实的新鲜肉质果皮挥发油的主要成分为：1,2- 苯二羧酸丁基 -2- 异丁基酯（11.76%）、二十二碳烷（11.44%）、(Z)-9- 十八碳烯酰胺（9.31%）、顺二十四碳烷（8.11%）、1- 十八碳烯（5.81%）、反 (2- 乙基己基) 二苯甲酸酯（3.98%）、1- 氯二十七碳烷（3.87%）、2,6,10,15,19,23- 六 甲 基 (全 顺)-2,6,10,14,18,22- 反 二 十 四 碳 六 烯（3.12%）、3,7,11- 三甲基 -1,6,10- 十二碳三烯 -3- 醇（3.10%）、1- 二十碳烯（2.96%）、1,2- 二乙基环十六碳烷（2.06%）、9- 十八碳烯酸 -(Z)-2,3- 二羟基丙基酯（1.83%）、十七碳烷（1.73%）、石竹烯（1.64%）、二十三碳烷（1.57%）、9- 甲基 - 十九碳烷（1.39%）、十六碳烷（1.38%）、二丁基邻苯二甲酸酯（1.28%）、正十六碳酸（1.21%）、反二十四碳烷（1.14%）、苍术醇（1.09%）、十八烷 (1.05%)、二十六碳烷（1.01%)等。王莲萍等（2010）用超临界 CO_2 萃取法提取的吉林长白山产胡桃楸果皮挥发油的主要成分为：9,12- 十八碳二烯酸（11.09%）、4- 丁氧基 - 苯甲醛（2.91%）、N- 甲基 -1- 乙酰基金刚烷（1.70%）、5- 羟基 -1,4- 萘二酮（1.49%）、9- 十八烯酸（1.10%）等。

【性味与功效】味辛、微苦，性平，有毒。行气止痛。治脘腹疼痛，牛皮癣。

化香树果 ▼

【基源】胡桃科化香树属植物化香树 *Platycarya strobilacea* Sieb. et Zucc. 的果序。

【形态特征】落叶小乔木，高 2~6m。叶长约 15~30cm，具 7~23 枚小叶；小叶纸质，卵状披针形，长 4~11cm，宽 1.5~3.5cm，边缘有锯齿。两性花序和雄花序在小枝顶端排列成伞房状花序束；雄花序通常 3~8 条。雄花：苞片阔卵形。雌花：苞片卵状披针形；花被 2。果序球果状；果实小坚果状，背腹压扁状，两侧具狭翅。种子卵形。5~6 月开花，7~8 月果成熟。

【习性与分布】常生长在海拔 600~2200m 的向阳山坡及杂木林中。喜光，喜温暖湿润气候，耐干旱贫瘠。分布于甘肃、陕西、河南、山东、安徽、江苏、浙江、江西、福建、台湾、广东、广西、湖南、湖北、四川、贵州、云南。

【挥发油含量】水蒸气蒸馏的干燥果序的得油率为0.10%~0.12%。

【芳香成分】王茂义等（2011）用水蒸气蒸馏法提取的陕西商洛产化香树干燥果序挥发油的主要成分为：β-桉叶醇(18.74%)、γ-桉叶醇(18.06%)、五十四烷(8.64%)、正十六酸(7.87%)、十六酰胺(5.07%)、十八酰胺（4.84%）、三十二烷(3.99%)、香木兰烯（3.06%）、6,10,14-三甲基-2-十五酮（2.84%）、4α,8-二甲基-2-(1-甲乙烯基)-1,2,3,4,4a,5,6,8a-十氢化萘（2.26%）、十六酸乙酯（1.99%）、二丁基邻苯二甲酸酯（1.77%）、十四烷酸（1.26%）、愈创(木)醇（1.24%）、香木兰烯（1.17%）、1,6-二甲基-4-(1-甲乙基)-萘烯（1.13%）、壬酸（1.05%）、脱氢香橙烯（1.04%）等。邓燚等（2013）用水蒸气蒸馏法提取的陕西商洛产化香树干燥果序挥发油的主要成分为：油酸（44.48%）、十六烷酸（23.30%）、(-)-斯巴醇（3.20%）、β-桉叶油醇（2.54%）、4-异丙-1,6-二甲萘（2.37%）、橙花叔醇（1.89%）、α-桉叶油醇（1.78%）、(1S)-1,2,3,4,4aβ,7,8,8aβ-八氢-1,6-二甲基-4β-异丙基-1-萘酚（1.46%）、异香树烯环氧化物（1.46%）、α-愈创烯（1.28%）、香橙烯环氧化物（1.24%）、十四烷酸（1.22%）、植酮（1.01%）等。

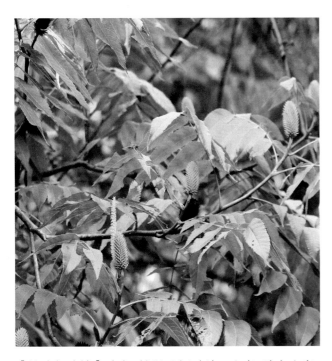

【性味与功效】味辛,性温。活血行气,止痛,杀虫止痒。治内伤胸胀,腹痛,跌打损伤,筋骨疼痛,痈肿,湿疮,疥癣。

黄杞叶

【基源】胡桃科黄杞属植物黄杞 *Engelhardtia roxburghiana* Wall. 的叶。

【形态特征】半常绿乔木,高达10余m。偶数羽状复叶长12~25cm,小叶3~5对,叶片长椭圆形,全缘。雌花序1条及雄花序数条长而俯垂,生疏散的花,常形成一顶生的圆锥状花序束,顶端为雌花序,下方为雄花序。雄花花被片4枚,兜状。雌花苞片3裂,花被片4枚。果序长达15~25cm。果实坚果状,球形,直径约4mm。5~6月开花,8~9月果实成熟。

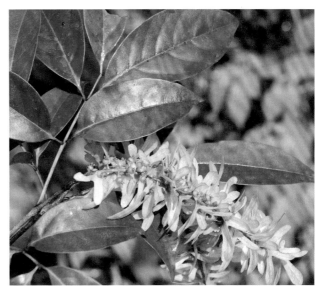

【习性与分布】生于海拔200~1500m的林中。喜光,不耐阴,适生于温暖湿润的气候,耐干旱瘠薄。分布于台湾、广东、广西、湖南、贵州、四川、云南。

【挥发油含量】水蒸气蒸馏的新鲜叶的得油率为0.35%。

【芳香成分】胡东南等（2011）用水蒸气蒸馏法提取的广西平南产黄杞新鲜叶挥发油的主要成分为：十六烷酸(44.73%)、叶绿醇(14.71%)、十八碳-9,12,15-三烯醛(12.24%)、十八碳-9,12-二烯酸（2.91%）、丁子香烯(2.86%)、α-蛇床烯(2.27%)、β-蛇床烯(1.57%)、肉豆蔻酸（1.29%）、二十五烷（1.21%）、δ-杜松烯（1.08%）等。

【性味与功效】味微苦,性凉。清热,止痛。治感冒发热,疝气腹痛。

青钱柳叶 ▼

【基源】 胡桃科青钱柳属植物青钱柳 *Cyclocarya paliurus* (Batal.) Iljinsk. 的叶。

【形态特征】乔木，高达 10~30m。奇数羽状复叶长约 20cm，具 5~11 小叶；小叶长椭圆状卵形，长 5~14cm，宽 2~6cm；顶生小叶长椭圆形至长椭圆状披针形；叶缘具锐锯齿。雄性葇荑花序长 7~18cm。雌性葇荑花序顶生，下端有被锈褐色毛的鳞片。果序轴长 25~30cm。果实扁球形，中部有革质圆盘状翅，果实及果翅全部被腺体。花期 4~5 月，果期 7~9 月。

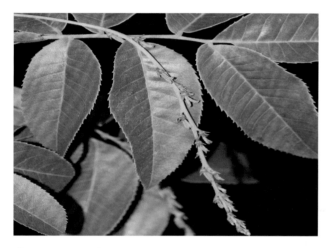

【习性与分布】常生长在海拔 500~2500m 的山地湿润的森林中。喜光，幼苗稍耐阴，耐旱。分布于安徽、江苏、浙江、江西、福建、台湾、湖北、湖南、四川、贵州、广西、广东、云南。

【芳香成分】陈玮玲等（2016）用顶空固相微萃取法提取的江西修水野生青钱柳干燥叶挥发油的主要成分为：β-瑟林烯（18.52%）、石竹烯（8.11%）、β-甜没药烯（6.01%）、β-榄香烯（5.36%）、顺-香叶基丙酮（4.02%）、长叶烯-(V4)（3.08%）、（反，反）-2,4-庚二烯醛（2.82%）、正己醇（2.51%）、β-杜松烯（2.38%）、雅榄蓝烯（2.23%）、壬醛（2.08%）、α-紫罗兰酮（1.95%）、β-桉叶烯（1.92%）、异长叶醇（1.72%）、1-乙基-环己烯（1.69%）、3,5-辛二烯-2-酮（1.40%）、2,6,11-三甲基十二烷（1.13%）、苯甲醇（1.09%）、β-波旁烯（1.09%）、醋酸（1.04%）、3-乙基-2-甲基-1-庚烯（1.00%）等；浙江文成青钱柳干燥叶挥发油的主要成分为：β-波旁烯（11.05%）、β-瑟林烯（10.91%）、石竹烯（7.03%）、苯甲醇（7.01%）、2,6-二甲基-6-(4-甲基-3-戊烯基)-双环[3.1.1]庚-2-烯（5.36%）、2,6,11-三甲基十二烷（5.16%）、壬醛（3.29%）、(+)-泪柏醚（2.87%）、β-榄香烯（2.75%）、顺-香叶基丙酮（2.70%）、正十二烷（2.54%）、异长叶醇（2.38%）、β-杜松烯（2.37%）、珂矶烯（2.03%）、大根香叶烯 D（2.00%）、水菖蒲烯（1.68%）、1-乙基-环己烯（1.66%）、长叶烯-(V4)（1.60%）、苯甲醛（1.59%）、β-甜没药烯（1.43%）、5-丙基十三烷（1.32%）、2,6,10-三甲基十二烷（1.20%）、γ-依兰油烯（1.10%）、4,11,11-三甲基-8-亚甲基-双环[7.2.0]十一-4-烯（1.02%）等。

【性味与功效】味辛、微苦，性平。祛风止痒。治皮肤癣疾。

山核桃皮 ▼

【基源】 胡桃科山核桃属植物山核桃 *Carya cathayensis* Sarg. 的根皮、外果皮。根皮的芳香成分未见报道。

【形态特征】乔木，高达 10~20m。复叶长 16~30cm，小叶 5~7 枚；边缘有细锯齿；小叶披针形，长 10~18cm，宽 2~5cm。雄性葇荑花序 3 条成 1 束。雄花苞片狭，长椭圆状线形，小苞片三角状卵形。雌性穗状花序具 1~3 雌花。雌花卵形或阔椭圆形，密被橙黄色腺体。果实倒卵形；果核倒卵形或椭圆状卵形，淡灰黄褐色；4~5 月开花，9 月果成熟。

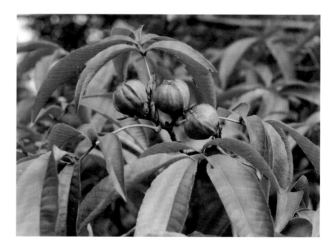

【习性与分布】适生于山麓疏林中或腐殖质丰富的山谷，海拔 400~1200m。喜温湿气候，属半阳性植物。分布于浙江、安徽。

【芳香成分】刘元慧等（2009）用固相微萃取法提取的浙江临安产山核桃青果皮挥发油的主要成分为：(反式)-1-(2,6-二羟基-4-甲氧苯基)-3-苯基-2-丙烯-1-酮(36.69%)、β-谷甾醇(11.84%)、十六酸(10.76%)、(Z,Z)-9,12-十八烷二烯酸(6.64%)、2,3-二羟丙-反-油酸丙酯(6.54%)、(Z,Z)-9,12-十八烷二烯酸-2,3-二羟基丙酯(2.93%)、5-羟基-7-甲氧基-黄酮(1.33%)、氮-(4-氟苯基)-5-(3-甲氧基苯基)-1,3-唑-2-胺(1.32%)、α-杜松醇(1.24%)、十八碳烷酸(1.20%)、3-羟基癸酸(1.17%)、植物醇(1.06%)、4,8-二羟基-1-四氢萘醌(1.04%)、二(苯基甲基)甲苯(1.00%)等。

【性味与功效】味苦、涩，性凉。清热解毒，杀虫止痒。治脚趾湿痒，皮肤癣证。

辛酸乙酯（1.91%）、十二烷（1.88%）、薄荷醇（1.49%）、莰烯（1.45%）、1-戊醇（1.30%）、庚醛（1.26%）、癸酸乙酯（1.24%）、四氢-6-(2-戊烯基)-2H-2-吡喃酮（1.17%）、2-乙基己基-乙酸（1.09%）、苯基-2-己酮（1.01%）等。王丽霞等（2010）用顶空固相微萃取法提取的山核桃果仁挥发油的主要成分为：2-庚醇（12.96%）、乙醇（8.53%）、β-蒎烯（5.42%）、桉树醇（3.26%）、乙酸（2.98%）、2-环己烯醇（2.80%）、(+/−)-2,6,6-三甲基-二环[3.1.1]-2-庚烯（2.72%）、2-呋喃甲醇（2.50%）、1-辛醇（1.67%）、1-乙基-5-甲基环戊烯（1.17%）等。

【性味与功效】味甘，性平。补益肝肾，纳气平喘。治腰膝酸软、隐痛，虚喘久咳。

山核桃仁

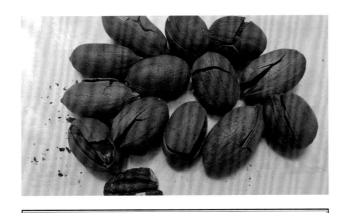

【基源】胡桃科山核桃属植物山核桃 *Carya cathayensis* Sarg. 的种仁。

【形态特征】同山核桃皮。

【习性与分布】同山核桃皮。

【芳香成分】胡玉霞等（2011）用固相微萃取法提取的山核桃果仁挥发油的主要成分为：壬醛(15.23%)、D-柠檬烯（13.64%）、己醛（10.11%）、辛醛（8.38%）、2-甲基-丁醇（3.51%）、己醇（2.85%）、4-氯苯基-草酸（2.81%）、3-甲基-2-丁烯基己酸（2.63%）、十三烷（2.14%）、辛醇（2.05%）、辛酸（2.01%）、丁酸己酯（1.99%）、庚醇（1.94%）、正十四碳烷（1.92%）、

胡颓子叶

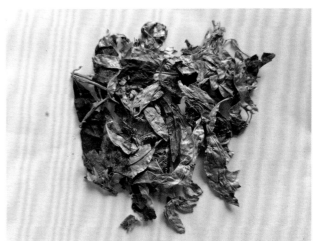

【基源】胡颓子科胡颓子属植物胡颓子 *Elaeagnus pungens* Thunb. 的叶。

【形态特征】常绿直立灌木，高 3~4m，具刺，长 20~40mm。叶革质，椭圆形，长 5~10cm，宽 1.8~5cm，边缘微反卷或皱波状，下面密被银白色和少数褐色鳞片。花白色或淡白色，密被鳞片，1~3 花生于叶腋锈色短小枝上；萼筒圆筒形，裂片三角形。果实椭圆形，长 12~14mm，幼时被褐色鳞片，成熟时红色。花期 9~12月，果期翌年 4~6月。

【习性与分布】生于海拔 1000m 以下的向阳山坡或路旁。喜光，耐半阴，喜温暖湿润气候，耐干旱亦耐水湿，

耐高温酷暑。分布于江苏、浙江、福建、安徽、江西、湖北、湖南、贵州、广东、广西。

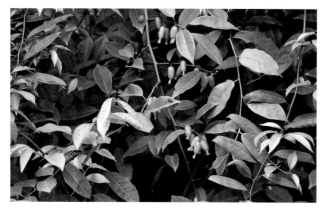

【挥发油含量】水蒸气蒸馏的干燥叶的得油率为 0.30%。

【芳香成分】贾献慧等（2009）用水蒸气蒸馏法提取的胡颓子干燥叶挥发油的主要成分为：十六碳酸（30.97%）、亚油酸（26.76%）、十二碳酸（7.83%）、5,6,7,7a- 四 氢 化 -4,4,7a- 三 甲 基 -2(4H) 苯 并 呋 喃（5.44%）、十四碳酸（3.03%）、壬酸（2.15%）等。

【性味与功效】味酸，性微温。止咳平喘，止血，解毒。治肺虚咳嗽，气喘，咳血，吐血，外伤出血，痈疽，痔疮肿痛。

蔓胡颓子叶 ▼

【基源】胡颓子科胡颓子属植物角花胡颓子 *Elaeagnus gonyanthes* Benth. 的枝叶。

【形态特征】常绿攀援灌木，长达 4m 以上。叶革质，椭圆形或矩圆状椭圆形，长 5~13cm，宽 1.2~5cm，上面干燥后多少带绿色，下面棕红色，具锈色或灰色鳞片。花白色，被银白色和散生褐色鳞片，单生新枝基部叶腋，每花下有 1 苞片，花后发育成叶片；萼筒四角形或短钟形。果实阔椭圆形或倒卵状阔椭圆形，成熟时黄红色。花期 10~11 月，果期翌年 2~3 月。

【习性与分布】生于海拔 1000m 以下的热带和亚热带地区。分布于广东、广西、湖南、云南、海南。

【芳香成分】魏娜等（2008）用石油醚萃取法提取的海南万宁产角花胡颓子新鲜全草挥发油的主要成分为：角鲨烯（24.55%）、植醇（18.84%）、二十五烷（13.17%）、亚麻酸甲酯（9.22%）、十八碳 -9- 烯酸（9.07%）、

豆蔻酸（6.35%）、正二十烷醇（4.37%）、硬脂酸（3.88%）、1- 二十二醇（2.61%）、环癸烯（2.43%）、2- 羟基 -4- 甲氧基 -6- 甲基 - 苯甲醛（2.17%）、1- 十九烯（2.02%）、1,3- 环辛二烯（1.31%）等。

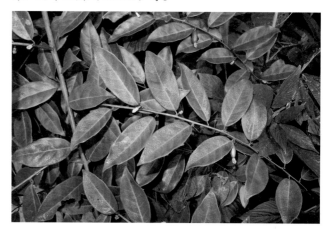

【性味与功效】味辛、微涩，性平。止咳平喘。治咳嗽气喘。

密花胡颓子 ▼

【基源】胡颓子科胡颓子属植物密花胡颓子 *Elaeagnus conferta* Roxb. 的果实。

【形态特征】常绿攀援灌木。叶纸质，椭圆形或阔椭圆形，长 6~16cm，宽 3~6cm，全缘，下面密被银白色和散生淡褐色鳞片。花银白色，外面密被鳞片或鳞毛，多花簇生叶腋短小枝上成伞形短总状花序；每花基部具一小苞片，苞片线形，黄色；萼筒短小，坛状钟形。果实大，长椭圆形或矩圆形，长达 20~40mm，成熟时红色。花期 10~11 月，果期翌年 2~3 月。

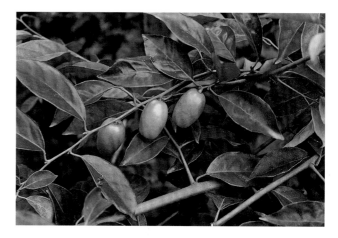

【习性与分布】生于海拔50~1500m的热带密林中。分布于云南、广西。

【芳香成分】张虹娟等（2013）用乙醇浸提后顶空萃取的方法提取的云南西双版纳产密花胡颓子新鲜果实挥发油的主要成分为：5-羟甲基糠醛（16.73%）、二十二烷醇（12.90%）、肌醇（10.12%）2,3-二氢-3,5-二羟基-6-甲基-4H-吡喃-4-酮（7.24%）、十八醛（6.80%）、棕榈酸（3.16%）、苹果酸（1.85%）、麦芽酚（1.30%）等。

【性味与功效】味酸，性平。收敛止泻。治消化不良，咳嗽气喘，咳血，腰部扭伤，痔疮，疝气等。

沙枣花 ▼

【基源】胡颓子科胡颓子属植物沙枣 *Elaeagnus angustifolia* Linn. 的花。

【形态特征】落叶乔木或小乔木，高5~10m，棕红色。叶薄纸质，矩圆状披针形至线状披针形，长3~7cm，宽1~1.3cm，全缘，下面灰白色，密被白色鳞片。花银白色，密被银白色鳞片，芳香，常1~3花簇生新枝基部最初5~6片叶的叶腋；萼筒钟形，裂片宽卵形。果实椭圆形，长9~12mm，直径6~10mm，粉红色，密被银白色鳞片。花期5~6月，果期9月。

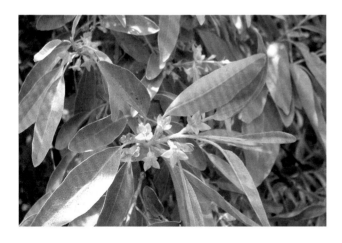

【习性与分布】生于海拔1500m以下山地、平原、沙滩、荒漠、半荒漠地带。喜光，抗旱，抗风沙，耐盐碱，耐贫瘠。分布于辽宁、内蒙古、河北、山西、河南、陕西、甘肃、宁夏、新疆、青海等省区。

【挥发油含量】水蒸气蒸馏的花的得油率为0.10%~1.58%；超声波辅助-水蒸气蒸馏的新鲜花的得油率为0.50%；超临界萃取的花的得油率为0.24%~1.38%。

【芳香成分】沙枣花挥发油的第一主成分为反式肉桂酸乙酯（7.32%~93.53%），也有主成分不同的报告。刘晔玮等（2003）用水蒸气蒸馏法提取的甘肃张掖产沙枣阴干花挥发油的主要成分为：反式肉桂酸乙酯（86.60%）、3-苯基丙烯酸甲酯（2.55%）、3-苯基丙烯酸-1-甲基乙酯（1.15%）、十八碳-9-烯酸乙酯（1.06%）等。林枫等（2014）用超临界CO_2萃取法提取的宁夏银川产沙枣新鲜花苞挥发油的主要成分为：3,7,11,15-四甲基十六烯醇-1-醇（31.73%）、二十五烷（7.77%）、邻苯二甲酸甲酯（6.82%）、十九烯（5.12%）、二十四烷（5.05%）、3-甲基丁酸十六酯（4.80%）、二十一烷（4.56%）、四十三烷（3.34%）、邻苯二甲酸乙酯（3.23%）、十五酸乙酯（2.87%）、十六酸乙酯（2.41%）、乙醇(9E,12E)-十八二烯醇醚（1.50%）、甲酸二十一酯（1.49%）、6,10,14-三甲基-2-十五酮（1.45%）、3,7-二甲基-6-辛烯（1.39%）、2,4,6-三甲基环己烷甲醇（1.12%）、9-十四烯-1-醇（1.09%）等。张瑜等（2018）用水蒸气蒸馏法提取的新疆石河子产沙枣阴干花挥发油的主要成分为：正己烷(12.89%)、环己烷（12.88%）、甲基环戊烷（11.82%）、2-甲基戊烷（7.34%）、反式-肉桂酸乙酯（6.84%）、3-甲基戊烷（5.25%）、苯乙醇（4.95%）、反式-异丁香酚（2.87%）、顺式-1,3-二甲基环戊烷（2.07%）、2,3-丁二醇（1.17%）等。阿衣努尔·热合曼等（2015）用水蒸气蒸馏法提取的新疆阿克苏产沙枣花挥发油的主要成分为：植酮（21.15%）、邻苯二甲酸单(2-乙基己基)酯（13.65%）、邻苯二甲酸二异辛酯（13.65%）、邻苯二甲酸二(2-乙基己)酯（13.65%）、二十六烯（13.45%）、9-二十六烯（13.45%）、2,2′-亚甲基双-(4-甲基-6-叔丁基苯酚)（8.23%）、三氯乙酸（7.08%）、1-二十二烯（7.08%）、1-二十七烷醇（4.56%）、正二十九烷（4.14%）、二十八烷（4.14%）、二十烷（3.70%）、二十七烷（3.35%）、正三十烷（3.29%）、亚油酸（2.64%）、正二十一烷（2.46%）、二十二烷（2.46%）、1-二十二醇（2.43%）、二十七醋酸（2.43%）、三氯乙酸-十六烷基酯（2.43%）、正二十四烷（2.26%）、肉桂酸乙酯（1.73%）、肉桂酰氯（1.73%）、环二十八烷（1.56%）、硬脂醇乙酸酯（1.22%）、二十八七氟丁酸（1.11%）、植烷（1.05%）等。

【性味与功效】味甘、涩，性温。止咳，平喘。治久咳，气喘。

（1.63%）、24-甲基-5-胆甾烯-3-醇（1.44%）、棕榈酸（1.24%）、十六烷（1.20%）、十九烷（1.16%）等。

【性味与功效】味苦、酸，性平。清热利湿，止咳，止血。治风湿腰痛，咳喘，痢疾，吐血，血崩，痔血，恶疮。

红鸡踢香 ▼

【基源】胡颓子科胡颓子属植物宜昌胡颓子 *Elaeagnus henryi* Warb. 的根。

【形态特征】常绿直立灌木，高3~5m，具刺，生叶腋，长8~20mm。叶革质，椭圆形，长6~15cm，宽3~6cm，上面深绿色，下面银白色、密被白色和散生少数褐色鳞片。花淡白色；质厚，密被鳞片，1~5花生于叶腋短小枝上成短总状花序。萼筒圆筒状漏斗形。果实矩圆形，长18mm，成熟时红色；果核内面具丝状棉毛。花期10~11月，果期翌年4月。

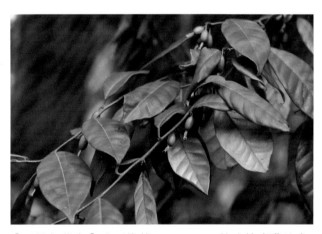

【习性与分布】生于海拔450~2300m的疏林或灌丛中。分布于陕西、浙江、安徽、江西、湖北、湖南、四川、云南、贵州、福建、广东、广西。

【芳香成分】吴彩霞等（2010）用固相微萃取法提取的贵州都匀产宜昌胡颓子根挥发油的主要成分为：菜油甾醇(7.09%)、4,6,6-三甲基-2-(3-甲基-1,3-二丙烯)-3-氧三环[5.1.0.0²⁴]辛烷(6.67%)、十七烷(4.86%)、蒲公英甾醇（4.55%）、5-溴-4-氧代-4,5,6,7-四氢苯并呋喃（3.94%）、羽扇豆醇（3.15%）、苯并[b]萘并[2,3-d]呋喃（2.26%）、2,6,10,14-四甲基十六烷（2.19%）、十八烷（2.11%）、Z-5-十九碳烯（2.06%）、(3β)-麦角甾-5-烯-3-醇（1.87%）、棕榈酸甲酯

赤瓟 ▼

【基源】葫芦科赤瓟属植物赤瓟 *Thladiantha dubia* Bunge 的果实。

【形态特征】攀援草质藤本，全株被黄白色的长柔毛状硬毛；根块状。叶片宽卵状心形，长5~8cm，宽4~9cm，边缘浅波状，有细齿。雌雄异株；雄花单生或聚生于短枝的上端呈假总状花序；花萼筒极短，近辐状；花冠黄色，裂片长圆形。雌花单生；花萼和花冠同雄花。果实卵状长圆形，表面橙黄色或红棕色。种子卵形，黑色。花期6~8月，果期8~10月。

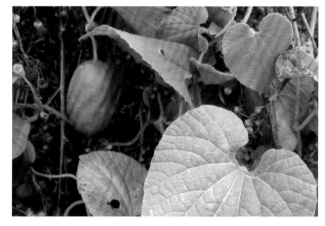

【习性与分布】常生于海拔300~1800m的山坡、河谷及林缘湿处。分布于黑龙江、吉林、辽宁、河北、山西、陕西、山东、甘肃、宁夏等省区。

【挥发油含量】水蒸气蒸馏的果实的得油率为0.03%~0.23%。

【芳香成分】李兰芳等（2006）用水蒸气蒸馏法提取的河北丰宁产赤瓟果实挥发油的主要成分为：十六烷酸（34.65%）、9-十六碳烯酸（11.22%）、4,4,7α-三甲基,5,6,7,7α-四氢化-2(4H)苯并呋喃（8.73%）、十六烷酸乙酯（2.51%）、5-6-环氧化-β-紫罗兰酮（2.37%）、亚油酸乙酯（1.75%）、十六烷酸甲酯（1.47%）、反式-β-紫罗兰酮（1.24%）、3,5,3′,5′-四甲基

联苯（1.11%）等。

【性味与功效】味酸、苦，性平。理气，活血，祛痰，利湿。治反胃吐酸，肺痨咳血，黄疸，痢疾，胸胁疼痛，跌打扭伤，筋骨疼痛，闭经。

冬瓜

【基源】葫芦科冬瓜属植物冬瓜 *Benincasa hispida* (Thunb.) Cogn. 的果实。

【形态特征】一年生蔓生或架生草本；茎有棱沟。叶片肾状近圆形，宽 15~30cm，5~7 裂，裂片宽三角形或卵形，边缘有小齿，背面灰白色，有粗硬毛。雌雄同株；花单生。雄花具一苞片，卵形或宽长圆形；花萼筒宽钟形；花冠黄色，辐状，雌花子房卵形或圆筒形。果实长圆柱状或近球状，大型，有硬毛和白霜。种子卵形，白色或淡黄色，压扁。

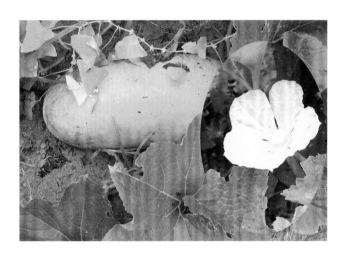

【习性与分布】喜温耐热，喜肥沃、阳光充足的环境。全国各地均有栽培。

【芳香成分】杨敏（2010）固相微萃取法提取的甘肃产冬瓜新鲜果实挥发油的主要成分为：己醛（21.23%）、3-甲基戊烷（3.41%）、2,4,4-三乙基-1-己烯（3.36%）、3-十二烯醇（1.91%）、十七烷（1.58%）、花生酸（1.49%）、樟脑（1.48%）、癸醛（1.17%）、2-丁烯醇（1.12%）、甲酸辛酯（1.04%）等。

【性味与功效】味甘、淡，性微寒。利尿，清热，化痰，生津，解毒。治水肿胀满，淋病，脚气，痰喘，暑热烦闷，消渴，痈肿，痔漏，并解丹石毒，鱼毒，酒毒。

绞股蓝 ▼

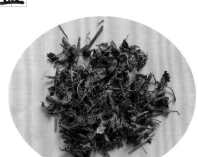

【基源】葫芦科绞股蓝属植物绞股蓝 *Gynostemma pentaphyllum* (Thunb.) Makino 的全草。

【形态特征】草质攀援植物；叶膜质或纸质，鸟足状，3~9 小叶；小叶卵状长圆形或披针形，中央小叶长 3~12cm，宽 1.5~4cm，侧生小叶较小，边缘具齿。花雌雄异株。雄花圆锥花序，长 10~30cm；具钻状小苞片；花萼筒极短；花冠淡绿色或白色。雌花花萼及花冠似雄花。果实肉质，球形，成熟后黑色。种子卵状心形，灰褐色或深褐色。花期 3~11 月，果期 4~12 月。

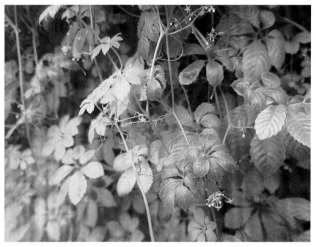

【习性与分布】生于海拔 300~3200m 的山谷密林中、山坡疏林、灌丛中或路旁草丛中。喜温暖湿润气候，喜生于荫蔽环境。分布于陕西南部和长江以南各省区。

【挥发油含量】水蒸气蒸馏的新鲜嫩枝叶的得油率为2.41%。

【芳香成分】绞股蓝全草挥发油的主成分多为芳樟醇（15.45%~40.11%），也有主成分不同的报告。周宝珍（2015）用顶空固相微萃取法提取的湖南衡山产7 叶型绞股蓝干燥全草挥发油的主要成分为：芳樟醇

（40.11%）、石竹烯（8.23%）、4-(2,6,6-三甲基-1-环己烯-1-基)-3-丁烯-2-酮（6.98%）、(E)-4-(2,6,6-三甲基-2-环己烯-1-基)-3-丁烯-2-酮（5.32%）、香叶基丙酮（2.98%）、2,6,6-三甲基-1-环己烯-1-甲醛（2.74%）、萘（1.60%）、(1α,4aβ,8aα)-1,2,3,4,4a,5,6,8a-八氢-7-甲基-4-亚甲基-1-(1-甲基乙基)-萘（1.35%）、[2R-(2α,4aα,8aβ)]-1,2,3,4,4a,5,6,8a-八氢化-4a,8-二甲基-2-(1-甲基乙基)-萘（1.28%）、6,10,14-三甲基-2-十五烷酮（1.20%）等；云南德宏产3叶型绞股蓝干燥全草挥发油的主要成分为：香叶基丙酮（18.98%）、4-(2,6,6-三甲基-1-环己烯-1-基)-3-丁烯-2-酮（11.91%）、正十六烷（6.14%）、癸醛（5.95%）、1-壬醇（5.58%）、(E)-4-(2,6,6-三甲基-2-环己烯-1-基)-3-丁烯-2-酮（4.45%）、6,10,14-三甲基-2-十五烷酮（4.03%）、二氢猕猴桃内酯（3.93%）、萘（3.75%）、1-甲基萘（3.03%）、正十四烷（2.63%）、2,6,10,14-四甲基十六烷（2.53%）、2,6,10-三甲基十二烷（2.08%）、4,4-二甲基-1-戊烯（1.84%）、正丙基环戊烷（1.47%）、邻苯二甲酸二异丁酯（1.37%）、2,4,4-三甲基-己烷（1.26%）等；四川都江堰产5叶型绞股蓝干燥全草挥发油的主要成分为：苯甲醛（53.54%）、3-辛醇（8.49%）、苯甲醇（4.16%）、(E)-4-(2,6,6-三甲基-1-环己烯-1-基)-3-丁烯-2-酮（3.82%）、(Z)-6,10-二甲基-5,9-十一烷二烯-2-酮（3.41%）、正十五烷（3.41%）、苯基乙醇（2.58%）、棕榈酸（1.62%）、(E)-4-(2,6,6-三甲基-2-环己烯-1-基)-3-丁烯-2-酮（1.60%）、正十四烷（1.38%）、2,6,10,14-四甲基十五烷（1.36%）、二氢猕猴桃内酯（1.17%）、6,10,14-三甲基-2-十五烷酮（1.11%）、芳樟醇（1.08%）等。刘存芳（2013）用水蒸气蒸馏法提取的陕西秦巴山产绞股蓝新鲜嫩枝叶挥发油的主要成分为：3-己烯-1-醇（22.00%）、1-己醇（14.78%）、3,7-二甲基-1,6-辛二烯-3-醇（9.90%）、石竹烯（9.06%）、十六酸（7.20%）、乙酸丙酯（5.00%）、[2.2.2]-2,3-二羟基十八碳三烯酸丙酯（3.20%）、苯乙醇（3.15%）、异何帕烷（2.60%）、[2R-(2α,4a2α,8αβ)]-十氢-α,α,4a-三甲基-8-亚甲基-2-萘醇（2.10%）、α-萜品醇（1.85%）、十二酸（1.65%）、苯乙醛（1.50%）、噻唑（1.50%）、植醇（1.36%）、香叶醇（1.02%）等。牛俊峰等（2012）

用固相微萃取法提取的重庆缙云山产绞股蓝干燥全草挥发油的主要成分为：安息香醛（63.16%）、(S)-1-甲基-4-(1-甲基乙基)-环己烯（7.79%）、正十三烷（3.78%）、3-辛酮（3.14%）、β-紫罗酮（3.09%）、2-十一烷酮（1.46%）、香叶基丙酮（1.22%）、3,6-二甲基辛烷（1.20%）等；陕西平利山产绞股蓝干燥全草挥发油的主要成分为：3-辛酮（14.93%）、香叶基丙酮（9.39%）、3,7-二甲基-1,6-辛二烯-3-醇（4.53%）、(1α,4aα,8aα)-1,2,4a,5,6,8a-六氢-4,7-二甲基-1-(1-甲基乙基)-萘（4.30%）、β-紫罗酮（4.17%）、2,2,3,3,5,6,6-庚甲基庚烷（3.64%）、1-壬醇（2.69%）、正十二烷（2.68%）、正十三烷（2.31%）、4,6-二甲基十二烷（2.22%）、反-2,4-壬二醛（2.17%）、正十四烷（2.04%）、环氧丁香烯（1.95%）、水杨酸甲酯（1.58%）、癸醛（1.57%）、α-紫罗酮（1.56%）、萘（1.54%）、6,10,14-三甲基-2-十五烷酮（1.48%）、2,6-二甲基-2-辛烯（1.43%）、4,11,11-三甲基-8-亚甲基-二环[7.2.0]-4-十一烯（1.38%）、3,6-二甲基辛烷（1.21%）等。

【性味与功效】味苦、微甘，性凉。清热，补虚，解毒。治体虚乏力，虚劳失精，白细胞减少症，高脂血症，病毒性肝炎，慢性胃肠炎，慢性气管炎。

苦瓜

【基源】葫芦科苦瓜属植物苦瓜 *Momordica charantia* Linn. 的果实。

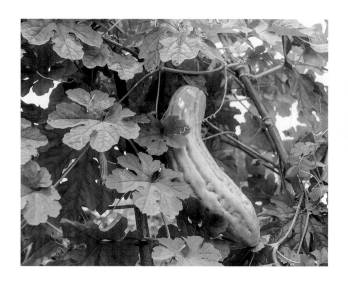

【形态特征】一年生攀援状柔弱草本。叶片轮廓卵状肾形或近圆形，长、宽均为4~12cm，5~7深裂，裂片卵状长圆形，边缘具粗齿或有不规则小裂片。雌雄同株。雄花：单生叶腋，长3~7cm，具1苞片；花萼裂片卵状披针形；花冠黄色。雌花：单生，具1苞片。果实圆柱形，多瘤皱，长10~20cm，成熟后橙黄色。种子多数，长圆形。花、果期5~10月。

【习性与分布】喜温，较耐热，不耐寒。短日性植物，喜光不耐阴，喜湿不耐涝；耐肥而不耐瘠。全国各地均有栽培。

【挥发油含量】超临界萃取的干燥果实的得油率为2.50%~2.56%。

【芳香成分】夏兴莉等（2010）用低温富集液液萃取法提取的苦瓜新鲜果实挥发油的主要成分为：棕榈酸（36.68%）、十八烯（13.46%）、硬脂酸（12.82%）、2,4-二叔丁基苯酚（5.71%）、十五醛（4.15%）、正二十一烷（4.01%）、十八酮（2.86%）、正十八烷（2.00%）、棕榈酸甲酯（1.95%）、正十四烷（1.88%）、二十二烷（1.68%）、3-己烯醛（1.65%）、正十五烷（1.58%）、(Z)-叶醇（1.47%）、肉豆蔻酸（1.47%）、正十六烷（1.46%）、1-十六烯（1.34%）等。杨敏（2010）用顶空固相微萃取法提取的苦瓜新鲜果实挥发油的主要成分为：2-己烯醛（24.39%）、4-己烯醇（20.63%）、6,6-二甲基环[3,1,1]庚-2-烯-2-甲醇（13.45%）、己醛（7.64%）、己烯（4.13%）、3-乙基-1,4-己二烯（2.09%）、环己烷（1.67%）、(Z)-2,6-二甲基-2,7-辛二烯-1,6-二醇（1.52%）、(E,E)-2,4-庚二烯醛（1.05%）等。王靖等（2019）用超临界CO$_2$萃取法提取的广西产苦瓜干燥果实挥发油的主要成分为：丹皮酚（56.30%）、2-甲氧基-6-烯丙基苯酚（11.03%）、十六烷（4.89%）、十八烷（3.86%）、二十一烷（3.42%）、油酸乙酯（3.40%）、正十四烷（3.37%）、邻苯二甲酸二异丁酯（3.36%）、棕榈酸甲酯（2.59%）、没药烯（1.71%）、(R)-氧化柠檬烯（1.39%）、邻苯二甲酸二丁酯（1.35%）、硬脂酸甲酯（1.17%）、亚油酸（1.12%）、氧化石竹烯（1.04%）等。贾素花等（2008）用超临界CO$_2$萃取法提取的苦瓜新鲜果实挥发油的主要成分为：十六酸乙酯（25.40%）、十六酸甲酯（13.76%）、(Z,Z,Z)-9,12,15-十八碳三烯酸甲酯（9.12%）、(Z,Z,Z)-9,12,15-十八碳三烯酸乙酯（8.81%）、9-辛基二十烷（6.07%）、十七酸-16-甲基甲酯（4.33%）、花生酸（3.91%）、邻苯二甲酸二丁酯（3.85%）、6,10,14-三甲基-2-十五酮（3.75%）、肉豆蔻酸（3.53%）、软脂酸（3.44%）、二十八烷（2.59%）、2-十五酮（2.12%）、邻苯二甲酸二正辛酯（2.02%）、1,2-环戊二酮（1.64%）、邻苯二甲酸二-2-甲基丙基酯（1.38%）、对氰基苯甲酸金刚烷基酯（1.23%）、肉豆蔻醛（1.08%）、8-十七碳烯（1.00%）、硬脂酸（1.00%）等。

【性味与功效】味苦，性寒。清暑涤热，明目，解毒。治暑热烦渴，消渴，赤眼疼痛，痢疾，疮痈肿毒。

苦瓜子

【基源】葫芦科苦瓜属植物苦瓜 *Momordica charantia* Linn. 的种子。

【形态特征】同苦瓜。

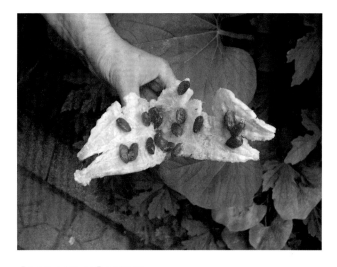

【习性与分布】同苦瓜。

【芳香成分】乐长高等（2003）用水蒸气蒸馏法提取的苦瓜种子挥发油的主要成分为：十六碳酸（33.79%）、十六碳酸乙酯（32.89%）、邻苯二甲酸正丁基异丁基二酯（6.52%）、十八碳酸乙酯（6.32%）、十八碳酸（4.16%）、十四碳酸乙酯（3.55%）、十五碳酸乙酯（1.15%）等。

【性味与功效】味苦、甘，性温。温补肾阳。治肾阳不足，小便频数，遗尿，遗精，阳痿。

长萼栝楼 ▼

【基源】葫芦科栝楼属植物长萼栝楼 *Trichosanthes laceribractea* Hayata 的果实。

【形态特征】攀援草本。单叶互生，叶片近圆形，长 5~19 cm，宽 4~18 cm，常 3~7 裂。花雌雄异株。雄花：总状花序腋生；小苞片阔卵形；花萼筒狭线形，边缘具狭的锐尖齿；花冠白色。雌花单生，具 1 线状披针形的苞片；花萼筒圆柱状；花冠同雄花。果实球形至卵状球形，径 5~8 cm，成熟时橙黄色至橙红色。种子长方形，灰褐色。花期 7~8 月，果期 9~10 月。

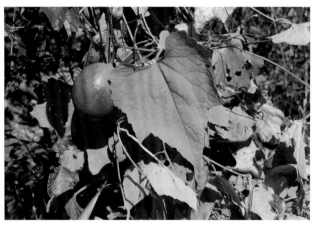

【习性与分布】生于海拔 200~1020m 的山谷密林中或山坡路旁。分布于湖北、湖南、江西、四川、台湾、广西、广东。

【芳香成分】巢志茂等（1996）用水蒸气蒸馏法提取的湖北蒲圻产长萼栝楼干燥成熟果皮挥发油的主要成分为：棕榈酸乙酯（26.67%）、亚油酸乙酯（9.34%）、棕榈酸甲酯（6.40%）、亚麻酸乙酯（5.06%）、亚麻酸甲酯（3.89%）、亚油酸甲酯（3.74%）、十六醛（3.49%）、棕榈油酸乙酯（2.14%）、十四烷酸乙酯（1.68%）、十五烷酸乙酯（1.39%）、六氢金合欢基丙酮（1.37%）、硬脂酸乙酯（1.35%）等。巢志茂等（1992）用水蒸气蒸馏法提取的湖北蒲圻产长萼栝楼干燥果皮挥发油的主要成分为：棕榈酸（56.81%）、亚油酸＋亚麻酸（27.21%）棕榈油酸（2.62%）、肉豆蔻酸（2.53%）、亚麻酸＋硬脂酸（2.10%）、正十五烷酸（1.75%）、歧链十五烷酸（1.28%）、月桂酸（1.12%）等。

【性味与功效】味甘、苦，性寒。润肺，化痰，散结，滑肠。治痰热咳嗽，咽喉肿痛，便秘，疮肿毒。

王瓜 ▼

【基源】葫芦科栝楼属植物王瓜 *Trichosanthes cucumeroides* (Ser.) Maxim. 的果实。

【形态特征】多年生攀援藤本。叶片轮廓阔卵形，长 5~19 cm，宽 5~18 cm，常 3~5 浅裂至深裂，边缘具齿。花雌雄异株。雄花组成总状花序；小苞片线状披针形；花萼筒喇叭形；花冠白色，具极长的丝状流苏。雌花单生，花萼及花冠与雄花相同。果实卵圆形，长 6~7 cm，径 4~5.5 cm，成熟时橙红色。种子横长圆形，深褐色，近圆形。花期 5~8 月，果期 8~11 月。

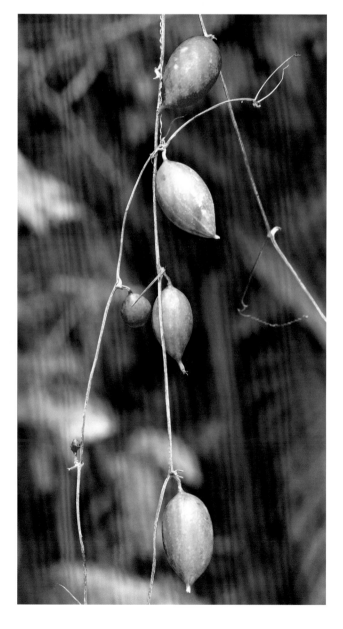

【习性与分布】生于海拔 250~1700m 的山谷密林中或山坡疏林中或灌丛中。分布于华东、华中、华南、西南各省区。

【芳香成分】巢志茂等（1992）用水蒸气蒸馏法提取的江苏武进产王瓜干燥果皮挥发油的主要成分为：棕榈酸（32.90%）、硬脂酸（6.60%）、亚麻酸（6.20%）、亚油酸（3.72%）、棕榈油酸（2.27%）、肉豆蔻酸（1.20%）等。

【性味与功效】味苦，性寒。清热，生津，化瘀，通乳。治消渴，黄疸，噎膈反胃，经闭，乳汁不通，痈肿，慢性咽喉炎。

南瓜 ▼

【基源】葫芦科南瓜属植物南瓜 *Cucurbita moschata* (Duch.) Poiret 的果实。

【形态特征】一年生蔓生草本。叶片卵圆形，有 5 角或 5 浅裂，长 12~25cm，宽 20~30cm，侧裂片较小，中间裂片较大，常有白斑，边缘有小而密的细齿。雌雄同株。雄花单生；花萼筒钟形；花冠黄色，钟状。瓜蒂扩大成喇叭状；弧果形状多样，因品种而异，外面常有数条纵沟或无。种子多数，长卵形或长圆形，灰白色，边缘薄，长 10~15mm，宽 7~10mm。

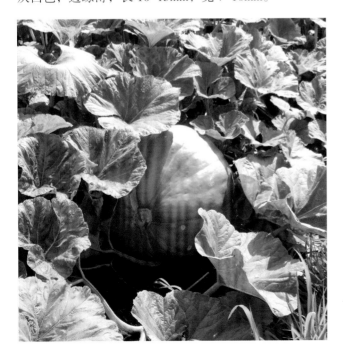

【习性与分布】喜温暖，能耐干旱和瘠薄，不耐寒。短日照作物，耐旱性强。全国各地均有栽培。

【芳香成分】车瑞香等（2003）用同时蒸馏萃取法提取的南瓜果实挥发油的主要成分为：醋酸冰片酯（21.23%）、樟脑（19.22%）、4-甲基苯酚（12.24%）、4,6,6-三甲基-双环[3.1.1]-3-庚烯-2-酮（6.19%）、龙脑（5.78%）、4-三甲基-3-环己烯-1-甲醇（5.61%）、樟树脑（4.46%）、反,顺-2,6-壬二烯-1-醇（4.01%）、3,7-二甲基-1,6-辛二烯-3-醇（3.51%）、1-壬醇（3.07%）、4-甲基-1-(1-甲乙基)-3-环己烯-1-醇（2.76%）、环辛基乙醇（2.74%）、壬醛（2.13%）、丁香烷（1.95%）、十五烷（1.21%）等。周春丽等（2015）用固相微萃取法提取的北京产'蜜本'南瓜新鲜果肉挥发油的主要成分为：乙酸乙酯（19.72%）、乙醚（10.90%）、乙醇（7.07%）、乙酸（4.04%）、β-紫罗兰酮（2.35%）、甲基庚烯酮（2.19%）、1-(1,5-二甲基-4-己烯基)-4-甲基-苯（1.89%）、己基甲酸氯（1.82%）、α-柏木烯（1.82%）、龙脑或茨醇（1.76%）、吡喃酮（1.47%）等。张伟等（2012）用顶空固相微萃取法提取的河南开封产'金钩'南瓜新鲜果肉挥发油的主要成分为：十六醛（18.67%）、β-紫罗兰酮（8.21%）、十四烷（6.05%）、棕榈酸（5.33%）、二氢猕猴桃内酯（5.03%）、十四醛（4.33%）、亚麻酸（3.52%）、β-紫罗酮环氧化物（3.28%）、菊油环酮（3.14%）、吡喃酮（3.00%）、(Z,Z)-1,3-环辛二烯（2.71%）、棕榈酸甲酯（2.46%）、癸醛（2.26%）、十六烷（1.91%）、环十二烷（1.84%）、壬醛（1.57%）、植酮（1.51%）、邻苯二甲酸异丁基辛酯（1.41%）、3,5-辛二烯-2-酮（1.33%）、1,2-苯二甲酸-2-甲基丙基丁酯（1.22%）、己醛（1.21%）、α-紫罗兰酮（1.10%）等。李瑜等（2010）用顶空固相微萃取法提取的南瓜新鲜果实挥发油的主要成分为：己醛（24.70%）、1-己醇（15.89%）、3-己烯-1-醇（12.90%）、2-己烯醛（8.66%）、乙醇（4.83%）、2,4-二叔丁基苯酚（2.85%）、2,4-己二醛（2.26%）、1-戊醇（1.97%）、2-戊烯-1-醇（1.95%）、己酸（1.77%）、1-戊烯-3-醇（1.60%）等。

【性味与功效】味甘，性平。解毒消肿。治肺痈，哮证，痈肿，烫伤，毒蜂螫伤。

南瓜瓤

【基源】葫芦科南瓜属植物南瓜 *Cucurbita moschata* (Duch.) Poiret 的果瓤。

【形态特征】同南瓜。

【习性与分布】同南瓜。

【芳香成分】南瓜瓜瓤挥发油的主成分多为棕榈酸乙酯（18.64%~22.68%），也有主成分不同的报告。李昌勤等（2013）用顶空固相微萃取法提取的超甜蜜本南瓜瓜瓤挥发油的主要成分为：棕榈酸乙酯（22.68%）、亚麻酸乙酯（15.57%）、亚油酸乙酯（10.16%）、棕榈酸（4.43%）、[R,R]-2,3-丁二醇（4.32%）、2-甲基丁醛（4.14%）、二氢猕猴桃内酯（4.06%）、2,3-丁二醇（3.60%）、β-紫罗兰酮（3.39%）、β-紫罗酮环氧化物（2.55%）、吡喃酮（2.12%）、3-甲基丁醛（2.10%）、乙酸（2.00%）、棕榈酸甲酯（1.84%）、E-11-十六烯酸乙基酯（1.48%）、1-乙烷基-1H-吡咯-2-甲醛（1.32%）、l-二氢-5-戊基-2(3H)-呋喃酮（1.27%）、α-紫罗兰酮（1.26%）、亚麻酸甲酯（1.19%）、十四烷（1.12%）、十六烷（1.09%）、2,5-二甲基吡嗪（1.04%）等。张伟等（2012）用顶空固相微萃取法提取的河南开封产'金钩'南瓜新鲜瓜瓤挥发油的主要成分为：[R,R]-2,3-丁二醇（15.14%）、

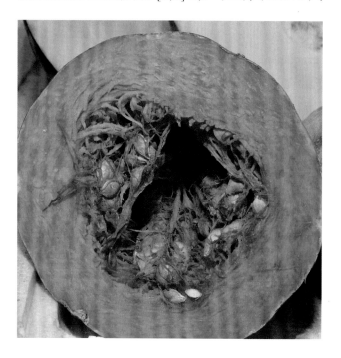

2,3-丁二醇（14.88%）、乙酸（10.43%）、棕榈酸乙酯（6.82%）、棕榈酸（6.46%）、二氢猕猴桃内酯（4.70%）、β-紫罗兰酮（4.08%）、2-甲基丁醛（3.61%）、亚麻酸乙酯（3.40%）、β-紫罗酮环氧化物（3.02%）、3-甲基丁醛（2.99%）、十三烷（2.39%）、亚油酸乙酯（2.23%）、十六烷（1.74%）、α-紫罗兰酮（1.52%）、棕榈酸甲酯（1.43%）、十四烷（1.05%）等。

【性味与功效】味甘，性凉。解毒，敛疮。治痈肿疮素养，烫伤，创伤。

南瓜子 ▼

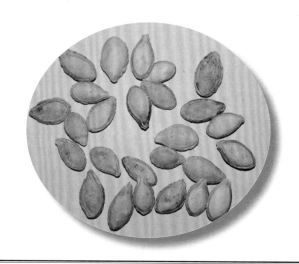

【基源】葫芦科南瓜属植物南瓜 *Cucurbita moschata* (Duch.) Poiret 的种子。

【形态特征】同南瓜。

【习性与分布】同南瓜。

【芳香成分】张伟等（2013）用固相微萃取法提取的南瓜种子挥发油的主要成分为：棕榈酸乙酯（24.52%）、[R,R]-2,3-丁二醇（14.30%）、亚油酸乙酯（11.67%）、2,3-丁二醇（8.09%）、亚麻酸乙酯（6.33%）、乙酸（3.49%）、贝壳杉-16-烯（3.41%）、二甲基硫醚（2.90%）、棕榈酸甲酯（2.37%）、甲-[o-氨基苯]-4-柠檬酸（1.76%）、长叶薄荷酮（1.53%）、2-甲基丁醛（1.44%）、棕榈酸（1.19%）、十四烷（1.09%）等。

【性味与功效】味甘，性平。杀虫，下乳，利水消肿。治绦虫，蛔虫，血吸虫，钩虫，蛲虫病，产后缺乳，产后手足浮肿，百日咳，痔疮。

南瓜花 ▼

【基源】葫芦科南瓜属植物南瓜 *Cucurbita moschata* (Duch.) Poiret 的花。

【形态特征】同南瓜。

【习性与分布】同南瓜。

【芳香成分】卢引等（2013）用固相微萃取法提取的南瓜新鲜雄花挥发油的主要成分为：β-波旁烯（21.68%）、香叶烯 D（9.80%）、二甲基硫醚（9.16%）、癸醛（5.52%）、壬醛（5.36%）、二十一烷（4.45%）、植酮（3.99%）、β-荜澄茄烯（3.32%）、2-甲基丁醛（3.18%）、十四烷（2.85%）、甘香烯（2.53%）、己醛（2.35%）、十五烷（2.24%）、3-甲基丁醛（2.06%）、藏花醛（1.97%）、α-波旁烯（1.94%）、辛醛（1.84%）、2-甲基丙醛（1.72%）、十六烷（1.71%）、十三烷（1.37%）、1-辛烯-3-醇（1.34%）、二氢猕猴桃内酯（1.25%）、2-正戊基呋喃（1.09%）、2-乙基-6-甲基吡嗪（1.05%）、十七烷（1.03%）等。张伟等（2012）用固相微萃取法提取的金钩南瓜新鲜雄花挥发油的主要成分为：α-佛手柑油烯（21.71%）、姜黄烯（7.18%）、癸醛（3.87%）、植酮（3.87%）、二十一烷（3.53%）、壬醛（3.35%）、D-柠檬烯（2.97%）、β-倍半菲兰烯（2.68%）、β-波旁烯（2.63%）、十四烷（1.62%）、香叶基丙酮（1.56%）、十五烷（1.48%）、十三烷（1.41%）、β-紫罗兰酮（1.40%）、藏花醛（1.37%）、二氢猕猴桃内酯（1.36%）、β-蒎烯（1.35%）、十六烷（1.25%）、Z-α-反式佛手柑油烯（1.15%）、2-甲基-5-(1,1,5-三甲基-5-己烯)-呋喃（1.10%）、丁香油烯氧化物（1.08%）、罗汉柏烯（1.06%）等。

【性味与功效】味甘，性凉。清湿热，消肿毒。治黄疸，痢疾，咳嗽，痈疽肿毒。

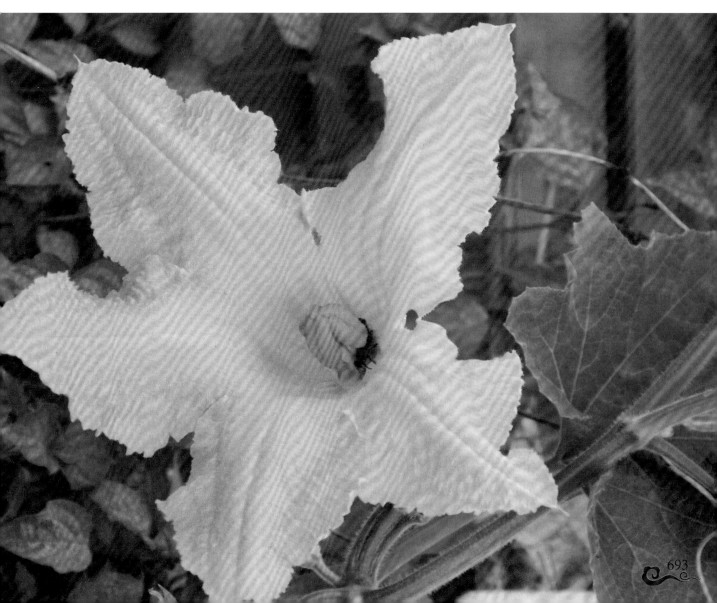

南瓜藤 ▼

【基源】葫芦科南瓜属植物南瓜 *Cucurbita moschata* (Duch.) Poiret 的茎。

【形态特征】同南瓜。

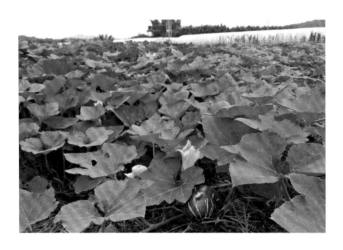

【习性与分布】同南瓜。

【芳香成分】卢引等（2013）用固相微萃取法提取的河南开封产超甜蜜本南瓜新鲜嫩茎尖挥发油的主要成分为：植酮（10.14%）、丁羟甲苯（9.24%）、(-)- 香叶烯 D（8.07%）、邻苯二甲酸二丁酯（7.89%）、棕榈酸甲酯（6.86%）、十四醛（5.42%）、癸醛（5.24%）、邻苯二甲酸二异丁酯（5.09%）、反油酸甲酯（4.71%）、乙酸（4.11%）、脱氢 -β- 紫罗酮（3.03%）、二氢猕猴桃内酯（3.01%）、二甲基硫醚（2.99%）、月桂醛（2.66%）、β- 波旁烯（2.22%）、斯巴醇（2.05%）、2- 甲基丙醛（2.01%）、十六烷（1.96%）、δ- 荜澄茄烯（1.92%）、β- 紫罗兰酮（1.79%）、六甲基环三硅氧烷（1.58%）、双环吉玛烯（1.58%）、十一醛（1.42%）、壬醛（1.24%）、十四酸甲酯（1.20%）等。张伟等（2013）用固相微萃取法提取南瓜干燥茎尖挥发油的主要成分为：癸醛（28.77%）、壬醛（8.97%）、香叶烯 D（7.15%）、3- 甲基丁醛（3.59%）、十一醛（3.38%）、植酮（3.35%）、2- 甲基丁醛（3.31%）、十三醛（3.01%）、二甲基硫醚（2.99%）、丁羟甲苯（2.95%）、十四醛（2.95%）、棕榈酸甲酯（2.71%）、邻苯二甲酸二丁酯（2.68%）、β- 波旁烯（2.58%）、二氢猕猴桃内酯（2.19%）、邻苯二甲酸异丁基辛酯（2.15%）、庚醛（2.02%）、辛醛（1.82

%）、6,6- 二甲基庚烷 -2,4- 二烯（1.41%）、2- 戊基呋喃（1.26%）等。

【性味与功效】味甘、苦，性微寒。清肺，平肝，和胃，通络。治肺痨低热，肝胃气痛，月经不调，火眼赤痛，水火烫伤。

西葫芦 ▼

【基源】葫芦科南瓜属植物西葫芦 *Cucurbita pepo* Linn. 的果实。

【形态特征】一年生蔓生草本。叶片质硬，三角形或卵状三角形，边缘有不规则的锐齿。雌雄同株。雄花单生；花萼筒有明显 5 角，花萼裂片线状披针形；花冠黄色，常向基部渐狭呈钟状，长 5cm，径 3cm，分裂至近中部。雌花单生。果蒂变粗或稍扩大，但不成喇叭状。果实形状因品种而异；种子多数，卵形，白色，长约 20mm，边缘拱起而钝。

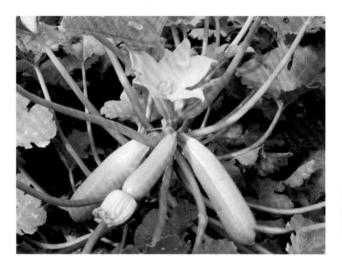

【习性与分布】较耐寒而不耐高温，喜湿润，不耐干旱。全国各地均有栽培。

【芳香成分】周春丽等（2015）用顶空固相萃取法提取的北京产西葫芦新鲜果肉挥发油的主要成分为：乙酸乙酯（35.63%）、乙醚（16.24%）、乙醇（7.86%）、2- 庚酮（2.50%）、己烷（1.55%）、苯（1.38%）、3- 甲基正丁醇（1.11%）等。

【性味与功效】味甘，性平。除烦止渴，润肺止咳，清热利尿，消肿散结。治烦渴，水肿腹胀，疮毒，肾炎，肝硬化腹水等症。

丝瓜叶 ▼

【基源】葫芦科丝瓜属植物丝瓜 *Luffa cylindrica* (Linn.) Roem. 的叶。

【形态特征】一年生攀援藤本。叶片三角形或近圆形，长、宽均为 10~20cm，通常掌状 5~7 裂，裂片三角形，边缘有锯齿。雌雄同株。雄花：通常 15~20 朵花，生于总状花序上部；花萼筒宽钟形；花冠黄色，辐状，开展时直径 5~9cm。雌花：单生。果实圆柱状，长 15~30cm，直径 5~8cm。种子多数，黑色，卵形，扁，平滑，边缘狭翼状。花果期夏、秋季。

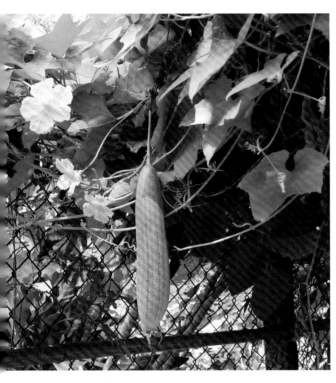

【习性与分布】喜阳光充足，较耐弱光。喜温暖湿润环境，较耐高温，不耐干旱。全国各地均有栽培。

【芳香成分】李培源等（2010）用水蒸气蒸馏法提取的广西玉林产丝瓜新鲜叶挥发油的主要成分为：植醇（42.02%）、二十烷（4.72%）、二十六烯（3.02%）、植酮（2.50%）、棕榈醛（2.47%）、二十七烷（2.31%）、二十二烷（2.16%）、β-紫罗酮（1.24%）、芳樟醇（1.07%）、六十九烷酸（1.02%）等。

【性味与功效】味苦，性微寒。清热解毒，止血，祛暑。治痈疽，疔肿，疮癣，蛇咬，烫火伤，咽喉肿痛，创伤出血，暑热烦渴。

西瓜 ▼

【基源】葫芦科西瓜属植物西瓜 *Citrullus lanatus* (Thunb.) Matsum. et Nakai 的果瓤。

【形态特征】一年生蔓生藤本。叶片纸质，轮廓三角状卵形，带白绿色，长 8~20cm，宽 5~15cm，3 深裂，边缘波状或有疏齿。雌雄同株。雌、雄花均单生于叶腋。雄花：花萼筒宽钟形；花冠淡黄色。雌花：花萼和花冠与雄花同。果实大型，近于球形或椭圆形。种子多数，卵形，黑色、红色，有时为白色、黄色、淡绿色或有斑纹，花果期夏季。

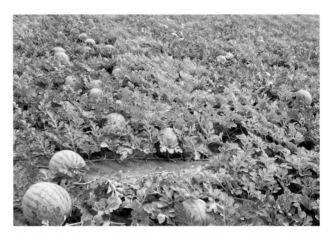

【习性与分布】喜温暖、干燥的气候，不耐寒，需较大的昼夜温差。耐旱、不耐湿。喜光照。全国各地均有栽培。

【芳香成分】西瓜果肉挥发油的第一主成分多为己醛（26.53%~35.05%），也有主成分不同的报告。肖守华等（2014）用顶空固相微萃取法提取的山东济南产'京兰黄瓤'西瓜果肉挥发油的主要成分为：己醛（35.05%）、壬醛（11.33%）、(E)-3-壬烯-1-醇（9.78%）、2,4-壬二烯-1-醇（5.64%）、(E)-2-壬烯醛（5.47%）、2-戊基-呋喃（5.12%）、(E)-己醛（4.39%）、1-己醇（2.64%）、3-乙基-2-甲基-1,3-己二烯（2.35%）、戊氟代丙酸壬酯（1.56%）、(E)-2-辛烯醛（1.51%）、(E)-2-戊烯（1.39%）等；'178 号'西瓜果肉挥发油的主要成分为：壬醛（24.51%）、己醛（23.88%）、(E)-3-壬烯-1-醇（9.42%）、2-戊基-呋喃（5.98%）、(E)-2-壬烯醛（5.47%）、6-甲基-5-庚烯-2-酮（5.17%）、(E)-己醛（2.49%）、1-辛醇（2.10%）、辛醛（2.02%）、(E)-2-十二烯醛（2.02%）、1-己醇（1.83%）、1-壬醇（1.65%）、(E)-6,10-二甲基-5,9-十一二-2-酮（1.51%）、(E)-2-戊烯（1.39%）、(6Z)-壬烯-1-醇（1.12%）等。黄远等（2016）用顶空固相微萃取法提取的湖北武汉产'早佳'西瓜果实挥发油的主要成分为：6-甲基-5-庚烯-2-酮（19.26%）、(Z)-3-壬烯醇（13.87%）、己醛（13.03%）、(E)-2-壬烯醛（8.36%）、青叶醛（6.14%）、香叶基丙酮（5.27%）、壬醛（4.20%）、右旋萜二烯（3.86%）、柠檬醛（3.52%）、(S)-1,2-丙二醇（3.32%）、正己醇（2.82%）、(Z)-3,7-二甲基-2,6-辛二烯醛（1.81%）、(E)-2-辛烯醛（1.77%）、(E)-2-庚烯醛（1.19%）等。

【性味与功效】味甘，性寒。清热除烦，解暑生津，利尿。治暑热烦渴，热盛津伤，小便不利，喉痹，口疮。

十六烷酸（10.92%）、油酸（2.77%）、环己烷（1.43%）、(Z,Z)-9,12-十八二烯酸（1.39%）等。郭华等（2009）用同时蒸馏-萃取法提取的辽宁鞍山产'打瓜'西瓜干燥果皮挥发油的主要成分为：异丙醇（15.84%）、亚油酸（8.52%）、1,3,11-三甲基环十四烷（5.98%）、十七烷（4.41%）、二十碳烷（2.55%）、苯甲酮（2.07%）、十六烷（2.03%）、十二烷（2.00%）、十八烷（1.94%）、己酸（1.92%）、十六酸甲酯（1.76%）、α-杜松醇（1.38%）、壬酸（1.32%）、2-甲氧基-4-乙烯基苯酚（1.28%）、2,6,10,14-四甲基十五烷（1.21%）等。

【性味与功效】味甘，性凉。清热，解渴，利尿。治暑热烦渴，小便短少，水肿，口舌生疮。

西瓜皮 ▼

【基源】葫芦科西瓜属植物西瓜 *Citrullus lanatus* (Thunb.) Matsum. et Nakai 的外层果皮。

【形态特征】同西瓜。

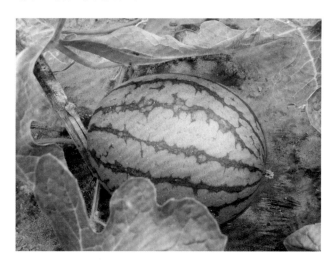

【习性与分布】同西瓜。
【挥发油含量】水蒸气蒸馏的得油率为1.31%，超临界萃取的干燥果皮的得油率为1.60%。
【芳香成分】乐长高等（1999）用水蒸气蒸馏-乙醚萃取法提取的西瓜干燥果皮挥发油的主要成分为：

西瓜子仁 ▼

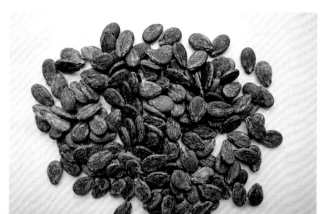

【基源】葫芦科西瓜属植物西瓜 *Citrullus lanatus* (Thunb.) Matsum. et Nakai 的种仁。

【形态特征】同西瓜。
【习性与分布】同西瓜。
【挥发油含量】水蒸气蒸馏的种仁的得油率为20%~30%。
【芳香成分】张文文等（2010）用同时蒸馏萃取法提取的西瓜种仁挥发油的主要成分为：亚油酸（53.31%）、棕榈酸（20.76%）、油酸（10.42%）、硬脂酸（6.75%）、亚麻酸（1.85%）、三甲基硅烷基酯棕榈酸（1.71%）

等。李玉琴等（2006）用水蒸气蒸馏法提取的无壳瓜子'打瓜'种仁挥发油的主要成分为：2-甲基十六酸甲酯（8.30%）、正十八酸乙酯（6.70%）、正十六酸（6.60%）、十六酸甲酯（6.00%）、2H-吡喃-2-甲醛（4.60%）、十八二烯-10,13-酸甲酯（4.20%）、正二十一烷（3.70%）、正二十七烷（3.60%）、1,5-二叔丁基-3,3-二甲基双环[3,1,0]己酮（3.50%）、正十六烷（3.30%）、甲酸乙酯（2.90%）、5-甲基-2-异亚丙基环基酮（2.70%）、苯酚（2.60%）、苯甲酸乙酯（2.40%）、正十五烷（2.20%）、2-甲基十四酸甲酯（2.10%）、正十七烷（2.10%）、(Z,Z)-十八二烯-9,12-酸（2.00%）等。朴金哲等（2010）用水蒸气蒸馏法提取的吉林通榆产'打瓜'西瓜种仁挥发油的主要成分为：2-软脂酸甘油酯（9.29%）、2-硬脂酸甘油酯（7.32%）、丁羟甲苯（5.52%）、十四烷酸（5.38%）、硬脂酸（5.27%）、二十二烷（4.13%）、7,9-二叔丁基-2,8-二氧代-1-氧杂螺[4,5]-6,9-癸二烯（3.63%）、亚油酸（3.05%）、十九烷（3.00%）、8,11-十八碳二烯酸甲酯（2.93%）、n-十六酸（2.89%）、角鲨烯（2.37%）、3-甲氧基-1,2-丙二醇（1.73%）、三十烷（1.68%）、二十烷（1.67%）、十八烷（1.48%）、E-8-十八碳烯酸甲酯（1.39%）、N,N-二苯基肼甲酰胺（1.10%）、3-甲基-3-乙基庚烷（1.08%）等。

【性味与功效】味甘，性平。清肺化痰，和中润肠。治久嗽，咯血，便秘。

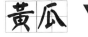

【基源】葫芦科黄瓜属植物黄瓜 *Cucumis sativus* Linn. 的果实。

【形态特征】一年生蔓生或攀援草本。叶片宽卵状心形，长、宽均为7~20cm，3~5个角或浅裂。雌雄同株。雄花：常数朵在叶腋簇生；花萼筒狭钟状或近圆筒状，花萼裂片钻形；花冠黄白色。雌花：单生或稀簇生。果实长圆形或圆柱形，长10~50cm，熟时黄绿色。种子小，狭卵形，白色，无边缘，两端近急尖，长约5~10mm。花果期夏季。

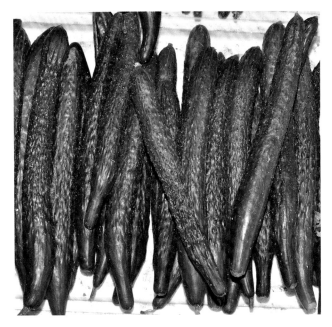

【习性与分布】喜光，喜温暖气候。不耐高温，不耐寒冷。喜湿不耐涝，喜肥不耐肥。全国各地均有栽培。

【挥发油含量】同时蒸馏萃取的干燥果实的得油率为0.60%~1.00%。

【芳香成分】黄瓜果实挥发油的第一主成分多为(2E,6Z)-2,6-壬二烯醛（20.60%~47.84%），也有主成分不同的报告。贾昊玺等（2008）用减压蒸馏-冷冻浓缩、微波-超声波萃取法提取的黄瓜新鲜果实挥发油的主要成分为：(2E,6Z)-2,6-壬二烯醛（47.84%）、(E)-2-壬烯醛（17.21%）、(Z)-6-壬烯醛（12.02%）、(E)-6-壬烯醛（8.20%）、(E)-3-壬烯-1-醇（7.26%）、(E)-2-壬烯-1-醇（1.22%）、2,6-壬二烯-1-醇（1.13%）等。侯冬岩等（2007）用同时蒸馏-萃取法提取的水果黄瓜干燥果实挥发油的主要成分为：3,7-二甲基-1,6-辛二烯-3-醇（10.09%）、2-乙基-1-己醇（8.67%）、1,5-二甲基-1,5-环辛二烯（8.22%）、2-戊基呋喃（6.88%）、4-(2,6,6-三甲基-1-环己烯)-3-丁烯-2-酮（6.49%）、丁基化羟基甲苯（6.12%）、1-亚甲基螺[4.4]壬烷（5.62%）、十六烷（4.92%）、6-壬烯-1-醇（4.10%）、十二烷（3.50%）、8-甲基-9-十四烯-1-醇醋酸酯（3.43%）、二十一烷（3.31%）、十五烷（3.06%）、3-甲基-环辛烯（2.71%）、1-(2,6,6-三甲基-1,3-环己二烯)-2-丁烯-1-酮（2.13%）、4-甲基-4-氢-1,2,4-三唑-3-胺（1.82%）、α-萜品醇（1.81%）、1-(1-甲基乙氧基)-丁烷（1.69%）、2,6,6-三甲基-1-环己烯-1-乙醛（1.56%）、龙脑（1.38%）、5-甲基-4-

庚烯 –3– 酮（1.23%）、2,6– 二甲基吡嗪（1.14%）、1,1,1– 二环己基 –2– 酮（1.14%）、十四烷（1.04%）、3,5– 二甲氧基苯乙酮（1.01%）等。侯冬岩等（2006）用同时蒸馏 – 萃取法提取的黄瓜干燥果实挥发油的主要成分为：十五烷（17.95%）、十六烷（12.19%）、2– 庚烯呋喃（8.37%）、3– 已基 –1– 环丙基 –2– 丙酮（5.96%）、十四烷（4.78%）、环苯基甲酸十三酯（4.47%）、1– 壬酚 –3– 醇（3.94%）、丁羟基甲苯（3.77%）、苯乙醛（3.55%）、1– 亚甲基 – 螺 [4,4] 壬烷（3.43%）、2,6– 二甲基氮杂苯（3.04%）、4– 已基苯酚（2.92%）、4– 甲基 –1,4– 庚二烯（2.42%）、2– 甲基 – 十四烷（2.42%）、2– 甲基十五烷（2.14%）、3– 甲硫基苯醛（1.96%）、3– 环己烯 –1– 甲醛（1.95%）、3,7– 二甲基 –1,6– 辛二烯 –3– 醇（1.79%）、4– 甲基十五烷（1.60%）、2– 甲基癸烷（1.49%）、6,9– 二甲基 – 十四烷（1.27%）、2,3– 辛二酮（1.04%）等。

【性味与功效】味甘，性凉。清热，利水，解毒。治热病口渴，小便短赤，水肿尿少，水火烫伤，汗斑，痱疮。

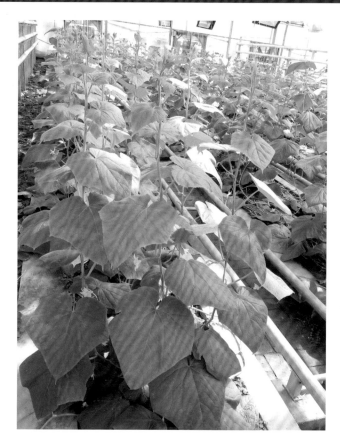

黄瓜子 ▼

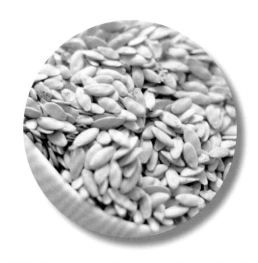

【基源】葫芦科黄瓜属植物黄瓜 Cucumis sativus Linn. 的种子。

【形态特征】同黄瓜。

【习性与分布】同黄瓜。

【芳香成分】孙志忠等（1994）用水蒸气蒸馏法提取

的黑龙江产'五常白'黄瓜种子挥发油的主要成分为：2,3– 二氰基吡啶（36.12%）、亚油酸（35.29%）、棕榈酸（12.30%）、二十烷（3.69%）、邻苯二甲酸二丁酯（2.66%）、2,6,10,14– 四甲基十七烷（1.48%）等。

【性味与功效】续筋接骨，祛风，消痰。治骨折筋伤，风湿痹痛，老年痰喘。

甜瓜 ▼

【基源】葫芦科黄瓜属植物甜瓜 Cucumis melo Linn. 的果实。

【形态特征】一年生匍匐或攀援草本。叶片厚纸质，近圆形或肾形，长、宽均 8~15cm，边缘不分裂或 3~7 浅裂，有锯齿。花单性，雌雄同株。雄花：数朵簇生于叶腋；花萼筒狭钟形；花冠黄色，裂片卵状长圆形。雌花：单生；子房长椭圆形。果实的形状、颜色因品种而异，通常为球形或长椭圆形；种子污白色或黄白色，卵形或长圆形。花果期夏季。

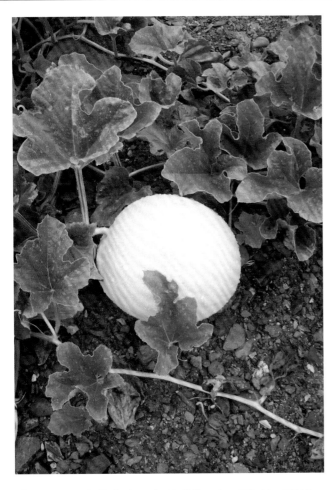

【习性与分布】喜光。喜温耐热，极不抗寒。耐旱，不耐涝。全国各地均有栽培。

【芳香成分】甜瓜果实挥发油的第一主成分多为乙酸苯甲酯（18.93%~42.59%），也有主成分不同的报告。赵光伟等（2014）用固相微萃取法提取的河南郑州产'白玉糖'薄皮甜瓜新鲜果肉挥发油的主要成分为：乙酸苯甲酯（36.66%）、2,3-丁二醇二乙酸酯（9.29%）、乙酸己酯（5.64%）、乙酸丁酯（5.43%）、乙酸-2-甲基-1-丁酯（4.66%）、烯丙基甲基硫醚（4.30%）、乙酸-2-苯基乙酯（3.83%）、2-乙基丁酸烯丙酯（3.62%）、(Z)-乙酸-3-己烯-1-醇酯（3.19%）、甲基硫丙杂环（2.73%）、(E)-壬烯醛（2.06%）、α-法呢烯（1.70%）、(6Z)-壬烯-1-醇（1.60%）、己酸乙酯（1.48%）、2-羟基-2,3-二甲基琥珀酸（1.01%）等。王宝驹等（2008）用固相微萃取法提取的辽宁沈阳产薄皮甜瓜'玉美人'成熟果实的果肉挥发油的主要成分为：乙酸-2-甲基-1-丁醇酯（21.25%）、乙酸己酯（17.21%）、乙酸苯甲酯（11.89%）、乙酸-2-甲基丙酯（2.88%）、苯丁酸乙酯（2.35%）、乙酸丁酯（2.28%）等。张娜等（2014）用固相微萃取法提取的甘肃民勤产'玉金香'甜瓜果实挥发油的主要成分为：正戊烷（17.49%）、乙醇（16.30）、环丁醇（9.35%）、N-羟基乙酰胺（9.09%）、苯甲醛（10.27%）、乙酸乙酯（9.21%）、乙酸苯甲酯（5.57%）、(Z)-乙酸-3-己烯-1-醇酯（3.15%）、2,3-丁二醇二乙酸酯（2.52%）、丙酸苯甲酯（2.01%）、乙酸异丁酯（1.85%）、正己醛（1.41%）、2-丁酮（1.23%）、乙酸丙酯（1.12%）等。张悦凯等（2013）用固相微萃取法提取的浙江东阳产'中甜2号'甜瓜新鲜果肉挥发油的主要成分为：3Z-壬烯醇（26.14%）、乙酸异丙酯（15.24%）、乙醇（9.91%）、乙醛（6.66%）、壬醇（4.48%）、6Z-壬二烯醇（2.93%）、壬醛（2.53%）、乙酸（2.30%）、壬-3-烯乙酸酯（2.13%）、乙酸-2-丁酯（1.85%）、乙酸甲酯（1.43%）、己醛（1.17%）等。王硕硕等（2017）用固相微萃取法提取的山东泰安产野生型甜瓜'马泡'新鲜果肉挥发油的主要成分为：E,Z-4-乙基亚环己烯（20.31%）、3-甲基-4-氧代戊酸（9.82%）、2-甲基丁酸乙酯（6.78%）、丁酸乙酯（5.75%）、1,8-二甲基-全反式-1,3,5-己三烯（4.83%）、乙酸异丁酯（4.60%）、丙酸乙酯（3.40%）、α-环氧蒎烷（2.92%）、二甲基丙烷硫代酸（2.86%）、壬醛（2.84%）、(Z)-6-壬烯-1-醇乙酸盐（2.74%）、乙酸己酯（2.24%）、螺环[4]菲-1（2.23%）、1-乙基-1,4-环己二烯（2.14%）、乙酸丁酯（2.01%）、正己酸乙酯（1.78%）、顺-3-烯基乙酸酯（1.74%）、异丁酸乙酯（1.49%）、戊酸乙酯（1.25%）、4-乙基苯甲酸,2-甲基丁酯（1.13%）、乙酸叶醇酯（1.06%）、顺-3-壬烯-1-醇（1.05%）等；山东泰安产网纹厚皮甜瓜新鲜果肉挥发油的主要成分为：乙酸己酯（17.77%）、乙酸异丁酯（17.55%）、2-甲基丁基乙酸酯（9.41%）、乙酸壬酯（5.25%）、二甲基丙烷硫代酸（4.43%）、反式-2-癸烯醛（3.99%）、丙酸异丁酯（3.25%）、顺-3-烯基乙酸酯（3.05%）、1,2-二甲苯（2.41%）、2-甲基丁酸甲酯（2.19%）、乙酸庚酯（2.13%）、丙酸乙酯（1.97%）、丁酸乙酯（1.74%）、乙酸叶醇酯（1.68%）、乙酸异丙酯（1.60%）、乙酸戊酯（1.52%）、壬醛（1.47%）、乙酸丁酯（1.44%）、二苯并五环（1.13%）、正己烷（1.13%）、2-甲基呋喃（1.06%）等。

【性味与功效】味甘，性寒。清暑热，解烦渴，利小便。治暑热烦渴，小便不利，暑热下痢腹痛。

赶黄草 ▼

【基源】虎耳草科扯根菜属植物赶黄草（扯根菜）*Penthorum chinense* Pursh 的全草。

【形态特征】多年生草本，高 40~90cm。具多数叶。叶互生，披针形至狭披针形，长 4~10cm，宽 0.4~1.2cm，边缘具细重锯齿。聚伞花序具多花，长 1.5~4cm；花序分枝与花梗均被褐色腺毛；苞片小，卵形至狭卵形；花小型，黄白色；萼片 5，革质，三角形，无花瓣。蒴果红紫色，直径 4~5mm；种子多数，卵状长圆形，表面具小丘状突起。花果期 7~10 月。

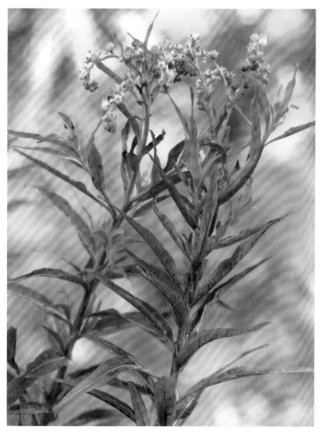

【习性与分布】生于海拔 90~2200m 的林下、灌丛草甸及水边。分布于黑龙江、吉林、辽宁、河北、陕西、甘肃、江苏、安徽、浙江、江西、河南、湖北、湖南、广东、广西、四川、贵州、云南等省区。

【挥发油含量】水蒸气蒸馏的全草得油率为 0.30%。

【芳香成分】杨欣等（2019）用水蒸气蒸馏法提取的四川泸州产扯根菜干燥地上部分挥发油的主要成分为：金合欢基丙酮（31.91%）、二十四烷（5.49%）、二十五烷（5.04%）、二十三烷（4.01%）、二十六烷（3.55%）、2-硬脂酸单甘油酯（3.26%）、香叶基丙酮（2.67%）、二十七烷（2.62%）、叶绿醇（2.39%）、二十二烷（1.79%）、二十九烷（1.77%）、二十八烷（1.21%）等。冯长根等（2003）用水蒸气蒸馏法提取的四川泸州产扯根菜干燥全草挥发油的主要成分为：棕榈酸乙酯（18.64%）、反式-6,10-二甲基-5,9-十一烷双烯-2-酮（14.95%）、（反，反）-6,10,14-三甲基-5,9,13-十五烷三烯-2-酮（10.42%）、棕榈酸（9.60%）、（顺，顺，顺）-9,12,15-十八烷三烯-1-醇（7.40%）、亚油酸乙酯（4.72%）、十三酸乙酯（3.80%）、邻苯二甲酸二丁酯（3.41%）、十二酸乙酯（3.34%）、9-十六烯酸乙酯（3.06%）、邻苯二甲酸-二异丁酯（2.72%）、松油烯-4-醇（2.66%）、6,10-二甲基-2-十一酮（2.58%）、十二酸（1.89%）、β-紫罗兰酮（1.59%）、弥罗松酚（1.34%）、肉豆蔻酸（1.10%）、反式-9-十八烯酸乙酯（1.09%）、6-甲基-5-庚烯-2-酮（1.01%）等。

【性味与功效】味甘，性温。利水除湿，祛瘀止痛。治黄疸，水肿；外用治跌打损伤。

青棉花藤 ▼

【基源】虎耳草科冠盖藤属植物冠盖藤 *Pileostegia viburnoides* Hook. f. et Thoms. 的根、藤、叶。藤、叶的芳香成分未见报道。同属植物星毛冠盖藤 *Pileostegia tomentella* Hand.-Mazz. 在江西也同作青棉花藤应用。

【形态特征】冠盖藤：常绿攀援状灌木，长达 15m。叶对生，薄革质，椭圆状倒披针形或长椭圆形，长 10~18cm，宽 3~7cm，边全缘或稍波状。伞房状圆锥花序顶生，长 7~20cm，宽 5~25cm，苞片和小苞片线状披针形，褐色；花白色；萼筒圆锥状，裂片三角形；花瓣卵形。蒴果圆锥形，长 2~3mm；种子连翅长约 2mm。花期 7~8 月，果期 9~12 月。

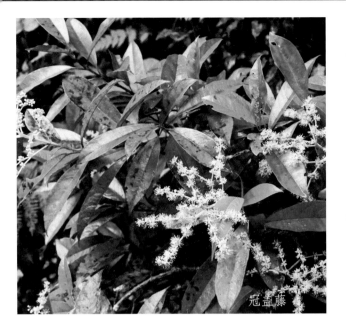

冠盖藤

星毛冠盖藤：常绿攀援灌木，长达 16m。叶革质，长圆形，长 5~18cm，宽 2.5~8cm，边近全缘或具粗齿或不规则波状。伞房状圆锥花序顶生；苞片线形或钻形，被星状毛；花白色；萼筒杯状，高约 2mm，疏被星状毛；花瓣卵形，长约 2mm。蒴果陀螺状，平顶，直径约 4mm，被稀疏星状毛，具棱，暗褐色；种子细小，棕色。花期 3~8 月，果期 9~12 月。

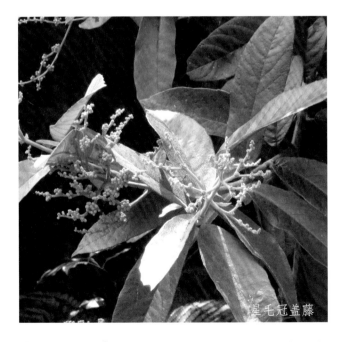

星毛冠盖藤

【习性与分布】冠盖藤：生于海拔 600~1000m 的山谷林中。分布于安徽、浙江、江西、福建、台湾、湖北、湖南、广东、广西、四川、贵州、云南。星毛冠盖藤：生于海拔 300~700m 林谷中。分布于江西、福建、湖南、广东、广西。

【挥发油含量】水蒸气蒸馏的冠盖藤干燥根茎和叶的得油率均为 0.60%。

【芳香成分】冠盖藤：杨丹丹等（2012）用水蒸气蒸馏法提取的湖南沅陵产冠盖藤干燥根茎挥发油的主要成分为：茉烯酮 B（24.01%）、棕榈酸（13.04%）、5,6- 二甲基癸烷（9.66%）、棕榈酸乙酯（2.56%）、2,3- 二甲基庚烷（2.48%）、4,5- 二乙基 - 辛烷（2.31%）、十五烷酸（2.05%）、肉豆蔻酸（1.87%）、硬脂醛（1.50%）、反式氧化芳樟醇（1.36%）、α - 甲基 -α-(4- 甲基 -3- 戊烯基)- 十八氢菲（1.26%）、3,4,5- 三甲基庚烷（1.22%）、4- 乙基 - 辛烷（1.09%）等；干燥叶挥发油的主要成分为：反式 -2- 己烯 -1- 醇（8.18%）、2- 羟基 -2- 二甲基丁酸（5.97%）、异丁基异硫氰酸盐（5.46%）、苯酚（3.73%）、2- 羟基 -2- 甲基 - 丁酸甲酯（2.52%）、柠檬酸酯乙酯（2.14%）、顺式 -3- 己烯 -1- 醇（2.06%）、2,5- 酒石酸二甲酯 - 环己醇（2.01%）、2- 羟基 -2- 甲基丁酸甲酯（2.00%）、5,5- 三甲基 -2- 环己烯 -1- 酮（1.61%）、2- 羟 -2- 甲基丁酸甲酯（1.52%）、6,10,14- 三甲基 -2- 十五烷酮（1.42%）、5,6,7,7a- 四氢 -4,7,7a- 三甲基 -2-(4H)- 苯并呋喃酮（1.15%）、棕榈酸（1.06%）等。

星毛冠盖藤：陈宇等（2020）用水蒸气蒸馏法提取的广西金秀产星毛冠盖藤根挥发油的主要成分为：棕榈酸（46.96%）、亚油酸（16.02%）、反油酸（5.12%）、顺 -9- 六癸酸（2.75%）、肉豆蔻酸（2.25%）、正十五酸（2.24%）、十七烷酸（1.68%）、10- 顺 - 十七碳烯酸（1.51%）、邻苯二甲酸异己基丁酯（1.47%）等。

【性味与功效】味辛、微苦，性温。祛风除湿，散瘀止痛，接骨。治腰腿酸痛，风湿麻木；外用治跌打损伤，骨折，外伤出血。

索骨丹 ▼

【基源】虎耳草科鬼灯檠属植物老蛇盘（七叶鬼灯檠）*Rodgersia aesculifolia* Batal. 的根状茎。

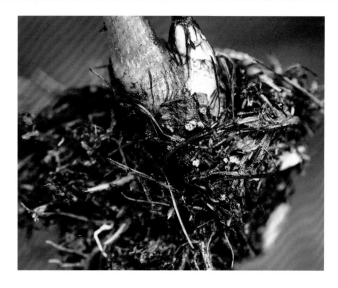

【形态特征】多年生草本，高 0.8~1.2m。根状茎圆柱形，横生，直径 3~4cm。掌状复叶具长柄，基部扩大呈鞘状；小叶片 5~7，草质，倒卵形至倒披针形，长 7.5~30cm，宽 2.7~12cm，边缘具重锯齿。多歧聚伞花序圆锥状，长约 26cm；萼片 5，近三角形，背面和边缘具柔毛和短腺毛。蒴果卵形，具喙；种子多数，褐色，纺锤形，微扁。花果期 5~10 月。

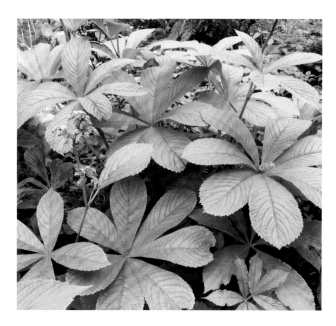

【习性与分布】生于海拔 1100~3400m 的林下、灌丛、草甸和石隙。分布于甘肃、陕西、宁夏、四川、河南、湖北、云南。

【挥发油含量】水蒸气蒸馏的根的得油率为 0.02%~0.03%。

【芳香成分】郑尚珍等（1988）用水蒸气蒸馏法提取的七叶鬼灯檠根挥发油的主要成分为：苯酚（19.40%）、l- 芳樟醇（16.60%）、甲苯（13.90%）、3- 甲基苯酚

（4.36%）、甲基 - 异 - 丁香酚（3.70%）、2- 甲基苯酚（3.38%）、丁酸（3.30%）、苯基乙醇（3.26%）、丁香酚（3.10%）、香叶醇（2.37%）、β - 蒎烯（2.30%）、香茅醛（2.24%）、间 - 二甲苯（1.58%）、2,3,6- 三甲基茴香醚（1.48%）、莰烯（1.39%）、月桂烯（1.39%）、茴香脑（1.32%）、棕榈酸（1.18%）等。李涛等（2011）用有机溶剂萃取法提取陕西西安产七叶鬼灯檠新鲜根茎挥发油，无水乙醇萃取的挥发油主要成分为：1,2,3,5-环己四醇（19.56%）、5- 羟甲基糠醛（13.13%）、焦性没食子酸（9.85%）、香叶醇（7.79%）、2,3- 二氢 -3,5- 二羟基 -6- 甲基 - 吡喃 -4- 酮（7.51%）、油酸（4.51%）、棕榈酸（4.07%）、亚油酸（2.69%）、邻苯二甲酸二正辛酯（1.70%）、香茅醛（1.61%）、邻苯二甲酸二异辛酯（1.49%）、硬脂酸（1.26%）等；用乙醚萃取的挥发油主要成分为：棕榈酸（17.63%）、亚油酸（10.58%）、油酸（10.28%）、硬脂酸（9.61%）、香叶醇（6.63%）、棕榈醛（4.34%）、香茅醛（2.04%）、香茅醇（1.31%）等；用石油醚萃取的挥发油主要成分为：邻苯二甲酸二正辛酯（28.67%）、香叶醇（28.07%）、棕榈酸（17.57%）、十四烷酸（9.91%）、硬脂酸（5.91%）、香茅醇（5.24%）等。

【性味与功效】味苦、涩，性平，有小毒。凉血止血，消肿解毒。治甲状腺肿，咽喉肿痛，衄血，吐血，咯血，崩漏，腹泻，痢疾，便血；外用治外伤出血，子宫脱垂。

虎耳草 ▼

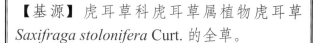

【基源】虎耳草科虎耳草属植物虎耳草 *Saxifraga stolonifera* Curt. 的全草。

【形态特征】多年生草本，高 8~45cm。具鳞片状叶。茎具 1~4 枚苞片状叶。叶片近心形至扁圆形，长 1.5~7.5cm，宽 2~12cm，5~11 浅裂，裂片边缘具不规则齿牙和腺睫毛，背面通常红紫色；茎生叶披针形。聚伞花序圆锥状，具 7~61 花；花两侧对称；萼片卵形，花瓣白色，中上部具紫红色斑点，基部具黄色斑点，5 枚，披针形至长圆形。花果期 4~11 月。

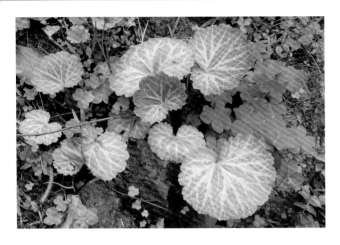

【习性与分布】生于海拔 400~4500m 的林下、灌丛、草甸和阴湿岩隙。分布于河北、陕西、甘肃、江苏、安徽、浙江、江西、福建、台湾、河南、湖北、湖南、广东、广西、四川、贵州、云南。

【挥发油含量】水蒸气蒸馏的干燥全草的得油率为0.71%。

【芳香成分】张知侠（2016）用水蒸气蒸馏法提取的四川产虎耳草干燥全草挥发油的主要成分为：十五烷酸（27.93%）、(2E,5E)-3,4,5,6-四甲基-2,5-辛二烯（6.28%）、邻苯二甲酸丁酯辛酯（5.54%）、9-十六碳烯酸（5.01%）、十六烷酸（4.69%）、叶绿醇（3.92%）、十八碳烷（3.63%）、2-甲基十三烷（3.58%）、6-甲庚基乙烯基醚（3.34%）、亚油酸（2.96%）、琥珀酸（2.86%）、辛烷（2.68%）、α-没药醇（2.62%）、4,8-二甲基十三碳烷（2.00%）、反式-2-烯-十二烷酸（1.86%）、10-甲基十九烷（1.79%）、十二烷基乙烯基醚（1.77%）、虎耳草素（1.59%）、1-碘-十二烷（1.55%）、六氢假紫罗兰酮（1.53%）、氯代十六烷（1.53%）、顺式-1-乙基-2-甲基-环戊烷（1.36%）、2,3,5,8-四甲基癸烷（1.33%）、硬脂醛（1.31%）等。

【性味与功效】味苦、辛，性寒，有小毒。疏风，清热，凉血解毒。治风热咳嗽，肺痈，吐血，风火牙痛，风疹瘙痒，痈肿丹毒，痔疮肿痛，毒虫咬伤，外伤出血。

黄水枝 ▼

【基源】虎耳草科黄水枝属植物黄水枝 *Tiarella polyphylla* D. Don 的全草。

【形态特征】多年生草本，高 20~45cm。茎密被腺毛。基生叶心形，长 2~8cm，宽 2.5~10cm，掌状 3~5 浅裂，边缘具不规则浅齿，两面密被腺毛；托叶褐色；茎生叶通常 2~3 枚，与基生叶同型。总状花序长 8~25cm，密被腺毛；萼片卵形，先端稍渐尖，背面和边缘具短

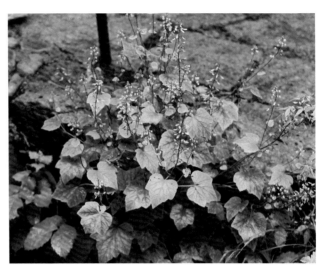

腺毛；无花瓣。蒴果长 7-12mm；种子黑褐色，椭圆球形，长约 1mm。花果期 4-11 月。

【习性与分布】生于海拔 980~3800m 的林下、灌丛和阴湿地。耐寒性强，不耐高温，较耐旱，为阴性植物。分布于陕西、甘肃、江西、台湾、湖北、湖南、广东、广西、四川、贵州、云南、西藏。

【挥发油含量】水蒸气蒸馏的茎的得油率为 0.15%，叶的得油率为 0.20%。

【芳香成分】刘向前等（2010）用水蒸气蒸馏法提取的云南产黄水枝茎挥发油的主要成分为：棕榈酸（48.06%）、Z,Z-11,13-十六碳二烯-1-醇乙酸酯（23.07%）、Z,Z,Z-9,12,15-十八碳三烯酸甲酯（6.11%）、蒽（5.06%）、二苯 [a,e]7,8-二氮杂 [2.2.2] 八-2,5-二烯（2.51%）、Z-13-十八烯醛（2.00%）、1a,9b-二氢-1H-环丙 [l] 戊-萘（1.83%）、2-羟基-环十五酮（1.53%）、R-(-)-14-甲基-8-十六-1-醇（1.17%）等；叶挥发油的主要成分为：棕榈酸（50.63%）、亚油酸（8.22%）、蒽（7.45%）、植醇（5.60%）、Z,Z,Z-9,12,15-十八碳三烯酸甲酯（3.66%）、六氢金合欢烯酰丙酮（2.07%）、反-δ-9-十八碳烯酸（1.45%）、柏木脑（1.31%）等。

【性味与功效】味苦，性寒。清热解毒，活血祛瘀，消肿止痛。治疮疖，无名肿痛，咳嗽，气喘，肝炎，跌打损伤。

虎皮草 ▼

【基源】虎耳草科金腰属植物大叶金腰（虎皮草）*Chrysosplenium macrophyllum* Oliv. 的全草。

【形态特征】多年生草本，高 17~21cm。不育枝上叶互生，叶片近圆形，长 0.3~1.8cm，宽 0.4~1.2cm，边缘具 11~13 圆齿。基生叶数枚，叶片倒卵形，全缘或具微波状小圆齿；茎生叶通常 1 枚，狭椭圆形，边缘通常具 13 圆齿。多歧聚伞花序长 3~4.5cm；苞叶卵形，边缘通常具 9~15 圆齿；萼片近卵形。蒴果长 4~4.5mm；种子黑褐色，近卵球形。花果期 4~6 月。

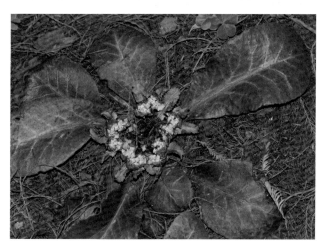

【习性与分布】生于海拔 1000~2236m 的林下或沟旁阴湿处。分布于陕西、安徽、浙江、江西、湖北、湖南、广东、四川、贵州、云南。

【芳香成分】窦全丽等（2010）用水蒸气蒸馏法提取的贵州绥阳产大叶金腰带根全株挥发油的主要成分为：邻苯二甲酸二 (2-乙基己) 酯 (10.91%)、二十七烷 (7.29%)、二十五烷（7.14%）、十六烷酸（6.63%）、二十六烷（6.11%）、植醇（6.08%）、二十八烷（5.29%）、二十四烷（5.11%）、二十九烷（4.99%）、邻苯二甲酸二甲氧乙酯（4.11%）、二十三烷（3.86%）、三十烷（3.81%）、三十一烷（3.50%）、三十二烷（2.57%）、三十三烷（2.05%）、二十二烷（1.88%）、新植二烯（1.54%）、三十四烷（1.13%）、β-紫罗酮（1.06%）、肉豆蔻酸（1.00%）等。

【性味与功效】味苦，涩，性寒。清热解毒，止咳，止带，收敛生肌。治臁疮，烫伤。

滇黔金腰 ▼

【基源】虎耳草科金腰属植物滇黔金腰 *Chrysosplenium cavaleriei* Lévl. et Vant. 的全草。

【形态特征】多年生草本，高 9~32cm。叶、苞叶边缘具钝齿。不育枝叶对生，阔卵形，长 1.1~1.9cm，宽 1~1.9cm，两面疏生盾状腺毛；顶生者近椭圆形；茎生叶对生，阔卵形至近扇形。多歧聚伞花序长 1.7~6.5cm，具多花；苞叶阔卵形；花黄绿色，直径 3.8~6.5mm；萼片阔卵形至扁圆形。蒴果长约 5.4mm；种子黑褐色，近卵球形，长 0.8~0.9mm。花果期 4~7 月。

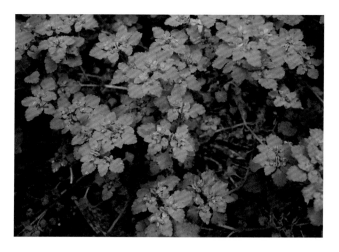

【习性与分布】生于海拔 1300~3000m 的林下湿地或山谷石隙。分布于湖北、湖南、四川、贵州、云南。

【芳香成分】窦全丽等（2010）用水蒸气蒸馏法提取的贵州绥阳产滇黔金腰带根全株挥发油的主要成分为：十六烷酸 (10.29%)、月桂酸 (7.54%)、二十七烷 (6.30%)、新植二烯 (5.57%)、二十八烷 (5.00%)、二十九烷 (4.63%)、顺-13-二十二烯酸酰胺 (4.60%)、二十六烷 (4.20%)、二十五烷 (4.11%)、顺-9,11-十八碳二烯醛 (3.21%)、三十烷 (3.20%)、氰化苄 (3.07%)、2-乙烯酸 (2.97%)、二十四烷 (2.91%)、穿贝海绵甾醇 (2.28%)、三十一烷 (2.08%)、肉豆蔻酸 (1.98%)、植醇 (1.92%)、二十三烷 (1.62%)、2-硝基间苯二酚 (1.61%)、十八酸 (1.54%)、三十二烷 (1.51%)、N-苯基-2-萘胺 (1.26%)、邻苯二酸二异辛酯 (1.17%)、三十三烷 (1.09%)、二十二烷 (1.04%) 等。

【性味与功效】味微苦，性寒。清热解毒，利胆，止呕，生肌。治小儿惊风，烫伤，痈疮肿毒，黄疸等。

裸茎金腰子 ▼

【基源】虎耳草科金腰属植物裸茎金腰 *Chrysosplenium nudicaule* Bunge 的全草。

【形态特征】多年生草本，高 4.5~10cm。基生叶肾形，革质，长约 9mm，宽约 13mm，边缘具 7~15 浅齿。聚伞花序密集呈半球形，长约 1.1cm；苞叶革质，阔卵形至扇形，具 3~9 浅齿；萼片在花期直立，扁圆形。蒴果先端凹缺，长约 3.4mm，2 果瓣近等大，喙长约 0.7mm；种子黑褐色，卵球形，长 1.3~1.6mm，光滑无毛，有光泽。花果期 6~8 月。

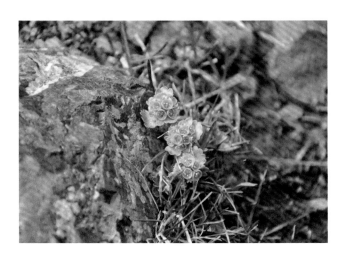

【习性与分布】生于海拔 2500~4800m 的石隙。分布于青海、新疆、甘肃、西藏、云南。

【芳香成分】杨云裳等（2004）用水蒸气蒸馏法提取的青海产裸茎金腰干燥全草挥发油的主要成分为：二十烷（7.91%）、十六烷酸乙酯（7.91%）、2,6- 二叔丁基 - 对甲苯酚（5.65%）、(Z,Z,Z)-9,12,15- 十八烯酸乙酯（4.94%）、邻苯二甲酸二丁酯（4.18%）、1,2- 苯甲酸二 (2- 甲基丙基) 酯（2.17%）、正十六烷（1.81%）、5,6,7,7 α - 四氢 -4,4,7 α - 三甲基 -2(4H)- 苯并呋喃酮（1.52%）、2,6,10,14- 四甲基 - 正十五烷（1.38%）、丁酸二乙酯（1.22%）、9,12- 二烯十八烯酸乙酯（1.00%）等。

【性味与功效】味微苦，性寒。利胆，止呕。治黄疸及多种疸病，吐黄水。

锈毛金腰 ▼

【基源】虎耳草科金腰属植物锈毛金腰 *Chrysosplenium davidianum* Decne. ex Maxim. 的全草。

【形态特征】多年生草本，高 1~19cm，丛生。基生叶阔卵形至近阔椭圆形，长 0.5~4.2cm，宽 0.7~3.7cm，边缘具 7~17 圆齿；茎生叶 1~5 枚，互生，向下渐变小，叶片阔卵形至近扇形，边缘具 7~9 圆齿。聚伞花序具多花；苞叶圆状扇形，边缘具 3~7 圆齿；花黄色；萼片通常近圆形。蒴果长约 3.8mm；种子黑棕色，卵球形，长约 1mm，被微乳头突起。花果期 4~8 月。

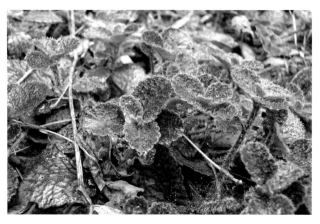

【习性与分布】生于海拔 1500~4100m 的林下阴湿草地或山谷石隙。分布于四川、云南。

【芳香成分】窦全丽等（2010）用水蒸气蒸馏法提取的贵州绥阳产锈毛金腰带根全株挥发油的主要成分为：十六烷酸（12.66%）、三十二烷（8.15%）、邻苯二甲酸二丁酯（6.83%）、三十一烷（6.65%）、三十四烷（6.26%）、三十烷（6.17%）、三十三烷（5.27%）、二十九烷（4.56%）、二十八烷（3.46%）、顺 -9,11- 十八碳二烯醛（3.42%）、二十三烷（2.75%）、十八酸（2.42%）、二十七烷（2.31%）、7,9- 二丁基 -1- 氧杂螺 [4.5]-6,9- 二烯 -2,8- 二酮（2.07%）、亚油酸（1.69%）、二十六烷（1.51%）、植醇（1.30%）、肉豆蔻酸（1.27%）、10- 二十一碳烯（1.22%）、邻苯二甲酸二 (2- 乙基己) 酯（1.16%）、十六烷（1.15%）、二十五烷（1.12%）、二十四烷（1.09%）等。

【性味与功效】味甘，性凉。清热解毒。治赤巴病引起的发烧，胆病，急性黄疸型肝炎，头痛等。

红升麻 ▼

【基源】虎耳草科落新妇属植物落新妇 *Astilbe chinensis* (Maxim.) Franch. et Sav. 的根茎。

【形态特征】多年生草本，高 50~100cm。根状茎暗褐色。基生叶为二至三回三出羽状复叶；顶生小叶片菱状椭圆形，侧生小叶片卵形，长 1.8~8cm，宽 1.1~4cm，边缘有重锯齿；茎生叶 2~3，较小。圆锥花序长 8~37cm；苞片卵形；花密集；萼片 5，卵形；花瓣 5，淡紫色至紫红色，线形。蒴果长约 3mm；种子褐色，长约 1.5mm。花果期 6~9 月。

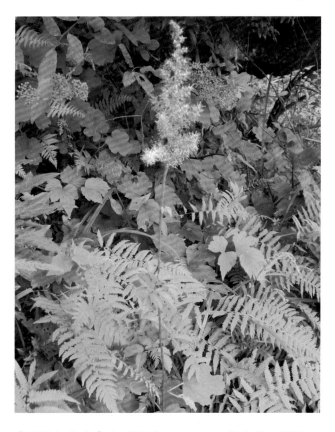

【习性与分布】生于海拔 390~3600m 的山谷、溪边、林下、林缘和草甸等处。喜半阴，耐寒。分布于黑龙江、吉林、辽宁、河北、山西、陕西、甘肃、青海、山东、浙江、江西、河南、湖北、湖南、四川、云南等省区。

【挥发油含量】水蒸气蒸馏的根的得油率为 0.10%。

【芳香成分】田阳等（2011）用水蒸气蒸馏法提取的吉林临江产落新妇根挥发油的主要成分为：邻苯二甲酸二丁酯（8.73%）、十六甲基八环硅氧烷（8.42%）、十八甲基环壬硅氧烷（6.95%）、十六烷（4.76%）、十七烷（4.54%）、乙二酸二异丁酯（3.67%）、二十烷（3.49%）、2,6,10,14- 四甲基十五烷（3.25%）、双(1- 甲基丙基)- 琥珀酸甲酯（3.07%）、邻苯二甲酸丁苄酯（2.88%）、十八烷（2.60%）、十五烷（2.60%）、2,6,10- 三甲基十五烷（2.53%）、1- 十六烯（2.38%）、十三烷（2.12%）、2,6,10,14- 四甲基十六烷（2.04%）、十六酸(1.67%)、1- 氯十八烷（1.62%）、十九烷（1.42%）、顺 -8- 十六烯（1.33%）、邻苯二甲酸二正辛酯（1.25%）、环十五烷（1.23%）、2,6,10- 三甲基十二烷（1.22%）、十六酸乙酯（1.17%）、2- 甲基十六烷（1.11%）等。

【性味与功效】味辛、苦，性温。活血止痛，祛风除湿，强筋健骨，解毒。治闭经，症瘕，跌打损伤，睾丸炎，毒蛇咬伤。

东北山梅花 ▼

【基源】虎耳草科山梅花属植物东北山梅花 *Philadelphus schrenkii* Rupr. 的根及未成熟果实。果实的芳香成分未见报道。

【形态特征】灌木，高 2~4m。叶卵形或椭圆状卵形，生于无花枝上叶较大，长 7~13cm，宽 4~7cm，花枝上叶较小，长 2.5~8cm，宽 1.5~4cm。总状花序有花 5~7 朵；花萼黄绿色，裂片卵形；花冠直径 2.5~4cm，花瓣白色，倒卵或长圆状倒卵形，长 1~1.5cm，宽 1~1.2cm。蒴果椭圆形，长 8~9.5mm，直径 3.5~4.5mm；种子长 2~2.5mm。花期 6~7 月，果期 8~9 月。

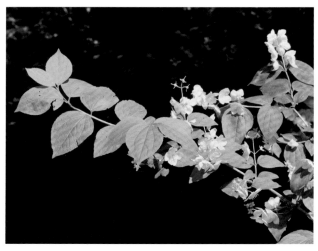

【习性与分布】生于海拔 100~1500m 杂木林中。分布于辽宁、吉林、黑龙江。

【芳香成分】张庆镐等（2011）用水蒸气蒸馏法提取的吉林抚松产东北山梅花根挥发油的主要成分为：乙酸乙酯（59.06%）、亚硝基甲烷（17.45%）、甲酸乙酯（9.54%）、正己醛（6.32%）、正丁酸（2.27%）、正丁醇（2.19%）、2-羟基丙酰胺（2.09%）、正癸烷（1.32%）等。

【性味与功效】补虚强壮，利尿。治尿频，痔疮等。

盘龙七

【基源】虎耳草科岩白菜属植物秦岭岩白菜 *Bergenia scopulosa* T. P. Wang 的根茎。

【形态特征】多年生草本，高 10~50cm。根状茎粗壮，直径 2.5~4cm，密被褐色鳞片和残叶鞘。叶均基生；叶片革质，圆形、阔卵形至阔椭圆形，长 5~25cm，宽 4~22cm，边缘波状或具波状齿，有时近全缘。花葶具 1 披针形苞叶。聚伞花序；托杯紫红色；萼片革质，卵形至阔卵形；花瓣椭圆形、阔卵形至近圆形，长 8~9mm，宽 6~7.8mm。花果期 5~9 月。

【习性与分布】生于海拔 2500~3600m 的林下阴湿处或峭壁石隙。分布于陕西。

【芳香成分】陈玉龙等（2008）用水蒸气蒸馏法提取的陕西眉县产秦岭岩白菜干燥根挥发油的主要成分为：十六烷酸异丙基酯（29.49%）、9,12-十八碳二烯酸（24.43%）、1-十八（烷）醇（3.46%）、[1R-(1R,4Z,9S)]-4,11,11-三甲基-8-甲撑二环[7.2.0]-4-十一烯（2.80%）、檀香萜烯（2.18%）、β-倍半水芹烯（1.70%）、9-十六碳烯酸（1.48%）、3-羟甲基-6-异丙基-2-环己烯-1-酮（1.46%）、十四烷酸（1.35%）、丁香烯（1.19%）、十五碳酸（1.19%）等。

【性味与功效】味涩、微苦，性平。补益脾胃，收涩固肠，利水活血。治急、慢性肠胃炎，浮肿，崩漏，白带，淋症，痢疾，黄水疮，秃疮，疥癣。

钻地风

【基源】虎耳草科钻地风属植物钻地风 *Schizophragma integrifolium* Oliv. 的根及茎藤。茎藤的芳香成分未见报道。

【形态特征】木质藤本或藤状灌木。叶纸质，椭圆形，长 8~20cm，宽 3.5~12.5cm，边全缘或具仅有硬尖头的小齿。伞房状聚伞花序密被褐色短柔毛；不育花萼片单生或偶有 2~3 片聚生于花柄上，卵状披针形，黄白色；孕性花萼筒陀螺状，萼齿三角形；花瓣长卵形。蒴果钟状或陀螺状，较小；种子褐色，连翅轮廓纺锤形，扁。花期 6~7 月，果期 10~11 月。

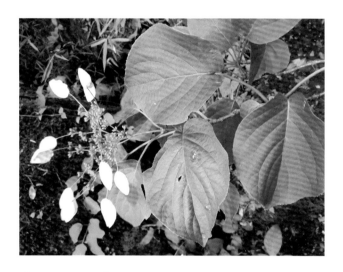

【习性与分布】生于山谷、山坡密林或疏林中，常攀援于岩石或乔木上，海拔 200~2000m。分布于四川、云南、贵州、广西、广东、海南、湖南、湖北、江西、福建、江苏、浙江、安徽等省区。

【挥发油含量】水蒸气蒸馏的干燥根皮的得油率为0.17%。

【芳香成分】曾光等（2009）用水蒸气蒸馏法提取的钻地风干燥根皮挥发油的主要成分为：(E)-1,2-亚甲二氧基-4-丙烯基-苯（23.48%）、桉树脑（11.50%）、芳樟醇（9.56%）、β-松油醇（9.20%）、α-蒎烯（7.19%）、β-蒎烯（6.65%）、樟脑（5.13%）、(R)-L-4-松油醇（3.58%）、樟脑萜（3.55%）、3-蒈烯（3.50%）、2-异丙基-5-甲基-9-亚甲基-二环[4.4.0]癸烯-1（2.26%）、1,2-二甲氧基-4-(2-丙烯基)-苯（1.65%）、小茴香醇(1.46%)、α-松油醇(1.20%)、T-萘醇(1.01%)等。
【性味与功效】味淡，性凉。舒筋活络，祛风活血。治风湿脚气，风寒痹症，四肢关节酸痛。

桦木皮 （桦树皮） ▼

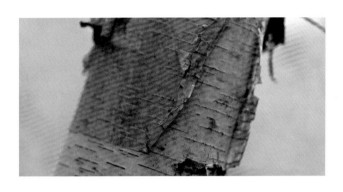

【基源】桦木科桦木属植物白桦 *Betula platyphylla* Suk. 的树皮。

【形态特征】乔木，高可达 27m。叶厚纸质，三角形，长 3~9cm，宽 2~7.5cm，边缘具重锯齿，下面密生腺点。果序单生，圆柱形，长 2~5cm，直径 6~14mm；果苞长 5~7mm，边缘具短纤毛，基部楔形或宽楔形，中裂片三角状卵形，侧裂片卵形。小坚果卵形，长 1.5~3mm，宽约 1~1.5mm，背面疏被短柔毛，膜质翅较果长 1/3，与果等宽或较果稍宽。

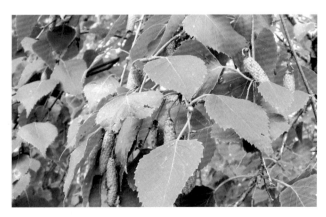

【习性与分布】生于海拔 400~4100m 的山坡或林中。强阳性，喜光，不耐阴。耐严寒。喜湿润土壤，耐瘠薄。分布于黑龙江、吉林、辽宁、河北、山西、内蒙古、宁夏、甘肃、陕西、青海、西藏、云南等省区。
【挥发油含量】水蒸气蒸馏的干燥树皮的得油率为 0.28%。

【芳香成分】郝文辉等（1997）用水蒸气蒸馏法提取的黑龙江伊春产白桦干燥树皮挥发油的主要成分为：2-氧代丙酸（53.54%）、α-金合欢烯（11.76%）、长叶烯（5.13%）、甲苯（2.84%）、2-(2-乙氧基乙氧基)乙酸乙酯（2.36%）、1-甲基-3-异丙基苯（2.19%）、苯并噻唑（1.78%）、2,6-二甲基-6-(4-甲基-3-戊烯基)双环[3.1.1]庚-2-烯（1.65%）、1-甲氧基丁烷（1.59%）、硝基苯（1.39%）、2-乙氧基丙烷（1.32%）、2-十五碳炔-1-醇（1.28%）、β-丁香烯（1.09%）、正十八烷（1.00%）等。

【性味与功效】味苦，性平。清热利湿，祛痰止咳，解毒。治咽痛喉痹，咳嗽气喘，黄疸，腹泻，痢疾，淋证，小便不利，乳痈，疮毒，痒疹。

亮叶桦叶

【基源】桦木科桦木属植物亮叶桦 *Betula luminifera* H. Winkl. 的叶。

【形态特征】乔木，高可达 20m，胸径可达 80cm；树皮红褐色或暗黄灰色。叶卵形，长 4.5~10cm，宽 2.5~6cm，边缘具不规则的刺毛状重锯齿，下面密生树脂腺点。雄花序 2~5 枚簇生于小枝顶端或单生于小枝上部叶腋。果序大部单生，长圆柱形；果苞长 2~3mm，中裂片矩圆形、披针形或倒披针形，侧裂片小，卵形。小坚果倒卵形，膜质翅宽为果的 1~2 倍。

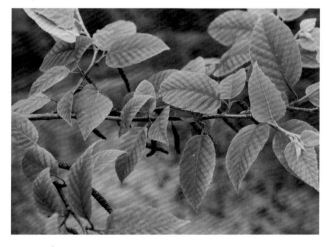

【习性与分布】生于海拔 500~2500m 的阳坡杂木林内。多生于向阳山坡，喜温暖气候及肥沃土壤，耐干旱瘠薄。

分布于云南、贵州、四川、陕西、甘肃、湖北、江西、浙江、广东、广西。

【挥发油含量】水蒸气蒸馏的枝叶的得油率为 0.25%，叶的得油率为 0.12%。

【芳香成分】陈思伶等（2016）用水蒸气蒸馏法提取的重庆缙云山产亮叶桦阴干叶挥发油的主要成分为：水杨酸甲酯（84.99%）、芳樟醇（2.24%）、植物醇（1.62%）、香叶醇（1.04%）等。杨再波等（2012）用微波辅助固相微萃取法提取的贵州黔南产亮叶桦叶挥发油的主要成分为：十六烷（6.54%）、十五烷（5.50%）、(E)-1,2,3-三甲基-4-丙烯基-萘（5.13%）、雪松烯（4.94%）、4-(乙酰苯基)苯甲烷（4.71%）、十七烷（4.63%）、2,6,10,14-四甲基十五烷（3.93%）、香叶基丙酮（3.72%）、异辛醇（2.94%）、十四烷（2.68%）、γ-雪松烯（2.63%）、β-紫罗兰酮（2.51%）、花侧柏烯（2.40%）、β-雪松烯（2.21%）、壬醛（2.10%）、2,2',5,5'-四甲基-1,1'-联苯（1.91%）、2,6,10-三甲基十五烷（1.78%）、8-甲基庚烷（1.69%）、氢猕猴桃内酯（1.67%）、2,6,10,14-四甲基庚烷（1.43%）、十八烷（1.43%）、(+)-γ-古芸烯（1.41%）、2-(1-环戊烯基-1-异丙基)环戊烯酮（1.38%）、双表-α-柏木烯（1.36%）、(Z)-1,2,3-三甲基-4-丙烯基-萘（1.34%）、植酮（1.33%）、邻苯二甲酸二异丁酯（1.33%）、2,6,10,14-四甲基十六烷（1.29%）、1,1'-(2-甲基-1-亚丙烯基)联苯（1.24%）、邻苯二甲酸二乙酯（1.23%）、法呢基丙酮（1.22%）、二十碳烷（1.21%）、2-甲基十五烷（1.08%）、3-(对-巯基苯基)丙酸（1.06%）等。

【性味与功效】味甘、辛，性凉，清热利尿，解毒。治水肿，疔毒。

旱冬瓜 ▼

【基源】桦木科桤木属植物尼泊尔桤木 *Alnus nepalensis* D. Don 的树皮。

【形态特征】乔木，高达 15m。叶厚纸质，椭圆形，长 4~16cm，宽 2.5~10cm，顶端骤尖或锐尖，边缘全缘或具疏细齿，下面粉绿色，密生腺点。雄花序多数，排成圆锥状，下垂。果序多数，呈圆锥状排列，矩圆形，

长约 2cm，直径 7~8mm；果苞木质，长约 4mm，顶端圆，具 5 枚浅裂片；小坚果矩圆形，长约 2mm，膜质翅宽为果的 1/2，较少与之等宽。

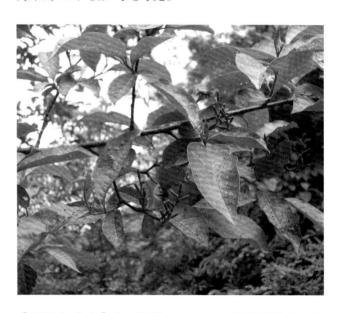

【习性与分布】生于海拔 700~3600m 的山坡林中、河岸阶地及村落中。分布于西藏、云南、贵州、四川、广西。

【挥发油含量】水蒸气蒸馏的干燥树皮的得油率为 0.28%。

【芳香成分】陈颖等（2012）用水蒸气蒸馏法提取的云南西双版纳产尼泊尔桤木干燥树皮挥发油的主要成分为：苯-1,2-二醇(13.85%)、苯-1,2,3-三醇(13.65%)、2-甲氧基-苯 1,4-二醇（8.23%）、2,3,4,5,6-五羟基-已醛（6.33%）、2-羟基-5-甲基-苯-1,3-二甲醛（4.71%）、2-氨基-4-氧代-3,4-二氢-蝶啶-6-羧酸(4.50%)、2-(4-甲氧基-苯氧基)-乙胺（4.01%）、3-(3,4-二羟基-苯基)-丙烯酸（3.92%）、2,6-二甲氧基-苯（3.10%）、3-(2-氨基-3H-咪唑-4-基)-丙烯酸（3.07%）、1-甲氧基-4,4a,5,6,7,8-六氢-3H-萘-2-酮（2.26%）、4-(2-氨基-乙基)-苯-1,2-二醇（2.15%）、4-甲基-苯-1,2-二醇（1.80%）、3-(3-羟基-5-羟甲基-4-甲基-四氢-呋喃-2-基)-吡咯-2,5-二酮（1.47%）、4,5-二甲氧基-2-甲基-苯酚（1.32%）、(3-硝基-吡啶-2-基磺胺酰)乙酸（1.24%）、苯-1,4-二醇（1.15%）、2-甲氧基-苯酚（1.10%）、2-氨基-3-(3,4-二羟基-苯基)-丙酸（1.08%）、4-辛基-苯酚（1.08%）等。

【性味与功效】味苦、涩，性平。清热解毒，利湿止泻，接骨续筋。治腹泻，痢疾，水肿，疮毒，鼻衄，骨折，跌打损伤。

榛子 ▼

【基源】桦木科榛属植物榛 *Corylus heterophylla* Fisch. 的种仁。

【形态特征】灌木或小乔木，高1~7m。叶的轮廓为矩圆形或宽倒卵形，长4~13cm，宽2.5~10cm，边缘具不规则的重锯齿，中部以上具浅裂。雄花序单生，长约4cm。果单生或2~6枚簇生成头状；果苞钟状，外面具细条棱，密生刺状腺体，上部浅裂，裂片三角形，边缘全缘，很少具疏锯齿。坚果近球形，长7~15mm，无毛或仅顶端疏被长柔毛。

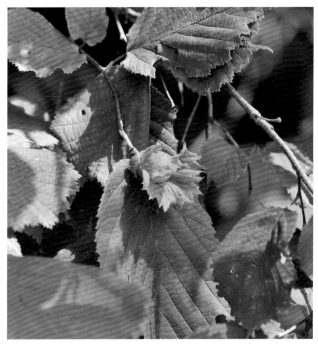

【习性与分布】生于海拔200~1000m的山地阴坡灌丛中。抗寒，喜湿润的气候，较喜光。分布于黑龙江、吉林、辽宁、河北、山西、陕西。

【芳香成分】邓晓雨等（2016）用顶空固相微萃取法提取的辽宁营口产榛子挥发油的主要成分为：油酸（1.69μg/kg）、异油酸（0.93μg/kg）、棕榈酸（0.39μg/kg）、13-十八烯酸（0.36μg/kg）、3,6-二甲氧基-9-(苯乙炔基)-芴醇（0.18μg/kg）、2-亚甲基环戊醇（0.12μg/kg）、壬醛（0.11μg/kg）、甲氧基-苯基-肟（0.10μg/kg）等。

【性味与功效】味甘，性平。健脾和胃，润肺止咳。治病后体弱，脾虚泄泻，食欲不振，咳嗽。

榛子花 ▼

【基源】桦木科榛属植物榛 *Corylus heterophylla* Fisch. 的雄花。

【形态特征】同榛子。

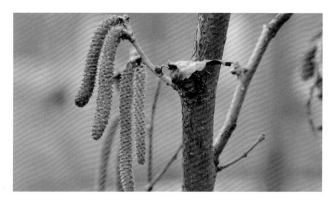

【习性与分布】同榛子。

【芳香成分】白玉华等（2010）用石油醚回流法提取的吉林长白山产榛干燥雄花挥发油的主要成分为：羽扇豆醇（43.60%）、正十六烷酸（8.53%）、9,12,15-反式十八三烯-1-醇（6.78%）、1-(2-羟基-4-甲氧基苯基)-乙酮（6.22%）、2-己基-正癸醇（5.36%）、8,11-十八碳二烯酸甲酯（4.45%）、9,12-十八碳二烯酸甲酯（4.27%）、十八烷基乙酸酯（3.37%）、邻苯二甲酸二丁酯（2.71%）、9,12,15-顺式十八三烯酸乙酯（2.48%）、正十八烷（1.76%）、十六烷酸乙酯（1.67%）、正十八醇（1.29%）、5-甲基-5-(4,8,12-三甲基十三烷基)-2(3H)二氢-呋喃酮（1.21%）、顺-9-二十三烯（1.02%）等。高健等（2017）用气流吹扫微注射器萃取技术萃取的吉林延吉产榛干燥雄花挥发油的主要成分为：亚油酸甲酯（11.49%）、十六烷酸（10.92%）、9,12-十八碳二烯酸（9.75%）、9,12,15-十八碳三烯酸乙酯（8.80%）、十六烷酸甲酯（7.37%）、正四十烷（6.02%）、二十四烷醇（5.70%）、2-己基-1-癸醇（5.49%）、山嵛醇（4.25%）、9,12,15-十八碳三烯酸（3.99%）、十八烷基乙酸酯（2.57%）、二十六烷醇（2.31%）、正二十五烷（1.76%）、十八烷酸甲酯（1.30%）、邻苯二甲酸二丁酯（1.26%）、1-十九烯（1.01%）等。

【性味与功效】止血，消肿，敛疮。治外伤出血，冻伤，疮疖。

白刺 ▼

【基源】蒺藜科白刺属植物白刺（唐古特白刺，甘青白刺）*Nitraria tangutorum* Bobr. 的果实。

【形态特征】灌木，高 1~2m。多分枝，弯、平卧或开展；不孕枝先端刺针状；嫩枝白色。叶在嫩枝上 2~4 片簇生，宽倒披针形，长 18~30mm，宽 6~8mm，全缘，稀先端齿裂。花排列较密集。核果卵形，有时椭圆形，熟时深红色，果汁玫瑰色，长 8~12mm，直径 6~9mm。果核狭卵形，长 5~6mm，先端短渐尖。花期 5~6 月，果期 7~8 月。

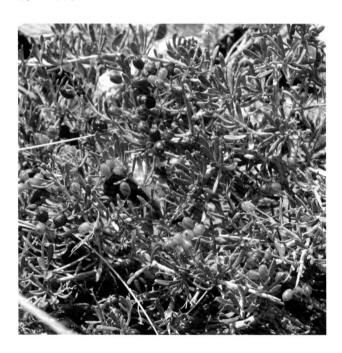

【习性与分布】生于荒漠和半荒漠的湖盆沙地、河流阶地、山前平原积沙地、有风积沙的粘土地。分布于陕西、新疆、内蒙古、宁夏、甘肃、青海、西藏。

【挥发油含量】石油醚萃取的干燥果实的得油率为 5.19%~5.32%；超临界萃取的得油率为 6.38%。

【芳香成分】朱芸等（2007）用超临界 CO_2 萃取法提取的新疆石河子产白刺果实挥发油的主要成分为：二十七烷（16.40%）、二十九烷（14.33%）、三十五烷（13.89%）、亚油酸乙酯（11.10%）、二十五烷（7.49%）、(E)-9-十八碳烯酸乙酯（3.86%）、γ-谷甾醇（3.26%）、(E,E)-2,4-癸二烯醛（1.63%）、γ-生育酚（1.56%）、豆甾 4-烯 -3-酮（1.36%）、二十一烷（1.20%）、二十八烷（1.09%）、羽扇醇（1.07%）、α-生育酚（1.01%）等；用石油醚浸渍法提取的果实挥发油的主要成分为：二十九烷（38.12%）、亚油酸乙酯（5.83%）、二十七烷（4.59%）、γ-生育酚（3.97%）、γ-谷甾醇（3.97%）、菜油甾醇（1.39%）、VE(α-生育酚)（1.35%）、油酸乙酯（1.34%）、二十二烷（1.24%）等。

【性味与功效】味甘，酸，性温。健脾胃，助消化，安神，解表，下乳。治脾胃虚弱，消化不良，神经衰弱，感冒，乳汁不下。

卡密（小果白刺）▼

【基源】蒺藜科白刺属植物小果白刺 *Nitraria sibirica* Pall. 的果实。

【形态特征】灌木，高 0.5~1.5m，多分枝，枝铺散，少直立。不孕枝先端刺针状。叶近无柄，在嫩枝上 4~6 片簇生，倒披针形，长 6~15mm，宽 2~5mm。聚伞花序长 1~3cm，被疏柔毛；萼片 5，绿色，花瓣黄绿色或近白色，矩圆形。果椭圆形或近球形，长 6~8mm，熟时暗红色，带紫色，味甜而微咸；果核卵形，先端尖，长 4~5mm。花期 5~6 月，果期 7~8 月。

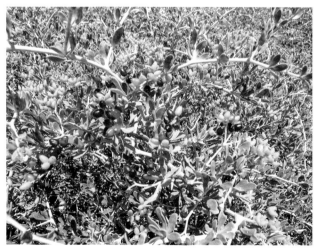

【习性与分布】生于湖盆边缘沙地、盐渍化沙地、沿海盐化沙地。耐盐碱和沙埋。分布于新疆、内蒙古、甘肃、宁夏等沙漠地区。

【芳香成分】朱芸等（2007）用超临界 CO_2 萃取法提取的新疆石河子产小果白刺果实挥发油的主要成分为：

二十八碳烷（22.71%）、二十九烷（17.73%）、γ-谷甾醇（9.12%）、亚油酸乙酯（8.75%）、γ-生育酚（7.25%）、二十七烷（4.32%）、油酸乙酯（3.96%）、菜油甾醇（2.57%）、三十一烷（2.16%）、(E,E)-2,4-癸二烯醛（2.08%）、α-生育酚（1.94%）、5,22-二烯-3-豆甾醇（1.77%）、(Z)-2-庚烯醛（1.22%）等；用有机溶剂浸渍法提取的果实挥发油的主要成分为：γ-谷甾醇（14.96%）、γ-生育酚（14.09%）、油酸（8.27%）、三十一烷（7.62%）、三十（碳）烷（7.58%）、二十九烷（5.35%）、二十七烷（5.19%）、菜油甾醇（4.34%）、α-生育酚（3.49%）、豆甾醇（2.75%）、亚油酸（2.62%）、十六烷酸（1.65%）、(E,E)-2,4-癸二烯醛（1.46%）、二十六烷（1.39%）、亚油酸乙酯（1.30%）等。

【性味与功效】味甘、酸、微咸，性温。健脾胃，益气血，调月经。治脾虚食少，消化不良，气血两亏，身体瘦弱，月经不调。

多裂骆驼蓬 ▼

【基源】蒺藜科骆驼蓬属植物多裂骆驼蓬 *Peganum multisectum* (Maxim.) Bobr. 的全草。

【形态特征】多年生草本，嫩时被毛。茎平卧，长30~80cm。叶2~3回深裂，基部裂片与叶轴近垂直，裂片长6~12mm，宽1~1.5mm。萼片3~5深裂。花瓣淡黄色，倒卵状矩圆形，长10~15mm，宽5~6mm；雄蕊15，短于花瓣，基部宽展。蒴果近球形，顶部稍平扁。种子多数，略成三角形，长2~3mm，稍弯，黑褐色，表面有小瘤状突起。花期5~7月，果期6~9月。

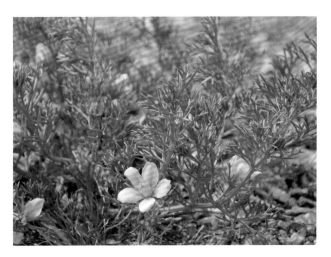

【习性与分布】生于半荒漠带沙地、黄土山坡、荒地。我国特有，分布于陕西、内蒙古、宁夏、甘肃、青海。

【芳香成分】蔡振利等（1994）用水蒸气蒸馏法提取的宁夏同心产多裂骆驼蓬盛花期阴干地上部分挥发油的主要成分为：十六酸（22.34%）、十二烷酸（13.93%）、十四酸（8.24%）、己醇（7.74%）、苯胺（7.44%）、2-辛醇（6.91%）、1-辛烯-3-醇（3.77%）、5,6,7,7a-四氢-4,4,7a-三甲基-2(4H)-苯并呋喃酮（3.57%）、N-苯基-甲酰胺（3.03%）、3,5,5-三甲基-2-环戊烷-1-酮（2.68%）、6,10,14-三甲基-十五烷酮（2.51%）、(-)-(R)-5-乙基-2(5H)-呋喃酮（2.46%）、6-甲基-5-庚烯-2-酮（2.39%）、12-十七碳炔-1-醇（2.14%）、乙酸香叶酯（1.88%）、甲基环己烷（1.75%）、(E)-2-己醇（1.74%）、3,7,11,15-四甲基-2-己烯-1-醇（1.68%）、1,2,3,3,4-五甲基环戊烯（1.62%）、2-甲基庚烷（1.09%）等。

【性味与功效】味酸、甘，性平，有毒。宣肺止咳，祛风湿，解毒。治无名肿毒，风湿痹痛。

骆驼蓬 ▼

【基源】蒺藜科骆驼蓬属植物骆驼蓬 *Peganum harmala* Linn. 的全草。

【形态特征】多年生草本，高30~70cm。叶互生，卵形，全裂为3~5条形或披针状条形裂片，裂片长1~3.5cm，宽1.5~3mm。花单生枝端，与叶对生；萼片5，裂片条形；花瓣黄白色，倒卵状矩圆形，长1.5~2cm，宽6~9mm；雄蕊15，花丝近基部宽展；子房3室，花柱3。蒴果近球形，种子三棱形，稍弯，黑褐色、表面被小瘤状突起。花期5~6月，果期7~9月。

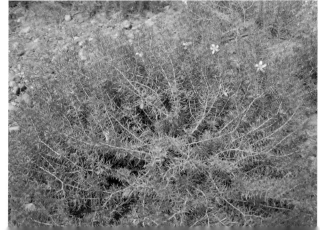

【习性与分布】生于荒漠地带干旱草地、绿洲边缘轻盐渍化沙地、壤质低山坡或河谷沙丘，海拔可达3600m。喜生于较干旱的地带。分布于新疆、甘肃、宁夏、内蒙古、西藏。

【挥发油含量】水蒸气蒸馏的干燥全草的得油率为0.04%；超临界萃取的干燥全草的得油率为3.67%。

【芳香成分】艾力·沙吾尔等（2009）用水蒸气蒸馏法提取的新疆产骆驼蓬干燥全草挥发油的主要成分为：四氯乙烯（29.87%）、十二烷（16.44%）、十一烷（12.34%）、二（2-甲基丙基）邻苯二甲酸酯（9.09%）、1,3-二甲苯（7.57%）、乙苯（5.84%）、1,2-二甲苯（2.81%）、丙酸乙酯（2.38%）、乙酸丙酯（2.38%）、2,5-二甲基十一烷（1.95%）、十五烷（1.73%）、2-甲基十氢化萘（1.51%）、2-甲基十一烷（1.51%）、1,2-二羧酸苯，二（2-乙基己基）酯（1.30%）等。王文（2014）用超临界CO_2萃取法提取的甘肃秦王川产骆驼蓬干燥全草挥发油的主要成分为：刺槐素（31.35%）、软脂酸（16.81%）、十八碳烷酸（3.82%）、四十四烷（3.67%）、二十二酸（1.02%）、二十碳饱和脂肪酸（1.01%）等。蔡振利等（1994）用水蒸气蒸馏法提取的宁夏中卫产骆驼蓬盛花期阴干地上部分挥发油的主要成分为：1-辛烯-3-醇（12.31%）、十六酸（10.40%）、1-乙氧基-2-甲基丙烷（4.67%）、2-甲基庚烷（4.61%）、3-羟基-3-甲基-2-丁醇（4.24%）、2-乙氧基丙烷（4.10%）、(E)-2-己醇（3.81%）、3-甲基己烷（3.54%）、2-甲基己烷（3.51%）、甲基环戊烷（3.43%）、十二烷酸（3.28%）、甲基环己烷（3.14%）、3,7,11,15-四甲基-2-己烯-1-醇（3.00%）、十四酸（2.94%）、苯胺（2.56%）、辛烷（2.31%）、3-甲基庚烷（2.27%）、2-辛醇（2.16%）、2,4-二甲基己烷（2.08%）、己醇（1.97%）、乙酸香叶酯（1.94%）、(-)-(R)-5-乙基-2(5H)-呋喃酮（1.86%）、苯甲醛（1.83%）、5,6,7,7a-四氢-4,4,7a-三甲基-2(4H)-苯并呋喃酮（1.74%）、6,10,14-三甲基-十五烷酮（1.57%）、1,3-二甲苯（1.56%）、12-十七碳炔-1-醇（1.55%）、6-甲基-5-庚烯-2-酮（1.25%）、顺-1,3-二甲基-环己烷（1.24%）等。

【性味与功效】味辛、苦，性平，有毒。止咳平喘，祛风湿，消肿毒。治咳嗽气喘，风湿痹痛，无名肿痛，皮肤瘙痒。

大叶白麻 ▼

【基源】夹竹桃科白麻属植物大叶白麻 *Poacynum hendersonii* (Hook. f.) Woodson 的全草。

【形态特征】 直立半灌木，高0.5~2.5m。叶坚纸质，互生，椭圆形，长3~4cm，宽1~1.5cm，叶缘具细牙齿。圆锥状的聚伞花序一至多歧，顶生；苞片披针形；花萼5裂，梅花式排列；花冠骨盆状，外面粉红色，内面稍带紫色，每裂片具有三条深紫色的脉纹；副花冠裂片5枚，宽三角形。蓇葖2枚，圆筒状，黄褐色；种子卵状长圆形。花期4~9月，果期7~12月。

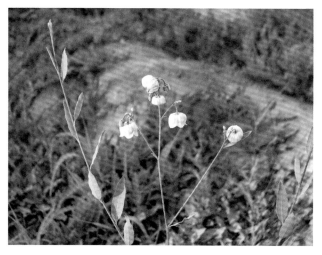

【习性与分布】野生在盐碱荒地和沙漠边缘及河流两岸冲积平原水田和湖泊周围。分布于新疆、青海、甘肃。

【芳香成分】张冠东等（2009）用水蒸气蒸馏法提取的山西运城产大叶白麻干燥叶挥发油的主要成分为：(Z)-3-己烯-1-醇-苯甲酸（10.43%）、6,10,14-三甲基-2-十五烷酮（5.74%）、4-(2,6,6-三甲基-1-环己烯)-3-丁烯-2-酮（4.24%）、二十三烷（4.16%）、11-癸烷基-二十一烷（3.90%）、2,6,10,14-四甲基-十六烷（3.07%）、(Z)-6,10-二甲基-5,9-十一双烯-2-酮（2.15%）、2,6,10,15-四甲基-十七烷（2.14%）、1-十八烷烯（2.09%）、6,10,14-三甲基-5,9,13-十五碳三烯-2-酮（1.87%）、3-甲基-十七烷（1.87%）、1,5-二甲基-萘（1.85%）、1-甲基-萘（1.84%）、2,7-二甲基-萘（1.70%）、十六烷（1.62%）、1-(2,6,6-三甲基-1,3-环己二烯)-2-丁烯-1-酮（1.58%）、芳

（1.56%）、植醇（1.53%）、4-(1,1-二甲基乙基)-苯乙醛（1.44%）、2,3,6-三甲基-萘（1.31%）、(E)-6-甲基-3,5-辛二烯-2-醇（1.29%）、十七烷（1.25%）、二十七烷（1.16%）、4-甲基-联苯（1.12%）等。钱伟等（2009）用顶空加热萃取法提取的新疆产大叶白麻干燥叶挥发油的主要成分为：丙酸（9.72%）、甲基环己烷（5.83%）、2-(2-戊基)呋喃（4.12%）、2,4-壬二烯醛（3.81%）、庚醛（3.62%）、藏红花醛（3.46%）、1,2,5,5-四甲基-1,3-环戊二烯（3.19%）、青蒿琥酯（3.11%）、安息香醛（3.03%）、顺式氧化芳樟醇（2.61%）、4,4-二甲基-3(2H)-环戊烯-1-酮（2.37%）、1-甲氧基-2-甲基苯（2.37%）、5,6,7,7a-四氧-4,4,7a-三甲基-(4H)-苯呋喃酮（2.33%）、壬醛（2.29%）、胡薄荷酮（2.29%）、2-甲基二氢-3(2H)-呋喃酮（2.18%）、正-3-己烯醇（1.87%）、3,3-二甲基-1-戊烯（1.79%）、2-乙酰呋喃（1.75%）、4-己烯-3-醇（1.71%）、6-甲基-5-庚烯-2-酮（1.71%）、薄荷酮（1.48%）、2,6-二甲基-2,4-庚二烯（1.40%）、β-环柠檬醛（1.36%）、2-呋喃甲醇（1.32%）、α-萜品烯（1.24%）、1,3,5-辛三烯（1.01%）等。

【性味与功效】味甘，微苦，性凉。清热平肝，利水消肿。主治高血压、眩晕、头痛、心悸、失眠、水肿尿少。

鸡蛋花 ▼

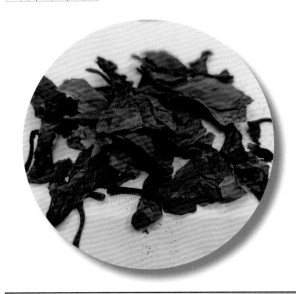

【基源】夹竹桃科鸡蛋花属植物鸡蛋花 *Plumeria rubra* Linn. cv. Acutifolia 的花。

【形态特征】落叶小乔木，高约5m，胸径15~20cm。叶厚纸质，长椭圆形，长20~40cm，宽7~11cm。聚伞花序顶生，长16~25cm，宽约15cm。花萼裂片小，卵圆形；花冠外面白色，花冠筒及裂片略带淡红色斑纹，花冠内面黄色，直径4~5cm，花冠筒圆筒形；花冠裂片阔倒卵形。蓇葖双生，圆筒形；种子斜长圆形，扁平。花期5~10月，果期一般为7~12月。

【习性与分布】喜生于石灰岩山地。阳性树种，喜光，喜高温，喜湿气候，耐寒性差，耐干旱，忌涝渍。分布于广东、广西、云南、福建等省区。

【挥发油含量】水蒸气蒸馏的花的得油率为0.02%~0.15%。

【芳香成分】鸡蛋花挥发油的第一主成分以苯甲酸香叶酯（17.49%~26.68%）为多，还有：芳樟醇（10.17%~38.97%）、棕榈酸（18.81%~27.13%）等，也有主成分不同的报告。张丽霞等（2010）用水蒸气蒸馏法提取的广西南宁产鸡蛋花新鲜花挥发油的主要成分为：苯甲酸香叶酯（23.34%）、十六酸（11.21%）、二-羟基苯甲酸甲基酯（10.76%）、苦橙油醇（6.91%）、十四烷酸（6.02%）、苄基苯甲酸酯（5.87%）、橙化叔醇（3.57%）、3,7,11-三甲基-1,6,10-十二碳三烯-3-醇（3.22%）、3,7,11-三甲基,2,6,10-十二碳三烯-1-醇（1.93%）、正二十三烷（1.81%）等。黄美燕等（2005）用水蒸气蒸馏法提取的广东广州产鸡蛋花干燥花挥发油的主要成分有：β-芳樟醇(20.67%)、顺式-香叶醇(16.19%)、反-苦橙油醇(14.06%)、苯甲酸香叶基酯（5.79%）、(E,E,E)-3,7,11,15-四甲基-1,3,6,10,14-五烯（4.25%）、反式-5-乙烯基四氢-α,α,5-三甲基-2-呋喃甲醇（4.23%）、水杨酸苄酯（3.85%）、(Z,E)-金合欢醛（3.79%）、反式香叶基丙酮（2.16%）、对薄荷-1-烯-8-醇（2.10%）、十四酸（1.49%）、α-柠檬醛（1.37%）、β-柠檬醛（1.30%）、(R*,R*)-α,4-二甲基-α-(4-甲基-3-戊烯基)-3-环己烯-1-薄荷脑（1.30%）、苯酸苄酯（1.23%）、(E,E)-3,7,11-三甲基-2,6,10-十二碳三烯醛（1.02%）、顺式,反式金合欢醛（1.00%）等。彭勇等（2013）用水蒸气蒸馏法提取的广东产鸡蛋花干燥花挥发油的主要成分为：棕榈酸（18.81%）、3,7,11-三甲基-1,6,10-十二烷三烯-3-醇（11.39%）、正十四碳酸（10.71%）、水杨酸苄酯（6.89%）、法呢醇（6.37%）、十六烯酸（2.58%）、橙化叔醇（2.56%）、月桂酸（1.76%）、香叶酸（1.67%）、红没药醇（1.16%）、正二十一烷（1.00%）等。张璐等（2012）用水蒸气蒸馏法提取的广东广州产鸡蛋花阴干花挥发油的主要成分为：水杨酸苯甲酯（12.57%）、苯甲酸香叶酯（11.28%）、α－异戊酸松油酯（9.22%）、十六酸（7.78%）、橙花叔醇（5.78%）、橙花基芳樟醇异构体（5.29%）、金合欢醛（4.65%）、二十三烷（4.28%）、十四烷酸（3.98%）、顺式二环[10.8.0]二十烷(3.86%)、二十五烷（3.57%）、二十七烷（3.34%）、苯甲酸[(E,E)-3,7,11-三甲基-2,6,10-十二烷三烯基]酯（1.96%）、E,E-金合欢醛（1.76%）、反式香叶醇（1.61%）、苯甲酸苯乙酯（1.60%）、二十一烷（1.58%）、油酸（1.32%）、苯甲酸苄酯（1.05%）、(2Z,6E)-金合欢醛（1.03%）、亚油酸（1.03%）等。肖新玉等（2011）用超临界 CO_2 萃取法提取的老挝产红鸡蛋花干燥花挥发油的主要成分为：邻苯二甲酸二异丁酯（66.11%）、正二十一烷（3.97%）、氧化芳樟醇（2.84%）、正十九烷（1.95%）、正二十四烷（1.31%）、柳酸苄酯（1.26%）、橙花叔醇（1.16%）、角鲨烯（1.16%）等。黄涛阳等（2015）用水蒸气蒸馏法提取的海南产鸡蛋花干燥花挥发油的主要成分为：金合欢醇（14.55%）、3,7,11-三甲基-1,6,10-十二碳三烯-3-醇（13.44%）、苯甲酸香叶酯（10.50%）、苄基苯甲酸酯（4.01%）、3,7-二甲基-1,6-辛三烯-3-醇(9.40%)、2-羟基-苯甲酸-醋酸苄酯（7.10%）、(E)-3,7-二甲基-2,6-辛三烯-1-醇（6.50%）、3,7,11,15-四甲基十六烷-1,6,10,14-丁烷-3-醇（6.14%）、3,7-二甲基-辛二烯丁酸酯（4.72%）、α-甲基-α-4-甲基-3-戊烯基-环氧乙烷甲醇（3.56%）、氧化芳樟醇(2.22%)、

水杨酸乙酯（2.14%）、壬醛（2.06%）、苯乙醛（2.02%）、松油醇（1.59%）、苯甲醇（1.58%）、二十七烷（1.49%）、E.E-金合欢醛（1.37%）、(E)-3,7-二甲基-2,6-辛二烯（1.33%）、香叶基香叶醇（1.07%）等。韩明（2007）用水蒸气蒸馏法提取的广东广州产鸡蛋花干燥花挥发油的主要成分为：苦橙油醇（20.25%）、香叶基芳樟醇异构体（10.10%）、二十七烷（7.65%）、肉豆蔻酸（6.73%）、十六烷酸-2,3-二羟丙基酯（2.98%）、邻苯二甲酸二异丁酯（2.68%）、洋地黄毒苷（1.82%）、苄基冬青油（1.60%）、α-甜橙醛（1.37%）、1-芳樟醇（1.29%）、氧化芳樟醇（1.01%）等。谢赤军等（1992）用连续蒸馏萃取法提取的广东广州产鸡蛋花新鲜花挥发油的主要成分为：肉桂酸甲酯（27.61%）、芳樟醇（8.52%）、β-蒎烯（5.79%）、橙花醇（5.27%）、β-法呢烯（4.02%）、十六烷（3.67%）、二十烷（2.95%）、5-甲基-5-乙基癸烷（2.87%）、十九烷（2.67%）、二叔丁基-4-甲基苯酚（2.36%）、香叶烯（1.69%）、烷烃(1.65%)、水杨酸苄酯（1.48%）、α-法呢烯（1.36%）等。林敬明等（2001）用超临界 CO_2 法萃取法提取的鸡蛋花干燥花挥发油的主要成分为：角鲨烯（11.62%）、十九(碳)烷（10.42%）、十六酸（9.32%）、二十四(碳)烷(7.60%)、亚油酸乙酯（6.55%）、1-十九碳烯（6.20%）、正十九(碳)烷（5.76%）、9,17-十八碳二烯醛（3.77%）、亚油酸（3.66%）、9-十八(碳)烯酸（3.66%）、棕榈酸乙酯（3.32%）、十五酸乙酯（1.35%）、二十五(碳)烷（1.13%）、二十碳烷（1.07%）等。

【性味与功效】味甘、微苦，性凉。清热，利湿，解暑。治感冒发热，肺热咳嗽，湿热黄疸，泄泻痢疾，尿路结石，预防中暑。

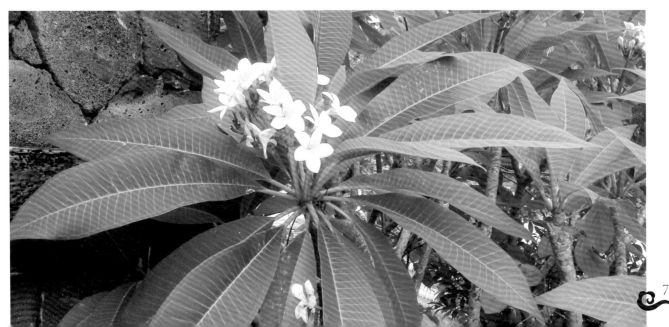

灯台树 ▼

【基源】夹竹桃科鸡骨常山属植物灯台树（糖胶树）*Alstonia scholaris* (Linn.) R. Br. 的叶或嫩枝。枝的芳香成分未见报道。

【形态特征】乔木，高达 20m。叶 3~8 片轮生，倒卵状长圆形、倒披针形或匙形，长 7~28cm，宽 2~11cm。花白色，多朵组成稠密的聚伞花序，顶生；花冠高脚碟状，花冠筒长 6~10mm，裂片长圆形或卵状长圆形。蓇葖 2，细长、线形，灰白色，直径 2~5mm；种子长圆形，红棕色，两端被红棕色长缘毛，缘毛长 1.5~2cm。花期 6~11 月，果期 10 月至翌年 4 月。

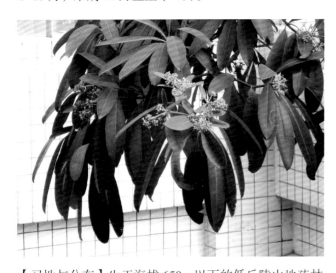

【习性与分布】生于海拔 650m 以下的低丘陵山地疏林中、路旁或水沟边。喜生长在空气温度大，土壤肥沃潮湿的环境。分布于云南、广西、湖南、广东、台湾。

【芳香成分】孔杜林等（2017）用水蒸气蒸馏法提取的海南海口产糖胶树新鲜叶挥发油的主要成分为：α-蒎烯（16.62%）、2-丙烯酸丁酯（15.86%）、大根香叶烯 D（13.37%）、棕榈酸（7.14%）、荜澄茄油烯（4.89%）、大根香叶烯 B（4.41%）、环己酮（3.67%）、2,2,4,6,6-五甲基庚烷（3.44%）、香榧醇（3.04%）、δ-杜松烯（2.93%）、t-依兰油醇（2.68%）、1-辛烯-3-醇（2.36%）、α-杜松醇（%1.77）、α-荜澄茄油烯（1.71%）、棕榈酸乙酯（1.24%）等。

【性味与功效】味淡，性平，有毒。消炎，化痰止咳，止痛。治支气管炎，百日咳，胃痛，腹泻，疟疾；外用治跌打损伤。

夹竹桃 ▼

【基源】夹竹桃科夹竹桃属植物夹竹桃 *Nerium oleander* Linn.（*Nerium indicum* Mill.）的叶。

【形态特征】常绿直立大灌木，高达 5m。叶 3~4 枚轮生，下枝为对生，窄披针形，长 11~15cm，宽 2~2.5cm。聚伞花序顶生；花萼 5 深裂，红色；花冠深红色或粉红色，栽培种有白色或黄色，花冠为单瓣呈 5 裂时，花冠为漏斗状；花冠为重瓣呈 15~18 枚时，内轮为漏斗状，外面二轮为辐状。蓇葖 2，长圆形；种子长圆形，褐色。花期几乎全年，果期一般在冬春季。

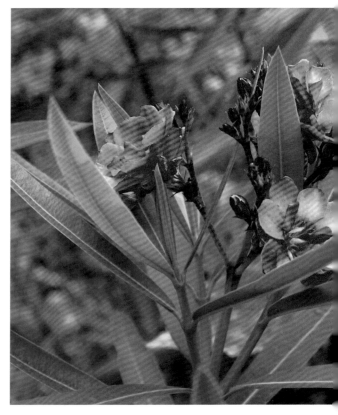

【习性与分布】全国各地有栽培。

【芳香成分】郝福玲等（2013）用同时蒸馏萃取法提取的安徽合肥产夹竹桃干燥叶挥发油的主要成分为：植醇（10.02%）、棕榈酸（5.99%）、角鲨烯（2.90%）、二十碳三烯酸（1.15%）、三甲基双环庚酮（1.01%）等。

【性味与功效】味辛、苦、涩，性温，有大毒。强心利尿，祛痰杀虫。治心力衰竭，癫痫；外用治甲沟炎，斑秃，杀蝇。必须在医师指导下使用，不可过量，孕妇忌服。

止泻木 ▼

【基源】夹竹桃科止泻木属植物止泻木 *Holarrhena antidysenterica* Wall. ex A. DC.（*Holarrhena pubescens* Wallich ex G. Don）的树皮、种子。树皮的芳香成分未见报道。

【形态特征】乔木，高达 10m，全株具乳汁。叶膜质，对生，近圆形，长 10~24cm，宽 4~11.5cm。伞房状聚伞花序顶生和腋生，长 5~6cm，直径 4~8cm，着花稠密；苞片小，线形；花萼裂片长圆状披针形；花冠白色，直径 2~2.5cm，花冠筒细长，花冠裂片长圆形。蓇葖双生，长圆柱形，具白色斑点；种子浅黄色，长圆形。花期 4~7 月，果期 6~12 月。

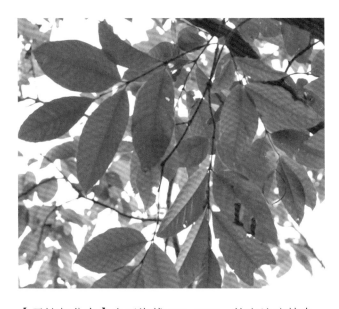

【习性与分布】生于海拔 500~1000m 的山地疏林中、山坡路旁或密林山谷水沟边，也散生在山脚平地杂木林中。云南，广东和台湾有栽培。

【挥发油含量】超临界萃取的干燥种子的得油率为 6.80%。

【芳香成分】南措吉等（2020）用超临界 CO_2 萃取法提取的止泻木干燥种子挥发油的主要成分为：十二甲基环六硅氧烷（22.63%）、十甲基环五硅氧烷（13.18%）、六甲基环三硅氧烷（8.13%）、3- 甲氧基苯异氰酸（4.71%）、八甲基环四硅氧烷（1.00%）等。

【性味与功效】味极苦，性凉。补肾壮阳。治所有赤巴热症，胆囊热症，热型痢疾肠道虫病。

拟草果 ▼

【基源】姜科豆蔻属植物拟草果 *Amomum para-tsaoko* S. Q. Tong et Y. M. Xia 的果实。

【形态特征】直立草本，高 1.5~3m。叶片狭长圆状披针形或狭椭圆状披针形，长 38~83cm，宽 13~18cm；叶舌全缘，淡褐色。穗状花序卵圆形或头状，长 4.5~6.5cm，宽 5~6cm；苞片卵形或椭圆形；小苞片管状，白色；花萼佛焰苞状，长 4~4.5cm，白色；花冠管白色；唇瓣椭圆形，白色，中央密被红色斑点，边缘皱波状。花期 5~6 月，果期 7~8 月。

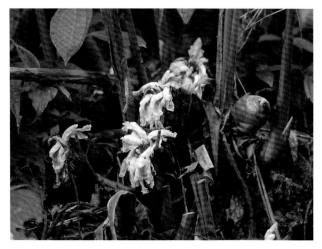

【习性与分布】生于海拔 400~1600m 的林下。分布于广西。

【挥发油含量】水蒸气蒸馏的干燥果实的得油率为 0.80%。

【芳香成分】黄云峰等（2014）用水蒸气蒸馏法提取的广西那坡产拟草果干燥果实挥发油的主要成分为：癸醛（20.96%）、乙酸辛酯（12.67%）、乙酸癸酯（9.95%）、辛醇（8.15%）、癸酸（5.36%）、癸醇（4.36%）、2- 癸烯醛（4.32%）、辛醛（3.96%）、2- 壬醛 -2-十一碳烯酸（2.86%）、7- 甲基 -8,10- 十二碳二烯醛或乙酸 11- 十三碳烯酯（2.18%）、癸酸甲酯（1.85%）、壬醇（1.06%）等。

【性味与功效】味辛，性温。温中健胃，消食顺气，燥湿除寒，截疟。治疟疾，痰饮痞满，脘腹冷痛，反胃，呕吐，泻痢，食积不消，心腹疼，呕吐，食欲不佳，咳嗽痰多，胸满腹胀。

香豆蔻 ▼

【基源】姜科豆蔻属植物香豆蔻 *Amomum subulatum* Roxb. 的种子。

【形态特征】粗壮草本，株高 1~2m。叶片长圆状披针形，长 27~60cm，宽 3.5~11cm；叶舌膜质。鳞片褐色，穗状花序近陀螺形，直径约 5cm；苞片卵形，淡红色，顶端钻状；小苞片管状；花萼管状，三裂至中部；花冠管与萼管等长，裂片黄色；唇瓣长圆形，长 3cm。蒴果球形，直径 2~2.5cm，紫色或红褐色，顶具宿萼。花期 5~6 月，果期 6~9 月。

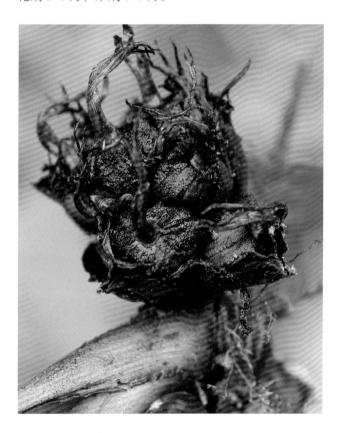

【习性与分布】 生于海拔 300~1300m 的荫湿林中。喜暖湿，耐荫。分布于西藏、云南、广西。

【芳香成分】陆碧瑶等（1986）用水蒸气蒸馏法提取的广西产香豆蔻干燥成熟种子挥发油的主要成分为：1,8-桉叶油素（40.56%）、α-松油醇（4.06%）、橙花叔醇（2.43%）、桃金娘烯醇（1.97%）、松油醇-4（1.86%）等。

【性味与功效】味辛，性温。散寒行气，健胃消食。治脘腹胀痛，食积不化，肺寒咳嗽。

疣果豆蔻 ▼

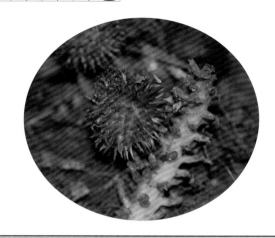

【基源】 姜科豆蔻属植物疣果豆蔻 *Amomum muricarpum* Elm. 的种子。

【形态特征】植株高大。叶片披针形或长圆状披针形，长 26~36cm，宽 6~8cm；叶舌长 7~9 mm。穗状花序卵形，长 6~8cm；小苞片筒状，褐色；花萼管长 2.5cm，红色；花冠管与萼管近等长，杏黄色，有显著的红色脉纹；唇瓣倒卵形，杏黄色，中脉有紫色脉纹及紫斑，顶端二裂，边缘皱波状。蒴果椭圆形或球形，直径约 2.5cm，红色。花期 5~9 月，果期 6~12 月。

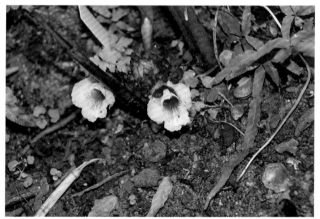

【习性与分布】 生于海拔 300~1000m 的密林中。喜高温、高湿环境，忌霜冻和干旱。分布于广东、广西。

【芳香成分】王柳萍等（2013）用水蒸气蒸馏法提取的疣果豆蔻干燥种仁挥发油的主要成分为：乙酸龙脑酯（25.14%）、樟脑（16.76%）、石竹烯（8.83%）、冰片（4.37%）、金合欢烯（1.44%）等。

【性味与功效】味辛、涩，性温。燥湿散寒，行气止痛。治胃酸过多，胃寒痛，妊娠腹痛，胎动不安。

滇高良姜 ▼

【基源】 姜科喙花姜属植物喙花姜 *Rhynchanthus beesianus* W. W. Smith 的根茎。

【形态特征】 株高 0.5~1.5m，具肉质、增厚的根茎；茎中部以下被张开的鳞片状鞘。叶片 3~6 枚，椭圆状长圆形，长 1.5~3cm，宽 4.5~9cm；叶舌膜质，长约 2mm，鞘部张开，具紫色斑纹。穗状花序顶生，长 10~15cm，有花约 12 朵；苞片线状披针形，长 3~7cm，鲜时红色，干时紫红色；花萼管长约 3cm，红色；花冠管长 2~4.5cm，红色。花期 7 月。

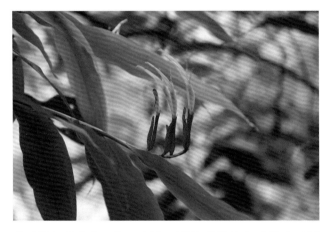

【习性与分布】 生于疏林、灌丛或草地上或附生于树上，海拔 1500~1900m。分布于云南。

【挥发油含量】水蒸气蒸馏的块根的得油率为 1.50%。

【芳香成分】周露（2006）用水蒸气蒸馏法提取的云南瑞丽产喙花姜块根挥发油的主要成分为：α-松油烯（64.42%）、异龙脑（11.81%）、丁香酚（8.07%）、甲酸龙脑酯（5.16%）、α-蒎烯（1.89%）、松油-4-醇（1.42%）、胡椒烯酮（1.17%）等。

【性味与功效】 味辛，性温。温中开胃。治脘腹胀痛，食滞不化。

珊瑚姜 ▼

【基源】 姜科姜属植物珊瑚姜 *Zingiber corallinum* Hance 的根茎。

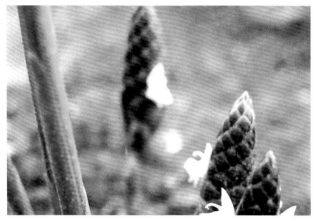

【形态特征】株高近 1m。叶片长圆状披针形或披针形，长 20~30cm，宽 4~6cm；叶舌长 2~4mm。总花梗被长 4~5cm 的鳞片状鞘；穗状花序长圆形，长 15~30cm；苞片卵形，长 3~4cm，顶端急尖，红色；花萼长 1.5~1.8cm，沿一侧开裂几达中部；花冠管长 2.5cm，裂片具紫红色斑纹，长圆形。种子黑色，光亮，假种皮白色，撕裂状。花期，5~8 月，果期 8~10 月。

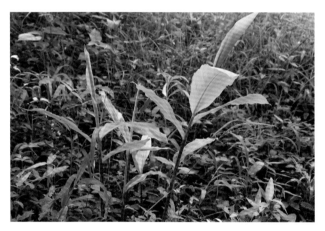

【习性与分布】生于密林中。喜湿热，抗旱，也耐涝。分布于云南、贵州、广西、广东、海南等省区。

【挥发油含量】水蒸气蒸馏的根茎的得油率为 1.89%~6.20%，超临界萃取的得油率为 1.10%~12.00。

【芳香成分】珊瑚姜根及根茎挥发油的第一主成分多是 4-松油醇（18.94%~33.05%），还有香桧烯（30.15%~54.07%）。张俊巍等（1988）用水蒸气蒸馏法提取的贵州镇宁产珊瑚姜干燥根茎挥发油的主要成分为：松油醇-4（25.05%）、β-松油烯（15.82%）、顺式-β-金合欢烯（10.78%）、香桧烯（7.95%）、姜酮（5.85%）、对-聚伞花素（5.04%）、月桂烯（4.60%）、β-蒈烯（3.19%）、柠檬烯（2.88%）、肉豆蔻醚（2.14%）、4-蒈烯（2.02%）、1-(3'，4'-二甲氧基苯基)-丁二烯（1.65%）、反式-β-金合欢烯（1.61%）、2-(l'-

甲基丙基)-环戊酮（1.59%）、2-蒈醇（1.51%）、α-金合欢烯（1.28%）等。宋欢等（2014）用水蒸气蒸馏法提取的重庆荣昌产珊瑚姜干燥根茎挥发油的主要成分为：香桧烯（30.15%）、松油烯-4-醇（18.94%）、2,3,3-三甲基-吲哚（12.27%）、1,4,7-三甲氧基-三戊并烯（4.18%）、γ-松油烯（3.77%）、(+)-4-蒈烯（3.19%）、β-倍半水芹烯（3.15%）、β-蒎烯（2.87%）、α-蒎烯（2.71%）、月桂烯（2.70%）、β-松油烯（2.40%）、2-甲基-5-硝基-2H-吲唑（2.14%）、D-柠檬烯（1.89%）、萜品油烯（1.23%）、3-(2-甲氧基-5-甲苯基)-丙烯酸（1.03%）等。

【性味与功效】消肿，散瘀。治跌打损伤。

喜阳光充足，怕干旱，不耐水涝。分布于安徽、江苏、湖南、江西、浙江、贵州、四川、广东、广西。

【挥发油含量】水蒸气蒸馏的新鲜花穗的得油率为0.10%。

【芳香成分】吕晴等（2004）用水蒸气蒸馏法提取的贵州安顺产襄荷新鲜花穗挥发油的主要成分为：β-水芹烯（34.96%）、α-葎草烯（13.09%）、β-榄香烯（7.31%）、(-)-β-榄香烯（6.83%）、β-蒎烯（6.50%）、α-水芹烯（6.07%）、α-蒎烯（3.87%）、β-石竹烯（3.18%）、吉玛烯B（2.84%）、月桂烯（2.72%）、α-杜松醇（2.26%）、反式-β-罗勒烯（1.49%）、γ-萜品烯（1.23%）等。

【性味与功效】味辛，性温。温肺化痰。治肺寒咳嗽。

襄荷花 ▼

【基源】姜科姜属植物襄荷 *Zingiber mioga* (Thunb.) Rosc. 的花。

【形态特征】株高0.5~1m；根茎淡黄色。叶片披针形，长20~37cm，宽4~6cm；叶舌膜质，2裂。穗状花序椭圆形，长5~7cm；总花梗被长圆形鳞片状鞘；苞片覆瓦状排列，椭圆形，红绿色，具紫脉；花萼长2.5~3cm，一侧开裂；花冠管淡黄色；唇瓣卵形，中部黄色，边缘白色。果倒卵形，熟时裂成3瓣，果皮里面鲜红色；种子黑色。花期8~10月。

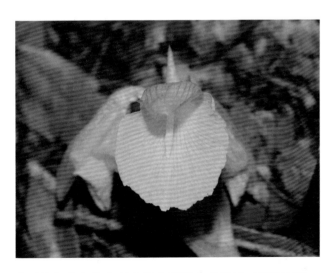

【习性与分布】生于山谷中荫湿处或栽培。喜温怕寒，

黄姜花 ▼

【基源】姜科姜花属植物黄姜花 *Hedychium flavum* Roxb. 的根茎。

【形态特征】茎高1.5~2m；叶片长圆状披针形或披针形，长25~45cm，宽5~8.5cm；叶舌膜质，披针形。穗状花序长圆形，长约10cm，宽约5cm；苞片覆瓦状排列，长圆状卵形，每一苞片内有花3朵；小苞片长约2cm，内卷呈筒状；花黄色，花萼管长4cm，顶端一侧开裂；花冠管裂片线形；唇瓣倒心形，黄色，当中有一个橙色的斑。花期8~9月。

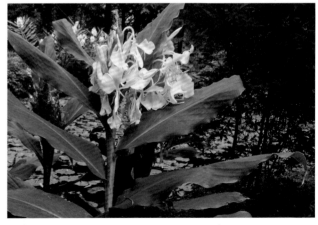

【习性与分布】生于山谷密林中，海拔900~1200m。耐寒耐旱，耐瘠，喜温暖湿润气候，喜光照。分布于

西藏、四川、云南、贵州、广西。

【芳香成分】周露等（2017）用水蒸气蒸馏法提取的云南西双版纳产黄姜花干燥根茎挥发油的主要成分为：β-蒎烯（20.29%）、柠檬烯（19.60%）、芳樟醇（10.04%）、α-蒎烯（9.14%）、1,8-桉叶油素（8.40%）、对聚伞花素（5.45%）、γ-松油烯（3.68%）、松油烯-4-醇（2.98%）、桃金娘烯醇（2.57%）、龙脑（2.18%）、莰烯（1.80%）、α-水芹烯（1.76%）、月桂烯（1.19%）等。

【性味与功效】味辛，性温。温中健胃，解表散寒，祛风止痛。治风寒表证，风湿痹痛，外感头痛，身痛，风湿痛，脘腹冷痛，跌打损伤等。

路边姜 ▼

【基源】姜科姜花属植物姜花 *Hedychium coronarium* Koen. 的根茎。

【形态特征】茎高 1~2m。叶片披针形，长 20~40cm，宽 4.5~8cm；叶舌薄膜质，长 2~3cm。穗状花序顶生，椭圆形，长 10~20cm，宽 4~8cm；苞片呈覆瓦状排列，卵圆形，每一苞片内有花 2~3 朵；花芬芳，白色，花萼管长约 4cm，顶端一侧开裂；花冠管纤细，裂片披针形；唇瓣倒心形，长和宽约 6cm，白色，基部稍黄，顶端 2 裂。花期 8~12 月。

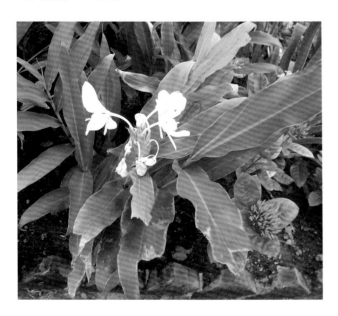

【习性与分布】生于林中或栽培。喜高温多湿稍荫的环境。分布于广东、台湾、湖南、广西、云南、四川、海南。

【挥发油含量】水蒸气蒸馏的根茎的得油率为 0.09%。

【芳香成分】姜花根茎挥发油的主成分多为 β-蒎烯（21.73%~30.10%），也有主成分不同的报告。周汉华等（2008）用水蒸气蒸馏法提取的贵州普安产姜花干燥根茎挥发油的主要成分为：β-蒎烯（30.10%）、桉油精（24.93%）、α-蒎烯（16.54%）、3-崖柏烯（6.61%）、α-萜品醇（5.63%）、4-松油醇（2.99%）、β-松油烯（1.69%）、龙脑（1.38%）、樟脑（1.22%）等。彭炳先等（2008）用水蒸气蒸馏法提取的贵州黔南地区产姜花块根挥发油的主要成分为：L-里哪醇（18.06%）、1,8-桉树脑（14.25%）、β-蒎烯（10.23%）、4-三蒎烯醇（3.70%）、α-三蒎烯醇（3.57%）、α-蒎烯（1.53%）、(-)-斯巴醇（1.09%）、g-蒎烯（1.04%）等。

【性味与功效】味辛，性温。祛风散寒，温经止痛。治风寒表证，头痛身痛，风温痹痛，脘腹冷痛，跌打损伤。

圆瓣姜花 ▼

【基源】姜科姜花属植物圆瓣姜花 *Hedychium forrestii* Diels 的根茎。

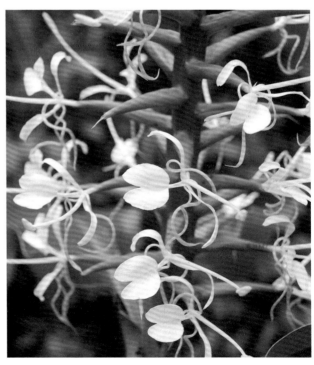

【形态特征】茎高 1~1.5m。叶片长圆形，披针形或长圆状披针形，长 35~50cm，宽 5~10cm；叶舌长 2.5~3.5cm。穗状花序圆柱形，长 20~30cm；苞片长圆形，边内卷，每一苞片内有花 2~3 朵；花白色，有香味，花萼管较苞片为短，花冠管长 4~5.5cm，裂片线形；唇瓣圆形，顶端 2 裂，基部收缩呈瓣柄。蒴果卵状长圆形，长约 2cm。花期 8~10 月，果期 10~12 月。

【习性与分布】生于山谷密林或疏林、灌丛中，海拔 200~900m。喜温暖、潮湿的环境，适宜在塘边、湖畔、涌头栽种。分布于西藏、四川、云南、贵州、重庆、广西等省区。

【挥发油含量】水蒸气蒸馏的干燥根茎的得油率为 0.60%~0.67%。

【芳香成分】纳智（2006）用水蒸气蒸馏法提取的云南西双版纳产圆瓣姜花干燥根茎挥发油的主要成分为：芳樟醇（34.21%）、β-蒎烯（12.72%）、(±)-反式-橙花叔醇（9.35%）、桉叶油素（5.94%）、α-蒎烯（5.21%）、α-松油醇（5.06%）、γ-松油烯（4.17%）、4-松油醇（3.60%）、冰片（2.93%）、对-聚伞花素（2.89%）、莰烯（1.57%）、柠檬烯（1.54%）等。杨秀泽等（2011）用水蒸气蒸馏法提取的贵州凯里产圆瓣姜花干燥根茎挥发油的主要成分为：β-蒎烯（27.21%）、桉油精（19.54%）、α-萜品醇（18.24%）、1S-α-蒎烯（13.98%）、4-松油醇（5.76%）、龙脑（3.49%）、γ-松油烯（2.11%）、β-芳樟醇（1.72%）、α-松油醇酯（1.60%）、D-柠檬烯（1.30%）、石竹烯（1.16%）、小茴香醇（1.12%）等。

【性味与功效】味辛，性温。温中健胃，解表散寒，祛风止痛。治风寒表证，风湿痹痛，外感头痛，身痛，风湿痛，脘腹冷痛，跌打损伤等。

箭杆风 ▼

【基源】姜科山姜属植物花叶山姜 *Alpinia pumila* Hook. f. 的根茎。

【形态特征】多年生草本，无地上茎；根茎平卧。叶 2~3 片一丛自根茎生出；叶片椭圆形或长圆状披针形，长达 15cm，宽约 7cm；叶舌短，2 裂；叶鞘红褐色。总状花序自叶鞘间抽出；花成对生于长圆形的苞片内；花萼管状，紫红色；花冠白色；唇瓣卵形，边缘具粗锯齿，白色，有红色脉纹；腺体 2 枚，披针形。果球形，径约 1cm。花期 4~6 月，果期 6~11 月。

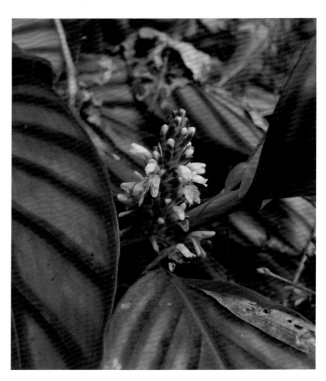

【习性与分布】生于山谷荫湿之处，海拔 500~1100m。喜温暖湿润环境。分布于云南、广东、广西、湖南。

【芳香成分】危英等（2012）用水蒸气蒸馏法提取的贵州贵阳产花叶山姜干燥根茎挥发油的主要成分为：α-莳基醋酸酯（13.04%）、β-芹子烯（10.07%）、10-表-γ-桉叶油醇（3.95%）、β-莳基醋酸酯（3.80%）、桃金娘烯醇（3.62%）、桃金娘烯醛（3.56%）、(E)-松香芹醇（3.26%）、醋酸外龙脑酯（2.93%）、8-氧-新异长叶烯（2.63%）、6,10,14-三甲基-2-十五烷酮（2.26%）、β-桉叶油醇（2.19%）、松香芹酮（2.03%）、荜澄茄烯（1.83%）、α-雪松醇（1.82%）、呋喃天竺葵酮 A（1.78%）、α-檀香萜（1.60%）、γ-荜澄茄烯（1.59%）、α-人参烯（1.42%）、内型-龙脑（1.41%）、L-芳樟醇（1.21%）、瓦伦烯（1.11%）、紫苏醛（1.07%）、β-朱栾（1.07%）等。

【性味与功效】味辛、微苦，性温。祛风除湿，行气止痛。治风湿痹痛，腹泻，胃痛，跌打损伤。

白蔻 ▼

【基源】姜科山姜属植物滑叶山姜 *Alpinia tonkinensis* Gagnep. 的果实。

【形态特征】茎较粗壮。叶片线状披针形，长达60cm，宽约7cm，革质；叶舌长1.5~2cm，革质；叶鞘具条纹。圆锥花序直立，长40~50cm，宽约4cm；花3~5朵聚生；苞片卵形；小苞片与苞片相似，惟较小；花萼近钟状，顶端不规则齿裂，一侧开裂至中部；花冠管长7~8mm，裂片长圆形；唇瓣卵形或圆形，长1.4cm，宽1~1.2cm。花期：2月。

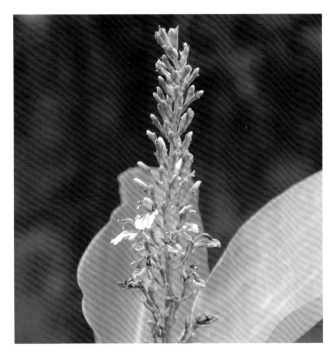

【习性与分布】生于林下、田野边阴湿处。喜温暖湿润环境。分布于广西、云南。

【挥发油含量】水蒸气蒸馏的果实的得油率为1.80%。

【芳香成分】秦民坚等（1999）用水蒸气蒸馏法提取的广西宁明产滑叶山姜果实挥发油的主要成分为：反式-松香芹醇（22.74%）、6,6-二甲基二环[3.1.1]庚-2-烯-2-羧醛（17.09%）、(+)-诺蒎酮（12.02%）、1-β-蒎烯（6.84%）、1,8-桉叶油素（6.37%）、桃金娘烯醇（5.29%）、(Z)-3-苯基-2-丙烯酸甲酯（2.82%）、α-蒎烯（2.64%）、乙酸苯酯（1.33%）等。

【性味与功效】味辛，性温。行气开胃。治胃脘疼痛，消化不良。

密苞山姜 ▼

【基源】姜科山姜属植物密苞山姜（箭秆风）*Alpinia stachyoides* Hance 的全草。

【形态特征】株高约1m。叶片披针形或线状披针形，长20~30cm，宽2~6cm；叶舌长约2mm，2裂。穗状花序直立，长10~20cm，小花常每3朵一簇生于花序轴上，小苞片极小；花萼筒状，顶端3裂；花冠管约和萼管等长或稍长；花冠裂片长圆形；唇瓣倒卵形，皱波状，2裂。蒴果球形，直径7~8mm；种子5~6颗。花期：4~6月；果期：6~11月。

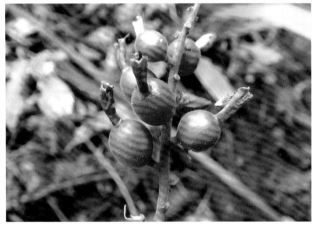

【习性与分布】多生于林下荫湿处。喜温暖湿润环境。分布于广东、广西、湖南、江西、云南、贵州、四川。

【挥发油含量】水蒸气蒸馏的茎叶的得油率为0.16%。

【芳香成分】危英等（2010）用水蒸气蒸馏法提取的贵州产箭秆风茎叶挥发油的主要成分为：α-醋酸莳酯（6.61%）、β-桉叶烯（4.76%）、天竺葵酮（3.90%）、樟脑（3.61%）、L-小茴香酮（3.41%）、对-二甲苯（2.82%）、去氢白菖蒲烯（2.38%）、瓦伦烯（2.03%）、十六醇（1.99%）、反亚油酸甲酯（1.91%）、10-表-γ-桉叶油（1.84%）、亚麻酸甲酯（1.84%）、7-表-α-桉叶烯（1.81%）、邻-缴花素（1.76%）、香叶草基芳樟基酯（1.73%）、桃金娘醛（1.71%）、酮基-α-依兰烯（1.66%）、β-桉叶油醇（1.64%）、14-去甲杜松-5-烯-4-酮（1.48%）、(E)-松香芹醇（1.39%）、马兜铃烯（1.36%）、荜澄茄烯（1.33%）、卡拉烯（1.30%）、β-榄香烯（1.20%）、1,8-桉树脑（1.19%）、γ-杜松烯（1.18%）、氧化石竹烯（1.17%）、α-玷理烯（1.14%）、橙花叔醇（1.14%）、卡达萘（1.13%）、邻－二甲苯（1.10%）、β－蒎烯（1.00%）等。

【性味与功效】味辛、微苦，性温。祛风除湿，行气止痛。治风湿痹痛，咳嗽，胃痛，跌打损伤。

云南红豆蔻

【基源】姜科山姜属植物节鞭山姜 *Alpinia conchigera* Griff. 的根茎。

【形态特征】丛生草本，高 1.2~2m。叶片披针形，长 20~30cm，宽 7~10cm。圆锥花序长 20~30cm，通常仅有 1~2 个分枝，第二级分枝多且短，上有 4~5 枚小苞片；小苞片漏斗状；花呈蝎尾状聚伞花序排列；萼杯状，淡绿色；花冠白色或淡青绿，花冠管裂片长 5~7mm；唇瓣倒卵形，淡黄或粉红而具红条纹。果鲜时球形，宽 0.8~1cm，枣红色。花期 5~7 月，果期 9~12 月。

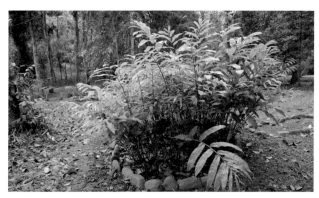

【习性与分布】生于山坡密林下或疏阴处，海拔 620~1100m。喜温暖湿润环境。分布于云南。

【挥发油含量】水蒸气蒸馏的根茎的得油率为 0.80%。

【芳香成分】谢小燕等（2013）用水蒸气蒸馏法提取的云南勐腊产节鞭山姜根茎挥发油的主要成分为：桉树脑（19.07%）、3－甲基－1H－吲唑（12.23%）、β－石竹烯（8.90%）、β－蒎烯（5.68%）、(1E,6E,8S)-1-甲基-5-亚甲基-8-(1-甲基乙基)-1,6-环癸二烯（2.62%）、3-(4-乙酰氧基苯基)-1-丙烯（2.47%）、β－榄香烯（2.40%）、胡椒酚（2.35%）、β－红没药烯（1.79%）、(1R)-(+)-α-蒎烯（1.41%）、α－人参烯（1.17%）、δ－榄香烯（1.14%）等。

【性味与功效】味辛，性温。温中，消食，解毒。治脘腹冷痛，食滞不化，蚊虫咬伤。

宽唇山姜

【基源】姜科山姜属植物宽唇山姜 *Alpinia platychilus* K. Schum. 的根茎。

【形态特征】株高 2m。叶片披针形，长约 60cm，宽约 16cm；叶舌长 1cm。总状花序长 25cm 或过之；小苞片阔椭圆形，长 4~5cm，宽 7.5cm，微红；萼 3~3.7cm，具不等大的 3 裂片，一侧开裂几达基部；花冠白色，管短而宽，花冠裂片宽椭圆形；唇瓣黄色染红，倒卵形，长 4.5~7cm，宽 8~9cm，顶端 2 裂，基部被极密绢毛的痂状体。

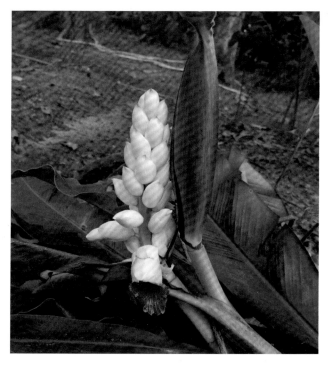

【习性与分布】生于林中湿润之处，海拔 750~1600m。喜温暖湿润环境。分布于云南。

【挥发油含量】水蒸气蒸馏的根茎的得油率为 0.70%。

【芳香成分】谢小燕等（2013）用水蒸气蒸馏法提取的云南勐腊产宽唇山姜根茎挥发油的主要成分为：2-丙烯酸-3-苯基-甲基酯（77.72%）、β－蒎烯（3.49%）、(1R)-(+)-α-蒎烯（3.36%）、1-环丁烯基苯（2.67%）、双环[3.1.0]-4-甲基-1-(1-甲基乙基)-己-2-烯（2.54%）、α－水芹烯（2.44%）、吲哚（1.46%）等。

【性味与功效】补土健胃，通气消食，除风止痛。治脘腹胀痛，呃逆呕吐，饮食积滞，风湿病肢体关节肿痛。

山姜 ▼

【基源】姜科山姜属植物山姜 *Alpinia japonica* (Thunb.) Miq. 的根茎。

【形态特征】株高35~70cm。叶片通常2~5片，叶片披针形，倒披针形或狭长椭圆形，长25~40cm，宽4~7cm；叶舌2裂。总状花序顶生，长15~30cm；总苞片披针形；小苞片极小；花通常2朵聚生；花萼棒状；花冠裂片长圆形；唇瓣卵形，白色而具红色脉纹。果球形，直径1~1.5cm，熟时橙红色；种子多角形。花期：4~8月；果期：7~12月。

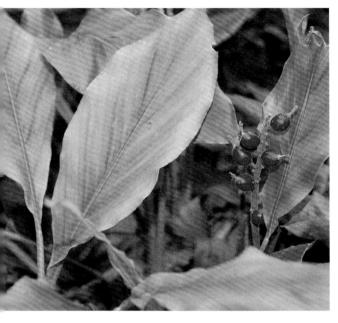

【习性与分布】生于林下荫湿处。喜散射光，亦耐半阴。喜温暖湿润环境。分布于东南、华南至西南各省区。

【挥发油含量】水蒸气蒸馏的根茎的得油率为0.95%。

【芳香成分】蔡进章等（2014）用水蒸气蒸馏法提取的浙江温州产山姜新鲜根挥发油的主要成分为：莳醇（24.67%）、[2R-(2 à ,4a à ,8a á)]- à , à ,4a,8- 四甲基 -1,2,3,4,4a,5,6,8a- 八氢 -2- 萘甲醇（17.18%）、(2R- 顺式)- à , à ,4a,8- 四甲基 -1,2,3,4,4a,5,6,7- 八氢 -2- 萘甲醇（15.26%）、(-)- 花柏烯（7.74%）、1,3,3- 三甲基 - 二环 [2.2.1] 庚 -2- 酮（7.19%）、[1R-(1 à ,4a á ,8a à)]- 十氢 -1,4a- 二甲基 -7-(1- 甲基乙烯基)-1- 萘甲醇（2.01%）、[1R-(1 à ,7 á ,8a à)]-1,2,3,5,6,7,8,8a- 八氢 -1,8a- 二甲基 -7-(1- 甲基乙

烯基)- 萘（1.88%）、1,7,7- 三甲基 - 二环 [2.2.1] 庚 -2- 酮（1.79%）、β - 水芹烯（1.36%）、桉油醇（1.25%）等；新鲜根茎挥发油的主要成分为：β - 蒎烯（12.92%）、[2R-(2 à ,4a à ,8a á)]- à , à ,4a,8- 四甲基 -1,2,3,4,4a,5,6,8a- 八氢 -2- 萘甲醇（8.87%）、十氢 -1,4a- 二甲基 -7-(1- 甲基亚乙基)-1- 萘甲醇（8.82%）、1,7,7- 三甲基 - 二环 [2.2.1] 庚 -2- 酮（7.56%）、邻 - 异丙基苯（5.61%）、(2R- 顺式)- à , à ,4a,8- 四甲基 -1,2,3,4,4a,5,6,7- 八氢 -2- 萘甲醇（4.07%）、(-)- 花柏烯（2.76%）、[1R-(1 à ,7 á ,8a à)]-1,2,3,5,6,7,8,8a- 八氢 -1,8a- 二甲基 -7-(1- 甲基乙烯基)- 萘（2.14%）、石竹素（1.67%）、α - 蒎烯（1.45%）、莰烯（1.37%）、桉油醇（1.23%）、β - 水芹烯（1.06%）等。刘磊等（2012）用水蒸气蒸馏法提取的福建三明产山姜干燥根茎挥发油的主要成分为：桉叶油醇（6.29%）、莰烯（2.90%）、蒎烯（2.05%）、石竹素（1.18%）等。

【性味与功效】味辛，性温。温中，散寒，祛风，活血。治脘腹冷痛，肺寒咳嗽，风湿痹痛，跌打损伤，月经不调，劳伤吐血。

建砂仁 ▼

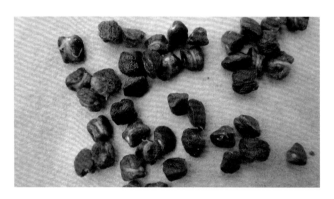

【基源】姜科山姜属植物山姜 *Alpinia japonica* (Thunb.) Miq. 的果实。

【形态特征】同山姜。

【习性与分布】同山姜。

【挥发油含量】水蒸气蒸馏的果实的得油率为0.60%~1.05%。

【芳香成分】山姜果实挥发油的第一主成分为1,8- 桉树脑（39.51%~48.30%）。唐建阳等（2009）用水蒸气

蒸馏法提取的福建龙岩产山姜果实挥发油的主要成分为：桉叶油醇（39.51%）、3-异丙烯基-5,5-二甲基-环戊烯（7.07%）、松油醇（3.66%）、α-蒎烯（3.59%）、α-石竹烯（2.97%）、β-水芹烯（2.02%）、石竹烯（1.89%）、胡椒烯（1.26%）等。

【性味与功效】味辛，性温。温中散寒，行气调中。治脘腹胀痛，呕吐泄泻，食欲不振。

石竹素（1.94%）、(+)-柠檬烯（1.78%）、1,2,3,4,4a,7-六氢-1,6-二甲基-4-(1-异丙基)-萘（1.59%）、左旋-α-蒎烯（1.50%）、1,3,3-三甲基-二环[2.2.1]庚-2-醇乙酸酯（1.47%）、4-萜烯醇（1.30%）、癸醛（1.25%）、柠檬醛（1.20%）、γ-杜松烯（1.20%）、S-(Z)-3,7,11-三甲基-1,6,10-十二烷三烯-3-醇（1.19%）、δ-杜松烯（1.06%）等。

【性味与功效】味辛，性温。温中散寒，行气止痛。治胃寒气滞，腹胀痛。

小草蔻 ▼

【基源】姜科山姜属植物小草蔻 *Alpinia henryi* K. Schum. 的果实。

【形态特征】株高达 2m。叶片线状披针形，长35~40cm，宽 3.5~6cm；叶舌长 7~8mm。总状花序直立，长 10~12cm；小苞片长圆形，长约 2.5cm；花乳白色；花萼钟状，长 1.5~2cm，顶端具 2 齿；花冠管长11mm，裂片披针形；唇瓣倒卵形，顶端 2 裂。果圆球形，直径 2~2.5cm，被短柔毛，顶端有宿萼。花期 4~6 月，果期 5~7 月。

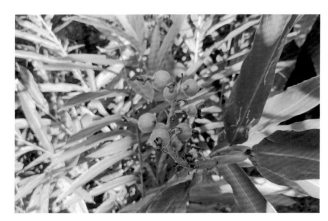

【习性与分布】生于密林中。喜温暖湿润环境。分布于海南、广东、广西、湖南。

【挥发油含量】水蒸气蒸馏的果实的得油率为 0.75%。

【芳香成分】秦华珍等（2011）用水蒸气蒸馏法提取的广西上思产小草蔻果实挥发油的主要成分为：金合欢醇（30.22%）、D-(+)-茴香酮（4.63%）、左旋樟脑（4.22%）、1,3,3-三甲基双环[2.2.1]-庚-2-醇（3.67%）、桉叶油醇（3.09%）、芳樟醇（2.96%）、莰烯（2.79%）、反式,反式-法呢醛（2.48%）、香叶醇（2.32%）、

艳山姜 ▼

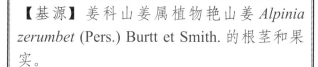

【基源】姜科山姜属植物艳山姜 *Alpinia zerumbet* (Pers.) Burtt et Smith. 的根茎和果实。

【形态特征】株高 2~3m。叶片披针形，长 30~60cm，宽 5~10cm。圆锥花序呈总状花序式，长达 30cm，花序轴紫红色，在每一分枝上有花 1~3 朵；小苞片椭圆形，白色，顶端粉红色；花萼近钟形，白色，顶粉红色；花冠裂片长圆形，乳白色，顶端粉红色，唇瓣匙状宽卵形，黄色有紫红色纹彩。蒴果卵圆形，熟时朱红色；种子有棱角。花期 4~6 月，果期 7~10 月。

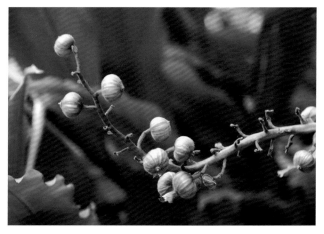

【习性与分布】生于林荫。喜高温湿润，半阴蔽的环境，耐阴但不耐寒，忌阳光直射，忌干旱，畏涝。分布于东南至西南各省区。

【挥发油含量】水蒸气蒸馏的根茎的得油率为 0.41%，果实的得油率为 0.11%~1.47%。

【芳香成分】根茎：沈祥春等（2010）用水蒸气蒸馏法提取的艳山姜根茎挥发油的主要成分为：樟脑（11.82%）、β－水芹烯（11.24%）、莰烯（9.92%）、o-伞花烃（8.95%）、L-芳樟醇（7.47%）、L-龙脑（5.64%）、α－蒎烯（4.80%）、α－水芹烯（4.79%）、1,8－桉叶油素（3.89%）、β－蒎烯（3.11%）、4－萜烯醇（2.91%）、油酸（2.38%）、β－月桂烯（2.18%）、α－莳基丙酮（1.80%）、α－松油醇（1.68%）、金合欢醇（1.38%）、亚油酸（1.34%）、β－石竹烯（1.23%）、硬脂酸（1.21%）、石竹素（1.00%）等。张成川等（2018）用水蒸气蒸馏法提取的浙江温州产艳山姜新鲜根茎挥发油的主要成分为：(2à,4aà,8aà)－3,4,4a,5,6,8a－六氢－2,5,5,8a－四甲基－2H-1－苯并吡喃（10.91%）、1-甲基－2-(1-甲基乙基)-苯（8.16%）、(E)-肉桂酸甲酯（6.40%）、β－蒎烯（5.72%）、1,8-桉叶油素（5.04%）、莰烯（3.54%）、α－蒎烯（3.23%）、à－石竹烯（2.55%）、à,à,4－三甲基－3－环己烯－1－甲醇（2.38%）、α－水芹烯（1.79%）、香芹酚（1.52%）、1-甲基－4-(1-甲基亚乙基)－环己烯（1.28%）、(1R)-1,7,7－三甲基－双环[2.2.1]庚－2－酮（1.25%）、β－月桂烯（1.17%）等。

果实：艳山姜果实挥发油的主成分多为桉油精（9.17%~35.73%），也有主成分不同的报告。刘易等（2016）用水蒸气蒸馏法提取的广东广州产'花叶'艳山姜果实挥发油的主要成分为：桉油精（35.73%）、三环烯（7.46%）、2-茨酮（5.74%）、4-莒烯（5.64%）、p-伞花烃（4.98%）、γ－桉叶醇（4.30%）、肉桂酸甲酯（4.27%）、(3R,4aS,5R,8aS)-5,8a－二甲基－3-(丙烷－2－基)-1,2,3,4,4a,5,6,8a－八氢萘（3.69%）、α－蒎烯（3.24%）、α－石竹烯（2.62%）、柠檬烯（2.53%）、橙花油醇（2.00%）、2-茨烯（1.83%）、4-萜烯醇（1.55%）、γ－萜品烯（1.06%）等。张旭等（2017）用水蒸气蒸馏法提取的贵州贞丰产艳山姜干燥果实挥发油的主要成分为：α－松油烯（24.89%）、1,8-萜二烯（15.53%）、α－蒎烯（6.98%）、乙烯（3.06%）、M-异丙基甲苯（2.95%）、莰烯（2.44%）、樟脑（1.61%）、冰片（1.51%）、2-甲氧基苯酚（1.10%）等。吴林菁等（2017）用水蒸气蒸馏法提取的贵州贞丰产艳山姜干燥成熟果实挥发油的主要成分为：β－蒎烯（28.48%）、柠檬烯（10.05%）、α－蒎烯（9.73%）、α－松油醇（5.65%）、莰烯（4.24%）、石竹烯氧化物（4.12%）、

邻异丙基苯（3.92%）、1,8-桉树脑（3.92%）、内－龙脑（2.88%）、樟脑（2.33%）、松油烯－4－醇（1.78%）、乙酸异丁酯（1.75%）、沉香醇（1.69%）、d-橙花叔醇（1.39%）、松香芹醇（1.10%）、β－石竹烯（1.07%）等。沈祥春等（2010）用水蒸气蒸馏法提取的艳山姜果实挥发油的主要成分为：β－水芹烯（16.39%）、1,8-桉叶油素（10.96%）、莰烯（10.12%）、α－蒎烯（9.28%）、β－蒎烯（5.06%）、L-芳樟醇（4.03%）、樟脑（3.66%）、o-伞花烃（3.38%）、β－月桂烯（3.19%）、L-龙脑（2.45%）、石竹素（1.78%）、4-萜烯醇（1.76%）、α－水芹烯（1.53%）、油酸（1.50%）、β－石竹烯（1.23%）、α－松油醇（1.20%）、2-甲基丁基乙酸酯（1.16%）等。吴万征等（2005）用水蒸气蒸馏法提取的艳山姜干燥成熟果实挥发油的主要成分为：4-松油醇（32.93%）、桉油醇（13.74%）、γ－萜品烯（11.27%）、甲基异丙基苯（8.97%）、(+)-4-莒烯（3.37%）、石竹烯（3.36%）、氧化石竹烯（3.01%）、β－水芹烯（2.71%）、芳樟醇（2.47%）、松油醇（2.36%）、β－蒎烯（1.75%）、D-柠檬烯（1.36%）、α－侧柏烯（1.07%）等。

【性味与功效】味辛、涩，性温。温中燥湿，行气止痛，截疟。治心腹冷痛，胸腹胀满，消化不良，呕吐腹泻，疟疾。

云南野砂仁 ▼

【基源】姜科山姜属植物云南草蔻 *Alpinia blepharocalyx* K. Schum. 的种子。

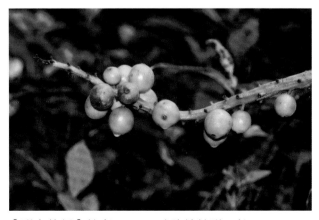

【形态特征】株高 1~3m。叶片披针形，长 45~60cm，宽 4~15cm；叶舌长约 6mm。总状花序下垂，长 20~30cm；小苞片椭圆形，内包 1 花蕾，花时脱落；花

萼椭圆形，长 2~2.5cm，顶端具 3 齿；花冠肉红色；唇瓣卵形，红色。果椭圆形，长约 3cm，宽约 2cm；种子团圆球形，表面灰黄至暗棕色。花期 4~6 月，果期 7~12 月。

【习性与分布】生于海拔 100~1000m 的疏林中。喜温暖湿润环境。分布于云南。

【挥发油含量】水蒸气蒸馏的种子的得油率为 0.11%~0.36%。

【芳香成分】何仁远等（1995）用水蒸气蒸馏法提取的云南西双版纳产云南草蔻种子挥发油的主要成分为：γ-杜松烯（18.70%）、芳樟醇（5.45%）、乙酸香叶酯（3.86%）、δ-杜松烯（3.08%）、β-丁香烯（1.98%）、橙花叔醇（1.98%）、芳萜烯（1.45%）、檀香醇（1.25%）、δ-杜松醇（1.16%）等。朱亮锋等（1993）用水蒸气蒸馏法提取的广东广州产云南草蔻种子挥发油的主要成分为：乙酸香叶酯（24.71%）、间伞花烃（13.76%）、α-侧柏烯（5.47%）、芳樟醇（4.02%）、顺式-氧化芳樟醇(呋喃型)（3.67%）、反式-氧化芳樟醇(呋喃型)（3.12%）、乙酸苯丙酯（2.81%）、柠檬醛（2.67%）、金合欢醇（1.99%）、α-松油醇（1.67%）、香叶醇（1.14%）、α-玷珛烯（1.08%）等。

【性味与功效】味辛，性温。燥湿，祛寒，暖胃，健胃。治寒湿阴滞脾胃，脘腹胀满疼痛，呕吐，泄泻等。

光叶云南草蔻 （小草蔻）▼

【基源】姜科山姜属植物光叶云南草蔻 *Alpinia blepharocalyx* K. Schum. var. *glabrior* (Hand.-Mazz.) T. L. Wu 的种子。

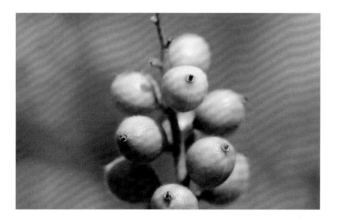

【形态特征】与原变种不同之处在于叶背及花冠管喉部均无毛。花期 3~7 月，果期 4~11 月。

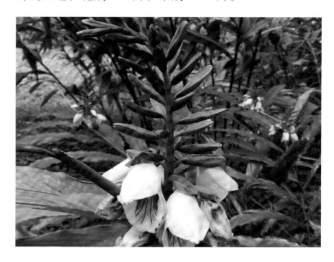

【习性与分布】生于山地密林或灌丛中，海拔 380~1200m。分布于云南、广西、广东。

【挥发油含量】水蒸气蒸馏的种子的得油率为 0.31%。

【芳香成分】何仁远等（1995）用水蒸气蒸馏法提取的云南马关产光叶云南草蔻种子挥发油的主要成分为：金合欢醇（29.20%）、蛇麻烯（23.50%）、金合欢醛（7.89%）、芳樟醇（5.05%）、香叶酸甲酯（3.64%）、β-丁香烯（3.24%）、乙酸金合欢酯（2.39%）、δ-杜松烯（2.18%）、胡薄荷酮（2.12%）、橙花叔醇（2.11%）、α-胡椒烯（2.02%）、香叶醛（1.42%）、香茅醇（1.27%）等。

【性味与功效】味辛，性温。祛寒燥湿，温胃止呕。治胃寒胀痛，反胃吐酸，食欲不振，寒湿吐泻。

土田七 （姜三七）▼

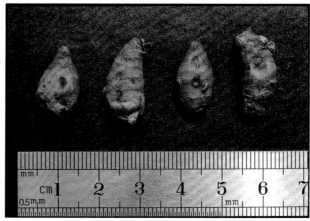

【基源】姜科土田七属植物土田七 *Stahlianthus involucratus* (King ex Baker) Craib ex Loes. 的块根和根茎。

【形态特征】株高15~30cm；根茎块状，径约1cm，棕褐色，芳香而有辛辣味，根末端膨大成球形的块根。叶片倒卵状长圆形或披针形，长10~18cm，宽2~3.5cm，绿色或染紫。花10~15朵聚生于钟状的总苞中，总苞长4~5cm，宽2~2.5cm；小苞片线形；花白色，萼管长9~11mm；花冠管长2.5~2.7cm；唇瓣倒卵状匙形，白色，中央有杏黄色斑。花期5~6月。

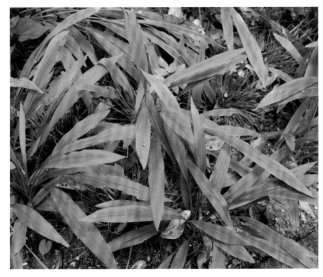

【习性与分布】野生于林下、荒坡或栽培。分布于云南、广东、广西、福建。

【挥发油含量】水蒸气蒸馏的新鲜根茎的得油率为1.15%~3.78%。

【芳香成分】方洪钜等（1984）用水蒸气蒸馏法提取的土田七新鲜根茎挥发油的主要成分为：莰烯（22.69%）、姜三七醌（19.85%）、樟脑（10.70%）、α-胡椒烯（8.75%）、α-蒎烯（5.38%）、莰烯（4.23%）、香树烯（4.19%）、二氢姜三七酮（3.16%）、柠檬烯（1.31%）、γ-依兰油烯（1.05%）等。焦爱军等（2014）用水蒸气蒸馏法提取的广西武鸣产土田七干燥块根及根茎挥发油的主要成分为：衣兰烯（23.42%）、莰烯（14.05%）、α-石竹烯（10.56%）、姜三七醌（9.65%）、α-蒎烯（5.81%）、樟脑（5.04%）、3-莰烯（3.69%）、β-杜松烯（2.88%）、1-异亚丙基-4-亚甲基-7-甲基-1,2,3,4,4a,5,6,8a-八氢萘（2.15%）、氧化石竹烯（1.83%）、去氢白菖烯（1.47%）、二氢姜三七酮（1.34%）、β-芹子烯（1.22%）、葎草烯环氧化物 II（1.21%）等。曾立威等（2017）用水蒸气蒸馏法提取的广西产土田七新鲜块根及根茎挥发油的主要成分为：3,6,7,8-四氢化-3,3,6,6-四甲基环戊二烯并[e]茚-1(2H)-酮（25.75%）、莰烯（13.54%）、1,7,7-三甲基-二环[2.2.1]庚-2-茨酮（11.93%）、可巴烯（9.95%）、1R-α-蒎烯（4.94%）、香树烯（4.76%）、1,3,3-三甲基-三环[2.2.1.0(2,6)]庚烷（3.50%）、氧化石竹烯（3.26%）、1,2,4a,5,6,8a-六氢-4,7-二甲基-1-(1-甲基乙基)萘（2.65%）、6-坎福诺耳（1.21%）、甲基庚基甲酮（1.05%）、萘（1.00%）等。

【性味与功效】味辛、微苦，性温。散瘀，止痛，止血。治跌打瘀痛，风湿骨痛，吐血衄血，月经过多，外伤出血。

金缕半枫荷叶 ▼

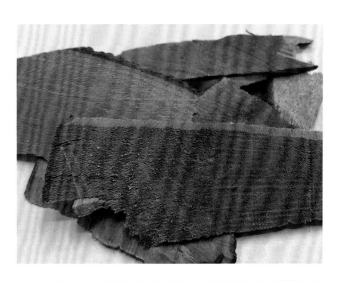

【基源】金缕梅科半枫荷属植物半枫荷 *Semiliquidambar cathayensis* Chang 的叶。

【形态特征】常绿乔木，高约17m，胸径达60cm。叶簇生于枝顶，革质，异型，不分裂的叶片卵状椭圆形，长8-13cm，宽3.5-6cm；或为掌状3裂，边缘有具腺锯齿。雄花的短穗状花序常数个排成总状，长6cm，花被全缺。雌花的头状花序单生，萼齿针形，长2-5mm。头状果序直径2.5cm，有蒴果22-28个，宿存萼齿比花柱短。

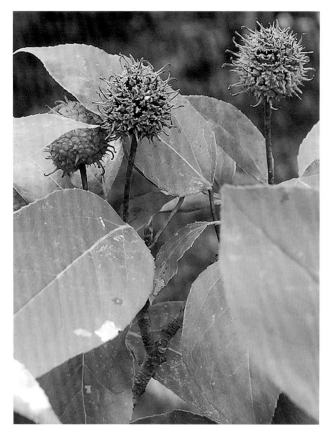

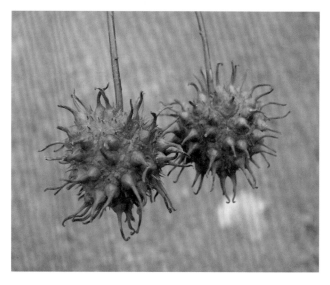

【形态特征】落叶乔木,高达25m。叶阔卵形,掌状3裂,长8~13cm,宽8~15cm;边缘有锯齿,齿尖有腺状突;托叶线形,长3~10mm,有褐色绒毛。雄性短穗状花序多个排成总状花序。雌性头状花序单生于短枝的叶腋内,有雌花15~26朵;萼齿不存在,或为鳞片状,有时极短。头状果序宽2.5cm,干后变黑褐色,不具萼齿;种子多数,褐色,有棱。

【习性与分布】产地多属亚热带低山至中山,向南楔入热带。分布于江西、广东、广西、湖南、贵州、海南。

【挥发油含量】水蒸气蒸馏的枝叶的得油率为0.50%~0.60%。

【芳香成分】朱亮锋等(1993)用水蒸气蒸馏法提取的广东鼎湖山产半枫荷枝叶挥发油的主要成分为:柠檬烯(50.22%)、2-己烯醛(6.72%)、3-己烯醇(6.26%)、β-蒎烯(5.17%)、α-罗勒烯(5.07%)、己醛(3.93%)、丙基环丙烷(3.49%)、α-松油醇(3.40%)、苯甲醛(3.26%)、α-蒎烯(3.10%)、松油醇-4(2.26%)、β-月桂烯(1.14%)、对伞花烃(1.04%)等。

【性味与功效】味涩、微苦,性温。祛风止痛,通络止痛,止血。治风湿痹痛,外伤出血。

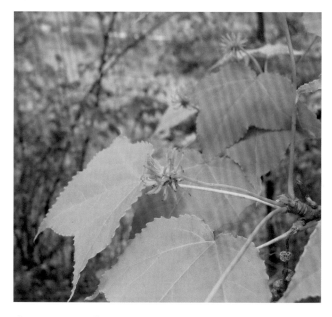

【习性与分布】多生于海拔600m以上的山地和常绿树混交。分布于广西、四川、贵州、广东、江西、安徽、湖北、江苏、浙江等省区。

【芳香成分】蔡爱华等(2012)用水蒸气蒸馏法提取的广西兴安产缺萼枫香树果实挥发油的主要成分为:β-蒎烯(22.10%)、1R-α-蒎烯(21.93%)、石竹烯(11.41%)、[1S-(1α,2β,4β)]-1-乙烯基-1-甲基-2,4-二(1-甲基乙烯基)-环己烷(4.46%)、

缺萼枫香 ▼

【基源】金缕梅科枫香树属植物缺萼枫香树 *Liquidambar acalycina* H. T. Chang 的果实。

[1aR-(1aα,7α,7aα,7bα)]-1a,2,3,5,6,7,7a,7b- 八氢 -1,1,7,7a- 四甲基 -1H- 环丙 [a] 萘（3.54%）、(1S- 顺式)-1,2,3,5,6,8a- 六氢 -4,7- 二甲基 -1-(1- 甲基乙基)- 萘（2.06%）、1,5,5- 三甲基 -6- 亚甲基 - 环己烯（2.05%）、(E,E)-1,5- 二甲基 -8-(1- 甲基亚乙基)-1,5- 环癸二烯（1.96%）、[S-(E,E)]-1- 甲基 -5- 亚甲基 -8-(1- 甲基乙基)-1,6- 环癸二烯（1.61%）、(1S- 顺式)-1,2,3,4- 四氢 -1,6- 二甲基 -4-(1- 甲基乙基)- 萘（1.54%）、α- 杜松醇（1.50%）、(-)- 蓝桉醇（1.42%）、[S-(Z)]-3,7,11- 三甲基 -1,6,10- 十二碳三烯 -3- 醇（1.21%）、(+)- 表 - 双环倍半菲兰烯（1.16%）等。

【性味与功效】味辛、苦，性平。息风，止痒，止痉。治筋骨痛，小儿伤风，皮肤瘙痒。

檵花

【基源】金缕梅科檵木属植物檵木 *Loropetalum chinense* (R. Br.) Oliver 的花。

【形态特征】灌木，有时为小乔木，多分枝。叶革质，卵形，长 2~5cm，宽 1.5~2.5cm，全缘；托叶膜质，三角状披针形。花 3~8 朵簇生，白色，比新叶先开放，或与嫩叶同时开放；苞片线形；萼筒杯状，萼齿卵形，花后脱落；花瓣 4 片，带状，长 1~2cm。蒴果卵圆形，长 7~8mm，宽 6~7mm，萼筒长为蒴果的 2/3。种子圆卵形，黑色，发亮。花期 3-4 月。

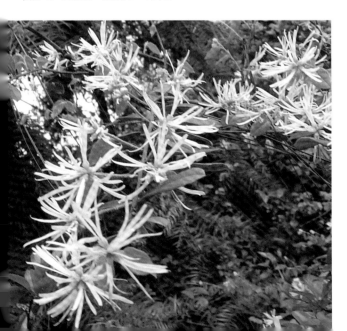

【习性与分布】喜生于向阳的丘陵及山地，喜阳，也耐阴。分布于中部、南部、西南各省区。

【芳香成分】杨鑫宝等（2010）用水蒸气蒸馏法提取的江西景德镇产檵木干燥花挥发油的主要成分为：醋酸乙酯（46.56%）、十五烷（21.12%）、二十烷（4.82%）、乙酸异丙酯（4.47%）、6,10,14- 三甲基十五烷酮（3.23%）、醋酐（3.04%）、顺式 -2,3- 二甲基环氧乙烷（2.72%）、二十一烷（2.34%）、1- 乙氧基丁烷（2.27%）、正己醛（1.72%）、十六烷酸（1.46%）等。

【性味与功效】味甘、涩，性平。清热止咳，收敛止血。治肺热咳嗽，咯血鼻衄，便血，痢疾，泄泻，崩漏。

檵花叶 ▼

【基源】金缕梅科檵木属植物檵木 *Loropetalum chinense* (R. Br.) Oliver 的叶。

【形态特征】同檵花。

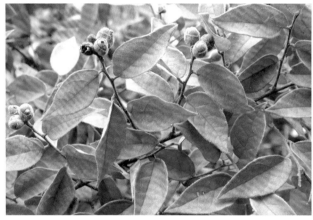

【习性与分布】同檵花。

【芳香成分】唐华等（2011）用同时蒸馏萃取法提取的江西南昌产檵木叶挥发油的主要成分为：顺 -3- 己烯 -1- 醇（38.79%）、9,12- 十八碳二烯醛（6.39%）、棕榈酸（5.31%）、2- 乙基 -3- 乙烯基环氧乙烷（4.39%）、1- 辛烯 -3- 醇（3.10%）、油酸（2.63%）、乙酸叶醇酯（2.24%）、硬脂酸（1.99%）、十六烷（1.17%）、十五烷（1.09%）、顺 -3- 己烯醇丁酸酯（1.07%）等。

【性味与功效】味苦、涩，性凉。收敛止血，清热解毒。治咯血，吐血，便血，崩漏，产后恶露不净，紫癜，暑热泻痢，跌打损伤，创伤出血，肝热目赤，喉痛。

红花檵木 ▼

【基源】金缕梅科檵木属植物红花檵木 *Loropetalum chinense* (R. Br.) Oliv. var. *rubrum* Yieh 的根、叶、花。根的芳香成分未见报道。

【形态特征】叶与原种相同。花紫红色，长2cm。

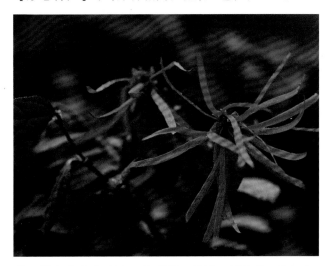

【习性与分布】喜光，稍耐阴，耐旱，喜温暖，耐寒冷，耐瘠薄。分布于广东、湖南、江西；华南地区常见栽培。

【芳香成分】叶：唐华等（2011）用同时蒸馏萃取法提取的江西南昌产红花檵木的绿叶挥发油的主要成分为：油酸（33.31%）、棕榈酸（17.47%）、顺-3-己烯-1-醇（12.73%）、硬脂酸（5.03%）、三甲基硅酯棕榈酸（1.94%）、2-乙基-3-乙烯基环氧乙烷（1.90%）、十六烷（1.79%）、反,反-9,12-十八碳双烯酸（1.60%）、1-庚烯（1.39%）、十七烷（1.19%）、十五烷（1.09%）等；红叶挥发油的主要成分为：顺-3-己烯-1-醇(30.47%)、油酸(9.13%)、2-乙基-3-乙烯基环氧乙烷（8.42%）、棕榈酸(6.02%)、1-庚烯（2.89%）、十六烷（2.69%）、硬脂酸（2.55%）、十七烷（2.09%）、十五烷（1.84%）、反,反-9,12-十八碳双烯酸（1.63%）、2,6-二甲基十七烷（1.19%）等。王金梅等（2013）用固相微萃取法提取的河南商城产红花檵木叶挥发油的主要成分为：二十碳烷（7.02%）、十五烷（5.98%）、正二十一碳烷（4.62%）、二氢猕猴桃内酯（4.34%）、正十八烷（3.90%）、正十六烷（3.86%）、十九烷（3.73%）、6,10,14-三甲基-2-十五烷酮（3.62%）、2,6,10,15-四甲基-

十七烷（3.51%）、十七烷（3.47%）、壬醛（3.24%）、邻苯二甲酸丁基异丁酯（2.71%）、β-芳樟醇（2.54%）、(E)-香叶基丙酮（2.42%）、α-紫罗兰酮（2.37%）、2,6,10-三甲基-十五烷（2.35%）、2,6,10,14-四甲基-十五烷（2.30%）、1-辛烯-3-醇（1.66%）、邻苯二甲酸二异丁酯（1.53%）、壬酸（1.50%）、(E)-2-己烯醛（1.44%）、5-戊基-1,3-苯二酚（1.07%）等。

花：王金梅等（2013）用固相微萃取法提取的河南商城产红花檵木花挥发油的主要成分为：十五烷（18.21%）、6,10,14-三甲基-2-十五烷酮（7.10%）、邻苯二甲酸丁基异丁酯（6.86%）、二十碳烷（6.25%）、壬醛（5.33%）、正十八烷（4.83%）、2,6,10,15-四甲基-十七烷(4.49%)、十九烷（3.83%）、1-辛烯-3-醇（3.64%）、正十六烷（3.50%）、庚醛（3.09%）、邻苯二甲酸二异丁酯（2.90%）、壬酸（2.77%）、十七烷（2.54%）、二氢猕猴桃内酯（2.27%）、β-芳樟醇（2.20%）、2,6,10,14-四甲基-十五烷（2.06%）、2,6,10-三甲基-十五烷（1.87%）、庚酸（1.79%）、正二十一碳烷（1.76%）、雪松醇（1.19%）、正辛醇（1.17%）等。

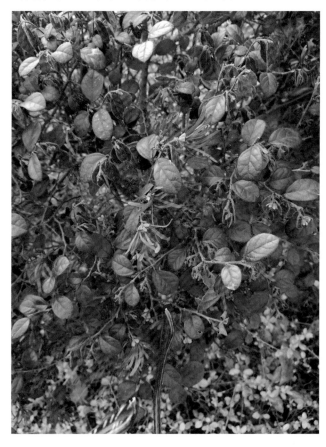

【性味与功效】味甘、涩，性平。止血止痛，止泻，生肌。治肺热咳嗽，咯血，鼻衄，肠风便血，血痢，崩漏。

阿丁枫 ▼

【基源】金缕梅科蕈树属植物蕈树 Altingia chinensis (Champ.) Oliv. ex Hance 的根、枝、叶。根、枝的芳香成分未见报道。

【形态特征】常绿乔木，高 20m；芽体卵形，有多数鳞状苞片。叶革质，二年生，倒卵状矩圆形，长 7~13cm，宽 3~4.5cm；边缘有钝锯齿；托叶细小。雄花短穗状花序常多个排成圆锥花序。雌花头状花序单生或数个排成圆锥花序，有花 15~26 朵，苞片 4~5 片，卵形或披针形；萼筒与子房连合，萼齿乳突状。头状果序近于球形；种子多数，褐色有光泽。

【习性与分布】生于海拔 600~1000m 的亚热带常绿林里。分布于贵州、广西、广东、湖南、江西、浙江、福建、江苏、云南。

【挥发油含量】水蒸气蒸馏的新鲜叶的得率为 0.05% ~ 0.18%。

【芳香成分】彭华贵等（2007）用水蒸气蒸馏法提取的广东韶关产蕈树新鲜叶挥发油的主要成分为：异丁香烯（11.42%）、双坏大根香叶烯（10.71%）、(E)- 丁香烯（9.96%）、α - 依兰油烯（8.92%）、依兰油烯愈创烷 -1(5),11- 二烯（6.36%）、桉叶油 -4(14),7(11)- 二烯（4.04%）、反式罗勒烯（3.92%）、δ - 榄香烯（3.52%）、1- 表橙椒烯（3.12%）、β - 蒎烯（3.07%）、α - 蒎烯（2.99%）、5- 羟基白菖蒲烯（2.97%）、反式 - 杜松萜烷 -1(2),4- 二烯（2.43%）、白檀油烯醇（2.12%）、(E)-9- 表丁香烯（2.09%）、顺式罗勒烯（2.04%）、对 - 薄荷 -1- 烯 -4- 醇（1.59%）、2- 己醛（1.35%）、桉叶油 -7(11)- 烯 -4- 醇（1.11%）等。

【性味与功效】味甘，性温。祛风除湿，舒筋活血。治风湿关节炎，类风湿关节炎，腰肌劳损，慢性腰腿痛，半身不遂，跌打损伤，扭挫伤；外用治刀伤出血。

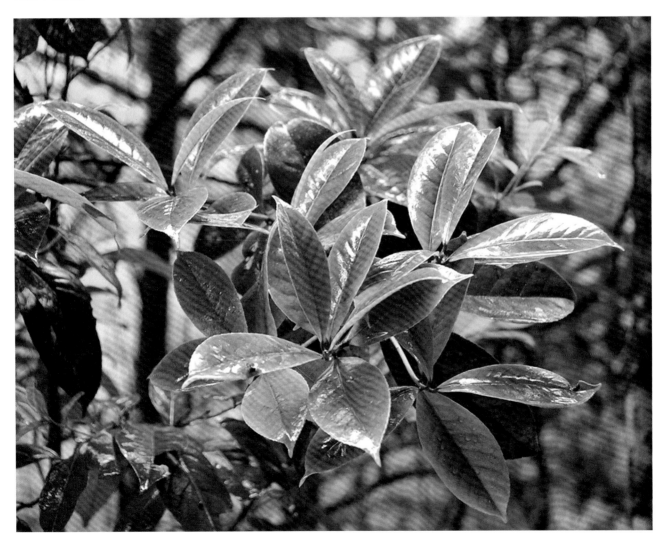

四叶细辛 ▼

【基源】金粟兰科金粟兰属植物多穗金粟兰 *Chloranthus multistachys* Pei 的根及全草。根的芳香成分未见报道。

【形态特征】多年生草本，高 16~50cm，根状茎粗壮，下部节上生一对鳞片叶。叶对生，通常 4 片，坚纸质，椭圆形至宽卵形，长 10~20cm，宽 6~11cm，边缘具锯齿，齿端有一腺体。穗状花序多条，顶生和腋生，单一或分枝；苞片近半圆形；花小，白色，排列稀疏。核果球形，绿色，长 2.5~3mm，表面有小腺点。花期 5~7 月，果期 8~10 月。

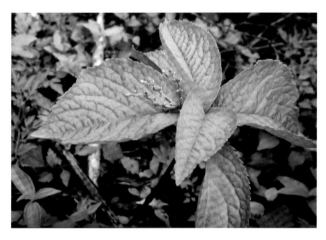

【习性与分布】生于山坡林下阴湿地和沟谷溪旁草丛中，海拔 400~1650m。分布于河南、陕西、甘肃、安徽、江苏、浙江、福建、江西、湖南、湖北、广东、广西、贵州、四川。

【挥发油含量】水蒸气蒸馏的全草的得油率为 0.06%；索氏法提取的干燥全草的得油率 4.45%。

【芳香成分】康杰芳等（2009）用索氏法提取的陕西宁陕产多穗金粟兰干燥全草挥发油的主要成分为：亚油酸甲酯（23.60%）、亚麻酸甲酯（20.82%）、二丁基羟基甲苯（12.61%）、棕榈酸甲酯（11.81%）、木焦油酸甲酯（5.02%）、角鲨烯（3.97%）、乙酸十八醇酯（3.74%）、对苯二甲酸酯（3.24%）、山嵛酸（2.33%）、十六烷（1.83%）、油酸甲酯（1.62%）、花生酸甲酯（1.25%）等。喻庆禄等（2002）用水蒸气蒸馏法提取的江西井冈山产多穗金粟兰全草挥发油的主要成分为：α–松油醇（4.40%）、香叶醇（3.80%）、柠檬烯（3.30%）、香橙烯（3.10%）、α–愈创木烯（2.90%）、乙酸冰片酯（2.80%）、δ–杜松烯（2.60%）、β–芹子烯（2.20%）、异松油烯（2.10%）、芳樟醇（2.10%）、α–站玛烯–8–醇（2.00%）、站玛烯（2.00%）、β–丁香烯（1.90%）、α–蒎烯（1.80%）、榄香烯（1.70%）、α–檀香醇（1.70%）、石竹烯（1.60%）、苯甲酸（1.60%）、α–杜松烯（1.50%）、1–甲基–4–异丙烯基环己醇醋酸酯（1.30%）、苯甲醛（1.30%）、5–蒈醇（1.30%）、β–月桂烯（1.20%）、邻苯二甲酸二丁酯（1.10%）、2–庚酮（1.00%）等。

【性味与功效】味苦、辛，性温，有小毒。活血散瘀，解毒消肿。治跌打损伤，骨折，痈疖肿毒，毒蛇咬伤，皮肤瘙痒。

及己 ▼

【基源】金粟兰科金粟兰属植物及己 *Chloranthus serratus* (Thunb.) Roem. et Schalt. 的根。

【形态特征】多年生草本，高 15~50cm；根状茎横生，粗短；茎直立，下部节上对生 2 片鳞状叶。叶对生，4~6 片生于茎上部，纸质，椭圆形或卵状披针形，长 7~15cm，宽 3~6cm，边缘具锐而密的锯齿；鳞状叶膜质，三角形；托叶小。穗状花序顶生，单一或 2~3 分枝；苞片三角形或近半圆形；花白色。核果近球形或梨形，绿色。花期 4~5 月，果期 6~8 月。

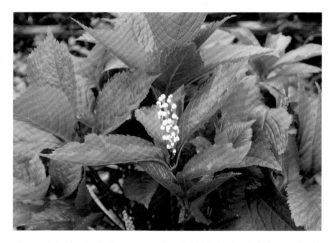

【习性与分布】生于山地林下湿润处和山谷溪边草丛中，海拔 280~1800m。分布于安徽、江苏、浙江、江西、福建、广东、广西、湖南、湖北、四川。

【挥发油含量】水蒸气蒸馏的干燥根的得油率为 0.40%。

【芳香成分】郭晓玲等（2006）用水蒸气蒸馏法提取的广东连南产及已干燥根挥发油的主要成分为：喇叭茶烯（26.90%）、α-古芸香烯（13.12%）、愈创木醇（12.51%）、榄香醇（5.95%）、α-荜澄茄烯（5.74%）、呋喃二烯（3.59%）、小茴香乙酯（3.36%）、蒜头素（2.79%）、双环-2-异丙基-5-甲基-9-甲烯基双环[4,4,0]癸烯（2.05%）、1,2,3,4-四氢-1,6-二甲基-1-丙基萘（2.01%）、β-桉叶油醇（1.96%）、α-愈创木烯（1.71%）、δ-愈创木烯（1.70%）、吉玛烯 B（1.70%）、2,4-二异丙烯基-1-甲乙烯基环己烷（1.54%）、壬基苯（1.42%）、白菖烯（1.10%）等。

【性味与功效】味苦，性平，有毒。活血散瘀，祛风止痛，解毒杀虫。治跌打损伤，骨折，经闭，风湿痹痛，疔疮疖肿，疥癣，皮肤瘙痒，毒蛇咬伤。

珠兰 ▼

【基源】金粟兰科金粟兰属植物金粟兰 *Chloranthus spicatus* (Thunb.) Makino 的全草。

【形态特征】半灌木，直立或稍平卧，高 30~60cm。叶对生，厚纸质，椭圆形，长 5~11cm，宽 2.5~5.5cm，边缘具圆齿状锯齿，齿端有一腺体；托叶微小。穗状花序排列成圆锥花序状，通常顶生；苞片三角形；花小，黄绿色，极芳香。花期 4~7 月，果期 8~9 月。

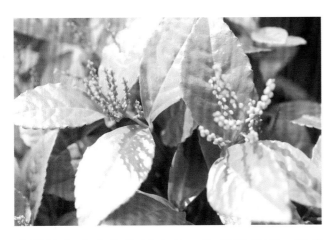

【习性与分布】生于山坡、沟谷密林下，海拔 150~990m。喜温暖，潮湿和通风的环境。喜阴，忌烈日，

怕水渍。分布于云南、四川、贵州、广东、福建。

【挥发油含量】水蒸气蒸馏的茎叶的得油率为 0.18%~0.30%。

【芳香成分】李松林等（1992）用水蒸气蒸馏法提取的金粟兰全草挥发油的主要成分为：β-桉油醇（9.70%）、十六烷酸（5.00%）、金合欢醇（3.88%）、11,14-二烯二十酸甲酯（2.04%）、香榧醇（1.89%）、乙酸龙脑酯（1.87%）等。

【性味与功效】味辛、甘、微涩，性温。祛风湿，接筋骨。治感冒，风湿关节痛，跌打损伤。

四大天王 ▼

【基源】金粟兰科金粟兰属植物宽叶金粟兰 *Chloranthus henryi* Hemsl. 的全草或根。

【形态特征】多年生草本，高 40~65cm；根状茎粗壮；茎直立，单生或数个丛生，下部节上生一对鳞状叶。叶对生，通常 4 片生于茎上部，纸质，宽椭圆形或倒卵形，长 9~18cm，宽 5~9cm，边缘具锯齿，齿端有一腺体；鳞状叶卵状三角形。托叶小，钻形。穗状花序顶生，通常两歧或总状分枝；苞片常近半圆形；花白色。核果球形。花期 4~6 月，果期 7~8 月。

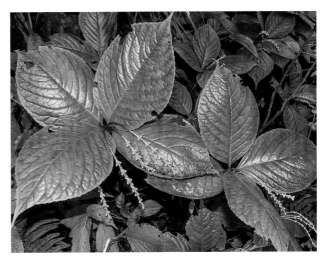

【习性与分布】生于山坡林下荫湿地或路边灌丛中，海拔 750~1900m。分布于陕西、甘肃、安徽、浙江、福建、江西、湖南、湖北、广东、广西、贵州、四川。

【挥发油含量】水蒸气蒸馏的根的得油率为 1.00%，地上部分的得油率为 0.30%~0.38%。

【芳香成分】根：匡蕾等（2007）用水蒸气蒸馏法提取的江西樟树产宽叶金粟兰根挥发油的主要成分为：银线草内酯（31.10%）、乙酸龙脑（16.40%）、3-乙酰辛醇（9.37%）、α-荜澄（5.02%）、α-水芹烯（4.92%）、α-蒎烯（2.49%）、吉马酮（2.27%）、1-辛烯-3-醇（2.24%）、呋喃二烯酮（2.01%）、乙酰辛烯-1-醇（2.00%）、β-蒎烯（1.69%）、1,3,8-对薄荷三烯（1.65%）、3,9-杜松二烯（1.34%）等。

全草：匡蕾等（2007）用水蒸气蒸馏法提取的江西樟树产宽叶金粟兰地上部分挥发油的主要成分为：呋喃二烯酮（21.07%）、3,9-杜松二烯（11.51%）、脱氢香橙烯（9.73%）、银线草内酯（7.81%）、1,3,5-杜松三烯（7.60%）、δ-杜松烯（4.54%）、吉玛烯D(2.75%)、1(5),7(10)-愈创木二烯（2.41%）、α-芹子烯（1.95%）、丁香烯-II（1.61%）、1(10),3,8-杜松三烯（1.49%）、9,10-脱氢异长叶烯（1.43%）、β-杜松烯（1.34%）、τ-依兰油烯（1.33%）、(14),11-桉叶油二烯（1.33%）、原蜡素（1.28%）、珂杷烯（1.13%）等。许海棠等（2014）用水蒸气蒸馏法提取的宽叶金粟兰干燥全草挥发油的主要成分为：乙酸冰片酯（45.43%）、3-亚甲基-2-降冰片酮（12.36%）、荜澄（8.74%）、3-乙酸辛酯（3.60%）、冰片（2.74%）、(3E,5E)-2,6-二甲基-1,3,5,7-辛四烯（2.20%）、肉桂醛（1.32%）等。

【性味与功效】味辛，性温，有毒。祛风除湿，活血散瘀，解毒。治风湿痹痛，肢体麻木，风寒咳嗽，跌打损伤，疮肿，毒蛇咬伤。

四叶七 ▼

【基源】金粟兰科金粟兰属植物湖北金粟兰 *Chloranthus henryi* Hemsl. var. *hupehensis* (Pamp.) K. F. Wu 的全草或根。根的芳香成分未见报道。

【形态特征】与原种不同之处在于：叶宽倒卵形或近圆形，边缘具粗圆齿，两面无毛；穗状花序顶生和腋生，总花梗较短，长 2.5~5cm。花期 5~6 月。

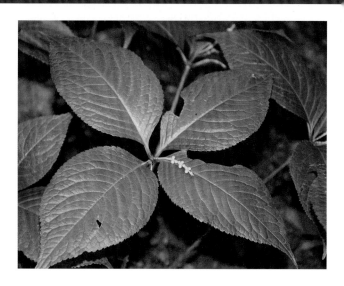

【习性与分布】生于山谷林下，海拔 750~1950m。分布于湖北、陕西、甘肃。

【挥发油含量】水蒸气蒸馏的全草的得油率为 0.25%。

【芳香成分】李松林等（1992）用水蒸气蒸馏法提取的湖北金粟兰全草挥发油的主要成分为：乙酸龙脑酯（32.34%）、十六烷酸（2.77%）、枯酸（2.74%）、α-珂杷烯（2.25%）、α-愈创烯（1.95%）、β-愈创烯（1.47%）、β-古香油烯（1.38%）、β-红没药烯（1.25%）、辛醇-3（1.20%）、γ-木罗烯（1.03%）等。

【性味与功效】味辛、苦，性温。祛湿，散寒，理气，活血。治劳伤腰腿痛，跌打损伤，感冒，白带。

水晶花 ▼

【基源】金粟兰科金粟兰属植物全缘金粟兰 *Chloranthus holostegius* (Hand.-Mazz.) PeietShan 的根或全草。根的芳香成分未见报道。

【形态特征】多年生草本，高 25~55cm；茎直立，下部节上对生 2 片鳞状叶。叶对生，通常 4 片生于茎顶，呈轮生状，坚纸质，宽椭圆形或倒卵形，长 8~15cm，宽 4~10cm，边缘有锯齿，齿端有一腺体；鳞状叶宽卵形或三角形；托叶微小。穗状花序顶生和腋生，通常 1~5 聚生；苞片宽卵形或近半圆形；花白色。核果近球形，绿色。花期 5~6 月，果期 7~8 月。

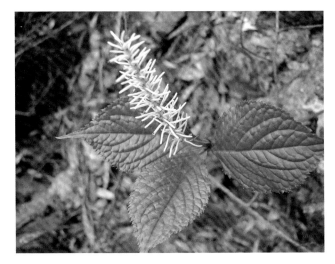

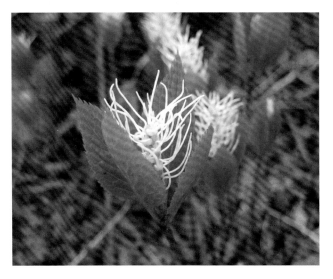

【习性与分布】生于山坡、沟谷密林下或灌丛中，海拔 700~1600m。分布于云南、四川、贵州、广西。

【挥发油含量】水蒸气蒸馏的全草的得油率为 0.40%。

【芳香成分】李松林等（1992）用水蒸气蒸馏法提取的贵州镇宁产全缘金粟兰全草挥发油的主要成分为：乙酸龙脑酯（11.69%）、愈创醇（6.06%）、松油醇-4（4.51%）、β-橙椒烯（4.36%）、十六烷酸（4.32%）、α-榄香烯（2.70%）、β-桉油醇（1.74%）、11,14,17-三烯二十酸甲酯（1.47%）、β-石竹烯（1.09%）等。

【性味与功效】味微苦、涩，性温。祛风除湿，散瘀消肿，止痛。治风湿痹痛，风寒感冒，跌打损伤，瘰疬，疮疖肿痛。

 剪草 ▼

【基源】金粟兰科金粟兰属植物丝穗金粟兰 Chloranthus fortunei (A. Gray) Solms-Laub. 的全草或根。根的芳香成分未见报道。

【形态特征】多年生草本，高 15~40cm，全部无毛；根状茎粗短；茎直立，下部节上对生 2 片鳞状叶。叶对生，通常 4 片生于茎上部，纸质，椭圆形或倒卵形，长 5~11cm，宽 3~7cm，边缘有锯齿，齿尖有一腺体；鳞状叶三角形；托叶条裂成钻形。穗状花序单一；苞片倒卵形；花白色，有香气。核果球形，淡黄绿色，长约 3mm。花期 4~5 月，果期 5~6 月。

【习性与分布】生于山坡或低山林下荫湿处和山沟草丛中，海拔 170~340m。阴性植物，忌烈日直晒，喜温暖阴湿环境，不耐寒。分布于山东、江苏、安徽、浙江、台湾、江西、湖南、湖北、广东、广西、四川。

【挥发油含量】水蒸气蒸馏的全草的得油率为 0.20%~0.45%。

【芳香成分】李松林等（1992）用水蒸气蒸馏法提取的江苏南京产丝穗金粟兰全草挥发油的主要成分为：乙酸龙脑酯（15.70%）、α-榄香醇（14.72%）、金粟兰-菖蒲二烯醛（9.70%）、愈创醇（8.64%）、β-榄香醇（4.28%）、α-蒎烯（3.93%）、十六烷酸（2.94%）、龙脑烯（2.36%）、γ-木罗烯（2.25%）、β-罗勒烯（2.03%）、β-蒎烯（1.76%）、枯酸（1.59%）、柠檬烯（1.09%）、β-桉油醇（1.01%）等。李石蓉等（2005）用水蒸气蒸馏法提取的江西井冈山产丝穗金粟兰干燥全草挥发油的主要成分为：α-松油醇（7.80%）、桉树脑（6.10%）、香叶醇（5.60%）、乙酸冰片酯（5.40%）、金粟兰内酯（5.30%）、广藿香烯（4.80%）、β-月桂烯（4.50%）、β-芹子烯（4.40%）、香橙烯（4.30%）、柠檬烯（4.20%）、榄香烯（4.10%）、α-石竹烯（3.70%）、α-杜松烯（3.60%）、δ-杜松烯（3.50%）、芳樟醇（3.50%）、莰烯（3.10%）、β-丁香烯（2.90%）、对-聚伞花素（2.50%）、苯甲酸（2.40%）、珂钯烯（2.30%）、β-蒎烯（2.20%）、邻苯二甲酸二乙酯（2.10%）、罗勒烯（1.50%）、α-蒎烯（1.40%）、十六碳酸（1.40%）、大根香叶酮（1.30%）、邻苯二甲酸二丁酯（1.00%）等。

【性味与功效】味辛、苦，性平，有毒。祛风活血，解毒消肿。治风湿痹痛，跌打损伤，疮疖癣疥，毒蛇咬伤。

银线草 ▼

【基源】金粟兰科金粟兰属植物银线草 *Chloranthus japonicus* Sieb. 的全草。

【形态特征】多年生草本，高 20~49cm；根状茎多节；茎直立，不分枝，下部节上对生 2 片鳞状叶。叶对生，通常 4 片生于茎顶，成假轮生，纸质，宽椭圆形或倒卵形，长 8~14cm，宽 5~8cm，边缘有齿牙状锐锯齿，齿尖有一腺体；鳞状叶膜质，三角形或宽卵形。穗状花序顶生；苞片三角形或近半圆形；花白色。核果近球形，绿色。花期 4~5 月，果期 5~7 月。

【习性与分布】生于山坡或山谷杂木林下荫湿处或沟边草丛中，海拔 500~2300m。分布于黑龙江、吉林、河北、山西、山东、陕西、甘肃。

【挥发油含量】水蒸气蒸馏的全草的得油率为 0.25%~0.61%；超临界萃取的干燥全草的得油率为 0.83%；索氏法提取的干燥全草的得油率为 4.65%。

【芳香成分】李松林等（1992）用水蒸气蒸馏法提取的陕西南五台产银线草干燥全草挥发油的主要成分为：金合欢醇（22.52%）、十六烷酸（19.08%）、11,14,17-三烯二十酸甲酯（12.58%）、乙酸龙脑酯（4.20%）、β-松油醇（1.39%）、11,14-二烯二十酸甲酯（1.11%）等。初洪波等（2010）用超临界 CO_2 萃取法提取的银线草干燥全草挥发油的主要成分为：亚油酸（30.49%）、棕榈酸（19.10%）、γ-谷甾醇（7.09%）、9,12,15-十八碳三烯 -1- 醇（4.61%）、反油酸（3.03%）、十八碳二烯酸乙酯（1.56%）、1,7,7-三甲基双环 [2,2,1]-2- 乙酸庚酯（1.21%）、十八烷酸（1.19%）、5,22- 豆甾二烯 -3- 醇（1.14%）、橙花基乙酸苯酯（1.13%）等。夏永刚等（2009）用超临界 CO_2 萃取法提取的黑龙江产银线草阴干全草挥发油的主要成分为：银线草内酯（27.05%）、邻苯二甲酸二丁基酯（13.02%）、9,12,15- 十八碳三烯 -1- 醇（7.52%）、8,9- 脱氢 -9- 甲酸环异长叶烯（5.78%）、11,14- 二十碳二烯酸甲酯（5.41%）、二十酸（5.02%）、花叔基乙酸酯（1.88%）、植物醇（1.67%）、5,9,13- 三甲在 -4,8,12- 十七碳三烯 -1- 醇（1.63%）、α-檀香萜（1.44%）、3,7- 二甲基 -2,6- 辛二烯醇己酸酯（1.27%）、衣兰烯（1.25%）、丁香烯（1.19%）、17-(1,5- 二甲基己基)-3- 羟基 -10,13- 二甲基 -1,2,3,7,8,9,10,11,12,13,14,15,16,17- 十四氢化环戊二烯并 [a] 菲 -6- 酮（1.15%）、丁香烯环氧化物（1.12%）、2,6- 二甲基 -6-(4- 甲基 -3- 戊烯基) 二环 [3.1.1] 庚 -2- 烯（1.11%）、五味子素（1.11%）等。康杰芳等（2009）用索氏法提取的陕西太白山产银线草干燥全草挥发油的主要成分为：亚油酸甲酯（46.28%）、油酸甲酯（19.84%）、棕榈酸甲酯（14.52%）、木焦油酸甲酯（3.29%）、山嵛酸（2.16%）、硬脂酸甲酯（1.76%）、睾酮（1.66%）、二十六烷酸（1.64%）、二丁基羟基甲苯（1.45%）、乙酸十八醇酯（1.26%）、花生酸甲酯（1.16%）等。

【性味与功效】味苦、辛，性温，有毒。活血行瘀，祛风除湿，解毒。治跌打损伤，风湿痹痛，风寒感冒，肿毒疮疡，毒蛇咬伤。

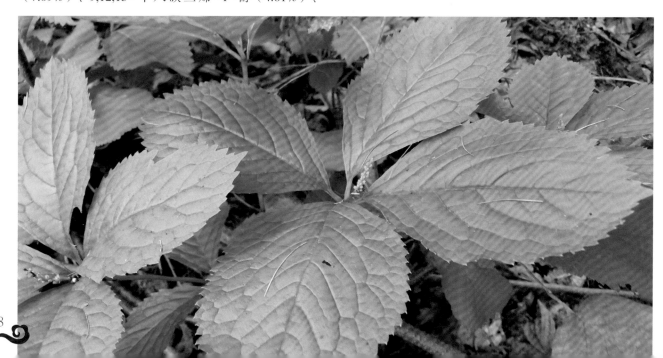

四块瓦 ▼

【基源】金粟兰科金粟兰属植物银线草 *Chloranthus japonicus* Sieb. 的根。

【形态特征】同银线草。

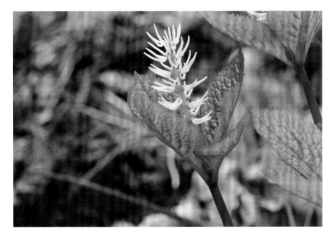

【习性与分布】同银线草。

【挥发油含量】水蒸气蒸馏的阴干根的得油率为0.26%。

【芳香成分】杨炳友等（2010）用水蒸气蒸馏法提取的黑龙江绥棱产银线草阴干根挥发油的主要成分为：莪术呋喃烯（27.37%）、三环[8.6.0.0$^{2.9}$]-3,15-十六碳二烯（6.81%）、乙酰冰片（6.72%）、1a,2,3,4,4a,5,6,7b-八氢化-1,1,4,7-四甲基-1H-环丙薁（5.21%）、芳樟醇（4.84%）、β-恰米烯（4.73%）、2-异亚丙基-5-甲基茴香醚（4.25%）、榄香烯（4.13%）、4(14),11-桉叶二烯（4.05%）、4-甲基-8-亚甲基-7-[1-甲基乙烯基]-1,4-亚甲基-1H-茚（3.76%）、1-乙烯基-1-甲基-2,4-双-(1-甲基乙烯基)环己烷（3.28%）、1,7-二甲基-7-(4-甲基-3-戊烯基)三环[2.2.1.0$^{2.6}$]庚烷（2.26%）、7,11-双甲基-3-亚甲基-1,6,10-十二碳三烯（2.07%）、1,2,3,4,5,6,7,8,8a-八氢化-1,4-二甲基-7-(1-甲基乙烯基)薁（1.54%）、丁香烯（1.50%）、1,1,7-三甲基-4-亚甲基-十氢化-1H-环丙薁（1.29%）、十四醇（1.19%）、8,9-脱氢-9-甲酸-环异长叶烯（1.13%）、龙脑（1.06%）、3-辛醇（1.03%）等。

【性味与功效】味苦、辛，性温，有毒。散寒止咳，活血止痛，散瘀解毒。治风寒咳嗽，风湿骨痛，闭经；外用治跌打损伤，瘀血肿痛，毒蛇咬伤。

华南毛蕨 ▼

【基源】金星蕨科毛蕨属植物华南毛蕨 *Cyclosorus parasiticus* (Linn.) Farw. 的全草。

【形态特征】植株高达70cm。叶近生；叶片长35cm，长圆披针形，先端羽裂，二回羽裂；羽片12~16对，中部以下的对生，向上的互生，中部羽片长10~11cm，中部宽1.2~1.4cm；裂片20~25对，基部上侧一片特长，约6~7mm，其余的长4~5mm，长圆形，全缘。叶草质，下面脉上饰有橙红色腺体。孢子囊群圆形，每裂片1~6对；囊群盖小，膜质，棕色。

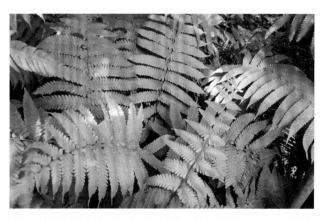

【习性与分布】生山谷密林下或溪边湿地，海拔90~1900m。分布于浙江、福建、台湾、广东、广西、海南、湖南、江西、重庆、云南。

【芳香成分】任立云等（2004）用水蒸气蒸馏法提取的广东广州产华南毛蕨新鲜地上部分挥发油的主要成分为：棕榈酸（11.93%）、邻苯二甲酸二异丁酯（8.92%）、二苯胺（8.20%）、2-甲氧基苯酚（7.17%）、2-呋喃甲醇（5.82%）、邻苯二甲酸二丁酯（5.37%）、苯甲醛（4.07%）、苯酚（3.70%）、植醇（3.66%）、亚油酸（3.18%）、糠醛（2.94%）、异植醇（2.10%）、油酸（2.09%）、二氢猕猴桃醇酸内酯（2.01%）、戊二酸二丁酯（1.96%）、新植二烯（1.96%）、4-苯基-3-丁烯-2-酮（1.92%）、2-乙酰基呋喃（1.85%）、己二酸二异丁酯（1.48%）、香豆素（1.33%）、4-乙基-2-甲氧基苯酚（1.20%）、5-二十烯（1.19%）、丁二酸二异丁酯（1.13%）等。

【性味与功效】味辛、微苦，性平。祛风，除湿。治风湿痹痛，感冒，痢疾。

犁头草 ▼

【基源】董菜科董菜属植物长萼董菜 *Viola inconspicua* Blume 的全草。

【形态特征】多年生草本。叶基生，呈莲座状；叶片三角形或戟形，长 1.5~7cm，宽 1~3.5cm，边缘具圆锯齿，上面密生乳头状小白点；托叶 3/4 与叶柄合生，分离部分披针形。花淡紫色，有暗色条纹；有 2 枚线形小苞片；萼片披针形，基部附属物伸长，具狭膜质缘；花瓣长圆状倒卵形。蒴果长圆形，长 8~10mm。种子卵球形，深绿色。花果期 3~11 月。

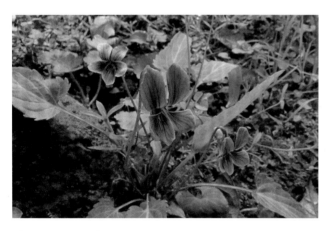

【习性与分布】生于林缘、山坡草地、田边及溪旁等处。分布于陕西、甘肃、江苏、安徽、浙江、江西、福建、台湾、湖北、湖南、广东、海南、广西、四川、贵州、云南。

【挥发油含量】水蒸气蒸馏的干燥全草的得油率为 1.65%。

【芳香成分】李咏梅等（2017）用顶空固相微萃取法提取的贵州都匀产长萼董菜新鲜叶挥发油的主要成分为：(Z)-3-己烯-1-醇（24.98%）、水杨酸甲酯（10.32%）、(Z)-2-壬烯醛（10.04%）、植醇（5.52%）、(E)-2-己烯醛（4.87%）、β-芷香酮（3.15%）、二甲基硫醚（3.01%）、1-辛烯-3-醇（2.81%）、紫罗兰叶醛（2.79%）、己醇（2.72%）、十六烷（2.04%）、羟基乙酸（1.75%）、异植醇（1.33%）、(Z)-3-己烯基乙酸酯（1.26%）、六氢化金合欢基丙酮（1.22%）、十七烷（1.05%）等。

【性味与功效】味苦、微辛，性寒。清热解毒，凉血消肿。治急性结膜炎，咽喉炎，急性黄疸型肝炎，乳腺炎，痈疖肿毒，化脓性骨髓炎，毒蛇咬伤。

东北董菜 ▼

【基源】董菜科董菜属植物东北董菜 *Viola mandshurica* W. Beck. 的全草。

【形态特征】多年生草本，高 6~18cm。叶 3 至多数，基生；长圆形，长可达 10 余 cm，宽达 5cm，边缘疏生波状浅圆齿；托叶下部者鳞片状，褐色，上部者淡褐色、淡紫色或苍白色；花紫董色或淡紫色，较大；具 2 枚线形苞片；上方花瓣倒卵形，侧方花瓣长圆状倒卵形，下方花瓣距圆筒形。蒴果长圆形。种子多数，卵球形，淡棕红色。花果期 4 月下旬至 9 月。

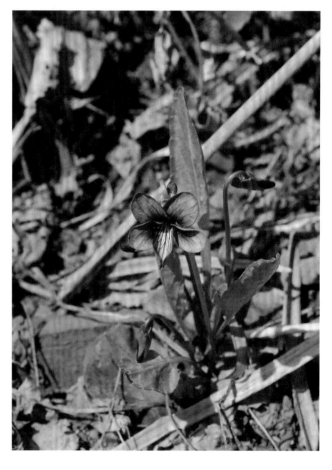

【习性与分布】生于草地、草坡、灌丛、林缘、疏林下、田野荒地及河岸沙地等处，海拔 700~1400m。分布于辽宁、黑龙江、吉林、内蒙古、河北、山东、陕西、山西、甘肃、台湾。

【挥发油含量】水蒸气蒸馏的干燥全草的得油率为 1.65%。

【芳香成分】白殿罡（2008）用同时蒸馏-萃取法提

取的东北董菜干燥全草挥发油的主要成分为：棕榈酸（29.56%）、植醇（6.70%）、(Z,Z,Z)-9,12,15-十八碳三烯-1-醇（6.50%）、(Z,Z)-9,12-十八碳二烯酸（3.72%）、D-柠檬烯(3.39%)、苯乙醇(2.90%)、5,6,7,7a-四氢化-4,4,7a-三甲基-2(4H)-苯半呋喃酮（2.32%）、二十一烷（2.02%）、苯乙醛（1.96%）、5-甲基-2-(1-亚异丙基)-环己酮（1.34%）、二十二烷（1.29%）、(1S)-1,7,7-三甲基-二环[2.2.1]庚-2-酮（1.24%）、二十烷（1.21%）等。

【性味与功效】味苦，性寒。清热解毒，消肿排脓。治痈疽疔毒，目赤肿痛，咽喉肿痛，乳痈，黄疸，各种脓肿，淋巴结核，泄泻，痢疾。

九州董菜 ▼

【基源】董菜科董菜属植物光蔓茎董菜 *Viola diffusoides* C. J. Wang 的全草。

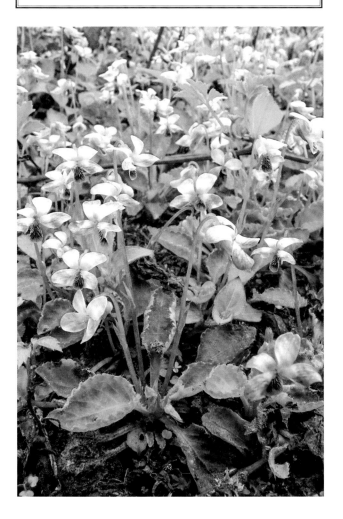

【形态特征】多年生草本。叶基生，常呈莲座状或互生于匍匐枝上；叶片卵形或椭圆形，长 1.5~2.5cm，宽 0.8~1.5cm，边缘具细圆齿；叶柄具翅；托叶大部分离生。花较小，淡紫色；有 2 枚对生的线形小苞片；萼片披针形；上方花瓣长圆状卵形，侧方花瓣长圆形，下方花瓣连距长约 6mm，明显短于萼片；矩短呈浅囊状。蒴果长圆形，长 6~7mm。花果期 3~5 月。

【习性与分布】生于山坡草地。四川、云南。

【挥发油含量】水蒸气蒸馏的晾干全株的得油率为 0.14%。

【芳香成分】吕惠玲等（2016）用水蒸气蒸馏法提取的浙江金华产光蔓茎董菜晾干全株挥发油的主要成分为：4,4-二甲基-3-己醇（31.79%）、二丁基羟基甲苯（15.64%）、二甲基二苯基硅烷（8.22%）、n-棕榈酸（3.96%）、二氢猕猴桃内酯（3.55%）、二环己基甲酮（2.85%）、2,5-二氢-2,2-二甲基-5-(1-甲基乙烯基)-3-(1-甲基乙基)-呋喃（2.33%）、己醛（2.31%）、十二甲基二氢六硅氧烷（1.58%）、4-[2,2,6-三甲基-7-氧杂二环[4.1.0]庚-1-基]-3-丁烯-2-酮（1.48%）、1-甲氧基戊烷（1.36%）、1-甲基环庚烷（1.17%）、3,7,11,15-四甲基己烯-1-醇（1.17%）、芳樟醇（1.08%）、庚烷（1.06%）、3-甲基-3-己烯（1.04%）、4-甲基-反式-3-氧杂二环[4.4.0]癸烷（1.01%）等。

【性味与功效】清热解毒，止咳。治疮疡肿毒，咳嗽。

铧头草 ▼

【基源】董菜科董菜属植物戟叶董菜 *Viola betonicifolia* J. E. Smith 的全草。

【形态特征】多年生草本。叶多数，基生，莲座状；叶片狭披针形或三角状卵形，长 2~7.5cm，宽 0.5~3cm，边缘具波状齿；托叶褐色，离生部分线状披针形或钻形。花白色或淡紫色，有深色条纹；有 2 枚线形小苞片；萼片卵状披针形；上方花瓣倒卵形，侧方花瓣长圆状倒卵形，下方花瓣连距长 1.3~1.5cm。蒴果椭圆形至长圆形，长 6~9mm。花果期 4~9 月。

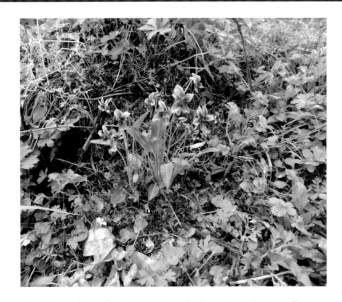

【习性与分布】生于田野、路边、山坡草地、灌丛、林缘等处。分布于陕西、甘肃、江苏、安徽、浙江、江西、福建、台湾、河南、湖北、湖南、广东、海南、四川、云南、西藏。

【挥发油含量】水蒸气蒸馏的晾干全株的得油率为0.09%。

【芳香成分】吕惠玲等（2016）用水蒸气蒸馏法提取的浙江金华产戟叶堇菜晾干全株挥发油的主要成分为：1-甲氧基戊烷（37.79%）、二丁基羟基甲苯（10.28%）、二甲基二苯基硅烷（9.91%）、二氢猕猴桃内酯（4.59%）、n-棕榈酸（3.44%）、十二甲基二氢六硅氧烷（2.72%）、己醛（2.22%）、十四甲基二氢庚硅氧烷（1.95%）、庚烷（1.45%）、二环己基甲酮（1.40%）、3-甲基己烷（1.29%）、3-甲基-3-己烯（1.22%）、甲苯（1.16%）等。

【性味与功效】味微苦、辛，性寒。清热解毒，散瘀消肿。治疮疡肿毒，喉痛，乳痈，肠痈，黄疸，目赤肿痛，跌打损伤，刀伤出血。

天山堇菜 ▼

【基源】堇菜科堇菜属植物天山堇菜（西藏堇菜）*Viola tianshanica* Maxim.（*Viola kunawarensis* Royle Illustr.）的全草。

【形态特征】多年生矮小草本，无地上茎，高2.5~6cm。叶均基生，莲座状；叶片厚纸质，卵形或长圆形，长0.5~2cm，宽2~5mm，边缘全缘或疏生浅圆齿；托叶膜质，带白色。花小，深蓝紫色；有2枚近对生小苞片；线形；萼片长圆形；花瓣长圆状倒卵形，长7~10mm；距极短，呈囊状。蒴果卵圆形，长5~7mm。花期6~7月，果期7~8月。

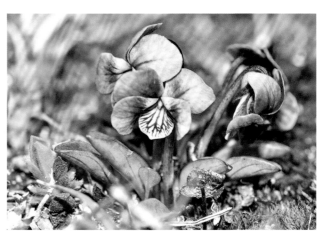

【习性与分布】生于海拔2900~4500m的高山及亚高山草甸，或亚高山灌丛中，多见于岩石缝隙或碎石堆边的阴湿处。分布于甘肃、青海、新疆、四川、西藏。

【挥发油含量】水蒸气蒸馏的干燥全草的得油率为0.07%~0.80%。

【芳香成分】符继红等（2008）用水蒸气蒸馏法提取的新疆产西藏堇菜干燥全草挥发油的主要成分为：棕榈酸（20.80%）、6,10,14-三甲基-2-十五烷酮（16.00%）、叶绿醇（13.23%）、2,6-双十六烷基-1-抗坏血酸酯（7.28%）、3,5,11,15-四甲基的-1-二季铵酸-3-醇（3.85%）、金合欢基丙酮（3.03%）、十六烷（2.35%）、3,7,11,15-四甲基-2-二季铵酸-1-醇（2.32%）、棕榈酸甲酯（1.84%）、9,12-十八烷二烯酸（1.72%）、9,12,15-十八烷二烯酸甲酯（1.59%）、二烯乙缩棕榈醛（1.33%）、1,2-二羧基的苯（1.18%）、顺-11-十六碳醛（1.06%）等。沈小燕等（2009）用水蒸气蒸馏法提取的西藏堇菜阴干全草挥发油的主要成分为：叶绿醇（8.61%）、6,10,14-三甲基-2-十五烷酮（8.00%）、正丁醇（5.48%）、正二十四烷（5.24%）、正十五烷（3.75%）、正二十一烷（3.55%）、1,5-二异丙基-2,3-二甲基环己烷（3.54%）、棕榈酸甲酯（3.42%）、正十七烷（3.34%）、正十八烷（2.50%）、正十九烷（2.35%）、1,1-二乙氧基乙烷（2.34%）、(E)-4-(2,6,6-三甲基环己

烯基 -1- 基)-3- 丁烯 -2- 酮（1.76%）、(Z,Z,Z)-9,12,15- 十八烷三烯酸乙酯（1.48%）、乙酸芳樟酯（1.40%）、香叶基丙酮（1.31%）、正二十烷（1.20%）、3- 甲基 -1- 丁醇（1.19%）、2,6,10,14- 四甲基十六烷（1.13%）、2,6,11,15- 四甲基十六烷（1.12%）、正十四烷（1.11%）等。

【性味与功效】 味微苦、辛，性凉。祛风清热，解毒消肿。治感冒发烧，疔疮肿毒，淋巴肿大。

酸（2.09%）、1- 羟基 -3-(4- 羟基 -3- 甲氧苯基)-2- 普鲁本辛（1.69%）、对香豆酸（1.63%）、玷玵烯（1.55%）、双环 [2.2.1]-4,7,7- 三甲基 -2- 庚醇（1.42%）、o- 癸基羟胺（1.09%）、4- 戊烯醛（1.08%）等。

【性味与功效】 味苦，性寒。清热解毒，凉血消肿。治疗疮，痈肿，丹毒，目赤咽肿，喉痹，乳腺炎，腮腺炎，阑尾炎，黄疸型肝炎，肠炎，痢疾，麻疹热毒，结膜炎，前列腺炎，淋巴结结核，化脓性感染，毒蛇咬伤，跌打损伤。

早开菫菜 ▼

【基源】 菫菜科菫菜属植物早开菫菜 *Viola prionantha* Bunge 的全草。

【形态特征】 多年生草本，高可达 20cm。叶多数，基生；果期长可达 10cm，宽可达 4cm，三角状卵形；托叶苍白色或淡绿色，边缘疏生细齿。花大，紫菫色或淡紫色，直径 1.2~1.6cm；有 2 枚线形小苞片；萼片披针形；上方花瓣倒卵形，侧方花瓣长圆状倒卵形，下方花瓣连距长 14~21mm。蒴果长椭圆形。种子多数，卵球形，深褐色。花果期 4 月上中旬至 9 月。

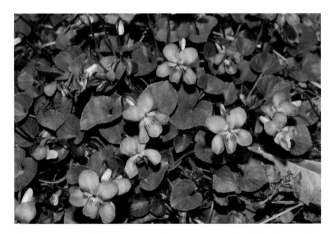

【习性与分布】 生于山坡草地、沟边、宅旁等向阳处。分布于黑龙江、吉林、辽宁、内蒙古、河北、山西、陕西、宁夏、甘肃、山东、江苏、河南、湖北、云南。

【芳香成分】 陈红英（2010）用乙醇浸泡 - 乙醚萃取法提取的早开菫菜干燥全草挥发油的主要成分为：3- 苯基 -2- 丙烯醛（6.01%）、1-(1′，5′ - 二甲基 -4′ - 己基)-4- 甲基 - 苯（4.09%）、丁香酸（4.08%）、反 - 对羟基肉桂酸（4.01%）、壬烯醛（2.10%）、十二烷

地桃花 ▼

【基源】 锦葵科梵天花属植物地桃花 *Urena lobata* Linn. 的根或全草。根的芳香成分未见报道。

【形态特征】 直立亚灌木状草本，高达 1m。茎下部的叶近圆形，长 4~5cm，宽 5~6cm，先端浅 3 裂，边缘具锯齿；中部的叶卵形，长 5~7cm，3~6.5cm；上部的叶长圆形至披针形，长 4~7cm，宽 1.5~3cm；托叶线形。花腋生，单生或稍丛生，淡红色，直径约 15mm；小苞片 5；花萼杯状，裂片 5；花瓣 5，倒卵形。果扁球形，直径约 1cm。花期 7~10 月。

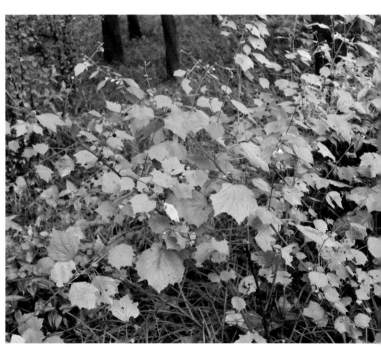

【习性与分布】喜生于干热的空旷地、草坡或疏林下。分布于长江以南各省区。

【挥发油含量】水蒸气蒸馏的新鲜叶的得油率为 0.31%。

【芳香成分】唐春丽等（2014）用超临界 CO_2 萃取法提取的广西南宁产地桃花阴干茎挥发油的主要成分为：β-蒎烯（18.06%）、2-(7-十七炔)-四氢化-2H-吡喃（11.91%）、反式石竹烯（10.50%）、松香酸甲酯（6.69%）、1,4-二甲基-7-(1-甲基乙烯基)-1-菲甲醛（6.01%）、6-(苯并[1.3]二氧六环基-5-亚甲硫基)-9 氢-嘌呤（5.49%）、左旋-α-蒎烯（5.39%）、长叶烯（4.03%）、1,4a-二甲基-7-(1-甲基乙基)-1-菲甲醇（3.68%）、4,8-二甲基-2-异丙基菲（3.19%）、3,17-二酮-5β-雄甾烷（3.18%）、α-荜草烯（2.42%）、西柏烯（2.05%）、[S-(E,E)-1-甲基-5-亚甲基-8-(1-甲乙基)-1,6-环癸二烯（1.82%）等；阴干叶挥发油的主要成分为：正十七烷（51.13%）、β-蒎烯（6.85%）、1,3,3-三甲基三环[2.2.1.0$^{2.6}$]庚烷（6.44%）、反式石竹烯（3.90%）、正三十烷（3.47%）、松香酸甲酯（2.09%）、1-氯-十九烷（1.69%）、1,4-二甲基-7-(1-甲基乙烯基)-1-菲甲醛（1.62%）、长叶烯（1.49%）、[S-(E,E)-1-甲基-5-亚甲基-8-(1-甲乙基)-1,6-环癸二烯（1.46%）、7-甲基-4-亚甲基-1-(1-甲基乙烯基)-萘（1.37%）、双戊烯（1.25%）、脱氢枞酸甲酯（1.05%）等。杨彪等（2009）用水蒸气蒸馏法提取的海南坝王岭产地桃花新鲜叶挥发油的主要成分为：二环[3.2.2]壬-6-烯-3-酮（10.55%）、戊酸癸酯（9.51%）、3,5,5-三甲基-2-环己烯酮（8.77%）、3,4,5-三甲基己烯（5.74%）、4-甲基-2-乙基-1,3-二氧戊烷（5.31%）、4-亚甲基环己酮（4.00%）、2,2-二甲基辛醇（3.78%）、2-乙基-2-丙基-1-己醇（3.77%）、4-甲基-2-乙基戊醇（3.40%）、2,2-二甲基丙酸-2-乙基己醇酯（3.38%）、四氢-6-丙基-2H-吡喃-2-酮（2.80%）、丁酸-1-甲基辛醇酯（2.73%）、甲氧基乙酸-2-十四酯（2.15%）、(反)-2-己烯醛（2.12%）、3,4-二甲基-2-己烯（2.09%）、3,5-二甲基-2-庚酮（1.81%）、3-(羟甲基)-4-甲基己醛（1.67%）、4-甲基-3-庚酮（1.36%）等。

【性味与功效】味甘、辛，性凉。祛风利湿，活血消种，消热解毒。治感冒，风湿痹痛，痢疾，泄泻，淋证，带下，月经不调，跌打肿痛，喉痹，乳痈，疮疖，毒蛇咬伤。

黄花稔 ▼

【基源】锦葵科黄花稔属植物黄花稔 *Sida acuta* Burm. f. 的叶或根。根的芳香成分未见报道。

【形态特征】直立亚灌木状草本，高 1~2m；分枝多。叶披针形，长 2~5cm，宽 4~10mm，具锯齿；托叶线形。花单朵或成对生于叶腋；萼浅杯状，长约 6mm，下半部合生，裂片.5；花黄色，直径 8~10mm，花瓣倒卵形，先端圆。蒴果近圆球形，分果爿 4~9，但通常为 5~6，长约 3.5mm，顶端具 2 短芒，果皮具网状皱纹。花期冬春季。

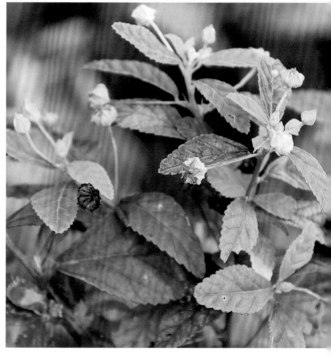

【习性与分布】常生于山坡灌丛间、路旁或荒坡。分布于台湾、福建、广东、广西、云南。

【芳香成分】苏炜等（2011）用水蒸气蒸馏法提取的广西玉林产黄花稔全草挥发油的主要成分为：植醇（43.67%）、棕榈酸（18.33%）、二十烷（7.28%）、反-9-十八碳烯酸甲酯（3.52%）、邻苯二甲酸二乙酯（2.30%）、棕榈酸（1.63%）、苯乙醛（1.62%）等。

【性味与功效】味辛，性凉。清湿热，解毒消肿，活血止痛。治湿热泻痢，乳痈，痔疮，疮疡肿毒，跌打损伤，骨折，外伤出血。

冬葵子 ▼

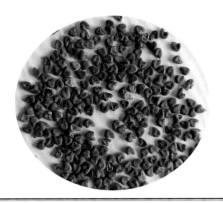

【基源】锦葵科锦葵属植物冬葵（野葵）
Malva verticillata Linn. 的种子。

【形态特征】 二年生草本，高 50~100cm。叶肾形或圆形，直径 5~11cm，通常为掌状 5~7 裂，裂片三角形，边缘具钝齿；托叶卵状披针形。花 3 多朵簇生于叶腋；小苞片 3，线状披针形，长 5~6mm；萼杯状，萼裂 5，广三角形；花冠长稍微超过萼片，淡白色至淡红色，花瓣 5，长 6~8mm。果扁球形，径约 5~7mm；种子肾形，径约 1.5mm，紫褐色。花期 3~11 月。

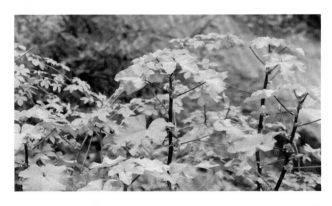

【习性与分布】常生于在海拔 1600~3000m 的山坡、林缘、草地、路旁。全国各地均有分布。

【芳香成分】李美红等（2007）用有机溶剂浸提法提取的野葵种子挥发油的主要成分为: (Z,Z)-9,12- 十八碳二烯酸（43.22%）、Z-9- 十八碳烯酸（10.14%）、3,7,11,15- 四甲基 -2- 十六烯 -1- 醇（9.18%）、3,7,11,15- 四甲基 -2- 十六烯 -2- 醇（8.53%）、(Z,Z)-9,12- 十八二烯酸甲酯（8.50%）、十六酸（6.49%）、2,4- 十五 - 二酮（2.94%）、9- 十八烯酸甲酯（1.98%）、十六酸甲酯（1.72%）等。

【性味与功效】味甘，性寒。利尿通淋，下乳，润肠。治小便不利，淋沥涩痛，水肿，乳汁不行，乳房胀痛，大便干燥。

冬葵叶 ▼

【基源】锦葵科锦葵属植物冬葵 *Malva crispa* Linn.（*Malva verticillata* var. *crispa* Linn.）的嫩苗或叶。

【形态特征】一年生草本，高 1m；不分枝。叶圆形，常 5~7 裂或角裂，径约 5~8cm，边缘具细锯齿。花小，白色，直径约 6mm，单生或几个簇生于叶腋；小苞片 3，披针形，长 4~5mm，宽 1mm，疏被糙伏毛；萼浅杯状，5 裂，裂片三角形；花瓣 5，较萼片略长。果扁球形，径约 8mm，分果爿 11，网状，具细柔毛；种子肾形，径约 1mm，暗黑色。花期 6~9 月。

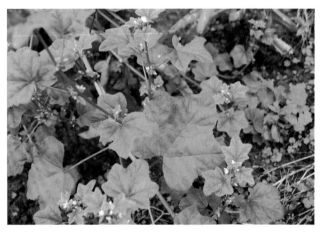

【习性与分布】生于山坡灌丛中。喜冷凉湿润气候，不耐高温和严寒，但耐低温、耐轻霜。分布于湖南、四川、贵州、云南、江西、甘肃等省。

【芳香成分】曾富佳等（2013）用水蒸气蒸馏法提取的贵州产冬葵干燥全草挥发油的主要成分为: 己醛（26.70%）、苯乙醛（10.19%）、2- 戊基呋喃（7.86%）、D- 柠檬烯（3.55%）、4- 异硫氰基 -1- 丁烯（3.07%）、1- 己醇（2.36%）、(E)-2- 辛烯醛（2.02%）、辛醛（1.95%）、1- 辛醇（1.60%）、庚醛（1.43%）、异硫氰酸烯丙酯（1.05%）、(Z)-2- 庚烯醛（1.02%）等。

【性味与功效】味甘，性寒。清热，利湿，滑肠，通乳。治肺热咳嗽，咽喉肿痛，热毒下痢，湿热黄疸，二便不通，乳汁不下，疮疖痈肿，丹毒。

黄槿 ▼

【基源】锦葵科木槿属植物黄槿 *Hibiscus tiliaceus* Linn. 的叶、树皮或花。树皮和花的芳香成分未见报道。

【形态特征】常绿灌木或乔木，高 4~10m。叶革质，近圆形或广卵形，直径 8~15cm，全缘或具不明显细圆齿；托叶叶状，长圆形。花序顶生或腋生，常数花排列成聚散花序，有一对托叶状苞片；小苞片 7~10，线状披针形，中部以下连合成杯状；萼长 1.5~2.5cm，萼裂 5；花冠钟形，直径 6~7cm，花瓣黄色。蒴果卵圆形，长约 2cm；种子光滑，肾形。花期 6~8 月。

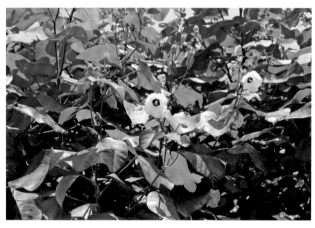

【习性与分布】阳性植物，喜光，耐旱、耐贫瘠。抗风，耐盐碱。分布于广西、广东、海南、福建、台湾等省区。

【芳香成分】李晓菲等（2011）用水蒸气蒸馏法提取的广东湛江产黄槿叶片挥发油的主要成分为：苯乙醇（8.25%）、2- 乙烯呋喃（7.75%）、3,4,4- 三甲基 -2- 环戊烯 -1- 酮（7.62%）、邻甲氧基苯酚（5.01%）、吡咯（4.75%）、对甲基苯酚（4.03%）、吲哚（3.44%）、对乙基苯酚（3.14%）、苯甲醇（2.73%）、2- 甲基丁醛（2.32%）、对甲基异丙酮 -3- 环己烯（2.22%）、3- 甲基 - 丁醇（2.21%）、2,6- 二叔丁基 -4- 甲基苯酚（2.13%）、苯甲醛（2.04%）、2- 甲氧基 -3- 乙烯基苯酚（2.02%）、3- 甲基丁醛（1.69%）、6,10,14- 三甲基十五烷酮（1.64%）、6- 甲基 -5- 烯基 -2- 庚酮（1.53%）、十二醛（1.52%）、2,6,6- 三甲基醌烯（1.46%）、2- 甲氧基 -4- 乙基苯酚（1.32%）、6,10- 二甲基 -5,9- 二乙烯 -2- 十一烷酮（1.29%）、N- 甲基 - 吡咯（1.19%）、

二氢苯并呋喃（1.17%）、2- 甲基苯酚（1.17%）、3- 甲基 -2- 戊酮（1.09%）、甲酸乙酯（1.04%）等。

【性味与功效】味甘、淡，性微寒。清肺止咳，解毒消肿。治肺热咳嗽，疮疖肿痛，木薯中毒。

木槿花 ▼

【基源】锦葵科木槿属植物木槿 *Hibiscus syriacus* Linn. 的花。

【形态特征】落叶灌木，高 3~4m。叶菱形至三角状卵形，长 3~10cm，宽 2~4cm，边缘具不整齐齿缺；托叶线形。花单生于枝端叶腋间；小苞片 6~8，线形；花萼钟形，裂片 5，三角形；花钟形，淡紫色，直径 5~6cm，花瓣倒卵形，外面疏被纤毛和星状长柔毛。蒴果卵圆形，直径约 12mm，密被黄色星状绒毛；种子肾形，背部被黄白色长柔毛。花期 7~10 月。

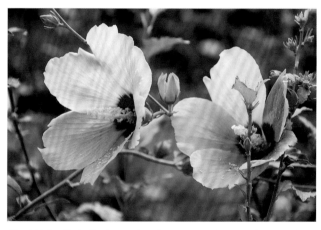

【习性与分布】喜温暖湿润和阳光充足环境，耐热又耐寒，耐干旱，耐湿，稍耐阴，耐瘠薄。分布于台湾、福建、广东、广西、云南、贵州、四川、湖南、湖北、安徽、江西、浙江、江苏、山东、河北、河南、陕西等省区。

【挥发油含量】水蒸气蒸馏的干燥花的得油率为 0.11%。

【芳香成分】蔡定建等（2009）用水蒸气蒸馏法提取的江西赣州产木槿干燥花挥发油的主要成分为：十三烷酸（59.08%）、(Z,Z)- 亚油酸（6.13%）、油酸（4.04%）、二十一烷（3.18%）、二十九烷（2.99%）、十八烷酸（2.78%）、豆蔻酸（2.17%）、珠光脂酸（2.06%）、邻苯二甲酸丁基 -2- 异丁酯（2.01%）、棕榈酸（1.60%）等。

【性味与功效】味甘、苦，性凉。清热利湿，凉血解毒。治肠风泻血，赤白下痢，痔疮出血，肺热咳嗽，咳血，白带，疮疖痈肿，烫伤。

木槿叶 ▼

【基源】锦葵科木槿属植物木槿 *Hibiscus syriacus* Linn. 的叶。

【形态特征】同木槿花。

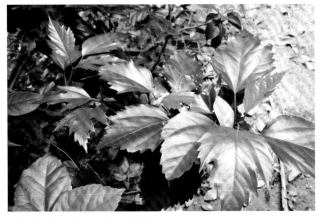

【习性与分布】同木槿花。

【挥发油含量】水蒸气蒸馏的干燥叶的得油率为0.51%，超临界萃取的得油率为0.20%。

【芳香成分】卫强等（2016）用水蒸气蒸馏法提取的安徽合肥产木槿干燥叶挥发油的主要成分为：顺-十八碳烯酸（10.79%）、二十七烷（10.26%）、亚油酸（8.01%）、正己醛（6.30%）、1-己醇（3.52%）、十五酸（2.55%）、正辛醇（2.44%）、十六烷酸（1.40%）、糠醛（1.39%）、苯甲醛（1.26%）、正戊醇（1.22%）、苯乙醛（1.21%）、(E)-2-己烯醛（1.16%）、3-甲基丁醛（1.07%）等；超临界 CO_2 萃取法提取的干燥叶挥发油的主要成分为：1,3-二硬脂酸甘油酯（10.72%）、十八醛（9.94%）、金合欢基丙酮（7.25%）、2,6,10-三甲基十四烷（6.19%）、雌甾-1,3,5(10)-三烯-17-醇（5.10%）、邻苯二甲酸二异丁酯（3.26%）、2-亚甲基胆甾-3-醇（3.19%）、7-甲基-Z-十四碳烯-1-乙酸酯（3.11%）、亚麻酰氯（3.03%）、(Z)-3-己烯-1-醇（2.95%）、苯甲醇（2.16%）、丙二醇甲醚（2.10%）、1-己基-6-羟基-4-甲基六氢嘧啶-2-硫酮（2.07%）、6,10,14-三甲基-2-十五烷酮（1.77%）、喇叭烯氧化

物（Ⅱ）（1.71%）、肉豆蔻醛（1.66%）、6,6-二甲基-9-(3-环氧丙烷-2-基)-1,4-二氧杂螺[4.5]癸烷（1.51%）、2,4-二叔丁基苯酚（1.49%）、4-[2,2,6-三甲基-7-氧杂二环[4.1.0]庚-1-基]-3-丁烯-2-酮（1.46%）、叶绿醇（1.44%）、异丁香酚甲醚（1.39%）、正三十七醇（1.30%）、丁香酚（1.12%）等。

【性味与功效】味苦，性寒。清热解毒。治赤白痢疾，肠风，痈肿疮毒。

磨盘草 ▼

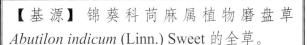

【基源】锦葵科苘麻属植物磨盘草 *Abutilon indicum* (Linn.) Sweet 的全草。

【形态特征】一年生或多年生直立的亚灌木状草本，高达 1~2.5m，分枝多，全株均被灰色短柔毛。叶近圆形，长 3~9cm，宽 2.5~7cm，边缘具不规则锯齿；托叶钻形。花单生于叶腋；花萼盘状，绿色；花黄色，直径 2~2.5cm，花瓣5。果为倒圆形似磨盘，直径约 1.5cm，黑色，分果爿15~20，具短芒；种子肾形。花期 7~10 月。

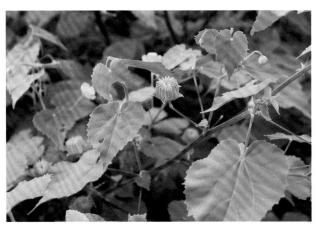

【习性与分布】常生于海拔 800m 以下的平原、海边、砂地、旷野、山坡、河谷及路旁等处。喜温暖湿润和阳光充足的气候，不耐寒，较耐旱，喜肥。分布于台湾、福建、广东、广西、贵州和云南等省区。

【芳香成分】磨盘草全草挥发油的主成分为植物醇（32.40%~73.89%），也有主成分不同的报告。陈勇等（2013）用水蒸气蒸馏法提取的广西博白产磨盘草干燥全草挥发油的主要成分为：棕榈酸（49.38%）、9,12,15-十八碳三烯醛（13.88%）、植物醇（13.15%）、亚油

酸（10.47%）、6,10,14-三甲基-2-十五烷酮（3.99%）、十四酸（2.18%）等；广西南宁产磨盘草干燥全草挥发油的主要成分为：植物醇（73.89%）、棕榈酸（7.22%）、6,10,14-三甲基-2-十五烷酮（7.10%）、2-(5-氧代乙基)-2-环戊酮（1.44%）、4-甲基-1-(1-甲基乙基)-环己烯（1.38%）、油酸酰胺（1.38%）、十八烯（1.35%）、二乙基-1-亚甲基丙基磷酸酯（1.17%）等。陈勇等（2010）用超临界CO_2萃取法提取的广西博白产磨盘草干燥全草挥发油的主要成分为：乙基-4-甲氧基肉桂酸酯（66.37%）、正十五烷（6.44%）、桂酸乙酯（4.09%）等。

【性味与功效】味甘、淡，性凉。疏风清热，化痰止咳，消肿解毒。治感冒，发热，咳嗽，泄泻，中耳炎，耳聋，咽炎，腮腺炎，尿路感染，疮痈肿毒，跌打损伤。

秋葵 ▼

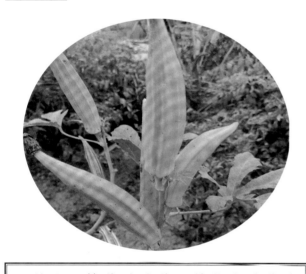

【基源】锦葵科秋葵属植物咖啡黄葵 *Abelmoschus esculentus* (Linn.) Moench 的根、叶、花或种子。根、叶的芳香成分未见报道。

【形态特征】一年生草本，高1~2m；茎圆柱形，疏生散刺。叶掌状3~7裂，直径10~30cm，裂片阔至狭，边缘具粗齿及凹缺，两面均被疏硬毛；托叶线形，长7~10mm。花单生于叶腋间；小苞片~10，线形；花萼钟形；花黄色，内面基部紫色，直径5~7cm，花瓣倒卵形。蒴果筒状尖塔形，长10~25cm，直径1~5~2cm；种子球形，多数，具毛脉纹。花期5~9月。

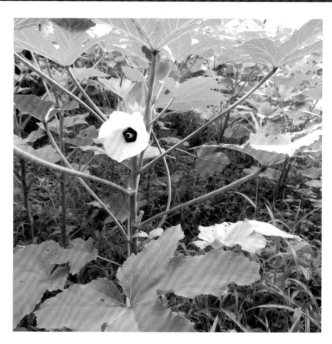

【习性与分布】喜温暖、怕严寒，耐热力强。耐旱、耐湿，但不耐涝。喜光。河北、山东、江苏、浙江、湖南、湖北、云南、广东等省引入栽培。

【挥发油含量】水蒸气蒸馏的干燥种子的得油率为0.06%。

【芳香成分】花：张姣姣等（2015）用顶空固相微萃取法提取的贵州清镇产'绿果'咖啡黄葵盛花期花挥发油的主要成分为：乙醛（24.75%）、3-甲基丁醛（10.78%）、二甲基硫醚（7.91%）、2-甲基丁醛（7.74%）、乙醇（7.52%）、十三烷（3.33%）、十四烷（3.31%）、十六烷（3.11%）、2-甲基-1-丁醇（2.36%）、(E)-石竹烯（2.32%）、壬醛（2.09%）、4-甲基十三烷（1.96%）、(E)-甲基-1,6-7H-氧杂螺[4.5]癸烷（1.88%）、十五烷（1.65%）、3-甲基-1-丁醇（1.62%）、2-甲基-十四烷（1.60%）、异丁醛（1.15%）、(Z)-3-己烯-1-醇（1.09%）、三-十四烯（1.06%）、2-甲基-十五烷（1.02%）等；'白果'咖啡黄葵盛花期花挥发油的主要成分为：十五烷（7.63%）、(Z)-3-己烯-1-醇（7.16%）、十三烷（5.46%）、乙醛（5.39%）、壬醛（4.27%）、(E)-石竹烯（4.23%）、十四烷（4.07%）、4-甲基十三烷（3.44%）、乙醇（3.31%）、二甲基硫醚（3.23%）、3-甲基丁醛（3.13%）、4-甲基-3-己醇（2.81%）、1-己醇（2.41%）、十六烷（2.28%）、十六醇（2.24%）、2-甲基丁醛（1.99%）、2-甲基-十四烷（1.97%）、L-芳樟醇（1.83%）、苯乙醛（1.50%）、1,8-桉叶素（1.26%）、己醛（1.23%）、2-甲基十二烷（1.23%）、四氢-2H-吡喃-2-醇（1.22%）、1-

辛醇（1.14%）、十二烷（1.13%）、庚醛（1.07%）、1-十五碳烯（1.01%）等。

种子：李健等（2012）用水蒸气蒸馏法提取的浙江绍兴产咖啡黄葵干燥种子挥发油的主要成分为：正癸烷（21.18%）、正十二烷（17.58%）、甲基环戊烷（15.96%）、正辛烷（12.91%）、正十四烷（9.91%）、1,2,4,5-四甲基苯（6.82%）、2,4-二甲基乙苯（5.66%）、正十六烷（4.45%）、桥式四氢化双环戊二烯（2.38%）、萘（2.32%）等。张姣姣等（2015）用顶空固相微萃取法提取的贵州青远产咖啡黄葵种子挥发油的主要成分为：2-甲基丁酸-2-甲基丁酯（58.39%）、庚酸异戊酯（8.84%）、2-甲基丁酸异丁酯（6.13%）、己酸酯（3.32%）、戊基甲基丁酸乙酯（1.85%）、2-甲基丁基硫醇（1.85%）、庚酸,丁基酯（1.56%）、吉玛烯D（1.55%）、辛基-2-甲基丁酸（1.38%）、异辛酸（1.34%）、2-甲基丁酸己酯（1.11%）等。

【性味与功效】味淡，性寒。利咽，通淋，下乳，调经。治咽喉肿痛，小便淋痛，产后乳汁稀少，月经不调。

蜀葵花 ▼

【基源】锦葵科蜀葵属植物蜀葵 *Althaea rosea* (Linn.) Cavan. 的花。

【形态特征】 二年生直立草本，高达2m，茎枝密被刺毛。叶近圆心形，直径6~16cm，掌状5~7浅裂或波状棱角；托叶卵形。花腋生，单生或近簇生，排列成总状花序式，具叶状苞片；小苞片杯状，常6~7裂；萼钟状，5齿裂；花大，直径6~10cm，有红、紫、白、粉红、黄和黑紫等色，单瓣或重瓣，花瓣倒卵状三角形。果盘状，直径约2cm，多数。花期2~8月。

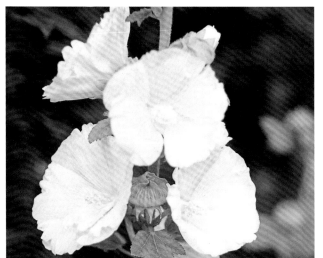

【习性与分布】喜温暖湿润和阳光充足环境，较耐寒，耐干旱和半阴，忌涝，耐盐碱。全国各地均有分布。

【挥发油含量】水蒸气蒸馏的干燥花的得油率为2.09%。

【芳香成分】木尼热.阿不都克里等（2015）用水蒸气蒸馏法提取的蜀葵干燥花挥发油的主要成分为：三十六烷（14.00%）、邻苯二甲酸二（2-乙基己基）酯（8.29%）、正六十烷（7.79%）、正二十烷（6.80%）、2,4-二（1-甲基-1-苯乙基）苯酚（5.80%）、五十四烷（5.77%）、邻苯二甲酸丁酯-8-甲基壬基酯（3.58%）、N-苯基-1-萘胺（3.06%）、6-环己基十三烷（2.45%）、角鲨烷（2.37%）、2,6,10,14,18-五甲基十九烷（1.68%）、三十四烷（1.65%）、2,3-二氢苯并呋喃（1.62%）、四十烷（1.58%）、1,16-二溴碘代十六烷（1.16%）、2,2'-亚甲基双(6-叔丁基-4-甲基)苯酚（1.12%）、邻苯二甲酸二异丁酯（1.07%）、4'-羟基-2'-甲基苯乙酮（1.04%）、1-二十一烷醇（1.04%）、二十二烷（1.02%）、4-十六烷乙酸酯（1.01%）等。

【性味与功效】味甘、咸，性凉。和血止血，解毒散结。治吐血，衄血，月经过多，赤白带下，二便不通，小儿风疹，疟疾，痈疽疖肿，蜂蝎螫伤，烫伤，火伤。

蜀葵子 ▼

【基源】锦葵科蜀葵属植物蜀葵 *Althaea rosea* (Linn.) Cavan. 的种子。

【形态特征】同蜀葵花。

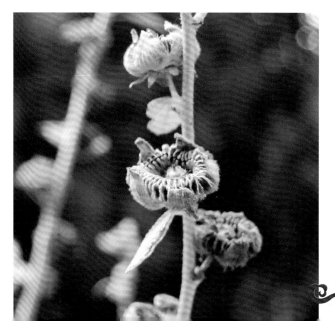

【习性与分布】同蜀葵花。

【挥发油含量】超临界萃取的风干种子的得油率为8.15%。

【芳香成分】阿孜古丽·依明等（2013）用超临界CO_2萃取法提取的新疆产蜀葵风干种子挥发油的主要成分为：亚油酸（56.00%）、油酸（16.80%）、棕榈酸（11.90%）、脂酸（8.05%）、亚麻酸（1.41%）等。

【性味与功效】味甘，性寒。利尿通淋，解毒排脓，润肠。治水肿，淋症，带下，乳汁不通，疮疖，无名肿毒。

伞杨 ▼

【基源】锦葵科桐棉属植物桐棉 *Thespesia populnea* (Linn.) Soland. ex Corr. 的全株。

【形态特征】常绿乔木，高约6m；小枝具褐色盾形细鳞粃。叶卵状心形，长7~18cm，宽4.5~11cm，全缘；托叶线状披针形。花单生于叶腋间；小苞片3~4，线状披针形；花萼杯状；花冠钟形，黄色，内面基部具紫色块，长约5cm。蒴果梨形，直径约5cm；种子三角状卵形，长约9mm，被褐色纤毛，间有脉纹。花期近全年。

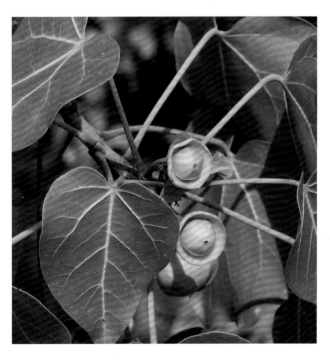

【习性与分布】常生于海边和海岸向阳处。分布于台湾、广东、海南。

【芳香成分】袁婷等（2012）用水蒸气蒸馏法提取的广西合浦产桐棉叶挥发油的主要成分为：(1S-顺)-1,2,3,5,6,8a-六氢化-4,7-二甲基-1-(1-甲乙基)-臭樟脑（16.14%）、α-金合欢烯（13.16%）、n-棕榈酸（8.52%）、(S)-1-甲基-4-(5-甲基-1-亚甲基-4-己烯)-环己烯（8.12%）、α-石竹烯（5.10%）、(E,E)-3,7,11-三甲基-2,6,10-十二碳三烯-1-醇（4.34%）、(E)-3,7,11-三甲基-1,6,10-十二碳三烯-3-醇（3.94%）、叶绿醇（2.49%）、1,2-苯二甲酸-二(2-甲基丙基)酯（2.20%）、1,6-二甲基-4-(1-甲乙基)-臭樟脑1（2.05%）、(Z,Z)-9,12-十八碳二烯酸（1.94%）、β-水芹烯（1.92%）、α-没香醇（1.52%）、1-乙烯基-1-甲基-2-(1-甲基乙烯基)-4-(1-甲基亚乙基)-环己烷（1.33%）、顺,α-檀香醇（1.12%）、1-(1,5-二甲基-4-己烯)-4-甲基-3-环己烯-1-醇（1.06%）等。

【性味与功效】味苦，性寒。清热解毒，消肿止痛。治脑膜炎，痢疾，痔疮，睾丸肿痛，疥癣。

长鞭红景天 ▼

【基源】景天科红景天属植物长鞭红景天 *Rhodiola fastigiata* (hook. f. et Thoms.) S. H. Fu 的根茎。

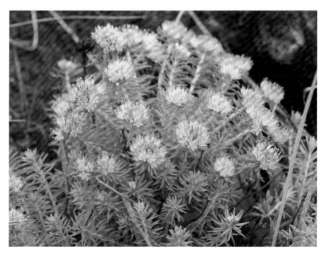

【形态特征】多年生草本。根颈长达50cm以上，不分枝或少分枝，基部鳞片三角形。花茎4~10，着生主轴顶端，长8~20cm，叶密生。叶互生，线状长圆形至倒披针形，长 8~12mm，宽 1~4mm，全缘。花序伞房状，长 1cm，宽 2cm；雌雄异株；花密生；萼片 5；花瓣 5，红色，长圆状披针形。蓇葖长 7~8mm，直立，先端稍向外弯。花期 6~8 月，果期 9 月。

【习性与分布】生于海拔 2500~5400m 的高山石地草坡阳处。喜凉润，喜肥，畏炎热，耐瘠薄。分布于西藏、四川、云南。

【挥发油含量】水蒸气蒸馏的根和根茎的得油率为 0.02%。

【芳香成分】李涛等（2008）用水蒸气蒸馏法提取的四川汶川产长鞭红景天根和根茎挥发油的主要成分为：棕榈酸（35.90%）、亚油酸（23.10%）、肉豆蔻酸（7.24%）、二十三烷（4.66%）、二十五烷（4.42%）、二十一烷（1.98%）、二十七烷（1.68%）、十七烷酸（1.65%）、十八醇（1.62%）、十五烷酸（1.42%）、S-(2-氨基乙基)酯-硫代硫酸（1.34%）、6,10,14-三甲基十五烷酮（1.32%）、二十四烷（1.15%）等。

【性味与功效】味甘、微苦，性温。补血调经，养阴。治月经不调，阴虚潮热，头晕目眩，妇女虚劳，骨蒸劳热等。

红景天 ▼

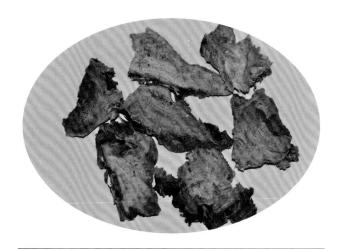

【基源】景天科红景天属植物红景天 *Rhodiola rosea* Linn. 的根茎。

【形态特征】多年生草本。根粗壮，直立。根颈短，先端被鳞片。花茎高 20~30cm。叶疏生，长圆形至长圆

状宽卵形，长 7~35mm，宽 5~18mm，全缘或上部有少数牙齿。花序伞房状，密集多花，长 2cm，宽 3~6cm；雌雄异株；萼片 4，披针状线形；花瓣 4，黄绿色，线状倒披针形或长圆形。蓇葖披针形，长 6~8mm，种子披针形。花期 4~6 月，果期 7~9 月。

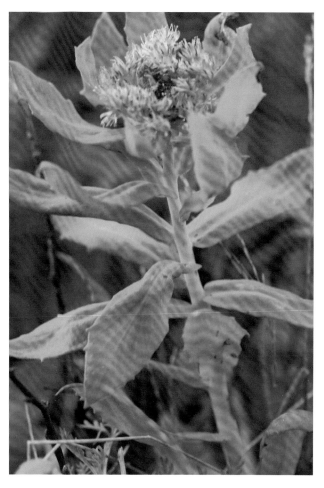

【习性与分布】生于海拔 1800~2700m 的山坡林下或草坡上。分布于新疆、山西、河北、吉林。

【挥发油含量】水蒸气蒸馏的干燥根茎的得油率为 1.98%。

【芳香成分】刘存芳等（2020）用水蒸气蒸馏法提取的西藏林芝产红景天阴干根茎挥发油的主要成分为：1-辛醇（42.72%）、香叶醇（29.85%）、苯乙醇（9.67%）、桃金娘烯醇（2.69%）、芳樟醇（1.89%）、3-甲基-3-(4-甲基-3-戊烯)-环氧丙醛（1.27%）、反-氧化芳樟醇（1.01%）等。

【性味与功效】味甘、涩，性寒。补气清肺，益智养心，收敛止血，散瘀消肿。治气虚体弱，病后畏寒，气短乏力，肺热咳嗽，咯血，白带，腹泻，跌打损伤等。

库页红景天 ▼

【基源】景天科红景天属植物库页红景天 *Rhodiola sachalinensis* A. Bor. 的根茎。

【形态特征】 多年生草本。根粗壮，通常直立；根颈短粗，先端被多数棕褐色、膜质鳞片状叶。花茎高6~30cm，其下部的叶较小，疏生，上部叶较密生，叶长圆状匙形或长圆状披针形，长7~40mm，宽4~9mm，边缘上部有粗牙齿。聚伞花序密集多花，下部托似叶；雌雄异株；萼片4；花瓣4，淡黄色。蓇葖披针形；种子长圆形至披针形。花期4~6月，果期7~9月。

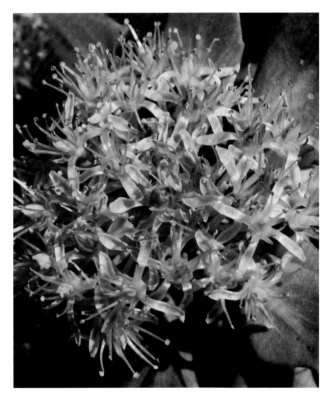

【习性与分布】生于海拔1600~2500m的山坡林下、碎石山坡及高山冻原。喜冷凉气候。分布于吉林、黑龙江。

【挥发油含量】 水蒸气蒸馏的干燥根的得油率为0.16%；索氏法提取的干燥根茎的得油率为0.05%；超临界萃取的根茎的得油率为9.30%。

【芳香成分】龚钢明等（2006）用超临界CO_2萃取法提取的吉林安图产库页红景天干燥根茎挥发油的主要成分为：1-二十七醇（21.71%）、反式-牻牛儿醇（4.15%）、二十七烷（4.12%）、1-二十醇（3.99%）、十六醛（3.69%）、十八醛（3.38%）、22,23-二氢化豆甾烷醇（3.34%）、9,12-十八碳二烯酸乙酯（2.86%）、二十烷（2.84%）、乙酸十八酯（2.21%）、3-甲叉庚烷（1.88%）、(E,E)-9,12-十八酸甲酯（1.34%）、二十八烷（1.26%）、二十九醇（1.16%）等。李向高等（1992）用索氏萃取法提取的吉林浑江产库页红景天干燥根茎挥发油的主要成分为：肉桂醇（25.85%）、二十碳四烯酸（12.31%）、β-丁香烯（12.28%）、1,2-二甲氧基-4-(2-丙烯基)-苯（3.32%）、1-苯基-2-甲基丙烷（2.70%）、藏红花醛（2.00%）、3-溴葵烷（1.99%）、γ-广藿香烯（1.87%）、六氢法呢醇（1.70%）、十四碳二烯酸甲酯（1.25%）等。付文艳等（2012）用水蒸气蒸馏法提取的吉林长白山产库页红景天干燥根挥发油的主要成分为：桃金娘烯醇（14.35%）、顺式氧化芳樟醇（11.50%）、(-)-顺式桃金娘烯醇（10.84%）、正辛醇（10.05%）、3,7-二甲基-1,6-辛二烯-3-醇（9.80%）、3,7-二甲基-2,6-辛二烯（8.87%）、α,α-4-三甲醇-1-甲醇-3-环己烯（5.74%）、顺式氧化芳樟醇（5.40%）、苯甲醛（3.12%）、顺式桃金娘烯醇（2.85%）、(R)-3,7-二甲基-6-辛烯醇（1.23%）、正十八烷（1.13%）、3,7-二甲基-2,6-辛二烯醛（1.11%）、苯乙酮（1.07%）等。

【性味与功效】抗寒冷，抗疲劳，抗缺氧和适应原样作用。治糖尿病，肺结核，贫血。

狮子七 ▼

【基源】景天科红景天属植物狭叶红景天 *Rhodiola kirilowii* (Regel) Maxim. 的根茎及根。

【形态特征】多年生草本。根粗，直立。先端被三角形鳞片。花茎少数，高15~60cm，叶密生。叶互生，线形至线状披针形，长4~6cm，宽2~5mm边缘有疏锯齿。花序伞房状，有多花；雌雄异株；萼片5或4，三角形；花瓣5或4，绿黄色；鳞片5或4。蓇葖披针形，长7~8mm；种子长圆状披针形，长1.5mm。花期6~7月，果期7~8月。

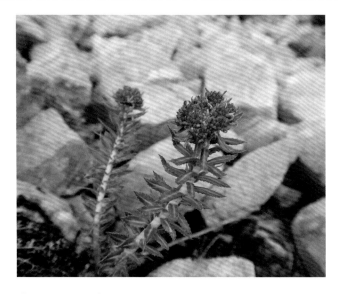

【习性与分布】生于海拔 2000~5600m 的山地多石草地上或石坡上。分布于西藏、云南、四川、新疆、青海、甘肃、陕西、山西、河北。

【挥发油含量】水蒸气蒸馏的根的得油率为 0.27%。

【芳香成分】魏永生等（2011）用顶空固相微萃取法提取的甘肃玉树产狭叶红景天阴干根茎挥发油的主要成分为：香叶醇（14.38%）、正辛醇（10.99%）、顺式氧化芳樟醇（8.10%）、橙花醇乙酸酯（3.84%）、3,7- 二甲基癸烷（3.52%）、反式氧化芳樟醇（3.44%）、二十一烷（3.20%）、3- 戊烯 -2- 醇（3.08%）、4,8- 二甲基 -1,7- 二烯 -4- 醇（2.96%）、苯乙醇（2.70%）、正癸醇（2.42%）、6,9- 二甲基十四烷（2.00%）、二十三烷（2.00%）、十六烷（1.86%）、芳樟醇（1.65%）、2,6- 二甲基癸烷（1.44%）、2.2- 二甲基壬 -5- 烯 -3- 酮（1.37%）、辛酸（1.11%）、雪松醇（1.07%）、苄醇（1.04%）等。栗孟飞等（2017）用乙醇浸提法提取的甘肃甘南产狭叶红景天干燥根挥发油的主要成分为：苯乙酮（13.70%）、2- 糠醛（10.60%）、1- 己醇（4.80%）、乙酸丁酯（4.30%）、5- 羟甲基 -2- 糠醛（4.20%）、棕榈酸（3.40%）、棕榈酸乙酯（2.40%）、9- 十八碳烯酸 -(2- 苯基 -1,3- 二氧戊环 -4- 基) 甲酯（2.10%）、2'- 己基 -1,1'- 双环丙烷 -2- 辛酸酸甲酯（2.00%）、S-(-)-2- 甲基 -1- 丁醇（1.60%）、3- 甲基呋喃（1.50%）、丁子香酚（1.20%）、2,4- 二叔丁基苯酚（1.00%）等。

【性味与功效】味苦、涩，性温。养心安神，活血化瘀，止血，清热解毒。治气虚体弱，短气乏力，心悸失眠，头昏眩晕，胸闷疼痛，跌打损伤，月经不调，崩漏，吐血，痢疾，腹泻。

凤尾七 ▼

【基源】景天科红景天属植物小丛红景天 *Rhodiola dumulosa* (Franch.) S. H. Fu 的全草和根。全草的芳香成分未见报道。

【形态特征】多年生草本。根颈粗壮，分枝。花茎聚生主轴顶端，长 5~28cm，不分枝。叶互生，线形至宽线形，长 7~10mm，宽 1~2mm，全缘。花序聚伞状，有 4~7 花；萼片 5，线状披针形；花瓣 5，白或红色，披针状长圆形；鳞片 5，横长方形；种子长圆形，长 1.2mm，有微乳头状突起，有狭翅。花期 6~7 月，果期 8 月。

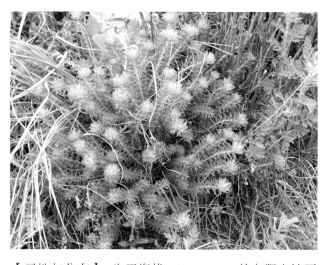

【习性与分布】 生于海拔 1600~3900m 的向阳山坡石隙。喜稍冷凉而湿润的气候，耐寒耐旱。分布于四川、青海、甘肃、陕西、湖北、山西、河北、内蒙古、吉林。

【芳香成分】康杰芳等（2006）用水蒸气蒸馏法提取的陕西太白山产小丛红景天阴干根茎挥发油的主要成分为：肉豆蔻酸（19.37%）、棕榈酸甲酯（7.56%）、2,6- 十六烷基 -1-(+)- 抗坏血酸酯（6.27%）、8,11- 十八碳二烯酸甲酯（5.22%）、十七烷（4.82%）、十二烷基乙氧基醚（2.98%）、2- 异丙基 -5- 甲基 1- 庚醇（2.62%）、3,7- 二甲基癸烷（2.43%）、十六烷（2.43%）、5- 甲基十四烷（2.13%）、二十四烷酸甲酯（2.12%）、2- 乙基 -2- 甲基 - 十三醇（2.08%）、8-n- 己基十五烷（1.96%）、5-(2- 甲基丙基) 壬烷（1.95%）、2- 丁基 -1- 辛醇（1.84%）、n- 三十四烷酸（1.83%）、乙二醇单十八烷基酯（1.75%）、油酸甲酯（1.63%）、

2,6,11,15-四甲基-十六烷(1.52%)、二十四烷(1.51%)、二十一烷(1.25%)、(Z)-7-十六烯(1.12%)、癸醚(1.03%)等。

【性味与功效】味甘、微苦,性平。益肾养肝,调经活血。治劳热骨蒸,干血痨,头晕目眩,月经不调。

豆叶七 ▼

【基源】景天科红景天属植物云南红景天 *Rhodiola yunnanensis* (Franch.) S. H. Fu 的根及全草。全草的芳香成分未见报道。

【形态特征】多年生草本。根颈粗,长。花茎单生,高可达100cm。3叶轮生,卵状披针形至宽卵形,长4~9cm,宽2~6cm,边缘有疏锯齿。聚伞圆锥花序,多次三叉分枝;雌雄异株;雄花小,多,萼片4,披针形;花瓣4,黄绿色,匙形;鳞片4;雌花萼片、花瓣各4,绿色或紫色,线形,鳞片4,近半圆形。蓇葖星芒状排列。花期5~7月,果期7~8月。

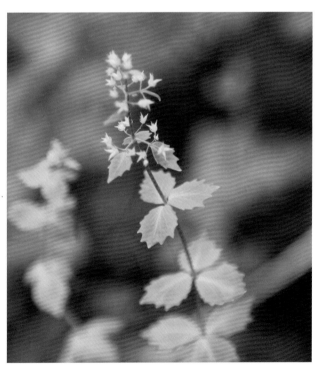

【习性与分布】生于海拔2000~4000m的山坡林下。分布于西藏、云南、贵州、湖北、四川。

【挥发油含量】水蒸气蒸馏的干燥根的得油率为

0.20%,微波辅助水蒸气蒸馏的得油率为0.50%。

【芳香成分】田军等(2000)用水蒸气蒸馏法提取的云南红景天根茎挥发油的主要成分为:1-辛醇(28.25%)、香叶醇(21.91%)、里哪醇(8.34%)、桃金娘烯醇(4.66%)、正癸醇(4.09%)、乙酸橙花酯(3.52%)、β-蒎烯-3-醇(2.22%)、α-松油醇(1.52%)、乙酸辛酯(1.50%)、二十三(碳)烷(1.25%)、顺式-芫荽醇氧化物(1.18%)等。

【性味与功效】味苦,性凉。补肺益肾,清热止咳,散瘀止血。治虚劳咳嗽,肾虚腰痛,咽喉疼痛,跌打肿痛,外伤出血。

景天三七 ▼

【基源】景天科景天属植物费菜 *Sedum aizoon* Linn. 的根或全草。根的芳香成分未见报道。

【形态特征】多年生草本。根状茎短,粗茎高20~50cm,有1~3条茎,直立,不分枝。叶互生,披针形,长3.5~8cm,宽1.2~2cm,边缘有不整齐的锯齿;叶近革质。聚伞花序有多花,下托以苞叶。萼片5,线形,肉质;花瓣5,黄色;鳞片5,近正方形。蓇葖星芒状排列;种子椭圆形,长约1mm。花期6~7月,果期8~9月。

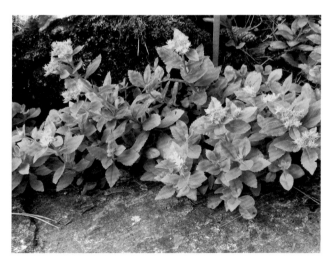

【习性与分布】非常耐寒、耐旱。阳性植物,稍耐阴。耐干旱瘠薄。分布于四川、湖北、江西、安徽、浙江、

江苏、青海、宁夏、甘肃、内蒙古、河南、山西、陕西、山东、河北、辽宁、吉林、黑龙江。

【芳香成分】郭素华等（2006）用水蒸气蒸馏法提取的福建连城产费菜新鲜全草挥发油的主要成分为：2-十一酮（21.30%）、十六酸（8.49%）、植醇（8.22%）、醋酸冰片酯（6.26%）、六氢法呢基丙酮（5.03%）、2-十三酮（4.04%）、环氧石竹烯（3.70%）、乙酸香叶醇酯（3.61%）、反式斯巴醇（3.23%）、1-壬烯（2.52%）、卡拉烯（2.28%）、2-异丙烯基-4α,8-二甲基-1,2,3,4,4α,5,6,7-八氢萘（2.13%）、橙花叔醇（1.97%）、顺式香木兰烯（1.38%）、雪松醇（1.17%）、蓝桉醇（1.16%）、15-烯-十七碳醛（1.00%）等。赵秀玲等（2017）用水蒸气蒸馏法提取的费菜干燥全草挥发油的主要成分为：棕榈酸（36.08%）、a-亚麻酸（13.64%）、植物醇（17.04%）、亚油酸（7.12%）、2-甲氧基-4-乙烯基苯酚（4.64%）、橙花叔醇（1.36%）、己酸丁酯（1.33%）、异植醇（1.31%）、正十四碳酸（1.00%）等。钱宇欣等（2006）用水蒸气蒸馏法提取的贵州贵阳产费菜干燥全株挥发油的主要成分为：六氢法呢基丙酮（25.71%）、异植物醇（10.59%）、油酸甲酯（6.01%）、棕榈酸甲酯（5.70%）、亚麻油酸甲酯（4.87%）、4,8,12,16-四甲基十七烷-4-内酯（3.89%）、亚油酸乙酯（3.25%）、二十五烷（1.74%）、硬脂酸甲酯（1.73%）、棕榈酸乙酯（1.28%）、油酸乙酯（1.27%）、二十七烷（1.20%）等。陈迩东等（2014）用顶空静态萃取法提取的山东栖霞产费菜干燥地上部分挥发油的主要成分为：香薷酮（17.07%）、4-萜品醇（9.95%）、己醛（9.11%）、β-萜品烯（7.39%）、糠醛（5.75%）、4-蒈烯（5.66%）、壬醛（4.48%）、1-辛醇（3.74%）、苯甲醛（3.69%）、对伞花烃（3.29%）、α-侧柏烯（3.72%）、异松油烯（3.06%）、2,3-丁二醇（2.57%）、2-戊基呋喃（2.39%）、苯乙醛（2.31%）、β-水芹烯（2.28%）、β-法尼烯（2.26%）、3-己烯-1-醇（2.14%）、辛醛（1.78%）、3-甲基-2-丁醇（1.66%）、π-依兰油烯（1.65%）、癸醛（1.41%）、庚醛（1.35%）、4-庚烯-2-酮（1.30%）等。

【性味与功效】味甘、微酸，性平。散瘀，止血，宁心安神，解毒。治吐血，衄血，咯血，便血，尿血，崩漏，紫斑，外伤出血，跌打损伤，心悸，失眠，疮疖痈肿，烫伤，蛇虫咬伤。

新疆党参

【基源】桔梗科党参属植物新疆党参 *Codonopsis clematidea* (Schrenk) C. B. Cl. 的干燥根。

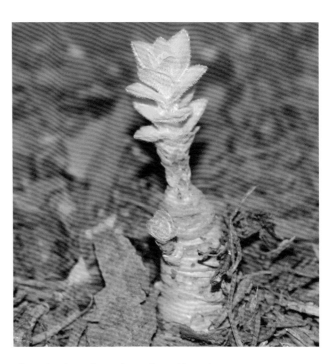

【形态特征】根常肥大呈纺锤状圆柱形，长可达25~45cm。茎1至数支，高达50~100cm。叶小而互生，分枝上的叶对生；叶片卵形至披针形，长1~5.2cm，宽0.8~3.2cm，全缘。花单生；花萼筒部半球状，绿色，有白粉；花冠阔钟状，淡蓝色具深蓝色花脉，有紫斑。蒴果轮廓近于卵状。种子多数，狭椭圆状，浅棕黄色。花果期7~10月。

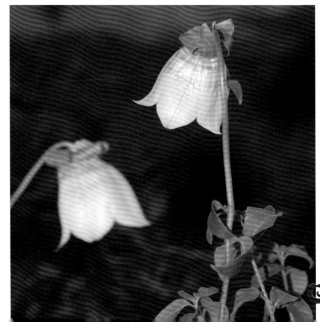

【习性与分布】生于海拔 1700~2500m 的山地林中，河谷及山溪附近。喜温和凉爽气候，耐寒，喜光。分布于新疆、西藏。

【挥发油含量】水蒸气蒸馏的干燥根的得油率为0.15%~1.03%。

【芳香成分】陈敏等（2000）用水蒸气蒸馏法提取的新疆伊犁产新疆党参干燥根挥发油的主要成分为：十六酸甲酯（30.40%）、1-乙氧基戊烷（5.44%）、正十八烷（3.81%）、正十九烷（3.26%）、正二十烷（2.60%）、十八碳-10-烯酸甲酯（1.81%）、十八碳二烯酸甲酯（1.76%）、1,1,3-三甲基环戊烷（1.69%）、正二十一烷（1.54%）、十五酸甲酯（1.50%）、十六碳-11-烯酸甲酯（1.42%）、辛酸乙酯（1.25%）、十四酸甲酯（1.20%）、苯酚（1.02%）等。

【性味与功效】味甘，性平。养血生津，健脾益肺。治脾肺虚弱，气短心悸，虚喘咳嗽，内热消渴，气血不足。

甲酯（2.20%）、9,12-十八碳二烯酸甲基酯（1.60%）、亚麻酸乙酯（1.50%）、十四酸（1.40%）、二十三（碳）烷（1.30%）、棕榈酸乙酯（1.30%）、二十五（碳）烷（1.10%）、邻苯二甲酸二丁酯（1.00%）、三十烷（1.00%）等；干燥根挥发油的主要成分为：9,12,15-十八碳三烯酸甲基酯（21.00%）、亚油酸（18.20%）、惹烯（8.70%）、2,6,10,14-四甲基十五烷（6.40%）、十五烷（4.70%）、二十一烷基环戊烷（3.80%）、棕榈酸甲酯（3.30%）、9,12-十八碳二烯酸甲基酯（2.20%）、十四酸（1.80%）、胡椒酚（1.60%）、三十烷（1.40%）、10-二十一碳烯（1.00%）、1,2,3,4,4a,9,10,0a-八氢-1,4a-二甲基-7-(1-甲基乙基)-1-菲羧酸甲酯（1.00%）等。

【性味与功效】味甘，性温。补虚弱。用于病后体虚，自汗。

心叶党参（小人参）

【基源】桔梗科党参属植物心叶党参 *Codonopsis cordifolioidea* Tsoong 的根。

【形态特征】全体近于光滑无毛或叶片疏生短刺毛。茎缠绕，长 1m 以上。主茎上的叶稀疏，互生，叶片阔卵形，长宽可达 10×7cm，近全缘；短细枝顶端通常仅 2 叶对生，叶片与主茎上叶片相似。花单生于叶腋外；花萼筒部半球状，裂片三角状披针形；花冠钟状，深蓝色。蒴果下半部半球状。种子多数，近于椭圆状，细小，棕色。花果期 9~10 月。

【习性与分布】 生于林中。喜温和凉爽气候，耐寒，喜光。分布于云南。

【芳香成分】邱斌等（2010）用水蒸气蒸馏法提取的云南产心叶党参新鲜根挥发油的主要成分为：亚油酸（21.90%）、惹烯（11.40%）、十五烷（7.40%）、9,12,15-十八碳三烯酸甲基酯（6.80%）、2,6,10,14-四甲基十五烷（3.80%）、二十一烷基环戊烷（3.80%）、14β-H-孕烷（2.70%）、苯乙醇（2.20%）、棕榈酸

四叶参

【基源】桔梗科党参属植物四叶参（羊乳） *Codonopsis lanceolata* (Sieb. et Zucc.) Trautv. 的根。

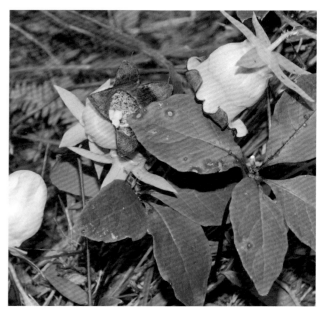

【形态特征】根常肥大呈纺锤状。茎缠绕。主茎上的叶互生，披针形或菱状狭卵形，长 0.8~1.4cm，宽

3~7mm；在小枝顶端通常 2~4 叶簇生，菱状卵形或椭圆形，长 3~10cm，宽 1.3~4.5cm，全缘或有疏波状锯齿。花单生或对生于小枝顶端；花萼筒部半球状；花冠阔钟状，黄绿色或乳白色。蒴果下部半球状。种子多数，卵形，细小，棕色。花果期 7~8 月。

【习性与分布】生长于海拔 190~1500m 的山坡灌木林下，沟边阴湿地区或阔叶林内。喜冷爽气候，苗期喜阴，成株喜光。分布于东北、华北、华东、中南各省区。

【挥发油含量】水蒸气蒸馏的根的得油率为 0.15%；超临界萃取的干燥根的得油率为 1.21%。

【芳香成分】尹建元等（1999）用水蒸气蒸馏法提取的吉林磐石产羊乳根挥发油的主要成分为：甲基硫杂丙环（9.66%）、苯甲醇（5.57%）、十四烷酸甲酯（4.43%）、二十烷（4.28%）、E-2-己烯-1-醇（4.05%）、1,2-二乙氧基-乙烷（3.79%）、1,2-苯二羧酸丁基酯（2.73%）、3-甲基-丁酸（2.66%）、2,6,10-三甲基-二十二烷（2.60%）、4-甲基-1-戊烯-3-醇（2.49%）、酞酸二丁酯（2.42%）、十七烷（2.41%）、1-乙基-2,3-二甲基苯（2.34%）、苯噻唑（2.34%）、己酸-3-乙烯酯（2.30%）、2,5-二甲基-苯酚（2.24%）、蒽（2.19%）、2,6-壬二烯-4-酮（1.93%）、十五烷酸乙酯（1.92%）、10-甲基-十九烷（1.80%）、E,E-2,4-癸二烯醛（1.74%）、萘（1.64%）、2,6,11,15-四甲基十六烷（1.48%）、十四烷酸（1.40%）、十八烷（1.32%）、丁基羟基茴香醚（1.31%）、异丙基联苯（1.30%）、癸二酸二癸酯（1.25%）、壬醛（1.24%）、十三烷（1.08%）等。高艳霞等（2015）用超临界 CO_2 萃取法提取的山东泰安产羊乳干燥根挥发油的主要成分为：波菜甾醇（15.71%）、1,4-二甲基-8-异丙烯基三环[5.3.0.0(4,10)]癸烷（13.64%）、反式角鲨烯（12.12%）、亚油酸甲酯（11.45%）、D7-菠菜甾醇（10.52%）、7,22-麦角甾二烯酮（5.50%）、蒲公英萜酮（5.44%）、L-抗坏血酸-2,6-二棕榈酸酯（5.11%）、7,25-二亚乙基三胺豆甾醇（3.89%）、环木菠萝醇（3.58%）、白檀酮（2.16%）、4,4,6a,6b,8a,11,11,14b-八甲基-1,4,4a,5,6,6a,6b,7,8,8a,9,10,11,12,12a,14,14a,14b-十八氢-2H-picen-3-酮（1.41%）、胖大海素 A（1.32%）等。

【性味与功效】味甘，性平。补肾通乳，排脓解毒。治病后体虚，乳汁不足，乳腺炎，肺脓疡，痈疔疮疡。

西南风铃草 ▼

【基源】桔梗科风铃草属植物西南风铃草 *Campanula pallida* Wallich（*Campanula colorata* Wall.）的全草。

【形态特征】多年生草本，根胡萝卜状。茎单生，高可达 60cm。叶椭圆形或矩圆形，边缘有疏锯齿或近全缘，长 1~4cm，宽 0.5~1.5cm。花下垂，顶生于主茎及分枝上，有时组成聚伞花序；花萼筒部倒圆锥状；花冠紫色或蓝紫色或蓝色，管状钟形，长 8~15mm，分裂达 1/3~1/2。蒴果倒圆锥状。种子矩圆状，稍扁。花期 5~9 月。

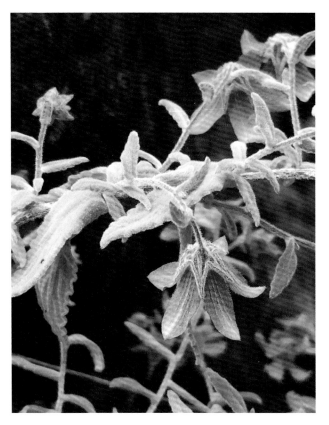

【习性与分布】生于海拔 1000~4000m 的山坡草地和疏林下。喜夏季凉爽、冬季温和的气候，喜光，可耐半阴。喜干耐旱，忌水湿。分布于西藏、四川、云南、贵州。

【挥发油含量】水蒸气蒸馏的干燥全草的得油率为 0.11%。

【芳香成分】赵晨星等（2014）用水蒸气蒸馏法提取的云南寻甸产西南风铃草干燥全草挥发油的主要成分为：1,2-苯二甲酸丁基辛基酯（10.16%）、柏木醇

（9.26%）、十六烷酸（7.98%）、邻苯二甲酸二丁酯（7.35%）、十四烷酸（5.54%）、石竹烯氧化物（3.00%）、6,10,14- 三甲基 -2- 十五烷酮（2.43%）、匙叶桉油烯醇（2.33%）、壬酸（1.96%）、癸酸（1.84%）、雪松醇（1.74%）、反式 -Z-α- 红没药烯环氧化物（1.66%）、9- 亚甲基 -9H- 芴（1.06%）、广藿香醇（1.05%）、1,2- 苯二甲酸丁酯 -2- 乙基己酯（1.02%）等。

【性味与功效】味苦，性凉。清热解毒，止痛。治咽喉炎，头痛，风湿等症。

紫斑风铃草 ▼

【基源】桔梗科风铃草属植物紫斑风铃草 *Campanula punctata* Lam. 的全草。

【形态特征】多年生草本，全体被刚毛。茎直立，粗壮，高 20~100cm，通常在上部分枝。基生叶心状卵形；茎生叶三角状卵形至披针形，边缘具不整齐钝齿。花顶生于主茎及分枝顶端，下垂；花萼裂片长三角形；花冠白色，带紫斑，筒状钟形，长 3~6.5cm，裂片有睫毛。蒴果半球状倒锥形，脉很明显。种子灰褐色，矩圆状，稍扁，长约 1mm。花期 6~9 月。

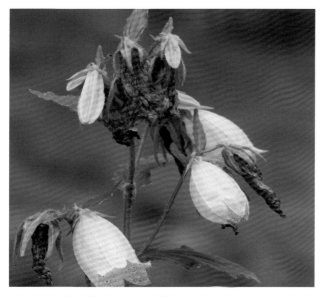

【习性与分布】生于山地林中、灌丛及草地中，海拔可至 2300m。耐寒，忌酷暑，喜长日照，喜光，可耐半阴。喜干耐旱，忌水湿。分布于黑龙江、辽宁、吉林、内蒙古、河北、山西、河南、陕西、甘肃、四川、湖北。

【芳香成分】常艳茹等（2010）用超临界 CO_2 萃取法提取的吉林长白山产紫斑风铃草全草挥发油的主要成分为：十六烷酸乙酯（19.56%）、二十九烷（14.74%）、棕榈酸（13.08%）、2,6,6- 三甲基 -(1α,2β,5α)- 二环 [3.1.1] 庚烷（9.96%）、二十烷（7.72%）、(Z,Z)-9,12- 十八碳二烯酸（2.67%）、二十六烷（2.31%）、3,5,6,7,8,8a- 六氢 -4,8a- 二甲基 -6-(1- 甲基乙烯基)-2(1H) 萘酮（2.11%）、1,4- 二十碳二烯（1.85%）、二十二烷（1.61%）、(E,Z)-1,3- 环十二碳二烯（1.38%）、环二十八烷（1.26%）、植醇（1.22%）、(3β)- 熊 -12- 烯 -3- 醇乙酸酯（1.18%）、1- 二十四烷醇（1.16%）、维生素 E（1.01%）、β- 生育酚（1.00%）等。

【性味与功效】味苦，性凉。清热解毒，止痛。治咽喉炎，头痛，难产等。

蓝花参 ▼

【基源】桔梗科蓝花参属植物蓝花参 *Wahlenbergia marginata* (Thunb.) A. DC. 的根或全草。根的芳香成分未见报道。

【形态特征】多年生草本，有白色乳汁。根细胡萝卜状。茎自基部多分枝，长 10~40cm。叶互生，常在茎下部密集，下部的匙形，倒披针形或椭圆形，上部的条状披针形或椭圆形，长 1~3cm，宽 2~8mm，边缘波状或具疏锯齿，或全缘。花萼筒部倒卵状圆锥形；花冠钟状，蓝色。蒴果倒圆锥状或倒卵状圆锥形。种子矩圆状，黄棕色。花果期 2~5 月。

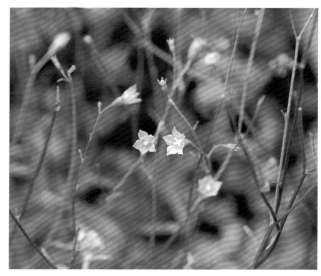

【习性与分布】生于低海拔的田边、路边和荒地中，有时生于山坡或沟边，在云南可达海拔2800m的地方。分布于长江流域以南各省区。

【挥发油含量】水蒸气蒸馏的干燥全草的得油率为0.09%。

【芳香成分】柯鹏颉（2006）用水蒸气蒸馏法提取的福建产蓝花参干燥全草挥发油的主要成分为：n-十六烷酸（58.87%）、(Z,Z)-9,12-十八烷二烯酸（15.61%）、(Z,Z)-9,12,15-十八烷三烯酸甲酯（6.10%）、十四烷酸（5.59%）、十五烷酸（3.73%）、6,10,14-三甲基-2-十五烷酮（3.40%）、油酸（1.76%）等。

【性味与功效】味甘、微苦，性平。益气健脾，止咳祛痰，止血。治虚损劳伤，自汗，盗汗，小儿疳积，妇女白带，感冒，咳嗽，衄血，疟疾，瘰疬。

艾纳香 ▼

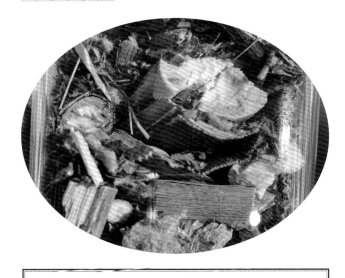

【基源】菊科艾纳香属植物艾纳香 *Blumea balsamifera* (Linn.) DC. 的叶及嫩枝。

【形态特征】多年生草本或亚灌木。茎高1~3m。下部叶椭圆形，长22~25cm，宽8~10cm，边缘有细锯齿；上部叶卵状披针形，长7~12cm，宽1.5~3.5cm，全缘、具细锯齿或羽状齿裂。头状花序多数排列成具叶的大圆锥花序；总苞钟形；总苞片约6层，外层长圆形，中层线形。花黄色，雌花多数，花冠细管状；两性花较少，花冠管状。瘦果圆柱形。花期几乎全年。

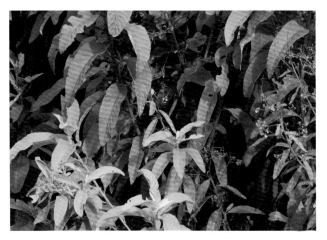

【习性与分布】生于林缘、林下、河床谷地或草地上，海拔600~1000m。喜光。分布于云南、贵州、广西、广东、福建、台湾。

【挥发油含量】水蒸气蒸馏的新鲜叶的得油率为0.50%~2.80%，干燥叶的得油率为0.94%~2.35%，干燥全草的得油率为0.53%~3.95%。

【芳香成分】艾纳香全草挥发油的第一主成分为龙脑（47.30%~57.70%），也有主成分不同的报告。周欣等（2001）用水蒸气蒸馏法提取的贵州罗甸产艾纳香新鲜叶挥发油的主要成分为：L-龙脑（57.57%）、β-石竹烯（8.05%）、δ-古芸烯（2.64%）、芳樟醇（1.97%）、樟脑（1.93%）、愈创木醇（1.69%）、γ-桉叶油醇（1.68%）、10-表-γ-桉叶油醇（1.37%）、石竹烯氧化物（1.33%）、β-桉叶油醇（1.24%）等。王远辉等（2012）用顶空固相微萃取法提取的贵州罗甸产艾纳香秋季采收的新鲜叶挥发油的主要成分为：(E)-石竹烯（24.88%）、L-龙脑（17.86%）、(+)-γ-古芸烯（12.27%）、花椒素（7.83%）、(F.)-罗勒烯（3.60%）、别香橙烯（3.19%）、β-蒎烯（2.60%）、α-石竹烯（2.35%）、百里氢醌二甲醚（2.04%）、罗汉柏烯-13（1.54%）、β-石竹烯环氧化物（1.38%）等。李亮星等（2020）用顶空固相微萃取法提取的云南保山产艾纳香阴干叶挥发油的主要成分为：樟脑（26.17%）、(-)-龙脑（24.29%）、β-石竹烯（12.56%）、β-蒎烯（8.60%）、α-蒎烯（6.92%）、莰烯（3.46%）、柠檬烯（1.80%）、乙酸香叶酯（1.37%）、β-罗勒烯（1.11%）、香橙烯（1.11%）等。

【性味与功效】味辛、苦，性温。温中活血，祛风除湿，杀虫。治寒湿泻痢，腹痛肠鸣，肿胀，筋骨疼痛，跌打损伤，癣疮。

大头艾纳香（东风草）▼

【基源】菊科艾纳香属植物大头艾纳香（东风草）*Blumea megacephala* (Rander.) Chang et Tseng 的全草。

【形态特征】攀援状草质藤本。茎长 1~3m 或更长。下部和中部叶卵形，长 7~10cm，宽 2.5~4cm，边缘有齿；小枝上部的叶椭圆形，边缘有细齿。头状花序疏散，常 1~7 个在腋生小枝顶端排列成总状或近伞房状花序，再排成大型具叶的圆锥花序；总苞半球形；总苞片 5~6 层。花黄色，雌花多数，细管状；两性花花冠管状。瘦果圆柱形。花期 8~12 月。

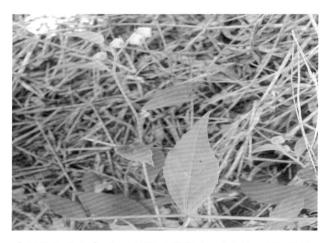

【习性与分布】生于林缘或灌丛中，或山坡、丘陵阳处。分布于云南、四川、贵州、广东、广西、湖南、江西、福建、台湾等省区。

【芳香成分】宁小清等（2011）用水蒸气蒸馏法提取的广西南宁产东风草新鲜全草挥发油的主要成分为：5-(1,5- 二甲基 -4- 己烯基)-2- 甲基 -1,3- 环己二烯（32.24%）、1-(1,5- 二甲基 -4- 己烯基)-4- 甲基苯酚（22.87%）、(E)-β - 金合欢烯（8.31%）、乙烯基 -1- 甲基 -2,4- 二 (1- 甲基醚) 环己烷（6.85%）、α - 金合欢烯（6.05%）、1,2,3,5,6,8α - 六氢 -4,7- 二甲基 -1-(1- 甲基乙基) 萘（5.41%）、丁香烯（3.28%）、n- 杜松醇（1.54%）、雪松烯（1.50%）、α - 荜澄茄油烯（1.14%）等。

【性味与功效】味微苦、淡，性微温。祛风除湿，活血调经。治风湿骨痛，跌打肿痛，产后血崩，月经不调；外用治疮疖。

白花九里明 ▼

【基源】菊科艾纳香属植物假东风草 *Blumea riparia* (Blume) DC. 的全草。

【形态特征】攀援状草质藤本。茎长 3~7m。叶片卵状长圆形或狭椭圆形，长 5~8cm，宽 2~3.5cm，边缘有细齿。头状花序多数，径 5~8mm，在腋生枝顶端排列成密圆锥花序，多数小圆锥花序再排列成具叶的大圆锥花序；总苞钟形或圆柱形，总苞片 5~7 层。花黄色，雌花多数，细管状；两性花花冠管状。瘦果圆柱形。冠毛糙毛状，白色，宿存。花期 1~8 月。

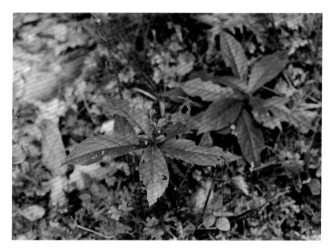

【习性与分布】生于林边、山坡灌丛或密林中，较耐荫，在路边、溪旁亦常见。分布于云南、广西、广东。

【挥发油含量】水蒸气蒸馏的干燥全草的得油率为 0.13%，超临界萃取的得油率为 1.01%。

【芳香成分】王治平等（2005）用水蒸气蒸馏法提取的假东风草干燥全草挥发油的主要成分为：十六酸（16.98%）、α - 杜松醇（9.04%）、5,5- 二甲基 -4-(3- 甲基 -1,3- 丁烯基)-1- 氧螺 [2.5] 辛烷（4.44%）、3,4,4- 三甲基 -3-(3- 氧络 - 烯炔)- 双环 [4.1.0] 庚烷 -2- 酮（3.81%）、长叶马鞭草烯酮（3.76%）、香树素 (2)- 氧化物（3.45%）、丁子香烯氧化物（2.46%）、3,9- 杜松二烯（2.06%）、4- 异丙烯基 -(+)-3- 蒈烯（1.98%）、6.10.14- 三甲基 -2- 十五 (烷) 酮（1.74%）、匙叶桉油烯醇（1.59%）、1-(1,5- 二甲基 -4- 己烯)-4- 甲基苯（1.29%）、4-(2- 乙酰 -5,5- 二甲基环十五 -2- 炔烯) 丁烷 -2- 酮（1.22%）、4a,5,6,7,8,8a- 六氢 -7α, 异丙

基 –4aβ,8aβ– 二甲基 –2(1H)– 萘（1.04%）、香芹酮（1.03%）等。董伟（2009）用超临界 CO_2 萃取法提取的广西南宁产假东风草干燥全草挥发油的主要成分为：L–龙脑(5.57%)、β–石竹烯(2.25%)、芳樟醇(1.97%)、香橙烯(1.81%)、香芹酮(1.74%)、香树素 –2– 氧化物(1.68%)、十六酸(1.64%)、δ–古芸烯(1.64%)、愈创木醇(1.59%)、γ–桉叶油醇(1.58%)、丁子香酚(1.39%)、β–桉叶油醇(1.34%)、10– 表 –γ–桉叶油醇(1.27%)、α–石竹烯(1.24%)、3,9– 杜松二烯(1.06%)等。

【性味与功效】味微苦，性微温。祛风除湿，散瘀止血。治风温痹痛，血瘀崩漏，跌打肿痛，痈疖疥疮。

野塘蒿 ▼

【基源】菊科白酒草属植物野塘蒿（香丝草）*Erigeron bonariensis* Linn.（*Conyza bonariensis* (Linn.) Cronq.）的全草。

【形态特征】一年生或二年生草本。茎高 20~50cm。叶密集，下部叶倒披针形，长 3~5cm，宽 0.3~1cm，具粗齿或羽状浅裂，中部叶具齿，上部叶全缘。头状花序多数，在茎端排列成总状或总状圆锥花序；总苞椭圆状卵形，总苞片 2~3 层，线形。雌花多层，白色，花冠细管状；两性花淡黄色，花冠管状；瘦果线状披针形，扁压。花期 5~10 月。

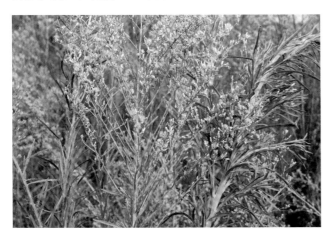

【习性与分布】常生于荒地，田边、路旁。分布于我国中部、东部、南部至西南部各省区。

【芳香成分】成向荣等（2013）用水蒸气蒸馏法提取的江苏无锡产香丝草干燥全草挥发油的主要成分为：异戊酸香叶酯(18.81%)、反式 –α– 佛手柑油烯(10.31%)、棕榈酸(8.03%)、[3aS–(3aα,3bβ,4β,7α,7aS*)]– 八氢 –7– 甲基 –3– 亚甲基 –4–(1– 甲基乙基)–1H– 环戊 [1,3] 环丙 [1,2] 苯（6.98%）、反式 –α– 香柠檬醇（4.75%）、氧化石竹烯（4.61%）、4,7– 十八二炔酸甲酯（4.15%）、α– 石竹烯（3.62%）、香芹酚乙酸酯（3.48%）、1–(1,5–二甲基 –4– 已烯基)–4– 甲基苯（3.27%）、异戊酸芳樟酯（3.12%）、环氧化异香橙烯（2.26%）、(Z)– 橙花叔醇（2.23%）、(E)–7,11– 二甲基 –3– 亚甲基 –1,6,10–癸三烯（1.87%）、葎草烯 –1,6– 二烯 –3– 醇（1.71%）、α– 红没药醇（1.70%）、9,12,15– 十八碳三烯酸甲酯（1.64%）、氧化金合欢烯（1.09%）等。

【性味与功效】味苦，性凉。清热解毒，除湿止痛，止血。治感冒，疟疾，风湿性关节炎，疮疡脓肿，外伤出血。

小飞蓬 ▼

【基源】菊科白酒草属植物小蓬草 *Erigeron canadensis* Linn.（*Conyza canadensis* (Linn.) Cronq.）的全草。

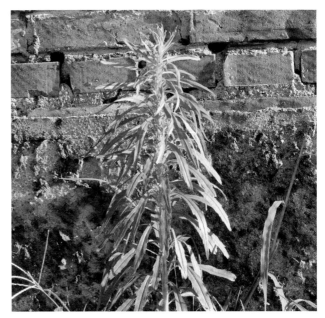

【形态特征】一年生草本。茎高 50~100cm 或更高。叶密集，下部叶倒披针形，长 6~10cm，宽 1~1.5cm，边缘具疏锯齿或全缘，中部和上部叶较小，线状披针形。头状花序多数，排列成顶生多分枝的大圆锥花序；总苞近圆柱状；总苞片 2~3 层，淡绿色，线状披针形；雌花多数，舌状，白色，舌片小，线形；两性花淡黄色，花冠管状；瘦果线状披针形。花期 5~9 月。

【习性与分布】常生长于旷野、荒地、田边和路旁，常见杂草。多生于干燥、向阳的土地上。全国各地均有分布。

【挥发油含量】水蒸气蒸馏的叶及全草的得油率为 0.06%~1.03%。

【芳香成分】小蓬草全草挥发油的第一主成分多为柠檬烯（15.36%~68.46%），也有主成分不同的报告。刘志明等（2011）用水蒸气蒸馏法提取的黑龙江哈尔滨产小蓬草干燥全草挥发油的主要成分为：柠檬烯（57.68%）、反式 - α - 佛手柑油烯（9.44%）、α - 姜黄烯（4.23%）、顺式 - β - 金合欢烯（1.93%）、β - 月桂烯（1.55%）、β - 蒎烯（1.47%）、香芹酮（1.25%）等。刘志明等（2010）用水蒸气蒸馏法提取的黑龙江哈尔滨产小蓬草新鲜全草挥发油的主要成分为：2,3- 二甲基 -4(3H)- 喹唑啉酮（45.52%）、2,4- 二氢 -2- 甲基 -5- 苯基 -3 氢 - 吡唑 -3- 酮（21.53%）、柠檬烯（13.07%）、α - 佛手柑油烯（2.23%）、顺式 - β - 金合欢烯（2.03%）等。刘志明等（2010）用水蒸气蒸馏法提取的黑龙江哈尔滨产小蓬草干燥全草挥发油的主要成分为：2,4- 二氢 -2- 甲基 -5- 苯基 -3 氢 - 吡唑 -3- 酮（42.56%）、柠檬烯（15.81%）、α - 佛手柑油烯（6.12%）、α - 姜黄烯（4.70%）、香芹醇（4.34%）、S- 香片酮（3.63%）、二苯胺（2.68%）、反式香芹醇（2.24%）、反式 - 对 - 薄荷 -2,8- 二烯醇（1.85%）、顺式 - 对 - 薄荷 -2,8- 二烯 -1- 醇（1.43%）、顺式 - β - 麝子油烯（1.22%）等。苏健裕等（2012）用水蒸气蒸馏法提取的广东广州产小蓬草新鲜全草挥发油的主要成分为：金合欢烯（18.13%）、β - 荜澄茄烯（15.02%）、橙花叔醇（12.04%）、环己醇（9.28%）、榄香烯（8.46%）、苯乙胺（7.42%）、蛇麻烯（6.26%）、柠檬烯（2.37%）、2,3- 二甲基苯丙胺（2.25%）、β - 甜没药烯（2.12%）、丁香烯（1.86%）、异 - 金合欢烯（1.61%）、1- 苯基 -2- 硝基 -1- 丙烯（1.57%）、1,5- 二甲基己烯 -4- 对 - 甲苯（1.44%）、

雪松烯（1.00%）等。

【性味与功效】味微苦、辛，性凉。清热利湿，散瘀消肿。治痢疾，肠炎，肝炎，胆囊炎，跌打损伤，风湿骨痛，疮疖肿痛，外伤出血，牛皮癣。

驱虫斑鸠菊

【基源】菊科斑鸠菊属植物驱虫斑鸠菊 *Vernonia anthelmintica* (Linn.) Willd. 的果实。

【形态特征】一年生高大草本。茎高达 60cm。叶卵形至披针形，长 6~15cm，宽 1.5~4.5cm，边缘具锯齿。头状花序较多数，较大，排列成疏伞房状；苞片线形；总苞半球形，约 3 层，外层线形，绿色；中层长圆状线，绿色；内层长圆形。小花约 40~50 个，淡紫色，全部结实，花冠管状。瘦果近圆柱形，黑色，长约 4mm；冠毛 2 层，淡红色。花期 9 月至翌年 2 月。

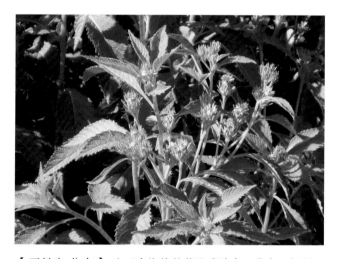

【习性与分布】生于高海拔的荒地或路旁。分布于新疆、云南。

【挥发油含量】水蒸气蒸馏的果实的得油率为 0.15%。

【芳香成分】傅桂香等（1986）用水蒸气蒸馏法提取的驱虫斑鸠菊果实挥发油的主要成分为：石竹烯（43.08%）、β - 蒎烯（21.66%）、乙基丁基醚（6.40%）、芹子烯（3.51%）、冰片烯（2.87%）、4- 蒈烯（2.67%）、异石竹烯（1.52%）、α - 松油醇（1.45%）、2- 乙氧基丁烷（1.44%）、乙酸乙酯（1.30%）、苯乙醛（1.07%）等。

【性味与功效】味苦，性凉。祛风活血，杀虫解毒。治白癜风，蛔虫，蛲虫，疮疖肿痛。

杯菊（红蒿枝）

【基源】菊科杯菊属植物杯菊 *Cyathocline purpurea* (Buch.-Ham. ex De Don) O. Kuntze. 的全草。

【形态特征】一年生草本，高 10~15cm。茎枝红紫色或带红色。中部茎叶长 2.5~12cm，卵形，二回羽状分裂，一回全裂，二回半裂，全缘或有微尖齿。中部向上或向下的叶渐小。头状花序小，径 1~2.5cm。总苞片半球形；总苞片 2 层，顶端染紫色。头状花序外围有多层结实的雌花，花冠线形，红紫色；中央花两性。瘦果长圆形。花果期近全年。

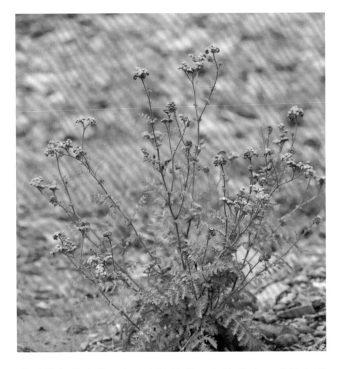

【习性与分布】 生于山坡林下、山坡草地、或村舍路旁、田边水旁，海拔 150~2600m。分布于云南、四川、贵州、广西。

【挥发油含量】水蒸气蒸馏的全草的得油率为 0.14%~0.66%。

【芳香成分】李祖强等（2003）用水蒸气蒸馏法提取的云南石屏产杯菊全草挥发油的主要成分为：乙酸百里酚酯（25.20%）、1,4- 二甲氧基 -2,3,5,6- 四甲基苯（20.05%）、1,2,3,3a,4a,5,6,7,8,9,9a- 十二氢环戊烯（3.81%）、乙酸香叶酯（16.03%）、芳樟酯 -3- 甲基 -

丁酸乙酯（3.64%）、α－石竹烯（3.43%）、3-(1- 甲基乙烯基)-4- 乙烯基－α－萜品醇（3.39%）、四氢金钟（柏）醇（3.07%）、1,2- 二氢 -1- 甲基 -3H- 茚唑 -3- 酮（2.90%）、1,2,3,4,4a,5,6,7- 八氢 -2- 羟甲基－萘（1.74%）、香树烯（1.30%）、S- 愈创木奠（1.30%）等。沈佩琼等（1984）用水蒸气蒸馏法提取的云南勐腊产杯菊开花期杯菊新鲜全草挥发油的主要成分为：麝香草氢醌二甲醚（71.24%）、异丁酸麝香草酯（19.77%）、乙酸橙花酯和麝香草酚（3.84%）等。

【性味与功效】味苦，性凉。清热解毒，消炎止血，除湿利尿，杀虫。主治急性胃肠炎，中暑，膀胱炎，尿道炎，咽喉炎，口腔炎，吐血，衄血。

菜蓟 ▼

【基源】菊科菜蓟属植物菜蓟 *Cynara scolymus* Linn. 的叶。

【形态特征】多年生草本，高达 2m。叶大形，基生叶莲座状；下部茎叶全形长椭圆形或宽披针形，长约 1m，宽约 50cm，二回羽状全裂；中部及上部茎叶渐小，最上部叶长椭圆形或线形。头状花序极大，生分枝顶端。总苞多层，覆瓦状排列。小花紫红色，花冠长 4.5cm。瘦果长椭圆形，4 棱，顶端截形。冠毛白色，多层；冠毛刚毛羽毛状。花果期 7 月。

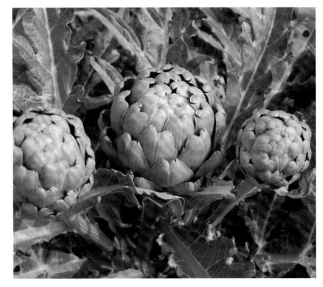

【习性与分布】喜温凉气候，耐轻霜，忌干热，耐热性耐寒力均不强。较耐干旱，不耐湿。上海、浙江、湖南、云南、北京等地有栽培。

【芳香成分】白雪等（2008）用固相微萃取法提取的菜蓟叶挥发油的主要成分为：4(14),11-桉叶二烯（57.44%）、角鲨烯（16.09%）、氧（8.75%）、石竹烯（4.97%）、己醛（2.09%）、(E)-2-己醛（1.23%）等。

【性味与功效】味甘，性平。舒肝利胆，清泄湿热。治黄疸，胸胁胀痛，湿热泻痢。

蒙古苍耳子 ▼

【基源】菊科苍耳属植物蒙古苍耳 *Xanthium mongolicum* Kitag. 的带总苞的果实。

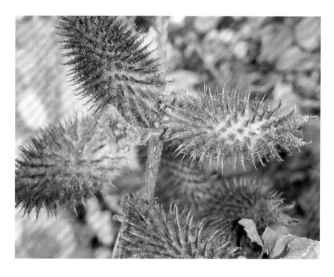

【形态特征】一年生草本，高达 1m 以上。叶互生，宽卵状三角形或心形，长 5~9cm，宽 4~8cm，3~5 浅裂，边缘有不规则的粗锯齿。具瘦果的总苞成熟时变坚硬，椭圆形，绿色，或黄褐色，顶端具 1 或 2 个锥状的喙，喙直而粗，锐尖，外面具较疏的总苞刺，顶端具细倒钩，中部以下被柔毛，上端无毛。瘦果 2 个，倒卵形。花期 7~8 月，果期 8~9 月。

【习性与分布】生于干旱山坡或砂质荒地。分布于黑龙江、辽宁、内蒙古、河北。

【挥发油含量】水蒸气蒸馏的果实的得油率为 0.10%；超临界萃取的干燥果实的得油率为 3.32%。

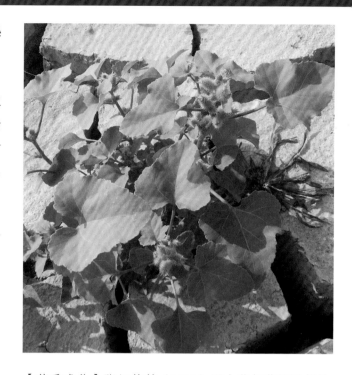

【芳香成分】张红侠等（2007）用水蒸气蒸馏法提取的蒙古苍耳果实挥发油的主要成分为：3-甲基丁酸（16.42%）、3-甲基-戊酸（15.88%）、苯乙醛（11.28%）、己酸（5.05%）、苯甲醇（2.36%）、苯乙醇（2.28%）、壬酸（1.59%）、苯甲醛（1.46%）、甲酸乙酯（1.44%）、1,2-二甲氧基-4-[2-丙烯]苯（1.22%）、1-乙氧基-丙烷（1.16%）、4-甲氧基-苯甲醛（1.11%）、十二酸（1.08%）、1-(2-羟基-4-甲酯基)-乙烯酮（1.01%）、乙酸（1.00%）等。刘玉红等（2005）用超临界 CO_2 萃取法提取的山东定陶产蒙古苍耳干燥成熟带总苞的果实挥发油的主要成分为：亚油酸（39.78%）、棕榈酸（8.26%）、硬脂酸（3.19%）、(E,E)-癸二烯醛（2.58%）、顺-双氢藁本内酯（1.81%）、(Z,Z)-癸二烯醛（1.74%）、十六酸乙酯（1.05%）等。姚慧娟等（2014）用超声波提取法提取的吉林长白山山区产蒙古苍耳干燥成熟果实挥发油的主要成分为：γ-亚麻酸（30.12%）、α-亚麻酸（16.02%）、4,4-二甲基胆甾（15.54%）、3,7,11,15-四甲基-十六醇（13.34%）、碱性艳绿（4.49%）、秋酰胺（3.09%）、异硫氰酸甲酯（2.92%）、粪甾烯（2.56%）、4-哌啶-3-二氨基苯砜（2.11%）、秋水仙碱（1.86%）、双(三甲基硅基)雌二醇（1.85%）、五味子醇甲（1.78%）、谷甾醇（1.63%）、维生素 E（1.33%）、豆甾醇（1.09%）等。

【性味与功效】味苦、甘、辛，性温，有小毒。散风寒，通鼻窍，祛风湿，止痒。治鼻渊，风寒头痛，风湿痹痛，风疹，湿疹，疥癣。

关苍术 ▼

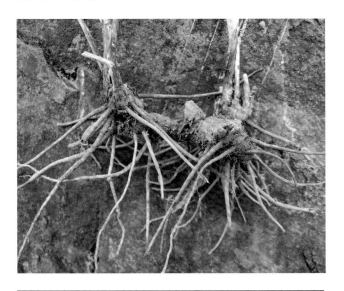

【基源】 菊科苍术属植物关苍术 *Atractylodes japonica* Koidz. ex Kitam. 的根茎。

【形态特征】 多年生草本，高 40~80cm。中下部茎叶 3~5 羽状全裂，或兼杂有不分裂的，侧裂片 1~2 对，椭圆形至倒披针形，长 3~7cm，宽 2~4cm；顶裂片椭圆形或倒卵形，长 4~9cm，宽 2~6cm。全部叶边缘针刺状缘毛或刺齿。苞叶针刺状羽状全裂。总苞钟状，总苞片 7~8 层。小花长 1.2cm，黄色或白色。瘦果倒卵形。冠毛刚毛褐色。花果期 8~10 月。

【习性与分布】 野生于林缘及林下，海拔 200~800m。分布于黑龙江、吉林、辽宁。

【挥发油含量】 水蒸气蒸馏的干燥根茎的得油率为 0.82%~1.67%，超临界萃取的得油率为 5.67%。

【芳香成分】 张宏桂等（1994）用水蒸气蒸馏法提取的吉林安图产关苍术自然风干根茎挥发油的主要成分为：1,1,7- 三甲基 -4- 亚甲 -1H- 环丙 [e] 十氢薁（10.29%）、4a- 甲基 -1- 亚甲 -7-(1- 甲基乙烯基) 十氢萘（7.99%）、4-(2,6,6- 三甲基 -2- 环己烯 -1- 叉)-2- 丁酮（4.83%）、1- 乙烯基 -1- 甲基 -2,4- 二 (1- 甲基乙烯基环己烷（4.63%）、1a,2,3,5,6,7,7a,7b- 八氢 -1,6,7,7a- 四甲基 -1H- 环丙 [a] 萘（3.49%）、1a,2,3,4,4a,5,6,7b- 八氢 -1,1,4,7- 四甲基 -1H- 环丙 [e] 薁（3.49%）、1a,2,3,3a,4,5,6,7b- 八氢 -1,1,3a,7- 四甲

基 -1H- 环丙 [a] 萘（2.15%）、3,7,7- 三甲基 -11- 亚甲 -(-)- 螺 [5,5] 十一碳 -2- 烯（1.96%）、2,3- 二氢 -7- 羟 -3- 甲基 -1H- 茚 -1- 酮（1.90%）、2,5- 二甲基 -3- 亚甲 -1,5- 庚二烯（1.08%）等。计禹等（2018）用固相微萃取法提取的吉林省延吉产关苍术干燥根茎挥发油的主要成分为：莪术烯（24.65%）、长叶马鞭草烯酮（12.84%）、芹子二烯（10.26%）、β- 石竹烯（5.58%）、苍术酮（5.18%）、γ- 榄香烯（4.67%）、野菊花醇（3.30%）、脱氢香橙烯（2.65%）、愈创木 -3,9- 二烯（2.33%）、D- 柑橘柠烯（2.12%）、八氢四甲基环戊并戊搭烯（1.81%）、α- 愈创木烯（1.74%）、石竹烯氧化物（1.68%）、环十二烷三烯（1.51%）、(+)-γ- 古芸烯（1.47%）、蛇麻烯（1.12%）等。李英姬等（2002）用正己烷萃取的吉林汪清产关苍术干燥根茎挥发油的主要成分为：2- 甲基苯酚（23.13%）、石竹二烯酮（11.40%）、β- 桉叶烯（4.30%）、γ- 榄香烯（3.19%）、反式 - 石竹烯（3.16%）、呋喃 -2- 亚甲基 -(1H- 嘌呤 -6- 基)- 胺（2.70%）、白术内酯（2.35%）、1- 溴 -8- 十七炔（2.20%）、香橙烯（1.35%）、β- 葎草烯（1.29%）等。玄淑华等（2010）用超临界 CO_2 萃取法提取的吉林汪清产关苍术干燥根茎挥发油的主要成分为：6- 乙烯基 -4,5,6,7- 四氢 -3,6- 二甲基 -5- 异丙烯基 -(S)- 香豆酮（14.70%）、1,2,3,5,6,7,8,8a- 八氢 -1,8a- 二甲基 -7-(1- 甲基乙烯基)-[1S-(1α,7α,8aα)]- 萘（8.47%）、1,2,3,6- 四甲基 - 二环 [2.2.2] 辛 -2,5- 二烯（8.06%）、3- 甲基丁酸乙酯（7.00%）、八氢 -4- 甲基 -8- 亚甲基 -7-(1- 甲基乙基)-[1S-(1.α,3aβ,4α,7α,7aβ)]-1,4- 亚甲基 -1H- 茚（6.72%）、2,3,4,4a,5,6 六氢 -1,4a- 二甲基 -7-(1- 甲基乙基)- 萘（6.26%）、石竹烯（5.77%）、α- 石竹烯（5.58%）、六甲基杜瓦苯（4.89%）、1,5- 二甲基 -8-(1- 异亚丙基)-(E,E)-1,5- 环癸二烯（4.40%）、4(14),11- 桉叶二烯（3.86%）、2,4- 二甲基 -2- 戊烯（2.84%）、3,22,26- 三醇 -16-[2-[硫代甲酰基] 乙基]- 胆甾烷（2.39%）、1,3,4,5,6,7- 六氢 -2,5,5- 三甲 -2H-2,4a- 亚甲基萘（2.27%）、1,8- 二甲基 -4-(1- 甲基乙烯基)-[1S-(1α,4β.5α)]- 螺 [4·5]- 萘 -7- 烯（1.41%）、(1R)-2,6,6- 三甲基 - 二环 [3.1.1] 庚 -2- 酯（1.40%）等。

【性味与功效】 味辛、苦，性温。燥湿健脾，祛风湿，

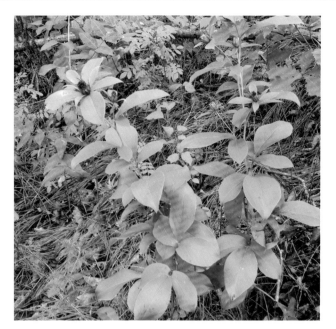

【习性与分布】生于海拔 3000~5400m 的林中、草坡、高山流石滩、沼泽地。分布于西藏、四川、甘肃、青海。

【芳香成分】武全香等（2003）用水蒸气蒸馏法提取的青海产盘花垂头菊干燥全草挥发油的主要成分为：2,3-二氢-1,2 二苯基茚烯（5.82%）、石竹烯（2.72%）、邻苯二甲酸乙酯（2.72%）、1,1,4,8-四甲基-4,7,10-环十一碳三烯（2.55%）、1-氮-苯基萘（1.38%）、1,1,2-三苯基乙烷（1.19%）、2,4a,5,6,7,8,9,9a-八氢-3,5,5-三甲基-9-甲烯基苯并环庚烯（1.09%）等。

【性味与功效】味苦，性凉。息风止痉。主治中风，肝风内动，惊痫抽搐等。

明目。治湿困脾胃，倦怠嗜卧，胸痞腹胀，食欲不振，呕吐泄泻，痰饮，湿肿，头身重痛，肢节酸痛，夜盲。

盘花垂头菊 ▼

【基源】菊科垂头菊属植物盘花垂头菊 *Cremanthodium discoideum* Maxim. 的全草。

【形态特征】多年生草本。茎高 15~30cm。叶片卵状长圆形或卵状披针形，长 1.5~4cm，宽 0.7~1.5cm，全缘；茎生叶少，披针形，半抱茎，上部叶线形。头状花序单生，下垂，盘状，总苞半球形，总苞片 8~10，2 层，线状披针形。小花多数，紫黑色，全部管状。瘦果圆柱形，光滑，长 2~4mm。花果期 6~8 月。

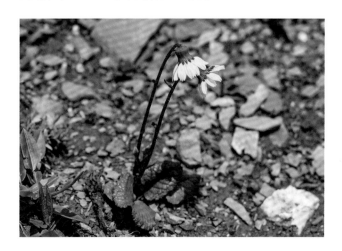

毛大丁草 ▼

【基源】菊科大丁草属植物毛大丁草 *Gerbera piloselloides* (Linn.) Cass. 的全草。

【形态特征】多年生、被毛草本。叶基生，莲座状，长圆形，长 6~16cm，宽 2.5~5.5cm，全缘。花葶单生或丛生，长 15~45cm。头状花序单生于花葶之顶；总苞盘状；总苞片 2 层，线形；花托蜂窝状，外层花冠舌状，舌片上面白色，背面微红色。中央两性花多数。瘦果纺锤形，具 6 纵棱。冠毛橙红色或淡褐色，基部联合成环。花期 2~5 月及 8~12 月。

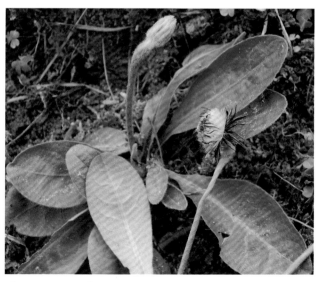

【习性与分布】生于林缘、草丛中或旷野荒地上。喜

阳光充足，排水良好。分布于西藏、云南、四川、贵州、广西、广东、湖南、湖北、江西、江苏、浙江、福建。

【挥发油含量】水蒸气蒸馏的茎的得油率为0.20%，叶的得油率为0.10%。

【芳香成分】赵丽等（2007）用水蒸汽蒸馏法提取的云南新平产毛大丁草干燥全草挥发油的主要成分为：戊酸香叶酯（21.99%）、香附子烯（11.27%）、环苜蓿烯（6.10%）、α-古芸烯（2.56%）、α-胡椒烯（1.69%）、α-人参烯（1.42%）、7-表-α-芹子烯（1.04%）、δ-杜松烯（1.01%）等。罗兰等（2013）用水蒸汽蒸馏法提取的浙江永嘉产毛大丁草干燥全草挥发油的主要成分为：(S)-2-橙花基-丁酸甲酯（35.99%）、4-羟基-3-甲基苯乙酮（8.74%）、棕榈酸（7.48%）、十六酸-三甲基硅酯（6.65%）、α-焦烯（5.30%）、百里香酚（3.38%）、1-(1,1-二甲基乙基)-4-乙苯（3.16%）、芥酸酰胺（2.67%）、异柠檬烯（2.65%）、(-)-β-杜松烯（2.02%）、亚油酸（1.73%）、苯甲醛（1.43%）、4-二甲氨基-1-萘异硫氰酸酯（1.21%）、(Z)-丁酸-3-己烯酯（1.09%）等。唐小江等（2003）用水蒸汽蒸馏法提取的广东罗霄山产毛大丁草茎挥发油的主要成分为：十六酸（19.89%）、四甲基环戊烷[c]环戊烯（15.09%）、亚油酸（10.79%）、十六酸-三甲基硅酯（6.94%）、氧化石竹烯（4.14%）等；叶挥发油的主要成分为：十六酸（19.52%）、亚油酸（12.13%）、十六酸-三甲基硅酯（8.84%）、9,12-十八碳烯酸（3.10%）、氧化石竹烯（1.54%）等。

【性味与功效】味苦、辛，性凉。清热解毒，宣肺止咳，行气活血。治伤风咳嗽，胃脘胀痛，泄泻，痢疾，水肿，淋浊，疮疖肿毒，跌打肿痛，毒蛇咬伤。

苦蒿（顶羽菊）　▼

【基源】菊科顶羽菊属植物顶羽菊 *Acroptilon repens* (Linn.) DC. 的地上部分。

【形态特征】多年生草本，高25-70cm。茎被蛛丝毛，叶密。叶稍坚硬，长椭圆形或匙形或线形，长2.5-5cm，宽0.6-1.2cm，全缘，或羽状半裂。总苞卵形或椭圆状卵形。总苞片约8层，覆瓦状排列，向内层渐长，外层与中层卵形；内层披针形。附属物白色。小花两性，管状，花冠粉红色或淡紫色。瘦果倒长卵形，淡白色。冠毛白色，多层。花果期5-9月。

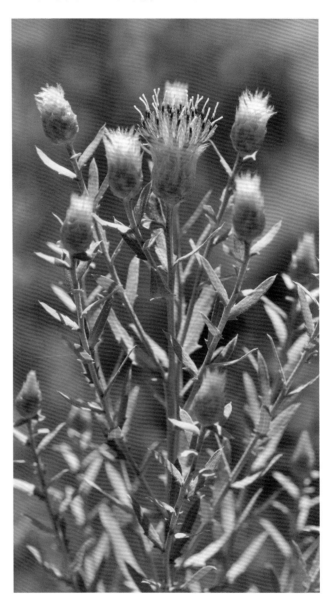

【习性与分布】生于水旁、沟边、盐碱地、田边、荒地、沙地、干山坡及石质山坡。海拔90~2400m。分布于山西、河北、内蒙古、陕西、甘肃、青海、新疆。

【挥发油含量】水蒸气蒸馏的新鲜全草的得油率为0.15%。

【芳香成分】刘清理等（1991）用水蒸气蒸馏法提取的顶羽菊新鲜全草挥发油的主要成分为：4-甲基-2,6-二叔丁基苯酚（11.89%）、α-萘酚（1.89%）、β-萘酚（1.62%）、苯酚（1.60%）、苯基乙烯基酮（1.20%）等。

【性味与功效】味辛、苦，性平、微寒。祛风湿，解热毒。治风湿关节炎，痈肿疮毒。

东风菜 ▼

【基源】菊科东风菜属植物东风菜 *Aster scaber* Thunb.（*Doellingeria scaber*）的根茎及全草。根茎的芳香成分未见报道。

【形态特征】根状茎粗壮。茎直立，高 100~150cm。叶片心形，长 9~15cm，宽 6~15cm；中部叶较小，卵状三角形；上部叶小，矩圆披针形或条形。头状花序径 18~24mm，圆锥伞房状排列。总苞半球形，宽 4~5mm；总苞片约 3 层，覆瓦状排列。舌状花约 10 个，舌片白色；管状花长 5.5mm，有线状披针形裂片。瘦果倒卵圆形或椭圆形。花期 6~10 月，果期 8~10 月。

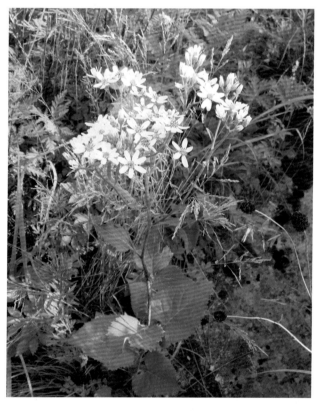

【习性与分布】生于山谷坡地、草地和灌丛中。广泛分布于我国东北部、北部、中部、东部至南部各省。

【芳香成分】张彬等（2019）用水蒸气蒸馏法提取的湖北大别山产东风菜盛花期阴干全草挥发油的主要成分为：反式－β－金合欢烯（20.21%）、吉玛烯 D（9.94%）、棕榈酸（8.66%）、β－萜品烯（7.82%）、石竹烯（6.90%）、对伞花烃－8－醇（4.48%）、萜品烯－4－醇（1.93%）、δ－杜松萜烯（1.72%）、α－萜品醇（1.58%）、亚油酸（1.56%）、芳樟醇（1.55%）、石竹烯氧化物（1.41%）、β－月桂烯（1.33%）、侧柏烯（1.11%）、水芹醛（1.04%）、亚麻酸（1.02%）等。

【性味与功效】味辛、甘，性寒。清热解毒，明目，利咽。治风热感冒，头痛目眩，目赤肿痛，咽喉红肿，急性肾火，肺病吐血，跌打损伤，痈肿疔疮，蛇咬伤。

飞蓬 ▼

【基源】菊科飞蓬属植物飞蓬 *Erigeron acer* Linn. 的全草。

【形态特征】二年生草本。茎高 5~60cm；基部叶较密集，倒披针形，长 1.5~10cm，宽 0.3~1.2cm，中上部叶披针形，最上部和枝上的叶极小，线形，全部叶两面被硬长毛；头状花序多数，在茎枝端排列成圆锥花序；总苞半球形，总苞片 3 层；雌花外层舌状，舌片淡红紫色，较内层的细管状；中央的两性花管状，黄色；瘦果长圆披针形；冠毛 2 层，白色。花期 7~9 月。

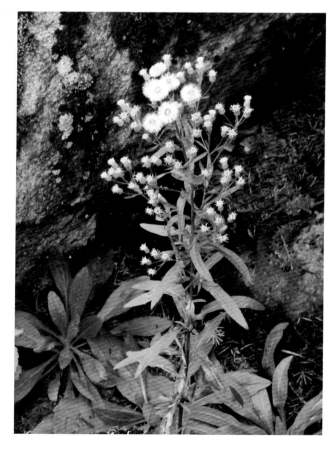

【习性与分布】常生于山坡草地，牧场及林缘，海拔1400~3500m。阳性，耐寒。分布于新疆、内蒙古、吉林、辽宁、河北、山西、陕西、甘肃、宁夏、青海、四川、西藏等省区。

【挥发油含量】水蒸气蒸馏的全草的得油率为0.05%。

【芳香成分】胡宇慧等（2001）用水蒸气蒸馏法提取的四川九寨沟产飞蓬全草挥发油的主要成分为：毛叶酯（36.03%）、β-石竹烯（19.60%）、橙花醛（9.79%）、邻苯二甲酸二丁酯（4.25%）、棕榈酸（3.91%）、香茅醇（3.05%）、β-蒎烯（2.89%）、δ-愈创木烯（2.50%）、α-玷㺗烯（2.34%）、喇叭醇（2.25%）、α-愈创木烯（1.99%）、橙花醇（1.92%）、β-没药烯（1.23%）、β-榄香醇（1.14%）、δ-杜松烯（1.09%）、母菊酯（1.00%）等。

【性味与功效】味苦、辛，性凉。祛风利湿，散瘀消肿。治风湿关节痛。

一年蓬 ▼

【基源】菊科飞蓬属植物一年蓬 Erigeron annuus (Linn.) Pers. 的全草。

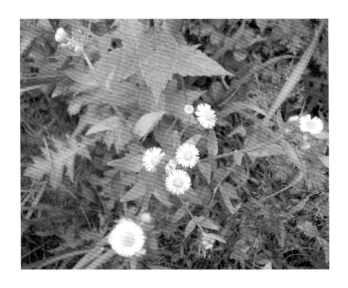

【形态特征】一年生或二年生草本，茎高30~100cm。基部叶宽卵形，长4~17cm，宽1.5~4cm，边缘具粗齿，下部叶与基部叶同形，中、上部叶较小，长圆状披针形或披针形，最上部叶线形。头状花序数个排列成疏圆锥花序，总苞半球形，总苞片3层，披针形；外围的雌花舌状，2层，舌片白色，或有时淡天蓝色，线形；两性花管状，黄色；瘦果披针形。花期6~9月。

【习性与分布】常生于路边旷野或山坡荒地。分布于吉林、河北、河南、山东、江苏、安徽、江西、福建、湖南、贵州、四川、云南、湖北、西藏等省区。

【挥发油含量】水蒸气蒸馏的阴干全草的得油率为0.30%。

【芳香成分】赵昱玮等（2010）用超临界 CO_2 萃取法提取的吉林烟筒山产一年蓬全草挥发油的主要成分为：正十六酸（17.28%）、尿嘧啶（16.27%）、豆甾-7,16-二烯-3-醇（7.96%）、3-氧代-12-烯-24-乌宋酸甲酯（2.96%）、豆甾-7-烯-3-醇（2.30%）等。杨再波等（2011）用微波辅助顶空固相微萃取法提取的贵州都匀产一年蓬茎挥发油的主要成分为：大根香叶烯D（41.80%）、(+)-β-蛇床烯（7.71%）、β-榄香烯（5.22%）、3-甲基-2-环戊烯-2-醇-1-酮（3.07%）、(E,E)-α-金合欢烯（3.01%）、姜烯（2.64%）、反式-β-金合欢烯（2.57%）、γ-依兰烯（2.50%）、δ-杜松烯（2.50%）、双环大根香叶烯（2.36%）、橙花叔醇（1.96%）、α-紫穗槐烯（1.48%）、2-异丙基-5-甲基-9-亚甲基-双环[4.4.0]癸-1-烯（1.40%）、苯甲醛（1.20%）、β-月桂烯（1.01%）等；叶挥发油的主要成分为：大根香叶烯D（40.17%）、β-榄香烯（8.45%）、3-甲基-2-环戊烯-2-醇-1-酮（6.43%）、(E,E)-α-金合欢烯（5.80%）、δ-杜松烯（3.52%）、姜烯（2.84%）、γ-依兰烯（2.80%）、双环大根香叶烯（2.63%）、α-紫穗槐烯（2.15%）、反式-β-金合欢烯（2.04%）、(+)-β-蛇床烯（1.89%）、2-甲基丁酸己酯（1.87%）、2-异丙基-5-甲基-9-亚甲基-双环[4.4.0]癸-1-烯（1.66%）、顺式-α-甜没药烯（1.15%）、橙花叔醇（1.03%）等。徐琅等（2009）用水蒸气蒸馏法提取的江苏南京产一年蓬阴干全草挥发油的主要成分为：百里酚（7.49%）、α-松油醇（7.32%）、顺茉莉酮（6.38%）、安息香醛（5.63%）、反-香芹醇（5.33%）、β-广藿香烯（4.99%）、桦木素（3.87%）、熊果醇（3.78%）、β-莰烯（3.45%）、异丙基-5-甲基-9-亚甲基-二环[4.4.0]-1-十烯（3.26%）、β-蒎烯（3.06%）、茅苍术醇（2.88%）、匙叶桉油烯醇（2.62%）、2,3-二氢-1-茚酮（2.59%）、

2,3,5,6-四甲基苯酚（2.37%）、α-甜没药萜醇（2.36%）、异喇叭烯（1.96%）、苍术酮（1.81%）、香木兰烯（1.62%）、丁香烯（1.51%）、1S-顺式-1,2,3,5,6,8a-六氢-4,7-二甲基-1-(1-甲基乙基)-萘（1.40%）、三十七烷醇（1.39%）、雪松烯（1.19%）、长松叶烯（1.06%）等。

【性味与功效】味甘、苦，性凉。消食止泻，清热解毒，截疟。治消化不良，胃肠炎，齿龈炎，疟疾，毒蛇咬伤。

粉苞苣 ▼

【基源】菊科粉苞菊属植物粉苞苣（粉苞菊）*Chondrilla piptocoma* Fisch. et Mey. 的全草。

【形态特征】多年生草本，高35~80cm。下部茎叶长椭圆状倒卵形或长椭圆状倒披针形，长3 5~5cm，宽约4mm，倒向羽裂或边缘有稀疏锯齿；中部与上部茎叶线状丝形至狭线形，全缘。头状花序单生枝端，外层总苞片小，椭圆状卵形，内层总苞片8~9枚，披针状线形。舌状小花9~12枚，黄色。瘦果狭圆柱状，冠鳞5枚。冠毛白色，长6~8mm。花果期6~9月。

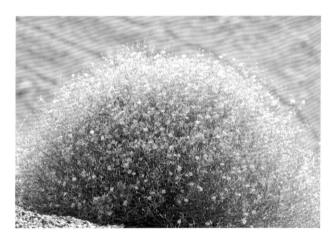

【习性与分布】生于河漫滩砾石地带，海拔1100~3220m。耐旱、抗寒、抗盐碱。分布于新疆。

【芳香成分】赵东保等（2003）用水蒸气蒸馏法提取的新疆阜康产粉苞菊干燥全草挥发油的主要成分为：2-甲氧基-4-乙烯苯酚（15.13%）、苯乙醛（7.03%）、2-正-辛基邻苯二甲酸二丁酯（6.89%）、二丁基酯戊二酸（6.85%）、邻苯二甲酸二丁酯（4.98%）、己酸（2.95%）、(E,E)-2,4-庚二烯醛（2.75%）、6,10,14-三甲基-2-

十五烷酮（2.59%）、双(2-甲丙基)酯-丁二酸（2.56%）、双(2-甲丙基)酯-1,2-苯二甲酸（2.44%）、丁化羟基甲苯（2.12%）、5,6,7,a-四氢-4,4,7a-三甲基-2(4H)-苯并呋喃酮（2.08%）、己醛（1.91%）、香草醛（1.89%）、双(2-甲丙基)酯-己二酸（1.86%）、(E)-6,10-二甲基-5,9-十一二烯-2-酮（1.82%）、正十六酸（1.78%）、二十九烷（1.64%）、苯并噻唑（1.28%）、4-(2,6,6-三甲基-1-环己烯基)-3-丁烯基-2-酮（1.23%）、正二十一烷（1.05%）等。

【性味与功效】味苦，性微寒。清热解毒，消炎止痛。治黄疸型肝炎，结膜炎，疖肿。

长毛风毛菊 ▼

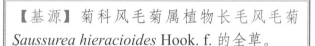

【基源】菊科风毛菊属植物长毛风毛菊 *Saussurea hieracioides* Hook. f. 的全草。

【形态特征】多年生草本，高5~35cm。基生叶莲座状，叶片椭圆形或长椭圆状倒披针形，长4.5~15cm，宽2~3cm；茎生叶与基生叶同形或线状披针形或线形，全部叶两面褐色或黄绿色。头状花序单生茎顶。总苞宽钟状，直径2~3.5cm；总苞片4~5层，全部或边缘黑紫色。小花紫色，长1.8cm。瘦果圆柱状，褐色，长2.5mm。冠毛淡褐色，2层。花果期6~8月。

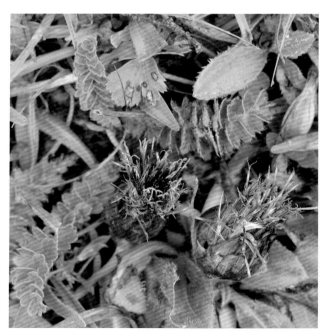

【习性与分布】生于高山碎石土坡、高山草坡，海拔4450~5200m。分布于甘肃、青海、湖北、四川、云南。

【芳香成分】王一峰等（2011）用水蒸气蒸馏法提取的甘肃玛曲阿万仓大山产长毛风毛菊阴干全草挥发油的主要成分为：10-二十一碳烯（11.64%）、8-柏木烯-13-醇（8.66%）、9-十八碳烯基琥珀酸（7.55%）、古芸烯氧化物（6.95%）、三十六（碳）烷（6.36%）、(Z,Z)-9,12-十八双烯-1-醇（5.02%）、邻苯二甲酸丁基-2-戊烷基酯（4.95%）、5,8,11,14-二十四（烷）炔酸（4.80%）、2-甲基-N2-(苊-5-基)-亚甲基-丙酰肼（3.41%）、芴（2.81%）、环十四烷（2.25%）、三十一（碳）烷（2.21%）、菲（2.15%）、3,7,11,15-四甲基-2-六癸烯-1-醇（1.99%）、8-十六炔（1.68%）、氧芴（1.67%）、6-(1-羟甲基乙烯基)-4,8a-二甲基-3,5,6,7,8,8a-六氢-1H-萘-2-酮（1.64%）、7-戊癸炔（1.49%）、[2R-(2à,4aà,8aá)]-1,2,3,4,4a,5,6,8a-八氢-à,à,4a,8-四甲基-2-萘甲醇（1.46%）、马兜铃烯（1.17%）、反式-十氢-9a-甲基-2H-苯环庚烯-2-酮-(Z)-9,17-十八碳二烯醛（1.09%）、5-(乙酰氧基)-2-[3-(乙酰氧基)-4-甲氧苯基]-7-[[6-o-(6-脱氧-à-L-吡喃甘露糖)-á-D-吡喃葡萄糖基]氧]-4H-1-苯并吡喃-4-酮（1.00%）等；甘肃玛曲拱坝产长毛风毛菊阴干全草挥发油的主要成分为：8-柏木烯-13-醇（16.51%）、古芸烯氧化物（15.08%）、三十一（碳）烷（4.79%）、10-二十一碳烯（3.78%）、愈创木烯（3.72%）、[2R-(2à,4aà,8aá)]-1,2,3,4,4a,5,6,8a-八氢-à,à,4a,8-四甲基-2-萘甲醇（3.66%）、1,2-苯二甲酸丁基环己基酯（3.39%）、2,5-十八碳二烯酸甲酯（3.15%）、5,8,11-十七碳三烯-1-醇（2.77%）、喇叭烯氧化物（Ⅱ）（2.05%）、(Z,Z)-9,12-十八双烯-1-醇（2.76%）、3,7,11,15-四甲基-2-六癸烯-1-醇（1.89%）、[1aR-(1aà,7à,7aà,7bà)]-1a,2,3,5,6,7,7a,7b-八氢-1,1,7,7a-四甲基-1H-环丙烷[a]萘（1.87%）、(4aR-顺)-4,4a,5,6,7,8-六氢-4a,5-二甲基-3-(1-亚甲基乙基)-2(3H)-萘酮（1.85%）、三环[8.4.1.1(4,9)]十六烷-4,6,8,10,12,14-六烯-2,3-二酮（1.79%）、菲（1.76%）、5,8,11,14-二十四（烷）炔酸（1.76%）、7-戊癸炔（1.65%）、9-十八炔（1.64%）、2-甲基-9-(丙基-1-烯-3-醇-2-基)双环[4.4.0]癸-2-烯-4-醇（1.33%）、三十六（碳）烷（1.29%）、

四十四烷（1.14%）、5,8,11-十七碳三炔酸甲酯（1.07%）、氧芴（1.00%）等。

【性味与功效】味苦、涩，性寒。泻水逐饮。治水肿，腹水，胞腔积液。

风毛菊 ▼

【基源】菊科风毛菊属植物风毛菊 *Saussurea japonica* (Thunb.) DC. 的全草。

【形态特征】二年生草本，高50~200cm。叶片全形椭圆形或披针形，长7~22cm，宽3.5~9cm，羽状深裂，侧裂片7~8对；上部茎叶与花序分枝上的叶小；叶两面有淡黄色小腺点。头状花序多数，在茎枝顶端排成伞房状花序。总苞圆柱状，总苞片6层，紫红色。小花紫色。瘦果深褐色，圆柱形。冠毛白色，2层。花果期6~11月。

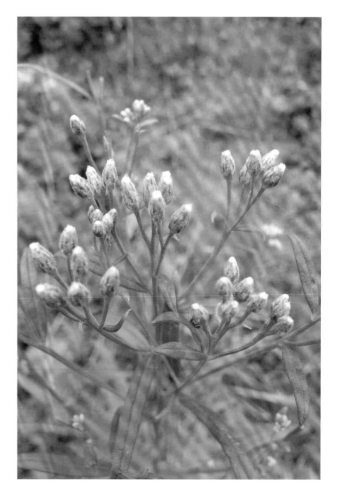

【习性与分布】生于山坡、山谷、林下、山坡路旁、山坡灌丛、荒坡、水旁、田中，海拔200~2800m。极耐寒，忌酷热，喜阳光充足，喜凉爽，耐瘠薄。分布于北京、辽宁、河北、山西、内蒙古、陕西、甘肃、青海、河南、湖北、湖南、江西、安徽、山东、浙江、福建、广东、四川、云南、贵州、西藏。

【芳香成分】陈能煜等（1992）用水蒸气蒸馏法提取的甘肃武威产风毛菊新鲜地上部分挥发油的主要成分为：β-檀香醇（16.84%）、二氢去氢广木香内酯（9.90%）、γ-杜松烯（7.46%）、4-甲基-2,6-二叔丁基苯酚（4.57%）、β-金合欢醛（4.53%）、十六烷（3.80%）、十七烷（3.05%）、δ-杜松醇（2.86%）、β-芹子烯（2.48%）、4aβ,8aβ-二甲基-7α-异丙基-4a,5,6,7,8,8a-六氢-2(1H)苯酮（2.36%）、芳樟醇（2.21%）、雅槛蓝烯（1.78%）、4a,8-二甲基-2-异丙基-3,4,4a,5,6,8a-六氢-l(2H)-萘酮（1.71%）、柏木烯醇（1.67%）、β-金合欢醇（1.55%）、2,6-二叔丁基对苯醌（1.35%）、1-十五烯（1.26%）、β-雪松烯（1.14%）、9-马兜铃烯-1-醇（1.11%）、δ-杜松烯（1.04%）等。

【性味与功效】味苦、辛，性温。祛风活络，散瘀止痛。治风湿关节痛，腰腿痛，跌打损伤。

禾叶风毛菊 ▼

【基源】菊科风毛菊属植物禾叶风毛菊 *Saussurea graminea* Dunn 的全草。

【形态特征】多年生草本，高3~25cm。基生叶狭线形，长3~15cm，宽1~3mm，全缘，内卷；茎生叶少数，与基生叶同形，较短。头状花序单生茎端。总苞钟状；总苞片4~5层，外层卵状披针形，中层披针形，内层线形。小花紫色，长1.6cm。瘦果圆柱状，长3~4mm，顶端有小冠。冠毛2层，淡黄褐色，外层短，糙毛状，内层长，羽毛状。花果期7~8月。

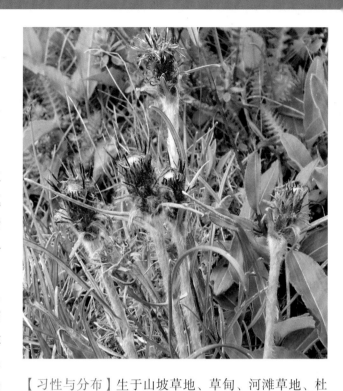

【习性与分布】生于山坡草地、草甸、河滩草地、杜鹃灌丛，海拔3400~5350m。分布于四川、甘肃、云南、西藏。

【芳香成分】王一峰等（2011）用水蒸气蒸馏法提取的甘肃玛曲阿万仓大山产禾叶风毛菊阴干全草挥发油的主要成分为：十五烷酸-甲酯（18.69%）、三十一（碳）烷（10.01%）、[2R-(2à,4aà,8aá)]-1,2,3,4,4a,5,6,8a-八氢-à,à,4a,8-四甲基-2-萘甲醇（7.35%）、(E,E)-9,12-十八双酸甲酯（5.91%）、1-[(叔-丁基二甲基甲硅烷基)氧]-4-甲基苯（5.38%）、5,8,11-十七碳三烯-1-醇（4.23%）、二-环氧-à-柏木烯（3.72%）、9-十八炔（3.13%）、1-十六烷酮（2.55%）、苯[a]甘菊蓝（2.41%）、[1R-(1à,7á,8aà)]-1,2,3,5,6,7,8,8a-八氢-1,8a-二甲基-7-(1-异丙基)-萘（2.33%）、5-丁基-6-己基八氢-1H-茚（2.30%）、8-柏木烯-13-醇（2.18%）、[1R-(1à,4ab,4bà,7à,10aà)]-7-乙烯基-1,4,4a,4b,5,6,7,8,10,10a-十氢-1-(羟甲基)-4a-甲基-3(2H)-菲酮（2.12%）、1,2-对苯二甲酸丁基-2-乙己基酯（1.98%）、氧芴（1.97%）、八甲基环四硅氧烷（1.93%）、四十四烷（1.25%）、二十八烷（1.21%）、香橙烯氧化物-(2)（1.15%）、[1aR-(1aà,4aá,7à,7aá,76bà)]-十氢-1,1,7-三甲基-4-亚甲基-1H-环丙基[e]甘菊环（1.10%）、1,E-11,Z-13-十七碳三烯（1.05%）、3,7,11,15-四甲基-2-六癸烯-1-醇（1.04%）等；甘肃玛曲嘎马梁产禾叶风毛菊阴干全草挥发油的主要成分为：[2R-(2à,4aà,8aá)]-

1,2,3,4,4a,5,6,8a– 八氢 –à,à,4a,8– 四甲基 –2– 萘甲醇（26.64%）、1–(+)– 抗坏血酸 –2,6– 二双十六酸酯（25.59%）、8.11– 十八碳二烯酸甲酯（10.88%）、蛇麻烯（3.28%）、7– 戊癸炔（2.37%）、5,8,11– 十七碳三烯 –1– 醇（2.35%）、反式 –Z–à– 红没药烯环氧化（2.05%）、反,反 –10,12– 十六二烯醛（1.78%）、9– 十八炔（1.77%）、1– 十六烷酮（1.77%）、十五烷酸（1.45%）、[1R–(1à,4ab,4bà,7à,10aà)]–7– 乙烯基 –1,4,4a,4b,5,6,7,8,10,10a– 十氢 –1–(羟甲基)–4a– 甲基 –3(2H)– 菲酮（1.37%）、8– 柏木烯 –13– 醇（1.24%）、3,7,11,15– 四甲基 –2– 六癸烯 –1– 醇（1.21%）、四十四烷（1.19%）、苯 [a] 甘菊蓝（1.17%）、二十八烷（1.16%）、十四烷酸（1.08%）等。

【性味与功效】味苦，性凉。清热利湿，凉血止血。治感冒发热，湿润黄疸，呕吐，泄泻，吐血，便血。

雪莲花 ▼

【基源】菊科风毛菊属植物绵头雪莲花（绵头·雪兔子）*Saussurea laniceps* Hand-Mazz.、水母雪莲花（水母雪兔子）*Saussurea medusa* Maxim.、三指雪莲花（三指雪兔子）*Saussurea tridactyla* Sch.-Bip. ex Hook. f.、槲叶雪莲花（槲叶雪兔子）*Saussurea quercifolia* W. W. Smith 的带根全草。

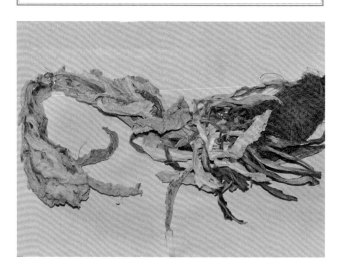

【形态特征】绵头雪兔子：多年生一次结实有茎草本。茎高 14~36cm。叶极密集，倒披针形、狭匙形或长椭圆形，长 8~15cm，宽 1.5~2cm，边缘全缘或浅波状，下面密被褐色绒毛。头状花序多数，在茎端密集成圆锥状穗状花序；苞叶线状披针形。总苞宽钟状；总苞片 3~4 层。小花白色，长 10~12mm。瘦果圆柱状。冠毛鼠灰色，2 层。花果期 8~10 月。

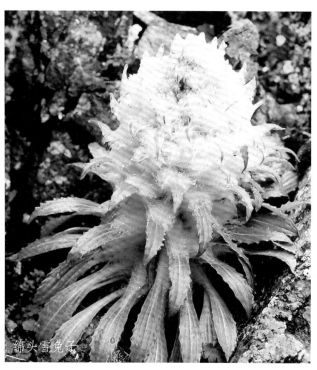

绵头雪兔子

水母雪兔子：多年生多次结实草本。叶密集，下部叶倒卵形至菱形，连叶柄长达 10cm，宽 0.5~3cm，边缘有 8~12 个粗齿；上部叶渐小，卵形或卵状披针形；最上部叶线形；全部叶灰绿色。头状花序多数，在茎端密集成半球形的总花序，苞叶线状披针形。总苞狭圆柱状；总苞片 3 层，紫色。小花蓝紫色。瘦果纺锤形，浅褐色。冠毛白色。花果期 7~9 月。

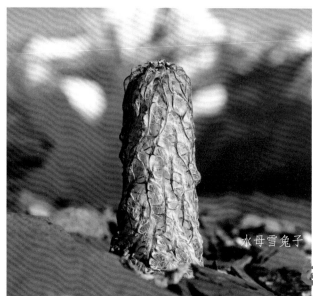

水母雪兔子

三指雪兔子：多年生多次结实有茎草本。茎高 8–15cm。叶密集；下部叶线形，长约 1.5cm，宽 2–4mm，边缘有浅钝齿；中部与上部茎叶匙形或长圆形；全部叶白色或灰白色，密被稠密的棉毛。头状花序多数，在茎端集成半球形的总花序。总苞长圆状；总苞片 3–4 层，紫红色。小花紫红色。瘦果褐色，倒圆锥状。冠毛 1 层，褐色或污褐色。花果期 8–9 月。

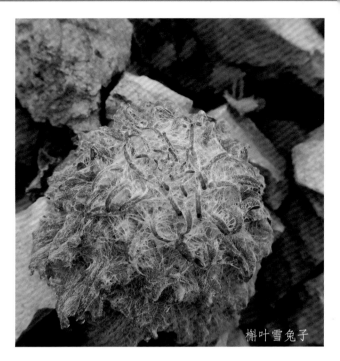

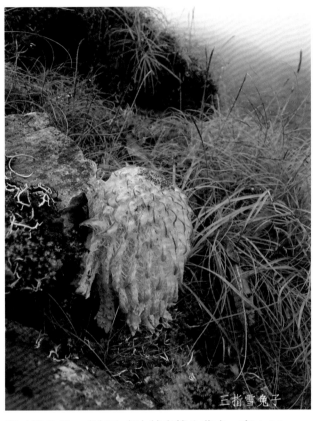

三指雪兔子

榊叶雪兔子：多年生多次结实簇生草本。高 4~20cm。基生叶椭圆形，长 2~4.5cm，宽 1~1.3cm，边缘有粗齿；上部叶渐小，披针形，下面灰白色，被密厚棉毛。头状花序多数，在茎端成半球形总花序。总苞长圆形；总苞片 3~4 层，紫红色。小花蓝紫色，长 8.5mm。瘦果褐色，圆柱状，长 2.8mm。冠毛鼠灰色，2 层。花果期 7~10 月。

【习性与分布】绵头雪兔子：生于高山流石滩，海拔 3200~5280m。分布于西藏、四川、云南。水母雪兔子：生于多砾石山坡、高山流石滩，海拔 3000~5600m。分布于甘肃、青海、西藏、云南、四川。三指雪兔子：生于高山流石滩、山顶碎石间、山坡草地，海拔 4300~5300m。分布于西藏。榊叶雪兔子：生于高山灌丛草地、流石滩、岩坡，海拔 3300~4800m。分布于青海、四川、云南。

榊叶雪兔子

【挥发油含量】水蒸气蒸馏的榊叶雪兔子干燥全草的得油率为 0.07%，绵头雪兔子的干燥全草的得油率为 0.50%，水母雪兔子干燥全草的得油率为 0.04%；超临界萃取的水母雪兔子的全草的得油率为 4.10%。

【芳香成分】绵头雪兔子：达娃卓玛等（2008）用水蒸气蒸馏法提取的西藏日喀则岗巴产绵头雪兔子干燥全草挥发油的主要成分为：石竹烯氧化物（6.39%）、β−桉叶醇（5.06%）、植酮（4.61%）、棕榈酸（4.09%）、二氢沉香呋喃（3.29%）、植醇（2.92%）、3−甲基−4,6−十六烯（2.77%）、1−十五烯（2.72%）、斯巴醇（2.53%）、γ−桉叶醇（2.45%）、β−芹子烯（2.36%）、石竹烯（2.00%）、正二十七烷（1.99%）、沉香螺旋醇（1.89%）、油酸（1.82%）、木土香醇（1.60%）、α−没药烯氧化物（1.59%）、1−十四烯（1.30%）、白菖烯（1.29%）、正十七烯（1.20%）、δ−荜澄茄烯（1.13%）、1−十六炔（1.06%）、α−荜澄茄醇（1.04%）、肉豆蔻酸（1.04%）、α−金合欢烯（1.02%）、正二十五烷（1.01%）等。水母雪兔子：达娃卓玛等（2007）用水蒸气蒸馏法提取的西藏羊八井产水母雪兔子干燥全草挥发油的主要成分为：β−芹子烯（6.72%）、斯杷土烯醇（4.74%）、红没药醇（4.10%）、金合欢醇（3.32%）、植酮（2.94%）、T−紫穗槐醇（2.50%）、蓝桉醇（2.46%）、荜草烯环氧化物Ⅱ（2.30%）、γ−桉叶醇（2.05%）、α−古芸烯（2.03%）、α−杜松醇（1.99%）、β−桉叶醇（1.86%）、α−芹子烯（1.80%）、正十五醇（1.74%）、棕榈酸

（1.70%）、α-石竹烯（1.69%）、表蓝桉醇（1.59%）、植醇（1.56%）、β-雪松烯（1.51%）、石竹烯（1.32%）、正二十七烷（1.32%）、香橙烯氧化物（1.25%）、木土香醇（1.14%）等。张强等（2000）用水蒸气蒸馏法提取的水母雪兔子全草挥发油的主要成分为：顺式金合欢醇（18.78%）、十五烷醇（9.44%）、金合欢醇（7.99%）、α-愈创木烯（5.18%）、γ-芹子烯（4.90%）、檀香脑（4.60%）、β-金合欢烯（3.74%）、斯巴醇（3.06%）、β-马榄烯（3.01%）、δ-杜松醇（2.74%）、桧烯（2.57%）、丁香烯（2.36%）、T-依兰油醇（2.14%）、长菠-9-烯（1.92%）、β-荜澄茄油烯（1.69%）、α-榄香烯（1.47%）、α-紫穗槐烯（1.33%）、白菖油烯（1.30%）、2-甲基-5,7-二亚甲基-1,8-壬二烯（1.28%）、古芸烯（1.20%）、4-异丙烯基-2-蒈烯（1.06%）、1-十三烯（1.02%）等。

三指雪兔子：张强等（2000）用水蒸气蒸馏法提取的四川卧龙产三指雪兔子全草挥发油的主要成分为：顺式金合欢醇（18.28%）、金合欢醇（10.57%）、γ-芹子烯（9.13%）、β-蛇麻烯（8.31%）、α-檀香脑（6.53%）、反式-石竹烯（5.87%）、香榧醇（5.10%）、β-芹子烯（4.44%）、表蓝桉醇（4.06%）、长菠-9-烯（2.36%）、蛇床-4-α-11-二醇（1.95%）、β-荜澄茄油烯（1.82%）、白菖油烯过氧化物（1.75%）、γ-榄香烯（1.57%）、洒剔烯（1.54%）、α-榄香烯（1.49%）、环十二炔（1.47%）、Sobarbateneone（1.33%）等。

榭叶雪兔子：达娃卓玛等（2007）用水蒸气蒸馏法提取的四川二郎山产榭叶雪兔子干燥全草挥发油的主要成分为：姜醇（8.71%）、植酮（8.38%）、红没药醇（6.10%）、β-芹子烯（5.81%）、棕榈酸（5.64%）、油酸（4.07%）、β-倍半水芹烯（3.63%）、姜烯（2.39%）、β-柏木烯（2.25%）、肉豆蔻酸（2.07%）、正二十七烷（2.07%）、β-马阿里烯（1.69%）、正十六烷（1.66%）、十八醛（1.64%）、α-榄香烯（1.59%）、1-正十七烯（1.49%）、γ-杜松烯（1.46%）、α-柏木烯（1.35%）、香橙烯（1.33%）、T-紫穗槐醇（1.30%）、香橙烯氧化物（1.29%）、α-杜松醇（1.29%）、正二十五烷（1.28%）、石竹烯氧化物（1.13%）、樟烯酮（1.10%）、β-金合欢烯（1.06%）等。

【性味与功效】味甘、微苦，性温。温肾壮阳，调经止血。治阳痿，腰膝酸软，妇子带下，月经不调，风湿痹症，外伤出血。

沙生风毛菊

【基源】菊科风毛菊属植物沙生风毛菊 *Saussurea arenaria* Maxim. 的叶。

【形态特征】多年生草本，高3~7cm。叶莲座状，长圆形或披针形，长4~11cm，宽1.2~3.5cm，全缘或微波状或尖锯齿，下面灰白色，密被白色绒毛。头状花序单生于莲座状叶丛中。总苞宽钟状或宽卵形；总苞片5层，外层卵状披针形，中层长椭圆形，上部紫色，内层线形，顶端紫色。小花紫红色，长9mm。瘦果圆柱状。冠毛污白色，2层。花果期6~9月。

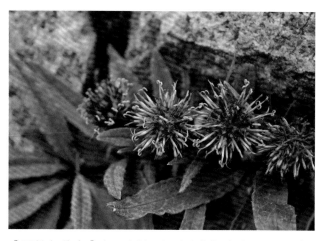

【习性与分布】生于山坡、山顶及草甸或沙地、干河床，海拔2800~4000m。分布于新疆、甘肃、青海、西藏等省区。

【芳香成分】陈能煜等（1992）用水蒸气蒸馏法提取的甘肃武威产沙生风毛菊新鲜全草挥发油的主要成分为：β-芹子烯（36.95%）、十八烷（4.96%）、6,10,14-三甲基-2-十五酮（4.91%）、4-甲基-2,6-二叔丁基苯酚（4.90%）、二氢去氢广木香内酯（3.52%）、4-甲氧基-1-叔丁氧基苯（3.45%）、十九烷（2.92%）、α-古芸烯（2.85%）、十五烷（2.80%）、苯甲酸苯甲酯（2.52%）、十七烷（2.36%）、1,3-二甲基环戊烷（2.28%）、二氢猕猴桃（醇酸）内酯（2.05%）、7,10-十五碳二炔酸（2.05%）、橙花叔醇（1.60%）、2-甲基十氢萘（1.49%）、邻苯二甲酸二丁酯（1.36%）、γ-广藿香烯（1.28%）、雅槛蓝烯（1.14%）等。王一峰等（2011）用水蒸气蒸馏法提取的甘肃玛曲产沙生风毛菊阴干全草挥发油的主要成分为：邻苯二甲酸丁基-2-戊烷基酯（17.69%）、[2R-(2à,4aà,8aá)]-1,2,3,4,4a,5,6,8a-

八氢 - à , à ,4a,8- 四甲基 -2- 萘甲醇（7.87%）、异丁基 -2- 戊酯邻苯二甲酸（6.18%）、苯[a]甘菊蓝（5.93%）、三十一（碳）烷（5.56%）、7- 戊癸炔（4.80%）、3,7,11,15-四甲基 -2- 六癸烯 -1- 醇（4.23%）、芴（3.76%）、Di- 环氧 - à - 柏木烯（3.05%）、5,8,11- 十七碳三烯 -1-醇（2.84%）、9- 十六碳烯酸（2.59%）、(Z)-4- 三癸烯 -6-炔（2.45%）、四十四烷（2.24%）、氧芴（1.71%）、9-已基 - 十七烷（1.55%）、9- 十八炔（1.46%）、5-(7a-异丙烯基 -4,5- 二甲基 - 八氢化茚 -4- 基)-3- 甲基 -戊 -2- 烯 -1- 醇（1.44%）、穿心莲内酯（1.36%）、洋地黄梅苷（1.07%）、2- 肼基 -4- 氨基 -5,6- 二氢苯[h]喹唑啉 - 螺 -5- 环戊烷（1.06%）等。

【性味与功效】味辛、苦，性寒。表风热，解毒，止血。治风热感冒，疮产怕痛肿，外伤出血。

星状风毛菊 ▼

【基源】菊科风毛菊属植物星状风毛菊（星状雪兔子）*Saussurea stella* Maxim. 的全草。

【形态特征】无茎莲座状草本，全株无毛。叶莲座状，星状排列，线状披针形，长 3~19cm，宽 3~10mm，全缘，紫红色或近基部紫红色，或绿色。头状花序多数，在莲座状叶丛中密集成半球形的总花序。总苞圆柱形；总苞片 5 层，覆瓦状排列，外层长圆形，中层狭长圆形，内层线形。小花紫色，长 1.7cm。瘦果圆柱状。冠毛白色，2 层。花果期 7~9 月。

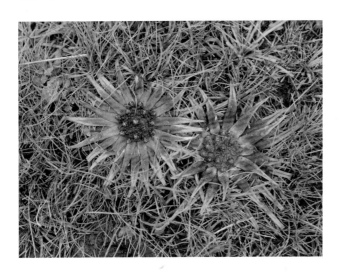

【习性与分布】生于高山草地、山坡灌丛草地、河边或沼泽草地、河滩地，海拔 2000~5400m。分布于甘肃、青海、四川、云南、西藏。

【芳香成分】王一峰等（2010）用水蒸气蒸馏法提取的甘肃甘南产星状风毛菊干燥全草挥发油的主要成分为：菲（14.17%）、5,8,11,14- 花生四烯酸（8.21%）、1,2,3,4,5,6,7,8- 八氢 -1,4- 二甲基 -7-(1- 异丙基) 甘菊环烃（7.49%）、1,2,3,4,4a,8a- 六氢 - à , à ,4a,8- 四甲基 -2- 萘甲醇（6.59%）、7-(苯亚甲基) 双环 [4.1.0]庚烷（4.32%）、四十四烷（4.13%）、二苯并呋喃（4.03%）、芴（3.75%）、反 - 十八碳烷酸 -(2- 苯 -1,3- 二氧戊烷 -4- 羟基) 甲酯（3.03%）、1- 羟基 - 双 -1,3,5- 环庚三烯（2.19%）、八甲基 - 环四硅氧烷（1.99%）、2- 乙烯基 - 萘（1.87%）、十氢 -1,1,7- 三甲基 -4- 亚甲基 -1H- 环丙 [e] 甘菊环烃（1.84%）、3- 乙基 -5-(2-异丁基)- 十八碳烷（1.79%）、3-(八癸基氧) 丙酯 -硬脂酸（1.62%）、1,2,4a,5,6,8a- 六氢 -4,7- 二甲基 -1-(1-异丙烯基) 萘（1.34%）、1a,2,3,4,4a,5,6,7b- 八氢 -1,1,4,7-四甲基 -1H- 环丙 [e] 甘菊环烃（1.13%）、4,5- 顺 - 苯并双螺旋 [2.2.2.0] 辛烷（1.13%）等。

【性味与功效】味甘，性平。除湿通络。主治风湿筋骨疼痛。

千年艾 ▼

【基源】菊科芙蓉菊属植物芙蓉菊 *Crossostephium chinensis* (Linn.) Makino 的叶。

【形态特征】半灌木，高 10~40cm，上部多分枝。叶聚生枝顶，狭匙形或狭倒披针形，长 2~4cm，宽 5~4mm，全缘或有时 3~5 裂。头状花序盘状，生于枝端叶腋，排成有叶的总状花序；总苞半球形；总苞片 3层，外中层椭圆形，内层较短小，矩圆形。边花雌性，1 列，花冠管状；盘花两性，花冠管状。瘦果矩圆形；冠状冠毛撕裂状。花果期全年。

【习性与分布】喜温暖怕炎热，较耐寒。喜阳光充足且较耐阴，喜潮湿环境，耐涝且较耐干旱。分布于中南、

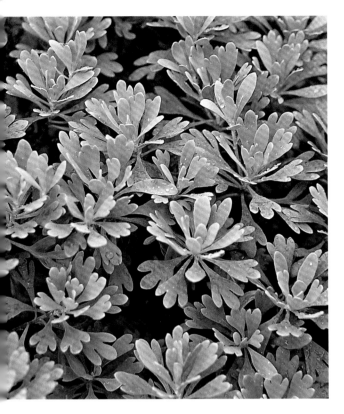

狗舌草 ▼

【基源】菊科狗舌草属植物狗舌草 *Tephroseris kirilowii* (Turcz. ex DC.) Holub（*Senecio kirilowii* Turcz.）的全草。

【形态特征】多年生草本。茎高 20~60cm。基生叶数个，莲座状，长圆形，长 5~10cm，宽 1.5~2.5cm；茎叶向上渐小，下部叶倒披针形，基部半抱茎，上部叶小，披针形。头状花序 3~11 个排列多少伞形状顶生伞房花序。总苞近圆柱状钟形；总苞片 18~20 个，绿色或紫色。舌状花 13~15；舌片黄色。管状花多数，花冠黄色。瘦果圆柱形。冠毛白色。花期 2~8 月。

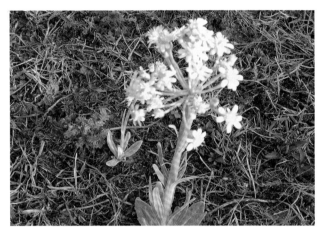

至东南部各省区。

【挥发油含量】水蒸气蒸馏的干燥全草的得油率为 0.83%~0.88%。

【芳香成分】邹磊等（2007）用水蒸气蒸馏法提取的广东产芙蓉菊全草挥发油的主要成分为：异石竹烯（14.94%）、棕榈酸（4.63%）、石竹烯氧化物（3.80%）、(-)- 斯巴醇（3.07%）、石竹烯（2.67%）、7,11- 二甲基 -3- 甲烯基 -1,6,10- 十二碳三烯（2.21%）、6,10,14- 三甲基 -2- 十五酮（2.00%）、[1S-(1α,5α,6β)]-2,7,7- 三甲基 - 双环[3.1.1]-2- 庚烯 -6- 醇 - 乙酸酯（1.86%）、4-(2,2,6- 三甲基 - 双环[4.1.0]庚烯 -1- 基)- 丁烷 -2- 酮（1.59%）、(1S- 顺)-1,2,3,5,6,8a- 六氢 -4,7- 二甲基 -1-(1- 甲基乙基)- 萘（1.48%）、7R,8R-8- 羟基 -4- 异亚丙基 -7- 甲基双环[5.3.1]十一烷 -1- 烯（1.34%）、(E)- 长蒎烷（1.24%）、3,7,11- 三甲基 -1,6,10- 十二碳三烯 -3- 醇（1.16%）、胡椒烯（1.14%）、6- 异烯丙基 -4,8a- 二甲基 -1,2,3,5,6,7,8,8a- 八氢萘 -2- 醇（1.14%）、(Z,Z)-9,12- 十八碳二烯酸（1.10%）、α- 杜松醇（1.05%）、(E,E)-3,7,11- 三甲基 -2,6,10- 十二碳三烯 -1- 醇 - 乙酸酯（1.05%）等。

【性味与功效】味辛、苦，性微温。散风寒，化痰利湿，解毒消肿。治风寒感冒，咳嗽痰多，百日咳，泄泻，淋浊，白带，痈肿疔毒。

【习性与分布】常生于草地山坡或山顶阳处，海拔 250~2000m。分布于黑龙江、辽宁、吉林、内蒙古、河北、山西、山东、河南、陕西、甘肃、湖北、湖南、四川、贵州、江苏、浙江、安徽、江西、福建、广东、台湾。

【芳香成分】周顺玉等（2011）用水蒸气蒸馏法提取的河南信阳产狗舌草阴干全草挥发油的主要成分为：(E)-7,11- 二甲基 -3- 亚甲基 -1,6,10- 十二碳三烯（27.37%）、[3aS-(3aα,3bβ,4β,7α,7aS*)]- 八氢 -7- 甲基 -3- 亚甲基 -4-(1- 甲基乙基)-1H- 环戊[1,3]环丙[1,2]苯（25.25%）、2,6- 二甲基 -6-(4- 甲基 -3- 戊烯基)- 二环[3.1.1]庚 -2- 烯（18.36%）、石竹烯（10.27%）、α- 金合欢烯（6.50%）、α- 石竹烯（2.82%）、α- 荜澄茄烯（1.28%）、二十烷（1.10%）等。

【性味与功效】味苦，性寒。清热解毒，利水消肿，杀虫。治肺脓疡，尿路感染，肾炎水肿，口腔炎，跌打损伤，湿疹，疥疮，阴道滴虫。

阿尔泰紫菀 ▼

【基源】菊科狗娃花属植物阿尔泰狗娃花 *Heteropappus altaicus* (Willd.) Novopokr. 的根、花或全草。根、花的芳香成分未见报道。

【形态特征】多年生草本。高 20-100cm。下部叶条形或近匙形，长 2.5-10cm，宽 0.7-1.5cm；上部叶渐狭小，条形。头状花序直径 2-4cm，单生枝端或排成伞房状。总苞半球形，总苞片 2-3 层。舌状花约 20 个；舌片浅蓝紫色；管状花长 5-6mm。有疏毛瘦果扁，倒卵状矩圆形，灰绿色或浅褐色。冠毛污白色或红褐色。花果期 5-9 月。

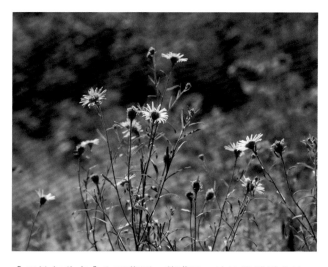

【习性与分布】生于草原、荒漠地、沙地及干旱山地，海拔从滨海到 4000m。耐寒，耐干旱，耐瘠。分布于新疆、内蒙古、青海、四川及西北、东北、华北各省区。

【挥发油含量】水蒸气蒸馏的干燥全草的得油率为 0.73%~0.80%。

【芳香成分】赵云荣等（2009）用水蒸气蒸馏法提取的河南焦作产阿尔泰狗娃花全草挥发油的主要成分为：大根香叶烯（20.14%）、乙酸乙酯（7.62%）、石竹烯（7.29%）、1,1,4,7- 四甲基 - 八氢化 -1 氢 - 环丙基薁（7.18%）、β- 蒎烯（5.40%）、β- 水芹烯（3.77%）、甲酸乙酯（3.65%）、(-)- 斯巴醇（3.42%）、萜二烯（3.02%）、2- 异丙基 -5- 甲基 -9- 亚甲基 - 双环 [4.4.0] 癸 -1- 烯（2.22%）、乙酸 -1,7,7- 三甲基 - 双环 [2.2.1] 庚 -2- 酯（2.21%）、1,2,3,5,6,8a- 六氢 -4,7- 二甲基 -1-

异丙基 -[1S- 顺] 萘（1.72%）、1,2,3,4,4a,5,6,8a- 八氢 -7- 甲基 -4- 亚甲基 -1- 异丙基 -(1α,4aα,8aα) 萘（1.67%）、石竹烯氧化物（1.64%）、(+)- 表双环倍半菲兰烯（1.46%）、7,11- 二甲基 -3- 亚甲基 -1,6,10- 癸三烯（1.40%）、6- 乙烯基 -6- 甲基 -1- 异丙基 -3-(1- 甲基 - 亚乙烯基)-[S]- 环己烯（1.39%）、2- 甲基萘（1.38%）、4- 甲基 -1- 异丙基 - 双环 [3.1.0] 己 -2- 烯（1.25%）、β- 香叶烯（1.20%）、1,2,3,4,4a,5,6,8a- 八氢 -7- 甲基 -4- 亚甲基 -1- 异丙基 -(1α,4aβ,8aα) 萘（1.14%）、1R-α- 蒎烯（1.07%）、1,5,5- 三甲基 -6- 亚甲基 - 环己烷（1.01%）等；用吸附热脱附法提取的阴干全草挥发油的主要成分为：十六烷酸（11.31%）、乙酸（10.12%）、亚油酸（8.72%）、十八碳三烯酸（6.45%）、2,3- 二氢 -3,5- 二羟基 -6- 甲基 -4H- 吡喃（6.37%）、二十一烷（6.16%）、5- 羟甲基 -2- 呋喃甲醛（4.18%）、2- 甲氧基 -4- 乙烯基苯酚（3.71%）、(-)- 斯巴醇（2.48%）、鲨烯（2.43%）、二十二烷（2.29%）、3- 呋喃甲醇（1.75%）、石竹烯氧化物（1.71%）、大根香叶烯 D（1.68%）、l- 羟基 -2- 丙酮（1.67%）、二十七烷（1.49%）、二十四烷（1.31%）、糠醛（1.30%）等。董岩等（2010）用水蒸气蒸馏法提取的阿尔泰狗娃花阴干全草挥发油的主要成分为：十五烯（9.43%）、1,1,4a- 三甲基 -5,6- 二甲基烯十氢萘（6.51%）、1-(1- 丁酰基)-1,2- 二氢吡啶（6.06%）、丁子香烯（5.19%）、4-(2,6,6- 三甲基 -2- 环己烯基)-3- 丁烯 -2- 酮（4.63%）、醋酸冰片酯（4.50%）、3- 蒈烯（3.98%）、3- 异丙烯基 -5,5- 二甲基 - 环戊烯（3.78%）、石竹烯（3.42%）、1,2,4a,5,8,8a- 八羟基 -4,7- 二甲基 -1-(甲基乙基)-(1α,4α.8α)-(n)- 萘（2.98%）、罗勒烯（2.97%）、八羟基 -4a,8- 二甲基 -2-(1- 甲基乙基)-(4aR- 反)- 萘（2.74%）、a,a-1,4- 三甲基 -3- 环己烯 -1- 甲醇醋酸酯（2.56%）、玷玴烯（2.54%）、α- 榄香烯（2.45%）、1- 乙烯基 -1- 甲基 -2-(1- 甲乙基)-4-(1- 甲基乙烯基)- 环己烷（2.31%）、莰烯（2.11%）、(-)- 斯巴醇（2.00%）、2,3,6- 三甲基苯酚（1.99%）、斯巴醇（1.98%）、异喇叭烯（1.65%）、叶绿醇（1.47%）、丁子香酚（1.43%）、苯乙酸芳樟酯（1.22%）等。

【性味与功效】味微苦，性凉。清热降火，排脓止咳。治热病，肝胆火旺，肺脓疡，咳吐脓血，膀胱炎，疱疹疮疖。

三叶鬼针草 ▼

【基源】菊科鬼针草属植物鬼针草（三叶鬼针草）*Bidens pilosa* Linn. 的全草。

【形态特征】一年生草本，高 30~100cm，钝四棱形。茎下部叶较小，3 裂或不分裂，中部叶三出，小叶 3 枚，两侧小叶椭圆形或卵状椭圆形，长 2~4.5cm，宽 1.5~2.5cm，边缘有锯齿，顶生小叶较大，上部叶小，条状披针形。头状花序直径 8~9mm。苞片 7~8 枚，条状匙形。无舌状花，盘花筒状。瘦果黑色，条形，具倒刺毛。

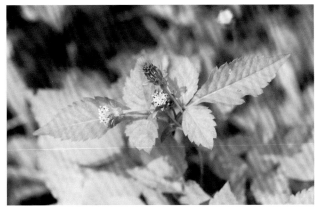

【习性与分布】生于路边、荒野。喜温暖湿润气候。分布于华中、华东、华南、西南各省区。

【挥发油含量】水蒸气蒸馏的茎的得油率为 0.12%，叶的得油率为 0.06%~0.81%，新鲜地上部分的得油率为 0.17%；有机溶剂萃取的新鲜叶的得油率为 1.08%~3.15%。

【芳香成分】李洪芹等（2011）用水蒸气蒸馏法提取的山东菏泽产鬼针草干燥全草挥发油的主要成分为：2,6,6- 三甲基 - 二环 [3.1.1] 庚 -2- 烯 -4- 醇 - 醋酸酯（36.29%）、棕榈酸（6.30%）、3,4- 二甲基 -3- 环己烯 -1- 甲醛（5.76%）、6,10,14- 三甲基 -2- 十五烷酮（4.06%）、石竹烯氧化物（4.00%）、[S-(E,E)]-1- 甲基 -5- 亚甲基 -8-(1- 甲基乙基)-1,6- 环癸二烯（2.77%）、α - 石竹烯（2.30%）、(1S)-3,7,7- 三甲基 - 双环 [4.1.0] 庚 -3- 烯（2.29%）、脱氢香薷酮（2.29%）、2- 亚甲基莰烷（2.03%）、[2R-(2α,4aα,8aβ)]-1,2,3,4,4a,5,6,8a- 八氢 -4a,8- 二甲基 -2-(1- 甲基乙烯基)- 萘（2.02%）、[1S-(1α,2β,4β)]-1- 乙烯基 -1- 甲基 -2,4- 双 (1- 甲基乙烯基)- 环己烷（1.88%）、3- 溴甲基 -3- 三甲基 -2,6,6- 环己烯（1.59%）、石竹烯（1.50%）、(1S- 顺式)-1,2,3,5,6,8a- 六氢 -4,7- 二甲基 -1-(1- 甲基乙基)- 萘（1.47%）、1,2,4a,5,6,8a- 六氢 -4,7- 二甲基 -1-(1- 甲基乙基)- 萘（1.44%）、1R-α - 蒎烯（1.26%）、可巴烯（1.26%）、(1α,4aα,8aα)-1,2,3,4,4a,5,6,8a- 八氢 -7- 甲基 -4- 亚甲基 -1-(1- 甲基乙基)- 萘（1.06%）等。惠阳等（2017）用水蒸气蒸馏法提取的海南海口产鬼针草新鲜地上部分挥发油的主要成分为：苯基 -1,3,5- 庚三炔（55.82%）、(S)-(+)-2- 戊醇（9.57%）、石竹烯（5.51%）、大根香叶烯 D（5.19%）、叶醇（1.89%）、荜澄茄油烯（1.64%）、石竹素（1.60%）、桉油烯醇（1.41%）、α - 石竹烯（1.07%）、α - 荜澄茄醇（1.06%）等。董丽等（2004）用乙醚浸提后水蒸气蒸馏法提取的云南昆明产鬼针草干燥全草挥发油的主要成分为：棕榈酸（17.89%）、4- 甲基 -2- 苯并噻唑胺（4.54%）、1,13- 十四碳二烯（4.45%）、斯巴醇（3.97%）、二苯胺（3.43%）、十七碳烷（3.34%）、正十八烷（3.24%）、二十烷（3.06%）、氧化石竹烯（3.05%）、十九烷（3.03%）、正二十一碳烷（3.03%）、正十六烷（2.96%）、6,10,14 - 三甲基 -2- 十五烷酮（2.39%）、二丁基羟基甲苯（1.83%）、1- 十三烯（1.67%）、十五烷（1.51%）、2,4 - 双 (1,1- 二甲基)- 苯酚（1.41%）、2,6,10,1 - 四甲基 - 十六烷（1.33%）、1,2 - 苯二羧酸双 (2- 甲基丙基) 酯（1.33%）、雪松醇（1.32%）等。

【性味与功效】味苦，性平。清热解毒，止泻。治肠炎腹泻，阑尾炎，感冒咽痛，肝炎，蛇虫咬伤。

金盏银盘 ▼

【基源】菊科鬼针草属植物金盏银盘 *Bidens biternata* (Lour.) Merr. et Sherff 的全草。

【形态特征】一年生草本。高 30-150cm。叶为一回羽状复叶，顶生小叶卵形，长 2-7cm，宽 1-2.5cm，边缘具锯齿，侧生小叶 1-2 对，卵形。头状花序直径 7-10mm。外层苞片 8-10 枚，条形，内层苞片长椭圆形或长圆状披针形。舌状花通常 3-5 朵，舌片淡黄色，长椭圆形，或有时无舌状花；盘花筒状。瘦果条形，黑色，顶端芒刺 3-4 枚，具倒刺毛。

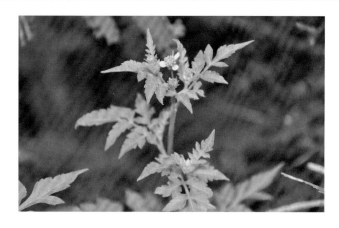

【习性与分布】生于路边、村旁及荒地中。喜长于温暖湿润气候区。分布于华南、华东、华中、西南及河北、山西、辽宁等省区。

【挥发油含量】水蒸气蒸馏的干燥全草的得油率为0.16%。

【芳香成分】李洪芹等（2011）用水蒸气蒸馏法提取的山东菏泽产金盏银盘干燥全草挥发油的主要成分为：4-甲基-2-苯并噻唑（33.26%）、棕榈酸（13.63%）、石竹烯氧化物（9.49%）、[S-(E,E)]-1-甲基-5-亚甲基-8-(1-甲基乙基)-1,6-环癸二烯（8.24%）、6,10,14-三甲基-2-十五烷酮（6.09%）、1,2-苯二甲酸,双(2-甲基丙基)酯（5.55%）、[1S-(1α,5α,6β)]-2,7,7-三甲基-二环[3.1.1]庚-2-烯-6-醇-醋酸酯（4.77%）、(+)-八氢-4,8,8,9-四甲基-1,4-亚甲基薁-7(1H)-酮（4.42%）、(E)-6-(2-丁烯基)-1,5,5-三甲基环己烯（2.26%）、[1S-(1α,2β,4β)]-1-乙烯基-1-甲基-2,4-双(1-甲基乙烯基)-环己烷（1.99%）、2,6,6-三甲基-二环[3.1.1]庚烷（1.91%）、别香树烯氧化物-(1)（1.66%）、α-石竹烯（1.41%）、[1S-(1α,4aβ,8aα)]-1,2,4a,5,8,8a-六氢-4,7-二甲基-1-(1-甲基乙基)-萘（1.21%）、甲苯（1.18%）等。李勇等（2011）用静态顶空萃取法提取的山东济南产金盏银盘干燥地上部分挥发油的主要成分为：α-蒎烯（25.19%）、α-人参烯（12.29%）、1,2,3三甲氧-5-甲基-苯（7.81%）、特戊酸-6-柠檬酯（4.29%）、环丁基十七烷基乙二酸酯（3.45%）、α-石竹烯（3.13%）、3-甲基-2-(2-氧代)呋喃（2.94%）、β-水芹烯（2.90%）、(-)-三环[6.2.1.0(4,11)]十一-5-烯-1,5,9,9-四甲基联苯胺-1-异石竹烯（2.43%）、顺式-Z-π-没药烯环氧化物（2.38%）、1-溴-十八烷（2.12%）、2-甲基丁醛（1.93%）、1,2,3,4,4a,5,6,8a-氮茚-4a,8-二甲基-2-(1-甲基乙烯基-l)-萘（1.75%）、己醛（1.63%）、

罗勒烯（1.36%）、十三烷基二醇（1.11%）、β-蒎烯（1.03%）等。

【性味与功效】味甘、微苦,性凉。清热解毒,凉血止血。治感冒发热,黄疸,泄泻,痢疾,血热吐血,血崩,跌打损伤,痈肿疮毒,鹤膝风,疥癞。

狼杷草 ▼

【基源】菊科鬼针草属植物狼杷草 *Bidens tripartita* Linn. 的全草。

【形态特征】一年生草本。高20~150cm。叶对生,下部叶较小,边缘具锯齿,中部叶长4~13cm,长椭圆状披针形,常3~5深裂,边缘具疏锯齿,上部叶较小,披针形。头状花序单生茎枝端。总苞盘状,外层苞片5~9枚,条形,叶状,内层苞片长椭圆形或卵状披针形,褐色;托片条状披针形。无舌状花,全为筒状两性花,花冠长4~5mm,冠檐4裂。瘦果扁,楔形。

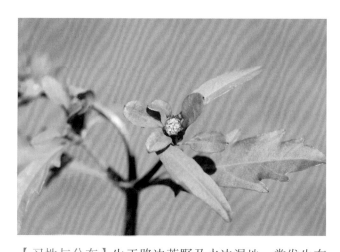

【习性与分布】生于路边荒野及水边湿地,常发生在稻田边,常见杂草。喜温暖潮湿环境。分布于东北、华北、华东、华中、西南及陕西、甘肃、新疆等省区。

【挥发油含量】水蒸气蒸馏的干燥全草的得油率为0.02%~0.11%。

【芳香成分】狼杷草全草挥发油的主成分为棕榈酸（14.66%~73.46%）。刘春生等（1993）用水蒸气蒸馏法提取的北京产狼杷草干燥全草挥发油的主要成分为：十六烷酸（14.66%）、石竹烯氧化物（9.69%）、正十七烷（3.22%）、反式-石竹烯（3.10%）、乙酸牻牛儿苗酮（2.53%）、亚油酸（2.26%）、十七烷酸（2.25%）、β-桉叶醇（2.12%）、十九碳烷（1.99%）、六氢金

合欢酮（1.77%）、正二十碳烷（1.76%）、十五烷醛（1.60%）、棕榈酸甲酯（1.40%）、荜草烯（1.38%）、对－聚伞花素（1.29%）、β－紫罗兰酮（1.21%）、δ－荜澄茄烯（1.17%）、β－甜没药烯（1.11%）等。

【性味与功效】味甘、微苦，性凉。清热解毒，利湿，通经。治肺热咳嗽，咯血，咽喉肿痛，赤白痢疾，黄疸，月经不调，闭经，小儿疳积，结核，湿疹癣疮，毒蛇咬伤。

鬼针草 ▼

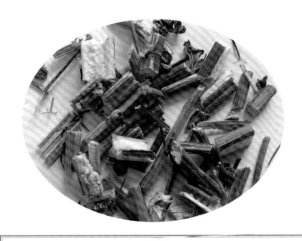

【基源】菊科鬼针草属植物鬼针草（婆婆针）*Bidens bipinnata* Linn. 的全草。

【形态特征】一年生草本。高 30~120cm。叶对生，长 5~14cm，二回羽状分裂，第一次分裂深达中肋，边缘有粗齿。头状花序直径 6~10mm。总苞杯形，外层苞片 5~7 枚，条形，草质，内层苞片膜质，花后为狭披针形，背面褐色，具黄色边缘；托片狭披针形。舌状花常 1~3 朵，不育，舌片黄色，椭圆形，盘花筒状，黄色。瘦果条形，略扁，具倒刺毛。

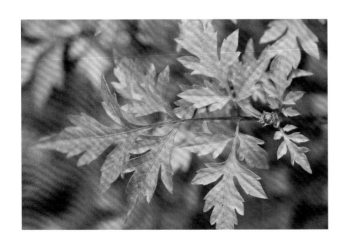

【习性与分布】生于村旁、路边及荒地中。分布于东北、华北、华东、华中、华南、西南及陕西、甘肃各省区。

【挥发油含量】水蒸气蒸馏的干燥全草的得油率为0.09%~0.16%。

【芳香成分】婆婆针全草挥发油的主成分为棕榈酸（17.96%~73.08%），也有主成分不同的报告。李洪芹等（2011）用水蒸气蒸馏法提取的婆婆针干燥全草挥发油的主要成分为：棕榈酸（73.08%）、(Z,Z)-9,12-十八碳二烯酸（14.62%）、6,10,14-三甲基-2-十五烷酮（4.76%）、(Z)-3-甲基-2-(2-戊烯基)-2-环戊烯-1-酮（2.07%）、3-甲基己烷（1.22%）、丙酸乙酯（1.18%）、甲苯（1.12%）等。王大伟等（2014）用同时蒸馏萃取法提取的云南德宏产婆婆针新鲜叶挥发油的主要成分为：大香叶烯（20.17%）、α－蒎烯（11.82%）、β－石竹烯（9.14%）、库贝醇（4.67%）、双环大香叶烯（3.65%）、α－红没药醇（1.86%）、β－蒎烯（1.63%）、反－β－金合欢烯（1.57%）、α－杜松醇（1.55%）、榄香醇（1.40%）、石竹烯氧化物（1.33%）、橙花叔醇（1.24%）、Tau－杜松醇（1.21%）、马兜铃酮（1.21%）、柠檬烯＋β－水芹烯（1.11%）、二甲基环癸三烯（1.04%）等。

【性味与功效】味苦，性微寒。清热解毒，祛风除湿，活血消肿。治咽喉肿痛，泄泻，痢疾，黄疸，肠痈，疔疮肿毒，蛇虫咬伤，风湿痹痛，跌打损伤。

细叶刺针草（鹿角草）

【基源】菊科鬼针草属植物细叶刺针草（小花鬼针草）*Bidens parviflora* Willd. 的全草。

【形态特征】一年生草本。茎高 20~90cm。叶对生，长 6~10cm，2~3 回羽状分裂，第一次分裂深达中肋，上部叶互生，二回或一回羽状分裂。头状花序单生茎端及枝端。总苞筒状，外层苞片 4~5 枚，条状披针形，内层苞片常仅 1 枚，托片状。托片长椭圆状披针形。无舌状花，盘花两性，6~12 朵，花冠筒状。瘦果条形，略具 4 棱，有倒刺毛。

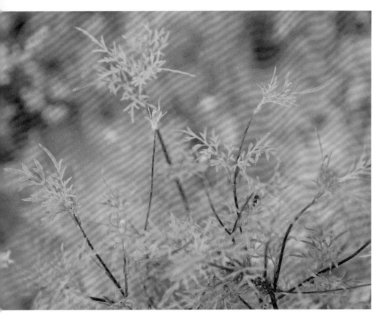

鸭脚艾 ▼

【基源】 菊科蒿属植物白苞蒿 *Artemisia lactiflora* Wall. 的全草。

【形态特征】多年生草本。高 50~200cm。叶纸质；基生叶与茎下部叶卵形，1~2 回羽状全裂；中部叶卵圆形，1~2 回羽状全裂；上部叶与苞片叶略小，羽状深裂或全裂。头状花序长圆形，小枝上排成密穗状花序，茎上端组成圆锥花序；总苞片 3~4 层；雌花 3~6 朵，花冠狭管状；两性花 4~10 朵，花冠管状。瘦果倒卵形或倒卵状长圆形。花果期 8~11 月。

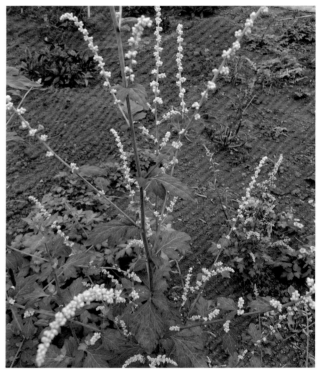

【习性与分布】生于山坡湿地、多石质山坡、沟旁、耕地旁、荒地及盐碱地。喜长于温暖湿润气候区。分布于东北、华北、西南及山东、河南、陕西、甘肃等省区。

【挥发油含量】水蒸气蒸馏的干燥全草的得油率为 0.09%~1.12%。

【芳香成分】李洪芹等（2011）用水蒸气蒸馏法提取的山东菏泽产小花鬼针草干燥全草挥发油的主要成分为：[2R-(2α,4aα,8aβ)]- 十氢 -α,α,4a- 三甲基 -8- 亚甲基 -2- 萘甲醇（34.98%）、[S-(E,E)]-1- 甲基 -5- 亚甲基 -8-(1- 甲基乙基)-1,6- 环癸二烯（12.28%）、(2R- 顺 式)-1,2,3,4,4a,5,6,7- 八 氢 -α,α,4a,8- 四甲基 -2- 萘甲醇（6.70%）、棕榈酸（5.67%）、[2R-(2α,4aα,8aβ)]-1,2,3,4,4a,5,6,8a- 八 氢 -4a,8- 二甲基 -2-(1- 甲基乙烯基)- 萘（3.41%）、石竹烯氧化物（2.46%）、4,11,11- 三甲基 -8- 亚甲基 - 二环 [7.2.0] 十一碳 -4- 烯（2.09%）、(-)- 斯巴醇（1.91%）、[1R-(1α,3α,4β)]-4- 乙烯基 -α,α,4- 三甲基 -3-(1- 甲基乙烯基)- 环己基甲醇（1.70%）、α- 金合欢烯（1.37%）、(1S- 顺式)-1,2,3,5,6,8a- 六氢 -4,7- 二甲基 -1-(1- 甲基乙基)- 萘（1.37%）、[1S-(1α,2β,4β)]-1- 乙烯基 -1- 甲基 -2,4- 双 (1- 甲基乙基)- 环己烷（1.14%）、6,10- 二甲基 -3-(1- 甲基亚乙基)-1- 环癸烯（1.09%）等。

【性味与功效】味苦，性平。清热解毒，活血散瘀。治感冒发热，咽喉肿痛，肠炎，阑尾炎，痔疮，跌打损伤，冻疮，毒蛇咬伤。

【习性与分布】多生于林下、林缘、灌丛边缘、山谷等湿润或略为干燥地区。喜温暖，也耐低温。分布于陕西、安徽、甘肃、江苏、浙江、江西、福建、台湾、河南、湖南、湖北、广东、广西、四川、贵州、云南等省区。

【挥发油含量】水蒸气蒸馏的干燥全草的得油率为 0.38%~0.41%。

【芳香成分】周万镜等（2011）用水蒸气蒸馏法提取的贵州遵义产白苞蒿干燥全草挥发油的主要成分为：左旋薰衣草醇（17.78%）、吉玛烯 D（11.96%）、倍半萜 -γ- 内酯（8.96%）、丁香酚（4.77%）、L- 芳樟醇（4.75%）、α-

姜烯（4.51%）、松蒿素（3.43%）、(Z)-3-己烯醇（3.34%）、苯乙醇（2.87%）、β-石竹烯（2.65%）、α-杜松醇（1.49%）、苯甲醇（1.46%）、白菖烯（1.43%）、苯乙醛（1.41%）、(E)-β-金合欢烯（1.36%）、α-松油醇（1.24%）、6-甲基-5-庚烯-2-酮（1.17%）、正己醇（1.10%）、(E,E)-α-金合欢烯（1.00%）等。

林霞等（2019）用顶空固相微萃取法提取的福建福州产白苞蒿新鲜叶挥发油的主要成分为：顺式-罗勒烯（19.31%）、α-姜烯（17.53%）、石竹烯（16.69%）、Z,Z,Z-1,5,9,9-四甲基-1,4,7-环-十一碳三烯（10.29%）、β-荜澄茄油烯（7.73%）、反式-β-罗勒烯（1.61%）、别罗勒烯（1.56%）、珀珆烯（1.54%）等。唐琛霞等（2004）用水蒸气蒸馏法提取的白苞蒿全草挥发油的主要成分为：1-(1,5-二甲基-4-己烯基)-4-甲基苯（31.78%）、(Z)-7,11-二甲基-3-甲烯基-1,6,10-十二三烯（4.85%）、α-防风根醇（4.09%）、棕榈酸（4.06%）、9,12-十八碳二烯酸（3.97%）、丁化羟基甲苯（2.75%）、1-甲基-4-(5-甲基-1-甲烯基-4-己烯基)-环己烯（2.22%）、丁香烯（1.67%）等。李宝灵等（1992）用水蒸气蒸馏法提取的白苞蒿全草挥发油的主要成分为：α-姜黄烯（27.56%）、姜烯（23.06%）、(Z)-β-金合欢烯（12.83%）、β-石竹烯（9.11%）、(E)-β-金合欢烯（3.33%）等。李子鸿等（2001）用水蒸气蒸馏法提取的白苞蒿干燥全草挥发油的主要成分为：十六酸（26.09%）、斯巴醇（10.44%）、亚油酸（9.89%）、石竹烯氧化物（6.93%）、姜黄烯（6.05%）、植醇（5.05%）、α-没药醇（3.20%）、油酸（2.90%）、橙花叔醇（1.23%）、α-石竹烯（1.10%）、β-金合欢烯（1.03%）等。夏亮铕等（2011）用石油醚萃取法提取的贵州遵义产白苞蒿干燥全草挥发油的主要成分为：倍半萜-γ-内酯（24.05%）、乔木素（5.83%）、十六酸乙酯（4.17%）、植醇（3.51%）、油酸乙酯（3.30%）、亚油酸乙酯（3.14%）、谷甾醇（3.13%）、α-姜烯（2.15%）、β-石竹烯（2.07%）、棕榈酸（2.01%）、三十烷（1.96%）、二十六烷（1.37%）、三十碳六烯（1.16%）、芳-姜黄烯（1.09%）、亚油酸（1.06%）等。

【性味与功效】味辛、微苦，性微温。活血散瘀，理气化湿。治血瘀痛经、经闭、产后瘀滞腹痛、慢性肝炎、肝脾肿大、食积腹胀、寒湿泄泻、疝气、阴疽肿痛、跌打损伤、水火烫伤。

万年蒿 ▼

【基源】菊科蒿属植物铁杆蒿（白莲蒿）*Artemisia sacrorum* Ledeb. 的全草。

【形态特征】半灌木状草本。高50~150cm。茎中下部叶长卵形或长椭圆状卵形，长2~10cm，宽2~8cm，2~3回栉齿状羽状分裂；上部叶略小，1~2栉齿状羽状分裂；苞片叶栉齿状羽状分裂或不分裂，为线形或线状披针形。头状花序近球形，茎上组成圆锥花序；总苞片3~4层；雌花10~12朵，花冠狭管状；两性花20~40朵，花冠管状。瘦果狭圆锥形。花果期8~10月。

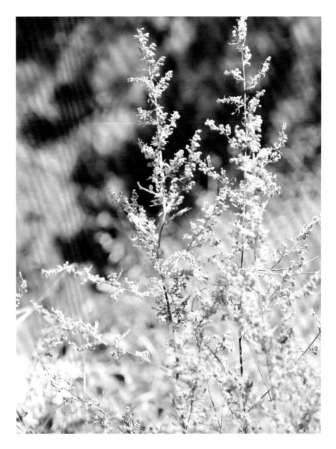

【习性与分布】生于中、低海拔地区的山坡、路旁、灌丛地及森林草原地区。全国各地均有分布。

【挥发油含量】水蒸气蒸馏的全草的得油率为0.25%~0.50%。

【芳香成分】白莲蒿全草挥发油的第一主成分有：樟脑（19.78%~40.31%）、1,8-桉叶素（34.30%~86.60%），也有主成分不同的报告。张书锋等（2012）用水蒸气蒸馏法提取的河北石家庄产白莲蒿新鲜全草挥发油的主要成分为：1,8-桉叶素（86.60%）、荜澄茄苦素（3.90%）、喇叭茶萜醇（3.10%）、松油烯-4-醇（3.00%）、β-石竹烯（1.70%）等。陈驰（2000）用水蒸气蒸馏法提取的白莲蒿干燥全草挥发油的主要成分为：樟脑（19.78%）、4-甲基-1-(甲基乙基)-二环[3.1.0]己烷-3-醇（15.93%）、桉油精（8.03%）、樟烯（1.78%）、石竹萜烯（1.51%）等。张德志等（1992）用水蒸气蒸馏法提取的吉林吉林产白莲蒿新鲜全草挥发油的主要成分为：二氢葛缕酮（22.14%）、葛缕酮（20.44%）、侧柏醇（7.49%）、β-松油醇（6.93%）、α-蒎烯（3.25%）、γ-杜松醇（3.00%）、2,2-二甲基己醛（2.11%）、对-聚伞花烃（2.11%）、联双苯（2.03%）、优葛缕酮（1.97%）、异缬草酸（1.68%）、β-蒎烯（1.37%）、地奥酚（1.29%）、α-松油醇（1.24%）、4-蒈烯（1.20%）、愈创醇（1.00%）等。朱亮锋等（1993）用水蒸气蒸馏法提取的四川松潘产白莲蒿全草挥发油的主要成分为：印蒿酮（14.11%）、印蒿酮异构体（6.61%）、1,8-桉叶油素（2.35%）、樟脑（2.16%）等。

【性味与功效】味苦、辛，性平。清热解毒，凉血止痛。治肝炎，阑尾炎，小儿惊风，阴虚潮热；外用治创伤出血。

大籽蒿 ▼

【基源】菊科蒿属植物大籽蒿 Artemisia sieversiana Ehrhart ex Willd. 的地上部分。

【形态特征】一、二年生草本。高 50~150cm。中下部叶宽卵形，长 4~13cm，宽 3~15cm，2~3 回羽状全裂；上部叶及苞片叶羽状全裂或不分裂，披针形。头状花序大，多数，近球形，有线形小苞叶，茎上组成圆锥花序；总苞片 3~4 层，近等长；雌花 2~3 层，20~30 朵，花冠狭圆锥状；两性花多层，80~120 朵，花冠管状。瘦果长圆形。花果期 6~10 月。

【习性与分布】分布在海拔 500~4200m 地区，多生于路旁、荒地、河漫滩、草原、森林草原、干山坡或林缘等。生长在干旱与半干旱地区。抗寒性较强。分布于东北、华北、西北至西南各省区。

【挥发油含量】水蒸气蒸馏的全草的得油率为 0.10%~0.47%；乙醇浸提的干燥全草的得油率为 5.87%~6.88%。

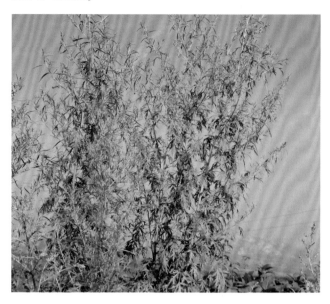

【芳香成分】李海亮等（2016）用水蒸气蒸馏法提取的西藏拉萨产大籽蒿盛花期干燥全株挥发油的主要成分为：红没药醇（34.47%）、兰香油奥（23.00%）、α-水芹烯（5.22%）、棕榈酸（3.85%）、薰衣草醇（3.45%）、[(四甲基环亚丙基)甲基]-苯（3.15%）、[(E)-2-乙基-4-甲基-1,3-戊二烯基]苯（3.09%）、杜松醇（1.75%）、4-萜品醇（1.69%）、1,8-桉叶油醇（1.62%）、β-金合欢醇（1.59%）、桧烯（1.28%）、δ-杜松烯（1.15%）、α-葎草烯（1.12%）、邻伞花烃（1.03%）、异丁酸香叶酯（1.01%）等。高海荣等（2020）用水蒸气蒸馏法提取的河南信阳产大籽蒿阴干全草挥发油的主要成分为：氧化石竹烯（15.24%）、镰叶芹醇（14.34%）、匙叶桉油烯醇（6.61%）、4(15),5,10(14)-大根香叶三烯-1-醇（6.27%）、棕榈酸（5.72%）、α-荜澄茄醇（5.19%）、香橙烯氧化物（2.98%）、亚麻酸（2.64%）、(1R,7S,E)-4,10-二亚甲基-7-异丙基环十一碳-5-烯醇（2.63%）、十氢二甲基甲乙烯基萘酚（2.58%）、佛术烯（2.25%）、香榧醇（1.88%）、植酮1.82(%)、大根香叶烯（1.74%）、荜澄茄油烯醇（1.33%）、喇叭烯氧化物（1.15%）、橙花叔醇（1.07%）、丁香酚（1.05%）、二丙酮醇（1.03%）、4,4a,5,6,7,8-六氢-1-甲氧基-2-萘酮（1.03%）、β-石竹烯（1.02%）等。艾飞翔等（2018）用水蒸气蒸馏法提取的陕西延安产大籽蒿阴干全草挥发油的主要成分为：萘嵌戊烷（30.37%）、匙叶桉油烯醇（12.04%）、戊酸戊酯（10.89%）、茵陈炔酮（7.88%）、胡椒酮（2.34%）、环己酮（1.70%）、芳姜黄烯（1.29%）、石竹烯醇-Ⅱ

（1.70%）等。朱亮锋等（1993）用水蒸气蒸馏法提取的四川西部产大籽蒿全草挥发油的主要成分为：2- 甲基丁酸香叶酯（10.78%）、辣薄荷酮（9.01%）、母菊奠（7.21%）、樟脑（5.11%）、龙脑（4.67%）、2,2- 二甲基丙酸香叶酯（4.50%）、1,8- 桉叶油素（3.68%）、桃金娘烯醇（3.51%）、2,2- 二甲基丁酸香叶酯（3.17%）、橙花醇（3.08%）、α- 松油醇（2.91%）、松油醇 -4（2.08%）、α- 芹子醇（1.78%）、芳樟醇（1.68%）、α- 侧柏酮（1.61%）、丁酸 -3- 己烯酯（1.36%）、α- 侧柏酮异构体（1.09%）、对伞花醇 -8（1.02%）等；西藏拉萨产大籽蒿全草挥发油的主要成分为：1,8- 桉叶油素（22.32%）、母菊奠（12.56%）、龙脑（10.50%）、芳樟醇（7.04%）、2- 甲基丁酸香叶酯（5.26%）、β- 荜澄茄烯（4.89%）、α- 松油醇（3.58%）、2,2- 二甲基丙酸香叶酯（2.58%）、樟脑（1.49%）、α- 芹子醇（1.40%）、β- 金合欢烯（1.27%）、β- 石竹烯（1.15%）、松油醇 -4（1.12%）等。孙志恒等（2017）用乙醇浸提法提取的黑龙江哈尔滨产大籽蒿营养生长期干燥全草挥发油的主要成分为：石竹烯（10.43%）、桉树脑（9.42%）、右旋龙脑（8.51%）、荜澄茄 -1,4- 二烯（5.11%）、白菖烯（2.96%）、樟脑（2.75%）、棕榈酸乙酯（4.69%）、α- 荜澄茄烯（1.99%）、环丁基 [1,2:3,4] 双环戊烯（1.97%）、愈木创烯（1.78%）等。

【性味与功效】味甘、苦，性凉。祛风除湿，清热解毒，散肿止血，利肾。治四肢关节肿胀，痈疽，肉瘤，肺病，肾病，咯血，衄血。

黑沙蒿 ▼

【基源】菊科蒿属植物黑沙蒿 *Artemisia ordosica* Krasch. 的茎叶及花蕾。

【形态特征】小灌木。高 50~100cm。叶黄绿色，多少半肉质，干后坚硬；茎下部叶卵形，1~2 回羽状全裂；中部叶卵形，长 3~7cm，宽 2~4cm，一回羽状全裂；上部叶 5 或 3 全裂；苞片叶 3 全裂或不分裂，狭线形。头状花序多数，卵形，茎上组成圆锥花序；总苞片 3~4 层；雌花 10~14 朵，花冠狭圆锥状；两性花 5~7 朵，花冠管状。瘦果倒卵形。花果期 7~10 月。

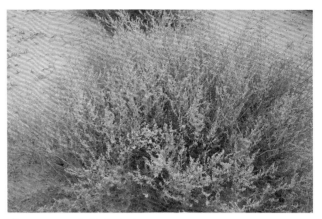

【习性与分布】多分布于海拔 1500m 以下的荒漠与半荒漠地区的沙丘上，也生长在干草原与干旱的坡地上。耐寒性强，不耐涝。分布于内蒙古、河北、山西、宁夏、陕西、甘肃、新疆等省区。

【挥发油含量】水蒸气蒸馏的全草的得油率为 0.14%~0.64%。

【芳香成分】于凤兰等（1996）用水蒸气蒸馏法提取的内蒙古伊金霍洛旗产黑沙蒿新鲜全草挥发油的主要成分为：β- 蒎烯（11.17%）、柠檬烯 +β- 水芹烯（10.41%）、茵陈炔（9.46%）、橙花叔醇（9.36%）、β- 顺式 - 罗勒烯（7.72%）、α- 蒎烯（7.56%）、桧烯（4.42%）、匙叶桉油烯醇（2.99%）、对 - 伞花烃（2.96%）、α- 姜黄烯（2.46%）、月桂烯（2.25%）、β- 反式 - 罗勒烯（2.23%）、松油烯 -4- 醇（1.50%）等。朱亮锋等（1993）用水蒸气蒸馏法提取的宁夏中卫沙坡头产黑沙蒿全草挥发油的主要成分为：α- 甜没药醇（24.59%）、茵陈炔（12.98%）、(Z)-β- 罗勒烯（6.26%）、脱氢母菊酯（4.04%）、柠檬烯（3.40%）、α- 甜没药醇氧化物 B（3.20%）、橙花叔醇（2.54%）、β- 蒎烯（1.38%）、α- 姜黄烯（1.30%）、松油醇 -4（1.17%）、白菖烯（1.13%）等。颜世芬等（1994）用水蒸气蒸馏法提取的腾格里产黑沙蒿全草挥发油的主要成分为：香木兰醇（22.60%）、反式 -β- 罗勒烯（11.60%）、1,2- 二氢苊（11.00%）、α- 莳萝烯（5.40%）、3,5,5,9- 四甲基 -2,4a,5,6,7,8- 六氢化 -1H- 苯并环庚烯（5.10%）、橙花叔醇（4.60%）、α- 罗勒烯（3.40%）、β- 蒎烯（2.70%）、榄香烯（2.40%）、β- 香叶烯（2.10%）、α- 古芸香烯（2.10%）、荜草烯（2.00%）、R-γ- 杜松油烯醇（1.30%）等。

【性味与功效】味辛、苦，性微温。祛风除湿，解毒消肿。治风湿性关节炎，感冒头痛，咽喉肿痛，痈肿疮疖。

宽叶山蒿 ▼

【基源】菊科蒿属植物宽叶山蒿 Artemisia stolonifera (Maxim) Kom. 的全草。

【形态特征】多年生草本。高 50~120cm。基生叶、茎下部叶与营养枝叶椭圆形，花期均萎谢；中部叶卵形，长 6~12cm，宽 4~7cm，全缘；上部叶小，卵形；苞片叶椭圆形，全缘。头状花序多数，长圆形，有小苞叶，茎上组成圆锥花序；总苞片 3~4 层；雌花 10~12 朵，花冠狭管状；两性花 12~15 朵，花冠管状或高脚杯状。瘦果椭圆形。花果期 7~11 月。

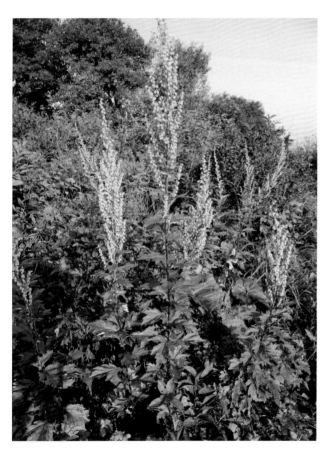

【习性与分布】 多生于低海拔湿润地区的林缘、疏林下、路旁及荒地与沟谷等处，东北、华北地区还生于森林草原地带。分布于黑龙江、吉林、辽宁、内蒙古、河北、山西、山东、江苏、安徽、浙江、湖北等省区。

【挥发油含量】水蒸气蒸馏的全草的得油率为 0.27%。

【芳香成分】朱亮锋等（1993）用水蒸气蒸馏法提取的吉林长白山产宽叶山蒿全草挥发油的主要成分为：1,8-桉叶油素（17.60%）、樟脑（12.38%）、7-辛烯-4-醇（5.06%）、6-甲基-5-庚烯-2-酮（4.92%）、辣薄荷酮（4.03%）、α-甜没药醇（2.80%）、龙脑（2.28%）、α-侧柏酮（1.96%）、松油醇-4（1.93%）、β-石竹烯（1.17%）、对伞花烃（1.13%）等。

【性味与功效】味甘、淡，性凉。清热利湿，解毒。治黄疸型肝炎，小便不利等。

魁蒿 ▼

【基源】菊科蒿属植物魁蒿 Artemisia princeps Pamp. 的叶。

【形态特征】多年生草本。高 60~150cm。叶卵形；下部叶 1~2 回羽状深裂；中部叶长 6~12cm，宽 4~8cm，羽状深裂或半裂；上部叶小，羽状深裂或半裂；苞叶椭圆形或披针形。头状花序多数，长圆形，有小苞叶，茎上组成圆锥花序；总苞片 3~4 层，覆瓦状排列；雌花 5~7 朵，花冠狭管状；两性花 4~9 朵，花冠管状，黄色或檐部紫红色。瘦果椭圆形。花果期 7~11 月。

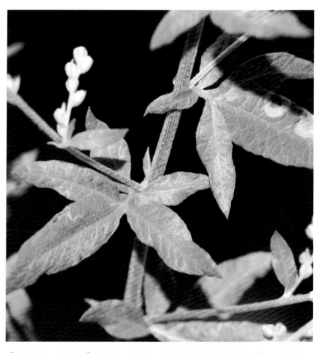

【习性与分布】多生于低、中海拔地区的路旁、山坡、灌丛、林缘及沟边。喜光。分布于辽宁、内蒙古、河北、山西、山东、陕西、甘肃、江西、安徽、江苏、福建、台湾、河南、湖北、湖南、广东、广西、贵州、云南。

【挥发油含量】水蒸气蒸馏的叶片的得油率为0.13%~0.45%；微波萃取的阴干叶的得油率为1.00%~1.50%。

【芳香成分】潘炯光等（1992）用水蒸气蒸馏法提取的陕西产魁蒿叶片挥发油的主要成分为：反-丁香烯（13.50%）、1,8-桉叶油素（9.12%）、樟脑（4.95%）、龙脑（4.36%）、α-蒎烯（3.41%）、葎草烯（2.63%）、萜品烯-4-醇（2.37%）、丁香烯氧化物（1.97%）、蒿醇（1.90%）、α-松油醇（1.80%）、β-蒎烯（1.69%）、芳樟醇（1.62%）、顺-β-金合欢烯（1.50%）、β-芹子烯（1.50%）、γ-榄香烯（1.50%）、棕榈酸（1.44%）、侧柏酮（1.40%）、δ-荜澄茄烯（1.24%）等。

【性味与功效】味辛香、微苦，性微温。祛风消肿，止痛止痒，调经止血。治偏头痛，月经不调，风湿痹痛，感冒咳嗽。

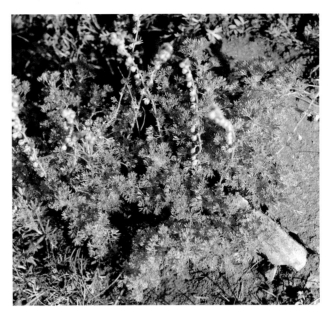

小白蒿 ▼

【基源】菊科蒿属植物冷蒿 *Artemisia frigida* Willd. 的带花全草。

【形态特征】多年生草本。高10~70cm。茎下部叶与营养枝叶长圆形，长、宽0.8~1.5cm，2~3回羽状全裂；中部叶长圆形，1~2回羽状全裂；上部叶与苞片叶羽状全裂或3~5全裂。头状花序半球形或球形，茎上排成总状花序或总状花序式的圆锥花序；总苞片3~4层；雌花8~13朵，花冠狭管状；两性花20~30朵，花冠管状。瘦果长圆形。花果期7~10月。

【习性与分布】生于森林草原、草原、荒漠草原及干旱与半干旱地区的山坡、路旁、砾质旷地、固定沙丘、戈壁、高山草甸。耐干旱和严寒。分布于黑龙江、吉林、辽宁、内蒙古、河北、山西、陕西、宁夏、甘肃、青海、新疆、西藏等省区。

【挥发油含量】水蒸气蒸馏的全草的得油率为0.31%~0.72%；超临界萃取的全草的得油率为2.43%。

【芳香成分】冷蒿全草挥发油的第一主成分有：樟脑（10.31%~53.70%）、桉油精（18.05%~39.80%），也有主成分不同的报告。何雪青等（2009）用水蒸气蒸馏法提取的新疆乌鲁木齐产冷蒿新鲜全草挥发油的主要成分为：桉油精（18.05%）、樟脑（16.01%）、龙脑（4.98%）、反式-2-蒎-4-醇（4.85%）、β-松油醇（3.15%）、侧柏酮（1.47%）、2,6,6-三甲基-1,3-环己二烯-1-醇（1.42%）、辛酸（1.18%）、莰烯（1.05%）等。朱亮锋等（1993）用水蒸气蒸馏法提取的青海西宁产冷蒿全草挥发油的主要成分为：樟脑（53.70%）、1,8-桉叶油素（17.31%）、2-(1-甲基-2-异丙烯基环丁基)乙醇（9.28%）、松油醇-4（4.24%）、β-桉叶醇（1.24%）、α-松油醇（1.13%）等。刘向前等（2010）用水蒸气蒸馏法提取的湖南邵阳产冷蒿干燥全草挥发油的主要成分为：二苯并[a,e]-7,8-二氮杂二环[2.2.2]辛-2,5-二烯（28.41%）、二十一烷（12.01%）、9-n-辛基二十六烷（8.52%）、芴（6.49%）、二(2-乙基己基)邻苯二甲酸酯（5.71%）、二十八烷（5.59%）、1,4-二甲基-8-异亚丙基三环[5.3.0.0(4,10)]癸烷（5.34%）、5-甲基-十八烷（5.07%）、6,10,14-三甲基-2-十五酮（3.58%）、8β-H-雪松烷基-8-醇（2.57%）、邻苯二甲酸二丁基酯（1.66%）、硫芴（1.57%）、4-甲基氧芴（1.50%）、8,8-二戊基十七烷（1.47%）、氧芴（1.28%）、二异丁基邻苯二甲酸酯（1.10%）等。刘小兰等（2008）用水蒸气蒸馏法提取的青海大柴旦地区产冷蒿新鲜全草挥发油的主要成分为：二甲基-甲撑基环庚醇（17.67%）、3,3,6-三甲基-1,5-庚二

烯醇 -2（16.40%）、3,3,6- 三甲基 -1,4- 庚二烯醇 -6（8.55%）、桉树脑（5.57%）、3,7- 二甲基 -2,6- 辛二烯醇 -1（3.85%）、神圣亚麻三烯（3.73%）、1- 甲基 -3- 异丙基苯（3.26%）、桥环 [2,2,1] 萜烯（2.91%）、樟脑（2.26%）、香叶烯（2.20%）、桥环萜酮（1.92%）、1- 乙基 -3,5- 二甲基苯（1.71%）、百里香酚（1.66%）、3,3,6- 三甲基 -1,5- 庚二烯酮 -4（1.62%）、β - 蒎烯（1.46%）、5- 甲基 -2-(1- 甲基乙烯基)-4- 己醇 -1（1.41%）、里那醇（1.36%）、2- 羟基 -3- 丁烯基 -1,4- 萘二酮（1.29%）、4- 甲基 -1- 异丙基 -3- 环己烯醇 -1（1.10%）、乙酸 -3,7- 二甲基 -2,6- 辛二烯醇酯（1.02%）等。唐丽等（2007）用超临界 CO_2 萃取法提取的冷蒿干燥全草挥发油的主要成分为：正十六酸（15.82%）、双环 [2.2.1] 庚烷 -2- 酮（13.83%）、正四甲基四十烷（13.77%）、9,12- 十八碳二烯酸（9.10%）、1,3- 环辛二烯（6.73%）、十六烷酸乙酯（4.29%）、氧杂环十七碳 -8- 烯 -2- 酮（4.06%）、3- 十七碳烯 -5 - 炔（3.67%）、桉油精（3.65%）、二十九 (碳) 烷（3.39%）、二环 [3.1.0] 己烷 -2- 醇（2.69%）、甘菊环烃（2.11%）、龙脑（2.08%）、正二十一碳烷（1.94%）、四甲基四十烷（1.77%）、(角) 鲨烯（1.77%）、3- 环己烯 -1- 醇（1.70%）、松油醇（1.57%）、石竹烯氧化物（1.17%）、1,5- 环辛二烯（1.16%）、异香树烯环氧化物（1.11%）等。

【性味与功效】味辛，性温。燥湿，杀虫。治胆囊炎，驱蛔虫，蛲虫。

柳叶蒿 ▼

【基源】菊科蒿属植物柳叶蒿 *Artemisia integrifolia* Linn. 的全草。

【形态特征】多年生草本。高 50~120cm。叶不分裂，具稀疏锯齿或裂齿；基生叶与茎下部叶椭圆状卵形；中部叶长椭圆形或线状披针形，长 4~7cm，宽 1.5~3cm；上部叶小，椭圆形或披针形。头状花序多数，组成圆锥花序；小苞叶披针形，总苞片 3~4 层，覆瓦状排列；雌花 10~15 朵，花冠狭管状；两性花 20~30 朵，花冠管状。瘦果长圆形。花果期 8~10 月。

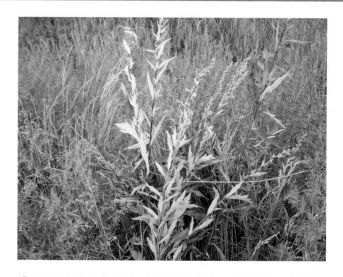

【习性与分布】多生于低海拔或中海拔湿润或半湿润地区的林缘、路旁、河边、草地、草甸、森林草原、灌丛及沼泽地的边缘。分布于黑龙江、吉林、辽宁、内蒙古、河北。

【挥发油含量】水蒸气蒸馏的全草的得油率为 0.34%，新鲜幼嫩茎叶的得油率为 0.18%；超临界萃取的新鲜幼嫩茎叶的得油率为 0.20%。

【芳香成分】崔涛等（2016）用水蒸气蒸馏法提取的黑龙江齐齐哈尔产柳叶蒿新鲜幼嫩茎叶（芽）挥发油的主要成分为：三十五烷（16.18%）、(5β,6β)- 苦参次碱（11.05%）、α - 姜黄烯（6.69%）、二十七烷（3.72%）、亚油酸（2.67%）、2-(十八烷基氧基)- 乙醇（1.62%）、植物醇（1.27%）、秆胞霉素（1.15%）、1,5,5,8- 四甲基 -3,7- 环十一碳二烯 -1- 醇（1.13%）、D- 橙花叔醇（1.10%）、油酸（1.09%）、右旋大根香叶烯（1.06%）等；超临界 CO_2 萃取的主要成分为：异匙叶桉油烯醇（10.19%）、石竹烯氧化物（10.19%）、α - 姜黄烯（6.69%）、τ - 依兰油醇（6.31%）、棕榈酸（3.31%）、蛇麻烷 -1,6- 庚二烯 -3- 醇（3.12%）、τ - 依兰油烯（3.07%）、α - 佛手柑油烯（2.89%）、亚油酸（1.46%）、3- 乙基 -3- 羟基 -17- 氧 -5α - 雄甾烷（1.43%）、β - 金合欢烯（1.26%）、植物醇（1.07%）、三环 [6.4.0.0^{3.7}] 十二碳 -1,9,11- 三烯（1.03%）等。朱亮锋等（1993）用水蒸气蒸馏法提取的吉林长白山产柳叶蒿全草挥发油的主要成分为：樟脑（24.08%）、1,8- 桉叶油素（16.23%）、α - 芹子醇（9.31%）、7- 辛烯 -4- 醇（2.66%）、壬醛（2.50%）、龙脑（2.32%）、茵陈炔（1.90%）、苯乙醛（1.03%）等。王建刚（2010）用顶空固相微萃取法提取的吉林老爷岭山区产柳叶蒿新鲜嫩茎叶挥发油的主要成分为：α－佛手柑油烯(10.62%)、(Z)－β－法呢烯(10.61%)、(顺)－1,8－萜二醇内醚(9.29%)、大牻牛儿烯D(8.07%)、β－月桂烯(7.60%)、(S)－顺马鞭烯醇(7.05%)、3,3,6－三甲基－1,5－庚二烯－4－醇(7.02%)、2,6,6－三甲基－双环[3,1,1]-2－庚烯－4醇－乙酸酯(5.72%)、石竹烯（4.11%）、蒿醇（2.64%）、3－异丙烯基－2－亚甲基环己基乙酸酯（2.05%）、α－丁香烯(1.50%)、α－蒎烯(1.44%)、菊花烯酮(1.34%)、艾菊酮（1.08%）等。

【性味与功效】味苦，性寒。清热解毒。治肺炎，扁桃体炎，丹毒，痈肿疔疖。

椒蒿

【基源】菊科蒿属植物龙蒿 *Artemisia dracunculus* Linn. 的全草。

【形态特征】半灌木状草本。高40~200cm。中部叶线形，长1.5~10cm，宽2~3mm，全缘；上部叶与苞片叶略短小。头状花序多数，近球形或近半球形，基部有线形小苞叶，枝上排成复总状花序，茎上组成圆锥花序；总苞片3层；雌花6~10朵，花冠狭管状或稍呈狭圆锥状；两性花8~14朵，不孕育，花冠管状。瘦果倒卵形或椭圆状倒卵形。花果期7~10月。

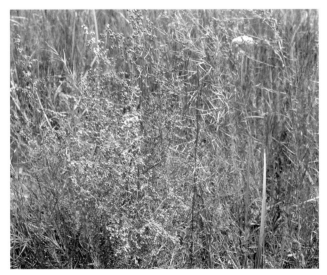

【习性与分布】分布在海拔500~3800m地区，多生于干山坡、草原、半荒漠草原、森林草原、林缘、田边、路旁、干河谷、河岸阶地、亚高山草甸等地区，也见于盐碱滩附近。适合于湿润、凉爽的气候。分布于黑龙江、吉林、辽宁、内蒙古、河北、山西、陕西、宁夏、甘肃、青海、新疆。

【挥发油含量】水蒸气蒸馏的新鲜全草的得油率为0.10%~0.40，干燥全草的得油率为0.10%~0.80%。

【芳香成分】龙蒿全草挥发油的主成分多为茴香脑（39.90%~80.80%），也有主成分不同的报告。安长新等（2001）用水蒸气蒸馏法提取的新疆奇台山产龙蒿未开花阴干全草挥发油的主要成分为：茴香脑（56.28%）、邻苯二甲酸异丁酯（7.66%）、亚油酸甲酯（4.39%）、棕榈酸（4.26%）、油酸甲酯（3.76%）、甲基西香酚（3.16%）、次亚油酸甲酯（1.96%）、乙烯基萘（1.17%）、β－罗勒烯（1.11%）、棕榈酸甲酯（1.09%）等。张燕等（2005）用水蒸气蒸馏法提取的新疆喀什产龙蒿阴干带果实全草挥发油的主要成分为：3,7－二甲基－1,3,7－辛三烯(38.43%)、1S－α－蒎烯(36.96%)、1－甲氧基－4-(2－丙烯基)－苯(8.57%)、柠檬烯(6.33%)、1R－α－蒎烯（3.40%）等。

【性味与功效】味辛、微苦，性温。祛风散寒，宣肺止咳。治风寒感冒，咳嗽气喘。

蒌蒿

【基源】菊科蒿属植物蒌蒿 *Artemisia selengensis* Turcz. ex Besser 的全草。

【形态特征】多年生草本；具清香气味。高60~150cm。茎下部叶卵形，近成掌状或指状，3~7全裂或深裂或不分裂；中部叶近掌状，5深裂或指状3深裂，边缘有锯齿；上部叶与苞片叶指状2~3深裂或不分裂。头状花序多数，茎上成圆锥花序；总苞片3~4层，黄褐色；雌花8~12朵，花冠狭管状；两性花10~15朵，花冠管状。瘦果卵形，略扁。花果期7~10月。

【习性与分布】多生于低海拔地区的河湖岸边与沼泽地带，也见于湿润的疏林中、山坡、路旁、荒地等。

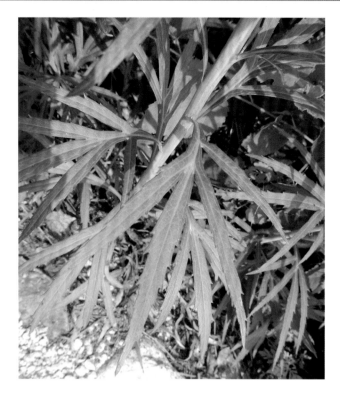

喜温暖、耐热、耐湿，不耐旱。分布于黑龙江、吉林、辽宁、内蒙古、河北、山西、陕西、甘肃、山东、安徽、江西、江苏、河南、湖南、湖北、广东、四川、云南、贵州等省区。

【挥发油含量】水蒸气蒸馏的全草的得油率为 0.12%~0.85%；超临界萃取的全草的得油率为 2.82%~3.12%；溶剂萃取的新鲜全草的得油率为 7.99%。

【芳香成分】萎蒿全草挥发油的第一主成分有：1,8-桉叶油素（16.56%~34.78%）、檀紫三烯（10.48%~14.18%）、石竹烯（12.87%~15.68%），也有主成分不同的报告。朱亮锋等（1993）用水蒸气蒸馏法提取的黑龙江镜泊湖产萎蒿全草挥发油的主要成分为：1,8-桉叶油素（34.78%）、樟脑（18.20%）、α-侧柏酮（8.12%）、龙脑（4.59%）、松油醇-4（2.21%）、α-芹子醇（1.82%）、α-侧柏酮异构体（1.41%）等。徐中海等（2007）用水蒸气蒸馏法提取的湖南洞庭湖区产野生萎蒿新鲜全草挥发油的主要成分为：α-丁香烯（15.73%）、丁香烯（13.25%）、1-甲基-1-乙烯基-2-(1-甲基乙烯基)-4(1-甲基亚乙烯基)-环己烷（9.51%）、(E)-7,11-二甲基-3-亚甲基-1,6,10-十二碳三烯（5.27%）、[4aR-(4aα,7β,8aα)]-八氢-4a,8a-二甲基-7-(1-甲基乙基)-1(2H)-萘酮（4.18%）、Z,E-2,13-十八碳二烯-1-醇（4.13%）、α-没药醇（2.95%）、(1S-内)-

乙酸-1,7,7-三甲基双环[2.2.1]-2-己酯（2.85%）、吉玛烯D（2.80%）、2,5,6-三甲基-1,3,6-庚三烯（1.64%）、叶绿醇（1.13%）、角鲨烯（1.12%）、(Z,E)-3,7,11-三甲基-1,3,6,10-十二碳四烯（1.00%）等；栽培萎蒿新鲜全草挥发油的主要成分为：檀紫三烯（13.54%）、α-蒎烯（9.43%）、1-甲基-1-乙烯基-2-(1-甲基乙烯基)-4(1-甲基亚乙烯基)-环己烷（3.99%）、β-水芹烯（3.05%）、(E)-7,11-二甲基-3-亚甲基-1,6,10-十二碳三烯（2.25%）、丁香烯（1.99%）、α-丁香烯（1.46%）、4-甲基-1-(1-甲乙基)-双环[3.1.0]-2-己烯（1.19%）等。李阳等（2013）用顶空固相微萃取法提取的萎蒿新鲜全草挥发油的主要成分为：石竹烯（15.68%）、(Z,Z,Z)-1,5,9,9-四甲基-1,4,7-环十一碳三烯（10.13%）、β-榄香烯（6.09%）、β-倍半水芹烯（4.32%）、α-法尼烯（2.63%）、α-柏木烯（1.59%）、叶醇（1.08%）等。赵呈雷等（2008）用超临界CO_2萃取法提取的江苏南京产萎蒿全草挥发油的主要成分为：蓝香油萜（22.36%）、邻苯二甲酸二异丁酯（7.76%）、5,5-二甲基-1-乙基-1,3-环戊二烯（6.48%）、反松香芹醇（6.21%）、邻苯二甲酸二丁酯（5.23%）、6,10,14-三甲基-2-十五烷酮（5.20%）、异松油烯（4.30%）、7-异丙基-1,4a-二甲基-1,2,3,4,4a,9,10,10a-八氢菲-1-羧酸（3.93%）、5,5-二甲基-2-乙基-1,3-环戊二烯（3.87%）、2-甲基-2-己醇（3.84%）、1,3-二氯-2-丙醇（2.86%）、香草醛（2.32%）、(3Z)-3-亚丁基-2-苯并呋喃-1-(3H)-酮（2.15%）、6-丁基-1,4-环庚二烯（2.15%）、2,6,6-三甲基-2,4-环庚二烯-1-酮（1.60%）、氧化石竹烯（1.56%）、母菊酮素（1.49%）、3-(二异丙氨基)-1,2-丙二醇（1.27%）、桉油精（1.25%）等。李超等（2009）用超临界CO_2萃取法提取的江苏南京产萎蒿干燥全草挥发油的主要成分为：4-甲基苯甲醇（24.65%）、桉油精（20.02%）、β-侧柏酮（5.90%）、β-金合欢烯（5.07%）、石竹烯（3.77%）、檀紫三烯（2.62%）、β-松油醇（1.86%）、1R-α-蒎烯（1.75%）、环氧石竹烯（1.64%）、D-马鞭草烯醇（1.49%）、侧柏酮（苦艾脑）（1.47%）、α-异松油烯（1.44%）、反式水合桧烯（1.36%）、α-松油醇（1.26%）、龙脑烯醛（1.15%）、反式-乙酸菊花烯酯（1.03%）等。

【性味与功效】味苦、辛，性温。利膈开胃。治食欲不振。

结血蒿（毛莲蒿） ▼

【基源】菊科蒿属植物毛莲蒿 Artemisia vestita Wall. ex Bess. 的茎叶。

【形态特征】半灌木状草本或为小灌木状。高50~120cm。叶两面被灰白色密绒毛；茎下部与中部叶卵形或近圆形，2~3 回栉齿状的羽状分裂；上部叶小，栉齿状羽状深裂或浅裂；苞片叶披针形。头状花序多数，球形，有线形小苞叶，在茎上组成圆锥花序；总苞片3~4 层；雌花 6~10 朵，花冠狭管状；两性花 13~20 朵，花冠管状。瘦果长圆形。花果期 8~11 月。

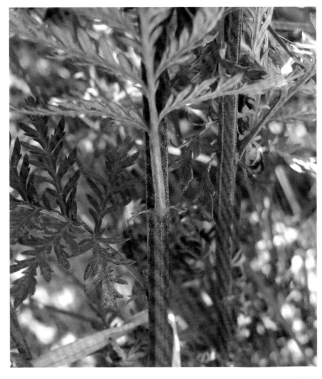

【习性与分布】分布在海拔 2000~4000m 地区，也分布在中、低海拔地区，见于山坡、草地、灌丛、林缘等处。分布于甘肃、青海、新疆、湖北、广西、四川、贵州、云南、西藏等省区。

【挥发油含量】水蒸气蒸馏的全草的得油率为0.30%~0.69%。

【芳香成分】朱亮锋等（1993）用水蒸气蒸馏法提取的西藏产毛莲蒿全草挥发油的主要成分为：桧醇（21.30%）、侧柏醇（14.76%）、松油醇 -4（6.84%）、α-侧柏酮（6.52%）、3,6,6- 三甲基 -2- 降蒎醇（6.04%）、1,8- 桉叶油素（5.82%）、α- 侧柏酮异构体（3.93%）、

樟脑（3.08%）等。李连昌等（1998）用水蒸气蒸馏法提取的河南南召产毛莲蒿初花期全草挥发油的主要成分为：1,8- 桉叶素油（39.01%）、樟脑（26.92%）、冰片（19.23%）、樟烯（5.24%）、反 - 丁香烯（4.20%）、醋酸冰片酯（2.56%）等。郑维发等（1996）用石油醚萃取法提取的甘肃天水产毛莲蒿阴干全草挥发油的主要成分为：β - 喜马查儿烯（10.10%）、樟脑（6.20%）、1,8-桉树脑（5.30%）、(+)- 喜马查儿醇（5.00%）、薄荷烯 -4-醇（4.72%）、蒿醇（4.50%）、α - 喜马查儿烯（3.64%）、α - 长蒎烯（3.15%）、圣亚麻烯醇（3.14%）、蒿烯乙酰（3.00%）、(+)- 别喜马查儿醇（3.00%）、圣亚麻烯乙酰（2.90%）、6.9- 愈创木烯（2.89%）、菊蒿 -4-酮（2.87%）、γ - 喜马查儿烯（2.82%）、T- 卡丹烯（2.53%）、橙花叔醇（2.50%）、石竹 -4- 烯（2.35%）、反 - 菊蒿烯乙酸酯（1.94%）、异牻牛儿酸甲酯（1.38%）、(+)- β - 侧柏酮（1.21%）、顺 - 菊蒿烯乙酸酯（1.19%）、(+)- α - 侧柏酮（1.10%）、雪松酮（1.10%）、β - 喜马查儿烯氧化物（1.09%）、雪松醇（1.06%）等。

【性味与功效】味苦，性寒。清虚热，健胃，利湿，祛风止痒。治瘟疫内热，四肢酸痛，骨蒸发热。

牡蒿 ▼

【基源】菊科蒿属植物牡蒿 Artemisia japonica Thunb. 的全草。

【形态特征】多年生草本；有香气。高 50~130cm。基生叶与茎下部叶倒卵形或宽匙形，羽状深裂或半裂；中部叶匙形，有 3~5 枚裂片；上部叶小，上端 3 浅裂或不分裂；苞片叶椭圆形或披针形。头状花序多数，近球形，具线形的小苞叶，茎上组成圆锥花序；总苞片 3~4 层；雌花 3~8 朵，花冠狭圆锥状；两性花 5~10 朵，花冠管状。瘦果小，倒卵形。花果期 7~10 月。

【习性与分布】分布在中、低海拔地区，常见于林缘、疏林下、旷野、灌丛、丘陵、山坡、路旁等。喜温又耐寒，不耐旱。分布于辽宁、河北、山西、陕西、甘肃、山东、

江苏、安徽、浙江、江西、福建、台湾、河南、湖北、湖南、广东、广西、四川、贵州、云南、西藏等省区。

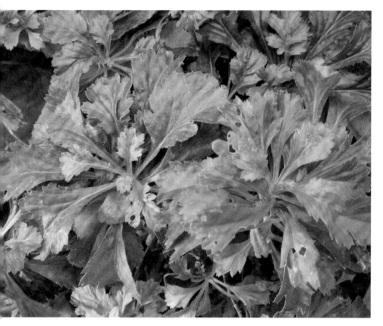

【挥发油含量】水蒸气蒸馏的全草的得油率为 0.23%~0.33%。

【芳香成分】孔德鑫等（2017）用水蒸气蒸馏法提取的牡蒿阴干叶挥发油的主要成分为：2,4-二叔丁基苯酚（16.78%）、樟脑（7.61%）、2,6,11,15-四甲基十六烷（5.94%）、á-杜松烯（4.81%）、2,6,11-三甲基十二烷（4.80%）、十六烷（4.34%）、植烷（3.71%）、环丁[de]萘（3.45%）、石竹烯（2.61%）、十四烷（2.31%）、2-乙基戊烷（1.93%）、钴酞烯（1.89%）、苯乙烯（1.87%）、十二烷（1.87%）、á-雪松烯（1.68%）、2-甲基十三烷（1.55%）等。高海荣等（2020）用水蒸气蒸馏法提取的河南信阳产牡蒿阴干全草挥发油的主要成分为：环己酮（30.14%）、氧化石竹烯（9.74%）、邻二甲苯（4.72%）、2-香豆酸（4.38%）、(Z,E)-α-金合欢烯（3.88%）、(E)-α-金合欢烯（3.80%）、β-石竹烯（3.31%）、十氢二甲基甲乙烯基萘酚（3.18%）、匙叶桉油烯醇（2.30%）、4(15),5,10(14)-大根香叶三烯-1-醇（2.06%）、(1R,7S,E)-4,10-二亚甲基-7-异丙基环十一碳-5-烯醇（1.55%）、桉树脑（1.44%）、松油醇（1.22%）、二丙酮醇（1.20%）、环氧化蛇麻烯Ⅱ（1.18%）、植酮（1.10%）等。

【性味与功效】味苦、微甘，性凉。清热，凉血，解毒。治夏季感冒，肺结核潮热，咯血，小儿疳热，衄血，便血，崩漏，带下，黄疸型肝炎，丹毒，毒蛇咬伤。

南牡蒿 ▼

【基源】菊科蒿属植物南牡蒿 *Artemisia eriopoda* Bge. 的根或全草。根的芳香成分未见报道。

【形态特征】多年生草本。高 30~80cm。基生叶与茎下部叶近圆形，长 4~8cm，宽 2.5~6cm，1~2 大头羽状深裂或全裂或不分裂；上部叶渐小，卵形，羽状全裂；苞片叶 3 深裂或不分裂。头状花序多数，近球形，具线形的小苞叶，在茎上组成圆锥花序；总苞片 3~4 层；雌花 4~8 朵，花冠狭圆锥状；两性花 6~10 朵，不孕育，花冠管状。瘦果长圆形。花果期 6~11 月。

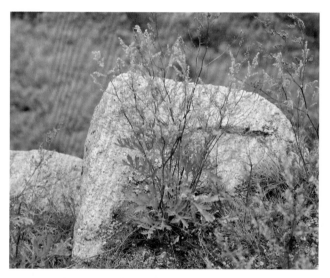

【习性与分布】生于海拔 1500m 以下的林缘、路旁、草坡、灌丛、溪边、疏林内或林中空地或森林草原与山地草原。分布于吉林、辽宁、内蒙古、河北、山西、陕西、山东、江苏、安徽、河南、湖北、湖南、四川、云南。

【芳香成分】孔德鑫等（2017）用水蒸气蒸馏法提取的南牡蒿阴干叶挥发油的主要成分为：á-雪松烯（28.74%）、2,4-二叔丁基苯酚（10.93%）、十六烷（8.45%）、石竹烯（6.25%）、环丁[de]萘（5.60%）、2,6,11,15-四甲基十六烷（4.48%）、樟脑（4.15%）、2,6,11-三甲基十二烷（3.89%）、á-杜松烯（3.33%）、植烷（2.61%）、十四烷（1.54%）等。

【性味与功效】味苦、微辛，性凉。疏风清热，除湿止痛。治风热头痛，风湿性关节炎，蛇咬伤。

牛尾蒿 ▼

【基源】菊科蒿属植物牛尾蒿 Artemisia dubia Wall. ex Bess. 和无毛牛尾蒿 Artemisia dubia Wall. ex Bess. var. subdigitata (Mattf.) Y. R. Ling 的全草。

【形态特征】牛尾蒿：半灌木状草本。高 0.8~1m。基生叶与茎下部叶卵形，羽状 5 深裂；中部叶卵形，长 5~12cm，宽 3~7cm，羽状 5 深裂；上部叶与苞片叶指状 3 深裂或不分裂。头状花序多数，宽卵球形或球形，有小苞叶，茎上组成圆锥花序；总苞片 3~4 层；雌花 6~8 朵，花冠狭小；两性花 2~10 朵，花冠管状。瘦果小，长圆形。花果期 8~10 月。

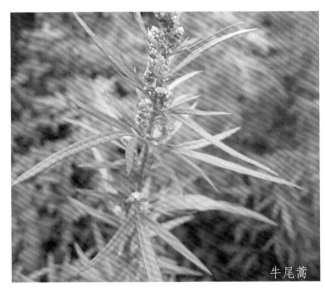
牛尾蒿

无毛牛尾蒿：与原变种区别在于本变种茎、枝、叶背面初时被灰白色短柔毛，后脱落无毛。

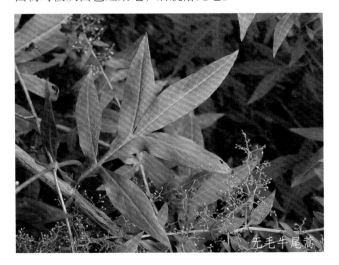
无毛牛尾蒿

【习性与分布】牛尾蒿：生于低海拔至 3500m 地区的干山坡、阜原、疏林下及林缘。有一定的耐旱性。分布于内蒙古、甘肃、青海、四川、云南、西藏。无毛牛尾蒿：生于低海拔至 3000m 地区的山坡、河边、路旁、沟谷、林缘等。分布于内蒙、河北、山西、陕西、宁夏、甘肃、青海、山东、河南、湖北、广西、四川、贵州、云南等省区。

【挥发油含量】水蒸气蒸馏的牛尾蒿全草的得油率为 0.27%~0.56%，无毛牛尾蒿全草的得油率为 0.22%~0.50%。

【芳香成分】牛尾蒿：师治贤等（1982）用水蒸气蒸馏法提取的青海乐都产牛尾蒿新鲜全草挥发油的主要成分为：β-蒎烯（35.70%）、柠檬烯（11.00%）、香桧烯（8.60%）、爱草酚（7.80%）、α-蒎烯（6.50%）、β-罗勒烯-X（5.90%）、甲基丁香酚（3.80%）、香叶醇（3.40%）、δ-3-蒈烯（2.50%）等。朱亮锋等（1993）用水蒸气蒸馏法提取的四川康定产牛尾蒿全草挥发油的主要成分为：对伞花醇-8（22.99%）、茵陈炔+丁香酚甲醚（21.28%）、芳樟醇（8.06%）、-α 姜黄烯（3.02%）、樟脑（2.94%）、1,8-桉叶油素（2.53%）、龙脑（2.48%）、-α 松油醇（1.98%）、柠檬烯（1.16%）等；四川九寨沟产牛尾蒿全草挥发油的主要成分为：榄香脂素（75.80%）、榄香脂素异构体（1.64%）、间-1,8-蓝二烯（1.25%）、β-蒎烯（1.25%）、对伞花醇-8（1.07%）等。

无毛牛尾蒿：朱亮锋等（1993）用水蒸气蒸馏法提取的四川松潘产无毛牛尾蒿全草挥发油的主要成分为：榄香脂素异构体（22.15%）、榄香脂素（5.94%）、樟脑（4.79%）、1,8-桉叶油素（3.64%）、茵陈炔（2.51%）、丁香酚甲醚（1.96%）、十三醛（1.65%）、反式-蒎葛缕醇（1.55%）、对伞花醇-8（1.55%）、松油醇-4（1.14%）、3,4,5-三甲氧基苯甲醛（1.09%）、α-姜黄烯（1.05%）、桃金娘烯醇（1.04%）、龙脑（1.04%）等；甘肃榆中产无毛牛尾蒿全草挥发油的主要成分为：丁香酚甲醚（19.31%）、异丁香酚甲醚（17.02%）、对伞花醇-8（11.20%）、大茴香醚（5.54%）、榄香脂素异构体（2.55%）、α-姜黄烯（2.16%）、柠檬烯（1.65%）、芳樟醇（1.48%）、乙酸香叶酯异构体（1.35%）等。

【性味与功效】味苦、微辛，性凉。清热，凉血，解毒，杀虫。治急性热病，肺热咳嗽，咽喉肿痛，鼻衄，血风疮，晓虫病。

刘寄奴 ▼

【基源】菊科蒿属植物奇蒿 *Artemisia anomala* S. Moore 的带花全草。

【形态特征】多年生草本。高 0.8~1.5m。下部叶卵形，不分裂，有浅裂齿；中部叶卵形，长 9~15cm，宽 2.5~5.5cm，边缘具细锯齿；上部叶与苞片叶小。头状花序长圆形或卵形，茎上组成圆锥花序；总苞片 3~4 层，背面淡黄色；雌花 4~6 朵，花冠狭管状；两性花 6~8 朵，花冠管状。瘦果倒卵形或长圆状倒卵形。花果期 6~11 月。

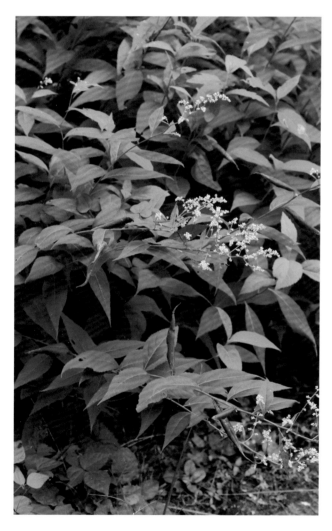

【习性与分布】生于低海拔地区林缘、路旁、沟边、河岸、灌丛及荒坡等地。分布于河南、江苏、浙江、安徽、江西、福建、台湾、湖南、湖北、广东、广西、四川、贵州。

【挥发油含量】水蒸气蒸馏的全草的得油率为 0.15%~0.21%。

【芳香成分】奇蒿全草挥发油的主成分多为樟脑（26.41%~26.61%），也有主成分不同的报告。吴巧凤等（2008）用水蒸气蒸馏法提取的浙江浦江产奇蒿干燥全草挥发油的主要成分为：樟脑（26.61%）、7-二甲氨基-4-甲基-2H-1-苯骈吡喃-2-酮（24.23%）、3-亚甲基-1,7,7-三甲基双环 [2.2.1] 庚烷-2-甲基-环戊烷甲酸酯（8.32%）、1,2,3,4,4a,5,6,8a-八氢-7-甲基-4-亚甲基-1-(1-甲基乙基)-萘（4.26%）、苯甲醛（3.46%）、十氢化-1,1,7-三甲基-4-亚甲基-1H-环丙烷（3.11%）、2,2,3,3-四甲基己烷（2.92%）、2,4-二甲基己烷（2.28%）、4,7-二甲基十一烷（2.26%）、2,4a,5,6,7,8-六氢-3,5,5,9-四甲基-1H-苯骈环庚烯（2.12%）、3,5-二羟基苯甲酸（2.02%）、2-甲基萘烷（1.87%）、甲基环庚烷（1.65%）、1-(1,1-二甲基) 萘烷（1.60%）、4,5,6,7-四氢-7-甲基-1H-吲唑（1.56%）、(Z)-9-甲基十一烯-3（1.53%）、1-乙基-3-甲基-环戊烷（1.40%）、1,2-二硫戊环-3-戊酸（1.23%）、2,6,7-三甲基癸烷（1.11%）、(Z,Z)-3,7,11-三甲基-2,6,10-十二三烯酸乙酯（1.10%）等。朱亮锋等（1993）用水蒸气蒸馏法提取的广东韶关产奇蒿全草挥发油的主要成分为：β-石竹烯（16.14%）、(Z)-β-金合欢烯（7.65%）、α-姜黄烯（3.22%）、β-雪松烯（2.59%）、β-榄香烯（1.89%）、δ-杜松烯（1.23%）、1,8-桉叶油素（1.18%）等。唐琛霞等（2004）用水蒸气蒸馏法提取的浙江新昌产奇蒿全草挥发油的主要成分为：环氧丁香烯（19.53%）、喇叭醇（8.90%）、丁化羟基甲苯（6.83%）、对甲基苯磺酸（6.33%）、丁香烯（5.34%）、2,3-苝烷二醇（4.03%）、龙脑（3.34%）、樟脑（2.66%）、大牻牛儿烯（2.35%）等。钟才宁等（2008）用固相微萃取法提取的贵州黔南产奇蒿全草挥发油的主要成分为：芳-香姜黄烯 (36.39%)、反式-β-金合欢烯 (11.37%)、芳樟醇（6.35%）和反式-丁香烯 (5.76%)、姜烯（3.84%）、石竹烯氧化物（3.78%）、β-甜没药烯（3.31%）、α-荜草烯（2.44%）、β-倍半水芹烯（2.36%）、白菖烯（1.48%）、α-香柠檬烯（1.33%）、十氢萘（1.28%）、α-红没药醇（1.18%）、2,2,3,3-四甲基丁烷（1.05%）、橙花叔醇（1.03%）、反式-植醇（1.03%）、4-松油醇（1.02%）等。

【性味与功效】味辛、微苦，性温。破瘀通经，止血消肿，消食化积。治经闭，痛经，产后瘀滞腹痛，恶露不尽，症瘕，跌打损伤，金疮出血，风湿痹痛，便血，尿血，痈疮肿毒，烫伤，食积腹痛，泄泻痢疾。

青蒿 ▼

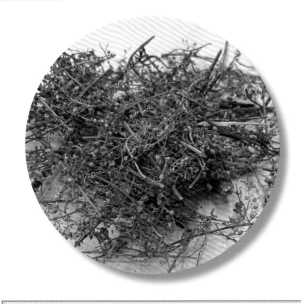

【基源】 菊科蒿属植物青蒿 *Artemisia carvifolia* Buch.-Ham. ex Roxb. 的全草。《药典》中的青蒿为黄花蒿的干燥地上部分。

【形态特征】一年生草本。高 0.3~1.5m。基生叶与茎下部叶三回栉齿状羽状分裂；中部叶椭圆形，长 5~15cm，宽 2~5.5cm，二回栉齿状羽状分裂；上部叶与苞片叶 1~2 回栉齿状羽状分裂。头状花序近半球形，有线形的小苞叶，茎上组成圆锥花序；总苞片 3~4 层；花淡黄色；雌花 10~20 朵，花冠狭管状；两性花 30~40 朵，花冠管状。瘦果椭圆形。花果期 6~9 月。

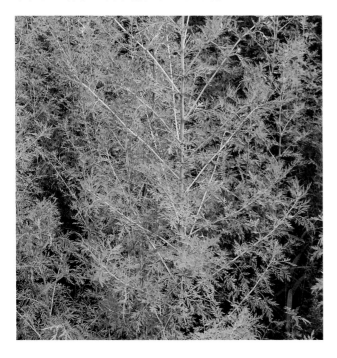

【习性与分布】常星散生于低海拔、湿润的河岸边砂地、山谷、林缘、路旁等，也见于滨海地区。分布于吉林、辽宁、河北、陕西、山东、江西、安徽、江苏、浙江、福建、河南、湖北、湖南、广东、广西、四川、贵州、云南等省区。

【挥发油含量】水蒸气蒸馏的全草的得油率为 0.07%~3.26%。

【芳香成分】刘向前等（2006）用水蒸气蒸馏法提取的湖南衡山产青蒿干燥全草挥发油的主要成分为：(Z)-β-法呢烯（11.15%）、大牻牛儿烯 D（8.46%）、桉树脑（8.09%）、樟脑（7.95%）、石竹烯（5.91%）、(-)-匙叶桉叶醇（3.82%）、2-异丙烯基-4a,8-二甲基-1,2,3,4,4a,5,6,7-八氢化萘（3.78%）、石竹烯氧化物（2.90%）、β-月桂烯（2.61%）、库贝醇（1.94%）、4-松油醇（1.59%）、对-聚伞花素（1.50%）、大牻牛儿烯 B（1.47%）、α-松油醇（1.47%）、γ-松油精（1.39%）、珀琶烯（1.25%）、蒿酮（1.10%）、4(14),11-桉叶二烯（1.03%）等。刘立鼎等（1996）用水蒸气蒸馏法提取的陕西周至产青蒿全草挥发油的主要成分为：左旋樟脑（23.43%）、1,8-桉叶油素（15.73%）、β-蒎烯（9.47%）、β-月桂烯（6.87%）、丁香烯（6.82%）、蒿酮（5.36%）、长叶烯（4.03%）、莰烯（3.63%）、4-(3-环己烯基-1)-3-丁烯-2 酮（2.29%）、乙酸苯酯（2.15%）、香桧烯（1.89%）、罗勒醇（1.78%）、香树烯（1.51%）、四氢吡喃甲醇-2（1.36%）、β-金合欢烯（1.32%）、4-乙烯基-3,8-二氧二环 [5.1.0.0^{2,4}] 辛烷（1.30%）、月桂烯（1.24%）、α-珀琶烯（1.20%）、1-松油烯-4-醇（1.16%）、樟脑（1.11%）等。孔德鑫等（2017）用水蒸气蒸馏法提取的青蒿阴干叶挥发油的主要成分为：ά-雪松烯（20.84%）、2,4-二叔丁基苯酚（13.34%）、十六烷（8.07%）、樟脑（5.05%）、2,6,11,15-四甲基十六烷（4.50%）、2,6,11-三甲基十二烷（3.88%）、ά-杜松烯（3.50%）、植烷（2.80%）、石竹烯（2.33%）、十四烷（2.32%）、十二烷（1.24%）、珀琶烯（1.01%）等。艾飞翔等（2018）用水蒸气蒸馏法提取的陕西延安产青蒿阴干全草挥发油的主要成分为：石竹烯氧化物（25.75%）、β-蛇床烯（8.31%）、斯巴醇（6.07%）、1,1,6,6-四甲基二螺 [2.1.2.1] 辛烷（6.01%）、1,3-二甲氧基-4,6-二氯苯（3.25%）、2,5,8-三羟基-1,4-萘二酮（2.61%）、萘嵌戊烷（2.31%）、香豆素（2.24%）、

β－石竹烯（1.49%）、3－甲基－7－甲氧基－2－苯并吡喃（1.15%）、2－氯－8－甲氧基二苯并呋喃（1.07%）等。赵丽娟等（2006）用同时蒸馏萃取法提取的河北卢龙产青蒿全草挥发油的主要成分为：N,N'－双(2,6－二甲基－6－亚硝基)庚－2－烯－4－酮(37.16%)、桉叶油素(11.20%)、3,3,6－三甲基－1,5－庚二烯－4－醇(4.49%)、石竹烯（4.43%）、11－二烯桉叶烯酮（3.13%）、二－正辛基邻苯二甲酸酯（2.42%）、柯巴烯（1.69%）、β－水芹烯（1.12%）、4－甲基－1-(1－甲基乙基)-(R)-环己－3－烯－1－醇（1.08%）、石竹烯氧化物（1.04%）、雪松醇（1.00%）等。

【性味与功效】味辛、苦，性凉。散风火，解暑热，止盗汗。治外感暑热，阴虚潮热，盗汗，疟疾等。

五月艾 ▼

【基源】菊科蒿属植物五月艾 *Artemisia indica* Willd. 的全株。

【形态特征】多年生草本，有时成半灌木状。茎高80~150cm。茎中部叶卵形，长5~8cm，宽3~5cm，1~2回羽状深裂；茎上部叶与苞片叶羽状分裂或不分裂。秋末冬初开花。头状花序卵形，直径2~2.5mm，具小苞叶，在茎上排成开展圆锥花序状；总苞片3~4层；边缘雌花4~8朵，中央两性花8~12朵。瘦果小，长圆形或倒卵形。

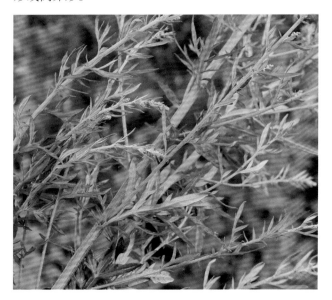

【习性与分布】多生于低、中海拔湿润地区的路旁、林缘、坡地及灌木丛处，东北也见于森林草原地区。分布于辽宁、内蒙古、河北、山西、陕西、甘肃、山东、江苏、浙江、安徽、江西、福建、台湾、河南、湖北、湖南、广东、广西、四川、贵州、云南、西藏。

【挥发油含量】水蒸气蒸馏的全草的得油率为0.18%~1.06%；超临界萃取的干燥叶的得油率为1.32%。

【芳香成分】朱亮锋等（1993）用水蒸气蒸馏法提取的山西太原产五月艾全草挥发油的主要成分为：蒿酮（37.27%）、1,8－桉叶油素（15.01%）、3,6,6－三甲基－2－降蒎醇（6.97%）、樟脑（3.67%）、辣薄荷醇（2.83%）、2,4－二甲基－2－癸烯（2.27%）、α－松油醇（1.25%）、松油醇-4（1.13%）、辣薄荷酮（1.01%）等；四川金佛山产五月艾全草挥发油的主要成分为：1,8－桉叶油素（22.24%）、α－侧柏酮（6.33%）、龙脑（6.31%）、樟脑（5.68%）、缬草酮（5.28%）、α－侧柏酮异构体（3.92%）、桃金娘烯醛（2.94%）、β－石竹烯（1.76%）、葛缕醇（1.50%）、松油醇-4（1.40%）、雅槛蓝烯（1.14%）、乙酸龙脑酯（1.02%）、2,2－二甲基己醛（1.01%）等。吴怀恩等（2008）用水蒸气蒸馏法提取的广西合浦产五月艾干燥全草挥发油的主要成分为：石竹烯（12.96%）、龙脑（12.60%）、[4aR-(4aα,7α,8aβ)]－十氢－4a－甲基－1－亚甲基－7-(1－甲基乙烯基)－萘（9.99%）、樟脑（8.05%）、石竹烯氧化物（6.07%）、[1S-(1α,2β,4β)]-1－甲基－1－乙烯基-2,4－二-(1－甲基乙烯)－环己烷（4.56%）、植醇（4.51%）、α－石竹烯（3.42%）、6,6－二甲基－二环[3.1.1]-2－庚烯-2－甲醇（2.42%）、大根香叶烯D（2.22%）、2,6－二甲基－6-(4－甲基－3－戊烯基)－二环[3.1.1]-2－庚烯（2.10%）、(1S－顺式)-1,2,3,5,6,8a－六氢-4,7－二甲基－1-(1－甲乙基)－萘（2.04%）、桉油精（1.46%）、[1R-(1R*,3E,7E,11R*)]-1,5,5,8－四甲基－12－氧杂二环[9.1.0]十二碳-3,7－二烯（1.25%）、[1aR-(1aα,7α,7aβ,7bα)]-1a,2,3,5,6,7,7a,7b－八氢-1,1,4,7－四甲基-1H－环丙基[e]薁（1.23%）、(+)-α－松油醇（1.11%）等。

【性味与功效】祛风消肿，止痛止痒，调经止血。治功能性子宫出血，先兆流产，痛经，月经不调；外用治湿疹，皮肤瘙痒。

盐蒿 ▼

【基源】菊科蒿属植物差不嘎蒿（盐蒿）
Artemisia halodendron Turcz. ex Bess. 的嫩
枝叶。

【形态特征】小灌木。高 50~80cm。茎下部叶与营养
枝叶近圆形，长、宽 3~6cm，二回羽状全裂；中部叶
近圆形，1~2 回羽状全裂；上部叶与苞片叶 3~5 全裂或
不分裂。头状花序多数，卵球形，有小苞叶，茎上组
成圆锥花序；总苞片 3~4 层，覆瓦状排列；雌花 4~8 朵，
花冠狭圆锥状或狭管状；两性花 8~15 朵，花冠管状。
瘦果长卵形。花果期 7~10 月。

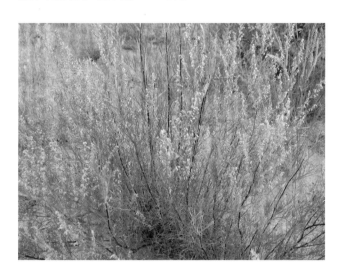

【习性与分布】生于中、低侮拔地区的流动、半流动
或固定的沙丘上，也见于荒漠草原、草原、森林草原、
砾质坡地等。分布于黑龙江、吉林、辽宁、内蒙古、
河北、山西、陕西、宁夏、甘肃、新疆。
【挥发油含量】水蒸气蒸馏的全草的得油率为 0.42%。
【芳香成分】徐汉虹等（1996）用水蒸气蒸馏法提取
的宁夏中卫沙坡头产盐蒿阴干全草挥发油的主要成分
为：茵陈二炔（25.14%）、α,α,5-三甲基-5-(4-甲
基-3-环己烯-1-基)-四氢-2-呋喃甲醇（6.49%）、
橙花叔醇（5.68%）、α-姜黄烯（2.23%）、松油烯-4-
醇（1.88%）、异丁酸香叶酯（1.44%）、1,4-桉叶油
素（1.26%）、反-氧化芳樟醇（吡喃型）（1.06%）等。
李宝灵等（1992）用水蒸气蒸馏法提取的盐蒿全草挥
发油的主要成分为：茵陈炔（28.02%）、α-甜没药

醇（7.28%）、α-甜没药醇氧化物 B（6.59%）、橙花
叔醇（5.28%）、4-松油醇（2.30%）、β-水芹烯（1.64%）等。
【性味与功效】味辛，性温。止咳，祛痰，平喘，解表，
祛湿。治慢性气管炎，哮喘。

新疆一支蒿 ▼

【基源】菊科蒿属植物岩蒿 *Artemisia
rupestris* Linn. 的全草。

【形态特征】多年生草本。高 20~50cm。茎下部与营
养枝上叶长圆形，长 1.5~5cm，宽 1~2.5cm，二回羽
状全裂；上部叶与苞片叶羽状全裂或 3 全裂。头状花
序近球形，基部常有羽状分裂的小苞叶，茎上排成穗
状花序或近于总状花序；总苞片 3~4 层；雌花 1 层，
8~16 朵，花冠近瓶状或狭圆锥状；两性花 5~6 层，
30~70 朵，花冠管状。瘦果长圆形。花果期 7~10 月。

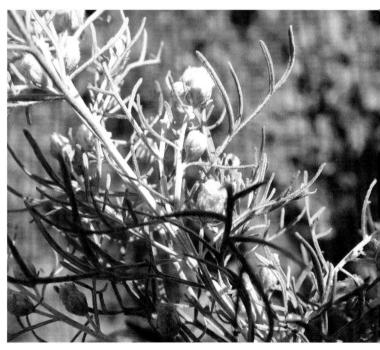

【习性与分布】生于海拔 1100~2900m 地区的干山坡、
荒漠草原、半荒漠草原、草甸、冲积平原及干河谷地带，
也见于林中空地或灌丛中，喜生于向阳的岩石裸露的
陡坡上。分布于新疆。
【挥发油含量】水蒸气蒸馏的全草的得油率为 0.18%~0.47%。
【芳香成分】徐广顺（1987）用水蒸气蒸馏法提取的

新疆伊犁产岩蒿阴干全草挥发油的主要成分为：α－松油醇醋酸酯（18.68%）、月桂烯（15.95%）、异松油烯（8.59%）、β－松油醇（5.77%）、别罗勒烯（4.43%）、γ－松油醇（3.02%）、2－甲基戊烯－3－醇－1（2.21%）、α－松油醇（1.42%）、乙酸香叶酯（1.31%）等。陈玲等（2015）用水蒸气蒸馏法提取的新疆伊犁尼勒克产岩蒿全草挥发油的主要成分为：2,6,6－三甲基－二环 [3.1.1] 庚－2－烯（17.90%）、6,6－二甲基－2－乙烯－二环 [3.1.1] 庚烷（16.25%）、2－乙基－1,3－二甲基－苯（15.36%）、7－甲基－3－乙烯－1,6－庚二烯（15.33%）、(R)-1－甲基－4-(1－异丙烯基)－环己烯（12.26%）、1－甲基－2－异丙基－苯（6.64%）、1－甲基－4－甲酸异丙酯－环己烯（1.62%）等；新疆新湖农场产岩蒿全草挥发油的主要成分为：7－甲基－3－乙烯－1,6－庚二烯（24.53%）、2,6,6－三甲基－二环 [3.1.1] 庚－2－烯（12.58%）、1,3－对乙丙烯－环丁烷（8.69%）、1－甲基－4－异丙基－1,3－环己二烯（7.22%）、6,6－二甲基－2－乙烯－二环 [3.1.1] 庚烷（6.66%）、(R)-1－甲基－4-(1－异丙烯基)－环己烯（2.83%）、1－甲基－4－甲酸异丙酯－环己烯（1.26%）等。姚小云等（2012）用水蒸气蒸馏法提取的新疆天山产岩蒿干燥全草挥发油的主要成分为：乙酸二氢香芹酯（31.54%）、2－羟基－3-(1－丙烯基)-1,4－萘醌（27.28%）、1－乙烯基－1－甲基－2,4－双(1－甲基乙烯基)环己烷（4.36%）、(-)－斯巴醇（2.15%）、缬草酮（2.06%）、6,10,14－三甲基－十五烷－2－酮（1.87%）、(6Z,9Z)－十五碳双烯－1－醇（1.62%）、α－松油醇（1.37%）、(-)－异丁香烯（1.27%）、桧脑（1.11%）、α－氧化石竹烯（1.04%）等。覃睿等（2012）用水蒸气蒸馏法提取的新疆产岩蒿干燥全草挥发油的主要成分为：甲基刺刀草酯（14.95%）、斯巴醇（7.90%）、β－榄香烯（6.65%）、α－乙酸萜品酯（6.54%）、二十一烷（5.64%）、β－月桂烯（4.19%）、正十六烷酸（3.59%）、杜松樟脑（3.46%）、β－法呢烯（3.13%）、石竹烯（2.55%）、β－花柏烯（2.41%）、乙酸芳香醇（2.33%）、β－桉叶烯（2.22%）、反式叶绿醇（2.01%）、6,10,14－三甲基－2－十五烷酮（1.99%）、α－蒎烯（1.87%）、α－萜品醇（1.78%）、芳樟醇（1.70%）等。

【性味与功效】味辛，性微温。清热解毒。治胃痛，胃胀，痛经；外用治痔疮出血，无名肿毒，跌打损伤，毒蛇咬伤，荨麻疹，神经性皮炎。

野艾蒿 ▼

【基源】菊科蒿属植物野艾蒿 *Artemisia lavandulaefolia* DC. 的叶。

【形态特征】多年生草本，有时为半灌木状。高50~120cm。基生叶与茎下部叶近圆形，二回羽状全裂或深裂；中部叶近圆形，1~2 回羽状全裂；上部叶羽状全裂。头状花序极多数，椭圆形，具小苞叶，茎上组成圆锥花序；总苞片 3~4 层；雌花 4~9 朵，花冠狭管状，紫红色；两性花 10~20 朵，花冠管状。瘦果倒卵形。花果期 8~10 月。

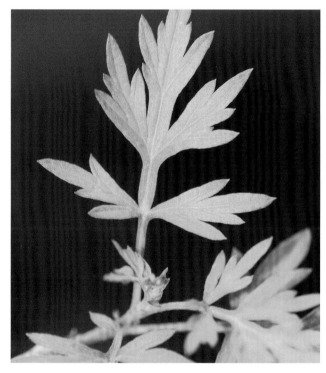

【习性与分布】多生于低或中海拔地区的路旁、林缘、山坡、草地、山谷、灌丛及河湖滨草地等。喜阳光充足、湿润环境，耐寒。分布于东北、内蒙古、河北、山西、陕西、甘肃、山东、江苏、安徽、浙江、江西、河南、湖北、湖南、广东、广西、四川、贵州、云南等省区。

【挥发油含量】水蒸气蒸馏的全草或叶的得油率为0.10%~1.63%。

【芳香成分】野艾蒿叶挥发油的主成分多为桉叶素（19.96% ~36.54%），也有主成分不同的报告。郭承军（2001）用水蒸气蒸馏法提取的山东产野艾蒿干燥叶挥发油的主要成分为：桉叶素（19.96%）、1－甲基-7－

异丙基萘（18.58%）、樟脑（9.48%）、萜品烯醇（5.87%）、2,2,4- 二甲基 -3- 环己烯甲醇（5.34%）、石竹烯氧化物（3.23%）、匙叶桉油烯醇（3.18%）、异龙脑（2.94%）、石竹烯（2.84%）、7,11- 二甲基 -3- 亚甲基 -1,6,10- 十二碳三烯（2.65%）、芹子 -11- 烯 -4-α- 醇（2.46%）、α- 蒎烯（1.74%）、2,3,3- 三甲基二环 [2,2,1]-2- 庚醇（1.71%）、罗勒烯（1.58%）、1,4- 二甲基 -7- 异丙基 -1,2,3,4,5,6,7,8- 八氢奠（1.41%）、双环大香叶烯（1.22%）、橙花叔醇（1.13%）、莰烯（1.05%）等。潘炯光等（1992）用水蒸气蒸馏法提取的河南产野艾蒿叶挥发油的主要成分为：反 - 丁香烯（11.32%）、1,8- 桉叶油素（8.63%）、葎草烯（3.03%）、γ- 榄香烯（2.37%）、α- 水芹烯（1.88%）、α- 松油醇（1.56%）、丁香烯氧化物（1.00%）等；北京产野艾蒿叶挥发油的主要成分为：樟脑（18.49%）、1,8- 桉叶油素（18.48%）、反 - 丁香烯（8.73%）、萜品烯 -4- 醇（5.00%）、顺 -β- 金合欢烯（2.33%）、α- 蒎烯（2.10%）、α- 松油醇（2.09%）、葎草烯（2.00%）、莰烯（1.87%）、γ- 榄香烯（1.86%）、γ- 松油烯（1.73%）、丁香烯氧化物（1.38%）、β- 芹子烯（1.30%）、喇叭茶（1.28%）、2,4-(8-p- 蓝二烯）（1.15%）等。

【性味与功效】味辛、苦，性温。温经止血，散寒止痛，祛湿止痒。治吐血，衄血，咯血，便血，崩漏，妊娠下血，月经不调，痛经，胎动不安，心腹冷痛，久痢泄泻，霍乱转筋，带下，湿疹，疥藓，痔疾，痈肿。

白沙蒿 ▼

【基源】菊科蒿属植物圆头蒿 *Artemisia sphaerocephala* Krasch. 的种子。

【形态特征】小灌木。高 80~150cm。短枝上叶常密集成簇生状；茎中下部叶卵形，长 2~8cm，宽 1.5~4cm，1~2 回羽状全裂；上部叶羽状分裂或 3 全裂；苞片叶不分裂，线形。头状花序近球形，茎上组成圆锥花序；总苞片 3~4 层；雌花 4~12 朵，花冠狭管状；两性花 6~20 朵，不孕育，花冠管状，外面具腺点。瘦果小，黑色。花果期 7~10 月。

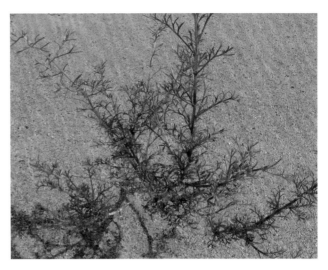

【习性与分布】生于海拔 1000~2850m 荒漠地区的沙丘上，也见于干旱的荒坡上。抗风、抗旱、抗寒、抗盐碱性能好。分布于内蒙古、山西、陕西、宁夏、甘肃、青海、新疆。

【挥发油含量】水蒸气蒸馏的果实的得油率为 0.44%。

【芳香成分】郭肖等（2012）用水蒸气蒸馏法提取的甘肃兰州产圆头蒿阴干带花果实挥发油的主要成分为：顺式 -1- 甲基 -4-(1- 甲基乙基)-2- 环己烯 -1 醇（28.16%）、à- 水芹烯（9.82%）、2,2,3 三甲基 -3- 环戊烯 -1- 乙醛（7.26%）、1- 甲基 -4-(1- 甲基乙基)- 苯（7.07%）、(1à,2à,5à)-2- 醇 ,2- 甲基 -5-(1- 甲基乙基)- 双环 [3.1.0] 正己烷（5.70%）、1- 甲基 -4-(1- 甲基乙基)-1,4- 环己二烯（3.61%）、1- 甲基 -4-(1- 亚乙基)- 环己烯（2.79%）、2,6- 双丙烯酰胺 (3,4- 亚甲基)-3,7- 二氧 [3.3.0] 辛烷（2.46%）、马兜铃烯（1.86%）、4,11,11- 三甲基 -8- 甲基 - 双环 [7.2.0] 十一碳四烯（1.72%）、[S-(E,E)]-1- 甲基 -5- 甲基 -8-(1- 甲基乙基)-1,6- 环癸二烯（1.68%）、3- 蒈烯（1.61%）、脱氢长叶烯环氧化物（1.34%）、(ñ)-2,6,6- 三甲基 - 双环 [3.1.1]-2- 庚烯（1.08%）、4,4,11,11- 四甲基 -7- 四环 [6.2.1.03,80^{3,9}] 十一烷醇（1.04%）等；超临界 CO_2 萃取法提取的挥发油主要成分为：1,4- 二酮 -2,5- 双 (1,1- 二甲丙基)-2,5- 环己二烯（12.21%）、3,3'- 二羟基薄荷醇（8.37%）、(+)-4- 蒈烯（4.53%）、二十 - (碳) 烷酸甲酯（4.27%）、2,2,3 三甲基 -3- 环戊烯 -1- 乙醛（2.42%）、á- 香树脂醇（2.34%）、马兜铃烯（2.16%）、2H-1- 苯并吡喃 -2-6,7- 二甲基（1.95%）、二十三烷酸甲酯（1.95%）、脱氢长叶烯环氧化物（1.75%）、硬脂酸（1.72%）、蛔蒿素三烯（1.54%）、

（V4）- 长叶烯（1.54%）、侧柏醇（1.53%）、Ç- 谷甾醇（1.49%）、4,4,11,11- 四甲基 -7- 四环 [6.2.1.03,80$^{3.9}$] 十一烷醇（1.34%）、á - 愈创木烯（1.32%）、长鞭马烯酮（1.31%）、十八烷酸 -17- 甲基甲酯（1.13%）、(-)- 匙叶桉油烯醇（1.11%）、(Z,Z)-2- 羟基 -1-(羟甲基)-9,12- 十八碳二烯酸乙酯（1.06%）、4,4,5',5'- 四甲基 -6- 烯 -2,3'- 二酮环己烷（1.01%）等。

【性味与功效】味辛，性温。理气，通便，解毒。主治大便不通，胸胀腹痛，腮腺炎，扁桃体炎，痈肿疮疖。

苦艾 ▼

【基源】菊科蒿属植物中亚苦蒿 *Artemisia absinthium* Linn. 的叶和花枝。

【形态特征】多年生草本。高 60~150cm。茎下部与营养枝的叶长卵形或卵形，2~3 回羽状全裂；中部叶长卵形或卵形，二回羽状全裂；上部叶羽状全裂；苞片叶 3 深裂或不分裂。头状花序近球形，有狭线形的小苞叶，茎上组成扫帚形的圆锥花序；总苞片 3~4 层；雌花 1 层，15~25 朵，花冠狭圆锥状；两性花 4~6 层，花冠管状。瘦果长圆形。花果期 8~11 月。

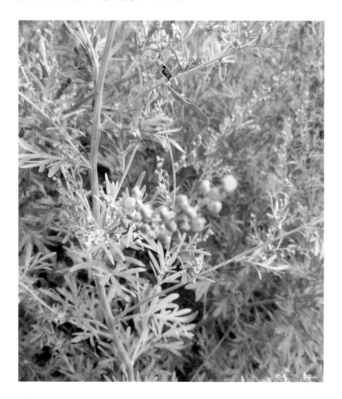

【习性与分布】生于海拔 1100~1500m 地区的山坡、草原、野果林、林缘、灌丛地等。分布于新疆。

【芳香成分】符继红等（2007）用水蒸气蒸馏法提取的新疆产中亚苦蒿干燥全草挥发油的主要成分为：β- 香叶烯（9.66%）、2- 甲基 -5-(1- 甲基乙烯基)-2- 环己烯 -1- 酮（4.01%）、6- 甲基 -2,2'- 联吡啶 -N- 氧化物（3.74%）、里哪醇（3.10%）、1,2- 二氢 -1,4,6- 三甲基萘（3.04%）、反 - 石竹烯（3.03%）、榄香醇（3.02%）、1- 甲基 -4-(甲基乙基) 苯（2.85%）、橙花基丙酸（2.76%）、9-(1- 甲基亚乙基)- 双环 [6,1,0] 壬烷（2.39%）、橙花基乙酸酯（2.21%）、2- 乙基 -4- 甲基 -1,3- 戊二烯苯（2.11%）、1,2,3,4,4a,5,6,8a- 八氢 -7- 甲基 -4- 亚甲基 -1-(1- 甲基乙基) 萘（2.02%）、β- 荜澄茄油烯（1.96%）、1- 苎烯（1.93%）、α - 蒎烯（1.92%）、β - 波旁烯（1.70%）、匙叶桉油烯醇（1.63%）、7- 乙基 -1,4- 二甲基薁（1.62%）、橙化醇（1.59%）、α - 荜澄茄油烯（1.59%）、α - 萜品烯（1.54%）、β - 榄香烯（1.51%）、β - 芹子烯（1.49%）、顺 - 茉莉烯（1.43%）、α - 松烯（1.17%）、桧烯（1.15%）、3- 甲基丁酸里哪酯（1.12%）、1- 水芹烯（1.11%）、3- 甲基 -6-(1- 甲基亚乙基)-2- 环己烯 -1- 酮（1.07%）、α,α,3,8- 四甲基 -1,2,3,3a,4,5,6,7- 八氢 -[3S-(3α,3aβ,5α)]-5- 奥甲醇（1.05%）、苯乙醛（1.05%）、δ - 杜松烯（1.03%）、3,7,7- 三甲基 -1,3,5- 环庚三烯（1.01%）等。

【性味与功效】味苦，性寒，有毒。清热燥湿，驱蛔，健胃。治关节肿痛，湿疹瘙痒，疖肿疮毒，蛔虫病，食欲不振。

弯茎还阳参 ▼

【基源】菊科还阳参属植物弯茎还阳参 *Crepis flexuosa* (Ledeb.) C. B. Clarke 的全草。

【形态特征】多年生草本，高 3~30cm。基生叶及下部茎叶线形，长 1~8cm，宽 0.2~2cm，羽状深裂、半裂或浅裂；中部与上部茎叶与基生叶及下部茎叶同形或线状披针形。头状花序多数或少数在茎枝顶端排成伞房状花序或团伞状花序。总苞狭圆柱状；总苞片 4 层，黑或淡黑绿色。舌状小花黄色。瘦果纺锤状，淡黄色，长约 5mm。冠毛白色。花果期 6~10 月。

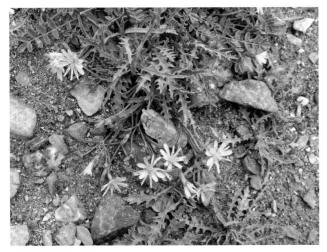

【习性与分布】生于山坡、河滩草地、河滩卵石地、冰川河滩地、水边沼泽地，海拔 1000~5050m。分布于内蒙古、山西、宁夏、甘肃、青海、西藏等省区。

【芳香成分】陈革林等（2004）用水蒸气蒸馏法提取的弯茎还阳参风干全草挥发油的主要成分为：1,2,3,4,4a,5,6,8a- 八氢 -α,α,4a,8- 四甲基 -2- 甲醇萘（31.50%）、1,2,3,4,4a,5,6,7- 八氢 -α,α,4a,8- 四甲基 -2- 甲醇萘（17.23%）、二苯胺（12.72%）、甲基亚甲基异丙基六氢萘（6.08%）、四甲基三环甲醇癸烯（2.64%）、甲基乙烯基环丙基苯（2.19%）、二甲基八氢甲基乙烯基薁（2.16%）、愈创醇（1.72%）、四甲基八氢甲醇薁（1.70%）、四甲基二氢异吲哚（1.31%）、十八碳二烯醛（1.31%）、α-(氨基亚甲基)戊烯二酸酐（1.27%）、十八碳二烯酸（1.21%）、α- 红没药醇（1.04%）等。

【性味与功效】味苦、微甘，性凉。清热止血，止咳平喘，健脾消食，下乳。治营养不良，胃痛，胃出血，神经性衰弱，支气管炎，小儿疳积，肝炎等。

黄鹌菜 ▼

【基源】菊科黄鹌菜属植物黄鹌菜 *Youngia japonica* (Linn.) DC. 的根或全草。根的芳香成分未见报道。

【形态特征】一年生草本，高 10~100cm。基生叶全形椭圆形，长 2.5~13cm，宽 1~4.5cm，大头羽状深裂或全裂，裂片边缘有锯齿或小尖头。头花序含 10-20 枚舌状小花，在茎枝顶端排成伞房花序。总苞圆柱状；总苞片 4 层；舌状小花黄色。瘦果纺锤形，压扁，褐色或红褐色，长 1.5-2mm，向顶端有收缢。冠毛长 2.5-3.5mm，糙毛

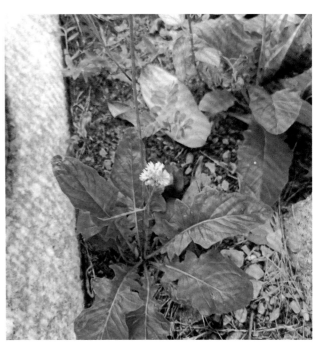

状。花果期 4~10 月。

【习性与分布】生于山坡、山谷及山沟林缘、林下、林间草地及潮湿地、河边沼泽地、田间与荒地上。分布于北京、陕西、甘肃、山东、江苏、安徽、浙江、江西、福建、河南、湖北、湖南、广东、广西、四川、云南、西藏。

【挥发油含量】水蒸气蒸馏的干燥全草的得油率为0.10%。

【芳香成分】刘向前等（2010）用水蒸气蒸馏法提取的湖南邵阳产黄鹌菜干燥全草挥发油的主要成分为：异植醇（29.85%）、二十一烷（9.97%）、二丁基邻苯二甲酸酯（8.81%）、二苯并 [a,e]-7,8- 二氮杂二环 [2.2.2] 辛 -2,5- 二烯（8.15%）、六氢乙酸金合欢酯（7.24%）、二十八烷（3.83%）、甲基亚油酸酯（2.82%）、十七烷基环己胺（2.72%）、8β-氢 - 雪松基 -8- 醇（2.66%）、芴（1.86%）、蒽（1.40%）、异丁基邻苯二甲酸盐（1.32%）、十四烷基乙醛（1.08%）、四十烷（1.07%）、1- 十四烷基乙醛（1.00%）等。

【性味与功效】味甘，微苦，性凉。清热解毒，利尿消肿。治感冒、咽痛、眼结膜炎、乳痈、疮疖肿毒、毒蛇咬伤、痢疾、肝硬化腹水、急性肾炎、淋浊、血尿、白带、风湿关节炎、跌打损伤。

火绒草 ▼

【基源】菊科火绒草属植物火绒草 *Leontopodium leontopodioides* (Willd.) Beauv. 的地上部分。

【形态特征】多年生草本。花茎直立，高 5~45cm。叶线形，长 2~4.5cm，宽 0.2~0.5cm。苞叶少数，长圆形或线形。头状花序大，在雌株径约 7~10mm，3~7 个密集，排列成伞房状。总苞半球形；总苞片约 4 层，无色或褐色，常狭尖。小花雌雄异株，稀同株；雄花花冠长 3.5mm，狭漏斗状；雌花花冠丝状。瘦果有乳头状突起。花果期 7~10 月。

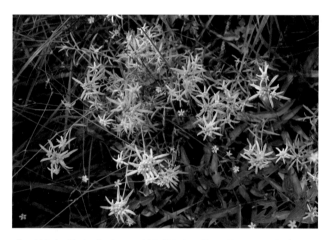

【习性与分布】生于干旱草原、黄土坡地、石砾地、山区草地，稀生于湿润地，极常见，海拔 100~3200m。分布于新疆、青海、甘肃、陕西、山西、内蒙古、河北、辽宁、黑龙江、山东。

【挥发油含量】水蒸气蒸馏的干燥全草的得油率为 0.24%。

【芳香成分】陈行烈等（1989）用水蒸气蒸馏法提取的甘肃马啣山产火绒草阴干全草挥发油的主要成分为：二十七烷（13.26%）、喇叭茶醇（7.58%）、橙花叔醇（5.06%）、法呢醇（3.44%）、己烷（3.31%）、β-桉醇（3.26%）、螺 [4,5] 癸烷 -1- 酮（2.60%）、1,5-二甲十氢萘（1.85%）、二十三烷（1.59%）、丁基化羟基甲苯（1.22%）、苯甲醛（1.01%）等。

【性味与功效】味微苦，性寒。疏风清热，利尿，止血。治流行性感冒，急、慢性肾炎，尿路感染，尿血，创伤出血。

波斯菊 ▼

【基源】菊科金鸡菊属植物波斯菊（两色金鸡菊）*Coreopsis tinctoria* Nutt. 的全草。

【形态特征】一年生草本，高 30~100cm。叶对生，下部及中部叶有长柄，二次羽状全裂，全缘；上部叶线形。头状花序多数，排列成伞房或疏圆锥花序状。总苞半球形，总苞片外层较短，内层卵状长圆形。舌状花黄色，舌片倒卵形，管状花红褐色、狭钟形。瘦果长圆形或纺锤形，长 2.5~3mm，两面光滑或有瘤状突起，顶端有 2 细芒。花期 5~9 月，果期 8~10 月。

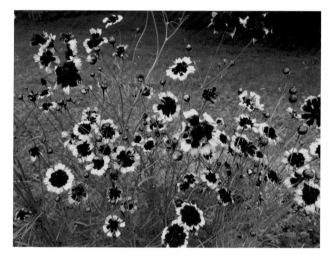

【习性与分布】耐寒耐旱，喜光，但耐半阴。我国各地常见栽培。

【芳香成分】两色金鸡菊全草挥发油的主成分多为柠檬烯（18.49%~52.56%），也有主成分不同的报告。沈维治等（2013）用顶空固相微萃取法提取的新疆喀什高原产两色金鸡菊干燥全草挥发油的主要成分为：月桂烯（18.19%）、1- 甲基 -5- 亚甲基 -8-(1- 甲基乙基)-1,6- 环癸二烯（2.71%）、β- 金合欢烯（2.01%）、1- 石竹烯（1.92%）、右旋香芹酮（1.76%）、丁香烯（1.49%）、顺 -2- 甲基 -5-(1- 甲基乙烯基)-2- 环己烯 -1- 醇（1.45%）、2,3,5,9- 四甲基 - 三环 [6.3.0.0(1,5)] 十一碳 -2- 烯 -4- 酮（1.21%）、3,7- 二甲基 -1,3,6-辛三烯（1.16%）等；新疆喀什平原产两色金鸡菊干燥全草挥发油的主要成分为：2,6- 二甲基 -6-(4- 甲基 -3-戊烯基)- 二环 [3.1.1] 庚 -2- 烯（20.73%）、双戊烯（17.47%）、1- 甲基 -5- 亚甲基 -8-(1- 甲基乙基)-1,6-

环癸二烯（8.93%）、α–蒎烯（3.69%）、β–金合欢烯（2.96%）、顺–2–甲基–5–(1–甲基乙烯基)–2–环己烯–1–醇（2.20%）、2,3,5,9–四甲基–三环[6.3.0.0(1,5)]十一碳–2–烯–4–酮（1.76%）、1–石竹烯（1.55%）、3,7–二甲基–1,3,6–辛三烯（1.50%）、右旋香芹酮（1.50%）、丁香烯（1.47%）、α–法尼烯（1.11%）等。张艳梅等（2016）用水蒸气蒸馏法提取的新疆和田野生两色金鸡菊干燥全草挥发油的主要成分为：柠檬烯（52.56%）、α–蒎烯（11.70%）、姜烯（7.63%）、9–芴甲醇（4.28%）、长叶烯（3.67%）、α–水芹烯（1.92%）、β–月桂烯（1.86%）、龙脑烯（1.79%）、石竹烯（1.45%）、3–蒈烯（1.44%）、三环烯（1.22%）、2–氨基–6–甲基苯并噻唑（1.20%）、1–甲基–2–异丙基苯（1.09%）等。

【性味与功效】味甘，性平。清热解毒，化湿。治急、慢性痢疾，目赤肿痛；外用治痈疮肿毒。

金盏菊花 ▼

【基源】菊科金盏花属植物金盏菊 *Calendula officinalis* Linn. 的花。

【形态特征】一年生草本，高 20~75cm。基生叶长圆状倒卵形或匙形，长 15~20cm，全缘或具疏细齿，茎生叶长圆状披针形，长 5~15cm，宽 1~3cm。头状花序单生茎枝端，直径 4~5cm，总苞片 1~2 层，披针形或长圆状披针形，小花黄或橙黄色，舌片宽达 4~5mm；管状花檐部具三角状披针形裂片，瘦果全部弯曲，淡黄色或淡褐色。花期 4~9 月，果期 6~10 月。

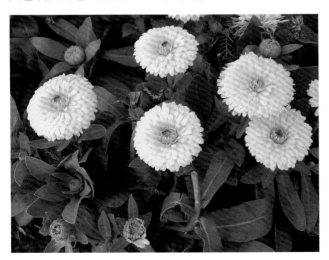

【习性与分布】喜生长于温和、凉爽的气候，怕热、耐寒。喜阳光充足或轻微的荫蔽，有一定的耐旱力。四川、贵州、广东、广西等省区有栽培。

【挥发油含量】水蒸气蒸馏的花的得油率为 0.02%。

【芳香成分】金盏花挥发油的主成分为 α–杜松醇（37.35%~46.18%）。黄妙玲等（2010）用水蒸气蒸馏法提取的广东珠海产金盏花挥发油的主要成分为：α–杜松醇（37.35%）、δ–杜松烯（20.62%）、τ–依兰油醇（20.22%）、α–依兰油烯（异构体 I）（4.28%）、喇叭茶醇（3.83%）、τ–杜松烯（3.74%）、大根香叶烯 D–4–醇（2.95%）、τ–依兰油烯（1.19%）等。

【性味与功效】味淡，性平。凉血止血，清热泻火。治肠风便血，目赤肿痛。

野菊 ▼

【基源】菊科菊属植物岩香菊（甘菊）*Dendranthema lavandulifolium* (Fisch. ex Trautv.) Ling & Shih 的根或全草。根的芳香成分未见报道。

【形态特征】多年生草本，高 0.3~1.5m。中部茎叶卵形，长 2~5cm，宽 1.5~4.5cm。二回羽状分裂。最上部的叶或接花序下部的叶羽裂、3 裂或不裂。头状花序直径 10~20mm，通常多数在茎枝顶端排成复伞房花序。总苞碟形。总苞片约 5 层，顶端圆形，边缘白色或浅褐色膜质。舌状花黄色，舌片椭圆形，端全缘或 2~3 个不明显的齿裂。瘦果长 1.2~1.5mm。花果期 5~11 月。

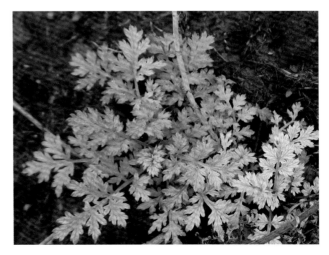

【习性与分布】生山坡、岩石上、河谷、河岸、荒地及黄土丘陵地，海拔630~2800m。喜温暖湿润、阳光充足、忌遮荫。耐寒，稍耐旱，怕水涝，喜肥。分布于吉林、辽宁、河北、山东、山西、陕西、甘肃、青海、新疆、江西、江苏、浙江、湖北、四川、云南等省区。

【芳香成分】李媛等（2019）用水蒸气蒸馏法提取的甘肃榆中产甘菊阴干地上部分挥发油的主要成分为：樟脑（29.99%）、桉叶油醇（16.87%）、β-水芹烯（4.63%）、顺马鞭草烯醇（4.41%）、顺-β-松油醇（4.04%）、母菊奥（3.94%）、α-松油醇（3.53%）、2-茨醇（2.69%）、莰烯（2.63%）、4-萜品醇（2.61%）、β-荜澄茄油烯（2.60%）、间异丙基甲苯（2.47%）、蒎烯（2.43%）、菊烯酮（2.19%）、萜品烯（1.64%）、侧柏酮（1.58%）、β-蒎烯（1.13%）、桧醇（1.11%）、乙酸桃金娘烯酯（1.05%）、氧化石竹烯（1.00%）等。许鹏翔等（2003）用水蒸气蒸馏法结合溶剂萃取法提取的湖北神农架产'神农香菊'全株挥发油的主要成分为：乙酸龙脑酯（18.86%）、对伞花烃（6.40%）、1,8-桉叶油素（6.14%）、大根香叶烯-D(6.06%)、石竹烯（4.82%）、莰烯（4.49%）、β-水芹烯（4.47%）、α-侧柏酮(4.10%)、樟脑（3.85%）、β-侧柏酮（3.52%）、β-蒎烯（3.41%）、α-蒎烯（2.53%）、乙酸桧酯（2.47%）、β-芹子烯（2.31%）、β-杜松烯（1.71%）、4-松油醇（1.55%）、2-甲基丁酸乙酯（1.41%）、α-古芸烯（1.30%）、β-月桂烯（1.13%）等。

【性味与功效】味苦、辛，性寒。清热解毒。治感冒，气管炎，肝炎，高血压病，痢疾，痈肿，疔疮，目赤肿痛，瘰疬，湿疹。

野菊花 ▼

【基源】菊科菊属植物岩香菊（甘菊）*Dendranthema lavandulifolium* (Fisch. ex Trautv.) Ling & Shih 的花。野菊花《药典》以同药名入药。

【形态特征】同野菊。
【习性与分布】同野菊。

【挥发油含量】水蒸气蒸馏的甘菊干燥花序的得油率为0.75%~2.32%。

【芳香成分】关玲等（1995）用水蒸气蒸馏法提取的北京产野生甘菊新鲜花序挥发油的主要成分为：樟脑（37.13%）、双花酮（16.07%）、龙脑（10.23%）、β-金合欢烯（7.79%）、乙酸龙脑酯（3.67%）、4βH,5α-雅槛蓝烷-11(10),11-二烯-2-酮（3.45%）、樟烯（2.04%）、萜品烯-4-醇（1.20%）、顺式-对蓋烯-2-醇-1（1.08%）、α-乙酸萜品酯（1.08%）等。胡浩斌等（2005）用水蒸气蒸馏法提取的甘肃庆阳产甘菊干燥花序挥发油的主要成分为：松油醇-4(4.52%)、月桂烯(4.51%)、α-蒎烯（4.39%）、月桂酸（4.24%）、4-甲基儿茶酚（3.37%）、糠醛（3.28%）、橙花醛（3.17%）、芳樟醇（2.99%）、β-石竹烯（2.83%）、棕榈酸乙酯（2.83%）、龙脑（2.65%）、γ-松油烯（2.57%）、对-聚伞花素（2.48%）、樟脑（2.25%）、β-侧柏酮（2.24%）、香柠檬烯（2.13%）、山奈酚（2.13%）、反式-β-金合欢烯（1.96%）、二十四烷（1.96%）、马鞭草烯酮（1.74%）、邻苯二甲酸二丁酯（1.71%）、△5-菩烯（1.66%）、α-姜黄烯（1.65%）、反式-罗勒烯（1.63%）、α-松油醇（1.57%）、β-没药烯（1.52%）、硬脂酸（1.52%）、α-蛇麻烯（1.44%）、山葡酸（1.44%）、邻-羟基针枞酚（1.43%）、桃金娘醛（1.41%）、桃金娘烯醇（1.39%）、去氢白菖烯（1.24%）、1,4-桉油精（1.23%）、香豆酸甲酯（1.18%）、二十六烷（1.04%）等。

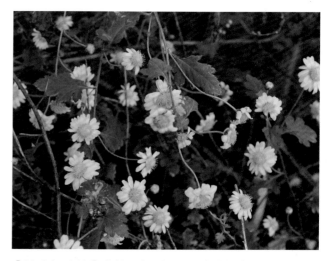

【性味与功效】味苦、辛，性平。清热解毒，疏风平肝。治疗疮，痈疽，丹毒，湿疹，皮炎，风热感冒，咽喉肿痛，高血压病。

紫花野菊 ▼

【基源】菊科菊属植物紫花野菊 *Dendranthema zawadskii* (Herb.) Tzvel. 的花序及叶。叶的芳香成分未见报道。

【形态特征】多年生草本，高 15~50cm。中下部茎叶卵形或几菱形，长 1.5~4cm，宽 1~3.5cm，二回羽状分裂。上部茎叶小，长椭圆形，羽状深裂，或宽线形而不裂。头状花序直径 1.5~4.5cm，通常 2~5 个在茎枝顶端排成疏松伞房花序，极少单生。总苞浅碟状。总苞片 4 层。舌状花白色或紫红色，舌片长 10~20mm，顶端全缘或微凹。瘦果长 1.8mm。花果期 7~9 月。

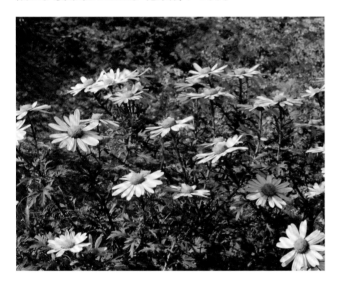

【习性与分布】生于草原及林间草地、林下和溪边，海拔 850~1800m。分布于黑龙江、吉林、辽宁、河北、内蒙古、山西、陕西、甘肃、安徽。

【挥发油含量】水蒸气蒸馏的花序的得油率为 0.42%。

【芳香成分】马荣贵等（1994）用水蒸气蒸馏法提取的河北易县产紫花野菊花序挥发油的主要成分为：反 - 丁香烯（8.99%）、樟脑（5.43%）、1,8- 桉叶油素（4.84%）、β - 蒎烯（4.49%）、龙脑（3.00%）、丁香烯氧化物（2.77%）、α - 反 - 香柠檬烯（2.71%）、顺 - 丁香烯（2.35%）、α - 蒎烯（2.26%）、松油烯 -4- 醇（1.93%）、松油醇（1.59%）、二十三烷（1.53%）、顺 - 乙酸马鞭草酯（1.25%）、乙酸龙脑酯（1.21%）、桃金娘烯醇（1.16%）、蛇麻烯（1.11%）等。

【性味与功效】清热解毒，降血压。治高血压病。

除虫菊 ▼

【基源】菊科菊蒿属植物除虫菊 *Tanacetum cinerariifolium* (Trev.) Sch.Bip. 的头状花序和全草。

【形态特征】多年生草本，高 17~60cm。茎直立。基生叶花期生存，卵形，长 1.5~4cm，宽 1~2cm，二回羽状分裂。中部茎叶渐大，与基生叶同形并等样分裂。向上叶渐小，二回羽状或羽状分裂或不裂。叶两面银灰色。头状花序单生茎顶或茎生 3~10 个头状花序，排成疏松伞房花序。总苞片约 4 层。舌状花白色。瘦果长 2.5~3.5mm。花果期 5~8 月。

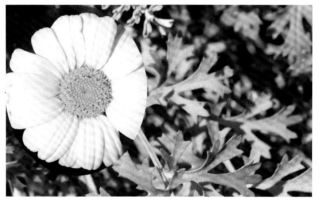

【习性与分布】陕西、山东、黑龙江、吉林、辽宁、江苏、浙江、安徽、江西、湖南、四川、广东、云南有栽培。

【芳香成分】毛静等（2019）用顶空固相微萃取法提取的除虫菊新鲜叶挥发油的主要成分为：乙酸叶醇酯（45.59%）、己烯醇（20.04%）、(E)-β - 法尼烯（15.58%）、红没药烯（3.53%）、α - 法呢烯（3.02%）、大牻牛儿烯 D（1.65%）、β - 甜没药烯（1.54%）、雪松烯（1.40%）、己醛（1.18%）、(E)-β - 罗勒烯（1.05%）、反式龙脑莰醇（1.04%）、1- 己醇（1.02%）等；新鲜花序挥发油的主要成分为：(E)-β - 法尼烯（64.86%）、己烯醇（12.32%）、己醛（4.09%）、大牻牛儿烯 D（3.27%）、乙酸叶醇酯（2.59%）、(E)-β - 罗勒烯（2.37%）、反式龙脑莰醇（1.45%）、(E)-DMNT 4,8- 二甲基壬 -1,3,7- 三烯（1.41%）、1- 己醇（1.35%）、壬醛（1.34%）、反式 - 芳樟醇氧化物（1.06%）、α - 法呢烯（1.02%）等。

【性味与功效】味苦，性凉。杀虫。治疥癣，灭蚊、蝇、蚤、虱、臭虫。

白子菜 ▼

【基源】菊科菊三七属植物白子菜 Gynura divaricata (Linn.) DC. 的全草。

【形态特征】多年生草本，高 30~60cm。叶椭圆形，长 2~15cm，宽 1.5~5cm，边缘具粗齿，有时提琴状裂。上部叶渐小，线形，羽状浅裂。头状花序直径 1.5~2cm，通常 2~5 个在茎或枝端排成疏伞房状圆锥花序；具 1~3 线形苞片。总苞钟状；总苞片 1 层，11~14 个，狭披针形。小花橙黄色；花冠长 11~15mm，顶端红色。瘦果圆柱形，褐色。花果期 8~10 月。

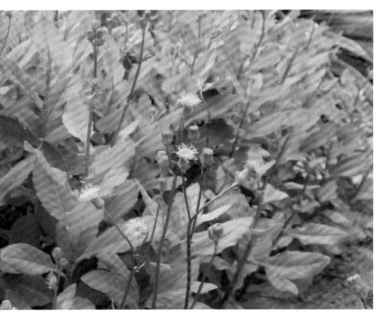

【习性与分布】常生于山坡草地、荒坡和田边潮湿处，海拔 100~1800m。分布于广东、海南、四川、香港、云南。

【芳香成分】秦晓霜等（2006）用水蒸气蒸馏法提取的广东广州产白子菜干燥全草挥发油的主要成分为：荜澄茄醇（19.78%）、斯潘连醇（12.24%）、δ-杜松烯（11.79%）、柏木烯（6.38%）、β-石竹烯（5.77%）、γ-榄香烯（4.93%）、植醇（4.88%）、α-石竹烯（4.77%）、紫苏醛（3.65%）、β-合欢烯（1.97%）、喇叭茶醇（1.78%）、棕榈酸（1.47%）、珈玛烯（1.22%）等。

【性味与功效】味甘、淡，性寒，有小毒。清热解毒，舒筋接骨，凉血止血。治支气管肺炎，小儿高热，百日咳，目赤肿痛，风湿关节痛，崩漏；外用治跌打损伤，骨折，外伤出血，乳腺炎，疮疡疔肿，烧、烫伤。

紫背菜 ▼

【基源】菊科菊三七属植物紫背菜（红凤菜）Gynura bicolor (Willd.) DC. 的全草或茎叶。

【形态特征】多年生草本，高 50~100cm。叶片倒卵形，长 5~10cm，宽 2.5~4cm。边缘有不规则的波状齿或小尖齿；上部和分枝上的叶小，披针形。头状花序多数，在茎、枝端排列成疏伞房状；有 1~3 丝状苞片。总苞狭钟状，基部有 7~9 个线形小苞片；总苞片 1 层，约 13 个，线状披针形。小花橙黄色至红色。瘦果圆柱形，淡褐色；冠毛白色，绢毛状。花果期 5~10 月。

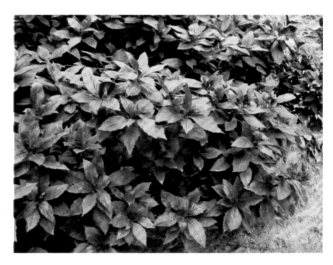

【习性与分布】生于山坡林下、岩石上或河边湿处，海拔 600~1500m。喜温，耐热，耐寒，喜湿，耐旱，喜强光照。分布于云南、贵州、广西、广东、海南、福建、台湾、四川。

【挥发油含量】水蒸气蒸馏的新鲜茎叶的得油率为 0.30%。

【芳香成分】吕晴等（2004）用同时蒸馏萃取法提取的贵州贵阳产红凤菜新鲜茎叶挥发油的主要成分为：α-蒎烯（38.00%）、反-石竹烯（11.03%）、α-石竹烯（8.13%）、β-蒎烯（6.84%）、α-胡椒烯（3.96%）、2-β-蒎烯（3.54%）、环己醇（3.37%）、1-β-蒎烯（3.30%）、δ-杜松烯（2.18%）、双环吉玛烯（2.11%）、反式-2-己烯醛（2.08%）、桧烯（1.91%）、月桂烯（1.90%）、顺式-3-己烯醇（1.82%）、芳樟醇（1.66%）、γ-依兰油烯（1.65%）、顺-石竹烯（1.52%）、γ-

榄香烯（1.32%）等。任锦等（2014）用顶空固相微萃取法提取的红凤菜冷冻干燥叶挥发油的主要成分为：2-己烯醛（34.65%）、己醛（14.76%）、β-石竹烯（9.68%）、α-石竹烯（6.64%）、(E,E)-2,4-己二烯醛（6.01%）、香橙烯（2.94%）、丁羟甲苯（2.84%）、(E,E)-2,4-庚二烯醛（2.58%）、双环吉玛烯（2.57%）、珀珥烯（2.53%）、δ-杜松烯（1.86%）、喇叭茶烯（1.62%）、邻苯二甲酸二甲酯（1.24%）、β-榄香烯（1.11%）、γ-焦烯（1.00%）等。

【性味与功效】味甘、辛，性凉。凉血止血，清热消肿。治咳血，血崩，痛经，血气痛，支气管炎，盆腔炎，中暑，阿米巴痢疾；外用治创伤出血，溃疡久不收口，疗疮痈肿，甲沟炎。

土三七 ▼

【基源】菊科菊三七属植物菊叶三七 *Gynura japonica* (Thunb.) Juel. 的根或全草。根的芳香成分未见报道。

【形态特征】高大多年生草本，高60~150cm。基部和下部叶较小，椭圆形，不分裂至大头羽状；中部叶大，叶片椭圆形，长10~30cm，宽8~15cm，羽状深裂。上部叶较小，羽状分裂，渐变成苞叶。头状花序多数；有1~3线形的苞片；总苞钟状，有9~11线形小苞片；总苞片1层，13个，线状披针形。小花50~100个，花冠黄色。瘦果圆柱形，棕褐色。花果期8~10月。

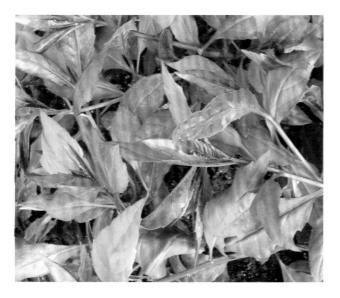

【习性与分布】常生于山谷、山坡草地、林下或林缘，海拔1200~3000m。喜阴，喜冬暖夏凉的环境，畏严寒酷热。分布于四川、云南、贵州、湖北、湖南、陕西、安徽、浙江、江西、福建、台湾、广西。

【芳香成分】梁利香等（2015）用水蒸气蒸馏法提取的湖北小林产菊三七干燥茎叶挥发油的主要成分为：石竹烯氧化物（64.45%）、匙叶桉油烯醇（7.14%）、石竹烯（6.28%）、2,6-二甲基-6-(4-甲基-3-戊基)-双环[3.1.1]-2-庚烯（4.46%）、(1R,3E,7E,11R)-1,5,5,8-四甲基-12-氧杂双环[9.1.0]十二烷-3,7-二烯（2.83%）、α-金合欢烯（2.80%）等。

【性味与功效】味甘、微苦，性温。止血，散瘀，消肿止痛，清热解毒。治吐血，衄血，咯血，便血，崩漏，外伤出血，痛经，产后瘀滞腹痛，跌打损伤，风湿痛，疮痈疽疔，虫蛇咬伤。

箐跌打 ▼

【基源】菊科菊三七属植物木耳菜（石头菜）*Gynura cusimbua* (D. Don) S. Moore 的全草。

【形态特征】多年生高大草本，高1.5~2m。茎肉质。叶倒卵形，长5~30cm，宽4~11cm，边缘有锐锯齿；上部叶渐小，披针形。头状花序直径10~12mm，枝端排成伞房状圆锥花序；具2~3个丝状线形的苞片。总苞片狭钟状或圆柱状，有7~9个线状丝形的小苞片；总苞1层，13~15个。小花约50个，橙黄色，花冠长11~13mm，管部细。瘦果圆柱形，褐色。花果期9~10月。

【习性与分布】生于林下、山坡或路边草丛中，海拔1350~3400m。耐高温、耐干旱、耐潮湿，喜湿润。分布于四川、云南、西藏。

【芳香成分】周杨晶等（2014）用水蒸气蒸馏法提取的四川理县产木耳菜干燥全草挥发油的主要成分为：依兰烯（7.30%）、δ-杜松烯（6.85%）、氧化石竹烯（5.90%）、1,5,9-三甲基-12-(1-甲基乙基)-4,8,13-环戊二烯并环辛四烯-1,3-二醇（5.83%）、正十六烷酸（4.90%）、愈创醇（4.82%）、(1α,4aβ,8aα)-7-甲基-4-亚甲基-1-(1-甲基乙基)-1,2,3,4,4a,5,6,8a-

八氢化萘（4.48%）、喇叭醇（3.77%）、叶绿醇（3.03%）、1,1,6-三甲基-1,2-二氢化萘（3.00%）、罗汉柏烯（2.95%）、4-(2,6,6-三甲基-1-环己烯-1-基)-3-丁烯-2-醇（2.92%）、十六烷（2.30%）、胡萝卜醇（2.23%）、十六醛（2.16%）、橙花叔醇（1.99%）、4-雪松烯环氧化物（1.87%）、[1R-(1α,4β,4aβ,8aβ)]-1,6-二甲基-4-(1-甲基乙基)-1,2,3,4,4a,7,8,8a-八氢萘烯-1-醇（1.85%）、α-荜澄茄烯（1.74%）、桉油精（1.70%）、6,10,14-三甲基-2-十五烷酮（1.68%）、[1aR-(1aα,7α,7aβ,7bα)]-1a,2,3,5,6,7,7a,7b-八氢-1,1,4,7-四甲基-1H-环丙蒽（1.64%）、二十三烷（1.54%）、匙叶桉油烯醇（1.46%）、α-依兰油烯（1.41%）、二十烷（1.37%）、珀珇烯（1.02%）等。

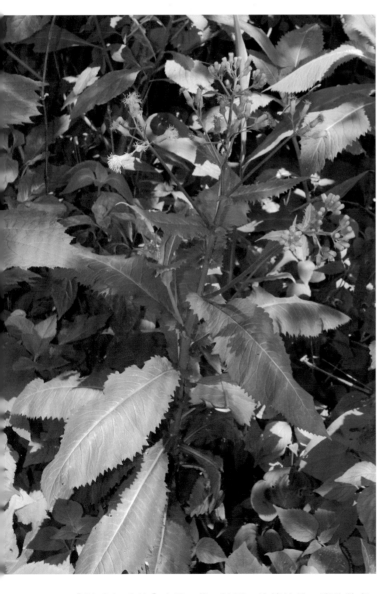

【性味与功效】味甘、苦，性平。接筋续骨，消肿散瘀。治骨折，跌打扭伤，风湿性关节炎。

山道年蒿 ▼

【基源】菊科绢蒿属植物蛔蒿 *Seriphidium cinum* (Berg. ex Poljak.) Poljak. 的花蕾。

【形态特征】多年生草本。高20~70cm。茎下部叶与营养枝叶卵形，长3~6cm，宽1.5~4.5cm，2~3回羽状全裂。中部叶卵形，1~2回羽状全裂；上部叶与苞片叶狭线形。头状花序椭圆状卵形，直径2mm；总苞片4~5层，外层总苞片小，卵形，中、内层总苞片椭圆形，边宽膜质或近半膜质；两性花3~5朵，花冠管状，黄色，檐部红色。瘦果卵形。花果期8~10月。

【习性与分布】适于在上层深厚、土壤肥沃、透水良好的沙质土或沙质灰壤土上生长。新疆、西北、华北、东北有栽培。

【挥发油含量】水蒸气蒸馏的未开放花的得油率为1.10%。

【芳香成分】刘国声等（1985）用水蒸气蒸馏法提取的新疆产蛔蒿花蕾挥发油的主要成分为：1,8-桉叶油素（56.89%）、L-樟脑（26.49%）、β-蒎烯（3.46%）、α-蒎烯（2.99）等。

【性味与功效】味苦、辛，性平，有毒。驱虫。治蛔虫病，蛲虫病。

苣荬菜 ▼

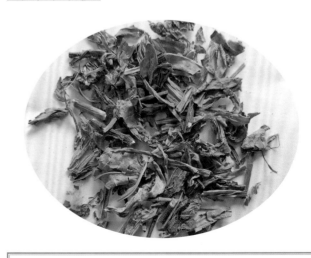

【基源】菊科苦苣菜属植物匍茎苦菜（长裂苦苣菜）*Sonchus brachyotus* DC.、苣荬菜 *Sonchus arvensis* Linn. 的全草。

【形态特征】长裂苦苣菜：一年生草本，高 50~100cm。基生叶与下部茎叶全形卵形，长 6~19cm，宽 1.5~11cm，羽状深裂、半裂或浅裂；中上部茎叶与基生叶和下部茎叶同形并等样分裂，但较小；最上部茎叶宽线形，接花序下部的叶常钻形。头状花序少数在茎枝顶端排成伞房状花序。总苞钟状；总苞片 4~5 层。舌状小花多数，黄色。瘦果长椭圆状，褐色。花果期 6~9 月。

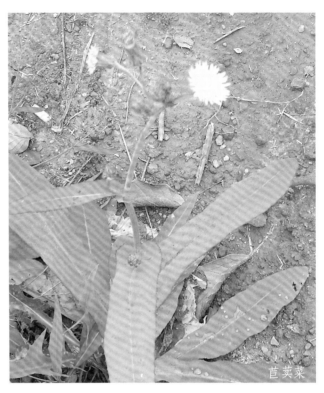

苣荬菜

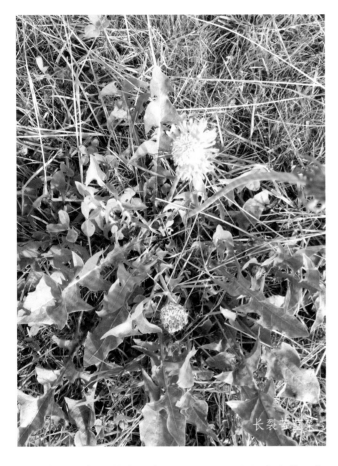

长裂苦苣菜

苣荬菜：多年生草本。高 30~150cm。基生叶多数，与中下部茎叶长椭圆形，羽状或倒向羽状深裂、半裂或浅裂，长 6~24cm，宽 1.5~6cm；上部茎叶及花序分枝下部的叶披针形或线钻形。头状花序在茎枝顶端排成伞房状花序。总苞钟状。总苞片 3 层，披针形。舌状小花多数，黄色。瘦果稍压扁，长椭圆形，长 3.7~4mm，宽 0.8~1mm。冠毛白色。花果期 1~9 月。

【习性与分布】长裂苦苣菜：生于山地草坡、河边或碱地，海拔 350~2260m，喜生于土壤湿润的路旁、沟边、山麓灌丛、林缘的森林草甸和草甸群落中。分布于黑龙江、吉林、内蒙古、河北、山西、陕西、山东。苣荬菜：生于山坡草地、林间草地、潮湿地或近水旁、村边或河边砾石滩，海拔 300~2300m。分布于陕西、宁夏、新疆、福建、湖南、湖北、广西、四川、云南、贵州、西藏。

【挥发油含量】水蒸气蒸馏的长裂苦苣菜全草的得油率为 0.01%~0.03%，苣荬菜干燥全草的得油率为 0.05%~3.74%。

【芳香成分】长裂苦苣菜：徐朋等（2010）用水蒸气蒸馏法提取的山西广灵产长裂苦苣菜全草挥发油的主要成分为：6,10,14-三甲基-十五烷-2-酮（35.84%）、十六烷酸（35.34%）、十六酸甲酯（1.98%）、δ-榄香烯（1.27%）、二十五烷（1.14%）等。朱晨曦等（2018）用水蒸气蒸馏法提取的甘肃徽县产长裂苦苣菜干燥全草挥发油的主要成分为：正十六烷酸（8.01%）、4-(2,6,6-三甲基-1-环己烯-1-基)-3-丁烯-2-酮（7.09%）、(1R,2R,4S,6S,7S,8S)-8-异丙基-1-甲基-3-亚甲基三环 [4.4.0.0^{2,7}] 癸-4-醇（5.51%）、6,10,14-三甲基-十五烷-2-酮（5.16%）、1,1,5-三甲基-1,2-二氢萘（4.12%）、(E)-1-(2,6,6-三甲基-1,3-环己二烯-1-基)-2-丁烯-1-酮（3.56%）、三十七醇（3.13%）、4-(2,4,4-三甲基环己-1,5-二烯基)-丁-3-烯-2-酮（2.93%）、十四烷酸（2.18%）、10 1,2,3,4-四氢-1,5,7-三甲基-萘（1.79%）、E,E,Z-1,3,12-十九碳三烯-5,14-二醇（1.74%）、(Z,Z,Z)-9,12,15-十八碳三烯酸（1.69%）、5-戊基-1,3-苯二酚（1.60%）、紫堇酮（1.41%）、

2,3,5,5,8,8-六甲基-环辛基-1,3,6-三烯（1.02%）等。

苣荬菜：乔春燕等（2008）用水蒸气蒸馏法提取的苣荬菜干燥全草挥发油的主要成分为：十六烷酸（34.21%）、3,7,11,15-四甲基-2-十六碳烯-1-醇（14.06%）、棕榈酸甲酯（10.91%）、7-十八碳酸甲酯（9.12%）、亚油酸甲酯（5.09%）、亚油酸（4.58%）、十八碳酸甲酯（3.28%）、十四碳酸甲酯（3.00%）、双环[5,3,0]十烯烷（2.29%）、植醇（1.36%）等。朱晨曦等（2018）用水蒸气蒸馏法提取的山东滨州产苣荬菜干燥全草挥发油的主要成分为：6,10,14-三甲基-十五烷-2-酮（26.46%）、植醇（9.67%）、柏木脑（5.20%）、3,6-二甲基-2,3,3a,4,5,7a-六氢苯并呋喃（4.78%）、1-二十六烷醇（2.91%）、二十九烷（2.49%）、三十一烷（2.18%）、(E)-1-(2,6,6-三甲基-1,3-环己二烯-1-基)-2-丁烯-1-酮（1.94%）、反式-β-紫罗兰酮（1.60%）、2,6,10-三甲基十三烷（1.55%）、4-(2,4,4-三甲基环己-1,5-二烯基)-丁-3-烯-2-酮（1.49%）、1,1,5-三甲基-1,2-二氢萘（1.47%）、4-(2,6,6-三甲基-1,3-环己二烯-1-基)-2-丁酮（1.34%）、二十五烷（1.22%）、异植物醇（1.12%）等。

【性味与功效】味苦，性寒。清热解毒，利湿排脓，凉血止血。治咽喉肿痛，疮疖肿毒，痔疮，急性菌痢，肠炎，肺脓疡，急性阑尾炎，吐血，衄血，咯血，尿血，便血，崩漏。

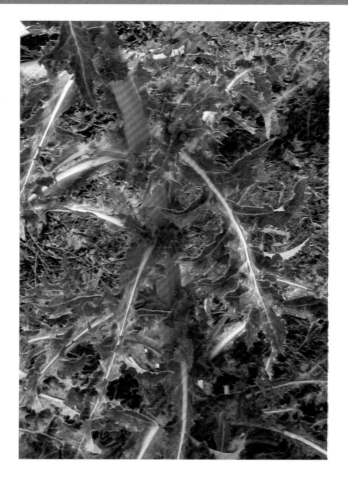

花叶滇苦菜 ▼

【基源】菊科苦苣菜属植物花叶滇苦菜 *Sonchus asper* (Linn.) Hill. 的全草。

【形态特征】一年生草本。茎直立，高20~50cm。基生叶与茎生叶同型，但较小；中下部茎叶长椭圆形，包括渐狭的翼柄长7~13cm，宽2~5cm；上部茎叶披针形，不裂，圆耳状抱茎。或下部叶或全部茎叶羽状浅裂、半裂或深裂。头状花序在茎枝顶端排成伞房花序。总苞宽钟状；总苞片3~4层，覆瓦状排列。舌状小花黄色。瘦果倒披针状，褐色。花果期5~10月。

【习性与分布】生于山坡、林缘及水边，海拔1550-3650m。分布于新疆、山东、江苏、安徽、浙江、江西、湖北、四川、云南、西藏。

【挥发油含量】水蒸气蒸馏的干燥全草的得油率为0.08%。

【芳香成分】朱晨曦等（2018）用水蒸气蒸馏法提取的安徽亳州产花叶滇苦菜干燥全草挥发油的主要成分为：正十六烷酸（12.87%）、6,10,14-三甲基-十五烷-2-酮（12.00%）、十四烷酸（6.22%）、植醇（4.84%）、(Z,Z)-9,12-十八碳二烯酸（3.31%）、反式-β-紫罗兰酮（2.91%）、9,12,15-十八碳三烯酸丁酯（2.86%）、(Z)-9-十八碳烯-1-醇（2.25%）、三十一烷（2.24%）、E,E,Z-1,3,12-十九碳三烯-5,14-二醇（2.09%）、二十五烷（2.01%）、十二酸（1.63%）、1,1,5-三甲基-1,2-二氢萘（1.49%）、二十三烷（1.43%）、二十九烷（1.38%）、二十六烷（1.33%）、三十七醇（1.32%）、(E)-1-(2,6,6-三甲基-1,3-环己二烯-1-基)-2-丁烯-1-酮（1.23%）、二十八烷（1.12%）、4-(2,4,4-三甲基环己-1,5-二烯基)-丁-3-烯-2-酮（1.01%）等。

【性味与功效】味苦，性寒。清热解毒，止血。治疮痈肿毒，小儿咳嗽，肺痨咯血。

苦菜 ▼

【基源】菊科苦苣菜属植物苦苣菜 *Sonchus oleraceus* Linn. 的全草。

【形态特征】一年生或二年生草本。高 40~150cm。基生叶长椭圆形，羽状深裂，或不裂；中下部茎叶羽状深裂或大头状羽状深裂，全形椭圆形，长 3~12cm，宽 2~7cm；上部茎叶与中下部茎叶同型。总苞宽钟状；总苞片 3~4 层，覆瓦状排列。舌状小花多数，黄色。瘦果褐色，长椭圆形，压扁，冠毛白色。花果期 5~12 月。

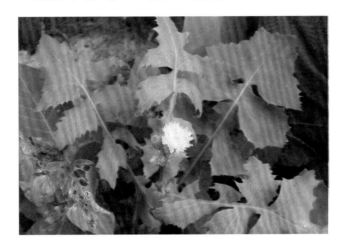

【习性与分布】生于山坡或山谷林缘、林下或平地田间、空旷处或近水处，海拔 170~3200m。耐旱、耐瘠、耐热。分布于辽宁、河北、山西、陕西、甘肃、青海、新疆、山东、江苏、安徽、浙江、江西、福建、台湾、河南、湖南、湖北、广西、四川、云南、贵州、西藏。

【挥发油含量】水蒸气蒸馏的干燥叶的得油率为 0.06%。

【芳香成分】周向军等（2009）用水蒸气蒸馏法提取的甘肃天水产苦苣菜干燥叶挥发油的主要成分为：植醇 (12.10%)、十六酸甲酯 (12.07%)、癸烷 (8.90%)、二十五烷 (5.70%)、二十七烷（5.57%）、6,10,14-三甲基-2-十五烷酮 (3.49%)、壬醛 (3.22%)、癸醛 (2.51%)、反式-2-十一烯-1-醇（2.25%）、(Z,Z,Z)-9,12,15-十八烷三烯酸乙酯（2.24%）、十四烷醛（1.82%）、己酸己酯 (1.48%)、二十烷 (1.45%)、十四烷醛 (1.33%)、十三烷酸乙酯（1.17%）、十四烷（1.14%）等。

【性味与功效】味苦，性寒。清热解毒，凉血止血。治肠炎，痢疾，黄疸，淋证，咽喉肿痛，痈疮肿毒，乳腺炎，痔瘘，吐血，衄血，咯血，尿血，便血，崩漏。

鹿耳翎 ▼

【基源】菊科六棱菊属植物六棱菊 *Laggera alata* (D. Don) Sch.-Biq. ex Oliv. 的全草。

【形态特征】多年生草本，高约 1m。叶长圆形，长 8~1.8cm，宽 2~7.5cm；上部或枝生叶狭长圆形，长 16~35mm，宽 3~7mm。头状花序多数，径约 1cm，在茎枝顶端排成大型总状圆锥花序；总苞近钟形，总苞片约 6 层；雌花多数，花冠丝状。两性花多数，花冠管状；花冠淡紫色。瘦果圆柱形，长约 1mm，被疏白色柔毛。冠毛白色。花期 10 月至翌年 2 月。

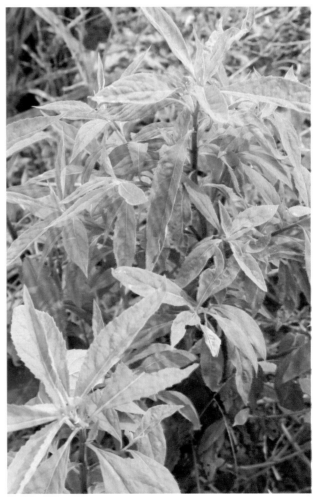

【习性与分布】生于旷野、路旁以及山坡阳处地。分布于东部、东南部至西南部，北至安徽、湖南。

【挥发油含量】水蒸气蒸馏的新鲜全草的得油率为 0.46%~0.51%。

【芳香成分】田辉等（2011）用水蒸气蒸馏法提取的

广西上思产六棱菊新鲜全草挥发油的主要成分为：2,4-二羟基-3-烯丙基-5-乙酰基苯乙酮（41.49%）、4-甲基-5-硝基-7-叔丁基苯并噁唑（30.79%）、β-紫罗兰酮（12.75%）、棕榈酸（1.62%）、β-芹子烯（1.34%）、氧化石竹烯（1.02%）等；广西南宁产六棱菊新鲜全草挥发油的主要成分为：4-乙酰基-5-羟基-2-苯并呋喃乙酸（59.04%）、α-石竹烯（4.50%）、γ-古云烯（3.98%）、佛术烯（2.96%）、5β-10,10-二甲基-2,6-二亚甲基双环[7.2.0]-5-十一醇（2.89%）、乙酸香叶酯（2.19%）、氧化石竹烯（2.06%）、β-石竹烯（1.80%）、香树烯（1.40%）等。辛小燕等（1999）用同时蒸馏萃取法提取的云南昆明产六棱菊新鲜叶挥发油的主要成分为：1,4-二甲氧基-2,3,5,6-甲基苯（48.21%）、4-亚甲基-双环[3,1,0]己烷（6.95%）、α-石竹烯（4.89%）、3-甲基-2-丁醇（4.70%）、石竹烯（3.98%）、3-己烯-1-醇（2.81%）、β-桉叶油醇（1.69%）、大根香叶烯A（1.45%）、1H-环戊二烯[1,3]并环丙[1,2]苊（1.37%）、1H-环丙醛萘（1.26%）、石竹烯氧化物（1.04%）等。

【性味与功效】味苦、辛，性微温。祛风除湿，散瘀，解毒。治感冒发热，肺热咳嗽，风湿关节炎，腹泻，肾炎水肿，经闭，跌打损伤，疔疮痈肿，瘰疬，毒蛇咬伤，湿疹瘙痒。

马兰 ▼

【基源】菊科马兰属植物马兰 *Kalimeris indica* (Linn.) Sch.-Bip. 的全草或根。

【形态特征】茎高30-70cm。茎部叶倒披针形，长3-10cm，宽0.8-5cm，上部叶小，全缘。头状花序单生于枝端排列成疏伞房状。总苞半球形；总苞片2-3层，覆瓦状排列。花托圆锥形。舌状花1层，15-20个；舌片浅紫色；管状花长3.5mm，被短密毛。瘦果倒卵状矩圆形，极扁，长1.5-2mm，宽1mm，褐色，上部被腺及短柔毛。花期5-9月，果期8-10月。

【习性与分布】生于林缘、草丛、溪岸、路旁，极常见。喜冷凉湿润的气候，耐热、耐瘠、耐寒性极强。分布于江苏、浙江、江西、福建、湖北、湖南、广东、海南、广西、四川、云南、贵州、陕西、河南、台湾、安徽、山东、辽宁等省区。

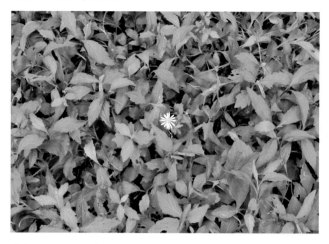

【挥发油含量】水蒸气蒸馏的阴干带根全草的得油率为0.39%，干燥全草的得油率为0.34%；乙醚索氏提取的干燥全草的得油率为0.23%；亚临界萃取的干燥全草的得油率为0.50%。

【芳香成分】全草：康文艺等（2003）用水蒸气蒸馏法提取的贵州贵阳产马兰阴干带根全草挥发油的主要成分为：n-十六碳酸（13.60%）、石竹烯氧化物（4.26%）、葎草烯环氧化物（4.00%）、乙酸冰片酯（3.04%）、亚油酸（2.90%）、α-葎草烯（2.19%）、乙酸法呢酯（1.84%）、9,12,15-十八碳三烯酸（1.81%）、γ-荜澄茄油烯（1.68%）、斯巴醇（1.32%）、乙酸薰衣草酯（1.23%）、对甲氧基-β-环丙基苯乙烯（1.18%）、T-紫穗槐醇（1.05%）、β-石竹烯（1.02%）等。马英姿等（2002）用水蒸气蒸馏法提取的湖南长沙产马兰风干全草挥发油的主要成分为：3,7-二甲基-1,3,7-辛三烯（27.12%）、γ-榄香烯（17.45%）、(1S)-2-亚甲基-6,6-二甲基双环[3.1.1]庚烷（15.62%）、1-(1,4-二甲基-3-环己烯-1-基)乙酮（5.93%）、石竹烯（4.04%）、乙酸异酯冰片（3.37%）、[1S-(1α,2β,4β)]-1-甲基-1-乙烯基-2,4-二(1-甲基乙基)环己烷（2.88%）、(-)-反式-乙酸松香芹酯（2.71%）、1,2,3,4,4a,7-六氢-1,6-二甲基-4-(1-甲基乙基)萘（1.88%）、2-亚甲基-7,7-二甲基双环[2.2.1]庚烷（1.15%）等。

根：龚小见等（2010）用水蒸气蒸馏法提取的贵州龙里产马兰根挥发油的主要成分为：对-甲氧基-β-环丙基苯乙烯(18.70%)、β-蒎烯(12.34%)、2-(1-E-丙烯基)-3-甲氧苯基-2-甲基丁酸酯(9.96%)、间-甲氧基-β-环丙基苯乙烯(8.34%)、2-(1-E-丙烯基)-4-

甲氧苯基 2- 甲基丁酸酯 (7.84%)、β - 水芹烯（3.87%）、(-)- 乙酸龙脑酯（3.38%）、4- 丙烯基 -2,6- 二甲氧苯基戊酸酯（3.06%）、(Z)-9- 十八碳烯醛（2.49%）、δ -3- 蒈烯（2.39%）、大根香叶烯 B（2.35%）、反 - β - 罗勒烯（2.34%）、α - 蒎烯（1.93%）、β - 月桂烯（1.88%）、4- 丙烯基 -2,6- 二甲氧苯基 2- 甲基丁酸酯（1.64%）、樟脑萜（1.11%）等。

【性味与功效】味辛，性凉。凉血止血，清热利湿，解毒消肿。治吐血，衄血，血痢，崩漏，创伤出血，黄疸，水肿，淋浊，感冒，咳嗽，咽痛喉痹，痔疮，痈肿，丹毒，小儿疳积。

广东升麻 ▼

【基源】菊科麻花头属植物华麻花头 *Serratula chinensis* S. Moore 的根。

【形态特征】多年生草本，高 60~120cm。中部茎叶椭圆形或长椭圆形，长 9.3~13cm，宽 3.5~7cm，上部叶小，与中部茎叶同形。全部叶边缘有锯齿。头状花序少数，单生茎枝顶端。总苞碗状，直径约 3cm。总苞片 6~7 层，染紫红色。小花两性，花冠紫红色，长 3cm。瘦果长椭圆形，深褐色，长 7mm，宽 2mm。冠毛褐色，多层。花果期 7~10 月。

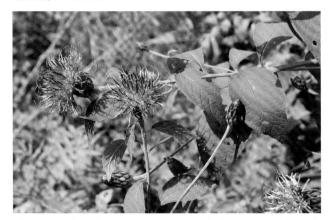

【习性与分布】生于山坡草地或林缘、林下、灌丛中或丛缘等，海拔 350~1150m。分布于广东、广西、福建等省地区。

【挥发油含量】水蒸气蒸馏的干燥根的得油率为 0.07%。

【芳香成分】华麻花头根挥发油的主成分多为 α - 檀香萜（13.81%~19.47%），也有主成分不同的报告。李

毅然等（2012）用水蒸气蒸馏法提取的广东产华麻花头干燥根挥发油的主要成分为：α - 檀香萜（13.81%）、顺 -9,12,15- 十八碳三烯 -1- 醇（12.56%）、亚油酸（12.16%）、棕榈酸（11.04%）、(+)- γ - 古芸烯（10.91%）、丙基柏木醚（3.81%）、肉豆蔻醚（1.63%）、新二氢香芹醇（1.15%）等。叶华等（2006）用水蒸气蒸馏法提取的福建产华麻花头干燥根挥发油的主要成分为：4(14),11- 桉叶二烯（21.12%）、顺，顺，顺 -9,12,15- 十八碳三烯 -1- 醇（20.12%）、β - 榄香烯（8.18%）、3- 甲基 -5-(2,6,6- 三甲基 -1- 环己烯基)-2- 戊烯酸（5.10%）、α,α,4 α - 三甲基 -8- 亚甲基 - 十氢 -2- 萘 - 甲 醇（4.07%）、(-)- 斯 巴 醇（4.07%）、顺，顺 -9,12- 十 八 碳 二 烯 -1- 醇（3.34%）、2,6,6- 三甲基环己 -1- 烯基甲酰磺酰苯（2.54%）、9- 氧杂二环 [6.1.0] 壬烷（2.50%）、5- 异丙烯基 -2- 甲基 -7- 氧杂二环 [4.1.0]-2- 庚醇（2.43%）、顺 -9,17- 十八碳二烯醛（2.03%）、E,E-12- 甲基 -1,5,9,11- 十三烷四烯（2.01%）、6- 对甲苯基 -2- 甲基 -2- 庚烯醇（1.83%）、2- 甲基 -3- 亚甲基 -2-(4- 甲基 -3- 戊烯基)- 二环 [2.2.1] 庚烷（1.53%）、氧化香橙烯（1.49%）、2- 十五炔 -1- 醇（1.36%）、十七烷（1.20%）、Z- α - 反 - 香柠檬油（1.12%）、顺 - 檀香醇（1.01%）、顺，顺，顺 -1,4,6,9- 十九烷四烯（1.01%）等。

【性味与功效】味辛、苦，性微寒。散风透疹，清热解毒，升阳举陷。治风热头痛，麻疹透发不畅，斑疹，肺热咳喘，咽喉肿痛，胃火牙痛，久泻脱肛，子宫脱垂。

母菊 ▼

【基源】菊科母菊属植物西洋甘菊（母菊）的 *Matricaria chamomilla* Linn.（*Matricaria recutita* Linn.）的花或全草。

【形态特征】一年生草本，全株无毛。茎高 30~40cm。下部叶矩圆形或倒披针形，长 3~4cm，宽 1.5~2cm，二回羽状全裂。上部叶卵形或长卵形。头状花序异型，直径 1~1.5cm，在茎枝顶端排成伞房状；总苞片 2 层，苍绿色；花托长圆锥状。舌状花 1 列，舌片白色；管

状花多数,花冠黄色。瘦果小,淡绿褐色。花果期5~7月。

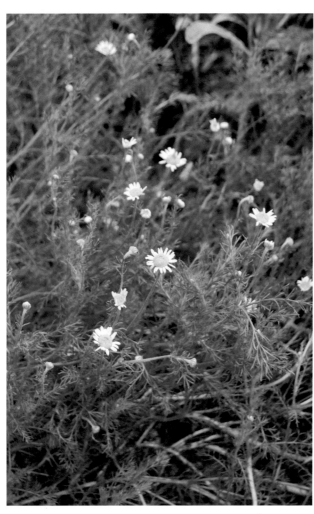

【习性与分布】 生于河谷旷野、田边,海拔2000m。耐寒,喜光。新疆、北京、上海有栽培。

【挥发油含量】水蒸气蒸馏的阴干全草的得油率为0.46%~0.67%,新鲜花的得油率为0.25%,干燥花的得油率为0.09%~1.15%。

【芳香成分】全草:赵一帆等(2018)用顶空固相微萃取法提取的新疆塔城产母菊干燥全草挥发油的主要成分为:2(10)-蒎烯-3-酮(10.95%)、3-甲基-2-丁烯酸-十五烷基酯(10.39%)、2-羟基-2-甲基-丁-3-烯基-2-甲基-2(Z)-丁酸酯(7.92%)、[1S-(1α,3α,5α)]-(-)-反式-松香芹醇(7.59%)、2-甲基环丙烷羧酸酯(6.36%)、1-甲基环丙烷-1-甲酸乙酯(6.00%)、环丁羧酸环丁酯(3.55%)、2-甲基丁基异丁酸酯(2.63%)、3-甲基-2-丁烯酸,3-甲基丁-2-烯基酯(2.10%)、棕榈酸甲酯(2.08%)、桃金娘烯醛(2.06%)、甲基丙烯酸四氢糠基酯(1.78%)、α-蒎烯(1.61%)、2-甲基丁酸-2-甲基丁酯(1.54%)、

2-甲基丁酸-2-二甲基丙酯(1.52%)、4-(2-羟基-2,6,6-三甲基环己基)-3-丁烯-2-酮(1.33%)、亚油酸甲酯(1.20%)、癸酸甲酯(1.19%)、环丙羧酸-4-甲代戊基酯(1.17%)、异丁酸异丁酯(1.15%)、环丙羧酸,3-甲基丁基酯(1.06%)等。

花:赵一帆等(2018)用顶空固相微萃取法提取的新疆塔城产母菊干燥花挥发油的主要成分为:[1S-(1α,3α,5α)]-(-)-反式-松香芹醇(13.90%)、2-羟基-2-甲基-丁-3-烯基-2-甲基-2(Z)-丁烯酸酯(13.42%)、2(10)-蒎烯-3-酮(13.03%)、3-甲基-2-丁烯酸-十五烷基酯(9.80%)、甲基丙烯酸四氢糠基酯(6.40%)、1-甲基环丙烷-1-甲酸乙酯(4.49%)、四氢糠醇乙酸酯(3.48%)、桃金娘烯醛(3.36%)、环丁羧酸环丁酯(3.35%)、癸酸甲酯(3.24%)、3-甲基-2-丁烯酸,3-甲基丁-2-烯基酯(2.72%)、2-甲基环丙烷羧酸酯(1.94%)、6,6-二甲基二环[3.1.1]庚-2-烯-2-甲醇(1.56%)、环丙羧酸-4-甲代戊基酯(1.45%)、4-甲基-5-癸醇(1.39%)、龙脑烯醛(1.06%)等。李斌等(2011)用水蒸气蒸馏法提取的甘肃永登产母菊花挥发油的主要成分为:α-没药酮氧化物B(17.00%)、反式-β-金合欢烯(16.87%)、母菊薁(15.63%)、α-没药醇(11.11%)、α-没药酮氧化物A(9.52%)、双环大根香叶烯(7.09%)、大根香叶烯-D(6.87%)、顺式-烯-炔-双环醚(4.83%)、α-金合欢烯(1.44%)、顺式-β-罗勒烯(1.37%)、蒿酮(1.00%)等。张运晖等(2010)用水蒸气蒸馏法提取的上海产母菊干燥花挥发油的主要成分为:氧化红没药醇(49.88%)、α-氧化红没药醇(30.07%)、金合欢烯(2.54%)、α-杜松醇(2.30%)、母菊薁(1.94%)、β-榄香烯(1.34%)等。雷伏贵等(2015)用水蒸气蒸馏法提取的福建沙县产母菊阴干花挥发油的主要成分为:红没药醇(21.70%)、红没药醇氧化物B(19.16%)、母菊薁(17.67%)、红没药醇氧化物A(17.39%)、(己-2,4-二炔-1-叉)-1,6-二氧螺[4.4]壬-3-烯(12.77%)、顺式-澳白檀醇(3.12%)、β-金合欢烯(3.05%)、斯巴醇(1.24%)、γ-榄香烯(1.05%)等。

【性味与功效】味辛、微苦,性凉。清热解毒,止咳平喘,祛风湿。治感冒发热,咽喉肿痛,肺热咳喘,势痹肿痛,疮肿。

泥胡菜 ▼

【基源】 菊科泥胡菜属植物泥胡菜 *Hemistepta lyrata* (Bunge) Bunge 的全草或根。根的芳香成分未见报道。

【形态特征】一年生草本，高 30~100cm。基生叶长椭圆形或倒披针形；中下部茎叶与基生叶同形，长 4~15cm 或更长，宽 1.5~5cm 或更宽，全部叶大头羽状深裂或几全裂。总苞半球形，直径 1.5~3cm。总苞片多层，覆瓦状排列，中外层苞片有鸡冠状突起的紫红色附片。小花紫色或红色，花冠长 1.4cm。瘦果小，楔形，深褐色。冠毛异型，白色。花果期 3~8 月。

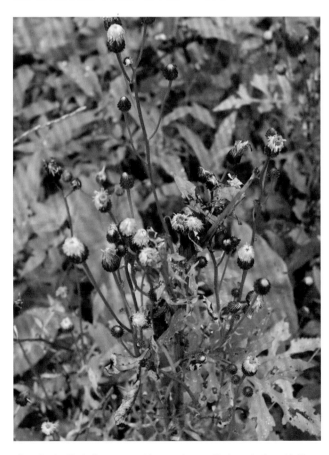

【习性与分布】生于山坡、山谷、平原、丘陵，林缘、林下、草地、荒地、田间、河边、路旁等处，海拔 50~3280m。耐寒和耐旱能力强。喜湿、耐微碱。分布于除新疆、西藏外，全国各地。

【挥发油含量】水蒸气蒸馏的全草的得油率为 0.02%。

【芳香成分】林珊等（2010）用水蒸气蒸馏法提取的福建永春产泥胡菜干燥地上部分挥发油的主要成分为：十六酸（25.30%）、(Z,Z)-9,12- 十八碳二烯酸（5.83%）、(Z)6,(Z)9- 十五碳二烯 -1- 醇（5.17%）、丁香烯氧化物（4.26%）、叶绿醇（2.87%）、1- 甲基 -6- 亚甲基 - 二环 [3.2.0]- 庚烷（2.83%）、6,10,14- 三甲基 -2- 十五烷酮（2.66%）、α - 杜松醇（2.06%）、[1R-(1R*,4Z,9S*)]-4,11,11- 三甲基 -8- 亚甲基 - 双环 [7.2.0] 十一碳 -4- 烯（1.83%）、匙叶桉油烯醇（1.47%）、十四酸（1.44%）等。黄本东等（1992）用水蒸气蒸馏法提取的泥胡菜全草挥发油的主要成分为：α - 丁香烯（22.00%）、2,6,10- 三甲基碳十二烯（20.30%）、十七碳 -3- 烯 -5- 炔（5.20%）、β - 愈创木烯（4.00%）、百里香烯（3.20%）、9- 二十碳烯（1.50%）、3- 甲基 -3- 辛烯 -1- 醇（1.20%）等。

【性味与功效】味辛、苦，性寒。清热解毒，散结消肿。治痔漏，痈肿疔疮，乳痈，淋巴结炎，风疹交通规则痒，外伤出血，骨折。

辣子草 ▼

【基源】菊科牛膝菊属植物辣子草（牛膝菊）*Galinsoga parviflora* Cav. 的全草。

【形态特征】一年生草本，高 10~80cm。叶卵形，长 1.5~5.5cm，宽 0.6~3.5cm；向上叶渐小，通常披针形边缘锯齿或近全缘。头状花序半球形。总苞半球形或宽钟状；总苞片 1~2 层，约 5 个，白色。舌状花 4~5 个，舌片白色；管状花花冠黄色。托片披针形。瘦果长 1~1.5mm，黑色或黑褐色。舌状花冠毛毛状；管状花冠毛膜片状，白色，披针形。花果期 7~10 月。

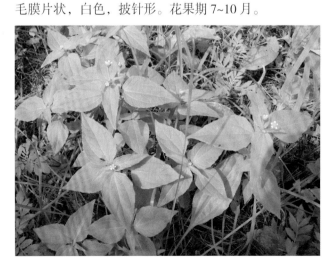

【习性与分布】生于林下、河谷地、荒野、河边、田间、溪边或市郊路旁。喜冷凉气候条件，不耐热。分布于贵州、云南、四川、西藏等省区。

【芳香成分】杨再波等（2010）用微波辅助顶空固相微萃取法提取的贵州都匀产牛膝菊茎挥发油的主要成分为：1-十五碳烯（15.59%）、β-芹子烯（7.23%）、α-佛手柑油烯（6.13%）、β-石竹烯（5.65%）、β-甜没药烯（5.04%）、反式-β-金合欢烯（4.87%）、百里香酚（4.46%）、2-甲基-5-(1-甲基乙基)苯酚（3.54%）、石竹烯氧化物（2.63%）、α-荜草烯（2.55%）、大根香叶烯 D（2.48%）、β-榄香烯（2.21%）、δ-杜松烯（2.20%）、β-橄榄烯（2.08%）、α-愈创木烯（2.00%）、斯巴醇（1.65%）、α-芹子烯（1.51%）、十五烷（1.29%）、异百里香酚（1.15%）、2,3-二甲氧基-4-甲基苯乙酮（1.04%）、(-)-荜草烯氧化物Ⅱ（1.04%）等；叶挥发油的主要成分为：1-十五碳烯（29.29%）、β-甜没药烯（6.19%）、α-佛手柑油烯（4.80%）、反式-β-金合欢烯（4.61%）、β-石竹烯（4.40%）、β-芹子烯（3.54%）、石竹烯氧化物（2.96%）、大根香叶烯 D（2.27%）、百里香酚（2.25%）、7-甲基-3,4-十八碳二烯（2.19%）、α-荜草烯（2.01%）、2-甲基-5-(1-甲基乙基)苯酚（2.00%）、异百里香酚（1.66%）、香叶醛（1.37%）、十五烷（1.37%）、9,12,15-十八碳三烯醛（1.19%）、β-榄香烯（1.16%）、β-橄榄烯（1.11%）、二氢猕猴桃内酯（1.03%）等。

【性味与功效】味淡，性平。清热解毒，止咳平喘，止血。治扁桃体炎，咽喉炎，黄疸型肝炎，咳喘，肺结核，新星疮，外伤出血。

向阳花 ▼

【基源】菊科牛膝菊属植物辣子草（牛膝菊）Galinsoga parviflora Cav. 的花。

【形态特征】同辣子草。

【习性与分布】同辣子草。

【芳香成分】杨再波等（2010）用微波辅助顶空固相微萃取法提取的贵州都匀产牛膝菊花挥发油的主要成分为：百里香酚（13.28%）、1-十五碳烯（13.09%）、

2-甲基-5-(1-甲基乙基)苯酚（10.89%）、反式-β-金合欢烯（5.50%）、β-甜没药烯（4.35%）、石竹烯氧化物（3.84%）、异百里香酚（3.82%）、α-佛手柑油烯（3.77%）、β-石竹烯（3.23%）、橙花叔醇（1.98%）、斯巴醇（1.86%）、β-芹子烯（1.85%）、α-愈创木烯（1.77%）、β-橄榄烯（1.54%）、δ-杜松烯（1.54%）、香芹酚（1.50%）、α-荜草烯（1.47%）、β-榄香烯（1.23%）、大根香叶烯 D（1.09%）、α-芹子烯（1.00%）等。

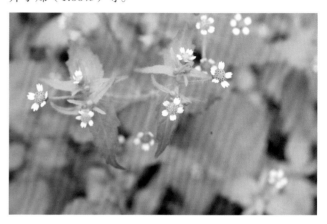

【性味与功效】味微苦、涩，性平。清肝明目。治夜盲症，视力模糊。

蟛蜞菊 ▼

【基源】菊科蟛蜞菊属植物蟛蜞菊 Wedelia chinensis (Osb.) Merr. 的全草。

【形态特征】多年生草本。茎匍匐，上部近直立。叶椭圆形、长圆形或线形，长 3~7cm，宽 7~13mm，全缘或有 1~3 对疏粗齿。头状花序少数，单生于枝顶或叶腋内；总苞钟形；总苞 2 层；托片折叠成线形。舌状花 1 层，黄色，舌片卵状长圆形。管状花较多，黄色，花冠近钟形。瘦果倒卵形，舌状花的瘦果具 3 边，边缘增厚。有具细齿的冠毛环。花期 3~9 月。

【习性与分布】生于路旁、田边、沟边或湿润草地上。分布于辽宁、东部和南部各省区及其沿海岛屿。

【挥发油含量】水蒸气蒸馏的茎叶的得油率为 0.09%；超临界萃取的干燥枝叶的得油率为 3.90%。

【芳香成分】陈志红等（2005）用水蒸气蒸馏法提取的广东湛江产蟛蜞菊新鲜茎叶挥发油的主要成分为：

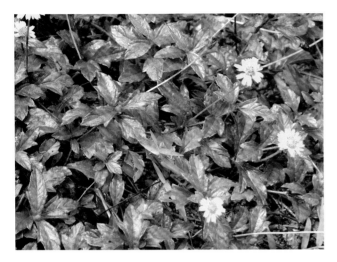

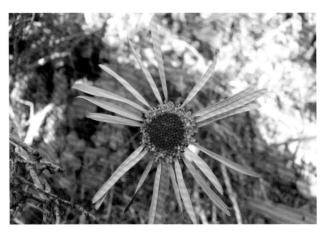

西藏、甘肃。

γ-松油烯（16.76%）、大根香叶烯 D（12.58%）、柠檬烯（12.39%）、α-金合欢烯（8.71%）、γ-榄香烯（7.80%）、3-甲氧基-1,2-丙二醇（6.22%）、α-石竹烯（6.01%）、α-蒎烯（5.69%）、(E)-2-己烯-1-醇（2.80%）、3-己烯-1-醇（2.75%）、[-]-匙叶桉油烯醇（2.14%）、1-甲基-3-异丙苯（2.03%）、3-莤烯（1.53%）、α-依兰油烯（1.22%）、氧化石竹烯（1.15%）、β-金合欢烯（1.04%）、β-蒎烯（1.02%）、D-苎烯（1.01%）等。

【性味与功效】味微苦、甘，性凉。清热解毒，凉血散瘀。治感冒发热，咽喉炎，扁桃体炎，肋腺炎，白喉，百日咳，气管炎，肺炎，肺结核咯血，鼻衄，尿血，传染性肝炎，痢疾，痔疮；外用治疗疮疖肿。

打箭菊（川西小黄菊）▼

【基源】菊科匹菊属植物川西小黄菊 *Pyrethrum tatsienense* (Bur. et Franch.) Ling ex Shih 的花。

【形态特征】多年生草本，高 7~25cm。基生叶椭圆形或长椭圆形，长 1.5~7cm，宽 1~2.5cm，二回羽状分裂。茎叶少数，直立贴茎，与基生叶同形并等样分裂。头状花序单生茎顶。总苞直径 1~2cm。总苞片约 4 层，苞片灰色，被长单毛，边缘黑褐色或褐色膜质。舌状花桔黄色或微带桔红色。舌片线形或宽线形，长达 2cm。瘦果长约 3mm。花果期 7~9 月。

【习性与分布】生于高山草甸、灌丛或杜鹃灌丛或山坡砾石地，海拔 3500~5200m。分布于青海、四川、云南、

【挥发油含量】水蒸气蒸馏的干燥头状花序的得油率为0.67%。

【芳香成分】谢彬等（2014）用水蒸气蒸馏法提取的川西小黄菊干燥头状花序挥发油的主要成分为：棕榈酸（41.53%）、亚麻油酸（13.66%）、顺式-β-合金欢烯（6.25%）、正二十三烷（4.90%）、肉豆蔻酸（3.47%）、二十九烷（2.78%）、正十五烷酸（1.46%）、植酮（1.22%）等。

【性味与功效】味苦，性寒。活血，祛湿，消炎，止痛。治跌打损伤，湿热。

宽叶返魂草 ▼

【基源】菊科千里光属植物麻叶千里光 *Senecio cannabifolius* Less. 的带根全草。

【形态特征】多年生根状茎草本。高 1~2m。中部茎叶长 11~30cm，宽 4~15cm，长圆状披针形，不分裂或羽状分裂成 4~7 个裂片，边缘具内弯的尖锯齿；上部叶渐小。头状花序辐射状，具 2~3 线形苞片。总苞圆柱状；苞片 3~4，线形；总苞片 8~10，长圆状披针形。舌状花 8~10，舌片黄色；管状花约 21，花冠黄色。瘦果圆柱形；冠毛长 6mm，禾秆色。花期 7 月。

【习性与分布】生于海拔 400~900 m 的山沟、林缘和湿草垫等处。分布于黑龙江、吉林、内蒙古。

【挥发油含量】水蒸气蒸馏的阴干全草的得油率为0.22%，阴干茎的得油率为0.04%，阴干叶的得油率为0.50%。

【芳香成分】何忠梅等（2007）用水蒸气蒸馏法提取的吉林长白山产麻叶千里光阴干全草挥发油的主要成分为：正十六（烷）酸(27.01%)、胡萝卜次醇(13.73%)、

9,12-十八碳二烯酸（9.99%）、α-蒎烯（9.28%）、-蒎烯（5.58%）、异香树烯环氧化物（4.58%）、石竹烯（3.81%）、柠檬烯（2.35%）、罗勒烯（2.01%）、6,10,14-三甲基-2-十五酮（2.01%）、2-异丙基-5-甲基-9-亚甲基-二环[4.4.0]葵-1-烯（1.13%）、7-甲基-3-亚甲基-4-(1-甲基乙基)-八氢-[3aS-(3aα,3b,4,7α,7aS*)]-1H-环戊[1,3]环丙[1,2]苯（1.09%）等。肖凤艳（2011）用水蒸气蒸馏法提取的麻叶千里光阴干叶挥发油的主要成分为：α-金合欢烯（13.37%）、正十六烷酸（8.62%）、2,6-二甲基-6-(4-甲基-3-戊烯基)-双环[3.1.1]庚-2-烯（6.93%）、石竹烯（5.32%）、叶绿醇（3.70%）、6,10,14-三甲基-2-十五烷酮（2.27%）、倍半玫瑰呋喃（1.81%）、α-石竹烯（1.71%）、6-异丙烯基-4,8a-二甲基-1,2,3,5,6,7,8,8a-八氢-萘-2-醇（1.70%）、十四烷酸（1.34%）、1-乙烯基-1-甲基-2,4-二(1-甲基乙烯基)-[1S-(1α,2β,4β)]-环己烷（1.10%）、(Z,Z)-9,12-十八碳二烯酸（1.07%）、(Z,Z,Z)-9,12,15-十八碳三烯（1.07%）、4-亚甲基-1-甲基-2-(2-甲基-1-丙烯-1-基)-1-乙烯基-环庚烷（1.06%）等。

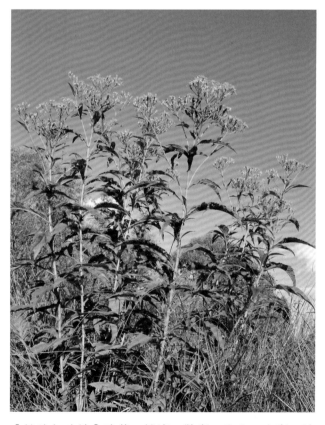

【性味与功效】味苦，性凉。散瘀，止血，止痛。治跌打损伤，瘀血肿痛，外伤出血。

单叶返魂草

【基源】菊科千里光属植物全叶千里光 *Senecio cannabifolius* Less. var. *integrifolius* (Kǒidz.) Kitam. 的全草。

【形态特征】与原变种的区别是：叶不分裂，长圆状披针形。

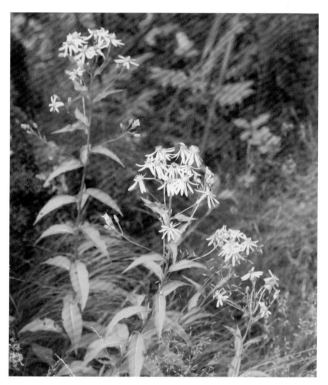

【习性与分布】生于草甸，湿草甸、林下。分布于东北、河北。

【挥发油含量】水蒸气蒸馏的干燥全草的得油率为0.04%。

【芳香成分】周威等（2009）用水蒸气蒸馏法提取的吉林通化产全叶千里光干燥全草挥发油的主要成分为：石竹烯氧化物（13.65%）、n-棕榈酸（13.52%）、1,7,7-三甲基二环[2.2.1]-2-庚醇（11.37%）、6,10,14-三甲基-2-十五烷酮（7.99%）、(Z,Z)-9,12-十八碳二烯酸（6.78%）、石竹烯（4.47%）、3,7,11,15-四甲基-2-十六烯-1-醇（2.71%）、叶绿醇（2.58%）、十四酸（2.48%）、(E)-9-十八碳烯酸（2.39%）、油酸乙酯（2.31%）、十八醛（2.11%）、十六烷酸乙酯（1.95%）、(E)-9-十八碳烯酸甲酯（1.73%）、亚油酸乙酯（1.53%）、9,12-十八碳二烯酸甲酯（1.37%）、二十五碳烷（1.18%）、邻苯二甲酸丁基十一羟基酯（1.17%）、1,7,7-三甲基

二环 [2.2.1]-2- 庚酮（1.14%）、二十九碳烷（1.08%）等。
【性味与功效】味苦，性寒。清热解毒，散血消炎。
治病毒性感冒，各种炎症。

异果千里光 ▼

【基源】菊科千里光属植物异果千里光（新疆千里光）*Senecio jacobaea* Linn. 的干燥地上部分。

【形态特征】多年生根状茎草本。高 30~100cm。下部茎叶全形长圆状倒卵形，长达 15cm，宽 3~4cm，具钝齿或大头羽状浅裂；中、上部茎叶羽状全裂。头状花序有舌状花，多数；具苞片和 2~3 线形小苞片。总苞半球形；苞片 2~6，线形；总苞片约 13，长圆状披针形。舌状花 12~15；舌片黄色，长圆形；管状花多数，花冠黄色。瘦果圆柱形。冠毛白色。花期 5~7 月。

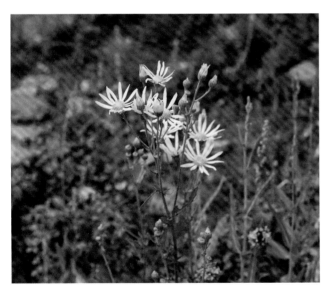

【习性与分布】生于疏林或草地。分布于新疆、江苏。
【芳香成分】杨丽君等（2010）用水蒸气蒸馏法提取的吉林通化产新疆千里光全草挥发油的主要成分为：香橙烯氧化物 -(2)(22.17%)、马兜铃烯环氧化物 (11.25%)、石竹烯氧化物 (7.56%)、7R,8R-8- 羟基 -4- 亚异丙基 -7- 甲基双环 [5.3.1] 十一碳 -1- 烯 (7.36%)、(-)- 斯巴醇 (6.01%)、香橙烯氧化物 -(1)(5.35%)、异长叶 -8- 醇 (4.44%)、别香树烯氧化物 -(1)（4.21%）、十六酸甲酯 (4.13%)、反式 - 长叶松香芹醇 (3.05%)、

5,5- 二甲基 -4-(3- 甲基 -1,3- 丁二烯基)-1- 氧螺 [2.5] 辛烷（2.65%）、6,10,14- 三甲基 -2- 十五碳（2.63%）、八氢 -4,4,8,8- 四甲基 -4a,7- 亚甲基 -4aH- 萘 [1,8a-b] 环氧乙烯（2.01%）、异香橙烯环氧化物（1.92%）、柏木烯（1.67%）、3,7,11,15- 四甲基 -2- 十六碳烯 -1- 醇（1.57%）、(8S)-1- 甲基 -4- 异丙基 -7,8- 二羟基 - 螺 [三环 $[4.4.0.0^{5,9}]$ 癸 -10,2′ - 环氧烷（1.49%）、1,7,7- 三甲基 - 二环 [2,2,1] 庚 -2- 基醋酸酯（1.33%）、(Z,Z,Z)-9,12,15- 十八烷三烯酸甲酯（1.23%）、顺式 -2,3,4,4a,5,6,7,8- 八氢 -1,1,4a,7- 四甲基 -1H- 苯并环庚烯 -7- 醇（1.19%）、(Z,Z)-9,12- 十八烷二烯酸甲酯（1.19%）等。刘瑜霞等（2018）用水蒸气蒸馏法提取的湖北恩施产新疆千里光新鲜全草挥发油的主要成分为：1- 甲基 -5- 亚甲基 -8-(1- 甲基乙基)-1,6- 环癸二烯 (32.78%)、叶绿醇 (10.59%)、1- 石竹烯 (5.30%)、α - 依兰油烯（4.98%）、1- 羟基 -1,7- 二甲基 -4- 异丙基 -2,7- 环癸二烯（4.61%）、6,8- 二甲基 -9- 亚甲基 -3-(1- 甲基乙基) 双环 [4.3.0]-2,7- 壬二烯 (3.85%)、罗勒烯（3.80%）、(Z)- 丁香烯（3.52%）、(1S, 顺)-4,7- 二甲基 -1-(1- 甲基乙基)-1,2,3,5,6,8a- 六氢化萘（3.46%）、β - 榄香烯（2.40%）、十六酸（2.02%）、γ - 榄香烯（1.73%）、1- 十一烯（1.26%）、[S-(R*,S*)]-3-(1,5- 二甲基 -4- 己烯基)-6- 亚甲基环己烯（1.20%）等。
【性味与功效】味苦，性寒。清热解毒，明目，利湿。治痈肿疮毒，感冒发热，目赤肿痛，泄泻痢疾，皮肤湿疹。

乳苣 ▼

【基源】菊科乳苣属植物乳苣 *Mulgedium tataricum* (Linn.) DC. 的全草。

【形态特征】多年生草本，高 15~60cm。中下部茎叶长椭圆形或线形，长 6~19cm，宽 2~6cm，羽状浅裂或半裂或边缘有大锯齿；向上的叶与中部茎叶同形或宽线形，渐小。头状花序约含 20 枚小花，多数，在茎枝顶端狭或宽圆锥花序。总苞圆柱状；总苞片 4 层，苞片带紫红色。舌状小花紫色或紫蓝色。瘦果长圆状披针形，灰黑。冠毛 2 层，白色。花果期 6~9 月。

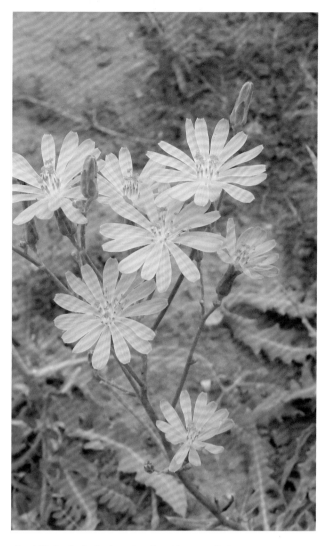

臭山牛蒡 ▼

【基源】菊科山牛蒡属植物山牛蒡 *Synurus deltoides* (Ait.) Nakai 的全草或根。根的芳香成分未见报道。

【形态特征】多年生草本，高 0.7~1.5m。叶片心形或戟形，长 10~26cm，宽 12~20cm，边缘有粗大锯齿，半裂或深裂。头状花序大，生枝顶或单生茎顶。总苞球形。总苞片多层多数，通常 13~15 层，有时变紫红色。小花全部为两性，管状，花冠紫红色。瘦果长椭圆形，浅褐色，果缘边缘细锯齿。冠毛褐色，多层，基部连合成环。花果期 6~10 月。

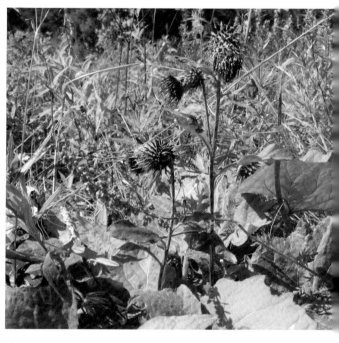

【习性与分布】生于河滩、湖边、草甸、田边、固定沙丘或砾石地，海拔 1200~4300m。分布于辽宁、内蒙古、河北、陕西、甘肃、青海、新疆、河南、西藏。

【芳香成分】任玉琳等（2003）用乙醇浸提法提取的内蒙古产乳苣全草挥发油的主要成分为：棕榈酸甲酯（23.76%）、9,12,15- 十八碳三烯酸甲酯（6.55%）、十四烷酸甲基酯（5.81%）、十九（碳）烷（3.63%）、(Z,Z)-9,12- 十八碳二烯酸（3.52%）、十七碳烷（3.38%）、三十六烷（3.19%）、新植二烯（3.04%）、正十六烷（3.03%）、2,6- 双 (1,1'- 二甲基乙基)-4- 甲基 – 苯酚（2.46%）、十八碳烷（2.22%）、十八烷酸甲基酯（2.10%）、二十碳烷（2.05%）、十五烷（1.63%）、二十三（碳）烷（1.38%）、四十三烷（1.32%）、6,10,14 – 三甲基 -2- 十五烷酮（1.28%）等。

【性味与功效】味苦，性寒。清热，解毒，明目，和胃，止咳。主治痢疾，黄疸，血淋，痔瘘，疔肿，蛇咬伤，咳嗽，支气管炎，疳积。

【习性与分布】生于山坡林缘、林下或草甸，海拔 550~2200m。分布于黑龙江、吉林、辽宁、河北、内蒙古、河南、浙江、安徽、江西、湖北、四川。

【挥发油含量】超临界萃取的干燥地上部分的得油率为 1.57%。

【芳香成分】李红梅等（2007）用超临界 CO_2 萃取法提取的吉林长白山产山牛蒡干燥地上部分挥发油的主要成分为：羽扇醇（38.48%）、乙酸羽扇 -20(29)- 烯 -3- 醇酯（19.80%）、四十四烷（18.45%）、齐墩果 -12- 烯 -3- 酮（6.18%）、5- 烯 -3- 豆甾醇（4.17%）等。

【性味与功效】味辛、苦，性凉，有小毒。清热解毒，消肿散瘀。治感冒，咳嗽，瘰疬，妇女炎症腹痛，带下。

胜红蓟 ▼

【基源】菊科藿香蓟属植物藿香蓟 *Ageratum conyzoides* Linn. 的全草。

【形态特征】一年生草本，高 10~100cm。中部茎叶长圆形，长 3~8cm，宽 2~5cm；自中部叶向上向下及腋生小枝上的叶渐小，边缘圆锯齿。头状花序 4~18 个在茎顶排成通常紧密的伞房状花序。总苞钟状或半球形。总苞片 2 层，长圆形，边缘撕裂。花冠长 1.5~2.5mm，淡紫色。瘦果黑褐色，5 棱，长 1.2~1.7mm。冠毛膜片 5 或 6 个，长圆形。花果期全年。

【习性与分布】由低海拔到 2800m 的地区都有分布，生山谷、山坡林下或林缘、河边或山坡草地、田边或荒地上。喜温暖，阳光充足的环境。不耐寒，不耐酷热。分布于江西、福建、广东、广西、云南、贵州、四川等省区。

【挥发油含量】水蒸气蒸馏的全草的得油率为 0.15%~0.89%，新鲜叶的得油率为 0.55%，阴干叶的得油率为 1.21%~1.32%；有机溶剂萃取的新鲜叶的得油率为 3.09%。

【芳香成分】藿香蓟全草挥发油的第一主成分多为早熟素 II（19.68%~69.32%），还有石竹烯（20.64%~23.40%），也有主成分不同的报告。郭占京等（2009）用水蒸气蒸馏法提取的广西南宁产藿香蓟阴干全草挥发油的主要成分为：早熟素 II（43.29%）、石竹烯（24.48%）、α-荜澄茄油烯（10.18%）、倍半水芹烯（8.32%）、早熟素 I（7.77%）、金合欢烯（2.58%）、大根香叶烯 D（2.00%）、大根香叶烯 B（1.87%）、α-丁香烯（1.70%）、(+)-表-双环倍半水芹烯（1.26%）、杜松二烯（1.00%）等。郭占京等（2012）用超临界 CO_2 萃取法提取的广西南宁产藿香蓟阴干全草挥发油的主要成分为：对甲氧基肉桂酸乙酯（12.78%）、桉叶油素（11.59%）、α-蒎烯（8.52%）、樟脑（5.04%）、3-(1-甲醛基-3,4-亚甲二氧基)苯甲酸甲酯（4.24%）、马鞭烯酮（3.52%）、β-石竹烯（3.33%）、龙脑（3.14%）、α-石竹烯（2.88%）、莰烯（2.40%）、乙酸异龙脑酯（2.18%）、2,3,4,6-四甲基苯酚（2.18%）、丁香酚（2.18%）、1,2,4-三甲氧基苯（2.18%）、胡椒烯（2.18%）、早熟素 II（1.77%）、正十六烷酸（1.76%）、十五烷（1.63%）、α-松油醇（1.61%）、α-水芹烯（1.55%）、香豆素（1.13%）、肉桂酸乙酯（1.10%）、反式-α-细辛脑（1.10%）等。曾建伟等（2012）用水蒸气蒸馏法提取的福建福州产藿香蓟干燥全草挥发油的主要成分为：石竹烯（20.64%）、早熟素 II（18.59%）、早熟素 I（7.61%）、叶绿醇（6.49%）、金合欢烯（5.18%）、石竹烯氧化物（5.09%）、倍半水芹烯（4.99%）、1-甲基-5-亚甲基-8-异丙基-1,6-环壬二烯（3.49%）、3-丁烯基-6,7-二甲基-3H-异苯并呋喃酮（3.42%）、牻牛儿烯（3.33%）、表-双环倍半水芹烯（3.24%）、2-异丙基-5-甲基-9-亚甲基-二环[4.4.0]-1-癸烯（3.18%）、6,10,14-三甲基-2-十五酮（3.09%）、1,5,9,9-四甲基-1,4,7-环十一碳三烯（2.82%）、3-(1,5-二甲基)-4-己烯基-6-亚甲基-环己烯（2.01%）、斯巴醇（1.76%）等。

【性味与功效】味辛、微苦，性凉。清热解毒，止血，止痛。治感冒发热，咽喉肿痛，口舌生疮，咯血，衄血，崩漏，脘腹痛疼痛，跌打损伤，外伤出血，痈肿疮毒，湿疹瘙痒。

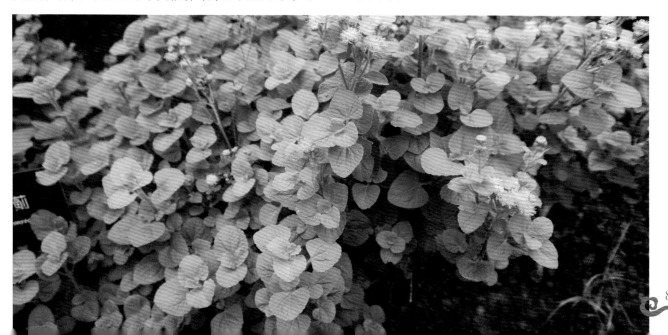

洋蓍草 ▼

【基源】 菊科蓍属植物蓍 *Achillea millefolium* Linn. 的全草。

【形态特征】多年生草本，高40~100cm。叶披针形，长5~7cm，宽1~1.5cm，2~3回羽状全裂。下部叶和营养枝的叶长10~20cm，宽1~2.5cm。头状花序多数，密集成复伞房状；总苞近卵形；总苞片3层，覆瓦状排列，棕色或淡黄色。边花5朵；舌片近圆形，白色、粉红色或淡紫红色；盘花两性，管状，黄色。瘦果矩圆形，淡绿色。花果期7~9月。

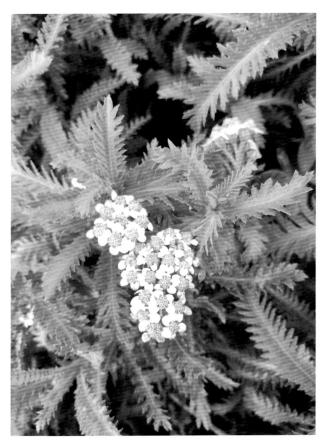

【习性与分布】生于湿草地、荒地及铁路沿线。喜阳光充足的环境，也耐半阴，耐寒性强，喜温暖、湿润。全国各地均有分布。

【挥发油含量】水蒸气蒸馏的茎的得油率为0.09%，叶的得油率为0.04%。

【芳香成分】侯卫等（1999）用水蒸气蒸馏法提取的蓍全草挥发油的主要成分为：薁（26.90%）、丁香油酚（9.21%）、水杨酸（8.08%）、L-樟脑（5.05%）、1,8-桉叶油素（5.01%）、l-柠檬烯（4.52%）、l-α-蒎烯（4.15%）、d-α-蒎烯（4.08%）、石竹烯（3.20%）、l-龙脑（3.10%）、β-蒎烯（3.01%）、缬草酸（2.78%）、异缬草酸（2.56%）、千叶蓍内酯（2.56%）、侧柏酮（2.05%）、龙脑乙醇酯（2.03%）、β-榄香烯（1.91%）、α-榄香烯（1.87%）、油酸（1.86%）、亚油酸（1.76%）、豆甾醇（1.55%）、谷甾醇（1.14%）、乙酰母菊素（1.01%）等。

【性味与功效】味辛、微苦，性凉，有毒。祛风，活血，止痛，解毒。治风湿痹痛，跌打损伤，血瘀痛经，痈肿疮毒，痔疮出血。

土一支蒿 ▼

【基源】 菊科蓍属植物云南蓍 *Achillea wilsoniana* Heimerl. ex Hand.-Mazz. 的全草。

【形态特征】多年生草本，高35~100cm。中部叶矩圆形，长4~6.5cm，宽1~2cm，二回羽状全裂，上面的较短小。头状花序多数，集成复伞房花序；总苞宽钟形或半球形；总苞片3层，覆瓦状排列；托片披针形。边花6~16朵；舌片白色，偶有淡粉红色边缘，具少数腺点；管状花淡黄色或白色。瘦果矩圆状楔形，长2.5mm，宽约1.1mm，具翅。花果期7~9月。

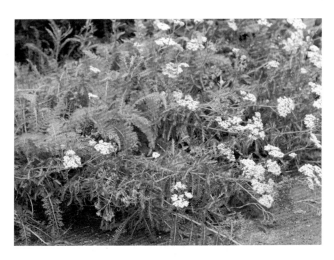

【习性与分布】生于山坡草地或灌丛中。分布于云南、四川、贵州、湖南、湖北、山西、河南、陕西、甘肃等省区。

【挥发油含量】水蒸气蒸馏的干燥全草的得油率为0.10%。

【芳香成分】马克坚等（1997）用水蒸气蒸馏法提取

的云南大理产云南蓍干燥全草挥发油的主要成分为：反－β－金合欢烯（20.21%）、－杜松烯（8.15%）、柠檬烯（8.12%）、β－蒎烯（7.84%）、1,4－二甲基－7－乙基薁（5.73%）、t－α－杜松醇（5.45%）、c－α－杜松醇（3.89%）、橙花叔醇（3.04%）、β－丁香烯（2.69%）、α－木罗烯（2.63%）、△⁴－蒈烯（2.36%）、椒素（2.18%）、对－聚伞花素（1.89%）、广藿香烷（1.45%）、γ－杜松烯（1.40%）、α－蒎烯（1.35%）、松油烯－4－醇（1.22%）、棕榈酸（1.20%）等。

【性味与功效】味辛麻、苦，性微温，有毒。祛风除湿，散瘀止痛，解毒水肿。治风湿疼痛，胃痛，牙痛，跌打瘀痛，痈肿疮毒，蛇虫咬伤。

鼠曲草

【基源】菊科鼠麴草属植物鼠麴草 *Gnaphalium affine* D. Don. 的全草。

【形态特征】一年生草本。高 10~40cm 或更高。叶匙状倒披针形，长 5~7cm，宽 11~14mm，上部叶长 15~20mm，宽 2~5mm。头状花序径 2~3mm，在枝顶密集成伞房花序，花黄色；总苞钟形；总苞片 2~3 层，金黄色或柠檬黄色。雌花多数，花冠细管状，花冠顶端扩大。两性花较少，管状。瘦果倒卵形或倒卵状圆柱形。冠毛粗糙，污白色。花期 1~4 月，8~11 月。

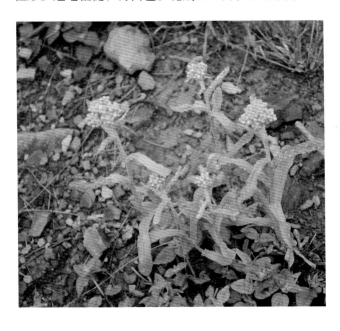

【习性与分布】多生于低海拔干地或湿润草地上，尤以稻田最常见。喜温暖湿润环境。分布于台湾、华东、华中、华南、西南、西北、华北各省区。

【挥发油含量】水蒸气蒸馏的干燥全草的得油率为 0.30%~0.48%，新鲜全草的得油率为 0.08%~0.50%。

【芳香成分】鼠麴草全草挥发油的主成分多为十六烷酸（11.18%~38.30%），也有主成分不同的报告。陈耀祖等（1990）用水蒸气蒸馏法提取的甘肃天祝产鼠麴草干燥全草挥发油的主要成分为：十六烷酸（11.18%）、β－橙花叔醇（10.60%）、菖蒲二烯（5.13%）、α－姜黄烯（4.43%）、(Z,Z,Z)-9,12,15－十八三烯酸甲酯（4.06%）、沼泽木贼醇（3.07%）、喇叭茶萜醇（2.43%）、反式－法呢醇（2.03%）、α－蒎烯（1.95%）、α－法呢烯（1.75%）、去氢莨菪酮（1.53%）、丁香油酚（1.49%）、2,5－己二酸甲酯（1.14%）、7－甲基－3－亚甲基－1,6－辛二烯（1.13%）、β－石竹烯（1.10%）、二十三烷（1.10%）、α－葎草烯（1.03%）等。黄爱芳等（2009）用水蒸气蒸馏法提取的浙江温州产鼠麴草干燥全草挥发油的主要成分为：石竹烯（62.43%）、à－石竹烯（23.17%）、橙花叔醇（2.60%）、十一酸（2.49%）、1－辛烯－3－醇（2.37%）、(9E,12E,15E)-9,12,15－十八三烯－1－醇（2.11%）、氧化石竹烯（1.53%）、(9Z,12Z)-9,12－十八二烯－1－醇（1.04%）等。陈乐等（2014）用水蒸气蒸馏法提取的湖南长沙县产鼠麴草干燥全草挥发油的主要成分为：香橙烯（22.63%）、2－十五烷酮（15.46%）、石竹烯氧化物（10.25%）、正十六酸（8.69%）、肉豆蔻醛（7.20%）、α－石竹烯（4.52%）、石竹烯（4.28%）、β－金合欢烯（3.77%）、丁香酚（3.17%）、9,17－十八碳二烯醛（2.33%）、β－瑟林烯（1.82%）、顺－乙酸(13,14－环氧基)-11-1－乙酸（1.66%）、6,10,14－三甲基－5,9,13－十五碳三烯－2－酮（1.27%）、十二醛（1.17%）等。吕晴等（2008）用同时蒸馏萃取法提取的贵州产鼠麴草新鲜全草挥发油的主要成分为：丁香油酚（4.83%）、反－石竹烯（4.41%）、棕榈酸（4.17%）、(-)－β－榄香烯（4.11%）、α－松油醇（3.60%）、二十五烷（2.38%）、α－雪松醇（2.32%）、α－葎草烯（2.25%）、芳樟醇（2.20%）、十七烷（2.20%）、α－古芸烯（2.05%）、2－乙烯基－1,4－二甲基苯（1.96%）、十八烷（1.95%）、十六醛（1.86%）、十九烷（1.78%）、表－双环倍半水芹烯（1.65%）、2,6,10,14－四甲基－十六烷（1.52%）、

十四烷酸（1.46%）、7- 辛烯 -4- 醇（1.46%）、α -
亚麻酸甲酯（1.39%）、- δ 杜松烯（1.36%）、二十
烷（1.36%）、十四烷（1.26%）、二十三烷（1.23%）、
6,10,14- 三甲基 -2- 十五酮（1.20%）、2,6,10,14- 四甲基 -
十五烷（1.10%）、γ - 古芸烯（1.07%）等。

【性味与功效】味甘、微酸，性平。化痰止咳，祛风除湿，
解毒。治咳喘痰多，风湿痹痛，泄泻，水肿，蚕豆病，
赤白带下，痈肿疔疮，阴囊湿痒，荨麻疹，高血压。

天青地白 ▼

> 【基源】菊科鼠麴草属植物细叶鼠麴草
> *Gnaphalium japonicum* Thunb. 的全草。

【形态特征】一年生细弱草本。高 8~27cm。基生叶
呈莲座状，线状剑形或线状倒披针形，长 3~9cm，宽
3~7mm，下面厚被白色棉毛；茎叶少数，线状剑形或
线状长圆形；花序下面有 3~6 片线形小叶。头状花序
少数，在枝端密集成球状，花黄色；总苞近钟形；总
苞片 3 层，带红褐色。雌花多数，花冠丝状。两性花
少数，花冠管状。瘦果纺锤状圆柱形。花期 1~5 月。

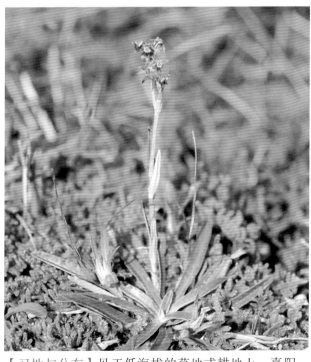

【习性与分布】见于低海拔的草地或耕地上，喜阳。

分布于长江流域以南各省区，北达河南、陕西。

【挥发油含量】水蒸气蒸馏的干燥全草的得油率为
0.70%。

【芳香成分】陈乐等（2014）用水蒸气蒸馏法提取的
湖南长沙县产细叶鼠麴草干燥全草挥发油的主要成分
为：正十六碳酸（6.61%）、β - 金合欢烯（5.12%）、
1- 三十七烷醇（5.12%）、石竹烯（4.26%）、肉豆蔻
醛（4.19%）、α - 石竹烯（3.76%）、正十六酸（3.76%）、
石竹烯氧化物（3.31%）、十七烷（3.20%）、顺 - 乙
酸 (13,14- 环氧基)-11- 烯 -1- 乙酸（2.87%）、十四
酸甲酯（2.65%）、1,2- 苯二甲酸二甲酯（2.17%）、
香橙烯（2.13%）、γ - 古芸烯（2.12%）、9,17- 十八
碳二烯醛（1.65%）、2- 十五烷酮（1.19%）等。

【性味与功效】味甘、淡，性微寒。疏风清热，利湿，
解毒。治感冒，咳嗽，咽喉痛，目赤肿痛，淋浊，带下，
疮疡疔，毒蛇伤，跌打损伤。

大烟锅草（香油罐）▼

> 【基源】菊科天名精属植物大花金挖耳
> *Carpesium macrocephalum* Franch. et Sav. 的
> 全草或根皮。

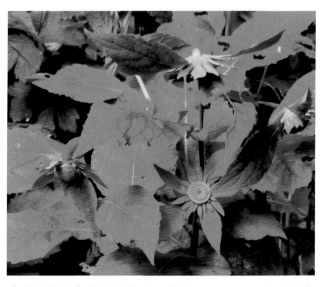

【形态特征】多年生草本。茎高 60~140cm。叶片广卵
形至椭圆形，长 15~20cm，宽 10~15cm，边缘具重牙齿，
中部叶椭圆形至倒卵状椭圆形，上部叶长圆状披针形。

头状花序单生于茎端及枝端；苞叶多枚，椭圆形至披针形，长 2~7cm，叶状，边缘有锯齿。总苞盘状。两性花筒状，长 4~5mm，向上稍宽，冠檐 5 齿裂，雌花较短，长 3~3.5mm。瘦果长 5~6mm。

【习性与分布】生于山坡灌丛及混交林边。分布于东北、华北、陕西、甘肃、四川。

【挥发油含量】水蒸气蒸馏的阴干茎的得油率为 0.87%，叶的得油率为 0.73%。

【芳香成分】王俊儒等（2008）用水蒸气蒸馏法提取的陕西秦岭产大花金挖耳阴干叶挥发油的主要成分为：大根香叶烯（13.51%）、(4Z,7Z,10Z,13Z,16Z,19Z)-4,7,10,13,16,19-二十二碳六烯酸甲酯（10.02%）、2-甲氧基-3-(2-丙烯基)苯酚（5.96%）、2-氧化别香橙烯（4.63%）、1,4-二甲氧基-叔丁苯（3.63%）、6,9-十八碳二炔酸甲酯（3.54%）、桉烷-5,11(13)-二烯-8,12-内酯（3.42%）、4-甲基-2-乙基-1-戊烯（3.33%）、1,2,3,6-四甲基-二环[2.2.2]-2,5-辛二烯（3.21%）、(Z,Z,Z)-9,12,15-十八碳三烯酸乙酯（2.50%）、2,5-十八碳二炔酸甲酯（2.47%）、邻苯二甲酸二异丁酯（2.14%）、24,25-二羟维生素 D3（2.08%）、顺-1,2-二氢儿茶酚（2.00%）、2-甲氧基-4-甲基-异丙苯（1.70%）、[1R-(1α,3aα,4aα,7α)]-1,2,3,3a,4,5,6,7-八氢-1,4-二甲基-7-(1-甲基乙烯基)甘菊环烃（1.38%）、(Z,Z,Z)-9,12,15-十八碳三烯酸-2,3-二羟基丙酯（1.29%）、(1R)-2,2-二甲基-3-亚甲基-二环[2.2.1]庚烷（1.27%）、2-叔丁基-4-羟基苯甲醚（1.18%）、巨大戟新萜醇 12-乙酸酯（1.14%）、6,8,8-三甲基-2-亚甲基三环[5.2.2.0^{1.6}]-3-十一碳醇（1.09%）等；阴干茎挥发油的主要成分为：桉烷-5,11(13)-二烯-8,12-内酯（35.42%）、大根香叶烯（16.09%）、1,8,15,22-二十三碳四炔（8.73%）、10-乙酰氧基-8,9-环氧麝香草酚异丁酸酯（5.76%）、1,4-二甲氧基-叔丁苯（3.75%）、(1R)-2,2-二甲基-3-亚甲基-二环[2.2.1]庚烷（3.09%）、Z,Z,Z-4,6,9-十九碳三烯（2.29%）、2-叔丁基-4-羟基苯甲醚（1.54%）、邻苯二甲酸丁基环己酯（1.03%）等；阴干根挥发油的主要成分为：桉烷-5,11(13)-二烯-8,12-内酯（39.15%）、1(22),7(16)-二环氧三环[20.8.0.0^{7.16}]三十碳烷（29.39%）、10-乙酰氧基-8,9-环氧麝香草酚异丁酸酯（10.68%）、1,8,15,22-二十三碳四炔（10.48%）、1,4-二甲氧基-

叔丁苯（6.75%）、大根香叶烯（2.69%）、异-2,3-环氧香橙烯（2.68%）、2-甲氧基-4-甲基-异丙苯（2.26%）、神圣亚麻醇（1.04%）等。

【性味与功效】味苦，性微寒。凉血止血，祛瘀。治外伤出血，跌打损伤。

天名精 ▼

【基源】菊科天名精属植物天名精 *Carpesium abrotanoides* Linn. 的全草。

【形态特征】多年生粗壮草本。高 60~100cm。茎下部叶广椭圆形，长 8~16cm，宽 4~7cm，边缘具钝齿；茎上部叶长椭圆形。头状花序多数，生茎端及沿茎、枝生于叶腋，成穗状花序式排列，茎端的具苞叶 2~4 枚，腋生的无苞叶或具 1~2 枚甚小的苞叶。总苞钟球形；苞片 3 层。雌花狭筒状，长 1.5mm，两性花筒状，长 2~2.5mm。瘦果长约 3.5mm。

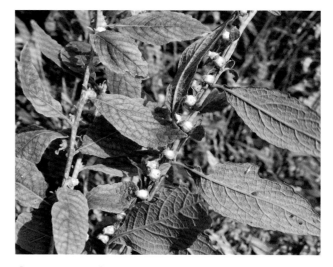

【习性与分布】生于村旁、路边荒地、溪边及林缘，垂直分布可达海拔 2000m。分布于华东、华南、华中、西南各省区及河北、陕西等省。

【挥发油含量】水蒸气蒸馏的干燥全草的得油率为 0.80%。

【芳香成分】天名精全草挥发油的主成分为异丁酸香叶酯（9.24%~22.29%）。陈乐等（2011）用水蒸气蒸馏法提取的湖南长沙产天名精干燥全草挥发油的主要成分为：异丁酸香叶酯（9.24%）、δ-杜松烯（8.91%）、3,7,11,15-四甲基-2-十六碳烯-1-醇（7.26%）、反式橙花叔醇（6.71%）、正十六烷酸（4.16%）、丙酸香叶酯（4.02%）、α-杜松醇（3.40%）、正二十烷（1.84%）、亚麻酸（1.80%）、异戊酸芳樟酯（1.66%）、2-叔丁基-1,4-二甲氧基苯（1.54%）、表蓝桉醇（1.50%）、氧化石竹烯（1.50%）、2-亚甲基-5-(1-甲基乙烯基)-8-甲基-双环癸烷（1.47%）、可巴烯（1.15%）、麝香草酚醋酸酯（1.07%）等。

【性味与功效】味苦、辛，性寒。清热，化痰，解毒，杀虫，破瘀，止血。治乳蛾，喉痹，急慢惊风，牙痛，疔疮肿毒，痔瘘，皮肤痒疹，毒蛇咬伤，虫积，血瘕，吐血，衄血，血淋，创伤出血。

甜叶菊 ▼

【基源】菊科甜叶菊属植物甜叶菊 *Stevia rebaudiana* (Bertoni) Hemsl. 的叶。

【形态特征】多年生草本，株高 1 m 左右。叶对生或茎上部互生，披针形，边缘有浅锯齿，两面被短茸毛，叶脉三出。头状花序小，总苞筒状，总苞片 5~6 层，近等长；花平坦，秃净；小花全部两性，管状，花冠白色，檐部稍扩大，分裂，聚药雄蕊 5 枚；子房下位，1 室，具一胚株。瘦果线形，稍扁平，成熟后褐色。花期 7~11 月，果期 12 月。

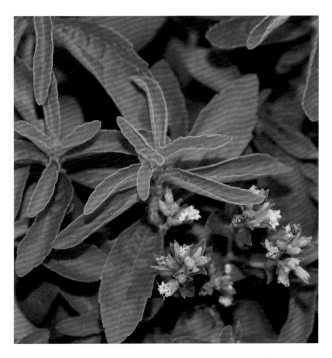

【习性与分布】喜温暖湿润的环境，生长适温 20~30℃，超过 30℃生长受抑制，能耐 -5℃的低温。适应性强，丘陵、平原、山区均可生长，怕干旱，忌渍，耐盐力强。属于对光照敏感性强的短日照植物。少数地区有引种栽培。

【芳香成分】詹家芬等（2008）用顶空固相微萃取法提取的甜叶菊叶挥发油的主要成分为：反式-α-香柠檬烯（19.59%）、β-蒎烯（16.42%）、石竹烯氧化物（4.45%）、三醋酸甘油酯（4.37%）、2-甲基丁酸己酯（3.99%）、β-榄香烯（3.53%）、β-波旁老鹳草烯（2.62%）、β-桉叶烯（2.39%）、2-甲基丁酸-2-甲基丁酯（2.10%）、α-蒎烯（2.00%）、α-姜黄烯（1.97%）、反式-β-法呢烯（1.89%）、β-没药烯（1.74%）、芳樟醇（1.49%）、2,2-二甲基丙酸庚酯（1.43%）、反式-石竹烯（1.42%）、β-法呢烯（1.31%）、别香橙烯（1.23%）、γ-依兰油烯（1.21%）等。夏延斌等（2013）用固相微萃取法提取的湖南怀化产甜叶菊干燥叶挥发油的主要成分为：石竹烯（24.77%）、α-香柠檬烯（8.78%）、β-榄香烯（8.59%）、α-荜草烯（6.44%）、(E)-β-金合欢烯（5.85%）、反式-橙花叔醇（3.14%）、甘香烯（3.11%）、氧化石竹烯（2.14%）、(-)-β-红没药烯（1.23%）、β-蒎烯（1.02%）等。

【性味与功效】味甘，性平。生津止渴，降血压。治消渴，高血压病。

茼蒿 ▼

【基源】菊科茼蒿属植物茼蒿 *Chrysanthemum coronaria* Linn.、南茼蒿 *Chrysanthemum segetum* Linn. 的茎叶。

【形态特征】茼蒿：茎高达 70cm。基生叶花期枯萎。中下部茎叶长椭圆形或长椭圆状倒卵形，长 8~10cm，二回羽状分裂。上部叶小。头状花序单生茎顶或少数生茎枝顶端。总苞径 1.5~3cm。总苞片 4 层，内层长 1cm，顶端膜质扩大成附片状。舌片长 1.5~2.5cm。舌状花瘦果有 3 条突起的狭翅肋。管状花瘦果有 1~2 条椭圆形突起的肋。花果期 6~8 月。

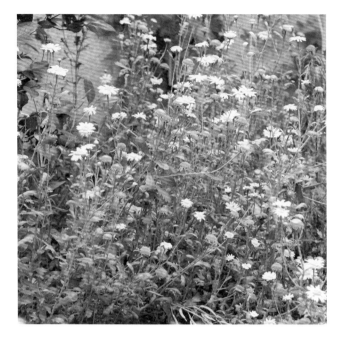

南茼蒿：高 20~60cm。茎直立，富肉质。叶椭圆形、倒卵状披针形或倒卵状椭圆形，边缘有不规则的大锯齿，长 4~6cm。头状花序单生茎端或少数生茎枝顶端。总苞径 1~2cm。内层总苞片顶端膜质扩大几成附片状。舌片长达 1.5cm。舌状花瘦果有 2 条具狭翅的侧肋，间肋不明显，每面 3~6 条，贴近。管状花瘦果的肋约 10 条，等形等距，椭圆状。花果期 3~6 月。

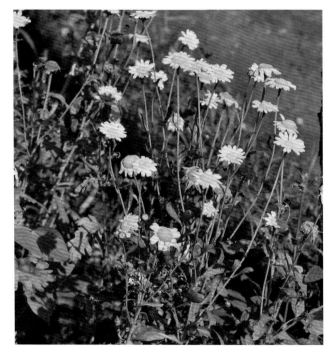

【习性与分布】 茼蒿：生于潮湿、肥沃的土壤，向阳光处。半耐寒，短日照，喜冷凉温和的。全国各地均有分布。南茼蒿：半耐寒，喜冷凉温和的环境。全国各地均有分布。

【挥发油含量】水蒸气蒸馏的茼蒿风干全草的得油率为 0.05%~0.07%，南茼蒿阴干全草的得油率为 0.05%~0.07%。

【芳香成分】茼蒿：程霜等（2001）用水蒸气蒸馏法提取的山东聊城产茼蒿全草挥发油的主要成分为：4-甲基-2-戊烯（41.17%）、4-甲基-2,3-二氢呋喃（17.70%）、β-蒎烯（14.83%）、苯甲醛（7.31%）、2-烯基醇（3.66%）、2-甲基-1,3-戊二烯（2.70%）、3,7-二甲基1,3,6-辛三烯（1.80%）、2-烯己醛（1.50%）、7,11-二甲基-1,6,10-月桂三烯（1.40%）、2-甲基-4-戊烯醛（1.05%）等。陈宇等（2013）用水蒸气蒸馏法提取的福建莆田产茼蒿阴干全草挥发油的主要成分为：二丁基羟基甲苯（39.99%）、2-乙氧基-3-氯代丁烷（20.10%）、正十八烷（5.65%）、正二十烷（4.38%）、二苯胺（4.14%）、四十烷（3.35%）、3-甲基十七烷（3.00%）、溴二十二烷（2.79%）、1-氯十四烷（2.06%）、3,7-二甲基-1-辛醇（2.03%）、正十五烷（1.44%）等。李阳等（2013）用顶空固相微萃取法提取的茼蒿新鲜全草挥发油的主要成分为：2,4,5,6,7,8-六氢-3,5,5,9-四甲基-(4aR)-1H-苯并环庚烯（16.61%）、3,7-二甲基-1,3,6-十八烷三烯（9.02%）、乙酸冰片酯（4.22%）、杜松烯（2.75%）、冰片（2.59%）、十五烯（1.89%）、青叶醛（1.46%）、叶醇（1.19%）、α-金合欢烯（1.14%）等。翁雪香等（2003）用顶空固相微萃取法提取的茼蒿新鲜全草挥发油的主要成分为：α-蒎烯（38.60%）、罗勒烯（19.30%）、2-己烯醛（9.00%）、1,6,10-十五碳三烯（6.40%）、乙酸冰片酯（4.30%）、大根香叶烯（2.70%）、正十四烷（2.00%）、正十六烷（1.90%）、β-蒎烯（1.80%）、金合欢烯（1.10%）、正十五烷（1.10%）、石竹烯（1.00%）等。李铁纯等（2003）用同时蒸馏萃取法提取的辽宁鞍山产茼蒿新鲜全草挥发油的主要成分为：β-月桂烯（18.24%）、7,11-二甲基-1,6,10-十二碳三烯（16.61%）、α-金合欢烯（9.54%）、(E)-3,7-二甲基-1,3,6-辛三烯（8.00%）、2-己烯-1-丁醇（7.84%）、大牻牛儿烯（6.01%）、石竹烯（3.92%）、乙酸冰片酯（2.61%）、(Z)-3,7-二甲基-1,3,6-辛三烯（1.65%）、D-苎烯（1.33%）、α-蒎烯（1.11%）等；辽宁阜新产茼蒿新鲜全草挥发油的主要成分为：7,11-二甲基-1,6,10-十二碳三烯（16.08%）、β-月桂烯（13.18%）、大牻牛儿烯（6.01%）、

α-金合欢烯（4.56%）、石竹烯（4.50%）、顺-3-己烯-1-丁醇（4.22%）、3,7-二甲基-1,3,7-辛三烯（3.68%）、3,7-二甲基-1,6-辛二烯-3-醇（3.06%）、苯甲醇（2.84%）、丁子香酚（2.10%）、冰片（2.09%）、苯甲醛（1.37%）等。

南茴蒿：吴照华等（1994）用水蒸气蒸馏法提取的南茴蒿阴干全草挥发油的主要成分为：芳樟醇（19.40%）、β-紫罗兰酮（14.40%）、对苯（12.30%）、α-苯氧基苯甲醛（6.90%）、对-烯丙基苯甲醛（6.30%）、丁香酚（5.30%）等。

【性味与功效】味辛、甘，性凉。和脾胃，消痰饮，安心神。治脾胃不和，二便不通，咳嗽痰多，烦热不安。

叶下花 ▼

【基源】菊科兔儿风属植物白背兔儿风 *Ainsliaea pertyoides* Franch. var. *albo-tomentosa* Beauver 的全草。

【形态特征】多年生草本。高 50-120cm，茎被红褐色糙伏毛或微糙硬毛。叶互生，二列，卵形或卵状披针形，生于茎上的长 6.5-11cm，宽 3-5.5cm，生于枝上的长 2.5-5cm，宽 1-2.2cm。头状花序具 3 朵花，单生于叶腋或 2-6 复聚集成腋生的总状花序；总苞圆筒形，总苞片约 6 层。花全部两性；花冠管状，白色。瘦果近纺锤形。花期 11 月至翌年 1 月及 3-6 月。

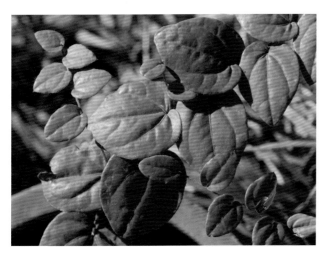

【习性与分布】生于阔叶林下、疏林荫处或湿润的石缝中，海拔 1700~2500m。分布于云南、四川。

【挥发油含量】水蒸气蒸馏的干燥全草的得油率为 0.22%。

【芳香成分】李翔等（2006）用水蒸气蒸馏法提取的四川成都产白背兔儿风干燥全草挥发油的主要成分为：(+/-)-5-表-十氢二甲基甲乙烯基萘酚（14.70%）、β-甜没药烯（8.67%）、β-榄香烯（6.38%）、α-藿香萜烯（5.24%）、匙叶桉油烯醇（4.45%）、α-愈创木烯（3.65%）、十六（烷）酸（3.34%）、γ-榄香烯（3.23%）、环己基乙酸苯酯（3.19%）、麝香草酚（2.98%）、β-倍半水芹烯（2.93%）、环十七烷（2.74%）、β-石竹烯（2.66%）、氧化石竹烯（2.53%）、(+)-α-莎草酮（1.85%）、5-异丙基-2-甲基-苯酚（1.67%）、Berkhearadulen（1.65%）、2,4-二特丁基苯酚（1.59%）、β-蛇床烯（1.45%）、亚油酸（1.37%）、α-蛇床烯（1.32%）、α-葎草烯（1.12%）、β-桉叶醇（1.09%）等。

【性味与功效】味苦，性温。祛风除湿，散瘀止血，消肿散结。治风湿痹痛，血瘀经闭，跌打损伤，骨折肿痛，外伤出血，瘰疬结核，风寒，喘咳。

金边兔耳 ▼

【基源】菊科兔儿风属植物杏香兔儿风 *Ainsliaea fragrans* Champ. 的全草。

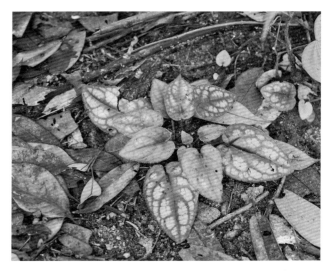

【形态特征】多年生草本。茎单一，花葶状，高 25~60cm。叶聚生于茎基部，莲座状或呈假轮生，厚纸质，卵形，长 2~11cm，宽 1.5~5cm，全缘或具小齿。头状花序通常有小花 3 朵，排成总状花序，苞叶钻形；

总苞圆筒形；总苞片约 5 层，有时顶端带紫红色。花全部两性，白色，具香气。瘦果棒状圆柱形或近纺锤形，栗褐色。冠毛多数，淡褐色。花期 11~12 月。

【习性与分布】生于山坡灌木林下或路旁、沟边草丛中，海拔 30~850m。分布于江苏、浙江、安徽、江西、福建、台湾、湖北、四川、湖南、广东、广西等省区。

【芳香成分】葛菲等（2007）用水蒸气蒸馏法提取的江西九江产杏香兔儿风花前期干燥全草挥发油的主要成分为：1,2,3,5,6,7,8,8a- 八氢 -1,8a- 二甲基 -7-(1- 异丙烯基)- 萘（22.54%）、反 - 石竹烯（11.27%）、β- 荜澄茄油烯（10.36%）、α- 愈创木烯（7.97%）、α- 石竹烯（6.90%）、1- 乙烯基 -1- 甲基 -2,4- 双丙烯酰胺 -(1- 甲基噻吩甲基) 环己烷（5.76%）、（Ⅱ)- 石竹烯（4.75%）、新异长叶烯（3.99%）、β- 倍半水芹烯（2.49%）、十六烷酸（1.92%）、石竹烯环氧化物（1.49%）、γ- 荜茄醇（1.26%）、2,3,4,4a,5,6- 六氢 -1,4a- 二甲基 -7-(异丙烯基) 萘（1.02%）等；南昌产果期新鲜全草挥发油的主要成分为：2- 亚基 -5-(1- 甲基乙烯基)-8- 甲基 - 二环 [5.3.0] 癸烷（56.47%）、大根香叶烯 D（17.70%）、反 - 石竹烯（17.40%）、α- 石竹烯（3.20%）、β- 倍半水芹烯（1.96%）等；上饶产果期干燥全草挥发油的主要成分为：2-(3- 异丙基 -4- 甲基 - 戊 -3- 烯 -1- 炔)-2- 甲基 - 环丁酮（68.34%）、石竹烯环氧化物（12.44%）、蒜头素（11.84%）、2,6,6,9- 四甲基 - 三环 [5.4.0.0^{2,8}] 十一 -9- 烯（3.83%）等；赣南产花期新鲜全草挥发油的主要成分为：大根香叶烯 D（25.52%）、2-(3- 异丙基 -4- 甲基 - 戊 -3- 烯 -1- 炔)-2- 甲基 - 环丁酮（22.27%）、反 - 石竹烯（20.03%）、1- 乙烯基 -1- 甲基 -2,4- 双丙烯酰胺 -(1- 甲基噻吩甲基) 环己烷（11.15%）、α- 荜草烯（7.40%）、β- 倍半水芹烯（7.37%）、1a,2,3,5,6,7,7a,7b- 八氢 -1,1,7,7a-1H- 环丙 [a] 萘（4.37%）、6,10,11,11- 四甲基 - 三环 [5.3.0.1(2,3)] 十一 -1(7) 烯（1.87%）等。赵辉等（2011）用固相微萃取法提取的贵州贵阳产杏香兔儿风阴干全草挥发油的主要成分为：3- 乙基 -8- 甲基 -S- 三唑 [4,3-a] 吡嗪（43.37%）、石竹烯（8.89%）、Z,Z,Z-1,5,9,9- 四甲基 -1,4,7- 环十一碳三烯（2.47%）等。

【性味与功效】味甘、微苦，性凉。清热补虚，凉血止血，利湿解毒。治虚劳骨蒸，肺痨咳血，妇女崩漏，湿热黄疸，水肿，痈疽肿毒，瘰疬结核，跌打损伤。

兔儿伞 ▼

【基源】菊科兔儿伞属植物兔儿伞 *Syneilesis aconitifolia* (Bunge) Maxim. 的根或全草。根的芳香成分未见报道。

【形态特征】多年生草本。高 70~120cm，茎紫褐色。叶通常 2；盾状圆形，直径 20~30cm，掌状深裂，边缘具锐齿；中部叶较小，直径 12~24cm。其余的叶呈苞片状，披针形，向上渐小。头状花序多数，在茎端密集成复伞房状；具数枚线形小苞片；总苞筒状，有 3~4 小苞片；总苞片 1 层。小花 8~10，花冠淡粉白色。瘦果圆柱形。花期 6~7 月，果期 8~10 月。

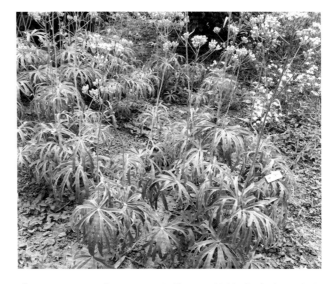

【习性与分布】生于山坡荒地、林缘或路旁，海拔 500~1800m。喜温暖、湿润及阳光充足的环境。耐半阴、耐寒、耐瘠。分布于东北、华北、华中和陕西、甘肃、贵州。

【芳香成分】许亮等（2007）用水蒸气蒸馏法提取的辽宁千山产兔儿伞干燥全草挥发油的主要成分为：7,11- 二甲基 -3- 亚甲基 -1,6,10- 十二 (碳) 三烯（15.24%）、反 -Z-α- 环氧化防风根烯（12.84%）、α- 防风根醇（6.40%）、4-(2- 甲基环己基 -1- 烯基)- 丁 -2- 烯醛（4.68%）、1- 十一 (碳) 烯（4.31%）、十氢 -α,α,4α- 三甲基 -8- 甲烯基 -2- 萘甲醇（3.18%）、α- 石竹烯（3.10%）、十氢 -3α- 甲基 -6 异丙基 - 环丁烷 [1,2:3,4] 并二环戊烯（2.86%）、大根香叶烯 D（2.79%）、1- 乙烯基 -1- 甲基 -2,4- 二 (1- 甲基乙烯基)- 环己烷

（2.16%）、1,5,5,8- 甲基 -12- 氧杂二环 [9.1.0] 十二（碳）-3,7- 二烯（2.06%）、4,11,11- 三甲基 -8- 亚甲基 - 二环 [7.2.0] 十一（碳）-4- 烯（1.60%）、3,7,11- 三甲基 -2,6,10- 十二（碳）三烯 -1- 醇（1.57%）、氧化香树烯（1.56%）、α - 荜澄茄油烯（1.52%）、正癸酸异丙酯（1.40%）、3- 蒈烯（1.34%）、9,12- 十八二烯醛（1.29%）、环氧化异香树烯（1.25%）、1,1- 二甲基 -2-(2,4- 戊二烯基)- 环丙烷（1.20%）、2,6,6- 三甲基 -2- 环己烷 -1- 甲醛（1.15%）、1- 甲基 -4-(2- 甲基环氧乙基)-7- 氧杂二环 [4.1.0] 庚烷（1.14%）、顺 -Z-α - 环氧化防风根烯（1.13%）、2- 甲基 -3 亚甲基 -2-(4- 甲基 -3- 戊烯基) 二环[2.2.1]庚烷（1.06%）、2- 十五（碳）炔 -1- 醇（1.02%）等。

【性味与功效】味辛、苦，性微温，有毒。祛风除湿，解毒活血，消肿止痛。治风湿麻木，肢体疼痛，跌打损伤，月经不调，痛经，痈疽肿毒，瘰疬，痔疮。

豚草 ▼

【基源】菊科豚草属植物豚草 *Ambrosia artemisiifolia* Linn. 的干燥带根全草。

【形态特征】一年生草本，高 20-150cm。下部叶二次羽状分裂，全缘；上部叶羽状分裂。雄头状花序半球形，在枝端密集成总状花序。总苞宽半球形或碟形；总苞片全部结合。花托具刚毛状托片；每个头状花序有 10-15 个不育的小花；花冠淡黄色。雌头状花序叶腋单生，或 2-3 个密集成团伞状，有 1 个无被能育的雌花。瘦果倒卵形。花期 8-9 月，果期 9-10 月。

【习性与分布】路旁杂草，适应性极强。分布于东北至长江流域各省区。

【挥发油含量】水蒸气蒸馏的风干枝叶的得油率为0.05%。

【芳香成分】杨逢建等（2005）用水蒸气蒸馏法提取的吉林长春产豚草风干枝叶挥发油的主要成分为：1,8- 二甲基 -4-(1- 甲基乙烯基)- 螺 [4,5] 癸 -7- 烯（38.67%）、2- 戊醇（14.33%）、2,6,6- 三甲基 - 双环 [3,1,1] 庚 -2- 烯（7.21%）、十氢 - 环丁 [1,2,3,4] 双环戊烯（6.25%）、衣兰烯（4.71%）、1,7,7- 三甲基双环 [2,2,1] 庚 -2- 烯（4.39%）、2- 甲基 -5-(1- 甲基乙基)- 双环 [3,1,0] 己 -2- 烯（4.01%）、4,11,11- 三甲基 -8- 亚甲基双环 [7,2,0] 十一碳 -2 - 烯（2.46%）、1- 甲基 -4-(5- 甲基 -1- 甲基) 环己烯（1.94%）、2,4a,5,6,7,8,9,9a- 八氢 -3,5,5- 三甲基 -1H- 苯并环庚烯（1.79%）、2,6- 二甲基 -6-(4- 甲基 -3- 戊烯基) 双环 [3,1,1] 庚 -2- 烯（1.77%）、6,6- 二甲基 -2- 亚甲基 - 双环 [3,1,1] 庚烷（1.64%）、1,2,4a,5,6,8a- 六氢 -4,7-dim- 萘（1.54%）、双环 [2,2,1] 庚 -2- 烯 ,1,7,7- 三甲基酸（1.43%）、3,7- 二甲基 -1,3,6- 辛三烯（1.28%）、α - 荜澄茄油烯（1.01%）、α - 白檀油烯醇（1.00%）等。陈峥等（2008）用顶空固相微萃取法提取的豚草全草挥发油的主要成分为：大根香叶烯 D（19.17%）、z- 依兰油烯（14.53%）、γ - 杜松烯（11.57%）、Δ - 杜松烯（8.21%）、[(3aS-(3aα,3bβ,4β,7aα,7αS*)]- 八氢 -7- 甲基 -3- 亚甲基 -4-(1- 甲基乙基)-1H- 环戊 [1,3] 环丙 [1,2] 苯（7.61%）、雪松烯（6.03%）、z- 古芸烯（4.27%）、香橙烯（4.10%）、朱栾倍半萜（4.07%）、β - 荜澄茄油烯（2.57%）、榧烯醇（2.38%）、γ - 榄香烯（2.12%）、α - 葎草烯（1.45%）、表 - 双环倍半水芹烯（1.36%）、α - 古芸烯（1.13%）、顺式 -(9,10:1',2')- 间环[2.2]菲（1.13%）、二环大根香叶·烯（1.10%）、α - 玷理烯（1.07%）、β - 波旁老鹳草烯（1.04%）等。

【性味与功效】消炎。治风湿性关节炎。

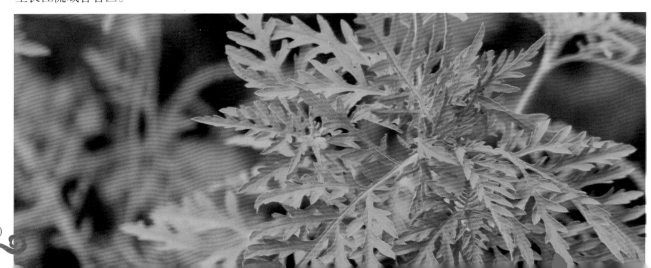

黄帚橐吾 ▼

【基源】 菊科橐吾属植物黄帚橐吾 *Ligularia virgaurea* (Maxim.) Mattf. 的幼嫩叶片。

【形态特征】多年生灰绿色草本。高 15~80cm。丛生叶和茎基部叶具翅,基部具鞘,紫红色,叶片卵形,长 3~15cm,宽 1.3~11cm;茎生叶小,常筒状抱茎。总状花序长 4.5~22cm;苞片线状披针形至线形;头状花序辐射状,常多数;小苞片丝状;总苞陀螺形或杯状,总苞片 10~14,2 层。舌状花 5~14,黄色,舌片线形;管状花多数。瘦果长圆形。花果期 7~9 月。

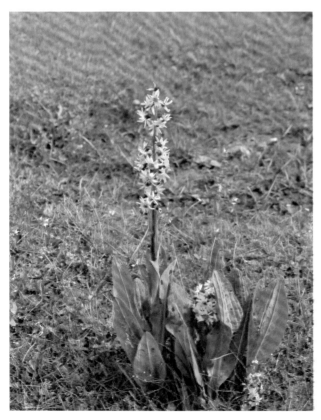

【习性与分布】生于海拔 2600~4700m 的河滩、沼泽草甸、阴坡湿地及灌丛中。分布于西藏、云南、四川、青海、甘肃。

【芳香成分】马瑞君等(2005)用水蒸气蒸馏法提取的甘肃甘南产黄帚橐吾干燥全草挥发油的主要成分为:2- 甲基 – 庚烷(9.84%)、3- 甲基 – 庚烷(8.25%)、庚烷(7.93%)、4- 甲基 -1- 异丙基 – 双环 [3,1,0] 己 -2- 烯(7.79%)、3- 甲基 – 己烷(6.38%)、2- 甲基 – 己烷(5.54%)、D- 苧烯(4.70%)、辛烷(4.10%)、2,4- 二甲基 – 己烷(3.68%)、2,3- 二甲基 – 己烷(1.64%)、3- 蒈烯(1.60%)、1- 甲基 -4- 异丙基 – 苯(1.46%)、甲基环己烷(1.14%)、α – 蒎烯(1.02%)等。唐艳丽等(2003)用水蒸气蒸馏法提取的青海平安产黄帚橐吾干燥全草挥发油的主要成分为:4- 甲基 -l-(1- 甲基乙基)-3- 环己烯 -1- 醇(14.40%)、丁烯酸(5.77%)、2,2- 二甲基丁酸(4.21%)、1- 甲基 -3-(1- 甲基乙基)- 苯(3.84%)、(1S- 内)-1,7,7- 三甲基双环 [2.2.l] 庚烷 -2- 乙酯(2.64%)、反式 -1- 甲基 -4-(l- 甲基乙基)-2- 环己烯 -1- 醇(2.52%)、α – 杜松醇(2.51%)、α,α,4- 三甲基 -3- 环己烯 -1- 甲醇(2.05%)、2- 甲基 -2- 丁烯酸(1.89%)、4- 羟基 -4- 甲基环己酮(1.75%)、6,10- 二甲基 -3-(1- 甲基亚乙基)-1- 环十烯(1.64%)、[laR-(la α ,4 α ,4a β ,7b α)]-la,2,3,4,4a,5,6,7b- 八氢 -l,l,4,7- 四甲基 -1H- 环丙基 [e] 甘菊环(1.62%)、4-(l- 甲基乙基) 苯甲醇(1.55%)、4- 氨基 -5- 甲基 -2(1H)- 嘧啶酮(1.53%)、7- 氨基 -3- 羧基 -6- 氟 -1- 乙基 -4(1H)- 喹啉酮(1.53%)、2- 甲基丁酸(1.51%)、1,3,5- 三甲基 -2-(2,2,2- 三氟乙氧基) 苯(1.50%)、十四氢 -1- 甲基菲(1.44%)、十四烷(1.31%)、1-(1,1- 二甲基乙基)-7- 甲氧基萘(1.27%)、二丁基邻苯二甲酯(1.19%)、1,8- 苧烯(1.21%)、[1S-(l α ,4 β ,5 α)]-4- 甲基 -1-(1- 甲基乙基) 双环 [3.1.0] 己烷 -3- 氧(1.15%)、1,2- 二甲氧基 -4-(2- 丙烯) 苯(1.14%)、l- 甲基 -4-(1- 甲基乙基)-1,4- 环己二烯(1.13%)、反式 -3- 甲基 -6-(1- 甲基乙基)-2- 环己烯 -1- 醇(1.13%)、(E)-2- 甲基 -2- 戊烯酸(1.06%)等。

【性味与功效】味苦、微甘,性温。化痰止咳,催吐。治培根病,赤巴合病,黄水病,疮疡,消化不良,中毒症,皮肤病等。

南川橐吾 ▼

【基源】 菊科橐吾属植物南川橐吾 *Ligularia nanchuanica* S. W. Liu 的根。

【形态特征】多年生草本。高达 112cm。丛生叶和茎下部叶基部具窄鞘,叶片卵状心形或卵状肾形,长 4~9cm，宽 5~11cm，边缘具波状齿；茎中上部叶与下部叶同形，较小，鞘膨大。圆锥状总状花序长达 53cm；苞片线状披针形，向上渐小；头状花序多数，盘状；小苞片线形；总苞狭钟形，总苞片 8，2 层。小花多数，冠毛黄色。瘦果（未熟）光滑。花期 8 月。

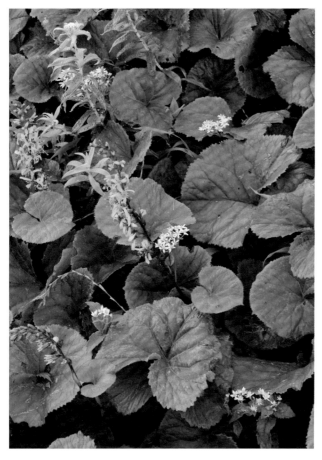

【习性与分布】生于海拔 1320~2040m 的草坪和荒地。分布于四川。

【挥发油含量】水蒸气蒸馏的根及根茎的得油率为 0.002%。

【芳香成分】王晓丽等（2014）用水蒸气蒸馏法提取的重庆南川产南川橐吾根及根茎挥发油的主要成分为：1,2,3,3a,8,8a– 六氢 –5– 甲氧基 –3α,8– 二甲基 – 吡咯并吲哚（23.79%）、1– 甲基 –4–[5– 甲基 –1– 亚甲基 –4– 己烯基]– 环己烯（8.26%）、10S,11S– 雪松烷 –3[12],4– 二烯（6.12%）、4– 乙酰基 –3– 甲基 –1– 苯基 –2– 吡唑啉 –5– 酮（4.47%）、石竹烯（3.01%）、1',8'– 二羟基 –3',6'– 二甲基 –2'– 萘乙酮（2.86%）、β– 蒎烯（2.43%）、1,2,3,3a,4,5,6,7– 八氢 –1,4– 二甲基 –7–[1– 甲基乙烯基]– 薁（2.34%）、α– 蒎烯（2.29%）、1a,2,3,4,4a,5,6,7b– 八氢 –1,1,4,7– 四甲基 –1H– 环丙基 [e] 薁（2.01%）、α– 石竹烯（1.76%）、1,2,3,5,6,7,8,8a–

八氢 –1,8α– 二甲基 –7–[1– 甲基乙烯基]– 萘（1.75%）、3,7– 二甲基 –1,6– 辛二烯 –3– 乙醇（1.72%）、水芹烯（1.70%）、3–[1,5– 二甲基 –4– 己烯基]–6– 亚甲基 – 环己烯（1.60%）、α– 金合欢烯（1.55%）、2,3,4,4a,5,6,7,8– 八氢 –α,α,4α,8– 四甲基 –2– 萘甲醇（1.47%）、1,2,3,4,4a,5,6,8a– 八氢 –4α,8– 二甲基 –2–[1– 甲基乙烯基]– 萘（1.46%）、[Z]–7,11– 二甲基 –3– 亚甲基 –1,6,10– 十二三烯（1.37%）、1– 亚乙基 – 八氢 –7α– 甲基 –1H– 茚（1.23%）、2– 甲氧基 –4– 甲基 –1–[1– 甲基乙基]– 苯（1.18%）、2,6,6,9– 四甲基 – 二乙哌啶二酮 –9– 烯（1.14%）、1a,2,3,3a,4,5,6,7b– 八氢 –1,1,3α,7– 四甲基 –1H– 环己萘（1.07%）、1,2,3,4,5,6,7,8– 八氢 –1,4– 二甲基 –7–[1– 甲基亚乙基]– 薁（1.05%）等。

【性味与功效】味辛，性微温。祛痰，止咳，理气活血，止痛。治咳嗽，气喘，百日咳，腰腿痛，劳伤，跌打损伤。

山紫菀 ▼

【基源】菊科橐吾属植物蹄叶橐吾 *Ligularia fischeri* (Ledeb.) Turcz. 的根及根茎。

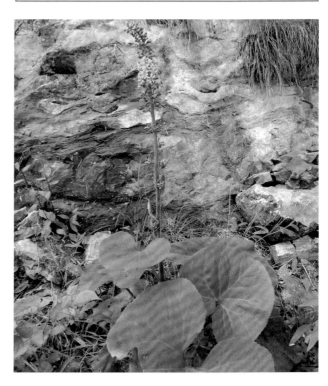

【形态特征】多年生草本。高 80~200cm。丛生叶与茎下部叶肾形，长 10~30cm，宽 13~40cm，边缘有锯齿；茎中上部叶鞘膨大，叶片肾形。总状花序长 25~75cm；苞片卵形，向上渐小；头状花序多数，辐射状；小苞片狭披针形至线形；总苞钟形，总苞片 8~9，2 层，长圆形。舌状花 5~9，黄色，舌片长圆形；管状花多数，冠毛红褐色。瘦果圆柱形。花果期 7~10 月。

【习性与分布】生于海拔 100~2700m 的水边、草甸子、山坡、灌丛中、林缘及林下。分布于四川、湖北、贵州、湖南、安徽、浙江、河南、甘肃、陕西、华北、东北。

【挥发油含量】水蒸气蒸馏的根及根茎的得油率为 0.02%~3.00%。

【芳香成分】王晓丽等（2014）用水蒸气蒸馏法提取的重庆南川产蹄叶橐吾根及根茎挥发油的主要成分为：1- 十九烯（14.66%）、[1S]-6,6- 二甲基 -2- 亚甲基 - 二环庚烷（7.19%）、α - 蒎烯（5.08%）、6-[(Z)-1- 丁烯基]-1,4- 环庚二烯（4.73%）、[E]-9- 十八烯醇（3.70%）、环十六烷（3.11%）、1,2,3,4- 四甲基吡啶 -5- 亚甲基 -1,3- 环戊二烯（2.30%）、1- 十六醇（2.22%）、1- 甲氧基 -4- 甲基 -2-[1- 甲基乙基]- 苯（1.98%）、1a,2,3,5,6,7,7a,7b- 八氢 -1,1,7,7α - 四甲基 -1H- 环丙萘（1.70%）、1- 十七醇（1.46%）、二十碳二烯酸甲酯（1.31%）、油醇（1.00%）等。

【性味与功效】味辛，性微温。祛痰，止咳，理气活血，止痛。治咳嗽，气喘，百日咳，腰腿痛，劳伤，跌打损伤。

网脉橐吾 ▼

【基源】菊科橐吾属植物网脉橐吾 *Ligularia dictyoneura* (Franch.) Hand.-Mazz. 的根。

【形态特征】多年生灰绿色草本。高 33~124cm。叶片近圆形，长 8~30cm，宽 5~21cm，边缘有锯齿；茎中下部叶卵形，长 7~16cm，宽 4~11cm，边缘有齿；茎上部叶卵状披针形至线形。总状花序长达 30cm；苞片及小苞片线形；头状花序多数，辐射状；总苞近钟形，总苞片 6~8，2 层。舌状花黄色，4~6，舌片长圆形；管状花多数。瘦果（未熟）光滑。花期 6~9 月。

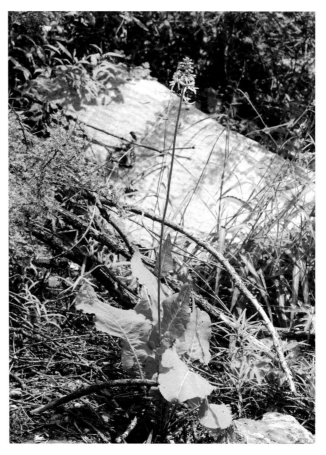

【习性与分布】生于海拔 1900~3600m 的水边、林下、灌丛及山坡草地。分布于云南、四川。

【挥发油含量】水蒸气蒸馏的新鲜根的得油率为 0.30%。

【芳香成分】陈于澍等（1986）用水蒸气蒸馏法提取的云南丽江产网脉橐吾新鲜根挥发油的主要成分为：月桂烯（48.82%）、莳萝烯（16.14%）、柠檬烯（3.64%）、β - 蒎烯（2.69%）等。

【性味与功效】味苦，性微温。宣肺理气，镇咳祛痰。治感冒，咳嗽。

孔雀草 ▼

【基源】菊科万寿菊属植物孔雀草 *Tagetes patula* Linn. 的全草。

【形态特征】一年生草本，高 30~100cm。叶羽状分裂，长 2~9cm，宽 1.5~3cm，边缘有锯齿。头状花序单生，径 3.5~4cm；总苞长椭圆形；舌状花金黄色或橙色，带有红色斑；舌片近圆形；管状花花冠黄色，长 10~14mm，具 5 齿裂。瘦果线形，基部缩小，长 8~12mm，黑色，被短柔毛，冠毛鳞片状，其中 1~2 个长芒状，2~3 个短而钝。花期 7~9 月。

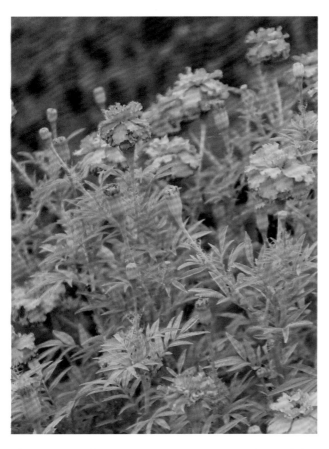

【习性与分布】生于海拔 750~1600m 的山坡草地、林中。喜阳光。全国各地有栽培。

【挥发油含量】水蒸气蒸馏的全草的得油率为 0.09%~0.10%。

【芳香成分】孙凌峰（1989）用水蒸气蒸馏法提取的山西太谷产孔雀草全草挥发油的主要成分为：β-松油醇（43.69%）、胡椒烯酮（16.17%）、胡椒酮（4.67%）、桃金娘醛（3.57%）、α-松油醇（3.35%）、1,8-桉叶油素（3.23%）、乙基苯乙醇（2.26%）、香芹酚（1.95%）、异胡椒烯酮（1.79%）、黄樟素（1.25%）、2-环戊叉基环戊酮（1.17%）等。胡建安（1992）用水蒸气蒸馏法提取的孔雀草全草挥发油的主要成分为：2-蒈烯（50.98%）、β-水芹烯（18.86%）、β-石竹烯（3.56%）、α-香柠檬烯（2.74%）、二氢香芹酮（1.96%）、万寿菊酮（1.91%）、反-八氢化-3a-甲基-2H-茚-2-酮（1.39%）、桃金娘烯醇（1.03%）等。

【性味与功效】味苦，性凉。清热解毒，止咳。治风热感冒，咳嗽，百日咳，痢疾，腮腺炎，乳痈，疖肿，牙痛，口腔炎，目赤肿痛。

万寿菊花 ▼

【基源】菊科万寿菊属植物万寿菊 *Tagetes erecta* Linn. 的花序。

【形态特征】一年生草本，高 50~150cm。叶羽状分裂，长 5~10cm，宽 4~8cm，边缘具锐锯齿。头状花序单生，径 5~8cm；总苞长 1.8~2cm，宽 1~1.5cm，杯状；舌状花黄色或暗橙色；长 2.9cm，舌片倒卵形；管状花花冠黄色，顶端具 5 齿裂。瘦果线形，基部缩小，黑色或褐色，长 8~11mm，被短微毛；冠毛有 1~2 个长芒和 2~3 个短而钝的鳞片。花期 7~9 月。

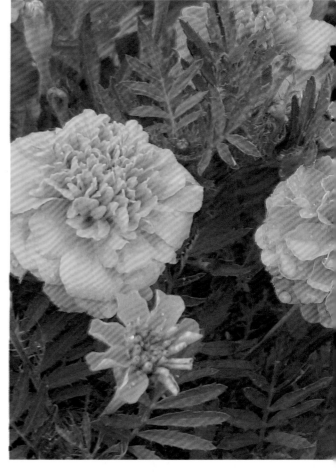

【习性与分布】喜温暖阳光充足的环境，稍耐早霜和半阴，耐湿，耐干旱，怕高温和水涝。全国各地有栽培。

【挥发油含量】水蒸气蒸馏的得油率为 0.12%~0.54%，同时蒸馏萃取的得油率为 3.70%，有机溶剂萃取的得油率为 0.40%~1.47%，超临界萃取的得油率为 9.70%，微波萃取的得油率为 1.58%。

【芳香成分】万寿菊花挥发油主成分多为石竹烯（22.70%~33.18%），也有主成分不同的报告。冷丰收等（1999）用水蒸气蒸馏法提取的陕西延安产黄万寿菊阴干花挥发油的主要成分为：反－石竹烯(33.18%)、β－荜澄茄烯(11.22%)、1－柠檬烯（4.81%）、α－松油烯（4.44%）、(E)-3,7－二甲基－1,3,6－辛三烯（3.36%）、十九（碳）烷（3.32%）、3－甲基－6-(1－甲基乙基)-2-环己烯－1－酮（3.10%）、顺式－金合欢醇（3.10%）、十三烷（2.67%）、十八烷（2.48%）、3－甲基－6－甲撑十七烷（2.21%）、1－β－蒎烯（2.20%）、1-(2－乙烯基乙氧基)－甲基十二烯（2.07%）、6－甲基－7－辛烯－2－酮（2.07%）、1H－环丙[e]奠（2.01%）、3－乙酰基－1－氟代－7－甲氧基－萘（1.95%）、二十一烷（1.42%）、金合欢醇（1.16%）、二十三烷（1.16%）、三十四碳烷（1.16%）等。李健等（2010）用水蒸气蒸馏法提取的黑龙江产万寿菊新鲜花挥发油的主要成分为：异松油烯（32.91%）、α－罗勒烯（11.18%）、柠檬烯(10.87%)、石竹烯(7.46%)、β－月桂烯（5.64%）、反－β－罗勒烯（5.34%）、2－异丙基－5－甲基－3－环己烯－1－酮（2.52%）、γ－榄香烯（2.45%）、吉玛烯D(2.39%)、(+)-4－蒈烯（1.99%）、新松脂酸（1.35%）、β－芳樟醇（1.28%）、植烷（1.04%）等。司辉等（2016）用水蒸气蒸馏法提取的万寿菊干燥花挥发油的主要成分为：冰片烯（18.31%）、(-)－氧化石竹烯（16.09%）、石竹烯（13.41%）、1－甲基－4-(1－甲基乙烯基)－苯（10.14%）、斯巴醇（5.67%）、α－荜澄茄烯（2.70%）、1－甲氧基－4-(1－丙烯基)－苯（2.41%）、α－异丁酸松油酯（2.20%）、4-(1－甲乙基)－苯甲醇（2.04%）、橙花叔醇（1.31%）、4－甲基－1-(1－甲乙基)-3－环己烯基－1－醇（1.25%）、α－紫穗槐烯（1.25%）、1－水芹烯（1.15%）、香叶基丙酮（1.03%）、α－杜松醇（1.00%）等。丁亿等（2019）用顶空固相微萃取法提取的英国产万寿菊花挥发油的主要成分为：(E)-β－罗勒烯（35.84%）、(+)－柠檬烯（10.80%）、(E)－万寿菊酮（9.16%）、(Z)－别罗勒烯（8.18%）、β－石竹烯（2.54%）、(Z)－万寿菊酮（2.43%）、α－蛇麻烯（1.28%）等。石皖阳等（1988）用水蒸气蒸馏法提取的云南昆明产万寿菊鲜花净油的主要成分为：δ－杜松烯(17.90%)、γ－杜松烯（14.10%）、柠檬烯（9.20%）、顺－石竹烯（8.90%）、月桂烯醇（8.50%）、香草醛（4.70%）、γ－

榄香烯（4.60%）、α－榄香烯（4.50%）、α－木罗烯（3.50%）、α－荜澄茄烯（2.80%）、异胡薄荷醇（2.30%）、β－荜澄茄烯（2.20%）、2－十二烯醛（2.10%）、β－桉叶醇（2.00%）、十四碳酸（1.70%）、β－芹子烯（1.60%）、十二碳酸（1.50%）、α－广藿香烯（1.30%）、胡薄荷醇（1.00%）等。回瑞华等（2009）用同时蒸馏－萃取法提取的辽宁千山产万寿菊自然干燥花挥发油的主要成分为：3－甲基－6-(1－甲基亚乙基)-2－环庚烯－1－酮(13.82%)、3,7－二甲基－1,6－辛二烯－3－醇（11.86%）、3－甲基－6-(1－甲基乙基)-2－环己烯－1－酮（11.72%）、1－环己基－2－甲基－丙烯－2－酮（9.60%）、柠檬烯（8.00%）、1,1,4,8－四甲基－4,7,10－环十一碳烯（3.89%）、大牻牛儿烯（3.89%）、α－松油醇（3.78%）、1－甲基－4－乙酰基环己烯（2.51%）、十六酸（2.03%）、氧化石竹烯（1.95%）、3－环己烯－1－甲醇（1.82%）、2－间苯二甲酸－双－2－甲基丙基酯（1.48%）、匙叶桉油烯醇（1.48%）、十四酸（1.44%）、3,7－二甲基－2,6－辛二烯－1－醇（1.29%）、β－月桂烯（1.27%）、8－甲基－9－十四碳－1－醇甲酯（1.16%）、3－烯丙基－6－甲氧基－苯酚（1.08%）等。

【性味与功效】味苦，性凉。清热解毒，止咳。治风热感冒，咳嗽，百日咳，痢疾，腮腺炎，乳痈，疔肿，牙痛，口腔炎，目赤肿痛。

万寿菊根 ▼

【基源】菊科万寿菊属植物万寿菊 *Tagetes erecta* Linn. 的根。

【形态特征】同万寿菊花。

【习性与分布】同万寿菊花。

【挥发油含量】有机溶剂萃取的根的得油率为3.50%~11.69%。

【芳香成分】陈红兵等（2007）用水蒸气蒸馏法提取的山西太谷产万寿菊干燥根挥发油的主要成分为：邻苯二甲酸丁酯(2－乙基)乙酯（22.63%）、α－松油醇（17.34%）、2－己烯醛（12.93%）、2,5－二环戊烯基环戊酮(10.20%)、庚醛(8.65%)、2-呋喃甲醛(7.86%)、β-松油醇(6.05%)、2-甲基-5-异丙基-苯酚(5.03%)、顺-丁烯二酰亚胺(4.70%)、胡椒酮(4.65%)等。

【性味与功效】味苦,性凉。解毒消肿。治上呼吸道感染,百日咳,支气管炎,眼角膜炎,咽炎,口腔炎,牙痛;外用治腮腺炎,乳腺炎,痈疮肿毒。

万寿菊叶 ▼

【基源】菊科万寿菊属植物万寿菊 *Tagetes erecta* Linn. 的叶。

【形态特征】同万寿菊花。

【习性与分布】同万寿菊花。

【挥发油含量】水蒸气蒸馏的叶的得油率为0.09%~0.60%,同时蒸馏萃取的叶的得油率为3.50%,有机溶剂萃取的得油率为7.62%。

【芳香成分】李健等（2010）用水蒸气蒸馏法提取的黑龙江产万寿菊新鲜叶挥发油的主要成分为：异松油烯(37.02%)、2-异丙基-5-甲基-3-环己烯-1-酮(14.08%)、柠檬烯(13.08%)、β-罗勒烯(8.78%)、石竹烯(4.18%)、1-十六炔(3.73%)、反式-β-罗勒烯(2.99%)、6,6-二甲基-双环[3.1.1]庚-2-烯-2-甲醇(1.95%)、γ-榄香烯(1.72%)、1,3,8-对-薄荷三烯(1.54%)、1-亚甲基-4-(1-甲乙烯)环己烷(1.05%)等。回瑞华等（2009）用同时蒸馏-萃取法提取的辽宁千山产万寿菊干燥叶挥发油的主要成分为：柠檬烯(15.73%)、4,11,11-三甲基-8-亚甲基-二环[7.2.0]十一碳-4-烯(6.49%)、3-甲基-6-(1-甲基乙基)-2-环己烯-1-酮(4.74%)、2-间苯二甲酸-双-2-甲基丙基酯(4.40%)、苯乙醛(3.79%)、匙叶桉油烯醇(3.59%)、1-己醇(3.50%)、β-月桂烯(3.41%)、8-羟基环异长叶烯(3.26%)、氧化别香橙烯(2.94%)、1-甲基-4-(1-甲基乙基)-环己烷(2.80%)、十四酸(2.74%)、十九烷(2.54%)、2-甲基-3-辛酮(2.48%)、二十烷(2.31%)、6,10,14-三甲基-2-十五酮(2.24%)、2,6,10,14-四甲基-十七烷(2.22%)、苯乙醇(2.12%)、十八烷(2.07%)、1-甲基-4-乙酰基环己烯(1.84%)、氧化石竹烯(1.70%)、十七烷(1.67%)、1-环己基-2-甲基-丙烯-2-酮(1.58%)、3-甲基-6-(1-甲基亚乙基)-2-环庚烯-1-酮(1.50%)、壬醛(1.48%)、十六酸(1.30%)、3,7-二甲基-1,6-辛二烯-3-醇(1.12%)等。

【性味与功效】味甘、寒,有臭气。治痈、疮、疳、疔,无名肿毒。

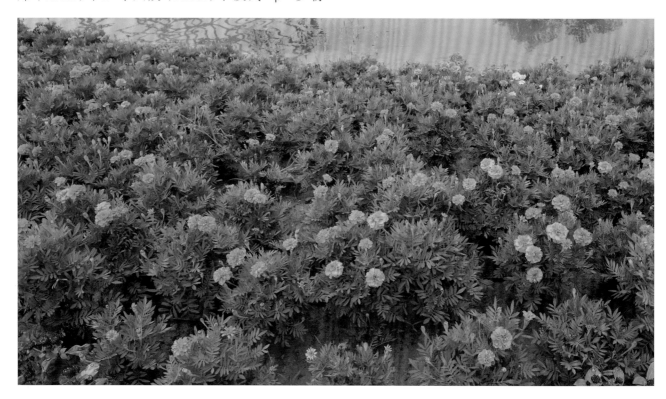

莴苣 ▼

【基源】 菊科莴苣属植物莴苣 *Lactuca sativa* Linn. 的茎和叶。

【形态特征】一年生或二年草本，高 25~100cm。基生叶及下部茎叶倒披针形，长 6~15cm，宽 1.5~6.5cm，边缘波状或有细锯齿，向上的渐小，与基生叶同形或披针形。头状花序多数，在茎枝顶端排成圆锥花序。总苞卵球形；总苞片 5 层。舌状小花约 15 枚。瘦果倒披针形，压扁，浅褐色，顶端急尖成细丝状喙。冠毛 2 层，纤细，微糙毛状。花果期 2~9 月。

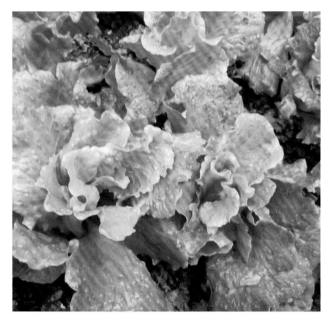

【习性与分布】喜冷凉环境，既不耐寒，又不耐热。需保持土壤湿润。全国各地均有栽培。

【芳香成分】赵春芳等（2000）用水蒸气蒸馏法提取的莴苣新鲜茎叶挥发油的主要成分为：菲（8.49%）、1,2-苯二羧酸(2-甲基丙基)酯（8.31%）、(E)-3-二十碳烯（6.98%）、二十烷（5.89%）芘（5.03%）、4-十八碳烯(3.82%)、2,6,10,14-四甲基正十六烷（3.48%）、苯并噻唑（3.22%）、十六酸（3.06%）、二十二烷酸甲酯（3.02%）、2,6,10,14-四甲基正十五烷（3.01%）、1-氯二十七烷（2.87%）、9-甲基蒽（2.05%）、4,8,8-三甲基-9-甲撑-1,4-十氢甲撑薁（2.04%）、2-乙基乙酸（2.01%）、十六酸甲酯（1.97%）、苯乙酰胺（1.97%）、1-十八碳烯（1.89%）、2,6,10-三甲基十二烷（1.62%）、

咪唑（1.53%）、二苯乙炔（1.40%）、十一烷基环己烷（1.31%）、四氢环戊菲（1.29%）、丁酸丁酯（1.28%）、苯乙基醇（1.27%）、1-二十碳烯（1.25%）、[Z]-9-十八烯-2-乙醇醚（1.23%）、三亚苯（1.18%）、邻苯二羧酸双 (2-乙基己基)酯（1.10%）、乙基环二十二烷（1.03%）等。

【性味与功效】味苦、甘，性凉。利尿，通乳，清热解毒。治小便不利，尿血，乳汁不通，虫蛇咬伤，肿毒。

下田菊 ▼

【基源】 菊科下田菊属植物下田菊 *Adenostemma lavenia* (Linn.) O. Kuntze 的全草。

【形态特征】一年生草本，高 30~100cm。中部的茎叶长椭圆状披针形，长 4~12cm，宽 2~5cm，边缘有圆锯齿；上部和下部的叶渐小。头状花序小。总苞半球形。总苞片 2 层，狭长椭圆形，绿色。花冠长约 2.5mm。瘦果倒披针形，熟时黑褐色。冠毛约 4 枚，棒状，基部结合成环状，顶端有棕黄色的粘质的腺体分泌物。花果期 8~10 月。

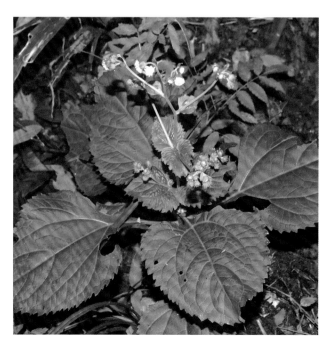

【习性与分布】生于水边、路旁、柳林沼泽地、林下及山坡灌丛中，海拔460~2000m。分布于江苏、浙江、安徽、福建、台湾、广东、广西、江西、湖南、贵州、四川、云南等省区。

【挥发油含量】水蒸气蒸馏的地上部分的得油率为0.10%。

【芳香成分】杨永利等（2007）用水蒸汽蒸馏、两相溶剂萃取法提取的广东潮州产下田菊地上部分挥发油的主要成分为：β-荜澄茄油烯（32.62%）、石竹烯（24.97%）、γ-榄香烯（5.53%）、α-石竹烯（3.97%）、α-恰米烯（3.57%）、双环[4.3.0]-7-亚甲基-2,4,4-三甲基-2-乙烯基-壬烷（3.41%）、γ-萜品烯（3.07%）、γ-依兰油烯（2.91%）、d-柠檬烯（2.57%）、α-蒎烯（2.49%）、2-蒈烯（2.28%）、β-月桂烯（1.60%）、3,7-二甲基-(E,Z,E)-1,3,6-辛三烯（1.50%）、4,7-二甲基-1-(1-甲基乙基)-1α,2,4aβ,5,6,8aα-六氢萘（1.48%）、杜松醇（1.30%）等。

【性味与功效】味苦，性寒。清热利湿，解毒消肿。治感冒高热，支气管炎，咽喉炎，扁桃体炎，黄疸型肝炎；外用治痈疖疮疡，蛇咬伤。

【形态特征】多年生草本。茎丛生，密集，高20~60cm。基生叶倒卵形，长20cm，宽5~6cm，茎生叶较小，全部叶2~3回羽状全裂。头状花序在茎枝顶端排成伞房花序；总苞球形或半球形；总苞片3层，卵形至宽卵形，黄褐色。边花约6朵，花冠筒状，压扁。盘花多数，花冠管状，黄色。瘦果倒卵形或椭圆形稍压扁，黑色，腹面有2条纹。花果期6~9月。

【习性与分布】主要生于山坡、草地。属于温带耐寒植物，喜湿润，能耐寒冷。分布于黑龙江、吉林、辽宁、内蒙古、河北、山西。

【挥发油含量】水蒸气蒸馏的干燥全草的得油率为0.52%。

【芳香成分】王栋等（1986）用水蒸气蒸馏法提取的黑龙江产线叶菊阴干全草挥发油的主要成分为：牻牛儿醇醋酸酯（15.70%）、异龙脑醋酸酯（9.70%）、β-蒎烯（8.30%）、桃金娘烯醛（7.50%）、4-(3-环己烯-1)-3-丁酮-2（7.30%）、α-姜黄烯（4.20%）、柠檬烯（2.10%）、罗勒烯（1.42%）、α-反-β-佛手烯（1.40%）等。

【性味与功效】味苦，性寒。清热解毒，安神，调经。治高热，心悸，失眠，月经不调，痈肿疮疡。

兔毛蒿 ▼

【基源】菊科线叶菊属植物线叶菊 *Filifolium sibiricum* (Linn.) Kitam. 的全草。

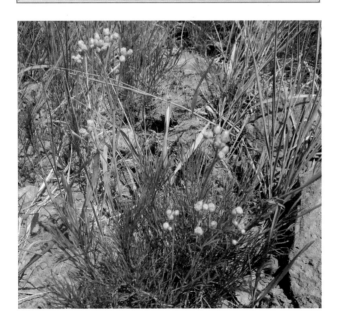

通肠香（香青）▼

【基源】菊科香青属植物香青 *Anaphalis sinica* Hance 的全草。

【形态特征】高20~50cm。中部叶长圆形，倒披针长圆形，长2.5~9cm，宽0.2~1.5cm；上部叶较小，披针状线形或线形。头状花序多数。总苞钟状或近倒圆锥状；总苞片6~7层，外层浅褐色，内层乳白色或污白色。雌株有多层雌花，中央有1~4个雄花；雄株花托有缝状短毛。花冠长2.8~3mm。瘦果长0.7~1mm，被小腺点。花期6~9月，果期8~10月。

【习性与分布】生于低山或亚高山灌丛、草地、山坡和溪岸，海拔400~2000m。分布于四川、广西、湖北、湖南、江西、安徽、江苏、浙江。

【挥发油含量】水蒸气蒸馏的全草的得油率为0.21%~0.87%。

【芳香成分】香青全草挥发油的主成分多为石竹烯（22.64%~40.39%），也有主成分不同的报告。滑艳等（2003）用水蒸气蒸馏法提取的甘肃兰州产香青全草挥发油的主要成分为：石竹烯（22.64%）、1,1,4,8-四甲基-顺-4,7,10-环十一烷三烯（4.57%）、2-乙基-1-己醇（3.51%）、萜品-4-醇（3.38%）、石竹烯氧化物（3.06%）、樟脑（3.02%）、β-桉叶烯（2.47%）、二苯胺（2.14%）、1,2,3,4,4a,5,6,8a-八氢-2-萘甲醇（2.08%）、苯甲醇（2.06%）、α-松油醇（1.96%）、1,2,3,4,4a,5,6,8a-八氢萘（1.74%）、苯乙醇（1.71%）、十六烷酸乙酯（1.68%）、己酸（1.41%）、α-郁金烯（1.41%）、6-甲基-5-庚烯-2-酮（1.32%）、2-甲基-丁酸（1.32%）、1,2,3,5,6,8a-六氢萘（1.22%）、1-(2-甲氧基-1-丙基)-4-甲基-苯（1.18%）、龙脑（1.08%）、2,6-二甲基-6-(4-甲基)二环[3.1.1]庚二烯（1.04%）等。张洪权等（2019）用水蒸气蒸馏法提取的湖北大别山产香青干燥全株挥发油的主要成分为：α-荜草烯（14.80%）、α-蒎烯（10.56%）、δ-杜松烯（5.84%）、(E)-石竹烯（5.24%）、γ-雪松烯（2.57%）、β-古芸烯（2.31%）、α-柏木烯（2.11%）、1,2-二甲基-3,4-二乙基苯（1.90%）、γ-依兰油烯（1.78%）、α-紫穗槐烯（1.67%）、朱栾倍半萜（1.16%）等。

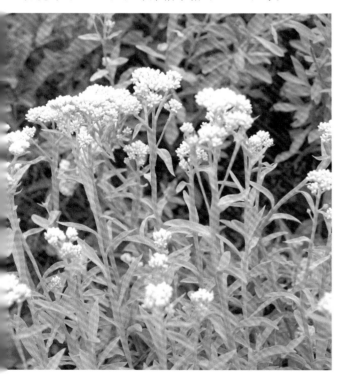

【性味与功效】味辛，微苦，性微温。祛风解表，宣肺止咳。治感冒，气管炎，肠炎，痢疾。

大叶白头翁 ▼

【基源】菊科香青属植物珠光香青 *Anaphalis margaritacea* (Linn.) Benth. et Hook. f. 的带根全草。

【形态特征】高 30~100cm。中部叶线形，长 5~9cm，宽 0.3~1.2cm；上部叶渐小，有长尖头；全部叶稍革质，上面被蛛丝状毛，下面被厚棉毛。头状花序多数。总苞宽钟状或半球状；总苞片 5~7 层，基部多少褐色，上部白色。花托蜂窝状。雌株有多层雌花，中央有 3~20 雄花；雄株有雄花或有极少数雌花。花冠长 3~5mm。瘦果长椭圆形，有小腺点。花果期 8~11 月。

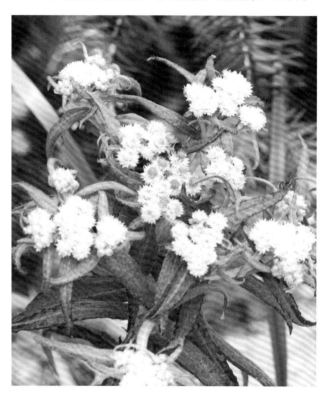

【习性与分布】生于海拔 300~3400m 的半高山或低山草地，山沟及路旁。分布于浙江、四川、湖南、湖北、广西、福建、云南、青海、西藏、陕西、甘肃等省区。

【挥发油含量】水蒸气蒸馏的全草的得油率为 0.28%~0.59%；超临界萃取的干燥全草的得油率为 4.10%。

【芳香成分】孙彬等（2001）用水蒸气蒸馏法提取的甘肃榆中产珠光香青干燥地上部分挥发油的主要成分为：喇叭茶醇（25.73%）、百里酚（10.57%）、α-杜松醇（4.56%）、氧化石竹烯（4.09%）、表-二环倍半水芹烯（3.06%）、2-甲氧基-3-(2-丙烯基)-苯酚（2.72%）、苯乙酮（2.31%）、二-(2-甲基丙基)-1,2-苯二甲酸酯（2.16%）、4a-香木兰烯醇（1.82%）、5,6,7,7a-四氢-4,4,7a-三甲基-苯并呋喃（1.74%）、3-苯基-2-丁酮（1.72%）、正十六烷酸（1.45%）、蒽（1.38%）、正己酸（1.15%）、δ-杜松烯（1.07%）、1,2,3,4,4a,7,8,9a-八氢-1,6-二甲基-4-(1-甲基乙基)-萘酚（1.01%）等；用超临界 CO_2 萃取法提取的全草挥发油的主要成分为：γ-谷甾醇（12.96%）、二十九烷（11.43%）、三十一烷（10.19%）、豆甾醇（4.36%）、三十五烷（4.11%）、1-二十六烷醇（1.83%）、菜子甾醇（1.57%）、α-香树脂素（1.35%）、豆甾-4-烯-3-酮（1.44%）、D:A-无羁烷-3-醇（1.40%）、二十烷（1.30%）、豆甾-7-烯-3-醇（1.21%）、正十六烷酸（1.08%）等。施文庄等（2004）用水蒸气蒸馏法提取的浙江产珠光香青干燥带花全草挥发油的主要成分为：玫瑰呋喃（39.75%）、环氧玫瑰呋喃Ⅱ（18.21%）、石竹烯（9.12%）、苯乙酮（3.13%）、环氧玫瑰呋喃-Ⅰ（2.94%）、芳樟醇（2.85%）、1-辛烯-3-醇（2.68%）、γ-松油烯（1.81%）、1,8-桉叶油素（1.73%）、对伞花烃（1.55%）、α-葎草烯（1.40%）等。封士兰等（2000）用水蒸气蒸馏法提取的甘肃文县产珠光香青干燥地上部分挥发油的主要成分为：石竹烯（19.50%）、香木兰烯（18.10%）、古芸烯（12.70%）、β-芹子烯（10.20%）、1-(1,5-二甲基-己烯-4)-4-甲基苯（8.90%）、α-蛇麻烯（6.60%）、苦橙油醇（4.80%）、4,8,8-三甲基-1,1,5,6,7,8-六氢环丙萘-酮-2（4.20%）、喇叭醇（4.10%）、氧化石竹烯（3.60%）、顺式十氢萘（3.30%）、γ-蛇麻烯（3.00%）等。朱亮锋等（1993）用水蒸气蒸馏法提取的青海海北产珠光香青全草挥发油的主要成分为：γ-愈创木烯（27.38%）、α-石竹烯（10.99%）、δ-愈创木烯（5.45%）、β-石竹烯（4.40%）、α-愈创木烯（3.35%）、十八烷（2.67%）、δ-杜松烯（2.19%）、十七烷（2.10%）、十九烷（2.09%）、十五烷（1.96%）、橙花叔醇（1.73%）、十六烷（1.63%）、二十烷（1.26%）、α-姜黄烯（1.13%）、α-蒎烯（1.05%）等。

【性味与功效】味苦、辛，性凉。清热泻火，燥湿，驱虫。治牙痛，湿热泻痢，蛔虫病，瘰疬，臁疮。

向日葵根 ▼

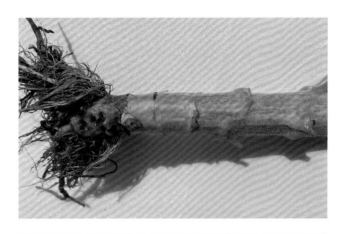

【基源】菊科向日葵属植物向日葵 *Helianthus annuus* Linn. 的根。

【形态特征】一年生高大草本。茎直立，高 1~3m，被白色粗硬毛。叶互生，卵圆形，边缘有粗锯齿，两面被短糙毛。头状花序极大，径约 10~30cm，单生于茎端或枝端。总苞片多层，覆瓦状排列。花托平或稍凸，有半膜质托片。舌状花多数，黄色。管状花极多数，棕色或紫色。瘦果倒卵形或卵状长圆形，上端有 2 个膜片状早落的冠毛。花期 7~9 月，果期 8~9 月。

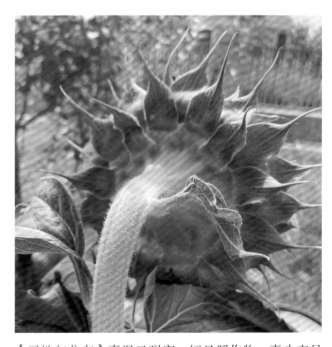

【习性与分布】喜温又耐寒，短日照作物，喜欢充足的阳光，耐盐碱，抗旱，耐涝。全国各地均有栽培。

【挥发油含量】水蒸气蒸馏的干燥根的得油率为 1.00%。

【芳香成分】肖冰梅等（2012）用水蒸气蒸馏法提取的辽宁产向日葵干燥根挥发油的主要成分为：棕榈酸（16.26%）、白菖烯（12.17%）、环木菠萝烯醇乙酸酯（10.33%）、甲氧基-4-丙-1-丙烯基-1-苯（6.53%）、β-红没药烯（6.40%）、氧杂双环-三环三十烷（5.51%）、(2S)-1,3,4,5,6,7-六氢-1,1,5,5-四甲基甲烷烯（4.26%）、十八碳二烯酸（4.06%）、顺式-澳白檀醇（3.49%）、十八烯酸油酸（2.55%）、3,3,5,6,7-五甲基-2-茚酮（2.28%）、白菖油萜环氧化物（2.14%）、异丙烯基-二甲基-八氢化萘-2-醇（1.90%）、异丙烯基-二甲基-八氢化萘-2-醇（1.85%）、顺式棕榈油酸（1.71%）、十八碳二烯醛（1.69%）、E-环氧金合欢烯（1.33%）、庚基乙酰苯（1.33%）、肉豆蔻醛（1.18%）、扁枝烯（1.15%）、十五烷酸（1.00%）等。

【性味与功效】味甘、淡，性微寒。清热利湿，行气止痛。治淋浊，水肿，带下，疝气，脘腹胀痛，跌打损伤。

向日葵花盘 ▼

【基源】菊科向日葵植物 *Anaphalis sinica* Hance 的花盘。

【形态特征】同向日葵根。

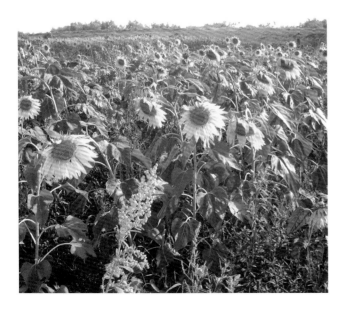

【习性与分布】同向日葵根。

【挥发油含量】水蒸气蒸馏的新鲜花盘的得油率为0.29%。

【芳香成分】向日葵花盘挥发油的主成分为 α-蒎烯（21.95%~28.22%）。张玲玲等（2017）用水蒸气蒸馏法提取的广东广州产向日葵新鲜花盘挥发油的主要成分为：α-蒎烯（21.95%）、桧烯（15.66%）、β-蒎烯（4.03%）、大根香叶烯D（3.62%）、白菖油萜（3.29%）、4-松油醇（2.68%）、柠檬烯（2.20%）、Z-马鞭草烯醇（1.73%）、β-榄香烯（1.31%）、α-侧柏烯（1.29%）、莰烯（1.21%）、γ-萜品烯（1.20%）、醋酸异冰片（1.10%）等。

【性味与功效】味甘，性寒。清热，平肝，止痛，止血。治高血压，头痛，头晕，耳鸣，脘腹痛，痛经，子宫出血，疮疹。

向日葵子 ▼

【基源】菊科向日葵属植物向日葵 *Helianthus annuus* Linn. 的果实。

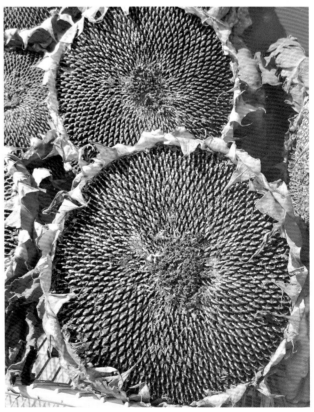

【形态特征】同向日葵根。

【习性与分布】同向日葵根。

【芳香成分】朱萌萌等（2014）用同时蒸馏萃取法提取的向日葵种仁挥发油的主要成分为：2,6-二叔丁基对甲基苯酚（45.91%）、癸酸乙酯（20.71%）、邻苯二甲酸二辛酯（15.31%）、乙基苯（3.47%）、α-蒎烯（2.63%）、棕榈酸（2.51%）、己醛（2.20%）、对二甲苯（2.18%）、贝壳杉烯类化合物（1.73%）、苯乙烯（1.17%）、硬脂酰胺（1.07%）等。

【性味与功效】味甘，性平。透疹，止痢，透痈脓。治疹发不透，血痢，慢性骨髓炎。

【芳香成分】朱萌萌等（2014）用同时蒸馏萃取法提取的向日葵果壳挥发油的主要成分为：棕榈酸（43.25%）、2,6-二叔丁基对甲基苯酚（17.34%）、邻苯二甲酸二辛酯（11.61%）、癸酸乙酯（8.35%）、马鞭草烯酮（2.74%）、马鞭草烯醇（2.73%）、硬脂酰胺（2.37%）、4-庚基苯乙酮（2.19%）、亚油酸（1.80%）、α-蒎烯（1.39%）、乙基苯（1.22%）等。

【性味与功效】治耳鸣。

向日葵壳 ▼

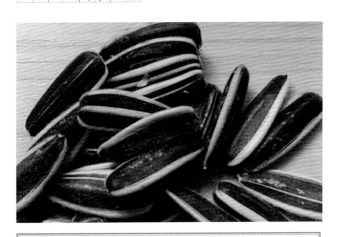

【基源】菊科向日葵属植物向日葵 *Helianthus annuus* Linn. 的果壳。

【形态特征】同向日葵根。
【习性与分布】同向日葵根。

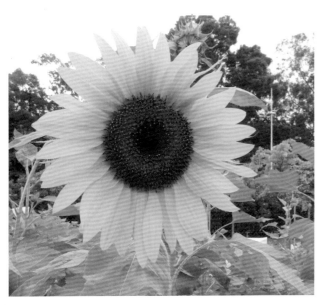

甘菊 ▼

【基源】菊科小甘菊属植物小甘菊 *Cancrinia discoidea* (Ledeb.) Poljak. 的全草。

【形态特征】二年生草本，高5~20cm。茎自基部分枝，被白色棉毛。叶灰绿色，长圆形，长2~4cm，宽0.5~1.5cm，二回羽状深裂。头状花序单生；总苞直径7~12mm；总苞片3~4层；花托明显凸起，锥状球形；花黄色，花冠长约1.8mm，檐部5齿裂。瘦果长约2mm，具5条纵肋；冠状冠毛长约1mm，膜质，5裂，分裂至中部。花果期4~9月。

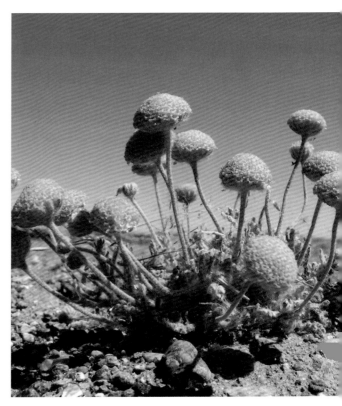

【习性与分布】生于海拔 400~2000m 的山坡、荒地和戈壁地区。适应早期湿润而后期干旱的特殊生活环境，具有一定耐旱性。分布于甘肃、新疆、西藏等省区。

【挥发油含量】水蒸气蒸馏的干燥全草的得油率为1.00%。

【芳香成分】李奇峰等（2009）用水蒸气蒸馏法提取的云南贡山产小甘菊干燥全草挥发油的主要成分为：桧醇（6.40%）、乙酸松油酯（4.14%）、α–萜品醇（3.07%）、1–十八烯（2.25%）、(Z,E)-α–金合欢烯（1.80%）、β–石竹烯（1.41%）等。

【性味与功效】味苦、辛，性微寒。清热祛湿。治湿热黄疸。

【习性与分布】生于山坡或平原路旁、林下、河滩地、岩石上或庭院中，海拔 100~2700m。分布于辽宁、河北、山西、内蒙古、陕西、甘肃、山东、江苏、浙江、河南、湖北、四川、贵州。

【芳香成分】齐晓丽等（2006）用水蒸气蒸馏法提取的吉林长春产抱茎小苦荬新鲜全草挥发油的主要成分为：6,10,14–三甲基–2–十五烷酮（33.98%）、二十一烷（26.04%）、十九烷（11.32%）、二十三烷（6.43%）、6,10,14–三甲基–5,9,13–十五碳三烯–2–酮（2.75%）、二十七烷（2.71%）、1–十八烯（2.21%）、3–十六烯（1.21%）、2,6,10–三甲基–十二烷（1.14%）、乙基环十二烷（1.01%）等。

【性味与功效】味苦、辛，性平。止痛消肿，清热解毒。治头痛，牙痛，胃痛，手术后疼痛，跌打伤痛，阑尾炎，肠炎，肺脓肿，咽喉肿痛，痈肿疮疖。

苦碟子 ▼

【基源】菊科小苦荬属植物抱茎小苦荬 *Ixeridium sonchifolium* (Maxim.) Shih（*Ixeris sonchifolia* (Bunge) Hance）的全草。

【形态特征】多年生草本，高 15~60cm。基生叶莲座状，匙形、长椭圆形，长 3~15cm，宽 1~3cm，或不分裂，边缘有锯齿，或大头羽状深裂，近圆形，边缘有锯齿；中下部茎叶长椭圆形或披针形，羽状浅裂或半裂；上部茎叶心状披针形，全缘，基部抱茎。舌状小花约 17 枚。总苞圆柱形；总苞片 3 层。舌状小花黄色。瘦果黑色，纺锤形。花果期 3~5 月。

沙旋覆花（黄蓬花）▼

【基源】菊科旋覆花属植物蓼子朴 *Inula salsoloides* (Turcz.) Ostenf. 的全草或花序。

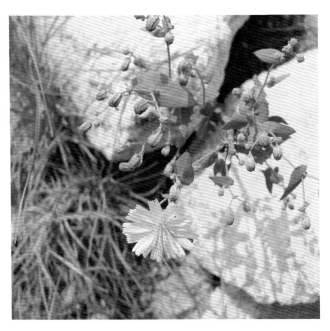

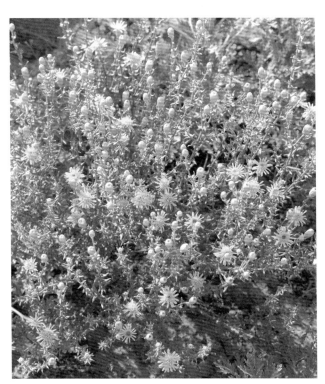

【形态特征】亚灌木，有疏生膜质尖披针形，长达20mm，宽达4mm的鳞片状叶。茎高达45cm。叶披针状或长圆状线形，长5~10mm，宽1~3mm，全缘，半抱茎。头状花序径1~1.5cm，单生于枝端。总苞倒卵形；总苞片4~5层，黄绿色。舌状花浅黄色，椭圆状线形；管状花花冠长约6mm，上部狭漏斗状。冠毛白色。瘦果长1.5mm。花期5~8月，果期7~9月。

【习性与分布】生于干旱草原、半荒漠和荒漠地区的戈壁滩地、流砂地、固定沙丘、湖河沿岸冲积地、黄土高原的风沙地和丘陵顶部，海拔500~2000m。耐干旱。分布于新疆、内蒙古、青海、甘肃、陕西、河北、山西、辽宁。

【挥发油含量】超临界萃取的干燥花的得油率为12.28%。

【芳香成分】全草：赵堂（2012）用水蒸气蒸馏法提取的宁夏中卫产蓼子朴阴干全草挥发油的主要成分为：8-亚异丙基二环[4.3.0]-2-壬酮（13.92%）、二乙醇缩乙醛（10.38%）、二乙二醇缩乙二醛（10.30%）、邻丙酰基苯甲酸甲酯（10.08%）、肉豆蔻酸（8.03%）、邻苯二甲酸二乙酯（7.38%）、异戊酸（5.18%）、邻苯二甲酸二甲酯（4.93%）、2-甲基丁酸（4.45%）、苯甲醇（4.38%）、十五酸内酯（3.33%）、苯乙醇（2.38%）、硬脂酸（2.31%）、香叶醇（1.65%）、邻苯二甲酸二丁酯（1.46%）、3-甲基-4-(2,2-二甲基-6-亚甲基亚环己基)丁酮（1.17%）、邻苯二甲酸二异丁酯（1.15%）、香芹酚（1.11%）等。

花：牛东玲等（2018）用超临界 CO_2 萃取法提取的宁夏中宁产蓼子朴阴干花挥发油的主要成分为：香草醛（30.35%）、3-己烯酸（11.85%）、氯甲基-9-氯十一酸酯（11.72%）、3-己烯酸乙酯（7.71%）、麝香草酚（3.51%）、苯乙酸乙酯（3.48%）、1-甲基-3,3-二甲基-环丙烯（3.26%）、甲基-4-己酸甲酯（3.08%）、(-)-石竹烯氧化物（2.56%）、反式-1,2,3,3a,4,7a-六氢-7a-甲基-5H-吲哚-5-酮（1.87%）、二氢猕猴桃(醇酸)内酯（1.86%）、2-甲氧基-4-乙烯基苯酚（1.57%）、己酸（1.56%）、己醛二缩醛（1.56%）、δ-杜松萜烯（1.44%）、肉桂酸乙酯（1.36%）、苯乙酸（1.35%）、丁香醛（1.33%）、己酸乙酯（1.14%）等。

【性味与功效】味苦、辛，性寒。清热解毒，利湿消肿。治外感头痛，肠炎，痢疾，浮肿，小便不利，疮痈肿毒，黄水疮，湿疹。

草威灵（威灵菊）

【基源】菊科旋覆花属植物显脉旋覆花 *Inula nervosa* Wall. 的根。

【形态特征】多年生草本。茎高20~70cm。叶椭圆形或倒披针形，基部叶较小；中下部叶长5~10cm，宽2~3.5cm，有锯齿；上部叶小。头状花序在枝端单生或少数排列成伞房状；总苞半球形；总苞片4~5层。舌状花舌片白色，线状椭圆形；管状花花冠长5~6.5mm，黄色；冠毛白色，后稍带黄色。瘦果圆柱形，长2~2.5mm。花期7~10月，果期9~12月。

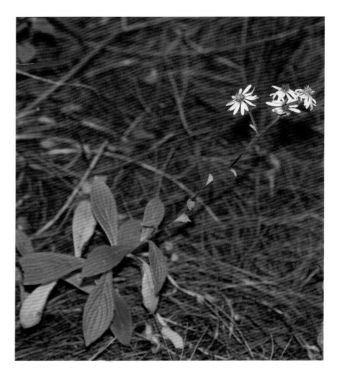

【习性与分布】生于海拔1200~2100m地区杂木林下、草坡和湿润草地。分布于四川、云南、贵州、广西。

【挥发油含量】水蒸气蒸馏的根茎的得率为2.30%。

【芳香成分】李付惠等（2007）用水蒸气蒸馏法提取的云南新平产显脉旋覆花根茎挥发油的主要成分为：丁酸百里香酚酯（74.45%）、百里香酚（9.39%）、戊酸百里香酚酯（5.03%）、β-红没药烯（1.05%）等。江滨等（1990）用水蒸气蒸馏法提取的显脉旋覆花根及根茎挥发油的主要成分为：百里香酚（42.76%）、异丁酸百里香酯（37.72%）、枯醛（3.28%）等。

【性味与功效】味辛、苦，性温。祛风湿，通经络，消积止痛。治风湿疼痛，脘腹冷痛，食积腹胀，噎膈，风湿脚气。

白牛胆根 ▼

【基源】菊科旋覆花属植物羊耳菊 *Inula cappa* (Buch.-Ham.) DC. 的根。

【形态特征】亚灌木。茎高 70~200cm，全部被污白色或浅褐色绢状或棉状密茸毛。下部叶长圆形；中部叶长 10~16cm，上部叶渐小；全部叶边缘有小尖头状细齿或浅齿。头状花序倒卵圆形。有线形的苞叶。总苞近钟形；总苞片约 5 层。小花长 4~5.5mm；边缘的小花舌片短小，有 3~4 裂片，或无舌片；中央的小花管状。瘦果长圆柱形。花期 6~10 月，果期 8~12 月。

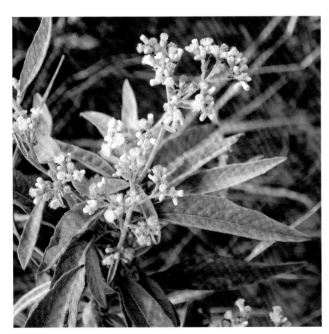

【习性与分布】生于亚热带和热带的低山和亚高山的湿润或干燥丘陵地、荒地、灌丛或草地，在酸性土、砂土和粘土上都常见，海拔 500~3200m。分布于浙江、江西、福建、湖南、广东、广西、贵州、四川、云南等省区。
【挥发油含量】水蒸气蒸馏的新鲜根的得油率为0.49%。
【芳香成分】姚波等（2008）用水蒸气蒸馏法提取的云南安宁产羊耳菊新鲜根挥发油的主要成分为：百里香酚丁酸酯（52.11%）、百里香酚（17.34%）、香芹酚丁酸酯（10.31%）、百里香酚戊酸酯（1.06%）等。

刘胜贵等（2009）用水蒸气蒸馏法提取的湖南通道产羊耳菊新鲜根挥发油的主要成分为：3-甲基-5-异丙基-甲基氨基甲酸酚酯(74.37%)、11,14-二十碳二烯酸乙酯(9.50%)、2,2-二甲基丙酸-2-[1,1-二甲基乙基]酚酯(7.59%)、[1R-(1R*,4Z,9S*)]-4,11,11-三甲基-8-亚甲基-二环[7.2.0]-4-十一碳烯（2.07%）、(E,E,E)-2,6,6,9-四甲基-1,4,8-十一碳环三烯(1.39%)等。
【性味与功效】味辛、甘，性温。祛风散寒，止咳定喘，行气止痛。治风寒感冒，咳嗽，哮喘，头痛，牙痛，胃痛，疝气，风湿痹痛，跌打损伤，月经不调，白带，肾炎水肿。

总状土木香 ▼

【基源】菊科旋覆花属植物总状土木香 *Inula racemosa* Hook. f. 的根。

【形态特征】多年生草本。根状茎块状。茎高 60~200cm。基部和下部叶椭圆状披针形，有具翅的长柄，长 20~50cm，宽 10~20cm；中部叶长圆形，或有深裂片；上部叶较小。头状花序少数或较多数，径 5~8cm，排列成总状花序。总苞宽 2.5~3cm，长 0.8~2.2cm；总苞片 5~6 层。舌状花的舌片线形；管状花长 9~9.5mm。冠毛污白色。花期 8~9 月，果期 9 月。

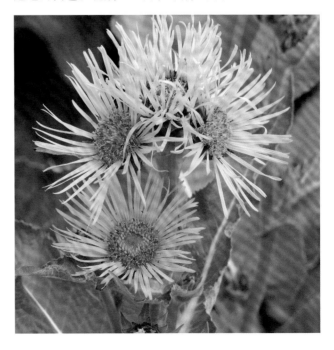

【习性与分布】生于水边荒地、河滩、湿润草地，海拔700~1500m。分布于新疆、四川、青海、甘肃、西藏等省区。

【挥发油含量】水蒸气蒸馏的干燥根的得油率为2.50%。

【芳香成分】杨月琴等（2008）用水蒸气蒸馏法提取的总状土木香根挥发油的主要成分为：异-榄香烯（30.77%）、桉叶油二烯5,11(13)-内酯-8,12（19.89%）、异-喇叭烯（10.78%）、桉叶油二烯4,11(13)-内酯-8,12（10.49%）、桉叶油二烯（5.04%）、杜松二烯（4.77%）、雪松烯（3.61%）、十七碳三烯（3.12%）、异丁酸-柠檬酯（2.59%）、十六碳四烯（1.80%）、异-红没药烯（1.55%）、十五烯-1（1.49%）、十六碳三烯（1.40%）、α-香柠檬烯（1.29%）等。

【性味与功效】味辛、苦，性温。健脾和胃，调气解郁，止痛安胎。治胸胁、脘腹作痛，呕吐泻痢，胸胁挫伤，岔气作痛，胎动不安。

铺散亚菊 ▼

【基源】菊科亚菊属植物铺散亚菊 *Ajania khartensis* (Dunn) Shih 的全草。

【形态特征】多年生铺散草本，高10~20cm。叶全形圆形、半圆形、扇形或宽楔形，长0.8~1.5cm，宽1~1.8cm，或更小，二回掌状或几掌状3~5全裂。花序下部的叶和卜部或基部的叶通常3裂。头状花序稍大。总苞宽钟状。总苞片4层。边缘雌花6~8个，细管状或近细管状，顶端3~4钝裂或深裂齿。瘦果长1.2mm。花果期7~9月。

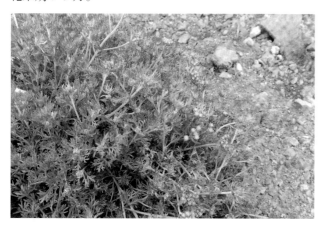

【习性与分布】生于山坡，海拔2500~5300m。分布于宁夏、甘肃、青海、四川、云南、西藏。

【挥发油含量】水蒸气蒸馏的新鲜全草的得油率为0.21%，干燥全草的得油率为1.00%。

【芳香成分】张兴旺等（2010）用水蒸气蒸馏法提取的青海玛多产铺散亚菊新鲜全草挥发油的主要成分为：[1S-(1α,4β,5α)]-4-甲基-1-[1-甲基乙基]-二环[3.1.0]己烯-3-酮（32.42%）、樟脑（15.73%）、[1S]-3,7,7-三甲基-二环[4.1.0]-3-庚烯（9.39%）、1-甲基-4-甲基乙基-1,4-环己二烯（7.99%）、4-甲基-1-[1-甲基乙基]-二环[3.1.0]-3-己烯-2-酮（6.50%）、α-侧柏酮（6.09%）、[Z]-1,2,4-三甲基-5-[1-丙烯基]-苯（5.97%）、4-亚甲基-1-[1-甲基乙基]-二环[3.1.0]-2-己烯（1.11%）、1-甲基-4-甲基乙基苯（1.59%）、[Z]-3,7-二甲基-1,3,6-辛三烯（1.54%）、莰烯（1.38%）、α-蒎烯（1.01%）等。达洛嘉等（2016）用超临界CO_2萃取法提取的青海互助产铺散亚菊干燥全草挥发油的主要成分为：亚麻油酸（20.15%）、棕榈酸（8.99%）、谷甾醇（4.00%）、(Z)-7-十二碳烯-1-醇乙酸酯（4.00%）、豆甾醇-4-烯-3-酮（3.81%）、1,19-二十碳二烯（3.81%）、角鲨烯（3.08%）、山嵛酸（2.92%）、白桦酯醇（2.76%）、花生酸（2.10%）、环氧鲨烯（1.99%）、1,21-二十二碳二烯（1.77%）等。王思敏等（2018）用水蒸气蒸馏法提取的甘肃夏河产铺散亚菊阴干全草挥发油的主要成分为：樟脑（13.20%）、桉叶油醇（13.16%）、百里香酚（10.96%）、β-水芹烯（9.66%）、伞柳酮（9.40%）、4-乙基-1-(1-甲基乙基)-二环[3.1.0]-2-戊烯（7.60%）、侧柏酮（6.18%）、4-松油醇（3.40%）、α-松油醇（3.06%）、崖柏醇（2.56%）、乙酸松油酯（2.16%）、α-蒎烯（2.08%）、莰醇（1.90%）、3-异丙基甲苯（1.88%）、环己醇（1.56%）、γ-松油烯（1.32%）、莰烯（1.30%）、顺式香桧醇（1.14%）、杜松脑（1.14%）、β-蒎烯（1.03%）等。

【性味与功效】味辛、微苦，性平。清热，止咳。主治肺热咳嗽等。

丝茅七（白茎鸦葱） ▼

【基源】菊科鸦葱属植物白茎鸦葱（华北鸦葱）*Scorzonera albicaulis* Bunge 的根。

【形态特征】多年生草本，高达 120cm。茎基被棕色的残鞘。基生叶与茎生叶同形，线形或线状长椭圆形，宽 0.3~2cm，全缘，基生叶抱茎。头状花序在茎枝顶端排成伞房花序。总苞圆柱状；总苞片约 5 层。舌状小花黄色。瘦果圆柱状，长 2.1cm，向顶端渐细成喙状。冠毛污黄色，羽毛状，羽枝蛛丝毛状，上部为细锯齿状。花果期 5~9 月。

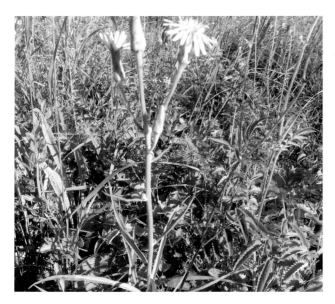

【习性与分布】生于山谷或山坡杂木林下或林缘、灌丛中，或生荒地、火烧迹或田间，海拔 250~2500m。属耐阴植物。分布于黑龙江、吉林、辽宁、内蒙古、河北、山西、陕西、山东、江苏、安徽、浙江、河南、湖北、贵州。

【芳香成分】赵瑞建等（2010）用水蒸气蒸馏法提取的山东威海产华北鸦葱新鲜根挥发油的主要成分为：正十五烷酸（62.18%）、亚油酸（17.55%）、2-丙酰基苯甲酸甲酯（6.91%）、棕榈酸三甲基硅基酯（4.62%）、亚麻醇（4.31%）、邻苯二乙酸二乙酯（2.53%）、2,4-癸二烯醛（1.30%）等。

【性味与功效】味甘、苦，性微凉。清热解毒，祛风除湿，平喘。治感冒发热，哮喘，乳腺炎，疗疮，关节痛，带状疱疹。

鸦葱 ▼

【基源】菊科鸦葱属植物蒙古鸦葱 *Scorzonera mongolica* Maxim. 的根或全草。根的芳香成分未见报道。

【形态特征】多年生草本，高 5~35cm。茎基部被鞘状残遗。基生叶长椭圆形，长 2~10cm，宽 0.4~1.1cm；茎生叶披针形或线状长椭圆形。头状花序单生于茎端，含 19 枚舌状小花。总苞狭圆柱状；总苞片 4~5 层。舌状小花黄色，偶见白色。瘦果圆柱状，长 5~7mm，淡黄色，有多数高起纵肋。冠毛白色，羽毛状，羽枝蛛丝毛状，仅顶端微锯齿状。花果期 4~8 月。

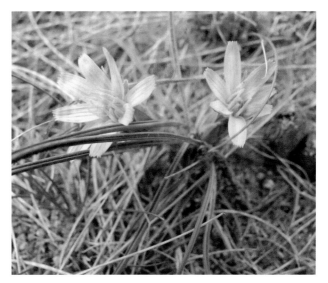

【习性与分布】生于盐化草甸、盐化沙地、盐碱地、干湖盆、湖盆边缘、草滩及河滩地，海拔 50~2790m。分布于辽宁、河北、山西、陕西、宁夏、甘肃、青海、新疆、山东、河南。

【挥发油含量】水蒸气蒸馏的干燥全草的得油率为 0.16%。

【芳香成分】王斌等（2007）用索氏法提取的山东产蒙古鸦葱干燥全草挥发油的主要成分为：三十一烷(34.75%)、何帕-22(29)-烯-3β-醇(21.47%)、二十烷（8.51%）、2-氧代十八烷基乙醇(6.34%)、1-碘十八碳烷（5.35%）、1-氯二十七烷(4.11%)、二十二烷（3.36%）、二十四烷（3.29%）、二十一烷（2.44%）、二十八烷（1.00%）等。

【性味与功效】味微涩，性寒。消肿解毒。治五痨七伤，疗疮痈肿。

野木耳菜 ▼

【基源】菊科野茼蒿属植物野茼蒿 *Crassocephalum crepidioides* (Benth.) S. Moore 的全草。

【形态特征】直立草本，高 20~120cm。叶膜质，椭圆形，长 7~12cm，宽 4~5cm，边缘有不规则锯齿或重锯齿，或有时基部羽状裂。头状花序数个在茎端排成伞房状，直径约 3cm，总苞钟状，长 1~1.2cm，有数枚线形小苞片；总苞片 1 层，线状披针形。小花全部管状，两性，花冠红褐色或橙红色。瘦果狭圆柱形，赤红色；冠毛极多数，白色，绢毛状。花期 7~12 月。

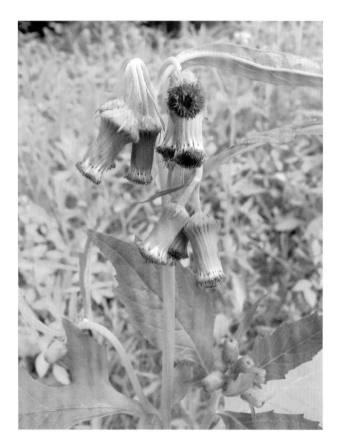

【习性与分布】常见于山坡路旁、水边、灌丛中或水沟旁阴湿地上，海拔 300~1800m。分布于江西、福建、湖南、湖北、广东、广西、贵州、云南、四川、西藏。
【挥发油含量】水蒸气蒸馏的干燥全草的得油率为 0.20%。
【芳香成分】曾祥燕等（2016）用水蒸气蒸馏法提取的广西桂东产野茼蒿干燥全草挥发油的主要成分为：植醇（15.13%）、亚麻酸甲酯（6.00%）、α－石竹烯

（4.83%）、6,10,14－三甲基 -2- 十五烷酮（4.64%）、6,10,14－三甲基 -2- 十五烷酮（4.23%）、葎草烯环氧化物Ⅱ（3.67%）、珀坦烯（3.21%）、3－二十炔（3.11%）、棕榈酸甲酯（3.07%）、3,7,11,15－四甲基己烯 -1- 醇（2.91%）、石竹烯（2.62%）、石竹烯氧化物（2.59%）、反亚油酸甲酯（2.19%）、亚油酸甲酯（2.10%）、δ－荜澄茄油烯（1.81%）、(E)-β－金合欢烯（1.74%）、τ－杜松醇（1.28%）、油酸酰胺（1.23%）、二十四烷（1.19%）、β－榄香烯（1.08%）等；广西桂南产野茼蒿干燥全草挥发油的主要成分为：珀坦烯（28.07%）、α－石竹烯（20.29%）、石竹烯（9.61%）、葎草烯环氧化物Ⅱ（7.09%）、吉玛烯（4.98%）、δ－荜澄茄油烯（4.36%）、β－榄香烯（4.18%）、石竹烯氧化物（4.04%）、β－月桂烯（2.70%）、(E)-β－金合欢烯（2.41%）、芳樟醇（2.35%）、3,7,11,15－四甲基己烯 -1- 醇（2.35%）、反式 -α－香柑油烯（2.03%）、γ－萜品烯（1.50%）、莎草烯（1.50%）、1R-α－蒎烯（1.25%）等。陶晨等（2012）用固相微萃取法提取的贵州贵阳产野茼蒿新鲜全草挥发油的主要成分为：月桂烯（61.61%）、牻牛儿烯 D（6.48%）、α－葎草烯（6.29%）、β－菲兰烯（5.76%）、反式罗勒烯（3.35%）、E-E-α－金合欢烯（3.19%）、香兰烯（2.59%）、二十四烷（2.16%）、α－可巴烯（1.89%）、β－榄香烯（1.23%）、牻牛儿烯 B（1.16%）、β－丁香烯（1.13%）。
【性味与功效】味微苦、辛，性平。清热解毒，调和脾胃。治感冒，肠炎，痢疾，口腔炎，乳腺炎，消化不良。

小一点红 ▼

【基源】菊科一点红属植物小一点红 *Emilia prenanthoidea* DC. 的全草。

【形态特征】一年生草本，茎直立或斜升，高 30~90cm。基部叶小，倒卵形或倒卵状长圆形，全缘或具疏齿；中部茎叶长圆形或线状长圆形，长 5~9cm，宽 1~3cm，边缘具波状齿，上部叶小线状披针形。头状花序在茎枝端排列成疏伞房状；总苞圆柱形或狭钟形；总苞片 10，长圆形。小花花冠红色或紫红色。瘦

果圆柱形；冠毛丰富，白色，细软。花果期 5~10 月。

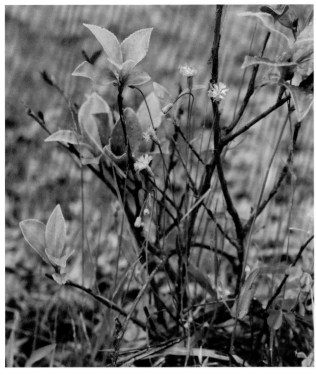

【习性与分布】生山坡路旁、疏林或林中潮湿处，海拔 550~2000m。分布于贵州、云南、广东、广西、浙江、福建。

【芳香成分】赵超等（2010）用固相微萃取技术提取的贵州贵阳产小一点红新鲜嫩枝叶挥发油的主要成分为：β-月桂烯 (51.18%)、3,7,11,15-四甲基-2-十六烯-1-醇 (21.55%)、β-水芹烯 (8.42%)、n-十六酸（2.48%）、胡椒烯 (1.09%)、丁香烯 (1.07%) 等。

【性味与功效】味苦，性微寒。抗菌消肿，活血祛瘀。治呼吸道感染，扁桃体炎，乳腺炎，痢疾，腹泻，蛇伤。

8~9，长圆状线形或线形，黄绿色。小花粉红色或紫色。瘦果圆柱形；冠毛白色。花果期 7~10 月。

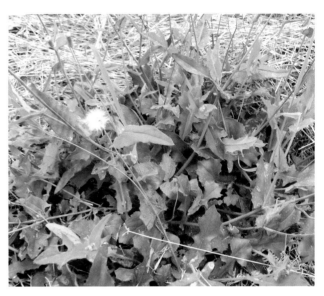

【习性与分布】常生于山坡荒地、田埂、路旁，海拔 800~2100m。喜温暖湿润气候，较耐旱、耐瘠，不耐渍。分布于云南、贵州、四川、湖北、湖南、江苏、浙江、安徽、广西、广东、福建、贵州、江西、海南、台湾。

【挥发油含量】水蒸气蒸馏的全草的得油率为 0.25%。

【芳香成分】潘小姣等（2008）用水蒸气蒸馏法提取的广西南宁产一点红全草挥发油的主要成分为：刺参烯酮（42.09%）、石竹烯氧化物（18.84%）、丁香烯（4.41%）、1,5,9,9-四甲基-1,4,7-三烯-环十一烷（2.64%）、γ-榄香烯（2.12%）、姜黄烯（1.52%）等。

【性味与功效】味苦，性凉。清热解毒，散瘀消肿。治上呼吸道感染，口腔溃疡，肺炎，乳腺炎，肠炎，菌痢，尿路感染，疮疖痈肿，湿疹，跌打损伤。

羊蹄草（一点红）▼

【基源】菊科一点红属植物一点红 *Emilia sonchifolia* (Linn.) DC. 的全草。

【形态特征】一年生草本。高 25~40cm。叶质较厚，下部叶密集，大头羽状分裂，长 5~10cm，宽 2.5~6.5cm，下面常变紫色；中部茎叶较小，卵状披针形，基部箭状抱茎；上部叶线形。头状花序长 8~14mm，通常 2~5，在枝端排列成疏伞房状；总苞圆柱形；总苞片 1 层，

加拿大一枝黄花 ▼

【基源】菊科一枝黄花属植物加拿大一枝黄花 *Solidago canadensis* Linn. 的地上部分。

【形态特征】多年生草本，有长根状茎。茎直立，高达 2.5m。叶披针形或线状披针形，长 5~12cm。头状花序很小，长 4~6mm，在花序分枝上单面着生，多数弯曲的花序分枝与单面着生的头状花序，形成开展的圆锥状花序。总苞片线状披针形，长 3~4mm。边缘舌状花很短。

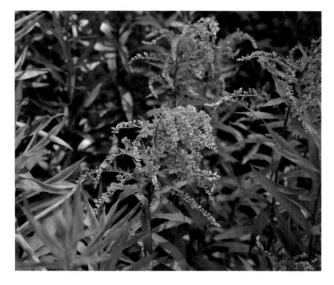

【习性与分布】主要生长在河滩、荒地、公路两旁、农田边、农村住宅四周。喜凉爽湿润和阳光充足环境，耐寒，耐干旱，耐半阴，怕积水。各大公园有栽培。逸为野草。

【挥发油含量】水蒸气蒸馏的全草的得油率为0.08%~0.30%，新鲜茎的得油率为0.20%，新鲜叶的得油率为0.46%；超临界萃取的全草得油率为0.78%。

【芳香成分】加拿大一枝黄花全草挥发油的主成分多为大根香叶烯D（28.64%~49.43%），也有主成分不同的报告。王开金等（2006）用水蒸气蒸馏法提取的浙江杭州产加拿大一枝黄花花前期新鲜全草挥发油的主要成分为：(+)- 大根香叶烯 D (28.64%)、α - 蒎烯（15.08%）、柠檬烯（11.80%）、2,2,7,7- 四甲基三环 [6.2.1.0^{1,6}] 十一烷 -4- 烯 -3- 酮（6.86%）、β - 崖柏烯（6.56%）、β - 水芹烯（6.40%）、乙酸冰片酯（6.03%）、α - 松油醇（4.78%）、β - 蒎烯（4.68%）、β - 榄香烯（3.52%）、α - 古芸烯（2.64%）、α - 杜松烯（2.16%）、荜澄茄油烯（1.85%）、石竹烯（1.80%）、α - 杜松醇（1.79%）、可巴烯（1.60%）等。曾志新等（2011）用超临界 CO2 萃取法提取的上海产加拿大一枝黄花干燥地上部分挥发油的主要成分为：三十一烷（29.04%）、二十八烷（9.40%）、2- 亚甲基 -6,8,8- 三甲基 - 三环 [5.2.2.0(1,6)] 十一烷 -3- 醇（5.43%）、3,7,11,15- 四甲基 -2- 十六烯醇（4.63%）、角鲨烯（3.89%）、匙叶桉油烯醇（3.21%）、α - 孕烷 -12,20- 二酮（3.11%）、6- 异丙烯基 -4,8a- 二甲基 -1,2,3,4,5,6,7,8,8a- 八氢 - 萘 -2- 醇（2.14%）、2- 异丙基 -4a- 甲基 -8- 亚甲基十氢 -1,5- 萘二酚（1.94%）、2- 甲基 -4- (2,6,6- 三甲基 -1- 环己烯 -1- 基)-2- 丁

烯（1.85%）、二十九烷（1.81%）、植醇（1.77%）、菊酮（1.76%）、丁香烯环氧物（1.70%）、1,7,7- 三甲基 - 二环 [2.2.1] 庚 -2- 醇醋酸酯（1.58%）、六氢法呢基丙酮（1.44%）、7- 己基二十烷（1.39%）、长松香芹醇（1.37%）、香橙烯氧化物（1.37%）、马鞭草烯醇（1.33%）、4- 异丙烯 -1- 甲基 -1, 2- 环己二醇（1.17%）、5,5- 二甲基 -4-(3- 甲基 -1,3- 丁二烯基)-1- 氧杂螺 [2,5] 辛烷（1.00%）等。陈峥等（2008）用固相微萃取法提取的福建产加拿大一枝黄花全草挥发油的主要成分为：2,6- 二叔丁基对甲基苯酚（18.95%）、紫穗槐烯（18.40%）、大根香叶烯D（10.02%）、表 - 双环倍半水芹烯（9.96%）、桉烯（5.64%）、γ - 杜松烯（5.14%）、柠檬烯（4.15%）、朱栾倍半萜（3.15%）、α - 愈创烯（2.27%）、榧烯醇（2.16%）、β - 水芹烯（2.07%）、α - 依兰油烯（1.84%）、β - 波旁老鹳草烯（1.79%）、α - 古芸烯（1.66%）、δ - 杜松烯（1.37%）、(-)- 异喇叭烯（1.36%）、(3S,4R,5S,6R,7S)- 碘麝香草脑 -9- 烯 -3- 醇（1.34%）、β - 桉叶醇（1.29%）、(+)- 喇叭烯（1.28%）等。

【性味与功效】味辛、苦，性微温。疏风清热，抗菌消炎。治毒蛇咬伤，痈肿，疮疖等。

鱼眼草 ▼

【基源】菊科鱼眼草属植物小鱼眼草 *Dichrocephala benthamii* C. B. Clarke 及菊叶鱼眼草 *Dichrocephala chrysanthemifolia* DC. 的全草。

【形态特征】小鱼眼草：一年生草本，高6~35cm。叶倒卵形或长圆形。中部茎叶长 3~6cm，宽 1.5~3cm，羽裂或大头羽裂，基部耳状抱茎；向上或向下的叶渐小，匙形，边缘深圆锯齿。头状花序小，扁球形，生枝端。总苞片 1~2 层，长圆形。外围雌花多层，白色，花冠卵形或坛形。中央两性花少数，黄绿色，花冠管状。瘦果压扁，光滑倒披针形。花果期全年。

菊叶鱼眼草：一年生草本。叶长圆形或倒卵形，长 3~5cm，宽 0.8~2cm，羽状半裂、深裂或浅裂；茎上部

的叶渐小，紧接花序下部的叶线形。叶基部抱茎。头状花序球形或长圆状，直径达 7mm；有 1~3 个线形或披针形苞叶；总苞片 1~2 层。外围雌花多层，花冠紫色，短漏斗形；中央两性花少数，管状。瘦果压扁，倒披针状，边缘脉状加厚。

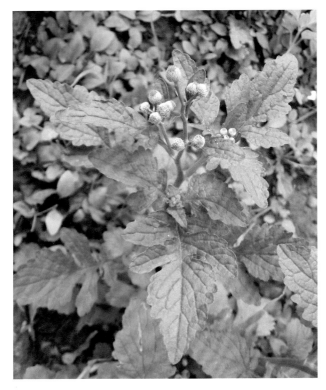

【习性与分布】小鱼眼草：生于山坡与山谷草地、河岸、溪旁、路旁或田边荒地，海拔 1350~3200m。分布于贵州、云南、湖北、广西、四川等省区。菊叶鱼眼草：生于海拔 2900m 的山坡路旁草丛中。分布于云南、贵州、四川、西藏。

【挥发油含量】水蒸气蒸馏的小鱼眼草全草的得油率为 0.50%，菊叶鱼眼草新鲜全草的得油率为 0.30%。

【芳香成分】小鱼眼草：陈青等（2011）用固相微萃取法提取的贵州贵阳产小鱼眼草新鲜全草挥发油的主要成分为：大根香叶烯 D(30.84%)、3-异丙烯 -5,5-二甲基-环戊烯（17.11%）、石竹烯（8.00%）、大根香叶烯 B 烷 (5.04%)、4-十八烷基吗啉（4.79%）、β-榄香烯（4.69%）、月桂烯（4.22%）、(Z)-3,7-二甲基-1,3,6-十八烷三烯（3.61%）、α-蒎烯（2.90%）、(2E)-3,7,11,15-四甲基-2-十六烯-1-醇(2.51%)、β-蒎烯（1.62%）、4-亚甲基-1-(1-甲基乙基)-二环 [3.1.0] 己烷（1.52%）、α-法呢烯（1.42%）、5-异丙基 -2,4-咪唑烷二酮（1.15%）、8-乙丙烯基 -1,5-二甲基 -1,5-环癸二烯（1.02%）、γ-

榄香烯（1.00%）等。何骞等（2007）用水蒸气蒸馏法提取的小鱼眼草全草挥发油的主要成分为：α,α.4-三甲基 -环己 -3-烯 -1-甲醇（6.66%）、苯甲醛（5.68%）、α-杜松醇（4.33%）、苯乙烯醇（2.90%）、一枝蒿烯（2.89%）、正十六酸（2.86%）、苯甲酸乙酯（2.78%）、苯乙醇（1.73%）、顺式 -2-甲基 -5-异丙基 -环己 -2-烯 -1-醇（1.62%）、2-异丙基 -5-甲基 -9-亚甲基 -双环 [4.4.0] 十 -1-烯（1.62%）、4,4,8-三甲基三环 [6,3,1,0^{1.5}] 十二烷 -2,9-二元醇（1.46%）、2-硝基苯酚（1.42%）、α-甲基 -α-[4-甲基 -3-戊烯基] 环氧乙烷甲醇（1.34%）、二十烷（1.23%）、2,5-二甲基 -2,4-己二烯（1.19%）、苯乙醛（1.13%）等。

菊叶鱼眼草：吴润凤等（1993）用水蒸气蒸馏法提取的云南昆明产菊叶鱼眼草新鲜全草挥发油的主要成分为：柠檬烯（11.64%）、β-蒎烯（9.22%）、4,11,11-三甲基 -二环 [7.2.0] 十一碳 -4-烯（4.70%）、榄香烯（3.68%）、4-甲叉基 -1-异丙基 -环己烯（2.77%）、4-甲氧基 -6-丙烯基 -1,3-苯二酚（2.67%）、3-甲基 -6-异丙烯基 -环己烯（2.57%）、莰烯（2.50%）、2,4-二甲基叉基 -1-甲基 -7-异丙基 -八氢 -1H（2.08%）、1-甲基 -4-异丙烯基 -环己烯（1.87%）、α-石竹烯（1.77%）、α-蒎烯（1.76%）、6,6-二甲基 -3-甲叉基 -二环 [3.1.1] 庚烷（1.74%）、4-甲基 -1-异丙基 -二环 [3.1.0]-2-己烯（1.73%）、十氢萘（1.25%）、1-甲基 -3-异丙基苯（1.17%）、3,7-二甲基 -1,6-辛二烯 -3-醇（1.14%）、2-羟基 -5-甲基苯乙酮（1.03%）等。

【性味与功效】味苦，性寒。清热解毒，祛风明目。治肺炎，肝炎，痢疾，消化不良，疟疾，夜盲，带下，疮疡。

蚯疽草 ▼

【基源】菊科鱼眼草属植物鱼眼草 *Dichrocephala auriculata* (Thunb.) Druce 的全草。

【形态特征】一年生草本，高 12~50cm。叶卵形或披针形；中部茎叶长 3~12cm，宽 2~4.5cm，大头羽裂；

向上或向下的叶渐小同形；基部叶常不裂，卵形；全部叶边缘重粗锯齿或缺刻状，少有圆锯齿的。头状花序小，球形。总苞片1~2层。外围雌花多层，紫色，花冠极细，线形；中央两性花黄绿色，少数。瘦果压扁，倒披针形。花果期全年。

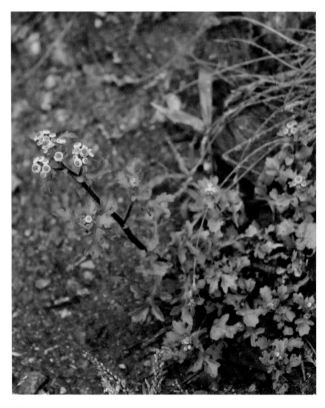

【习性与分布】生于山坡、山谷阴处或阳处，或山坡林下，或平川耕地、荒地或水沟边。海拔200~2000 m。分布于云南、四川、贵州、陕西、湖北、湖南、广东、广西、浙江、福建、台湾。

【芳香成分】陈青等（2011）用固相微萃取技术提取的贵州贵阳产鱼眼草茎叶挥发油的主要成分为：邻苯二甲酸二异丁酯（28.25%）、α-红没药醇（9.18%）、β-蒎烯（8.44%）、邻苯二甲酸正丁异辛酯（6.90%）、香橙烯（5.18%）、α-瑟林烯（5.07%）、大香叶烯D（3.95%）、[2-甲基-1-2-(4-甲基-3-戊烯基)环丙基]甲醇（2.72%）、2-甲基-3Z,13Z-十八碳二烯醇（2.21%）、2,6-二甲基-1,5,7-辛三烯（1.84%）、9,10-二溴十五烷（1.59%）、14Z-13-甲基-14-二十九碳烯（1.25%）、反式香叶基丙酮（1.10%）、5-异丙烯基-3,3-二甲基-1-环戊烯（1.09%）、二十烷（1.02%）等。

【性味与功效】味苦、辛，性平。活血调经，解毒消肿。治月经不调，扭伤肿痛，疔毒，毒蛇咬伤。

山佩兰 ▼

【基源】菊科泽兰属植物单叶佩兰（白头婆）*Eupatorium japonicum* Thunb. 的全草。

【形态特征】多年生草本，高50~200cm。叶对生；中部茎叶椭圆形或披针形，长6~20cm，宽2~6.5cm；向上及向下的叶渐小；全部茎叶两面粗涩，边缘有粗锯齿。头状花序在茎枝端排成伞房花序。总苞钟状，5个小花；总苞片覆瓦状排列，3层；苞片绿色或带紫红色。花白色或带红紫色或粉红色。瘦果淡黑褐色，椭圆状；冠毛白色。花果期6~11月。

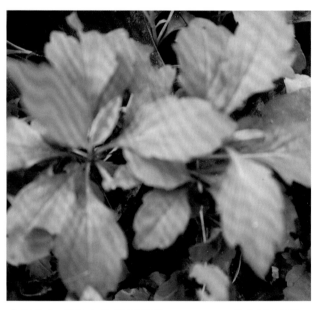

【习性与分布】生长于海拔120~2900m的密疏林下、灌丛中、山坡草地、水湿地和河岸水旁。分布于黑龙江、吉林、辽宁、山东、山西、陕西、河南、江苏、浙江、湖北、湖南、安徽、江西、广东、四川、云南、贵州等省区。

【挥发油含量】水蒸气蒸馏的全草的得油率为0.01%~0.09%。

【芳香成分】白头婆全草挥发油的主成分多为石竹烯（17.44%~22.04%），也有主成分不同的报告。韩淑萍等（1993）用水蒸气蒸馏法提取的陕西凤县产白头婆全草挥发油的主要成分为：丁香烯氧化物（11.60%）、反式-丁香烯（10.64%）、月桂烯（8.68%）、反式-β-法呢烯（4.41%）、莰烯（3.95%）、α-水芹烯（3.83%）、r-榄香烯（3.32%）、β-蒎烯（2.72%）、对-聚伞花素（1.90%）、α-法呢烯（1.32%）、β-

罗勒烯 –Y（1.08%）、–δ 荜澄茄烯（1.00%）等。田云刚等（2020）用水蒸气蒸馏法提取的湖南龙山产白头婆干燥茎挥发油的主要成分为：正棕榈酸（29.49%）、(Z,Z)-9,12- 十八碳二烯酸（10.95%）、大根香叶烯 D（8.41%）、N,N′- 二 (2,6- 二甲基 - 亚硝基庚 -2- 烯 -4- 酮)（8.15%）、(E)-2- 甲基丁 -2- 烯酸 -2- 异丙基 -5- 甲基苯基酯（8.04%）、当归酸邻异丙苯酯（5.86%）、[S-(R*,S*)]-3-(1,5- 二甲基 -4- 己烯基)-6- 亚甲基 - 环己烯（5.68%）、(Z,Z,Z)-9,12,15- 十八碳三烯酸（3.41%）、4-(1,5- 二甲基己 -4- 烯基) 环己 -2- 烯酮（2.27%）、植醇（1.80%）、3,3,5- 三甲基 -2-(3- 甲基苯基)-2- 己醇（1.47%）等；干燥叶挥发油的主要成分为：石竹烯 (17.44%)、[S-(R*,S*)]-3-(1,5- 二甲基 -4- 己烯基)-6- 亚甲基 - 环己烯 (11.85%)、(E)-2- 甲基丁 -2- 烯酸 -2- 异丙基 -5- 甲基苯基酯（9.75%）、Z,Z,Z-1,5,9,9- 四甲基 -1,4,7- 环十一碳三烯（6.02%）、2- 甲基四氯化碳 (5.43%)、N,N′- 二 (2,6- 二甲基 - 亚硝基庚 -2- 烯 -4- 酮)（2.28%）、2- 甲基丁酸麝香草酚酯（2.22%）、3- 甲基三十二 (碳) 烷（2.19%）、α – 水芹烯（1.98%）、当归酸邻异丙苯酯（1.83%）、β – 可巴烯（1.55%）、α – 金合欢烯（1.43%）、10- 甲基三十二 (碳) 烷（1.21%）、8,9- 脱氢百里香酚异丁酸酯（1.05%）等。

【性味与功效】味辛、苦，性平。祛暑发表，化湿和中，理气活血，解毒。治百般伤暑湿，发热头痛，胸闷腹胀，消化不良，胃肠炎，感冒，咳嗽，咽喉炎，扁桃体炎，月经不调，跌打损伤，痈肿，蛇咬伤。

大麻叶佩兰 ▼

【基源】菊科泽兰属植物大麻叶泽兰 *Eupatorium cannabinum* Linn. 的全草。

【形态特征】多年生草本，高 50~150cm。叶对生；中下部茎叶三全裂；中裂片大，长 6~11cm，宽 2~3cm，长椭圆形或长披针形。上部茎叶渐小，三全裂或不分裂。

全部茎叶两面粗涩，边缘有锯齿。头状花序多数在茎枝端排成复伞房花序。总苞钟状，含 3~7 个小花；总苞片 9~10 个，2~3 层，覆瓦状排列。花紫红色、粉红色或淡白色。瘦果黑褐色，圆柱状；冠毛白色。

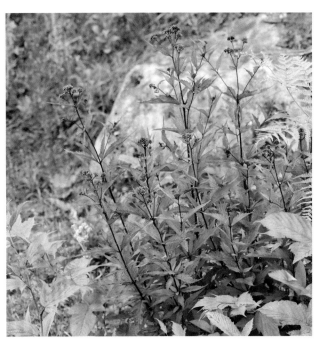

【习性与分布】 生于小山山顶、山坡草丛或村落竹林内。分布于江苏、浙江。

【挥发油含量】水蒸气蒸馏的全草的得油率为 0.01％。

【芳香成分】韩淑萍等（1993）用水蒸气蒸馏法提取的北京产大麻叶泽兰全草挥发油的主要成分为：2- 异丙基 -5- 甲基茴香醚（27.59%）、冰片烯（8.40%）、β – 罗勒烯 –Y（2.38%）、对 - 聚伞花素（2.36%）、β – 甜没药烯（1.38%）、丁香烯氧化物（1.31%）、δ – 荜澄茄烯（1.25%）、蛇床烯（1.12%）等。

【性味与功效】味辛，性平。清暑，辟秽，化湿。治夏季伤暑，发热关节痛，湿邪内蕴，脘痞不饥，口苦苔腻。

华泽兰 ▼

【基源】菊科泽兰属植物华泽兰（多须公）*Eupatorium chinense* Linn. 的全草。

【形态特征】多年生草本，或小灌木或半小灌木状，

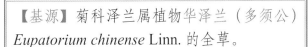

高 70~200cm。叶对生；中部茎叶卵形，长 4.5~10cm，宽 3~5cm，叶两面被白色短柔毛及黄色腺点，向上及向下的茎叶渐小，边缘有圆锯齿。头状花序多数在茎枝端排成大型复伞房花序。总苞钟状，有 5 个小花；总苞片 3 层，覆瓦状排列。花白色、粉色或红色。瘦果淡黑褐色，椭圆状。花果期 6~11 月。

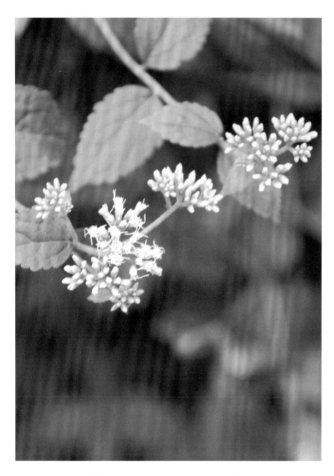

【习性与分布】生于山谷、山坡林缘、林下、灌丛或山坡草地上，村舍旁及田间间或有之，海拔 800~1900m。分布于浙江、福建、安徽、湖北、湖南、广东、广西、云南、四川、贵州。

【挥发油含量】水蒸气蒸馏的叶的得油率为 0.13%。

【芳香成分】韩淑萍等（1993）用水蒸气蒸馏法提取的陕西凤县产多须公全草挥发油的主要成分为：丁香烯氧化物（14.40%）、反式 - 丁香烯（12.20%）、-r 荜澄茄烯（3.50%）、橙花叔醇（2.74%）、蛇床烯（2.30%）、α - 荜澄茄醇（1.70%）等。

【性味与功效】味苦、辛，性平，有毒。清热解毒，疏肝活血。治风热感冒，胸胁痛，脘痛腹胀，跌打损伤，痈肿疮毒，蛇咬伤。

广东土牛膝 ▼

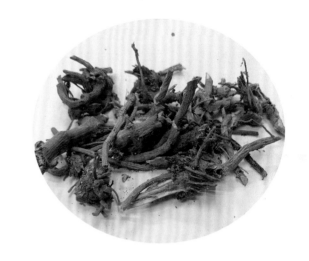

【基源】菊科泽兰属植物华泽兰（多须公）*Eupatorium chinense* Linn. 的根。

【形态特征】同华泽兰。

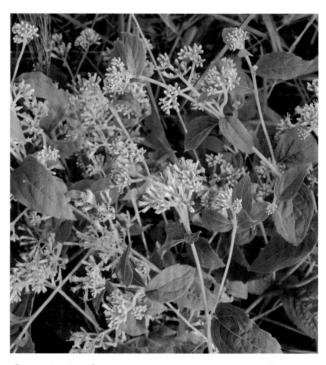

【习性与分布】同华泽兰。

【挥发油含量】水蒸气蒸馏的根的得率为 0.04%。

【芳香成分】李小玲等（2001）用超临界 CO_2 萃取法提取的多须公根挥发油的主要成分为：5,5,9- 三甲基三环 $[7.2.2.0^{1.6}]$-6,10- 十三碳二烯（22.05%）、亚油酸乙酯（8.38%）、棕榈酸（7.57%）、邻苯二甲酸二丁酯（5.70%）、3- 十五烷基苯酚（4.29%）、2- 甲基 -2-

丁烯酸(3.38%)、邻苯二甲酸二异丁酯(3.18%)、3,5,5,9-四甲基-6,7,8,9-四氢-5H-苯并环庚烯-1-醇(2.66%)、2,3-二氰基-5-甲基-7-苯基-1,4,6H-二氮杂(2.15%)、硬脂酸(1.54%)、2-甲基-2-丙烯酸(1.53%)、2-异丙烯基-5-乙酰基-2,3-二氢苯并呋喃(1.40%)、硬脂酸乙酯(1.11%)等。

【性味与功效】味苦、甘,性凉,有毒。清热利咽,凉血散瘀,解毒消肿。治咽喉肿痛、吐血、血淋、赤白下痢、跌打损伤、痈疮肿毒、毒蛇咬伤、水火烫伤。

飞机草 ▼

【基源】菊科泽兰属植物飞机草 *Eupatorium odoratum* Linn. 的全草。

【形态特征】多年生草本。茎高1~3m。叶对生,卵形或卵状三角形,长4~10cm,宽1.5~5cm,边缘有圆锯齿或全缘或三浅裂状,花序下部的叶小,常全缘。头状花序在茎枝端排成伞房状或复伞房状花序。总苞圆柱形,约含20个小花;总苞片3~4层,覆瓦状排列,苞片麦杆黄色。花白色或粉红色,花冠长5mm。瘦果黑褐色,长4mm。花果期4~12月。

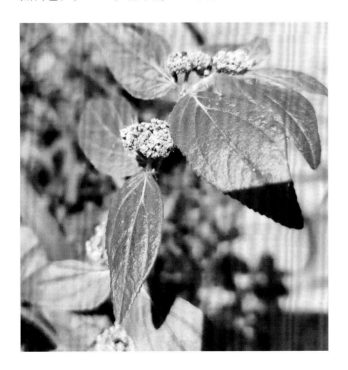

【习性与分布】生于低海拔的丘陵地、灌丛中及稀树草原上,多见于干燥地、森林破坏迹地、垦荒地、路旁、住宅及田间。分布于海南、云南。

【挥发油含量】水蒸气蒸馏的干燥全草的得油率为0.12%~0.25%,超临界萃取的得油率为0.93%~1.58%。

【芳香成分】凌冰等(2003)用水蒸气蒸馏法提取的海南儋州产飞机草干燥全草挥发油的主要成分为:反式-石竹烯(16.22%)、δ-杜松烯(15.53%)、α-可巴烯(11.32%)、氧化石竹烯(9.42%)、大根香叶烯D(4.86%)、α-蛇麻烯(4.23%)、α-依兰油烯(3.17%)、正十六烷(2.78%)、十九(碳)烷(2.54%)、正十八烷(2.44%)、十七碳烷(2.32%)、α-白菖考烯(2.21%)、二十碳烷(2.14%)、α-紫穗槐烯(2.13%)、芳樟醇(1.84%)、正二十一碳烷(1.55%)、4-甲基-4-乙烯基-3-异丙烯基环己烯(1.54%)、3-乙基甲基苯(1.32%)、α-蒎烯(1.20%)、1,3,5-三甲基苯(1.12%)、马鞭草烯酮(1.00%)等。袁经权等(2008)用超临界 CO_2 萃取法提取的广西南宁产飞机草干燥地上部分挥发油的主要成分为:9-甲基-10-亚甲基-三环[4.2.1.1(2,5)]葵-9-醇(16.65%)、富马酸乙基-2-(2-亚甲基环丙基)丙酯(5.02%)、4-(4-羟基-2,2,6-三甲基-7-氧杂双环[4.1.0]庚-1-基)-3-丁烯-2-酮(3.24%)、4-羟基-2-戊酮(3.16%)、9-甲基-10-亚甲基-三环[4.2.1.1(2,5)]葵-9-醇(2.99%)、(顺)-油酰胺(2.92%)、2R-(2α,4aα,8aβ)]-α,α,4a-三甲基-8-亚甲基-十氢-2-萘甲醇(2.81%)、4,6,6-三甲基-[1S-(1α,2β,5α)]-双环[3.1.1]庚-3-烯-醇(2.67%)、索布瑞醇(1.91%)、7-乙酰基-2-羟基-2-甲基-5-异丙基双环[4.3.0]壬烷(1.85%)、3-羟基-4-甲氧基-苯甲醛(1.22%)、环氧异香橙烯(1.19%)、丁香醛(1.16%)、(1S-顺)-1,2,3,5,6,8a-六氢-4,7-二甲基-1-异丙基-萘(1.00%)等。朱亮锋等(1993)用水蒸气蒸馏法提取的海南东寨港产飞机草全草挥发油的主要成分为:β-荜澄茄烯(16.71%)、α-蒎烯(10.38%)、β-石竹烯(7.56%)、β-蒎烯(4.81%)、δ-杜松烯(2.81%)、α-罗勒烯(1.63%)、r-榄香烯(1.40%)、玷把烯(1.14%)、桧烯(1.02%)等。

【性味与功效】味微辛,性温,有小毒。散瘀消肿,解毒,止血。治跌打肿痛、疮疡肿毒、稻田性皮炎、外伤出血,旱蚂蝗叮咬后流血不止。

紫茎泽兰 ▼

【基源】菊科泽兰属植物紫茎泽兰 *Eupatorium adenophorum* Hort. Berol. ex Kunth 的全草。

【形态特征】多年生草本或成半灌木状植物。株高 30~200cm，茎紫色、被白色或锈色短柔毛。叶片卵形或菱状卵形，边缘有锯齿，在花序下方则为波状浅锯齿或近全缘。头状花序小，直径可达 6mm，在枝端排列成复伞房或伞房花序，总苞片 3~4 层，约含 40~50 朵小花，管状花两性，白色。子实瘦果，黑褐色。花期 11 月至翌年 4 月，结果期 3~4 月。

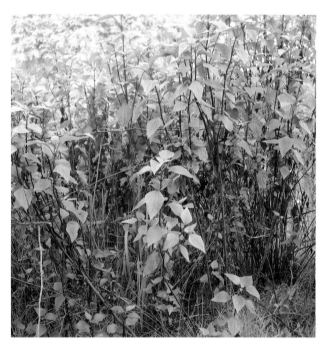

【习性与分布】耐贫瘠，干旱、瘠薄的荒坡隙地，甚至石缝和楼顶上都能生长。分布于云南、西藏、广西、贵州、四川、台湾。

【挥发油含量】水蒸气蒸馏法全草的得油率为 0.20%~4.84%。

【芳香成分】阿芳等（2007）用水蒸气蒸馏法提取的紫茎泽兰新鲜全草挥发油的主要成分为：δ-杜松烯（10.32%）、3-甲氧基苯甲醛（7.25%）、10,12-十八碳二炔酸（5.80%）、二十三烷（4.27%）、α-红没药醇（4.22%）、(-)-乙酸冰片酯（3.87%）、马兜铃醇（3.60%）、β-红没药烯（3.30%）、杜松-1,4-

烯（3.09%）、1,4,5,6,7,7a-六氢茚-2-酮（2.84%）、1,2,3,4,4a,7-六氢萘（2.45%）、反-β-金合欢烯（1.74%）、异长叶烯-5-酮（1.60%）、3-戊基-4,5-甲亚甲基吡唑啉（1.44%）、顺-α-红没药烯（1.43%）、(+)-环异洒剔烯（1.42%）、二-外-雪松烯（1.19%）、朱栾倍半萜（1.16%）、水芹烯（1.14%）、1,2,3,4,4a,8a-六氢萘（1.13%）、1,4-二氢-2,3-萘二酮（1.10%）、β-石竹烯（1.09%）、香柠檬烯（1.06%）等。丁靖垲等（1991）用水蒸气蒸馏法提取的云南芒市产紫茎泽兰全草挥发油的主要成分为：对-聚伞花素（20.11%）、乙酸龙脑酯（12.26%）、顺-β-金合欢烯（1.41%）、莰烯（4.80%）、α-松油烯（4.05%）、α-水芹烯（3.03%）、β-甜没药烯（2.35%）、异丁酸百里香酯（2.18%）、丁酸香桧醇酯（1.74%）、土青木香酮（1.74%）、β-丁香烯（1.12%）、香叶醛（1.01%）等。张兰胜等（2010）用水蒸气蒸馏法提取的云南大理产紫茎泽兰干燥全草挥发油的主要成分为：四(1-甲基亚乙基)-环丁烷（13.40%）、丁酸香叶酯（9.40%）、乙酸龙脑酯（7.23%）、3,5,6,7,8,8a-六氢-4,8a-二甲基-6-(1-甲基乙烯基)-2(1H)萘酮（5.53%）、(E)-7,11-二甲基-3-亚甲基-1,6,10-十二碳三烯（5.43%）、氧化石竹烯（5.43%）、石竹烯（2.61%）、α-蒎烯（2.24%）、柠檬烯（2.11%）、[1R-(1R*,4Z,9S*)]-4,11,11-三甲基-8-亚甲基-二环[7.2.0]十一碳-4-烯（1.92%）、倍半水芹烯（1.86%）、4a,5,6,7,8,8a-六氢-6-[1-(羟甲基)乙烯基]-4,8a-二甲基-2(1H)-萘酮（1.73%）、4,6-二异亚丙基-8,8-二甲基-二环[5.1.0]辛-2-酮（1.53%）、1-甲基-3-(1-甲乙基)-苯乙醇（1.46%）、2,6-二甲基-6-(4-甲基-3-戊烯基)-二环[3.1.1]庚-2-烯（1.34%）、6-(1,3-二甲基-1,3-丁二烯)-1,5,5-三甲基-7-氧杂二环[4.1.0]庚]-2-烯（1.31%）、(R)-2,4a,5,6,7,8,六氢化-3,5,5,9-四甲基-1H-苯并环庚烯（1.23%）、龙脑（1.21%）、莰烯（1.09%）、邻聚伞花素（1.09%）、[1S-(1,2,4)]-1-乙烯基-1-甲基-2,4-二(1-甲基乙基)-环己烷（1.04%）、(Z)-3,7-二甲基-2,6-辛二烯-1-醇乙酸酯（1.03%）等。张玉玉等（2009）用固相微萃取法提取的四川西昌产紫茎泽兰新鲜全草挥发油的主要成分为：1-甲基-2-(1-甲基乙基)苯（28.97%）、大白腐烯 D（8.40%）、α-水芹烯（8.33%）、莰烯（8.27%）、2-己烯醛（6.11%）、2-

蒈烯（5.87%）、γ–姜黄烯（5.67%）、反式–β–法呢烯（4.09%）、冰片基–乙酸酯（3.91%）、α–姜烯（3.85%）、β–法呢烯（2.45%）、β–荜澄茄油烯（1.17%）、大白腐烯B（1.12%）、二甲硫醚（1.04%）等。

【性味与功效】味辛、苦，性凉。疏风解表，调经活血，解毒消肿。治风热感冒，温病初起的发热，月经不调，闭经、崩漏，无名肿毒，热毒疮疡，风疹瘙痒。

栉叶蒿 ▼

【基源】菊科栉叶蒿属植物栉叶蒿 *Neopallasia pectinata* (Pall.) Poljak. 的地上全草。

【形态特征】一年生草本。茎直立，高 12~40cm，常带淡紫色。叶长圆状椭圆形，栉齿状羽状全裂，下部和中部茎生叶长 1.5~3cm，宽 0.5~1cm，或更小。头状花序卵形，长 3~5mm，单生或数个集生于叶腋；总苞片宽卵形。边缘的雌性花 3~4 个，花冠狭管状；中心花两性，9~16 个，两性花花冠有时带粉红色。瘦果椭圆形，深褐色。花果期 7~9 月。

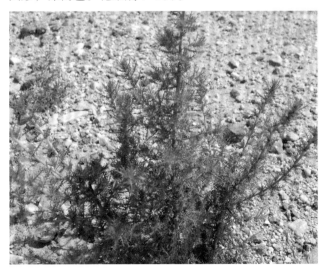

【习性与分布】生于荒漠、河谷砾石地及山坡荒地。分布于黑龙江、吉林、辽宁、内蒙古、河北、山西、陕西、甘肃、宁夏、青海、新疆、四川、云南、西藏。

【芳香成分】王雪芬等（2008）用水蒸气蒸馏法提取的陕西宁陕产栉叶蒿新鲜全草挥发油的主要成分为：大香叶烯 D（7.34%）、α–桉叶醇（5.65%）、丁香烯

环氧物(5.12%)、樟脑(4.29%)、α–花柏烯(3.93%)、反–侧柏酮(3.87%)、匙叶桉油烯醇(3.17%)、石竹烯(2.43%)、绿花白千层醇(2.41%)、δ–杜松烯(2.32%)、α–荜澄茄醇(1.72%)、α–葎草烯(1.64%)、肉豆蔻酸(1.57%)、α–金合欢烯(1.42%)、β–榄香烯(1.42%)、乙酸冰片酯(1.17%)、棕榈酸(1.10%)、7–甲氧基香豆素(1.07%)、β–金合欢烯(1.01%)等。

【性味与功效】味微苦、涩，性寒。清利肝胆，消炎止痛。主治急性黄疸型肝炎，头痛，头晕。

肿柄菊叶 ▼

【基源】菊科肿柄菊属植物肿柄菊 *Tithonia diversifolia* A. Gray 的叶。

【形态特征】一年生草本，高 2~5m。叶近圆形，长 7~20cm，3~5 深裂，有长叶柄，上部的叶有时不分裂，边缘有细锯齿。头状花序大，宽 5~15cm，顶生于假轴分枝的长花序梗上。总苞片 4 层。舌状花 1 层，黄色，舌片长卵形，顶端有不明显的 3 齿；管状花黄色。瘦果长椭圆形，长约 4mm，扁平，被短柔毛。花果期 9~11 月。

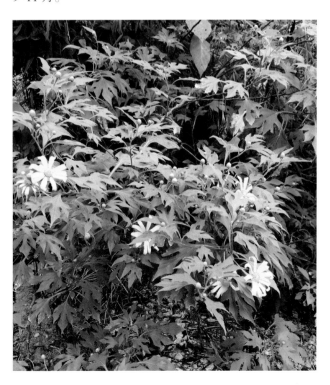

【习性与分布】在大小河流两侧、公路旁、荒野山坡、村寨附近、农田周围、丢荒地、向阳林窗等地常见，海拔 100~2000m。喜光。广东、云南有栽培。

【挥发油含量】水蒸气蒸馏的叶的得油率为 1.05%。

【芳香成分】季梅等（2013）用同时蒸馏萃取法提取的云南瑞丽产肿柄菊新鲜叶挥发油的主要成分为：α-蒎烯（48.66%）、柠檬烯（22.87%）、香桧烯（8.84%）、β-石竹烯（4.94%）、3-己烯-1-醇（1.40%）、α-胡椒烯（1.10%）、莰烯（1.09%）等。王伟轩等（2016）用水蒸气蒸馏法提取的云南昆明产肿柄菊叶挥发油的主要成分为：α-松油醇（20.31%）、1,8-桉叶素（14.67%）、1,7,7-三甲基二环[2.1.1]庚-2-醇（14.32%）、2,6,6-三亚基二环[3.1.1]庚-2-烯（13.51%）、1,1,4,7-四甲基十氢-1H-环丙[e]薁-4-醇（7.39%）、6,6-二乙基-2-亚甲基二环[3.1.1]庚-3-醇（5.11%）、1,3,3-三甲基二环[2.1.1]庚-2-醇（4.64%）、1,1,7-三甲基-4-亚甲基-十氢-1H-环丙[e]薁-2-醇（3.38%）、2-(2,2,3-三甲基环戊-3-烯基)乙醛（2.64%）、邻伞花烃（2.29%）、1-异丙基-4-甲基环己-3-烯醇（1.82%）、6-甲基-2-(环氧乙烷-2-基)-庚-5-烯-2-醇（1.54%）、2-甲基-5-(丙-1-烯-2-基)环己-2-烯醇（1.48%）、2-(5-甲基-5-乙烯基-四氢呋喃-2-基)丙-2-醇（1.36%）、2-(4a,8-二甲基-1,2,3,4,4a,5,6,8a-八氢萘-2-基)丙-2-醇（1.23%）等。

【性味与功效】味苦，性凉。清热解毒。治急性胃肠炎，疮疡肿毒。

红管药 ▼

【基源】菊科紫菀属植物三褶脉紫菀（三脉紫菀）*Aster ageratoides* Turcz. 的全草。

【形态特征】多年生草本。茎高 40~100cm。下部叶脱落；中部叶椭圆形，长 5~15cm，宽 1~5cm，边缘有 3~7 对锯齿；上部叶渐小。头状花序排列成伞房或圆锥伞房状。总苞半球状；总苞片 3 层，覆瓦状排列，上部绿色或紫褐色。舌状花约十余个，舌片紫色，浅红色或白色，管状花黄色。冠毛浅红褐色或污白色。瘦果倒卵状长

圆形，灰褐色。花果期 7~12 月。

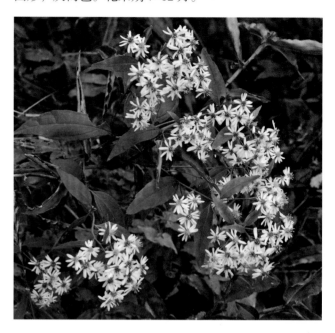

【习性与分布】生于林下、林缘、灌丛及山谷湿地，海拔 100~3350m。分布于东北部、北部、东部、南部至西部、西南部及西藏南部。

【芳香成分】元文君等（2015）用水蒸气蒸馏法提取的江西永新产三脉紫菀全草挥发油的主要成分为：石竹烯氧化物（18.38%）、[1R-(1R*,3E,7E,11R*)]-环氧化蛇麻烯II（8.01%）、十六烷酸（4.59%）、石竹烯/双环倍半萜类化合物（3.57%）、蛇麻烯（3.16%）、6,10,14-三甲基-2-十五烷酮/植酮（2.51%）、柏木脑（2.35%）、[1S-(1α,2β,4β)]-β-榄香烯（2.28%）、[2R-(2α,4aα,8aβ)]-1,2,3,4,4a,5,6,8a-八氢-4a,8-二甲基-2-(1-甲基乙烯基)-萘（1.70%）、2,3,5,6,7,8,8a-八氢-6-异丙烯基-4,8a-二甲基-1-萘-2-醇（1.51%）、匙叶桉油烯醇（1.32%）、桉叶油醇（1.19%）等。

【性味与功效】味苦、辛，性凉。清热解毒，利尿，止血。治上呼吸道感染，支气管炎，扁桃体炎，腮腺炎，乳腺炎，肝炎，泌尿系感染；外用治痈疖肿毒，外伤出血。

翠云草 ▼

【基源】卷柏科卷柏属植物翠云草 *Selaginella uncinata* (Desv.) Spring. 的全草。

【形态特征】土生，主茎长 50~100cm 或更长，禾秆色，先端鞭形，侧枝 5~8 对，2 回羽状分枝。叶交互排列，二形，具虹彩，全缘，主茎上的叶较大，腋叶肾形；分枝上的腋叶宽椭圆形。侧枝上的叶卵圆形，近覆瓦状排列，分枝上的叶长圆形。孢子叶穗紧密，四棱柱形；孢子叶一形，卵状三角形；大孢子叶分布于孢子叶穗下部。大孢子灰白色或暗褐色；小孢子淡黄色。

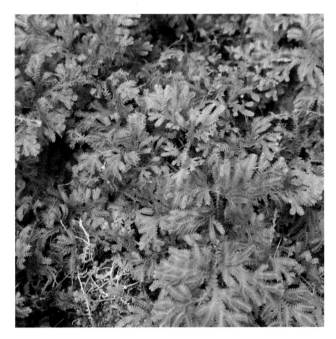

【习性与分布】生于海拔 40~1000m 的山谷林下，多腐殖质土壤或溪边阴湿杂草中，以及岩洞内，湿石上或石缝中。喜温暖湿润的半阴环境。分布于安徽、重庆、福建、广东、广西、贵州、湖北、湖南、江西、陕西、四川、香港、云南、浙江。

【挥发油含量】水蒸气蒸馏的晾干全草的得油率为 0.30%。

【芳香成分】鲁曼霞等（2009）用水蒸气蒸馏法提取的广西产翠云草晾干全草挥发油的主要成分为：正癸烷（11.20%）、乙基环己烷（5.12%）、丁基羟基甲苯（4.04%）、1,2-苯二羧酸二异辛酯（3.66%）、2,7,10-三甲基-十二烷（3.63%）、正二十六碳烷（3.51%）、3-蒈烯（3.02%）、2-(1-氧代丙基)-苯甲酸（2.97%）、邻苯二甲酸二甲酯（2.91%）、1,2,4-双(1-甲基-1-苯乙基)苯酚（2.82%）、2,6-双(1,1-二甲基乙基)-4,4-二甲基环己基-2,5-二烯-1-酮（2.69%）、十七碳烷（2.56%）、1,1,3-三甲基环己烷（2.54%）、十五烷（2.53%）、邻苯二甲酸二丁酯（2.51%）、十一烷（2.41%）、

石竹烯（2.41%）、5-甲基-2-(1-甲基乙基)环己醇（2.25%）、对二甲苯（2.19%）、正二十一碳烷（2.17%）、1,2-二甲苯（2.03%）、1-乙基-4-甲基环己烷（1.96%）、正二十八烷（1.85%）、正十三烷基环己烷（1.84%）、2,6,10,15-四甲基-十七烷（1.71%）、7-甲基十六烷（1.69%）、2,21-二甲基二十二烷（1.69%）、正二十一碳烷（1.53%）、1-二十一烷基甲酸酯（1.46%）、3,7-二甲基-1,6-辛二烯-3-醇（1.36%）、6,6-二甲基-2-亚甲基二环 [3.1.1] 庚烷（1.31%）、1,2,3-三甲基苯（1.30%）、罗汉柏烯（1.06%）、3-辛醇（1.04%）、正二十三醇（1.02%）等。雷杰等（2020）用水蒸气蒸馏法提取的翠云草干燥全草挥发油的主要成分为：植酮（21.40%）、角鲨烯（8.53%）、棕榈酸（6.71%）、二十八烷（6.03%）、1-氯代-正二十七烷（5.55%）、正三十烷（5.34%）、二十七烷（5.14%）、正二十九烷（5.13%）、正二十三烷（5.08%）、正三十二烷（5.03%）、正三十四烷（4.18%）、二十二烷（3.85%）、7-十四碳烯（1.74%）、异植物醇（1.26%）、正二十烷（1.06%）等。

【性味与功效】味淡、微苦，性凉。清热利湿，解毒，止血。治黄疸，痢疾，泄泻，水肿，淋病，筋骨痹痛，吐血，咳血，便血，外伤出血，痔漏，烫火伤，蛇咬伤。

江南卷柏 ▼

【基源】卷柏科卷柏属植物江南卷柏 *Selaginella moellendorffii* Hieron. 的全草。

【形态特征】土生或石生，高 20~55cm。主茎中上部羽状分枝，禾秆色或红色；侧枝 5~8 对，2~3 回羽状分枝。叶交互排列，二形，具白边。主茎上的叶一形，绿色、黄色或红色，三角形。腋叶卵形。小枝上的叶卵圆形，覆瓦状排列。分枝上的侧叶卵状三角形，边缘有细齿。孢子叶穗四棱柱形；孢子叶一形，卵状三角形，边缘有细齿；大孢子浅黄色；小孢子橘黄色。

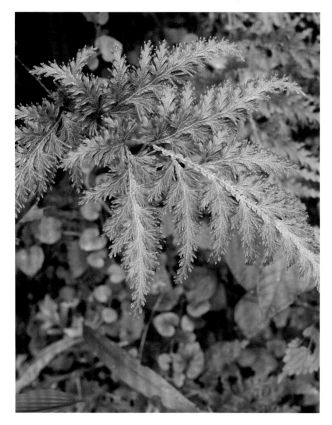

石上柏 ▼

【基源】卷柏科卷柏属植物深绿卷柏 *Selaginella doederleinii* Hieron. 的全草。

【形态特征】土生，高 25~45cm。主茎羽状分枝，禾秆色；侧枝 3~6 对，2~3 回羽状分枝。叶全部交互排列，二形。主茎上的腋叶卵状三角形，较大，分枝上的腋叶狭卵圆形。分枝上的中叶卵状椭圆形，覆瓦状排列，背部明显龙骨状隆起。分枝上的侧叶长圆状镰形。孢子叶穗四棱柱形；孢子叶一形，卵状三角形，龙骨状。大孢子白色；小孢子橘黄色。

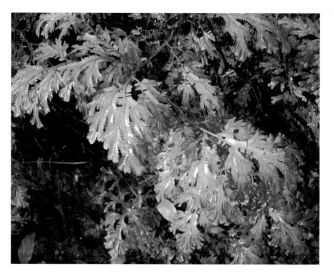

【习性与分布】生于岩石缝中，海拔 100~1500m。分布于云南、安徽、重庆、福建、甘肃、广东、广西、贵州、海南、河南、湖南、湖北、江苏、陕西、四川、浙江、台湾、香港。

【挥发油含量】水蒸气蒸馏的阴干全草的得油率为0.81%。

【芳香成分】程存归等（2005）用水蒸气蒸馏法提取的浙江金华产江南卷柏阴干全草挥发油的主要成分为：正二十八烷（19.85%）、正二十一烷（6.66%）、17-三十五烯（4.00%）、2,6,10,14-四甲基-十六烷（3.36%）、二十六烷（3.26%）、二十九烷（3.00%）、正二十四烷（2.83%）、正二十五烷（2.50%）、正二十三烷（2.43%）、正十八烷（2.03%）、正十七烷基环己烷（1.83%）、三十四烷（1.67%）、三十一烷（1.23%）、8-己基-十五烷（1.20%）、正二十三烷醇（1.17%）、4-甲基-十六烷（1.03%）、十七烷（1.00%）、正二十烷（1.00%）、11-丁基-二十二烷（1.00%）、11-癸基-二十四烷（1.00%）、9-辛基-二十六烷（1.00%）、(Z)-9-二十三烯（1.00%）等。

【性味与功效】味微甘，性平。清热利尿，活血消肿。治急性传染性肝炎，胸胁腰部挫伤，全身浮肿，血小板减少。

【习性与分布】林下土生，海拔 200~1350m。分布于安徽、重庆、福建、广东、贵州、广西、湖南、海南、江西、四川、台湾、香港、云南、浙江。

【挥发油含量】水蒸气蒸馏的晾干全草的得油率为0.38%。

【芳香成分】鲁曼霞等（2009）用水蒸气蒸馏法提取的广西产深绿卷柏晾干全草挥发油的主要成分为：正二十八烷（13.98%）、9-辛基-二十六烷（12.94%）、正二十六碳烷（11.80%）、1,2-苯二羧酸二异辛酯（6.74%）、正癸烷（5.65%）、1,2,4-双(1-甲基-1-苯乙基)苯酚（5.33%）、乙基环己烷（3.97%）、1,2-二甲苯（1.98%）、丁基羟基甲苯（1.97%）、正二十一碳烷（1.79%）、2,21-二甲基二十二烷（1.56%）、2,7,10-三甲基-十二烷（1.48%）、3-蒈烯（1.37%）、十七碳烷（1.37%）、2-(1-氧代丙基)-苯甲酸（1.35%）、十五烷（1.33%）、十一烷（1.28%）、2,6- 双 (1,1-二甲基乙基)-4,4- 二甲基环己基 -2,5- 二烯 -1- 酮（1.27%）、邻苯二甲酸二丁酯（1.23%）、对二甲苯（1.17%）、邻苯二甲酸二甲酯（1.17%）、1,1,3- 三甲基环己烷（1.15%）、5- 甲基 -2-(1- 甲基乙基) 环己醇（1.13%）、石竹烯（1.08%）等。

【性味与功效】味甘、微苦、涩、淡，性温。清热解毒，祛风除湿。治咽喉肿痛，目赤肿痛，肺热咳嗽，乳腺炎，湿热黄疸，风湿痹痛，外伤出血。

兖州卷柏 ▼

【基源】卷柏科卷柏属植物兖州卷柏 *Selaginella involvens* (Sw.) Spring 的全草。

【形态特征】石生，高 15~65cm。主茎羽状分枝，禾秆色，侧枝 7~12 对，2~3 回羽状分枝。叶交互排列，二形，主茎上的卵形，鞘状，腋叶三角形；分枝上的腋叶对称，卵圆形到三角形。分枝上的中叶卵状三角形，覆瓦状排列。分枝上的侧叶卵圆形到三角形。孢子叶穗四棱柱形，单生；孢子叶一形，卵状三角形，锐龙骨状。大孢子白色或褐色；小孢子橘黄色。

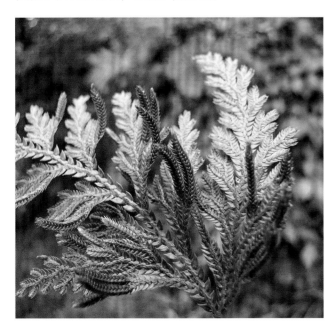

【习性与分布】生于岩石上，海拔 450~3100m。分布于湖南、香港、安徽、重庆、福建、甘肃、广东、广西、贵州、海南、河南、湖北、江西、陕西、四川、台湾、西藏、云南。

【挥发油含量】水蒸气蒸馏的晾干全草的得油率为 0.24%。

【芳香成分】鲁曼霞等（2009）用水蒸气蒸馏法提取的广西产兖州卷柏晾干全草挥发油的主要成分为：正癸烷（12.06%）、4- 甲基 -1-(1- 甲基乙基)-3- 环己烯 -1- 醇（5.88%）、乙基环己烷（5.22%）、2,7,10-三甲基 - 十二烷（4.53%）、正二十一碳烷（4.46%）、2,6- 双 (1,1- 二甲基乙基)-4,4- 二甲基环己基 -2,5- 二烯 -1- 酮（4.01%）、5- 甲基 -2-(1- 甲基乙基) 环己醇（3.88%）、十五烷（3.81%）、十七碳烷（3.16%）、3-蒈烯（3.12%）、十一烷（2.93%）、1,2- 二甲苯（2.80%）、双环 [2.2.1] 庚烷 -2- 酮（2.71%）、邻苯二甲酸二丁酯（2.53%）、石竹烯（2.48%）、对二甲苯（2.37%）、1-乙基 -4- 甲基环己烷（2.23%）、邻苯二甲酸二甲酯（1.92%）、正十三烷基环己烷（1.92%）、2,6,10, 15-四甲基 - 十七烷（1.69%）、1,2,3- 三甲基苯（1.54%）、罗汉柏烯（1.51%）、1- 二十一烷基甲酸酯（1.34%）、1,1,3- 三甲基环己烷（2.12%）、正二十三醇（1.07%）等。

【性味与功效】味淡、微苦，性凉。清热利湿，止咳，止血，解毒。治湿热黄疸，痢疾，水肿，腹水，淋证，痰湿咳嗽，咯血，吐血，便血，崩漏，外伤出血，乳痈，瘰疬，痔疮，烫伤。

大驳骨 ▼

【基源】爵床科驳骨草属植物黑叶小驳骨 *Justicia ventricosa* (Wall. ex Sims.) Nees 的全株。

【形态特征】多年生、直立、粗壮草本或亚灌木，高约 1m，除花序外全株无毛。叶纸质，椭圆形或倒卵形，长 10~17cm，宽 3~6cm。穗状花序顶生，密生；苞片大，覆瓦状重叠，阔卵形或近圆形，长 1~1.5cm，宽约 1cm，被微柔毛；萼裂片披针状线形；花冠白色或粉红色，长 1.5~1.6cm，上唇长圆状卵形，下唇浅 3 裂。蒴果长约 8mm，被柔毛。花期冬季。

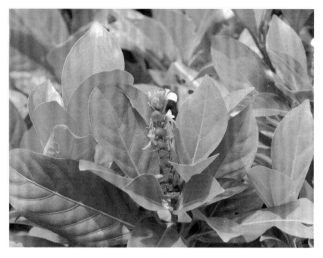

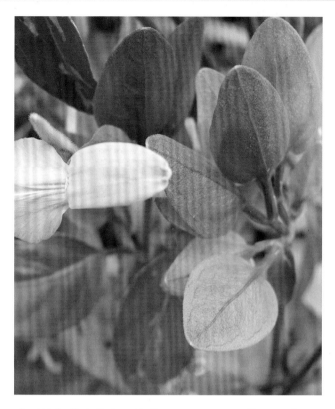

【习性与分布】生于近村的疏林下或灌丛中。野生或栽培。分布于广东、海南、香港、广西、云南。

【芳香成分】冀晓雯等（2019）用顶空固相微萃取法提取的广西南宁产黑叶小驳骨干燥地上部分挥发油的主要成分为：棕榈酸（39.20%）、角鲨烯（10.25%）、硬脂酸（10.05%）、油酸（7.86%）、植醇（5.21%）、十八炔（3.52%）、肉豆蔻（2.77%）、τ-杜松醇（2.25%）、δ-杜松烯（1.73%）、正十七烷酸（1.72%）、花生酸（1.34%）、2,3-二氢苯并呋喃（1.18%）、正十五烷酸（1.17%）、正二十七烷（1.01%）等。

【性味与功效】味辛、微酸，性平。活血散瘀，祛风除湿。治骨折，跌打损伤，风湿性关节炎，腰腿痛，外伤出血。

狗肝菜 ▼

【基源】爵床科狗肝菜属植物狗肝菜 *Dicliptera chinensis* (Linn.) Nees 的全草。

【形态特征】草本，高 30~80cm。叶卵状椭圆形，长 2~7cm，宽 1.5~3.5cm。花序腋生或顶生，由 3~4 个聚伞花序组成，每个聚伞花序有 1 至少数花，有 2 枚总苞状苞片，总苞片阔倒卵形或近圆形；小苞片线状披针形；花萼裂片 5，钻形；花冠淡紫红色，上唇阔卵状近圆形，全缘，有紫红色斑点，下唇长圆形，3 浅裂。蒴果长约 6mm，被柔毛，具种子 4 粒。

【习性与分布】生于海拔 1800m 以下疏林下、溪边、路旁。喜温暖湿润气候。分布于福建、台湾、广东、海南、广西、香港、澳门、云南、贵州、四川。

【芳香成分】康笑枫等（2003）用水蒸气蒸馏法提取的狗肝菜全草挥发油的主要成分为：2-羟基-3-(1-丙烯基)-1,4-萘二酮（16.86%）、石竹烯（13.61%）、植醇（10.36%）、柏木烯（5.96%）、2,6,6,9-四甲基-三环[5.4.0.0$^{2.8}$]十一碳-9-烯（5.00%）、紫苏醛（4.40%）、α-萜品醇（3.93%）、1,7,7-三甲基-二环[2.2.1].庚烷-2-酮（3.58%）、2-甲基-1,7,7-三甲基二环[2.2.1]庚基-2-巴豆酸酯（2.81%）、3,7,11-三甲基-1,6,10-十二碳三烯-3-醇（2.77%）、反式-Z-α-环氧甜没药烯（2.56%）、α-石竹烯（2.28%）、4,4-二甲基-四环[6.3.2.0$^{2.5}$0$^{1.8}$]十三烷-9-醇（1.78%）、顺式氧化柠檬烯（1.69%）、6,10-二甲基2-十一酮（1.66%）、桉叶油醇（1.52%）、β-金合欢烯（1.41%）、3,7,11-三甲基-2,6,10-十二碳三烯-1-醇（1.19%）、4-甲基-1-(1-甲基乙基)-3-环己烯-1-醇（1.12%）、乙酸龙脑酯（1.07%）等。

【性味与功效】味甘、微苦，性寒。清热，凉血，利湿，解毒。治感冒发热，热病发斑，吐衄血，便血，尿血，崩漏，肺热咳嗽，咽喉肿痛，肝热目赤，小儿惊风，小便淋沥，带下，带状疱疹，痈肿疔疖，蛇犬咬伤。

蓝茶 ▼

【基源】爵床科观音草属植物蓝茶（观音草）*Peristrophe bivalvis* (Linn.) Merr. 的全草、根。根的芳香成分未见报道。

【形态特征】多年生直立草本，高可达 1m。叶卵形，全缘，长 3~7.5cm，宽 1.5~3cm，纸质，干时黑紫色。聚伞花序，由 2 或 3 个头状花序组成；总苞片 2~4 枚，卵形，不等大，干时黑紫色或稍透明；花萼小，裂片披针形；花冠粉红色，长 3~5cm，上唇阔卵状椭圆形，顶端微缺，下唇长圆形，浅 3 裂。蒴果长约 1.5cm，被柔毛。花期冬春。

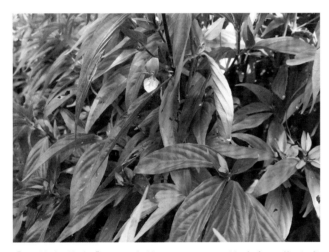

【习性与分布】生于海拔 500~1000m 的路旁、草地或林下。分布于海南、广东、广西、湖南、湖北、福建、江西、江苏、上海、贵州、云南。

【挥发油含量】水蒸气蒸馏的阴干地上部分的得油率为 0.10%。

【芳香成分】谢运昌等（2008）用水蒸气蒸馏法提取的广西宜州产观音草阴干地上部分挥发油的主要成分为：香豆素（53.66%）、1- 辛烯 -3- 醇（10.00%）、二氢香豆酮（9.18%）、反 -3- 己烯 -1- 醇（5.85%）、邻甲苯甲醛（5.37%）、对乙烯基愈创木酚（3.96%）、3- 辛醇（3.86%）、苯甲醇（1.69%）、芳樟醇（1.22%）等。徐玉琳等（2003）用水蒸气蒸馏法提取的观音草干燥地上部分挥发油的主要成分为：六氢假紫罗兰酮（32.14%）、棕榈醛（3.87%）、香叶基丙酮（3.84%）、柏木脑（2.89%）、橙花基丙酮（2.54%）、β- 紫罗兰酮（2.30%）、14- 甲基 - 十五烷酸甲酯（1.70%）、植醇（1.36%）、1- 十六烷酮（1.26%）、橙花叔醇（1.25%）、

α- 紫罗兰酮（1.16%）等。

【性味与功效】味苦，性平。清热解毒，消肿散血。治咽喉肿痛，风湿痛，跌打损伤，瘰疬。

九头狮子草 ▼

【基源】爵床科观音草属植物九头狮子草 *Peristrophe japonica* (Thunb.) Bremek. 的全草。

【形态特征】草本，高 20~50cm。叶卵状矩圆形，长 5~12cm，宽 2.5~4cm。花序顶生或腋生于上部叶腋，由 2~10 聚伞花序组成，每个聚伞花序下托以 2 枚总苞状苞片，一大一小，卵形，内有 1 至少数花；花萼裂片 5，钻形；花冠粉红色至微紫色，长 2.5~3cm。蒴果长 1~1.2cm，疏生短柔毛，开裂时胎座不弹起，上部具 4 粒种子，下部实心；种子有小疣状突起。

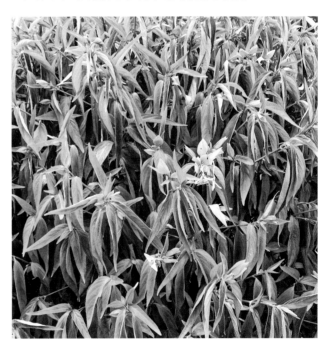

【习性与分布】喜生于温暖湿润的林下或溪沟边，低山及平坝地区，低海拔广布。分布于河南、安徽、江苏、浙江、江西、福建、湖北、广东、广西、湖南、重庆、贵州、云南。

【芳香成分】蒋小华等（2014）用水蒸气蒸馏法提取

的广西桂林产九头狮子草干燥全草挥发油的主要成分为：植酮（19.82%）、甲基丁香酚（3.96%）、β－石竹烯（3.75%）、3－甲基－2－(3,7,11－三甲基十二烷基）呋喃（3.64%）、肉豆蔻醚（3.08%）、3,4－二乙基－联苯（2.74%）、2－戊基呋喃（2.73%）、氧化石竹烯（2.69%）、香附酮（2.58%）、6E,8E－巨豆三烯酮（2.47%）、植醇（2.45%）、1－辛烯－3－醇（2.44%）、6Z,8E－巨豆三烯酮（2.22%）、广藿香醇（2.20%）、3－甲基－2－十五烷基－噻吩（2.05%）、邻苯二甲酸二异丁酯（2.04%）、顺式六氢化－8a－甲基－1,8-(2H,5H)萘二酮（1.90%）、荜澄茄油烯醇（1.79%）、芳樟醇（1.75%）、脱氢蜂斗菜酮（1.75%）、环氧异香橙烯（1.71%）、3,7,11－三甲基－十二醇（1.59%）、薄荷醇（1.52%）、δ－杜松醇（1.52%）、香芹烯酮（1.45%）、菲（1.44%）、α－杜松醇（1.42%）、α－石竹烯（1.37%）、β－紫罗酮（1.32%）、β－桉叶醇（1.22%）、龙脑（1.20%）、香叶基丙酮（1.16%）、香柠檬烯（1.15%）、油酸（1.08%）、1－辛烯－3－酮（1.02%）、邻苯二甲酸丁酯（1.00%）等。

【性味与功效】味辛、微苦、甘，性凉。祛风清热，凉肝定惊，散瘀解毒。治感冒发热，肺热咳喘，肝热目赤，小儿惊风，咽喉肿痛，痈肿疔毒，乳痈，聤耳，瘰疬，痔疮，蛇虫咬伤，跌打损伤。

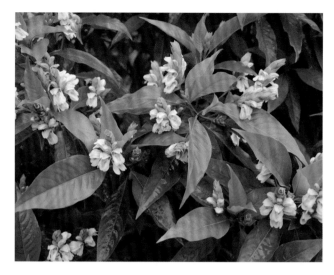

【习性与分布】多生长于疏林或灌丛中等较湿润和阴凉的地方。喜温暖，耐寒力较低，忌霜冻。分布于上海、广东、广西、海南、澳门、香港、云南等地。

【挥发油含量】水蒸气蒸馏的干燥茎叶的得油率为0.19%。

【芳香成分】孙赟等（2013）用水蒸气蒸馏法提取的云南西双版纳产鸭嘴花干燥茎叶挥发油的主要成分为：植醇（16.44%）、6,10,14－三甲基－2－十五烷酮（5.99%）、3,3－二甲基环己酮（4.87%）、丁香酚（3.37%）、β－紫罗兰酮（2.25%）、2－甲氧基－4－乙烯基苯酚（1.60%）、巨豆三烯酮（1.57%）、角鲨烯（1.10%）等。

【性味与功效】味辛、苦，性温。祛风活血，散瘀止痛，接骨。治骨折，扭伤，风湿关节痛，腰痛。

鸭嘴花 ▼

【基源】爵床科爵床属植物鸭嘴花 *Justicia adhatoda* Linn.（*Adhatoda vasica* Nees）的全株。

【形态特征】大灌木，高达1~3m。叶纸质，矩圆状披针形或椭圆状卵形，长15~20cm，宽4.5~7.5cm，全缘。穗状花序卵形；苞片卵形；小苞片披针形，萼裂片5，矩圆状披针形；花冠白色，有紫色条纹或粉红色，长2.5~3cm，冠管卵形；药室椭圆形，基部通常有球形附属物不明显。蒴果近木质，长约0.5cm，上部具4粒种子，下部实心短柄状。

白鹤灵芝 ▼

【基源】爵床科灵枝草属植物灵枝草 *Rhinacanthus nasutus (*Linn.) Lindau 的枝、叶。

【形态特征】多年生直立草本或亚灌木。叶椭圆形或卵状椭圆形，边全缘或稍呈浅波状，长2~11cm，宽8~30mm；主茎上叶较大。圆锥花序由小聚伞花序组成，顶生或有时腋生；苞片和小苞片长约1mm；花萼内外均被茸毛；花冠白色，长2.5cm或过之，被柔毛，上唇线状披针形，比下唇短，顶端常下弯；花柱和子房被疏柔毛。蒴果未见。

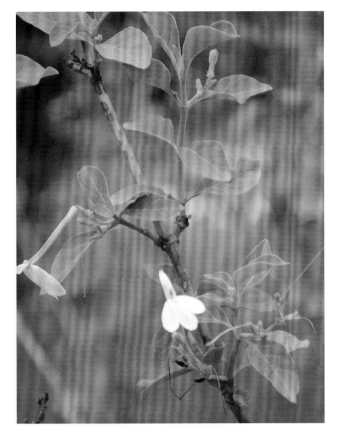

9~20cm，宽 3~8cm。穗状花序直立，花被裂片 4~6 片；雌花序常 2~3 个聚生于枝顶，3 朵雌花簇生。果序长达 20cm，果密集，3 朵雌花均发育成果。壳斗盘形，包坚果基部；苞片三角形。坚果卵形，直径 1~1.5cm，高 1.2~1.6cm。花期 5~9 月，果期翌年 8~10 月。

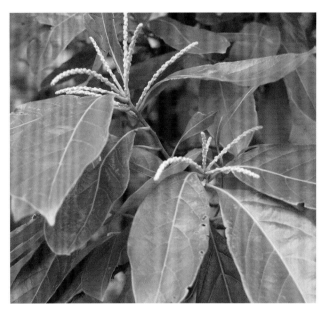

【习性与分布】生于海拔 700m 左右的灌丛或疏林下。分布于广西、广东、海南、台湾、云南。

【芳香成分】王乃平等（2008）用水蒸气蒸馏法提取的灵枝草阴干叶挥发油的主要成分为：植醇 (61.50%)、6,10,14- 三甲基 -2- 十五烷酮（6.79%）、2- 甲氧基 -4- 乙烯苯酚（4.98%）、(Z,Z,Z)-9,12,15- 三烯十八酸甲酯（3.43%）、1- 十九烯（2.98%）、9- 甲基十九烷（2.89%）、二十一烷（2.64%）、二十烷（1.03%）等。

【性味与功效】味甘，微苦，性微寒。清热润肺，杀虫止痒。治劳嗽，疥癣，湿疹。

【习性与分布】生长在海拔 1000~2700m 的热带、亚热带常绿阔叶林中。喜光，喜温暖、湿润、短日照的环境。分布于秦岭南坡以南各省区。

【芳香成分】燕妮等（2017）用同时蒸馏萃取法提取的广西那坡产多穗石栎干燥叶挥发油的主要成分为：香叶基丙酮（16.91%）、β- 紫罗酮（4.08%）、2,4,4- 三甲基戊烷 -1,3- 二基双（2- 甲基丙酸酯）（4.01%）、邻二甲苯（3.52%）、6,10,14- 三甲基 -2- 十五烷酮（3.28%）、桉油烯醇（3.14%）、壬醛（3.13%）、(E)-6- 甲基 -3,5- 庚二烯 -2- 酮（2.81%）、十七醛（2.59%）、吡啶（2.51%）、邻苯二甲酸二异丁酯（2.06%）、2- 十三醇（2.05%）、芳樟醇（1.73%）、4- 己基 -2,5- 二氧代呋喃 -3- 乙酸（1.60%）、3,6,9,12- 四氧十四烷 -1- 醇（1.36%）、1,1,2- 三氯乙烷（1.29%）、β- 环柠檬醛（1.27%）、2- 十一烯醛（1.16%）、2,4- 二叔丁基苯酚（1.13%）、(3E,5Z)-6,10- 二甲基 -3,5,9- 十一烷三烯 -2- 酮（1.09%）、1- 硅杂环 -2,5- 二烯（1.08%）、鲸蜡醇（1.06%）、辛醇（1.03%）、姜黄烯（1.01%）等。

【性味与功效】味甘，微苦，性平。清热解毒，化痰，祛风，降压。治湿热泻痢，肺热咳嗽，痈疽疮疡，皮肤瘙痒，高血压。

多穗石柯叶 ▼

【基源】壳斗科柯属植物多穗石栎 *Lithocarpus polystachyus* Rehder 的叶。

【形态特征】常绿乔木，高达 7~20m。叶全缘，背面有灰白色鳞秕；叶长椭圆形或倒卵状长椭圆形，长

槲叶 ▼

【基源】壳斗科栎属植物槲树 *Quercus dentata* Thunb. 的叶。

【形态特征】落叶乔木，高达 25m。芽宽卵形，密被黄褐色绒毛。叶片倒卵形，长 10~30cm，宽 6~20cm，叶缘波状裂片或粗锯齿；托叶线状披针形。雄花序生于新枝叶腋，长 4~10cm，花数朵簇生；花被 7~8 裂；雌花序生于新枝上部叶腋，长 1~3cm。壳斗杯形，小苞片革质，窄披针形，红棕色。坚果卵形至宽卵形。花期 4~5 月，果期 9~10 月。

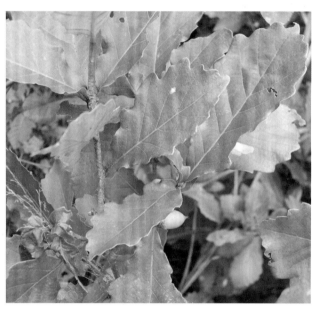

【习性与分布】生于海拔 50~2700m 的杂木林或松林中。为强阳性树种，喜光，稍耐荫。耐寒，抗虫，耐旱，抗瘠薄。分布于黑龙江、吉林、辽宁、河北、山西、陕西、甘肃、山东、江苏、安徽、浙江、台湾、河南、湖北、湖南、四川、贵州、云南等省区。

【芳香成分】吴章文等（1999）用 XAD-4 树脂吸附法提取的北京产槲树新鲜叶片挥发油的主要成分为：α-蒎烯（33.73%）、肉桂烯（30.32%）、二甲基苯（7.63%）、柠檬烯（6.26%）、β-月桂烯（4.26%）、癸烷（2.85%）、三甲基苯（1.79%）、丙基苯（1.40%）、β-蒎烯（1.39%）、莰烯（1.37%）、异松油烯（1.08%）等。

【性味与功效】味甘、苦，性平。止血，通淋。治吐血，衄血，便血，血痢，小便淋病。

辽东栎皮 ▼

【基源】壳斗科栎属植物辽东栎 *Quercus wutaishanica* Mayr 的根皮和树皮。根皮的芳香成分未见报道。

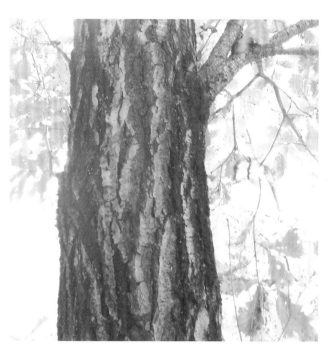

【形态特征】落叶乔木，高达 15m。叶片倒卵形，长 5~17cm，宽 2~10cm，叶缘有 5~7 对圆齿。雄花序生于新枝基部，长 5~7cm，花被 6~7 裂；雌花序生于新枝上端叶腋，长 0.5~2cm，花被通常 6 裂。壳斗浅杯形；小苞片长三角形，扁平微突起。坚果卵形至卵状椭圆形，直径 1~1.3cm，高 1.5~1.8cm，顶端有短绒毛；果脐微突起，直径约 5mm。花期 4~5 月，果期 9 月。

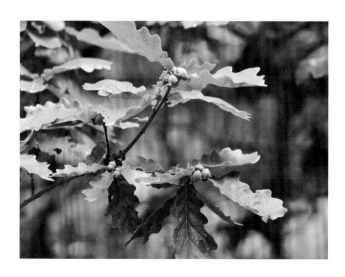

【习性与分布】常生于海拔 600~2500m 的山地阳坡、半阳坡、山脊上。喜温，耐寒、耐旱、耐瘠薄。分布于黑龙江、吉林、辽宁、内蒙古、河北、山西、陕西、宁夏、甘肃、青海、山东、河南、四川等省区。

【芳香成分】周敬林等（2017）用乙醇浸提 – 石油醚萃取法提取的辽宁沈阳产辽东栎干燥树皮挥发油的主要成分为：邻苯二甲酸二丁酯（35.60%）、己二酸二异辛酯（15.68%）、二十七烷(5.34%)、甘油脂肪酸酯（4.18%）、N–二十九烷(4.00%)、反式角鲨烯(2.86%)、二十五烷（2.12%）、油酸酰胺（1.51%）、棕榈酸甲酯（1.21%）、十一烷（1.15%）、2,6– 二叔丁基对甲酚（1.14%）、1– 二十醇（1.12%）、二十烷（1.03%）等。

【性味与功效】味苦，性平。收敛，止泻。治久痢，水泄，恶疮，痈肿。

麻栎 ▼

【基源】壳斗科栎属植物麻栎 *Quercus acutissima* Carruth. 的树皮、叶。

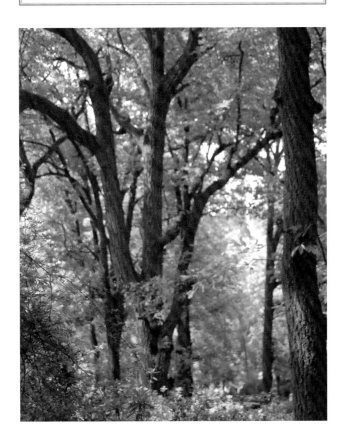

【形态特征】落叶乔木，高达 30m，胸径达 1m。冬芽圆锥形。叶片形态多样，通常为长椭圆状披针形，长 8~19cm，宽 2~6cm，叶缘有刺芒状锯齿。雄花序常数个集生于当年生枝下部叶腋，有花 1~3 朵，花柱 30，壳斗杯形；小苞片钻形或扁条形，被灰白色绒毛。坚果卵形或椭圆形，直径 1.5~2cm，高 1.7~2.2cm，顶端圆形。花期 3~4 月，果期翌年 9~10 月。

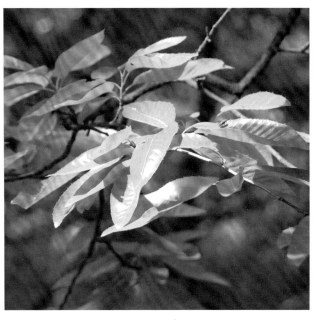

【习性与分布】生于海拔 60~2200m 的山地阳坡。喜光，耐干旱、瘠薄，耐寒。分布于辽宁、河北、山西、山东、江苏、安徽、浙江、江西、福建、河南、湖北、湖南、广东、海南、广西、四川、贵州、云南等省区。

【芳香成分】周敬林等（2017）用乙醇浸提 – 石油醚萃取法提取的辽宁沈阳产麻栎干燥树皮挥发油的主要成分为：邻苯二甲酸二丁酯（61.17%）、己二酸二 (2- 乙基己) 酯（12.12%）、氰乙酸叔丁酯（6.18%）、油酸酰胺(4.61%)、1– 二十二烯（2.37%）、叶绿醇(1.81%)、亚油酸（1.64%）、角鲨烯（1.64%）、硬脂酸（1.54%）、十六碳酰胺（1.04%）等；干燥叶挥发油的主要成分为：邻苯二甲酸二丁酯（45.11%）、己二酸二 (2- 乙基己) 酯（11.38%）、叶绿醇（8.71%）、9,12,15– 十八烷三烯酸甲酯（5.67%）、维生素 E（3.43%）、油酸酰胺（1.97%）、(1R)-(+)– 顺 – 蒎烷（1.59%）、1– 十六炔（1.38%）、1– 二十二烯（1.30%）、二十五烷（1.09%）、4- 羟基 -4- 甲基 -2– 戊酮（1.06%）等。

【性味与功效】味苦、涩，性微温。收敛，止痢。治久泻痢疾。

柞树叶 ▼

【基源】壳斗科栎属植物蒙古栎 *Quercus mongolica* Fisch. ex Ledeb. 的叶。

【形态特征】落叶乔木，高达 30m。顶芽长卵形，芽鳞紫褐色。叶片倒卵形，长 7~19cm，宽 3~11cm，叶缘 7~10 对钝齿或粗齿。雄花序生于新枝下部；花被6~8 裂；雌花序生于新枝上端叶腋，长约 1cm，有花4~5 朵，通常只 1~2 朵发育，花被 6 裂，壳斗杯形，壳斗外壁小苞片三角状卵形，呈半球形瘤状突起。坚果卵形至长卵形。花期 4~5 月，果期 9 月。

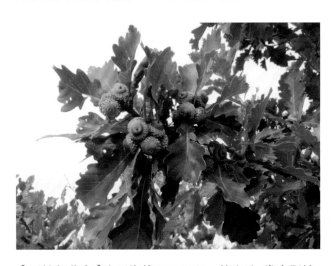

【习性与分布】生于海拔 200~2100m 的山地，常在阳坡、半阳坡形成小片纯林或混交林。喜温暖湿润气候，也能耐一定寒冷和干旱，耐瘠薄，不耐水湿。分布于黑龙江、吉林、辽宁、内蒙古、山东、山西、河北等省区。

【芳香成分】王耀辉等（2006）用水蒸气蒸馏法提取的吉林产蒙古栎新鲜叶挥发油的主要成分为：二十七烷（18.89%）、3-甲氧基 -1,2-丙二醇（16.05%）、二十三烷（15.81%）、二十五烷（13.24%）、二十烷（4.40%）、二十一烷甲酯（3.70%）、8,11,14-二十碳三烯酸（3.32%）、二十八烷（3.25%）、二十四烷（2.69%）、二十六烷（2.28%）、2,6-二特丁基对甲酚（2.22%）、6,10,14-三甲基 -2-十五碳酮（2.00%）、二十二烷（1.23%）等。

【性味与功效】味微苦、涩，性平。清热止痢，止咳，解毒消肿。治痢疾，肠炎，消化不良，支气管炎，痈肿，痔疮。

蒙古栎 ▼

【基源】壳斗科栎属植物蒙古栎 *Quercus mongolica* Fisch. ex Ledeb. 的果实。

【形态特征】同柞树叶。

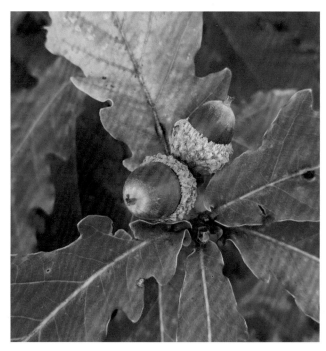

【习性与分布】同柞树叶。

【挥发油含量】水蒸气蒸馏的果实的得油率为 0.13%。

【芳香成分】黎勇等（1997）用水蒸气蒸馏法提取的黑龙江伊春产蒙古栎果实挥发油的主要成分为：正十八烷（11.96%）、正十九烷（11.45%）、正十七烷（8.28%）、正二十烷（7.53%）、2,3-二甲基 -1,4-己二烯（5.75%）、正十六烷（5.34%）、3-庚烯 -2-酮（4.29%）、正二十一烷（4.11%）、顺 -9-十八烯 -1-醇（3.60%）、7-己基 -十三烷（3.43%）、2,6,10,14-四甲基 -十六烷（3.29%）、1,2,3,3a,4,5,6,7-八氢 -α,α,3,8-四甲基 -5-萘甲醇（3.08%）、2-甲基 -十七烷（2.68%）、7-乙基 -2-甲基 -4-十一醇（2.58%）、正二十二烷（2.41%）、1,3-二甲基 -1H-吡唑（2.34%）、2-甲基 -十八烷（2.31%）、2,6,10,14-四甲基 -十五烷（2.27%）、1-十六醇（1.93%）、2-呋喃甲醇（1.66%）、2,6,10,14-四甲基 -十七烷（1.61%）、2-氧代丙酸（1.44%）、正十五烷（1.38%）、4-甲基 -1-戊烯 -3-酮（1.33%）等。

【性味与功效】味苦、涩，性微温。健脾止泻，收敛止血，涩肠固脱，解毒消肿。治脾虚泄泻，痔疮出血，脱肛，乳痈。

栗叶 ▼

【基源】壳斗科栗属植物栗 *Castanea mollissima* Blume 的叶。

【形态特征】高达 20m 的乔木，胸径 80cm，冬芽长约 5mm，托叶长圆形，长 10~15mm。叶椭圆，长 11~17cm，宽稀达 7cm。雄花序长 10~20cm；花 3~5 朵聚生成簇，雌花 1~5 朵发育结实。成熟壳斗的锐刺有长有短，有疏有密，密时全遮蔽壳斗外壁，疏时则外壁可见，壳斗连刺径 4.5~6.5cm；坚果高 1.5~3cm，宽 1.8~3.5cm。花期 4~6 月，果期 8~10 月。

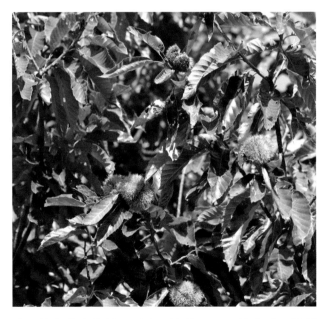

【习性与分布】见于平地至海拔 2800m 的山地。抗旱抗涝，耐瘠薄。喜光。分布于除青海、宁夏、新疆、海南外，全国各地。

【芳香成分】闫争亮等（2012）用同时蒸馏萃取法提取的云南永仁产栗新鲜叶挥发油的主要成分为：3-己烯-1-醇（33.98%）、3-己烯乙酸酯（14.66%）、壬醛（5.63%）、橙花叔醇（5.08%）、香叶醇（4.80%）、芳樟醇（2.70%）、水杨酸甲酯（2.33%）、α-桉叶油醇（1.95%）、2-癸烯醛（1.82%）、苯甲醇（1.61%）、苯乙醛（1.41%）、γ-松油烯（1.11%）、α-芹子烯（1.11%）、2,6,6-三甲基-1,3-环己二烯-1-甲醛（1.04%）、1-辛醇（1.02%）、苯乙酮（1.00%）等。

何玲玲等（2008）用顶空固相微萃取法提取的辽宁宽甸产栗干燥叶挥发油的主要成分为：3,7-二甲基-2,6-辛二烯-1-醇（27.34%）、(E)-2-己烯-1-醇（10.85%）、金合欢烯（8.67%）、1-丁醇（7.78%）、十四烷（6.60%）、2-己烯醛（5.55%）、2,6-二甲基十七烷（5.02%）、十六烷（4.21%）、植醇（3.81%）、(Z)-3-己烯-1-醇（3.73%）、1-辛醇（3.39%）、2,6,10-三甲基十五烷（2.20%）、十五烷（2.03%）、4-甲基-1-戊醇（1.88%）、2,6,10,14-四甲基十六烷（1.62%）、十八烷（1.41%）、3,7-二甲基-1,6-辛二烯-3-醇（1.37%）等。

【性味与功效】味微甘，性平。清肺止咳，解毒消肿。治百日咳，肺结核，咽喉肿病，肿毒，漆疮。

栗花 ▼

【基源】壳斗科栗属植物板栗（栗）*Castanea mollissima* Blume 的花或花序。

【形态特征】同栗叶。

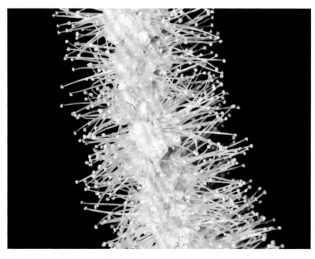

【习性与分布】同栗叶。

【挥发油含量】 水蒸气蒸馏的干燥花的得油率为0.62%，微波辅助水蒸气蒸馏的得油率为0.65%，超临界萃取的得油率为1.16%。

【芳香成分】栗花或花序挥发油的主成分多为α–甲基苯甲醇丙酸酯（23.63%~39.97%），也有主成分不同的报告。魏宾等（2014）用水蒸气蒸馏法提取河北迁西产'燕龙'栗新鲜雄性花序挥发油的主要成分为：α–甲基苯甲醇丙酸酯（35.82%）、橙花醇（18.38%）、3–己烯–1–醇（12.26%）、苯乙酮（8.84%）、壬醛（4.99%）、二十四烷（4.24%）、芳樟醇（3.38%）、金合欢烯（2.49%）、苯甲醇（2.10%）、苯乙醛（1.59%）、壬醇（1.44%）等。刘俊芳等（2016）用超临界 CO_2 萃取法提取的河北迁西产'燕龙'栗干燥花挥发油的主要成分为：2,6,10,14–四甲基十六烷（25.10%）、n–十六烷酸（13.05%）、(Z,Z)–9,12–十八碳二烯酸（8.74%）、(9Z,12Z,15Z)–十八碳–9,12,15–三烯酸（7.70%）、二十一烷（6.11%）、8S,14–柏木–二醇（3.22%）、3,5,6,7,8,8a–六氢–4,8a–二甲基–6–(1–甲基乙烯基)–2(1H)–萘酮（2.53%）、6–甲基呋喃并[3,4–c]吡啶–3,4(1H,5H)–二酮（2.35%）、7–亚甲基–2,4,4–三甲基–2–乙烯基–二环[4.3.0]壬烷（2.05%）、十八烷醛（1.20%）、十八烷酸（1.19%）等。梁建兰等（2014）用用顶空固相微萃取法提取的的河北昌黎产板栗盛花期新鲜花挥发油的主要成分为：苯乙酮（7.94%）、苯乙醇（5.28%）、α–甲基苯甲醇（3.75%）、α–金合欢烯（3.29%）等。

【性味与功效】味微苦、涩，性平。清热燥湿，止血，散结。治泄泻，痢疾，带下，便血，瘰疬，瘿瘤。

栗子 ▼

【基源】壳斗科栗属植物栗 *Castanea mollissima* Blume 的种仁。

【形态特征】同栗叶。

【习性与分布】同栗叶。

【芳香成分】梁建兰等（2013）用有机溶剂萃取法提取分析了河北唐山产不同品种栗新鲜果仁的挥发油成分，'大板红'的主要成分：1–羟基–2–丙酮（16.39%）、2–羟基–γ–丁酸酮（10.06%）、乙酸（5.29%）、5–

羟甲基–2–呋喃甲醛（4.84%）、1,3–二羟基丙酮二聚体（4.57%）、4–羟基–2,5–二甲基–3(2H)–呋喃酮（2.76%）、2,4,5–咪唑啉三酮（1.21%）等；'迁优一号'的主要成分为：乙酸（14.65%）、5–羟甲基–2–呋喃甲醛（9.27%）、2–羟基–γ–丁酸酮（8.28%）、1,3–二羟基丙酮二聚体（8.20%）、4–羟基–2,5–二甲基–3(2H)–呋喃酮（2.48%）、2,3–二氢–3,5–二羟基–6–甲基–4H–吡喃–4–酮（1.75%）、糠醛（1.60%）、甲酸（1.21%）、2–呋喃甲醇（1.19%）、丁内酯（1.11%）等。王圣仪等（2018）用顶空固相微萃取法提取的河北迁西产'早丰'栗新鲜果实挥发油的主要成分为：肉豆蔻酸异丙酯（34.67%）、萘（8.34%）、癸醛（8.02%）、壬醛（5.82%）、丁酸丁酯（5.17%）、丙酸–2–甲基–1–(1,1–二甲基乙基)–2–甲基–1,3–丙烷乙二基酯（4.46%）、2,6–2–(1,1–二甲基乙基)–4–(1–酸)苯酚（3.95%）、香叶基丙酮（3.90%）、5,6,7–三甲氧基–1–2,3–二氢–1–茚酮（3.82%）、1–十二醇（3.67%）、甲氧基苯基肟（2.63%）、丙酸–2–甲基–2,2–二甲基–1–(2–羟基–1–甲基乙基)–丙酯（2.54%）、棕榈酸甲酯（2.52%）、正辛醇（2.33%）、邻苯二甲酸丁基–2–庚酯（2.03%）、正十九烷（1.51%）、2,4,6–三甲基–辛烷（1.42%）、邻苯二甲酸–5–甲基–2–己基–十七烷基酯（1.40%）、正癸醇（1.06%）等。

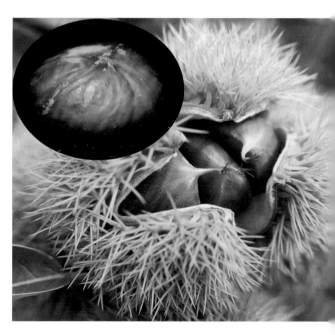

【性味与功效】味甘、微咸，性平。益气健脾，补肾强筋，活血消肿，止血。治脾虚泄泻，反胃呕吐，脚膝酸软，筋骨折伤肿痛，瘰疬，吐血，衄血，便血。

栗荴 ▼

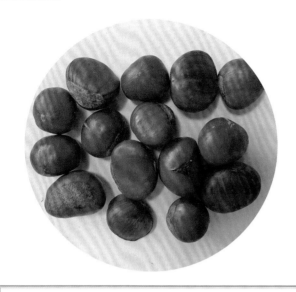

【基源】壳斗科栗属植物栗 *Castanea mollissima* Blume 的内果皮。

【形态特征】同栗叶。

【习性与分布】同栗叶。

【芳香成分】许剑平等（2004）用水蒸气蒸馏法提取的栗新鲜内果皮（仁衣）挥发油的主要成分为：3-甲基-2-丁醇（32.02%）、邻苯二甲酸二乙酯（18.06%）、E-3-苯基-2-丙烯酸（6.89%）、十六碳酸乙酯（5.23%）、2,5-己二酮（3.60%）、苯甲酸（3.44%）、乙基环己烷（3.41%）、邻苯二甲酸二异丁酯（2.98%）、邻苯二甲酸二丁酯（2.97%）、三丁基磷酸酯（2.93%）、1,1-二乙氧基乙烷（2.58%）、邻苯二甲酸二甲酯（2.13%）、十八碳酸乙酯（1.86%）等。

【性味与功效】味甘、涩，性平。散结下气，养颜。治骨鲠，瘰疬，反胃，面有皱纹。

牛耳岩白菜 ▼

【基源】苦苣苔科唇柱苣苔属植物牛耳朵 *Chirita eburnea* Hance 的根茎及全草。根茎的芳香成分未见报道。

【形态特征】多年生草本，具粗根状茎。叶均基生，肉质；叶片卵形或狭卵形，长 3.5~17cm，宽 2~9.5cm，全缘。聚伞花序不分枝或一回分枝，每花序有 1~17 花；苞片 2，对生，卵形、宽卵形或圆卵形。花萼长 0.9~1cm，5 裂达基部。花冠紫色或淡紫色，有时白色，喉部黄色，长 3~4.5cm，与上唇 2 裂片相对有 2 纵条毛。蒴果长 4~6cm，粗约 2mm，被短柔毛。花期 4~7 月。

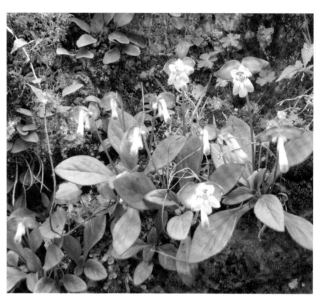

【习性与分布】生于石灰山林中石上或沟边林下，海拔 100~1500m。不耐高温严寒。分布于广西、广东、湖南、湖北、四川、贵州。

【芳香成分】陈文娟等（2009）用石油醚萃取法提取的广西桂林产牛耳朵新鲜全草挥发油的主要成分为：亚油酸乙酯（10.86%）、油酸乙酯（9.46%）、十四烷酸乙酯（9.15%）、β-谷甾醇（6.99%）、n-棕榈酸（4.89%）、2-甲基-9,10-蒽醌二酮（4.78%）、全顺-2,6,10,15,19,23-六甲基-2,6,10,14,18,22-二十四烷六烯（4.34%）、(Z,Z)-9,12 十八碳二烯酸（4.21%）、2,2'-双异亚丙基-3-甲基苯并呋喃（3.64%）、(Z,Z)-9,17-十八二烯醛（2.82%）、十七烷酸乙酯（2.81%）、[S-(R*,S*)]-2,10-二甲基-二十五烷酸甲酯（2.32%）、(Z,Z)-2-甲基-3,13-十八碳二烯醇（2.13%）、γ-生育酚（1.90%）、4-2-氨甲酰基-2-氰基-乙烯胺-安息香酸乙酯（1.89%）、十八碳二烯酸乙酯（1.52%）、9-乙基-十六烯酸酯（1.51%）、2-(1-羟乙基)-1,6-二甲基-呋喃并[2,3-H]香豆素（1.51%）、十三烷酸（1.11%）、1,2-苯二甲酸-2-乙基己基酯（1.07%）、十六烷酸乙酯（1.07%）等。

【性味与功效】味甘、微苦，性凉。清肺止咳，凉血上血，解毒消痈。治阴虚咳嗽，肺结核咳血，红崩，白带。

长瓣马铃苣苔 ▼

【基源】苦苣苔科马铃苣苔属植物长瓣马铃苣苔 *Oreocharis auricular* (S. Moore) Clarke 的全草。

【形态特征】多年生草本。叶全部基生，具柄；叶片长圆状椭圆形，长 2~8.5cm，宽 1~5cm，密被褐色绢状绵毛。聚伞花序 2 次分枝，2~5 条，每花序具 4~11 花；苞片 2，长圆状披针形，密被褐色绢状绵毛。花萼 5 裂至近基部。花冠细筒状，蓝紫色，长 2~2.5cm；檐部二唇形，上唇 2 裂，下唇 3 裂。花盘环状，近全缘。蒴果长约 4.5cm。花期 6~7 月，果期 8 月。

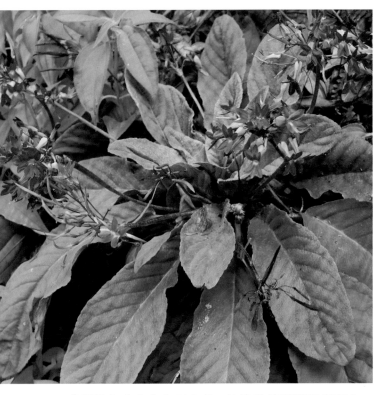

【习性与分布】生于山谷、沟边及林下潮湿岩石上，海拔 400~1600m。分布于广东、广西、江西、湖南、贵州、四川。

【芳香成分】朱顺英等（2004）用水蒸气蒸馏法提取的湖北九宫山产长瓣马铃苣苔晾干全草挥发油的主要成分为：棕榈酸（35.49%）、11,14-二十碳二烯酸乙酯（23.06%）、油酸（8.16%）、1-烯-3-辛醇（5.58%）、十四烷酸（1.36%）等。

【性味与功效】味苦、淡，性凉。凉血止血，清热解毒。治各种出血，湿热带下，痈疽疮疖。

辣木 ▼

【基源】辣木科辣木属植物辣木 *Moringa oleifera* Lam. 的根。

【形态特征】乔木，高 3~12m；根有辛辣味。叶通常为 3 回羽状复叶，长 25~60cm，叶柄基部鞘状；羽片 4~6 对；小叶 3~9 片，薄纸质，卵形，叶背苍白色。花序广展，长 10~30cm；苞片小，线形；花白色，芳香，直径约 2cm，萼片线状披针形；花瓣匙形。蒴果细长，长 20~50cm，直径 1~3cm；种子近球形，每棱有膜质的翅。花期全年，果期 6~12 月。

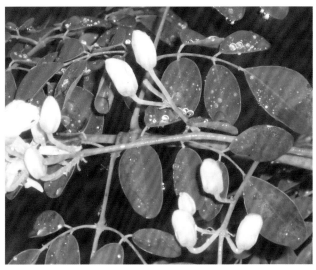

【习性与分布】喜光，耐旱，耐瘠，耐热，适宜在海拔 600m 以下种植。忌积水。分布于广东、云南、海南、台湾。

【芳香成分】陈荣荣等（2014）用同时蒸馏萃取法提取的广东韶关产辣木干燥根挥发油的主要成分为：苯乙腈（36.94%）、苯甲醛（18.21%）、异硫氰酸苄酯（15.96%）、叔丁基-1-甲基-3氢-吲哚-2-酮（5.67%）、棕榈酸（3.63%）、亚油酸（3.44%）、糠醛（2.34%）、甲苯（1.85%）、异硫氰酸甲氧基甲酯（1.34%）、异丁酸乙酯（1.14%）等。杨宝钦等（2017）用水蒸气蒸馏法提取的云南元江产辣木新鲜根挥发油的主要成分为：异硫氰酸苄酯（38.23%）、苯乙腈（27.03%）、(1S)-(−)-β-蒎烯（9.25%）、3-亚甲基-6-(1-甲基乙基)环己烯（7.04%）、桉树醇（1.17%）、苯甲醛（1.01%）等。

【性味与功效】味辛，性微温。利湿，健脾。治胃气胀，咽喉炎。

蜡梅花 ▼

【基源】蜡梅科蜡梅属植物蜡梅 *Chimonanthus praecox* (Linn.) Link 的花蕾。

【形态特征】落叶灌木，高达 4m；芽鳞片近圆形，覆瓦状排列。叶纸质至近革质，卵圆形，长 5~25cm，宽 2~8cm。花着生于第二年生枝条叶腋内，先花后叶，芳香，直径 2~4cm；花被片圆形、长圆形、倒卵形、椭圆形或匙形。果托近木质化，坛状或倒卵状椭圆形，长 2~5cm，直径 1~2.5cm，具有钻状披针形的被毛附生物。花期 11 月至翌年 3 月，果期 4~11 月。

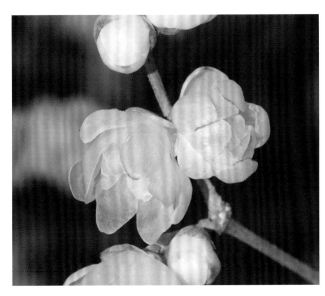

【习性与分布】生于山地林中。喜光，略耐荫。较耐寒，耐干旱，忌水湿。分布于山东、江苏、安徽、浙江、福建、江西、湖南、湖北、河南、陕西、四川、贵州、云南、广西、广东等省区。

【挥发油含量】水蒸气蒸馏的花的得油率为 0.02%~0.62%；同时蒸馏萃取的新鲜花的得油率为 0.57%，干燥花的得油率为 0.71%；超临界萃取的花的得油率为 1.18%。

【芳香成分】蜡梅花蕾的挥发油研究很少，蜡梅花挥发油的研究报告很多，第一主成分有：石竹烯（8.68%~31.94%）、β-荜澄茄油萜（14.43%~19.43%）、芳樟醇（7.55%~33.37%）、乙酸乙酯（26.31%~38.07%）、乙酸苄酯（21.35%~48.50%）、反式-β-罗勒烯（42.70%~49.90%）、罗勒烯（64.30%~65.60%）等，

也有主成分不同的报告。张姝等（2017）用水蒸气蒸馏法提取上海产不同品种蜡梅干燥花瓣挥发油的成分，'古蜡梅'的主要成分为：(-)-β-石竹烯（9.05%）、γ-榄香烯/异构体（7.57%）、(-)-γ-杜松萜烯（7.54%）、β-榄香烯（6.46%）、(1aR,4S,4aS,7R,7aS,7bS)-1,1,4,7-四甲基十氢-1H-环丙并[e]薁-4-醇（4.19%）、β-杜松萜烯（3.49%）、(-)-反式-丁香烯（2.78%）、α-石竹烯（2.65%）、(+)-雪松醇（2.51%）、α-法呢烯（2.39%）、香榧醇（2.02%）、n-二十五烷（2.00%）、橙花叔醇（1.96%）、2-[(1R,3S,4S)-3-异丙烯基-4-甲基-4-乙烯基环己基]-2-丙醇（1.71%）、亚麻酸甲酯（1.54%）、(13Z)-13-芥酸酰胺（1.49%）、n-二十七烷（1.36%）、1,1,4,7-四甲基十氢-4aH-环丙并[e]薁-4a-醇（1.33%）、(+)-α-长叶蒎烯（1.25%）、油酸酰胺（1.23%）、亚油酸（1.10%）、n-十九烷（1.07%）、n-二十一烷（1.02%）、1,1,6-三甲基-1,2-二氢萘（1.01%）、(-)-β-石竹烯环氧化物/异构体（1.01%）等；'花蝴蝶'的主要成分为：2-[(1R,3S,4S)-3-异丙烯基-4-甲基-4-乙烯基环己基]-2-丙醇（10.40%）、γ-榄香烯/异构体（9.25%）、(+)-雪松醇（7.63%）、(-)-γ-杜松萜烯（6.46%）、β-榄香烯（4.63%）、β-杜松萜烯（3.66%）、(-)-β-石竹烯（2.66%）、匙叶桉油烯醇（2.50%）、橙花叔醇/异构体（2.49%）、(+)-γ-桉叶油醇/异构体（2.38%）、(+)-胡萝卜醇（1.35%）、橙花叔醇（2.31%）、n-二十五烷（1.96%）、亚油酸（1.57%）、(Z)-9-二十三烯（1.46%）、(-)-反式-丁香烯（1.33%）、(-)-β-石竹烯环氧化物/异构体（1.31%）、1-二十二烷醇（1.27%）、1-二十二烷醇（1.17%）、n-二十七烷（1.17%）、(+)-α-长叶蒎烯（1.11%）、Z-13-十八碳烯-1-醇乙酸酯（1.11%）、α-石竹烯（1.10%）、(-)-别香橙烯/异构体（1.09%）等；'扬州黄'的主要成分为：(-)-γ-杜松萜烯（9.60%）、香榧醇（7.08%）、(-)-β-石竹烯（6.78%）、β-杜松萜烯（6.38%）、β-榄香烯（5.47%）、γ-榄香烯/异构体（4.13%）、(1aR,4S,4aS,7R,7aS,7bS)-1,1,4,7-四甲基十氢-1H-环丙并[e]薁-4-醇（2.72%）、(+)-喇叭烯（2.18%）、n-二十五烷（1.81%）、(-)-反式-丁香烯（1.73%）、α-石竹烯（1.71%）、橙花叔醇（1.69%）、橙花叔醇/异构体（1.67%）、α-多罗烯（1.57%）、(+)-γ-桉叶油醇/异构体（1.56%）、

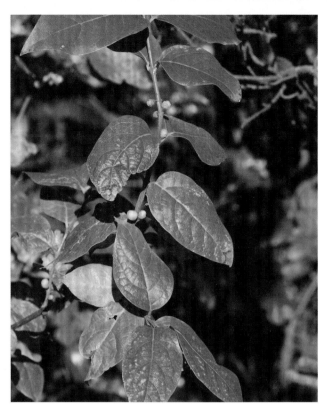

（+）- 胡萝卜醇（1.39%）、α - 法呢烯（1.24%）、1- 异丙基 -4,7- 二甲基 -1,2,4a,5,6,8a- 六氢萘 / 异构体（1.23%）、（-)-α - 荜澄茄油烯（1.00%）、n- 二十七烷（1.00%）等。徐萌等（2016）用顶空固相微萃取法提取的浙江杭州产蜡梅干燥花挥发油的主要成分为：乙酸芳樟酯（35.20%）、黑蚁素（14.24%）、石竹烯氧化物（8.23%）、斯巴醇（5.03%）、四甲基环癸二烯甲醇（4.90%）、杜松 -1(10),4- 二烯（4.66%）、乙酸龙脑酯（4.13%）、桉叶素（3.78%）、大根香叶烯 D（3.36%）、石竹烯（3.25%）、异香橙烯环氧化物（2.89%）、(1R,3E,7E,11R)-1,5,5,8- 四甲基 -12- 环己烷 [9.1.0] 十二 -3,7- 二烯（2.41%）、α - 乙酸松油酯（1.82%）、β - 榄香烯（1.72%）、喇叭烯氧化物（1.64%）、α - 芳樟醇（1.32%）、β - 桉叶醇（1.20%）、葎草烯（1.09%）等。司辉清等（2010）用超临界 CO_2 萃取法提取的重庆产'素心蜡梅'花挥发油的主要成分为：α - 苧醇（28.48%）、τ - 杜松醇（14.61%）、大香叶烯 D-4- 醇（7.31%）、4- 乙烯基 -α,α,4- 三甲基 -3- 异丙基环己烷 - 甲醇（6.60%）、醋酸冰片酯（6.52%）、β - 芳樟醇（5.19%）、邻苯二甲酸二丁酯（4.51%）、醋酸苯甲酯（2.55%）、异喇叭烯（1.84%）、顺 -β - 罗勒烯（1.78%）、吲哚（1.67%）、丁香酚（1.45%）、β - 蛇麻烯（1.27%）等。

【性味与功效】味辛、甘、微苦，性凉，有小毒。解毒清热，理气开郁。治暑热烦渴，头晕，胸闷脘痞，梅核气，咽喉肿痛，百日咳，小儿麻疹，烫火伤。

【芳香成分】高源等（2011）用水蒸气蒸馏法提取的贵州贵阳产蜡梅干燥细根挥发油的主要成分为：棕榈酸（38.50%）、亚油酸（17.00%）、油酸（14.59%）、α - 杜松醇（9.03%）氧化石竹烯（5.65%）、十五酸（1.57%）、T- 依兰油醇（1.20%）、9- 十六烯酸（1.13%）等
【性味与功效】味辛，性温，有毒。祛风止痛，理气活血，止咳平喘。治风湿痹痛，风寒感冒，跌打损伤，脘腹疼痛，哮喘，劳伤咳嗽，疔疮肿毒。

铁筷子 ▼

【基源】蜡梅科蜡梅属植物蜡梅 *Chimonanthus praecox* (Linn.) Link 的根。

【形态特征】同蜡梅花。
【习性与分布】同蜡梅花。
【挥发油含量】水蒸气蒸馏的干燥根的得油率为0.40%。

山蜡梅 ▼

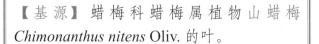

【基源】蜡梅科蜡梅属植物山蜡梅 *Chimonanthus nitens* Oliv. 的叶。

【形态特征】常绿灌木，高 1~3m。叶纸质至近革质，椭圆形，长 2~13cm，宽 1.5~5.5cm，顶端渐尖，基部钝至急尖，叶面略粗糙，基部有不明显的腺毛。花小，直径 7~10mm，黄色或黄白色；花被片圆形，长 3~15mm，宽 2.5~10mm。果托坛状，长 2~5cm，直径 1~2.5cm，口部收缩，成熟时灰褐色，被短绒毛，内藏

聚合瘦果。花期 10 月至翌年 1 月，果期 4~7 月。

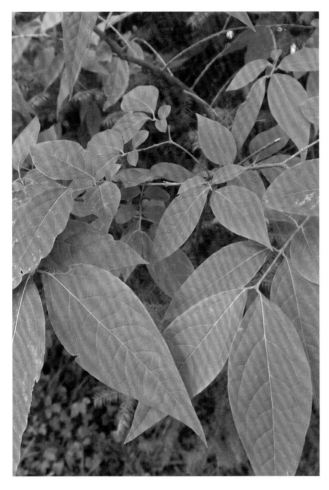

【习性与分布】生于山地疏林中或石灰岩山地。分布于安徽、浙江、江苏、江西、福建、湖北、湖南、广西、云南、贵州、陕西等省区。

【挥发油含量】水蒸气蒸馏的新鲜叶的得油率为 0.14%，干燥叶的得油率为 0.89%~2.80%；热回流法提取的叶的得油率为 2.47%~3.83%。

【芳香成分】山蜡梅叶挥发油的第一主成分多为桉油精（8.78%~61.50%），也有主成分不同的报告。樊美余等（2017）用顶空固相微萃取法提取的山蜡梅新鲜叶挥发油的主要成分为：1,8- 桉叶素（36.84%）、α- 蒎烯（10.06%）、α- 荜澄茄油烯（10.02%）、3-(4,8- 二甲基 - 3,7- 壬二烯) 呋喃（8.24%）、β- 榄香烯（4.22%）、β- 蒎烯（4.14%）、喇叭烯氧化物 - (l)（3.55%）、石竹烯（3.16%）、β- 月桂烯（2.25%）、4(10)- 侧柏烯（2.19%）、α- 榄香烯（2.19%）、大根香叶烯 D（1.71%）、乙酸松油酯（1.66%）、胡椒烯（1.23%）、α- 石竹烯（1.16%）等。王明丽等（2010）用水蒸气蒸馏法提取的贵州贵阳产山蜡梅新鲜叶挥发油的主要

成分为：榄香脑 (23.42%)、β- 桉叶油醇 (8.30%)、α- 桉叶油醇 (7.19%)、γ- 桉叶油醇 (7.02%)、石竹烯氧化物（4.31%）、α- 杜松醇（4.03%）、十六酸（3.03%）、橙花叔醇（2.28%）、匙叶桉油烯醇（1.60%）、异匙叶桉油烯醇（1.60%）、苯二甲酸（1.43%）、胡萝卜醇（1.41%）、油酸（1.36%）、乙酸金合欢酯（1.28%）、长叶醛（1.24%）、α- 去二氢菖蒲烯（1.15%）等。竺叶青等（1987）用水蒸气蒸馏法提取的江西德兴产山蜡梅营养期叶挥发油的主要成分为：芳樟醇（36.39%）、桉叶素（16.01%）、龙脑（5.72%）、β- 蒎烯（5.49%）、α- 蒎烯（5.00%）、柠檬烯（1.89%）等。舒任庚等（2010）用微波 - 热回流联用法提取的山蜡梅叶挥发油的主要成分为：5- 甲基 -4- 苯基 - 异噁唑（10.48%）、桉油精（6.06%）、(1R)-1,7,7- 三甲基 - 二环 [2.2.1] 庚烷 -2- 酮（5.55%）、(S)-4,5,6,7,8,8a- 六氢 -8a- 甲基 -2(1H)- 甘菊环酮（4.97%）、石竹烯（4.85%）、[3aS-(3aα,3bβ,4β,7α,7aS*)]- 八氢化 -7- 甲基 -3- 亚甲基 -4-(1- 甲基乙基)-1H- 环戊烷 -[1,3] 环丙烷 [1,2] 苯（4.44%）、[1aR-(1aα,4α,4aβ,7bα)]-1a,2,3,4,4a,5,6,7b- 八氢化 -1,1,4,7- 四甲基 -1H- 环丙基 [e] 甘菊环烃(4.25%)、α,α,4- 三甲基 -3- 环己烯 -1- 甲醇（3.78%）、(1S- 内)-1,7,7- 三甲基 - 二环 [2.2.1] 庚烷 -2- 醇（3.45%）、[1S-(1α,4aβ,8aα)]-1,2,4a,5,8,8a- 六氢 -4,7- 二甲基 -1-(1- 甲基乙基)- 萘（3.39%）、3,7,7- 三甲基 - 二环 [4.1.0] 庚烷 -2- 烯（3.38%）、(1α,4aα,8aα)-1,2,3,4,4a,5,6,8a- 八氢化 -7- 甲基 -4- 亚甲基 -1-(1- 甲基乙基)- 萘（3.21%）、(E)-3,7- 二甲基 -2,6- 辛二烯 -1- 醇（2.87%）、(1S- 内)-1,7,7- 三甲基 - 二环 [2.2.1] 庚烷 -2- 醇 - 醋酸酯（2.64%）、(E)-3,7- 二甲基 -2,6- 辛二烯 -1- 醇 - 醋酸酯（2.63%）、[1aR-(1aα,7α,7aα,7bα)]-1a,2,3,5,6,7,7a,7b- 八氢化 -1,1,7,7a- 四甲基 1H- 环丙烷 [a] 萘（2.50%）、2- 丙烯酸 -6- 甲基庚酯（2.16%）、双环吉玛烯（2.16%）、α- 石竹烯（2.14%）、1- 羟基 -1,7- 二甲基 -4- 异丙基 -2,7- 环癸二烯（1.90%）、α- 金合欢烯（1.35%）、1- 亚甲基 -4-(1- 甲基乙基)- 环己烷（1.13%）等。

【性味与功效】味辛，微苦，性温。祛风解表，芳香化湿。治流感，中暑，慢性支气管炎，湿困胸闷，蚊蚁叮咬。

金线兰 ▼

【基源】兰科开唇兰属植物金线兰 *Anoectochilus roxburghii* (Wall.) Lindl. 的全草。

【形态特征】植株高 8~18cm。茎肉质，具 2~4 枚叶。叶片卵圆形，长 1.3~3.5cm，宽 0.8~3cm，上面暗紫色或黑紫色，具金红色带有绢丝光泽的网脉，背面淡紫红色。总状花序具 2~6 朵花，长 3~5cm；花序梗具 2~3 枚鞘苞片；花苞片淡红色，卵状披针形；花白色或淡红色；中萼片卵形；侧萼片近长圆形；花瓣近镰刀状。花期 8~12 月。

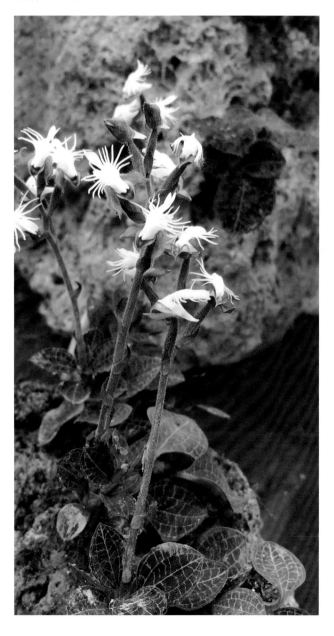

【习性与分布】生于海拔 50~1600m 的常绿阔叶林下或沟谷阴湿处。喜阴，忌阳光直射，喜湿润，忌干燥。分布于福建、浙江、湖南、江西、台湾、广西、广东、海南、贵州、四川、西藏、云南。

【挥发油含量】水蒸气蒸馏的新鲜全草的得油率为 0.06%~0.08%。

【芳香成分】金线兰全草挥发油的第一主成分有：十八烷酸（23.54%~48.70%）、亚油酸（20.57%~29.73%），也有主成分不同的报告。陈文娟等（2010）用超声辅助水蒸气蒸馏 - 乙醚萃取法提取的福建德化产野生金线兰新鲜全草挥发油的主要成分为：亚油酸（20.57%）、1- 辛烯 -3- 醇（18.46%）、棕榈酸（17.62%）、亚麻酸（4.85%）、(5H)- 呋喃酮（3.70%）、2,3- 二氢 -1,1,3- 三甲基 -3- 苯基 -1H- 茚（3.69%）、3- 烯丙基 -6- 甲氧基 - 苯酚（2.37%）、十五酸（1.97%）、对甲苯酚（1.72%）、2,6- 二叔丁基对甲酚（1.61%）、二十九烷（1.13%）、三十一烷（1.11%）、三十三烷（1.07%）、柏木脑（1.04%）、三十烷（1.01%）等；用正己烷萃取的全草挥发油的主要成分为：1- 辛烯 -3- 醇（22.39%）、棕榈酸（19.57%）、亚油酸（16.73%）、3- 烯丙基 -6- 甲氧基 - 苯酚（5.02%）、亚麻酸（4.49%）、2,3- 二氢 -1,1,3- 三甲基 -3- 苯基 -1H- 茚（3.72%）、二十九烷（2.04%）、2,6- 二叔丁基对甲酚（1.75%）、十五酸（1.66%）、二十七烷（1.65%）、二十八烷（1.64%）、三十烷（1.43%）、三十一烷（1.14%）、二十六烷（1.13%）、柏木脑（1.00%）等。韩美华等（2006）用水蒸气蒸馏法提取的海南东方产金线兰新鲜全草挥发油的主要成分为：正十六烷酸 (25.22%)、(Z,Z)-9,12- 十八碳二烯酸 (15.35%)、(Z,Z,Z)-9,12,15- 十八碳三烯酸甲酯 (13.64%)、(Z,Z)-9,12- 十八碳二烯酸甲酯 (6.47%)、十五烷酸（4.83%）、11,14,17- 二十碳三烯酸甲酯（4.42%）、棕榈酸甲酯（3.83%）、6,10,14- 三甲基 -2- 十五烷酮（3.40%）、十二酸酐（2.26%）、十四烷酸（1.97%）、叶绿醇（1.18%）、(Z)-11- 棕榈烯酸（1.02%）等。陈焰等（2012）用水蒸气蒸馏法提取的福建产组培金线兰新鲜全草挥发油的主要成分为：十六羧酸甲酯（47.98%）、棕榈酸（20.57%）、亚油酸（6.17%）、亚麻酸甲酯（4.07%）、2- 十二酸（3.73%）、棕榈酸甲酯（1.57%）、己酸（1.32%）、9,12- 十八碳二烯酸（1.20%）、2- 呋喃酮（1.12%）、十四酸（1.02%）等。蔡金艳等（2008）用水蒸气蒸馏法提取的福建产金线兰干燥全草挥发油的主要成分为：十八烷酸（48.70%）、十六烷酸（23.54%）、2-十二酮（5.75%）、十五酸（3.79%）、十四酸（2.87%）、(Z,Z)-9,12-二烯十八酸甲酯（2.19%）、9-十六烯酸（1.63%）、植醇（1.47%）、亚油酸（1.42%）等。柯伏钊等（2010）用水蒸汽蒸馏法提取-乙醚萃取的福建漳州产组培金线兰新鲜全草挥发油的主要成分为：二十三烷（9.23%）、二十四烷（9.17%）、二十七烷（8.64%）、二十六烷（8.26%）、二十二烷（8.13%）、二十五烷（8.10%）、二十九烷（6.87%）、二十八烷（6.31%）、三十烷（5.93%）、三十一烷（5.19%）、二十烷（2.59%）、2(5H)-呋喃酮（1.98%）、亚油酸（1.84%）、棕榈酸（1.54%）等；用正己烷萃取的挥发油主要成分为：2-甲氧基-3-烯丙基苯酚（20.54%）、4-甲氧基-苯甲酸丙酯（11.94%）、棕榈酸（10.74%）、亚油酸（10.61%）、柏木脑（4.25%）、亚麻酸甲酯（4.06%）、二十二烷（3.78%）、二十七烷（2.91%）、二十六烷（2.76%）、二十五烷（2.63%）、二十四烷（2.95%）、二十九烷（2.63%）、2,6-二叔丁基对甲酚（2.52%）、二十三烷（2.32%）、2,6-二叔丁基-1,4-苯醌（2.16%）、石竹烯（2.01%）、二十八烷（1.89%）、(Z,Z)-9,12-十八碳二烯酸甲酯（1.80%）、2-甲氧基-4-烯丙基乙酸苯酯（1.26%）、十六酸甲酯（1.23%）、二十烷（1.14%）等。罗明可等（2010）用水蒸汽蒸馏法-正己烷萃取的福建产组培金线兰新鲜全草挥发油的主要成分为：亚油酸甲酯（18.50%）、棕榈酸（16.23%）、三十一烷（5.97%）、三十三烷（4.67%）、三十二烷（4.48%）、三十烷（4.00%）、亚麻酸甲酯（3.80%）、二十九烷（3.77%）、二十七烷（3.51%）、二十八烷（3.20%）、3-烯丙基-6-甲氧基-苯酚（2.74%）、2,6-二叔丁基对甲酚（2.12%）、二十六烷（1.78%）、十九烷（1.71%）、二十一烷（1.67%）、十五酸（1.67%）、二十五烷（1.62%）、2-甲氧基-4-乙烯基-苯酚（1.38%）、十七烷（1.37%）、二十四烷（1.35%）、二十烷（1.33%）、十八烷（1.32%）、二十二烷（1.31%）等。

【性味与功效】味甘，性平。清热凉血，除湿解毒。治肺结核咯血，糖尿病，肾炎，膀胱炎，重症肌无力，风湿性及类风湿性关节炎，毒蛇咬伤。

兰花 ▼

【基源】兰科兰属植物建兰 *Cymbidium ensifolium* (Linn.) Sw.、春兰 *Cymbidium goeringii* (Rchb. f.) Rchb. f.、蕙兰 *Cymbidium faberi* Rolfe 的花。

【形态特征】建兰：地生植物；假鳞茎卵球形。叶 2~6 枚，带形，长 30~60cm，宽 1~2.5cm。花葶一般短于叶；总状花序具 3~13 朵花；花常有香气，色泽变化较大，通常为浅黄绿色而具紫斑；萼片近狭长圆形；花瓣狭椭圆形，长 1.5~2.4cm，宽 5~8mm；唇瓣近卵形；侧裂片直立；中裂片较大，卵形。蒴果狭椭圆形，长 5~6cm，宽约 2cm。花期通常为 6~10 月。

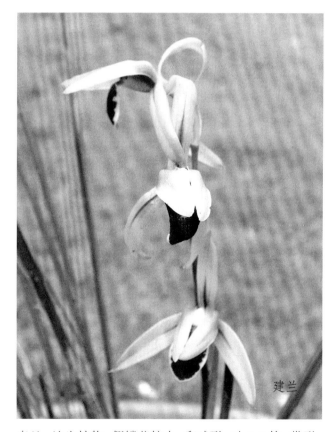

建兰

春兰：地生植物；假鳞茎较小，卵球形。叶 4~7 枚，带形，长 20~60cm，宽 5~9mm。花序具单朵花；花苞一般长 4~5cm；花通常为绿色或淡褐黄色而有紫褐色脉纹，有香气；萼片近长圆形至长圆状倒卵形；花瓣倒卵状椭圆形至长圆状卵形，长 1.7~3cm；唇瓣近卵形；侧裂片直立；中裂片较大。蒴果狭椭圆形，长 6~8cm，宽 2~3cm。花期 1~3 月。

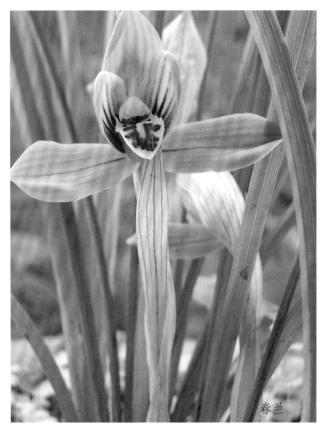

春兰

蕙兰：地生草本；假鳞茎不明显。叶5-8枚，带形，长25-80cm，宽4-12mm，叶脉透亮，边缘常有粗锯齿。花葶长35-80cm，被多枚长鞘；总状花序具5-11朵或更多的花；花苞片线状披针形；花常为浅黄绿色，唇瓣有紫红色斑，有香气；萼片近披针状长圆形或狭倒卵形；花瓣与萼片相似；唇瓣长圆状卵形。蒴果近狭椭圆形，长5-5.5cm，宽约2cm。花期3-5月。

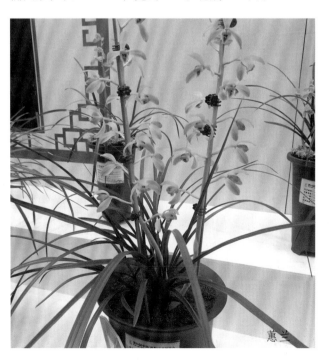

蕙兰

【习性与分布】建兰：生于疏林下、灌丛中、山谷旁或草丛中，海拔600-1800m。喜温暖湿润和半阴环境，耐寒性差，怕强光直射，不耐水涝和干旱。分布于安徽、浙江、江西、福建、台湾、湖南、海南、广东、广西、四川、贵州、云南。春兰：生于多石山坡、林缘、林中透光处，海拔300-3000m。半阴性植物，喜凉爽、湿润和通风透风，忌酷热、干燥和阳光直晒。分布于陕西、甘肃、江苏、安徽、浙江、江西、福建、台湾、河南、湖北、湖南、广东、广西、四川、贵州、云南。蕙兰：生于湿润但排水良好的透光处，海拔700-3000m。耐干旱，需保持湿润，较喜光。分布于陕西、甘肃、安徽、浙江、江苏、福建、台湾、河南、湖北、湖南、广东、广西、四川、贵州、云南、西藏。

【芳香成分】建兰：建兰花挥发油的主成分有：十六酸（18.67%~20.87%）、茉莉酸甲酯（19.19%~21.56%）。刘运权等（2011）用顶空固相微萃取法提取的广东广州产建兰原生种花挥发油的主要成分为：十六酸（20.87%）、4-十八烷基对氧氮己环（7.10%）、5-乙基-3,12-二氧代三环[4.4.2.0^{1,6}]十二烷-4-酮（6.94%）、十八酸（6.84%）、肉豆蔻酸异丙酯（6.51%）、9-十八烯酸（6.26%）、十四酸（4.52%）、2-十一醛（3.07%）、4-(环十二烷基甲基)对氧氮己环（2.87%）、2-甲氧基苯并噻嗯[2,3-C]喹啉-6(5H)-酮（2.50%）、十四醛（1.94%）、十八醛（1.68%）、3-氧代-2-戊烯基-2-环戊基)乙酸甲酯（1.66%）、6-氯-n-乙基-1,3,5-三嗪-2,4-二胺（1.50%）、12,15-十八碳二烯酸甲酯（1.31%）、邻苯二甲酸二月桂基酯（1.08%）、1,1'-[1-(2,2-二甲基丁基)-1,3-丙烷二烯基二环己烷（1.07%）等。杨慧君等（2011）用顶空固相微萃取法提取的北京产'小桃红'建兰花挥发油的主要成分为：茉莉酸甲酯（21.56%）、茉莉酮酸甲酯（19.63%）、金合欢醇（10.71%）、4,7,10,13,16,19-二十二碳六烯酸甲酯（9.20%）、反-3-氧代-2-(顺-2-戊烯基)-环戊乙酸甲酯（8.40%）、丁二酸-甲基-双(1-甲基丙基)酯（6.86%）、己二酸二异丁酯（2.28%）、丁二酸二异丁酯（1.97%）、苯甲酸苄酯（1.90%）、2-甲基-3-羟基-2,4,4-三甲基丙酸戊酯（1.83%）、3-氧代-2-(2-戊炔基)-环戊基乙酸甲酯（1.73%）、丙酸-2-甲基-1-(1,1-二甲基乙基)-2-甲基-1,3-二丙酯（1.69%）、酞酸二丁酯（1.63%）、1-甲基-4-(5-

甲基 -1- 亚甲基 -4- 己烯)- 环己烯（1.47%）、2,2,4-
三甲基 -1,3- 戊二醇二异丁酸酯（1.05%）等。

春兰：方永杰等（2013）用固相微萃取法提取的贵州
产野生春兰新鲜花挥发油的主要成分为：橙花叔醇
（52.87%）、1,9- 癸二炔（39.40%）、β- 金合欢烯
（4.89%）、E,E-α- 金合欢烯（2.85%）等。魏丹等
（2012）用固相微萃取法提取的浙江杭州产春兰新鲜
花挥发油的主要成分为：十二烷（14.75%）、5- 丁基 -5-
乙基 -6(5H)- 亚胺基 -2,4(1H,3H) 嘧啶二酮（12.09%）、
2-(2- 羟乙氧基)- 醋酰胺（11.98%）、正十四烷（7.81%）、
2- 叔丁基 -4- 甲基 -5- 氧代 -[1,3] 二氧五环 -4- 羧酸
（4.21%）、崖柏醇（3.37%）、4- 甲基咪唑 -2,5- 二
乙醇（1.99%）、氧代癸基羟胺（1.90%）、2- 甲基 -2-
乙基 -3- 羟基丙酸己酯（1.63%）、二氢香芹醇（1.56%）、
(Z)-3,7- 二甲基 -1,3,6- 十八烷三烯（1.29%）、2- 叔
丁基 -3- 甲基 -4- 硝基丁酸甲酯（1.28%）、1,3,5- 环
辛三烯（1.25%）、丁醇醛（1.13%）等。陈君梅等（2016）
用固相微萃取法提取的陕西杨凌产春兰样品 1 新鲜花
挥发油的主要成分为：顺式 -à- 香柑油烯（36.27%）、
3- 乙基 -2- 甲基 -1,3- 己二烯（13.33%）、(E)-2- 辛
烯醛（10.75%）、2- 壬烯醛（3.37%）、己醛（2.44%）、
3- 甲氧基 -5- 甲酚（2.26%）、4,5- 二甲基 -2- 庚烯 -3-
醇（1.77%）、2,4- 壬二烯醛（1.68%）、(E,E)-2,6- 壬
二烯醛（1.38%）、(E)-2- 庚烯醛（1.30%）、2,4- 庚
二烯醛（1.26%）等；样品 2 新鲜花挥发油的主要成分为：
3- 乙基 -2- 甲基 -1,3- 己二烯（24.25%）、(E)-2- 辛
烯醛（17.66%）、2- 壬烯醛（6.02%）、9- 氧杂二环
[4.2.1]-7- 壬烯 -3- 酮（4.56%）、己醛（4.01%）、顺式 -à-
香柑油烯（3.61%）、(E)-2- 庚烯醛（2.40%）、(E,E)-2,6-
壬二烯醛（2.33%）、(E,E)-2,4- 癸二烯醛（2.28%）、
壬醛（1.85%）等；样品 3 新鲜花挥发油的主要成分为：
(E)-2- 辛烯醛（26.95%）、3- 乙基 -2- 甲基 -1,3- 己
二烯（24.27%）、3- 甲氧基 -5- 甲酚（8.34%）、2-
壬烯醛（5.23%）、2,4- 壬二烯醛（3.80%）、4- 甲基 -2,4,6-
环庚三烯 -1- 酮（3.77%）、4,5- 二甲基 -2- 庚烯 -3-
醇（3.19%）、2,4- 辛二烯（3.19%）、己醛（2.98%）、
(E)-2- 庚烯醛（2.94%）、环氧癸烷（1.94%）、(E)-2-
辛烯 -1- 醇（1.03%）等。

蕙兰：冯立国等（2009）用顶空固相微萃取法提取的
江苏扬州产蕙兰花挥发油的主要成分为：二苯硫醚

（38.63%）、视黄醇（5.75%）、二苯甲酮（5.73%）、
二苯砜（4.87%）、非洲桧素（3.47%）、11- 苯基 -10-
二十一烯（3.42%）、十六烷（3.19%）、5,6- 环氧 -4-
甲基 -[2- 丙炔基]- 三环 [7,4,0,0^{3,8}] 十三 -12- 烯 -2- 酮
（2.93%）、异戊酸橙花醇酯（2.62%）、邻苯二甲酸
二异丁酯（2.61%）、2,6,10- 三甲基 - 十四烷（2.59%）、
维生素 A 乙酸酯（2.55%）、2- 羟基 -3- 烯丙基 -5-
叔丁基 - 联苯（2.17%）、3,4,7,8- 四 [1- 甲基乙烯]-1,5-
环辛二烯（1.71%）、8,9- 脱氢 -9- 甲酰 - 环异长叶烯
（1.69%）、14- 异丙基 -3,7,11- 三甲基 -1,3,6,10- 环
十四碳四烯（1.44%）、十九烷（1.37%）、2- 十六烷
醇（1.30%）、佛波醇（1.26%）等。魏丹等（2012）
用固相微萃取法提取的浙江杭州产蕙兰新鲜花挥发油
的主要成分为：桉油精（14.49%）、(E)-4- 己基葵烯 -6-
炔（8.97%）、4- 环亚己基 - 三环 [5.2.1.0^{2,6}] 葵烷（8.10%）、
3- 甲基 -4-(2,6,6- 三甲基 -1- 环己烯基 -1)-3- 丁烯 -2-
酮（7.28%）、正十四烷（6.76%）、茉莉酸甲酯（5.80%）、
α- 崖柏烯（4.16%）、1,2- 二甲基 -3-(异丙烯基) 环
戊醇（3.78%）、2- 己基 -1- 辛醇 (2- 乙基 -1- 十二
醇)（3.42%）、金合欢醇（3.34%）、1-[3,3- 二甲
基 -2-(3- 甲基 -1,3- 二丁烯基)- 环己烷基]-2- 氢 -
苯乙酮（3.22%）、2- 丙基 -1- 庚醇（2.84%）、α-
松油醇（2.75%）、壬醛（2.62%）、4- 异丙基 -7- 甲
基 -6- 亚甲基 -2- 辛烯酸甲酯（2.38%）、2,9- 二甲基 -
十二 -5- 烯 -3,7- 二炔（2.36%）、α- 柏木烯（2.04%）、2-
羟基 -1,1,10- 三甲基 -6,9- 双氧萘烷（1.83%）、(Z)-b-
金合欢烯（1.43%）、S- 甲基 -N-(2- 甲基 -3- 氧代丁基)-
二硫代氨甲酸酯（1.27%）、冬青油烯（1.20%）、α-
蒎烯（1.01%）等。陈君梅等（2016）用固相微萃取
法提取的陕西杨凌产蕙兰样品 1 新鲜花挥发油的主要
成分为：(E)- 橙花叔醇（61.96%）、二十二碳六烯酸
（8.12%）、[1à,2à(Z)]- 茉莉酸甲酯（7.53%）、顺式 -á-
金合欢烯（2.40%）、茉莉酸甲酯（1.52%）、2,6- 二
叔丁基 -4- 甲基苯酚（1.22%）、邻苯二甲酸二异丁酯
（1.17%）、3,5- 二甲氧基溴苄（1.05%）等；样品 2
的主要成分为：磷酸三丁酯（7.95%）、(Z,E)-α- 金合
欢烯（7.86%）、二十二碳六烯酸（5.14%）、à- 金
合欢烯（4.26%）、2,6- 二甲基 -6-(4- 甲基 -3- 戊烯基)
双环 [3.1.1] 庚 -2- 烯（4.06%）、邻苯二甲酸二异丁酯
（2.94%）、(1à,4aá,8aà)-7- 甲基 -4- 亚甲基 -1-(1-

异丙基）八氢萘（2.47%）、顺式－á－金合欢烯（1.96%）、á－罗勒烯（1.67%）、(E)－橙花叔醇（1.56%）、3,5－二甲氧基溴苄（1.51%）、罗汉柏烯（1.18%）、姜黄烯（1.12%）等；样品3挥发油的主要成分为：á－罗勒烯（24.44%）、二十二碳六烯酸（9.48%）、磷酸三丁酯（8.66%）、[1á,2á(Z)]－茉莉酸甲酯（4.26%）、邻苯二甲酸二异丁酯（3.63%）、(Z,E)－α－金合欢烯（3.30%）、(1á,4aá,8aá)-7－甲基－4－亚甲基－1-(1－异丙基）八氢萘（2.56%）、茉莉酸甲酯（2.45%）、á－金合欢烯（2.37%）、2,6－二甲基－6-(4－甲基－3－戊烯基）双环[3.1.1]庚－2－烯（2.33%）、顺式－á－金合欢烯（2.13%）、3,5－二甲氧基溴苄（1.74%）、2,6－二叔丁基－4－甲基苯酚（1.08%）等；样品4挥发油的主要成分为：2,6－二甲基－6-(4－甲基－3－戊烯基）双环[3.1.1]庚－2－烯（24.32%）、白菖烯（14.28%）、罗汉柏烯（7.06%）、á－罗勒烯（6.45%）、顺式－á－金合欢烯（5.68%）、姜黄烯（5.39%）、3,7－二甲基－1,6－辛二烯－3－醇（2.02%）、邻苯二甲酸二异丁酯（1.39%）等；样品5挥发油的主要成分为：白菖烯（28.85%）、(Z,E)－α－金合欢烯（6.07%）、姜黄烯（4.71%）、顺式－á－金合欢烯（2.32%）、(E)－橙花叔醇（2.10%）、(1á,4aá,8aá)-7－甲基－4－亚甲基－1-(1－异丙基）八氢萘（2.00%）、十六烷（1.26%）等；样品6的主要成分为：(1á,4aá,8aá)-7－甲基－4－亚甲基－1-(1－异丙基）八氢萘（36.89%）、(E)－橙花叔醇（5.54%）、顺式－á－金合欢烯（2.29%）、2,6－二叔丁基－4－甲基苯酚（2.07%）、十四烷（1.77%）、十六烷（1.76%）、十五烷（1.58%）、十三烷（1.20%）、2-己基－1-辛醇（1.02%）等。

【性味与功效】味辛，性平。调气和中，止咳，明目。治胸闷，腹泻，久咳，青盲内障。

果上叶

【基源】兰科石豆兰属植物密花石豆兰 *Bulbophyllum odoratissimum* (J. E. Smith) Lindl. 的全草。

【形态特征】根状茎被筒状膜质鞘。假鳞茎长2.5~5cm，顶生1枚叶。叶革质，长圆形，长4~13.5cm，宽0.8~2.6cm。总状花序缩短呈伞状，密生10余朵花；膜质鞘3~4枚，宽筒状，长8~10mm；鞘口斜截形，淡白色；花苞片膜质，卵状披针形，淡白色；花初时萼片和花瓣白色，后中部以上变为橘黄色；花瓣白色，近卵形；唇瓣橘红色，肉质，舌形。花期4~8月。

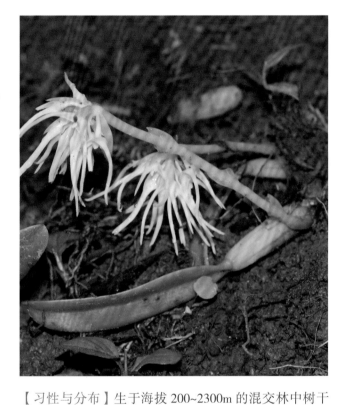

【习性与分布】生于海拔200~2300m的混交林中树干上或山谷岩石上。喜阴，忌阳光直射，喜湿润，忌干燥。分布于福建、广东、广西、香港、四川、云南、西藏。

【芳香成分】盛世昌等（2011）用有机溶剂萃取－水蒸气蒸馏法提取的贵州兴义产密花石豆兰全草挥发油的主要成分为：油酸（25.08%）、Z-9-十八烯醛（18.08%）、二十三烷（6.34%）、棕榈酸（5.41%）、亚油酸甘油酯（4.95%）、二十五烷（4.33%）、二十七烷（3.84%）、二十四烷（3.77%）、二十六烷（3.39%）、2,4－二叔丁基苯酚（3.26%）、二十八烷

（3.10%）、1-十八烯酸单甘油酯（2.15%）、2,6,10,15-四甲基十七烷（1.84%）、十八烷（1.02%）等。

【性味与功效】味甘、淡，性凉。润肺化痰，通络止痛。治肺结核咯血，慢性气管炎，慢性咽炎，疝气疼痛，月经不调，风湿痹痛，跌打损伤。

小石仙桃 ▼

【基源】兰科石仙桃属植物细叶石仙桃 *Pholidota cantonensis* Rolfe. 的全草或假鳞茎。假鳞茎的芳香成分未见报道。

【形态特征】根状茎密被鳞片状鞘；假鳞茎狭卵形，长 1~2cm，宽 5~8mm，顶端生 2 叶。叶线形，纸质，长 2~8cm，宽 5~7mm。总状花序通常具 10 余朵花；花苞片卵状长圆形；花白色或淡黄色，直径约 4mm；中萼片卵状长圆形，多少呈舟状；侧萼片卵形，斜歪，略宽；花瓣宽卵状菱形，长、宽各 2.8~3.2mm。蒴果倒卵形。花期 4 月，果期 8~9 月。

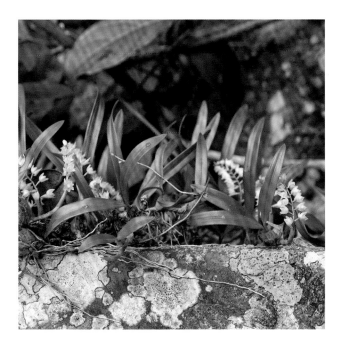

【习性与分布】生于林中或荫蔽处的岩石上，海拔 200~850m。喜温暖、湿润气候，宜半阴而空气湿度大的环境，常生于山野间岩石上或其他树上。耐寒，不怕酷热。分布于浙江、江西、福建、台湾、湖南、广东、广西、云南。

【芳香成分】廖彭莹等（2011）用水蒸气蒸馏法提取的细叶石仙桃阴干全草挥发油的主要成分为：棕榈酸（49.54%）、肉豆蔻酸（9.49%）、植酮（9.02%）、十五烷酸（4.25%）、月桂酸（2.65%）、1-(1,5-二甲基己基)-4-(4-甲基戊基)-环己烷（1.90%）、亚油酸（1.68%）、3-苯基-2-丁酮（1.60%）、棕榈酸乙酯（1.39%）、苯甲醛（1.18%）、邻苯二甲酸二丁酯（1.17%）等。

李锟等（2012）用顶空固相微萃取法提取的贵州贵阳产细叶石仙桃全草挥发油的主要成分为：植酮（26.56%）、[R,R]-2,3-丁二醇（11.99%）、E-15-十七碳烯醛（8.91%）、十七烷（5.11%）、2,3-丁二醇（4.85%）、棕榈酸（4.80%）、十六烷（3.91%）、菲（3.78%）、植烷（3.63%）、广藿香醇（3.60%）、亚油酸甲酯（3.01%）、1-十八碳烯（2.66%）、石竹烯氧化物（2.58%）、α-佛手柑油烯（2.52%）、香叶基丙酮（2.18%）、α-杜松醇（2.02%）、棕榈酸甲酯（1.76%）、β-没药烯（1.68%）、十五烷（1.63%）、芳樟醇（1.16%）等。

【性味与功效】味苦、微酸，性凉。清热凉血，滋阴润肺，解毒。治高热，头晕，头痛，肺热咳嗽，咳血，急性胃肠炎，慢性骨髓炎，跌打损伤。

石枣子 ▼

【基源】兰科石仙桃属植物云南石仙桃 *Pholidota yunnanensis* Rolfe. 的假鳞茎或全草。全草的芳香成分未见报道。

【形态特征】根状茎密被箨状鞘；假鳞茎近圆柱状，长 1.5~5cm，宽 6~8mm，顶端生 2 叶。叶披针形，坚纸质，长 6~15cm，宽 7~25mm。总状花序具 15~20 朵花；花苞片卵状菱形；花白色或浅肉色，径 3~4mm；中萼片宽卵状椭圆形；侧萼片宽卵状披针形；花瓣与中萼片相似；唇瓣轮廓为长圆状倒卵形。蒴果倒卵状椭圆形。花期 5 月，果期 9~10 月。

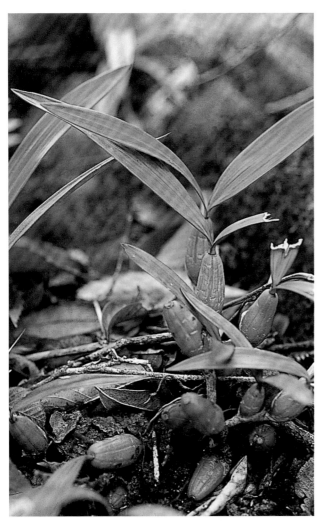

【习性与分布】生于林中或山谷旁的树上或岩石上，海拔 1200~1700m。喜温暖、湿润气候，宜半阴、空气湿度大的环境。耐寒，不怕酷热。分布于广西、湖北、湖南、四川、贵州、云南。

【芳香成分】赵留存等（2013）用固相微萃取法提取的贵州六盘水产云南石仙桃根状茎和假鳞茎挥发油的主要成分为：2,6- 二叔丁基对甲酚（17.49%）、十六烷（10.48%）、石竹烯（3.57%）、柏木脑（3.54%）、二十烷（3.26%）、十五烷（2.29%）、芳樟醇（1.94%）、α-柏木烯（1.19%）、顺 -α,α-5- 三甲基 -5- 乙烯基四氢化呋喃 -2- 甲醇（1.18%）等。

【性味与功效】味甘、淡，性凉。润肺止咳，散瘀止痛，清热利湿。治肺痨咯血、肺热咳嗽，胃腹痛，风湿疼痛，疮疡肿毒。

流苏虾脊兰 ▼

【基源】兰科虾脊兰属植物流苏虾脊兰 *Calanthe alpina* Hook. F. ex Lindl. 的全草。

【形态特征】植株高达 50cm。假鳞茎短小，狭圆锥状，密被残留纤维。假茎具 3 枚鞘。叶 3 枚，椭圆形，长 11~26cm，宽 3~9cm。总状花序长 3~12cm，疏生 3~10 余朵花；花苞片狭披针形；萼片和花瓣白色带绿色先端或浅紫堇色；中萼片近椭圆形；侧萼片卵状披针形；花瓣狭长圆形至卵状披针形；唇瓣浅白色。蒴果倒卵状椭圆形。花期 6~9 月，果期 11 月。

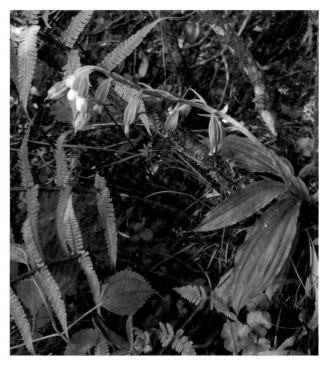

【习性与分布】生于海拔 1500~3500m 的山地林下和草坡上。喜阴，忌阳光直射，喜湿润，忌干燥。分布于陕西、甘肃、台湾、四川、云南、西藏。

【挥发油含量】水蒸气蒸馏的假鳞茎的得油率为 0.99%，叶的得油率为 0.48%。

【芳香成分】姜祎等（2015）用水蒸气蒸馏法提取的陕西城固产流苏虾脊兰假鳞茎挥发油的主要成分为：亚油酸（55.16%）、正十六酸（25.70%）、肉豆蔻酸（5.08%）、联环己烷（1.09%）等；叶挥发油的主要成分为：4- 乙烯基 -2- 甲氧基苯酚（60.33%）、十八 -9- 炔酸（14.56%）、正十六酸（13.10%）、正十五酸（1.50%）、植酮（1.10%）、邻苯二甲酸二己酯（1.01%）等。

【性味与功效】味苦、辛，性凉。清热解毒，软坚散结，祛风镇痛。治痰喘，瘰疬，风湿疼痛，疮疖痈肿，痔疮，咽喉肿痛。

羊耳蒜 ▼

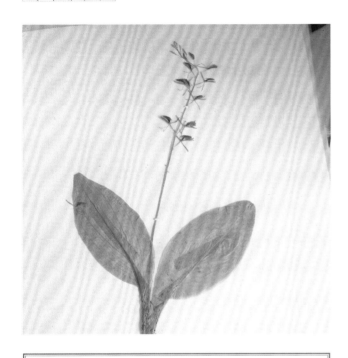

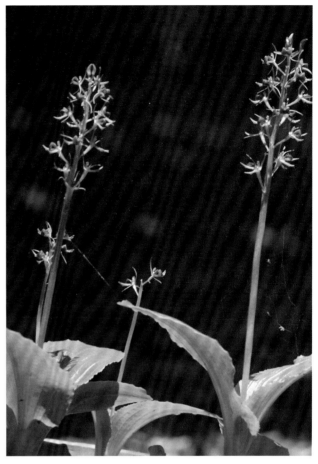

【基源】兰科羊耳蒜属植物羊耳蒜 *Liparis japonica* (Miq.) Maxim. 的带根全草。

【形态特征】地生草本。假鳞茎卵形，长 5~12mm，直径 3~8mm，外被白色的薄膜质鞘。叶 2 枚，卵形，长 5~16cm，宽 2~7 cm，基部收狭成鞘状柄。总状花序具数朵至 10 余朵花；花苞片狭卵形，长 2~5mm；花通常淡绿色，有时为粉红色或带紫红色；萼片线状披针形；侧萼片稍斜歪；花瓣丝状；唇瓣近倒卵形。蒴果倒卵状长圆形。花期 6~8 月，果期 9~10 月。

【习性与分布】生于林下、灌丛中或草地荫蔽处，海拔 1100~2750m。分布于黑龙江、吉林、辽宁、内蒙古、河北、山西、陕西、甘肃、山东、河南、四川、贵州、云南、西藏。

【芳香成分】刘杰书等（2010）用超声波乙醚萃取法提取的湖北咸丰产羊耳蒜干燥全草挥发油的主要成分为：藜芦嗪（19.15%）、2,3-二氢-苯并呋喃（10.96%）、(Z,Z,Z)-2,3-二羟基丙酯-9,12,15-十八碳三烯酸（9.55%）、十六烷酸（5.81%）、(Z,Z)-9,12-十八烷二烯酸（2.93%）、1-苯基-3-甲基-2-氮杂芴（2.58%）、5-甲氧基-2-硝基-10H-吖啶-9-酮（1.68%）、5-甲基-2-呋喃甲醛（1.64%）、硬脂酸（1.31%）、顺丁烯二酐（1.26%）、植醇（1.25%）等。

【性味与功效】味甘、微酸，性平。活血止血，消肿止痛。治崩漏，产后腹痛，白带过多，扁桃体炎，跌打损伤，烧伤。

青天葵 ▼

【基源】兰科芋兰属植物毛唇芋兰 *Nervilia fordii* (Hancve.) Schltr. 的块茎和全草。块茎的芳香成分未见报道。

【形态特征】块茎圆球形，直径 10~15mm。叶 1 枚，淡绿色，干后带黄色，心状卵形，长 5cm，宽约 6cm，边缘波状。花葶高 15~30cm，下部具 3~6 枚筒状鞘；总状花序具 3~5 朵花；花苞片线形，反折；花半张开；萼片和花瓣淡绿色，具紫色脉，近等大，线状长圆形；唇瓣白色，具紫色脉，倒卵形；侧裂片三角形；中裂片横的椭圆形，先端钝。花期 5 月。

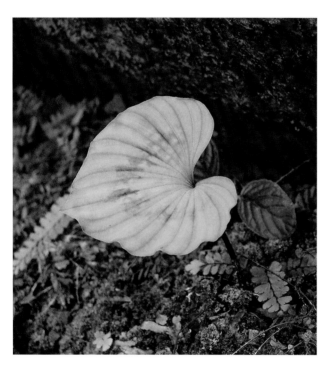

【习性与分布】生于海拔 220~1000m 的山坡或沟谷林下阴湿处。分布于广东、香港、广西、四川。

【芳香成分】杜勤等（2005）用水蒸气蒸馏法提取的广东翁源产毛唇芋兰干燥叶挥发油的主要成分为：3,5,6,7- 四氢 -3,3,4,5,5,8- 六甲基 -S- 茚满 -l(2H)- 酮（13.55%）、4- 乙烷基 - 顺 -3- 硫代环 [4.4.0] 癸烷（6.54%）、4- 甲基 -N-(2- 氧 -2- 苯乙基) 苯磺酰胺（6.33%）、植醇（6.32%）、Δ- 杜松醇（4.54%）、β- 紫罗兰酮（4.43%）、石竹烯氧化物（4.13%）、n- 棕榈酸（3.88%）、2- 十三烷酮（3.37%）、2- 乙烷基

环己胺,N-[2- 氯乙烯亚丙基 -N- 氧化物]（2.62%）、1,2- 甘油二棕榈酸酯（2.39%）、α- 紫罗兰酮（2.06%）、9,12,15- 十八碳三烯酸甲酯（1.87%）、1,2,3,4- 四氢 -4,9- 二甲基吖啶（1.73%）、6,10,14- 三甲基 -2- 十五烷酮（1.71%）、棕榈酸乙烷基酯（1.66%）、(Z,Z)-9,12- 十八碳二烯酸甲酯（1.56%）、4-[1,1- 二甲基乙基]-2,6- 二硝基 - 苯酚（1.54%）、7,8,15,16- 四甲基 -1,9- 二氧环十六碳 -4,13- 二烯 -2,10- 二酮（1.54%）、六氢 -4-[2- 甲基 -2- 丙烯基]-2,2,4- 三甲基环丙醛并环戊二烯 -1,3- 二烯（1.44%）、黄藤内酯（1.29%）、o- 苯甲基 -L- 丝氨酸（1.20%）、l- 十八碳烯（1.19%）、金合欢基丙酮（1.13%）、广藿香醇（1.03%）等。

【性味与功效】味甘，性凉。润肺止咳，清热解毒，散瘀止痛。治肺痨咯血，肺热咳嗽，口腔炎，咽喉肿痛，瘰疬，疮疡肿毒，跌打损伤。

喜树叶 ▼

【基源】蓝果树科喜树属植物喜树 *Camptotheca acuminata* Decne. 的叶。

【形态特征】落叶乔木，高达 20 余米。冬芽腋生，锥状，有 4 对卵形的鳞片。叶互生，纸质，矩圆状卵形，长 12~28cm，宽 6~12cm，全缘。头状花序近球形，直径 1.5~2cm，常由 2~9 个头状花序组成圆锥花序，常上部为雌花序，下部为雄花序。花杂性；苞片 3 枚，三角状卵形；花萼杯状；花瓣 5 枚，淡绿色。翅果矩圆形，头状果序近球形。花期 5~7 月，果期 9 月。

【习性与分布】常生于海拔 1000m 以下的林边或溪边。喜温暖湿润，不耐严寒和干燥，较耐水湿。分布于江苏、浙江、福建、江西、湖北、湖南、四川、贵州、广东、广西、云南等省区。

【挥发油含量】水蒸气蒸馏的叶的得油率为 0.60%。

【芳香成分】高玉琼等（2008）用水蒸气蒸馏法提取的贵州贵阳产喜树叶挥发油的主要成分为：顺式 -3- 己烯醇（20.72%）、(E)-2- 己烯醛（16.51%）、壬醛

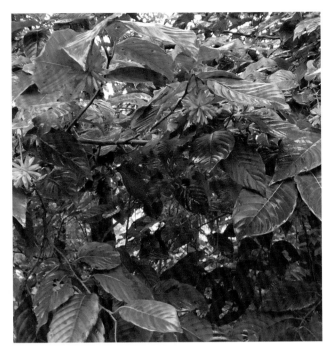

（10.90%）、顺式 –3- 己烯 –1- 乙酸酯（8.89%）、1-
己醇（8.40%）、(E)-2- 己烯 –1- 醇（7.16%）、己醛
（5.00%）、水杨酸甲酯（4.42%）、顺式 –3- 己烯丁
酸酯(1.65%)、苯甲醛(1.23%)、贝壳杉–16–烯(1.10%)、
庚醛（1.02%）等。

【性味与功效】味苦，性寒，有毒。清热解毒，祛风止痒。
治痈疮疔肿，牛皮癣。

喜树果 ▼

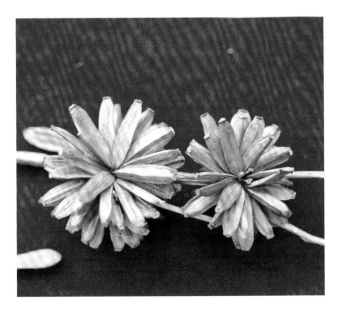

【基源】 蓝果树科喜树属植物喜树
Camptotheca acuminata Decne. 的果实。

【形态特征】同喜树叶。

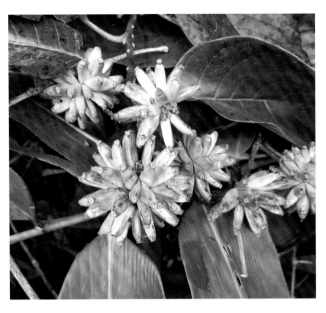

【习性与分布】同喜树叶。

【挥发油含量】水蒸气蒸馏的果实的得油率为 1.60%。

【芳香成分】高玉琼等（2008）用水蒸气蒸馏法提取
的贵州贵阳产喜树果实挥发油的主要成分为：壬醛
（6.85%）、(E)- 氧化芳樟醇（5.12%）、桦木醇（4.26%）、
4- 松油醇（3.80%）、(E)- 水合桧烯（2.52%）、顺式 -
芳樟醇氧化物（2.52%）、棕榈酸（1.84%）、E,E-2,4-
癸二烯醛（1.77%）、己醛（1.72%）、1- 己醇（1.67%）、
对 - 薄荷 -2- 烯 -1- 醇（1.61%）、丁香酚（1.58%）、
间 - 麝香草酚（1.57%）、2,4- 庚二烯醛（1.40%）、
γ- 松油烯（1.26%）、(Z)-2- 壬烯醛（1.18%）、顺
式 - 水合桧烯（1.08%）、E-2- 癸烯醛（1.08%）、樟
脑（1.06%）、辛醇（1.04%）等。唐倩囡等（2009）
用水蒸气蒸馏法提取的广西灵山产喜树果实挥发油的
主要成分为: (Z,Z)-9,12- 十烷二烯酸（57.59%）、9,12,15-
十八烷三烯酸甲酯（8.65%）、十八烷酸（6.56%）、
正十六烷酸(6.52%)、β - 谷甾醇（3.93%）、(Z,Z)-9,12-
十八烷二烯酸甲酯（2.25%）、十六烷酸甲酯（1.72%）、
豆甾 -4 - 烯 -3 - 酮（1.64%）、十八烷酸甲酯（1.11%)等。

【性味与功效】味苦、涩，性寒，有毒。抗癌、散结、
破血化瘀。治多种肿瘤，如胃癌、肠癌、绒毛膜上皮癌、
淋巴肉瘤等。

灰菜 ▼

【基源】藜科藜属植物藜 *Chenopodium album* Linn. 的全草。

【形态特征】一年生草本，高 30~150cm。茎直立，多分枝。叶片菱状卵形至宽披针形，长 3~6cm，宽 2.5~5cm，有时嫩叶的上面有紫红色粉，边缘具不整齐锯齿。花两性，花簇于枝上部排列成或大或小的穗状圆锥状或圆锥状花序；花被裂片 5，宽卵形至椭圆形，背面具纵隆脊，有粉。果皮与种子贴生。种子横生，黑色，有光泽，表面具浅沟纹。花果期 5~10 月。

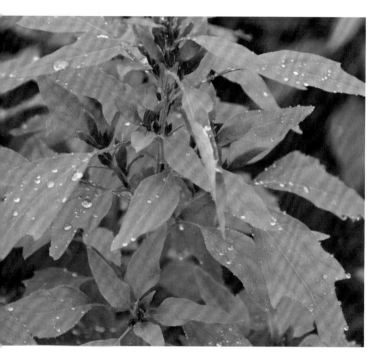

【习性与分布】生于低海拔的路旁，旷野，田间。适应性强，耐酸碱，适于肥沃而疏松土壤。全国各地均有分布。

【芳香成分】吴月红等（2007）用水蒸气蒸馏法提取的吉林长春产藜干燥全草挥发油的主要成分为：3,7,11,15-四甲基-2-十六碳烯-1-醇（56.77%）、六氢化法呢基丙酮（9.51%）、β-紫罗兰酮（4.21%）、亚麻酸甲酯（3.29%）、13-甲基十五碳酸甲酯（1.73%）等。

【性味与功效】味甘，性平，有小毒。清热利湿，止痒透疹。治风热感冒，痢疾，腹泻，龋齿痛；外用治皮肤瘙痒，麻疹不透。

土荆芥 ▼

【基源】藜科藜属植物土荆芥 *Chenopodium ambrosioides* Linn. 的带果穗全草。

【形态特征】一年生或多年生草本，高 50~80cm，有强烈香味。茎直立，多分枝。叶片矩圆状披针形至披针形，边缘具大锯齿，下部的叶长达 15cm，宽达 5cm，上部叶逐渐狭小而近全缘。花两性及雌性，通常 3~5 个团集，生于上部叶腋；花被裂片 5，较少为 3，绿色，果时通常闭合。胞果扁球形。种子横生或斜生，黑色或暗红色。花期和果期的时间都很长。

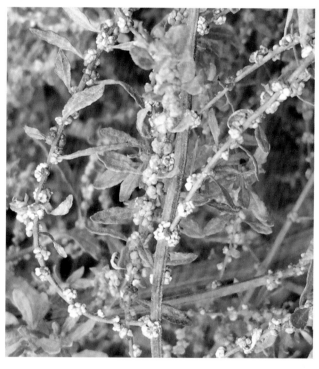

【习性与分布】喜生于村旁、路边、河岸等处。喜温暖干燥气候，喜阳光。分布于福建、江西、湖南、浙江、江苏、广东、广西、台湾、四川等省区。

【挥发油含量】水蒸气蒸馏的全草的得油率为 0.05%~0.80%，风干叶的得油率为 1.64%；超临界萃取的全草的得油率为 7.92%。

【芳香成分】土荆芥全草挥发油的第一主成分有：对-聚伞花素（29.95%~54.26%）、α-松油烯（35.21%~47.70%），也有主成分不同的报告。魏辉等（2010）用水蒸气蒸馏法提取的福建新店产土荆

芥生长期全草挥发油的主要成分为：对 - 聚伞花素
（49.60%）、α - 松油烯（26.81%）、异驱蛔素（8.16%）、
二丁基羟基甲苯（1.17%）、2,5- 二甲基 -3- 己炔 -2,5-
二醇（1.03%）等。熊秀芳等（1999）用水蒸气蒸馏法
提取的湖北武汉产土荆芥新鲜全草挥发油的主要成分
为：薄荷醇（31.33%）、α - 松油烯（13.21%）、香芹蓝烯
醇 (8.53%)、对伞花烃（8.34%）、1,8- 桉叶油素（7.42%）、
2- 癸 -3- 酮（4.44%）、阿特酮（3.11%）、百里香酚
（2.88%）、香芹酚（2.80%）、樟脑（2.41%）、2,2-
二甲基 -3- 癸烯（1.88%）、β - 月桂烯（1.73%）、
桧烯（1.47%）等。朱亮锋等（1993）用水蒸气蒸馏法
提取的广东广州产土荆芥全草挥发油的主要成分为：
乙酸松油 -4- 酯（81.62%）、驱蛔素（6.24%）、对伞
花烃（1.88%）、α - 松油烯（1.62%）等。贺祝英等
（2002）用水蒸气蒸馏法提取的贵州贵阳产土荆芥新
鲜全草挥发油的主要成分为：吉玛烯 D（14.11%）、β -
石竹烯（12.12%）、吉玛烯 B（11.02%）、β - 榄香烯
（7.30%）、莪术烯（5.28%）、α - 杜松醇（3.36%）、β -
侧柏烯（3.23%）、γ - 榄香烯（3.11%）、α - 榄草烯
（2.52%）、橙花叔醇（2.12%）、顺 - 罗勒烯（1.88%）、
δ - 荜澄茄烯（1.84%）、T- 紫穗槐醇（1.69%）、δ -
榄香烯（1.55%）、波旁醇（1.44%）、吉玛烯 A（1.40%）、
石竹烯氧化物（1.35%）、β - 蒎烯（1.16%）、植醇（1.00%）
等。潘馨等（2007）用水蒸气蒸馏法提取的福建产土
荆芥干燥全草挥发油的主要成分为：冰片烯（42.63%）、
1- 甲基 -4-(1- 甲基乙基)- 苯（21.84%）、驱蛔素
（18.36%）、α - 松油烯（11.75%）等。陈利军等（2014）
用水蒸气蒸馏法提取的河南信阳产土荆芥自然风干花
序挥发油的主要成分为：驱蛔素（40.28%）、2- 蒈烯
（28.16%）、α - 松油烯（15.82%）、p- 伞花烃（7.70%）、
3- 甲基 -4- 异丙基酚（2.97%）、麝香草酚（2.92%）
等。李植飞等（2013）用水蒸气蒸馏法提取的广西桂
林产土荆芥果实挥发油的主要成分为：3- 异丙基 -6-
甲基 -7- 氧杂双环 [4.1.0] 庚 -2- 酮（66.93%）、1- 甲
基 -4-(1- 甲基己烯基)- 环己烯（15.67%）、邻甲基
异丙苯（12.96%）、瑞香草酚（1.03%）等。陈利军等
（2015）用水蒸气蒸馏法提取的河南信阳产土荆芥阴
干成熟果实挥发油的主要成分为：2- 蒈烯（48.19%）、
驱蛔素（27.60%）、α - 松油烯（8.13%）、p- 伞花烃
（7.04%）、3- 甲基 -4- 异丙基酚（4.47%）、麝香草

酚（3.53%）等。杨再波等（2010）用水蒸气蒸馏法提
取的贵州都匀产土荆芥阴干果实挥发油的主要成分为：
α - 异松油烯 (60.44%)、驱蛔素 (15.57%)、对 - 聚伞花
素 (12.76%)、α - 松油烯（4.51%）、棕榈酸（1.93%）、
桉油精（1.21%）、[1S-(1 α ,3 α ,5 α)]-6,6- 二甲基 -2-
亚甲基 - 双环 [3.1.1] 庚 -3- 醇（1.08%）等。

【性味与功效】味辛、苦，性微温，有大毒。祛风除湿，
杀虫止痒，活血消肿。治钩虫病，蛔虫病，蛲虫病，头虱，
皮肤湿疹，疥癣，风湿痹痛，经闭，痛经，口舌生疮，
咽喉肿痛，跌打损伤，蛇虫咬伤。

红花青藤 ▼

【基源】莲叶桐科青藤属植物红花青藤
Illigera rhodantha Hance 的全株。

【形态特征】藤本。茎具沟棱，指状复叶互生，有小叶 3。
小叶纸质，卵形，长 6~11cm，宽 3~7cm，全缘。聚伞
花序组成的圆锥花序腋生，狭长，密被金黄褐色绒毛，
萼片紫红色，长圆形；花瓣与萼片同形，稍短，玫瑰
红色；附属物花瓣状。果具 4 翅，翅较大的舌形或近
圆形，长 2.5~3.5cm，小的长 0.5~1cm。花期 6~11 月，
果期 12 月至翌年 4~5 月。

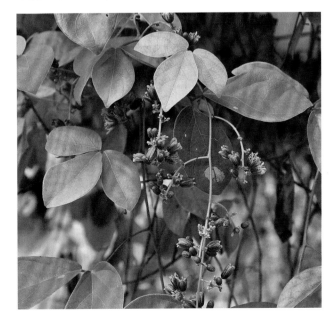

【习性与分布】生于海拔 100~2100m 的山谷密林或疏林灌丛中。喜温暖、湿润气候。需适度荫蔽，稍耐寒。分布于广东、广西、云南。

【芳香成分】红花青藤地上部分挥发油的第一主成分为棕榈酸（8.71%~11.83%）。刘兰军等（2011）用水蒸气蒸馏法提取的广西南宁产红花青藤干燥地上部分挥发油的主要成分为：棕榈酸（11.83%）、芳樟醇（8.22%）、反式石竹烯（4.80%）、二十二烷（3.21%）、金合欢醇乙酸酯（3.03%）、α-松油醇（2.89%）、杜松烯（2.76%）、6,10,14-三甲基-十五烷-2-酮（2.73%）、环己烯（2.53%）、(-)-4-萜品醇（2.50%）、1-甲基-3-(1-异丙烯基)-环己烯（2.46%）、(R)-3,7-二甲基-1,6-辛二烯-3-醇（1.91%）、1,1,4,7-四甲基-1H-环丙烯并[e]䓬（1.67%）、十四醛（1.57%）、反-1-甲基-4-(1-丙烯基)-2-环己烯-1-醇（1.56%）、苯甲醇（1.48%）、茴香脑（1.48%）、反式-橙花叔醇（1.36%）、顺-α,α-5-三甲基-5-乙烯基四氢化呋喃-2-甲醇（1.20%）、β-紫罗酮（1.13%）、香叶基丙酮（1.10%）、苯甲醛（1.09%）、氰化苄（1.07%）、α-紫罗酮（1.06%）、β-环柠檬醛（1.01%）、中氮茚（1.01%）等。

【性味与功效】味甘、辛、涩，性温。祛风散瘀，消肿止痛。治风湿性关节炎，跌打肿痛，小儿麻痹后遗症。

米仔兰 ▼

【基源】楝科米仔兰属植物米仔兰 *Aglaia odorata* Lour. 的枝叶。

【形态特征】灌木或小乔木；茎多小枝，幼枝顶部被星状锈色的鳞片。叶长 5~16cm，叶轴和叶柄具狭翅，有小叶 3~5 片；小叶对生，厚纸质，长 2~11cm，宽 1~5cm。圆锥花序腋生，长 5~10cm；花芳香，直径约 2mm；花萼 5 裂；花瓣 5，黄色，长圆形。果为浆果，卵形或近球形，长 10~12mm；种子有肉质假种皮。花期 5~12 月，果期 7 月至翌年 3 月。

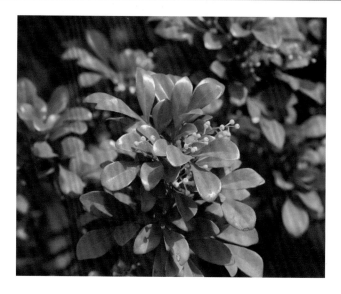

【习性与分布】常生于低海拔山地的疏林或灌木林中。喜温暖、湿润的气候，忌严寒，喜光，忌强阳光直射，稍耐阴。分布于广东、海南、福建、广西、贵州、云南、四川。

【挥发油含量】水蒸气蒸馏的叶的得油率为 0.65%~1.00%。

【芳香成分】米仔兰叶挥发油的主成分多为蛇麻烯（20.05%~33.38%），也有主成分不同的报告。石凤平等（1994）用水蒸气蒸馏法提取的云南西双版纳产米仔兰叶挥发油的主要成分为：蛇麻烯（33.38%）、β-丁香烯（21.56%）、α-玷𤨭烯（8.28%）、双环大香叶烯（5.08%）、大香叶 D 异构体（2.80%）、罗汉柏二烯（2.44%）、丁香烯氧化物（2.00%）、δ-杜松烯（1.79%）、蛇麻烯氧化物（1.79%）、α-榄香烯（1.73%）、二氢苯丙酮酸甲酯（1.71%）、c-α-木罗烯（1.60%）、α-香柠檬烯（1.44%）、β-没药烯（1.08%）、c-γ-没药烯（1.02%）等。林正奎等（1984）用水蒸气蒸馏法提取的福建漳州产米仔兰叶挥发油的主要成分为：β-石竹烯（22.25%）、α-葎草烯（17.58%）、石竹烯醇-1（17.21%）、葎草烯环氧化物-I（5.10%）、β-檀香醇（5.10%）、α-玷𤨭烯（3.28%）、葎草烯环氧化物-II（3.28%）、α-雪松烯（3.18%）、榄香醇（2.65%）、γ-榄香烯（1.75%）、γ-杜松烯（1.59%）、δ-杜松烯（1.59%）、γ-古芸烯（1.59%）、β-榄香烯-9β-醇（1.30%）、β-榄香烯（1.27%）、金合欢醇（1.11%）、香树烯（1.05%）等。

【性味与功效】味辛，性微温。祛风湿，散瘀肿。治风湿关节痛，跌打损伤，痈疽肿毒。

米仔兰花 ▼

【基源】楝科米仔兰属植物米仔兰 *Aglaia odorata* Lour. 的花。

【形态特征】同米仔兰。

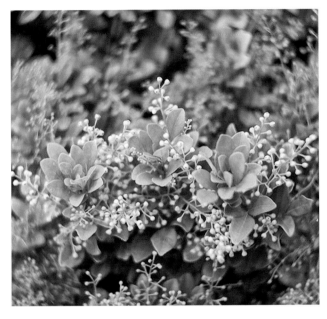

【习性与分布】同米仔兰。

【挥发油含量】水蒸气蒸馏的新鲜花的得油率为0.23%~0.30%，干燥花的得油率为0.50%~1.10%；超临界萃取的花的得油率为2.40%~2.64%；有机溶剂萃取的干燥花浸膏的得油率在2.00%~3.00%。

【芳香成分】米仔兰花挥发油的主成分多为 α-石竹烯（17.66%~43.52%），也有主成分不同的报告。苏克曼等（1997）用超临界 CO_2 萃取法提取的米仔兰干燥花挥发油的主要成分为：α-石竹烯（40.60%）、石竹烯（18.20%）、玷玾烯（10.00%）、α-石竹烯氧化物（6.30%）、1-甲基-4-(5-甲基)-1-亚甲基-4-己烯-环己烯（3.30%）、1,2,3,5,6,8a-六氢-4,7-二甲基-1-(1-甲基乙基)-萘（2.70%）、β-石竹烯氧化物（2.30%）、茉莉酮酸甲酯（2.20%）、大根香叶烯D（2.00%）、反式-4-甲基-β-亚甲基-环己烷醇（1.60%）、α-荜澄茄烯（1.50%）、1,2,3,4,4a,5,6,8a-八氢-7-甲基-4-亚甲基-1-(1-甲基乙基)-萘（1.10%）等。林正奎等（1981）用水蒸气蒸馏法提取的福建福州产米仔兰花挥发油的主要成分为：β-芹子烯（32.60%）、β-丁

香烯（18.37%）、β-榄香烯（9.30%）、胡椒烯（4.40%）、蛇麻二烯酮（3.23%）、α-蛇麻烯（2.76%）、杜松脑（1.97%）、β-蛇麻烯-7-醇（1.76%）、正十七烷（1.39%）、β-蛇麻烯-7-醇乙酸酯（1.37%）、深谷醇乙酸酯（1.33%）等。谭宏祥等（2010）用水蒸气蒸馏法提取的米仔兰花挥发油的主要成分为：γ-依兰油烯（24.27%）、别香橙烯（17.76%）、桧醇（5.28%）、α-荜澄茄油烯（4.56%）、长叶烯（4.43%）、棕榈酸甲酯（3.44%）、石竹烯（3.14%）、玷玾烯（1.32%）、α-蛇麻烯（1.18%）等。

【性味与功效】味甘、辛，性平。行气宽中，宣肺止咳。治胸膈满闷，噎膈初起，感冒咳嗽。

椿叶 ▼

【基源】楝科香椿属植物香椿 *Toona sinensis* (A. Juss.) Roem. 的叶。

【形态特征】乔木。叶具长柄，偶数羽状复叶，长30~50cm或更长；小叶16~20，对生或互生，纸质，卵状披针形或卵状长椭圆形，长9~15cm，宽2.5~4cm，边全缘或有疏离的小锯齿，背面常呈粉绿色。圆锥花序与叶等长或更长，多花；花长4~5mm；花萼5齿裂或浅波状；花瓣5，白色，长圆形。蒴果狭椭圆形，深褐色；种子上端有膜质的长翅。花期6~8月，果期10 12月。

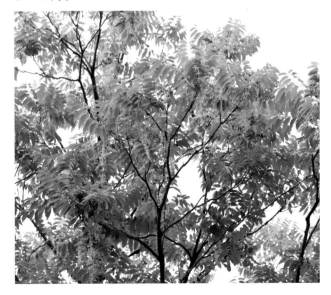

【习性与分布】生于山地杂木林或疏林中。喜光，不耐庇荫。有一定的耐寒力，耐轻盐渍，较耐水湿。全国各地均有分布。

【挥发油含量】水蒸气蒸馏的嫩叶的得油率为0.11%，超临界萃取的干燥叶的得油率为0.50%。

【芳香成分】香椿叶挥发油的主成分多为β-石竹烯（9.48%~46.87%），也有主成分不同的报告。陈丛瑾等（2009）用顶空固相微萃取法提取的香椿干燥叶挥发油的主要成分为：β-石竹烯（46.87%）、(E)-2-己烯醛（5.29%）、α-石竹烯（4.12%）、8-异丙烯基-1,5-二甲基-1,5-环癸二烯（3.96%）、β-香柠檬烯（3.48%）、桉-4(14),11-二烯（3.37%）、α-荜澄茄油烯（3.23%）、β-波旁烯（2.41%）、2-氮杂环丙烷乙基胺（2.23%）、α-法呢烯（1.42%）、异石竹烯（1.22%）、β-萜品烯（1.03%）等。姬晓悦等（2018）用顶空固相微萃取法提取的江苏南京产香椿新鲜叶挥发油的主要成分为：乙酸叶醇酯（34.29%）、叶醇（33.50%）、石竹烯（6.33%）、3-己烯基丁酯（4.61%）、α-瑟林烯（4.38%）、β-瑟林烯（4.34%）、β-榄香烯（3.27%）、2-甲基-4-戊醛（2.50%）、葎草烯（1.02%）等。高鹗铭等（2016）用顶空固相微萃取法提取的福建福安产香椿新鲜叶挥发油的主要成分为：2,4-二甲基噻吩（18.52%）、1-去氢白菖烯（6.90%）、β-杜松烯（2.29%）、[1aR-(1aα,3aα,7bα)]-1a,2,3,3a,4,5,6,7b-八氢-1,1,3a,7-四甲基-1H-环丙[a]萘（2.26%）、β-榄香烯（1.88%）、4(14),11-桉叶二烯（1.81%）、愈创蓝油烃（1.80%）、α-杜松醇（1.70%）、(3R-反式)-4-乙烯基-4-甲基-3-(1-异丙烯基)-1-(1-甲基乙基)-环己烯（1.64%）、白菖烯（1.58%）、1,2,4a,5,6,8a-六氢-4,7-二甲基-1-(1-甲基乙基)-萘（1.49%）、1,6-二甲基-4-(1-甲基乙基)-萘（1.42%）、2,6-双(1,1-二甲基乙基)-4-(1-丙酰基)-苯酚（1.38%）、十二甲基环己硅氧烷（1.33%）、玷理烯（1.20%）、双酚A（1.20%）、十甲基环五硅氧烷（1.19%）、1,2,4-三乙苯（1.12%）、依兰烯（1.03%）等。朱永清等（2016）用顶空固相微萃取法提取的四川大竹产香椿新鲜成熟叶挥发油的主要成分为：青叶醛（17.53%）、2,4-二甲基噻吩（15.55%）、硫化丙烯（15.36%）、β-石竹烯（12.98%）、(+)-β-瑟林烯（7.48%）、α-瑟林烯（7.40%）、3,4-二甲基噻吩（4.73%）、己醛（4.42%）、去氢白菖烯（2.61%）、

(-)-α-蒎烯（1.91%）、8,14-环氧柏木烷（1.82%）、α-葎草烯（1.35%）等。周富臣等（2010）用超临界CO_2萃取法提取的河南郑州产香椿干燥叶挥发油的主要成分为：植醇（10.50%）、亚油酸乙酯（7.97%）、十四酸（7.57%）、二氢香豆素（4.89%）、2,6,10,15,19,23-六甲基-2,6,10,14,18,22-二十四碳六烯（3.92%）、(3β,24S)-豆甾-5-烯-3-醇（3.67%）、β-石竹烯（2.89%）、亚麻酸乙酯（2.47%）、环十二炔（2.40%）、β-榄香烯（2.21%）、十六酸（1.97%）、金合欢醇（1.81%）、大根香叶烯（1.33%）等。

【性味与功效】味辛、苦，性平。祛暑化湿，解毒，杀虫。治暑湿伤中，恶心呕吐，食欲不振，泄泻，痢疾痛疽肿毒，疥疮，白秃疮。

椿树花 ▼

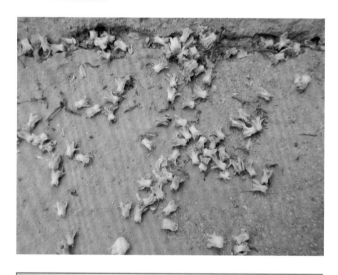

【基源】楝科香椿属植物香椿 *Toona sinensis* (A. Juss.) Roem. 的花。

【形态特征】同椿叶。

【习性与分布】同椿叶。

【芳香成分】高鹗铭等（2016）用顶空固相微萃取法提取的福建福安产香椿新鲜花挥发油的主要成分为：石竹烯（8.81%）、(1aR)-1aβ,2,3,3a,4,5,6,7bβ-八氢-1,1,3aβ,7-四甲基-1H-环丙[a]萘（7.88%）、玷理烯（7.78%）、雅榄蓝烯（7.61%）、(-)-β-杜

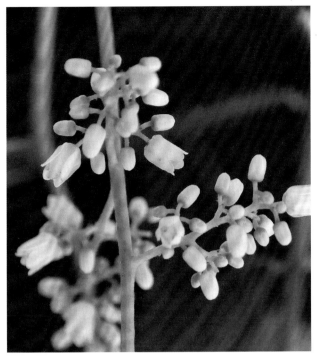

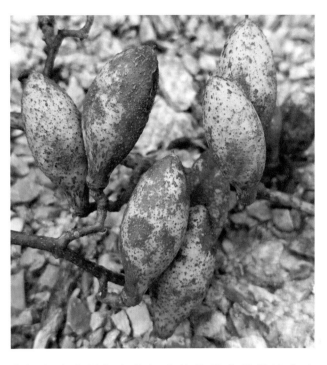

松烯（5.90%）、α-荜澄茄油烯（4.15%）、1,5,9,9-四甲基-Z,Z,Z-1,4,7-石竹烯（3.94%）、异丁子香烯（3.45%）、9,10-脱氢异长叶烯（3.20%）、1-去氢白菖烯（2.96%）、(1S-顺)-1,2,3,4-四氢-1,6-二甲基-4-(1-甲基乙基)-萘（2.03%）、表姜烯酮（1.85%）、(1α,4aα,8aα)-1,2,3,4,4a,5,6,8a-八氢-7-甲基-4-亚甲基-1-(1-甲基乙基)-萘（1.83%）、β-榄香烯（1.71%）、大根香叶烯B（1.65%）、2,4-二甲基噻吩（1.49%）、香树烯（1.47%）、异长叶烯（1.16%）、8,9-脱氢-环异长叶烯（1.05%）、1,2,4a,5,6,8a-六氢-4,7-二甲基-1-(1-甲基乙基)-萘（1.03%）、α-蒎烯（1.00%）等。

【性味与功效】味辛、苦，性温。祛风除湿，行气止痛。治风湿痹痛，久咳，痔疮。

香椿 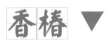 ▼

【基源】楝科香椿属植物香椿 *Toona sinensis* (A. Juss.) Roem. 的果实。

【形态特征】同椿叶。

【习性与分布】同椿叶。

【挥发油含量】水蒸气蒸馏的果实的得油率为0.50%~1.09%。

【芳香成分】香椿果实挥发油的第一主成分有：α-波旁烯（10.51%~12.28%）、β-石竹烯（8.03%~11.45%），也有主成分不同的报告。王昌禄等（2007）用同时蒸馏萃取法提取的陕西产香椿果实挥发油的主要成分为：α-波旁烯（12.28%）、5-乙基-1-辛烯（10.07%）、2,5,5-三甲基-1-己烯（9.41%）、γ-榄香烯（8.87%）、γ-新丁子香烯（8.56%）、2,5-二叔丁基苯酚（8.13%）、石竹烯（8.05%）、α-荜草烯（7.96%）、雪松烯（5.74%）、4-丙酰氧基十三烷（4.69%）、杜松醇（3.13%）、匙叶桉油烯醇（2.75%）、异喇叭茶烯（2.71%）、莰烯（1.83%）、马兜铃烯（1.21%）、异石竹烯（1.07%）、反-α-没药烯（1.01%）等。刘忠良等（2002）用水蒸气蒸馏法提取的香椿果实挥发油的主要成分为：反-石竹烯（11.45%）、γ-榄香烯（7.28%）、榄香烯（6.94%）、α-长蒎烯（6.46%）、白菖烯（5.52%）、δ-杜松烯（4.81%）、(-)-匙叶桉油烯醇（4.10%）、3,5-二乙基-1,2,4-三硫代环戊烷（3.36%）、(E)-3-十三碳烯-1-炔（3.34%）、异石竹烯（2.88%）、α-荜草烯（2.74%）、δ-愈创烯（2.55%）、α-荜澄茄油烯（2.32%）、ε-木罗烯（2.00%）、β-金合欢烯（1.82%）、α-异松油烯（1.75%）、1,E-8,Z-10-十六碳三烯（1.44%）、荜澄茄油烯（1.43%）、反-金合欢醇（1.34%）、茴香脑（1.31%）、(Z)-β-金合欢烯（1.17%）、菊酸乙酯（1.04%）、α-木罗烯（1.02%）等。邱琴等（2007）用水蒸气蒸馏法提取的山东沂水产"西牟紫椿"香椿果实挥发油的主要成分为：雪松烯醇（10.64%）、δ-杜松醇（10.02%）、棕榈酸（6.96%）、α-杜松醇（5.38%）、长松香芹醇（5.31%）、石竹烯氧化物（5.21%）、法呢醇异构体（4.00%）、亚油酸（3.84%）、α-石竹烯（3.62%）、十六碳三烯（3.22%）、β-恰米烯（2.84%）、δ-杜松烯（2.75%）、橙花叔醇（2.69%）、法呢醇（2.54%）、β-桉叶烯（2.32%）、2,5,9-三甲基环十一-4,8-二烯酮（2.27%）、邻苯二甲酸一丁酯（1.61%）、喇叭烯（1.57%）、珛珆烯（1.51%）、β-榄香烯（1.43%）、β-石竹烯（1.42%）、α-古芸烯（1.38%）、去氢白菖烯（1.11%）、十八酸（1.04%）、澳白檀醇（1.01%）、8-羟基环异长叶烯（1.00%）等；用超临界CO₂萃取法提取的果实挥发油的主要成分为：1,30-三十烷二醇（18.38%）、亚油酸（11.06%）、二十五酸甲酯（9.99%）、1-环戊基-2-十六烷基环戊基（6.60%）、1-二十一烷甲酸酯（6.23%）、β-谷甾醇乙酸酯（5.76%）、3β,5α,6β,12β-麦角甾-25-烯-3,5,6,12-四醇（4.67%）、棕榈酸（4.02%）、二十七烷（3.21%）、1-二十二醇（3.02%）、二十五烷（1.64%）、十八酸（1.14%）、石竹烯氧化物（1.12%）、9-环己基二十碳烷（1.12%）、环羊毛甾烷-3β,25-二醇（1.04%）等。董竟等（2013）用同时蒸馏萃取法提取的云南玉溪产香椿干燥果实挥发油的主要成分为：γ-芹子烯（9.08%）、α-芹子烯（8.39%）、大牦牛儿烯D（5.01%）、β-榄香烯（4.31%）、金合欢醇（3.52%）、反,反-西基乙酸（3.47%）、γ-榄香烯（3.20%）、β-荜澄茄油烯（2.58%）、6-芹子烯-4-醇（2.30%）、草蒿脑（1.70%）、γ-古芸烯（1.61%）、表双环倍半水芹烯（1.50%）、T-杉木醇（1.25%）、α-石竹烯（1.20%）、2,6-二甲基二环[3.2.1]辛烷（1.19%）、β-广藿香烯（1.14%）、β-杜松烯（1.11%）、α-榄香醇（1.06%）等。卢燕等（2016）用水蒸气蒸馏法提取的山东产香椿果实挥发油的主要成分为：甲氧基乙酸甲酯（11.95%）、β-石竹烯（7.55%）、β-瑟林烯（3.80%）、β-榄香烯（3.04%）、里哪醇（2.43%）、二氢香芹醇（2.16%）、α-荜澄茄醇（2.16%）、三氧杂环己烷（2.01%）、石竹素氧化物（1.89%）、α-荜草烯（1.80%）、(+)-D-杜松烯（1.76%）、金合欢醇（1.57%）、ç-榄香烯（1.29%）、τ-木罗醇（1.22%）、(-)-

匙叶桉油烯醇（1.18%）、柏木脑（1.13%）、α-荜澄茄油烯（1.08%）等；湖南产香椿果实挥发油的主要成分为：5,6-二氢-2,4,6-三乙基-4H-1,3,5-二噻嗪（13.69%）、3,5-二乙基-1,2,4-三硫杂环戊烷（9.10%）、β-榄香烯（5.46%）、(-)-匙叶桉油烯醇（5.35%）、α-荜澄茄醇（4.73%）、石竹素氧化物（4.14%）、β-石竹烯（3.60%）、α-蒎烯（3.58%）、α-花柏烯（2.96%）、异香橙烯（1.59%）、(+)-D-杜松烯（1.54%）、α-荜澄茄油烯（1.49%）、里哪醇（1.30%）、β-瑟林烯（1.18%）、τ-木罗醇（1.13%）、异丁香烯（1.10%）、α-葎草烯（1.04%）等。程传格等（2001）用正己烷回流萃取法提取的香椿果实挥发油的主要成分为：亚油酸（83.35%）、棕榈酸（5.54%）、硬脂酸（2.96%）、α-长蒎烯（1.08%）等。

【性味与功效】味苦、涩，性温。祛风利湿，止血止痛。治胃、十二指肠溃疡，慢性胃炎。

新疆大黄 ▼

【基源】蓼科大黄属植物新疆大黄（天山大黄）*Rheum wittrockii* Lundstr. 的根及根茎。

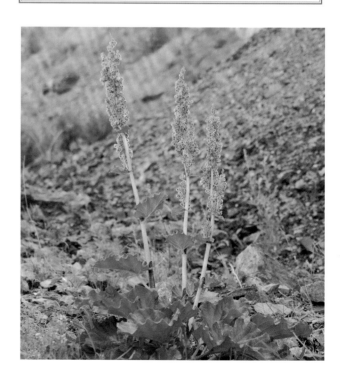

【形态特征】高大草本，高 50~100cm。基生叶 2~4 片，叶片卵形或三角状卵形，长 15~26cm，宽 10~20cm，边缘具弱皱波；茎生叶 2~4 片，上部的 1~2 片叶腋具花序分枝，叶片较小，长明显大于宽；托叶鞘长 4~8cm，抱茎。大型圆锥花序分枝较疏；花小，径约 2mm；花被白绿色，倒卵圆形或宽椭圆形。果实圆形或矩圆形。种子卵形。花期 6~7 月，果期 8~9 月。

【习性与分布】生于海拔 1200~2600m 山坡草地、林下或沟谷。喜凉爽、干燥气候，耐寒性强。分布于新疆。

【挥发油含量】水蒸气蒸馏的根及根茎的得油率为 3.00%。

【芳香成分】敏德等（1998）用水蒸气蒸馏法提取的天山大黄根及根茎挥发油的主要成分为：乙醇（33.10%）、乙酸乙酯（3.57%）、棕榈酸（2.86%）、邻苯二甲酸二丁酯（2.62%）、4-甲基-乙醇-1（2.38%）、9-十八（碳）烯酸（1.69%）、正十二烷（1.19%）等。

【性味与功效】味苦，性寒。泻热通肠，凉血解毒。治湿热便秘，积滞腹痛，泻痢不爽，湿热黄疸，目赤咽肿，痈肿疔疮，跌打损伤。

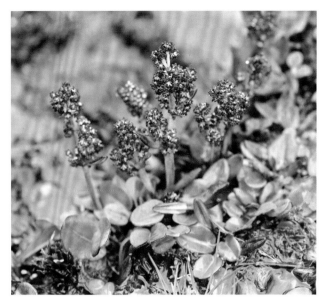

的西藏昌都产小大黄干燥根挥发油的主要成分为：(Z,E)-2,13-十八烷二烯-1-醇（29.99%）、大黄酚（15.18%）、萘（13.98%）、棕榈酸（7.00%）、辛烷（6.51%）、4-甲基环己酮（4.12%）、间二甲苯（2.38%）、(+)-α-柏木萜烯（1.86%）、壬烷（1.80%）、γ-辛内酯（1.46%）、2-十七碳烯醛（1.46%）、十八醛（1.25%）等。

【性味与功效】味苦，性寒。泻肠胃积滞，实热，下瘀血，消痈肿。主治食积停滞，脘腹胀痛，实热内蕴，大便秘结，急性阑尾炎，黄疸，经闭，痈肿，跌打损伤。

小大黄 ▼

【基源】蓼科大黄属植物小大黄 *Rheum pumilum* Maxim. 的根。

【形态特征】矮小草本，高 10~25cm。基生叶 2~3 片，叶片卵状椭圆形或卵状长椭圆形，长 1.5~5cm，宽 1~3cm，近革质，全缘；茎生叶 1~2 片，通常叶部均具花序分枝，叶片较窄小近披针形；托叶鞘短。窄圆锥状花序，花 2~3 朵簇生；花被不开展，花被片椭圆形或宽椭圆形，长 1.5~2mm，边缘为紫红色。果实三角形或角状卵形。种子卵形。花期 6~7 月，果期 8~9 月。

【习性与分布】生于海拔 2000~4500m 的山坡或灌丛下。喜冷凉气候，耐寒，忌高温。分布于甘肃、青海、四川、西藏等省区。

【芳香成分】王洪玲等（2016）用水蒸气蒸馏法提取

赤胫散 ▼

【基源】蓼科蓼属植物赤胫散 *Polygonum runcinatum* Buch.-Ham. var. *sinense* Hemsl 的根及全草。

【形态特征】多年生草本。高 30~60cm。叶羽裂，长 4~8cm，宽 2~4cm，叶基部通常具 1 对裂片。顶生裂片较大，基部有耳；托叶鞘膜质，筒状。花序头状，较小，直径 5~7mm，数个再集成圆锥状；苞片长卵形，边缘膜质；花被 5 深裂，淡红色或白色，花被片长卵形，长 3~3.5mm。瘦果卵形，具 3 棱，黑褐色，包于宿存花被内。花期 4~8 月，果期 6~10 月。

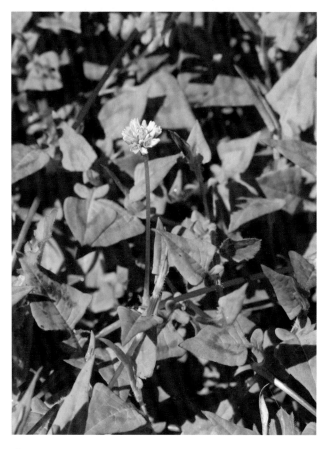

【习性与分布】生于山坡草地、山谷灌丛，海拔800~3900m。喜光亦耐荫，耐寒、耐瘠薄。分布于河南、陕西、甘肃、浙江、安徽、台湾、湖北、湖南、广西、四川、贵州、云南、西藏。

【芳香成分】罗廷顺等（2019）用超临界 CO_2 萃取法提取的云南巍山产赤胫散干燥根挥发油的主要成分为：酞酸二丁酯（46.31%）、D-α-生育酚（18.23%）、邻苯二甲酸二(2-乙基己)酯（7.32%）、角鲨烯（2.63%）、菜油甾醇（2.32%）、豆甾醇（1.72%）、亚油酸乙酯（1.47%）、亚麻酸乙酯（1.19%）等；干燥茎挥发油的主要成分为：酞酸二丁酯（30.92%）、邻苯二甲酸二(2-乙基己)酯（17.15%）、D-α-生育酚（10.34%）、豆甾醇（4.58%）、γ-生育酚（4.07%）、菜油甾醇（3.39%）、植醇（1.86%）、4,8,12,16-四甲基十七烷-4-内酯（1.73%）等；干燥叶挥发油的主要成分为：酞酸二丁酯（20.32%）、D-α-生育酚（8.32%）、γ-生育酚（3.10%）、邻苯二甲酸二(2-乙基己)酯（3.01%）、植醇（2.60%）、环二十四烷（2.54%）、4,8,12,16-四甲基十七烷-4-内酯（2.53%）、植酮（2.34%）、二十七烷（2.21%）、菜油甾醇（1.41%）、(+)-δ-生育酚（1.23%）、二十五烷（1.12%）等。蔡泽贵等（2004）

用水蒸气蒸馏法提取的贵州贵阳野生赤胫散全草挥发油的主要成分为：棉子油酸（22.17%）、亚（麻仁）油酸（14.19%）、棕榈酸（13.53%）、十八酸（4.26%）、花生酸（2.16%）、十六内酯（2.14%）、植醇（1.26%）、十五酸（1.22%）、山嵛酸（1.19%）等；人工种植赤胫散全草挥发油的主要成分为：棕榈酸（24.84%）、亚（麻仁）油酸（15.06%）、棉子油酸（12.47%）、植醇（9.95%）、十六内酯（4.42%）、十五酸（3.08%）、肉豆蔻酸（2.08%）、十八酸（1.66%）、六氢金合欢基丙酮（1.54%）、异植醇（1.01%）等。

【性味与功效】味苦、涩，性平。清热解毒，活血止痛，解毒消肿。治急性胃肠炎，吐血咯血，痔疮出血，月经不调，跌打损伤；外用治乳腺炎，痈疖肿毒。

荭草 ▼

【基源】蓼科蓼属植物红蓼 *Polygonum orientale* Linn. 的茎叶。

【形态特征】一年生草本。茎直立，高1~2m。叶宽卵形或卵状披针形，长10~20cm，宽5~12cm，全缘，密生缘毛；托叶鞘筒状。总状花序呈穗状，顶生或腋生，长3~7cm，花通常数个再组成圆锥状；苞片宽漏斗状，绿色，边缘具长缘毛，每苞内具3~5花；花被5深裂，淡红色或白色；花被片椭圆形。瘦果近圆形，双凹，黑褐色。花期6~9月，果期8~10月。

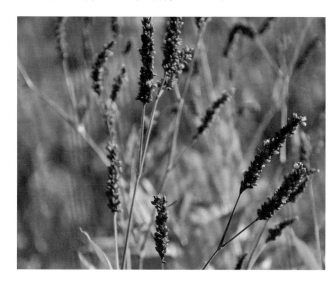

【习性与分布】生于沟边湿地、村边路旁，海拔30~2700m。喜温暖湿润环境。喜肥，也能耐瘠薄。喜水又耐干旱，要求光照充足。分布于除西藏外，全国各地。

【芳香成分】赵红霞（2010）用共水蒸馏法提取的吉林省吉林市野生红蓼新鲜茎叶挥发油的主要成分为：丙烯基苯甲醚(73.90%)、丙烯基苯甲醚(8.36%)、4-甲氧基苯乙醛(2.76%)、丙烯基苯甲醚(1.41%)、1-甲基-4-异丙烯基-1-环己烯(1.18%)等。

【性味与功效】味辛，性平，有小毒。祛风除湿，清热解毒，活血，截疟。治风湿痹痛，痢疾，腹泻，吐泻转筋，水肿，脚气，痈疮疔疖，蛇虫咬伤，小儿疳积，疝气，跌打损伤，疟疾。

火炭母草 ▼

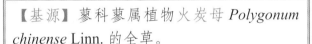

【基源】蓼科蓼属植物火炭母 *Polygonum chinense* Linn. 的全草。

【形态特征】多年生草本。茎直立，高 70~100cm，具纵棱，多分枝。叶卵形或长卵形，长 4~10cm，宽 2~4cm，全缘；托叶鞘膜质，长 1.5~2.5cm。花序头状，通常数个排成圆锥状，顶生或腋生；苞片宽卵形，每苞内具 1~3 花；花被 5 深裂，白色或淡红色，裂片卵形，蓝黑色。瘦果宽卵形，具 3 棱，长 3~4mm，黑色，包于宿存的花被。花期 7~9 月，果期 8~10 月。

【习性与分布】生山谷湿地、山坡草地，海拔 30~2400m。分布于陕西、甘肃、华东、华中、华南、西南。

【芳香成分】林敬明等（2001）用超临界 CO_2 萃取法提取的火炭母全草挥发油的主要成分为：1,2-苯二羧酸(14.98%)、6,10,14-三甲基-2-三十五烷酮(14.09%)、1,2-苯二羧酸，双(2-甲基丙基)酯（11.01%）、十四酸（5.87%）、十五酸（5.86%）、十二烷酸（3.54%）、新植二烯（3.53%）、5,6,7,7a-四氢-4,4,7α-三甲基-2(4H)-苯并呋喃酮（3.20%）、(-)-黑燕麦内酯（2.27%）、14-十五碳烯酸（2.13%）、2-叔丁基-4-(2,4,4-三甲基戊-2-基)苯酚（2.02%）、羟基-6-胞嘧啶（1.98%）、十六酸（1.56%）、丁香醛（1.41%）、

1-氧化物-N-(2-羟乙基)-3-甲基-2-喹喔啉甲酰胺（1.21%）、辛酸（1.06%）等。杨先会等（2009）用石油醚萃取法提取的火炭母干燥全草挥发油的主要成分为：n-十六烷酸（52.88%）、13-甲基-氧杂环十四烷-2,11-二酮(4.36%)、3-苯基-8-癸氧基-2,4,7-三氧杂二环[4,4,0]-9-癸烯（4.30%）、叶绿醇（4.19%）、9,12-十八二烯酸乙酯，（4.02%）、十六烷酸乙酯（3.99%）、三十四烷（3.51%）、三十五烷（3.09%）、2-十六烷醇（2.82%）、三十六烷（2.64%）、四十四烷（2.40%）、(S)-12-甲基十四烷酸（2.16%）、1,2-二甲基环辛烷（2.08%）、四十三烷（1.98%）、环十二烷（1.68%）、3-乙烯基环辛烯（1.51%）、顺式-2-丁基-3-甲基-环氧乙烷（1.43%）等。

【性味与功效】味辛，苦，性凉，有毒。清热利湿，凉血解毒，平肝明目，活血舒筋。治痢疾，泄泻，咽喉肿痛，白喉，肺热咳嗽，百日咳，肝炎，带下，癌肿，中耳炎，湿疹，眩晕耳鸣，角膜云翳，跌打损伤。

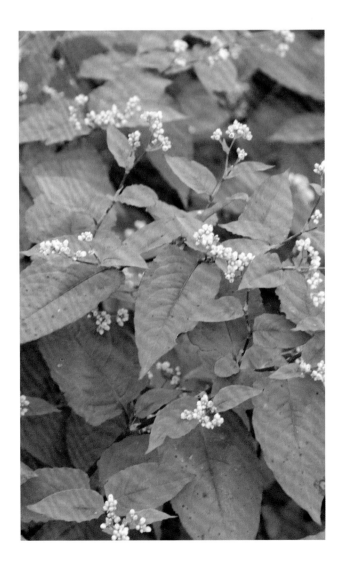

毛蓼 ▼

【基源】蓼科蓼属植物毛蓼 Polygonum barbatum Linn. 的全草。

【形态特征】多年生草本，茎直立，高 40~90cm。叶披针形或椭圆状披针形，长 7~15cm，宽 1.5~4cm，边缘具缘毛；托叶鞘筒状。总状花序呈穗状，长 4~8cm，顶生或腋生，通常数个组成圆锥状；苞片漏斗状，具粗缘毛，每苞内具 3~5 花；花被 5 深裂，白色或淡绿色，花被片椭圆形。瘦果卵形，具 3 棱，黑色，包于宿存花被内。花期 8~9 月，果期 9~10 月。

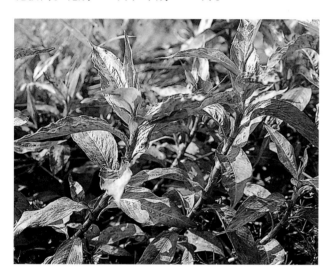

【习性与分布】生于水旁、田边、路边湿地及林下海拔 20~1300m。分布于江西、江苏、浙江、安徽、福建、台湾、广西、广东、海南、湖南、湖北、四川、贵州、云南。

【芳香成分】高黎明等（2001）用超临界 CO_2 萃取法提取的甘肃天祝产毛蓼全草挥发油的主要成分为：β-谷甾醇（15.75%）、桉叶油醇（3.70%）、异植醇（3.51%）、正十八烷（3.36%）、β-蒎烯（2.93%）、广藿香醇（2.33%）、十四碳酸乙酯（2.27%）、γ-生育酚（2.08%）、3β-羟基-5α-甾醇[17,16-b]-N-甲基吲哚（1.70%）、熊果酸（1.70%）、麦角香醇（1.19%）、二十六烷-6-酮（1.10%）、豆甾-4-烯-3-酮（1.08%）等。

【性味与功效】味辛，性温。清热解毒，排脓生肌，活血透疹。治外感发热，喉蛾，久疟，痢疾，泄泻，痈肿，疽瘘，瘰疬溃破不敛，蛇虫咬伤，跌打损伤，风湿痹痛，麻疹不透。

水蓼 ▼

【基源】蓼科蓼属植物水蓼 Polygonum hydropiper Linn. 的全草。

【形态特征】一年生草本，高 40~70cm。叶披针形或椭圆状披针形，长 4~8cm，宽 0.5~2.5cm，全缘，叶腋具闭花受精花；托叶鞘筒状，褐色，通常托叶鞘内藏有花簇。总状花序呈穗状，长 3~8cm，花稀疏；苞片漏斗状，绿色，每苞内具 3~5 花；花被 5 深裂，绿色，上部白色或淡红色，被黄褐色透明腺点。瘦果卵形，黑褐色。花期 5~9 月，果期 6~10 月。

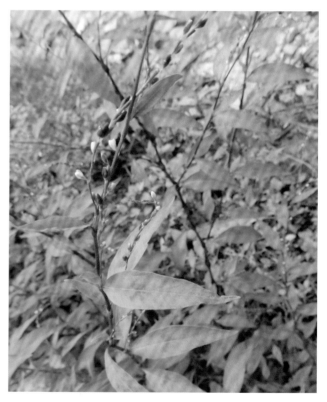

【习性与分布】生于河滩、水沟边、山谷湿地，海拔 50~3500m。喜光，喜湿润，也能适应干燥的环境。全国各地均有分布。

【挥发油含量】水蒸气蒸馏的干燥全草的得油率为 1.80%，新鲜全草的得油率为 0.02%~0.04%；超临界萃取的阴干叶的得油率为 3.72%。

【芳香成分】姚祖凤等（1998）用水蒸气蒸馏法提取的湖南吉首产水蓼新鲜全草挥发油的主要成分为：1-菲兰烯（13.60%）、1-异丙烯基-3-甲基苯（7.22%）、姜烯（4.88%）、α-芹烯（4.47%）、β-石竹烯（3.76%）、α-蒎烯（3.62%）、γ-松油烯（3.36%）、反-α-香柠檬烯（2.70%）、α-葎草烯（2.45%）、9-十八碳烯酸甲酯（2.35%）、顺-α-红没药烯（2.29%）、β-榄香烯（2.17%）、AR-姜黄烯（2.08%）、苯甲醛（1.48%）、α-红没药醇（1.45%）、橙花叔醇（1.44%）、氧化石竹烯（1.40%）、油酸（1.35%）、反-β-罗勒烯（1.26%）、橙花醛（1.21%）、E,E-α-法呢烯（1.04%）、姜烯（1.01%）等。刘信平等（2009）用水蒸气蒸馏法提取的湖北恩施产水蓼新鲜地上部分挥发油的主要成分为：N-(2-乙胺)次乙亚胺（39.09%）、3,4,5,6-四氢邻苯二甲酸酐（11.96%）、3-己烯-1-醇（11.78%）、氢氯酸（5.47%）、2-甲基-2-叔丁基-1,3-二噻烷（4.78%）、1-甲基-7-氧代辛基-2-醛基-4,6-二甲氧基苯甲酸（4.57%）、噻吩并(3,2-e)苯呋喃（3.17%）、双十一烷基磷酸酯（2.75%）、9-乙基-菲（2.37%）、甲氢化二硫（2.06%）、1-溴-2,3,3-三氟环丙烯（1.97%）、2-[4-二甲氨基苯]-3-羟基-4H-色烯-4-酮（1.54%）等。蔡玲等（2009）用水蒸气蒸馏法提取的水蓼干燥全草挥发油的主要成分为：2,4a,5,6,7,8-六氢-3,5,5,9-四甲基-苯并环庚三烯（10.13%）、7-溴-十氢-4,8,8-三甲基-9-亚甲基1,4-甘菊环（9.89%）、石竹烯氧化物（9.65%）、1,5-十二二烯（7.42%）雪松-2,4-二烯（5.64%）、9-甲基-9H-芴（3.82%）、1,4,5,6,7,7a-六氢-7a-甲基-2H-茚-2-酮（3.43%）、蒎烯（3.27%）、丙酮香叶酯（3.26%）、1,1,4,8-四甲基-4,7,10-环十一三烯（3.19%）、十氢-1,4,9,9-四甲基-4,7-甘菊环（2.94%）、4β-H,5α-艾里莫芬烷（2.62%）、八氢-4a,7,7-三甲基-2(1H)-石脑油（2.34%）、1,2,4a,5,6,8a-六氢-4,7-二甲基1-1-(1-甲基)-萘（1.92%）、4-(2,2,6-三甲基-5-环己烯-1-基-2-丁酮（1.73%）、1,3,3-三甲基-2-(2-甲基-环丙烯)环己烯（1.54%）、2-甲基-6-甲苯基-2-庚烯（1.54%）、石脑油（1.52%）、金合欢烯（1.15%）、2,2-二甲基-6-亚甲基丁酮（1.02%）等。林聪明等（2012）用水蒸气蒸馏法提取的贵州凯里产水蓼新鲜全草挥发油的主要成分为：β-红没药烯（19.00%）、补身树醇（15.25%）、十二醛（14.41%）、(3E)-3-甲基-4-(2,6,6-三甲基-2-环庚烯)-3-丁烯-2-醇（13.33%）、石竹烯氧化物（7.87%）、香柠檬醇（7.63%）、γ-榄香烯（3.43%）、正十四醇（2.49%）、1,3,8-对-

薄荷三烯（1.66%）、羽毛柏烯（1.42%）、2,6-二甲基-2,4-庚二烯（1.03%）等；用顶空固相微萃取法提取的水蓼新鲜全草挥发油的主要成分为：β-石竹烯（27.02%）、正癸醇（14.39%）、十二醛（12.96%）、正十二醇（7.39%）、癸醛（6.50%）、α-葎草烯（5.13%）、α-香柑油烯（2.78%）、α-人参烯（2.03%）、Ar-姜黄烯（2.01%）、正十一烷（1.82%）、顺-3-己烯-1-醇（1.21%）、反-β-罗勒烯（1.19%）、月桂酸甲酯（1.16%）、佛术烯（1.12%）、β-芹子烯（1.04%）等。于晓亮等（2018）用水蒸气蒸馏法提取的贵州遵义5月份采收的水蓼干燥全草挥发油的主要成分为：1-(+)-抗坏血酸-2,6-二棕榈酸酯（17.96%）、亚麻酸（10.43%）、石竹烯氧化物（7.34%）、罗汉柏烯-13（5.02%）、异戊二烯环氧化物（4.33%）、辛辣木-7-烯-11-醇（4.03%）、4,4,6b-三甲基-2-(1-甲基乙烯基)-2H-环丙烷[g]苯并呋喃（4.00%）、甲基紫罗兰酮（3.64%）、橙花叔醇（3.06%）、植酮（2.88%）、石竹烯（2.07%）、1,5,5,8-四甲基-12-氧杂双环[9.1.0]十二碳-3,7-二酮（1.98%）、(R*,R*)-4-甲基-α-(1-甲基-2-丙烯基)-苯甲醇（1.89%）、(Z)-18-十八碳-9-烯醇化物（1.81%）、1,5,5,8a-四甲基-1,4-亚甲基薁-9-酮（1.74%）、蛇麻烯（1.59%）、1-羟基-4a,5-二甲基-3-(丙-2-亚基)-4,4a,5,6-四氢萘-2(3H)-酮（1.49%）、十氢三甲萘并呋喃酮（1.42%）、4,8-二烯基-5-羟基-石竹烯（1.38%）、顺式-法呢烯（1.37%）、植醇（1.37%）、香柑油烯（1.19%）、(1S,2R,5R)-2-甲基-5-((R)-6-甲基庚-5-烯-2-基)-双环[3.1.0]己-2-醇（1.18%）、2,5,5,8a-四甲基-6,7,8,8a-四氢-5H-萘-1-酮（1.15%）、2-((2S,4aR)-4a,8-二甲基-1,2,3,4,4a,5,6,7-八氢萘-2-基)-丙醇（1.13%）、十五烷酸（1.00%）等；11月份采收的水蓼干燥全草挥发油的主要成分为：甲基紫罗兰酮（13.07%）、(1aR,4aS,8aS)-4a,,8,8-三甲基-1,1a,4,4a,5,6,7,8-八氢环丙烷并[d]萘-2-甲醛（10.39%）、香柠檬烯（9.50%）、1,5,5,8a-四甲基-1,4-亚甲基薁-9-酮（7.34%）、1,1,4a,8-四甲基-2,3,4,4a,5,6,7,9a-八氢-1H-苯并[7]环庚烯-5-醇（5.81%）、红没药烯（5.08%）、石竹烯（5.06%）、长叶烯（4.65%）、异丁子香烯（4.61%）、7-表-顺式倍半萜烯水合物（2.99%）、1,1,4,7-四甲基十氢-1H-环丙并[e]薁-4-醇（2.64%）、(R*,R*)-4-甲基-α-(1-甲基-2-丙烯基)-苯甲醇（2.48%）、

1,5,5,8- 四甲基 -12- 氧杂双环 [9.1.0] 十二碳 -3,7- 二酮（2.44%）、顺式 – 法呢烯（2.08%）、6- 表水菖蒲酮（1.95%）、香柠檬醇（1.68%）、2- 甲基 -3- 亚甲基 -2-(4- 甲基 -3- 戊烯基)- 双环 [2.2.1] 庚烷（1.43%）、榄香烯（1.16%）、2,3- 二甲基 – 三环 [2.2.1.0(2,6)] 庚烷 -3- 甲醇（1.02%）、植酮（1.00%）等。

【性味与功效】味辛、苦，性平。行滞化湿，散瘀止血，祛风止痒，解毒。治湿滞内阻，脘闷腹痛，泄泻，痢疾，小儿疳积，崩漏，血滞经闭痛经，跌打损伤，风湿痹痛，便血，外伤出血，皮肤瘙痒，湿疹，风疹，足癣，痈肿，毒蛇咬伤。

石荠草 ▼

【基源】蓼科蓼属植物头花蓼 *Polygonum capitatum* Buch-Ham. ex D. Don 的全草。

【形态特征】多年生草本。茎匍匐，丛生，多分枝。叶卵形或椭圆形，长 1.5~3cm，宽 1~2.5cm，全缘，上面有时具黑褐色新月形斑点；基部有时具叶耳；托叶鞘筒状。花序头状，直径 6~10mm，单生或成对，顶生；苞片长卵形，膜质；花被 5 深裂，淡红色，花被片椭圆形，长 2~3mm。瘦果长卵形，具 3 棱，黑褐色，密生小点，包于宿存花被内。花期 6~9 月，果期 8~10 月。

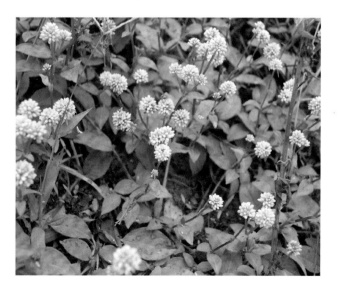

【习性与分布】生于山坡、山谷湿地，常成片生长，海拔 600~3500m。为湿中生性植物，喜阴湿生境，较耐寒。分布于江西、湖南、湖北、四川、贵州、广东、广西、云南、西藏等省。

【芳香成分】高玉琼等（2005）用水蒸气蒸馏法提取的贵州产头花蓼干燥全草挥发油的主要成分为：1- 辛烯 -3- 醇（15.21%）、2- 己烯醛（4.44%）、γ – 古芸烯（4.22%）、2- 庚烯醛（4.05%）、壬醛（3.28%）、长叶冰片（2.72%）、蓝桉醇（2.54%）、L- 冰片（1.95%）、6- 甲基 -5- 庚烯 -2- 酮（1.85%）、诺蒎酮（1.80%）、α – 萜品油烯（1.79%）、萜品烯 -4- 醇（1.69%）、庚醛（1.60%）、早熟素 I（1.45%）、反 -2- 辛烯醛（1.33%）、2- 戊基 – 呋喃（1.32%）、柠檬烯（1.28%）、1- 辛烯 -3- 酮（1.20%）、辛醛（1.07%）、反 -2- 辛烯 -1- 醇（1.02%）、樟脑（1.02%）、二十三烷（1.01%）、6,10,14- 三甲基 -2- 十五烷酮（1.01%）等。王祥培等（2007）用水蒸气蒸馏法提取的四川峨眉山产野生头花蓼干燥全草挥发油的主要成分为：棕榈酸（37.82%）、3,7,11,15- 四甲基 -2- 十六碳烯 -1- 醇（31.32%）、6,10,14- 三甲基 -2- 十五酮（3.37%）、油酸（3.07%）、亚麻酸甲酯（2.46%）、肉豆蔻酸（1.94%）、亚油酸（1.47%）、十五（烷）酸（1.02%）等。

【性味与功效】味苦、辛，性凉。清热利湿，活血止痛。治痢疾，肾盂肾炎，膀胱炎，尿路结石，风湿痛，跌打损伤，痄腮，疮疡，湿疹。

香蓼 ▼

【基源】蓼科蓼属植物粘毛蓼（香蓼）*Polygonum viscosum* Buch-Ham. ex D. Don 的全草。

【形态特征】一年生草本，植株具香味。全株多被长糙硬毛及腺毛，高 50~90cm。叶卵状披针形，长 5~15cm，宽 2~4cm，全缘；托叶鞘膜质，筒状。总状花序呈穗状，顶生或腋生，长 2~4cm，花通常数个再组成圆锥状；苞片漏斗状，每苞内具 3~5 花；花被 5

深裂，淡红色，花被片椭圆形。瘦果宽卵形，黑褐色，包于宿存花被内。花期 7~9 月，果期 8~10 月。

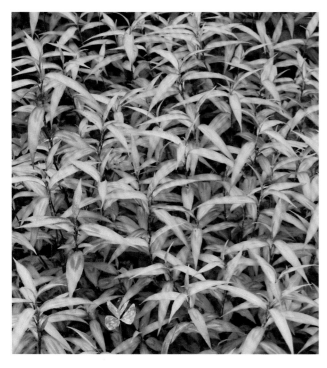

【习性与分布】生于路旁湿地、沟边草丛，海拔 30~1900 m。分布于东北、华北、华中、华南、陕西、四川、云南、贵州。

【挥发油含量】水蒸气蒸馏的开花期去花全草的得油率为 3.60%；索氏法提取的全草的得油率为 1.33%。

【芳香成分】香蓼全草挥发油的主成分多为桉叶醇（14.27%~15.36%），也有主成分不同的报告。张德志等（1992）用水蒸气蒸馏法提取的吉林产香蓼全草挥发油的主要成分为：α-桉叶醇(15.36%)、反式-法呢醇(12.70%)、2,5-十八双炔酸甲酯(10.95%)、β-石竹烯醇(7.74%)、澳白檀醇(6.05%)、α-香附酮(5.64%)、α-杜松烯(5.52%)、樟脑烯（4.45%）、顺式-法呢醇（3.75%）、乙二酸二乙酯（3.73%）、芹子烯（3.03%）、β-法呢烯（3.02%）、β-红没药烯（2.35%）、δ-杜松烯（2.17%）、α-橙花叔醇（1.83%）、β-榄香烯（1.30%）、乙酸葛缕酯（1.25%）等。伍燕等（2019）用水蒸气蒸馏法提取的贵州兴义产香蓼新鲜全草挥发油的主要成分为：十二烷醛（24.57%）、十二烷醇（12.85%）、癸醇（12.08%）、异长叶烯（9.39%）、癸烷（8.14%）、蛇麻烯（5.87%）、石竹烯氧化物（3.05%）、E,E,Z-1,3,12-十九碳三烯-5,14-二醇（2.77%）、石竹烯（2.36%）、补身醇（2.17%）、倍半香桧烯（1.44%）、α-橄榄烯（1.30%）等。孙慧玲等（2008）用索氏法提取的河南栾川产香蓼全草挥发油的主要成分为：γ-谷甾醇（7.22%）、棕榈酸甲酯（7.06%）、亚油酸甲酯（5.01%）、正二十七烷（4.67%）、11-二十三烯（4.21%）、植醇（3.96%）、油酸甲酯（3.66%）、花生酸甲酯（3.57%）、正二十五烷（3.49%）、正二十九烷（3.26%）、正二十烷（2.88%）、山嵛酸甲酯（2.82%）、正十九烷（2.70%）、硬脂酸甲酯（2.64%）、木蜡酸甲酯（2.55%）、正二十六烷（2.38%）、正二十八烷（2.25%）、正三十烷（2.14%）、正十八烷（1.87%）、6,10,14-三甲基-2-十五烯酮（1.80%）、9-甲基十九烷（1.61%）、正二十一烷（1.49%）、正二十二烷（1.41%）、2,6,10,14-四甲基十六烯（1.38%）、3-甲基庚烷（1.32%）、正十七烷（1.13%）等。

【性味与功效】味辛，性平。理气除湿，健胃消食。治胃气痛，消化不良，小儿疳积，风湿疼痛。

荞麦

【基源】蓼科荞麦属植物荞麦 *Fagopyrum esculentum* Moench 的种子。

【形态特征】一年生草本。茎直立，高 30~90cm，上部分枝，绿色或红色，具纵棱。叶三角形或卵状三角形，长 2.5~7cm，宽 2~5cm，两面沿叶脉具乳头状突起；托叶鞘膜质，短筒状。花序总状或伞房状，顶生或腋生；苞片卵形，绿色，每苞内具 3~5 花；花被 5 深裂，白色或淡红色，花被片椭圆形。瘦果卵形，暗褐色，比宿存花被长。花期 5~9 月，果期 6~10 月。

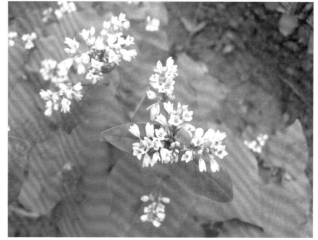

【习性与分布】生于荒地、路边。短日性作物，喜凉爽湿润，不耐高温旱风，畏霜冻。全国各地均有分布。

【挥发油含量】石油醚回流萃取的荞麦果实的得油率为2.15%。

【芳香成分】范铮等（2003）用石油醚回流萃取法提取的内蒙古巴彦淖尔盟产荞麦果实挥发油的主要成分为：10,13-十八碳二烯酸（32.91%）、十六酸甲酯（20.04%）、8-十八碳烯酸（16.42%）、9-十八碳烯酸（8.04%）、11-二十碳烯酸（4.15%）、5-烯-3B-豆甾醇（3.38%）、二十二烷酸（2.44%）、二十烷酸（2.22%）、十八烷酸（2.19%）、二十四烷酸（1.44%）等。

【性味与功效】味甘、微酸，性寒。健脾消积，下气宽肠，解毒敛疮。治肠胃积滞，泄泻，痢疾，结肠癌，带下，自汗，盗汗，疱疹，丹毒，痈疽，发背，瘰疬，烫火伤。

草苁蓉 ▼

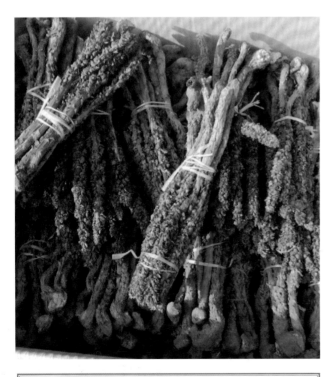

【基源】列当科草苁蓉属植物草苁蓉 *Boschniakia rossica* (Cham. et Schltdl.) Fedtsch. et Flerov. 的全草。

【形态特征】植株高15~35cm，全体近无毛。叶密集生于茎近基部，三角形或宽卵状三角形，长、宽为6~10mm。花序穗状，圆柱形，长7~22cm，直径1.5~2.5cm；苞片1枚，宽卵形或近圆形。花萼杯状。花冠宽钟状，暗紫色或暗紫红色，筒膨大成囊状。蒴果近球形，斜喙状。种子椭圆球形，小，种皮具网状纹饰。花期5~7月，果期7~9月。

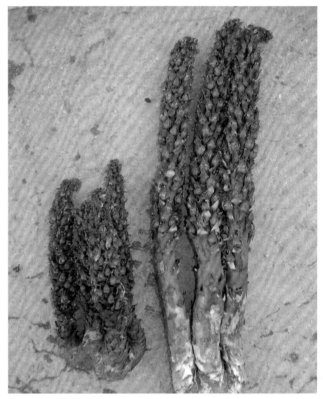

【习性与分布】生于山坡、林下低湿处及河边，海拔1500~1800m，常寄生于恺木属植物的根上。分布于黑龙江、吉林、内蒙古。

【挥发油含量】水蒸气蒸馏的全草的得油率为0.22%。

【芳香成分】李向高等（1985）用水蒸气蒸馏法提取的吉林长白山产草苁蓉全草挥发油的主要成分为：4-甲基-二环[2.2.2]-辛烷酸（44.90%）、1-苯基壬烷（8.06%）、薰衣草花醇（4.96%）、正十七烷（3.83%）、牻牛儿醇（2.36%）、顺式-8-蒈烯（2.03%）、正己烷基乙烯醇（2.02%）、顺-石竹烯（1.99%）、蒲勒酮（1.69%）、正十四烷（1.63%）、正十八烷（1.15%）、二氢香芹酮（1.12%）等。

【性味与功效】味甘、咸，性温。补肾壮阳，润肠通便，止血。治肾虚阳痿，遗精，腰膝冷痛，小梗遗沥，尿血，宫冷不孕，带下，崩漏，肠燥便秘。

盐生肉苁蓉 ▼

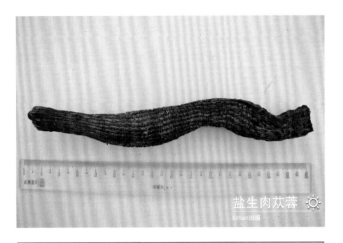

盐生肉苁蓉
lizhan拍摄

【基源】列当科肉苁蓉属植物盐生肉苁蓉 *Cistanche salsa* (C. A. Mey.) G. Beck 的肉质茎。

【形态特征】植株高10~45cm。叶卵状长圆形，长3~6mm，宽4~5mm，茎上部的渐狭，卵形或卵状披针形，长1.4~1.6cm，宽6~8mm。穗状花序长8~20cm，直径5~7cm；苞片卵形或长圆状披针形；小苞片2枚长圆状披针形。花萼钟状，淡黄色或白色；花冠筒状钟形，筒近白色或淡黄白色，裂片淡紫色或紫色。蒴果卵形。种子近球形。花期5~6月，果期7~8月。

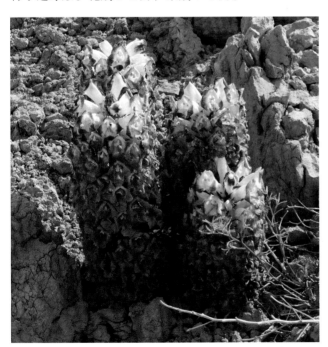

【习性与分布】生于荒漠草原带，荒漠区的湖盆低地及盐碱较重的地方，海拔700~2650m。分布于内蒙古、甘肃、新疆。

【挥发油含量】水蒸气蒸馏的新鲜肉质茎的得油率为0.01%。

【芳香成分】堵年生等（1988）用水蒸气蒸馏法提取的新疆乌鲁木齐产盐生肉苁蓉新鲜肉质茎挥发油的主要成分为：邻苯二甲酸二丁酯（10.53%）、4-甲基-2,6-二叔丁基苯酚（7.79%）、邻苯二甲酸二异辛酯（6.29%）、二十三烷（6.28%）、二十七烷（5.81%）、2,4-二苯基吡咯（5.14%）、苯乙醛（4.14%）、二十五烷（4.00%）、苯乙醇（2.90%）、二十一烷（2.09%）、苯并噻唑（1.38%）、十九烷（1.25%）、二十四烷（1.23%）、二十九烷（1.14%）、二十二烷（1.09%）等。

【性味与功效】味甘、酸、咸，性温。补肾，益精，润燥，滑肠。治男子阳痿，女子不孕，带下，血崩，腰膝冷痛，便秘。

三叉耳蕨 ▼

【基源】鳞毛蕨科耳蕨属植物三叉耳蕨（戟叶耳蕨）*Polystichum tripteron* (Kunze) Presl 的根状茎。

【形态特征】高30~65cm。根状茎先端连同叶柄基部密被披针形鳞片。叶簇生；叶柄连同叶轴和羽轴疏生披针形小鳞片；叶片戟状披针形，长30~45cm，基部宽10~16cm，具三枚椭圆披针形的羽片，边缘有粗锯齿或浅羽裂，顶端有小刺尖。叶草质，沿叶脉疏生披针形的浅棕色小鳞片。孢子囊群圆形，生于小脉顶端；囊群盖圆盾形，边缘略呈啮蚀状。孢子椭圆形。

【习性与分布】生于林下石隙或石上，海拔400~2300m。分布于黑龙江、吉林、辽宁、河北、北京、陕西、甘肃、山东、江苏、安徽、浙江、江西、福建、河南、湖北、湖南、广东、广西、四川、贵州。

【芳香成分】姬志强等（2008）用顶空固相微萃取法提取的河南栾川产戟叶耳蕨根挥发油的主要成分为：十六醛（11.24%）、正十六酸（9.07%）、十六烷（6.31%）、2,6,10,14-四甲基-十五烷（6.05%）、十七烷（4.93%）、环十五烷（4.46%）、2-溴-十二烷（4.39%）、十五烷（3.93%）、[4R-(4α,4aα,6β)]-4,4a,5,6,7,8-六氢-4,4a-二甲基-6-(1-甲基乙烯基)-2(3H)-萘酮（3.72%）、6,10,14-三甲基-2-十五烷酮（3.58%）、邻苯二甲酸二异丁酯（3.49%）、2,6,10,14-四甲基-十六烷（3.38%）、(E)-4-(2,6,6-三甲基-1-环己-1-烯基)-3-丁烯-2-酮（2.88%）、二氢-5-戊基-2(3H)-呋喃酮（2.52%）、十四醛（2.42%）、丁羟基甲苯（2.37%）、十八烷（2.16%）、2H-1-苯并呋喃-2-酮（2.10%）、十六酸甲酯（2.08%）、环十四烷（1.98%）、5-戊基-1,3-苯二醇（1.64%）、4,8-二甲基-十一烷（1.62%）、邻苯二甲酸二正丁酯（1.58%）、5,6,7,7a-四氢-4,4,7a-三甲基-2(4H)-苯并呋喃酮（1.49%）、顺-9-十六烯醛（1.36%）、雪松醇（1.23%）、2-甲基-十五烷（1.16%）、2-甲基-十六烷（1.15%）、(E)-2-壬醛（1.12%）、(E)-6,10-二甲基-5,9-十一碳二烯-2-酮（1.09%）、十三烷（1.08%）等。

【性味与功效】味苦，性凉。清热解毒。治内热腹痛。

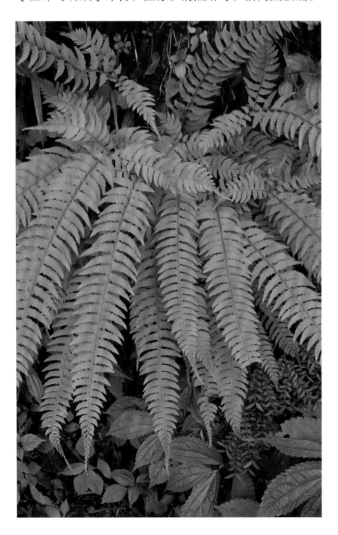

大平鳞毛蕨

【基源】鳞毛蕨科鳞毛蕨属植物大平鳞毛蕨 *Dryopteris bodinieri* (Christ) C. Chr. 的根状茎。

【形态特征】高1m或更高。根状茎密被宽披针形、棕色或褐棕色全缘鳞片。叶簇生；叶柄基部密被棕色或褐棕色披针形全缘鳞片；叶片长圆披针形，长55~60cm，宽36~40cm，奇数一回羽状；羽片6~10对，长圆披针形。叶干后黄绿色。孢子囊群不整齐散布羽轴两侧，靠近羽轴，背生于侧脉中部，无囊群盖。

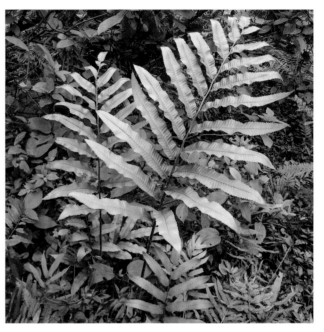

【习性与分布】生于常绿阔叶林下，海拔1000~1800m。分布于湖南、四川、贵州、云南。

【芳香成分】姬志强等（2012）用固相微萃取法提取的云南西双版纳产大平鳞毛蕨根挥发油的主要成分为：壬醛（11.12%）、2,6-二叔丁基对甲苯酚（9.77%）、十六烷（8.48%）、十五烷（8.34%）、十四烷（7.68%）、2,6-二甲基-十七烷（7.23%）、十七烷（6.21%）、2-溴-十二烷（4.18%）、2,3,7-三甲基-癸烷（3.98%）、癸醛（3.89%）、十三烷（3.31%）、2,6,10,14-四甲基-十六烷（3.19%）、环十五烷（2.19%）、1,2-苯二甲酸二(2-甲基丙基)酯（2.17%）、十二烷（1.84%）、十八烷（1.83%）、雪松醇（1.64%）、2,6,10-三甲基-

十二烷（1.63%）、丁酸丁酯（1.55%）、正十六酸（1.55%）、2-甲基-十五烷（1.49%）、6,10,14-三甲基-2-十五烷酮（1.38%）、3-甲基-十四烷（1.37%）、[1S-(1α,3aβ,4α,8β)]-十氢-4,8,8-三甲基-9-亚甲基-1,4-亚甲基薁（1.04%）等。

【性味与功效】味苦，性凉。清热解毒，祛风除湿、杀虫。治流行性感冒，流行性乙型脑炎，疮痛肿痛，烧烫伤，风湿性关节炎，蛔虫、蛲虫等肠道寄生虫病。

毛贯众 ▼

> 【基源】鳞毛蕨科鳞毛蕨属植物阔鳞鳞毛蕨 *Dryopteris championii* (Benth.) C. Chr. 的根茎。

【形态特征】高 50~80cm。根状茎顶端及叶柄基部密被鳞片。叶簇生；鳞片阔披针形；叶片卵状披针形，长 40~60cm，宽 20~30cm，二回羽状；羽片 10~15 对。叶轴密被基部阔披针形，顶端毛状渐尖，边缘有细齿的棕色鳞片，羽轴具有较密的泡状鳞片。叶草质，干后褐绿色，孢子囊群大，在小羽片中脉两侧或裂片两侧各一行；囊群盖圆肾形，全缘。

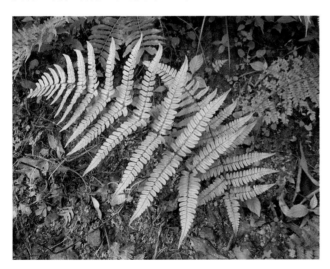

【习性与分布】生于海拔 500~2000 m 之间的山地。分布于山东、江苏、浙江、江西、福建、河南、湖南、湖北、广东、香港、广西、四川、贵州、云南、西藏。

【芳香成分】姬志强等（2012）用固相微萃取法提取的河南栾川产阔鳞鳞毛蕨阴干根挥发油的主要成分为：

十六烷（10.32%）、十五烷（9.36%）、十七烷（6.56%）、邻苯二甲酸二异丁酯（5.34%）、2,6,10,14-四甲基-十五烷（4.75%）、2-甲基-十六烷（4.51%）、-紫罗兰酮（3.93%）、6,10,14-三甲基-2-十五烷酮（3.46%）、(R)-1-甲基-4-(1,2,2-三甲基环戊烷基)-苯（3.08%）、十四烷（2.76%）、6S-2,3,8,8-四甲基三环 [5.2.2.0^{1,6}] 十一碳-2-烯（2.73%）、十八烷（2.61%）、1,2,4a,5,6,8a-六氢-4,7-二甲基-1-(1-甲基乙基)-萘（2.55%）、邻苯二甲酸二正丁酯（2.46%）、2-甲基-萘（2.45%）、2,6,10,14-四甲基-十六烷（2.08%）、2-甲基-十五烷（2.05%）、2-戊基-呋喃（1.86%）、邻苯二甲酸二乙酯（1.84%）、(E)-6,10-二甲基-5,9-十一碳二烯-2-酮（1.72%）、1-甲基-环十二碳烯（1.65%）、十六烷酸（1.61%）、环十二烷（1.46%）、1-环己基-2,2-双甲基-1-丙醇乙酸酯（1.44%）、环十四烷（1.44%）、柏木脑（1.24%）、2-甲氧基-4-甲基-1-(甲基乙基)-苯（1.23%）、(E)-2-壬醛（1.08%）等。

【性味与功效】味苦，性寒。清热解毒，平喘，止血敛疮，驱虫。治感冒，目赤肿痛，气喘，便血，疮毒溃烂，烫伤，钩虫病。

金花草 ▼

> 【基源】鳞始蕨科乌蕨属植物乌蕨 *Stenoloma chusanum* Ching 的全草。

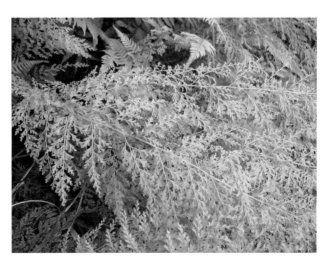

【形态特征】植株高达 65cm。根状茎横走，密被赤褐色的钻状鳞片。叶近生，叶柄长达 25cm，禾杆色至褐

禾杆色；叶片披针形，长 20~40cm，宽 5~12cm，四回羽状；羽片 15~20 对，互生，卵状披针形，下部三回羽状；一回小羽片在一回羽状的顶部下有 10~15 对，近菱形。叶坚草质，干后棕褐色。孢子囊群边缘着生，每裂片上 1~2 枚；囊群盖灰棕色，革质，半杯形。

【习性与分布】生于林下或灌丛中阴湿地，海拔 200~1900m。分布于长江以南和陕西、四川等省区。

【挥发油含量】水蒸气蒸馏的新鲜全草的得油率为 0.01%。

【芳香成分】陶晨等（2006）用水蒸气蒸馏法提取的贵州都匀产乌蕨新鲜全草挥发油的主要成分为：芳樟醇（24.76%）、松油醇（7.24%）、香叶醇（6.06%）、己酸（5.13%）、肉桂冠醚（3.86%）、苯乙醛（3.75%）、d-橙花叔醇（3.70%）、十六烷酸（3.06%）、植醇（1.79%）、反式香叶醇（1.74%）、(E)-3-己烯酸（1.62%）、苯乙醇（1.14%）、顺式-氧化芳樟醇（1.02%）、十六烷酸甲酯（1.01%）等。罗娅君等（2007）用水蒸气蒸馏法提取的乌蕨带根茎全草挥发油的主要成分为：n-十六酸（29.03%）、乙酸乙酯（22.57%）、十八酸（14.32%）、9,12-十八碳二烯酸（11.52%）、2-甲基二十烷（8.62%）、2,6,10-三甲基十五烷（4.91%）、新植二烯（3.23%）。

【性味与功效】味苦，性寒。清热解毒，利湿。治感冒发热，咳嗽，扁桃体炎，腮腺炎，肠炎，痢疾，肝炎，食物中毒，农药中毒；外用治烧烫伤，皮肤湿疹。

菱 ▼

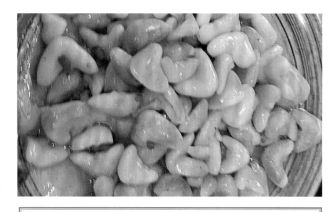

【基源】菱科菱属植物菱 *Trapa natans*（*Trapa bicornis* Osbeck；*Trapa bispinosa* Roxb.；*Trapa manshurica* Flerow）的果肉。

【形态特征】一年生浮水水生草本。根二型。叶二型：浮水叶互生，聚生于茎的顶端，呈旋叠状镶嵌排列在水面成莲座状的菱盘，叶片菱圆形或三角状菱圆形，长 3.5~4cm，宽 4.2~5cm，边缘具圆凹齿或锯齿；沉水叶小。花小，单生于叶腋两性；萼筒 4 深裂；花瓣 4，白色。果三角状菱形，高 2cm，宽 2.5cm，内具 1 白种子。花期 5~10 月，果期 7~11 月。

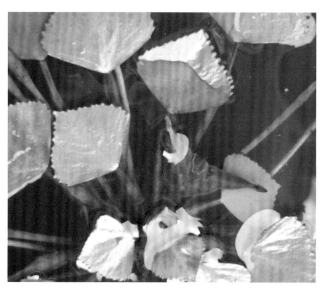

【习性与分布】生于湖湾、池塘、河湾。喜温暖湿润、阳光充足、不耐霜冻。分布于全国各地。

【挥发油含量】超临界萃取的果实的得油率为 0.95%~5.96%，种子的得油率为 0.23%。

【芳香成分】牛凤兰等（2009，2010）用水蒸气蒸馏法提取的吉林大安产菱果实挥发油的主要成分为：邻苯二甲酸二异丁酯（41.58%）、邻苯二甲酸二丁酯（13.47%）、环状八元硫（3.81%）、十甲基十九烷（3.48%）、4,7,7-三甲基-2-羟基-三环[4,1,0]庚烷（3.26%）、2-甲氧基-5-乙酰氧基-二环[4,4]-3,8-癸二烯（2.93%）、十二酸-1-甲基乙基酯/棕榈酸异丙酯（2.51%）、4-十二烷基-4-丁内酯（2.50%）、1-环己烯-1-羧酸 3,4,5-三[(三甲基-甲硅烷基)氧基]-三甲基甲硅烷酯（2.43%）、十四轮烯（2.28%）、1,5,5,8a-四甲基-2-亚甲基-丙醇-α-乙烯基十氢-α-萘（2.20%）、芘（1.95%）、甲烯基-2,2-二丙基-环丙烷（1.86%）、乙炔基-3-叔丁基-1-羟基-4-甲氧基环己烷（1.84%）、6-甲氧基吡啶（1.82%）、4,8-二甲基-二壬酸二酯（1.77%）、己二酸（1.59%）、2,6,6-三甲基-4-丙氧基-三环-[3,1,1]-2-庚烯（1.59%）、甲基-8,8-

二氯-三环[4,2,0]辛烷-7-酮(1.55%)、丁二酸(1.43%)、8-烷基-8-辛烯醛(1.39%)、2-溴-二甲基丙二酸二乙酰(1.38%)、蒽(并三苯)(1.37%)等；用超临界CO_2萃取法提取的菱果实挥发油的主要成分为：亚油酸甲酯(49.10%)、棕榈酸甲酯(18.37%)、油酸甲酯(18.03%)、硬脂酸甲酯(3.52%)、亚麻酸甲酯(2.78%)、硫酸二乙酯(1.51%)、花生酸甲酯(1.51%)等；用微波辅助萃取法提取的菱果实挥发油的主要成分为：邻苯二甲酸二丁酯(57.98%)、苯酚(20.53%)、5-氨基四氮唑(5.72%)、邻苯二甲醇二庚酯(3.97%)、2-乙基庚酸(2.76%)、2-甲酰基-2-N,N-二甲基乙烯胺(2.58%)、2-甲基-1-硝基丙烷(1.98%)、6-甲基-6-氰基-1,7-辛二烯-4-酮(1.88%)、N,N-二乙基甲酰胺(1.59%)、2-甲基-2-丁醇(1.01%)等。李静等(2011)用超临界CO_2萃取法提取的吉林大安产菱果实挥发油的主要成分为：(Z,Z)-9,12-十八碳二烯酸(67.38%)、棕榈酸(11.91%)、(Z,Z)-9,12-十八碳二烯酸甲酯(4.06%)、1,1,-二乙氧基-乙烷(3.90%)、(全E)-2,6,10,14,18,22-六甲基-2,6,10,15,19,23-二十四碳六烯(2.97%)、2-[(三甲基硅烷)氧基]-1-[[(三甲基硅烷)氧基]甲基]-9-十八碳烯酸乙酯(2.68%)、3-[(三甲基硅烷)氧基]丙基-十六烷酸(1.75%)、(Z)-9-十八碳烯酸甲酯(1.61%)、棕榈酸甲酯(1.20%)等；种仁挥发油的主要成分为：(Z,Z)-9,12-十八碳二烯酸(47.17%)、棕榈酸(19.23%)、三甲基硅基甲醇(15.26%)、反式-5-甲基-2-(1-甲基乙基)-环己酮(1.58%)、(Z,Z)-9,12-十八碳二烯酸甲酯(1.38%)等。

【性味与功效】味甘，性凉。健脾益胃，除烦目渴，解毒。治脾虚泄泻，暑热烦渴，饮酒过度，痢疾。

菱壳 ▼

【基源】菱科菱属植物菱 *Trapa natans*（*Trapa bicornis* Osbeck；*Trapa bispinosa* Roxb.；*Trapa manshurica* Flerow）或其同属植物的果皮。

【形态特征】同菱。

【习性与分布】同菱。

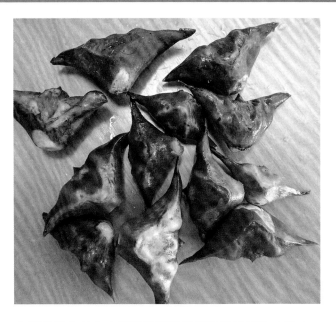

【挥发油含量】水蒸气蒸馏的果壳的得油率为0.07%。

【芳香成分】梁睿等(2006)用水蒸气蒸馏法提取的吉林大安产菱果皮挥发油的主要成分为：十六酸(15.56%)、莳萝脑(9.73%)、邻苯二甲酸二异丁酯(9.22%)、N-乙酰基-N,N'-1,2-二乙基乙酰胺(6.63%)、胆固醇(4.79%)、油酸(4.02%)、二十一烷(2.63%)、二十五烷(2.38%)、邻苯二甲酸二丁酯(2.33%)、壬酸(2.26%)、癸酮(2.10%)、11-烯十六酸(1.92%)、二十六烷(1.90%)、9-烯十八酸(1.79%)、邻苯二甲酸二(5-乙基)己酯(1.54%)、己酸(1.53%)、十六烷(1.43%)、十三烷(1.35%)、十七烷(1.29%)、十六酸乙酯(1.17%)、甲基萘(1.11%)、四十四烷(1.11%)、辛酸(1.02%)等。朱才会等(2015)用水蒸气蒸馏法提取的菱干燥果皮挥发油的主要成分为：1-甲基-2-吡咯烷酮(63.99%)、正二十烷(6.08%)、正三十烷(5.91%)、邻苯二甲酸二丁酯(3.60%)、十六烷(3.01%)、2,6,10-三甲基-十五烷(2.35%)、5-对硝基苯基糠醛(1.97%)、4-甲基-十四烷(1.79%)、邻苯二甲酸二(2-乙基己)酯(1.55%)、1-碘代十八烷(1.39%)、二十二烷酸甲酯(1.39%)、正二十一烷(1.13%)等；石油醚萃取法提取的干燥果皮挥发油的主要成分为：正二十四烷(36.10%)、棕榈酸(17.53%)、(Z,Z)-亚油酸(15.69%)、(Z,Z,Z)-亚麻酸乙酯(14.71%)、邻苯二甲酸二丁酯(9.61%)、1-甲基-2-吡咯烷酮(1.99%)、(+/-)-茉莉酸甲酯(1.68%)等。

【性味与功效】味涩，性平。涩肠止泻，止血，敛疮，解毒。治泄泻，痢疾，胃溃疡，便血，脱肛，痔疮，疔疮。

花锚 ▼

【基源】龙胆科花锚属植物花锚 *Halenia corniculata* (Linn.) Cornaz 的全草。

【形态特征】一年生草本，高 20~70cm。茎近四棱形。基生叶倒卵形或椭圆形，长 1~3cm，宽 0.5~0.8cm；茎生叶椭圆状披针形，长 3~8cm，宽 1~1.5cm，全缘。聚伞花序顶生和腋生；花 4 数，直径 1.1~1.4cm；花萼裂片狭三角状披针形；花冠黄色、钟形。蒴果卵圆形、淡褐色，长 11~13mm；种子褐色，椭圆形或近圆形。花果期 7~9 月。

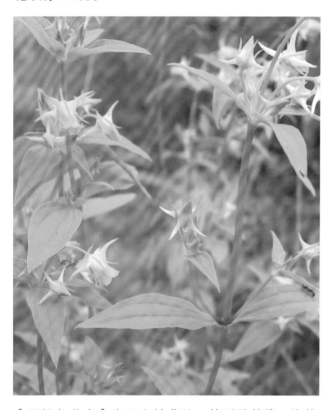

【习性与分布】生于山坡草地、林下及林缘，海拔 200~1750m。喜温暖湿润环境。分布于陕西、山西、河北、内蒙古、辽宁、吉林、黑龙江。

【芳香成分】王梦等（2015）用同时蒸馏萃取法提取的云南新平产花锚阴干叶挥发油的主要成分为：对二甲苯（41.25 %）、邻二甲苯（16.49%）、乙苯（12.58%）、芥酸酰胺（11.34%）、苯（3.48%）、植酮（2.37%）、正二十烷（2.01%）、正三十一烷（1.15%）等；用索氏法提取的阴干叶挥发油的主要成分为：1-甲基 -3,7,8- 三甲基氧杂蒽酮（39.86%）、亚油酸异丙

酯（16.94%）、对二甲苯（10.60 %）、邻二甲苯（4.49%）、乙苯（3.33%）、芥酸酰胺（1.78%）、红白金花内酯（1.22%）等；用顶空固相微萃取法提取的阴干叶挥发油的主要成分为：顺式松莰酮（51.71%）、反式松莰酮（17.55%）、松香芹酮（7.60%）、己醛（4.45%）、桃金娘烯醛（3.44%）、(-)- 反式松香芹醇（3.14%）、(1R,2R,3S,5R)-(-)-2,3- 蒎烷二醇（2.36%）、左旋香芹酮（1.97%）、(-)- 反 - 乙酸松香芹酯（1.78%）、(1R)-(+)- 诺蒎酮（1.39%）、壬醛（1.19%）等。

【性味与功效】味苦，性寒。清热解毒，凉血止血。治肝炎，脉管炎，胃肠炎，外伤感染发热，外伤出血。

黑及草 ▼

【基源】龙胆科花锚属植物椭圆叶花锚 *Halenia elliptica* D. Don 的全草。

【形态特征】一年生草本，高 15~60cm。茎四棱形。基生叶椭圆形，长 2~3cm，宽 5~15mm，全缘；茎生叶卵形，长 1.5~7cm，宽 0.5~3.5cm，全缘。聚伞花序腋生和顶生；花 4 数，直径 1~1.5cm；花萼裂片椭圆形；花冠蓝色或紫色。蒴果宽卵形，长约 10mm，直径 3~4mm，淡褐色；种子褐色，椭圆形或近圆形，长约 2mm，宽约 1mm。花果期 7~9 月。

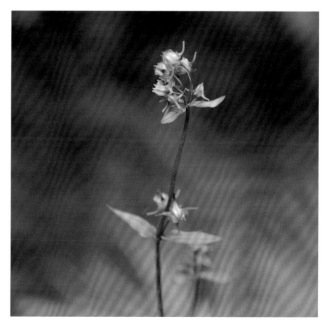

【习性与分布】生于高山林下及林缘、山坡草地、灌丛中、山谷水沟边，海拔700~4100m。分布于西藏、云南、四川、贵州、青海、新疆、陕西、甘肃、山西、内蒙古、辽宁、湖南、湖北。

【挥发油含量】水蒸气蒸馏的干燥全草的得油率为0.56%。

【芳香成分】杨红澎等（2008）用水蒸气蒸馏法提取的青海西宁产椭圆叶花锚干燥全草挥发油的主要成分为：(全反)-2,6,10,15,19,23-六甲基-2,6,10,14,18,22-二十四六烯（13.01%）、亚麻酸乙酯（8.20%）、(顺,顺,顺)-9,12,15-十八碳三烯酸乙酯（6.02%）、十六烷酸（4.22%）、1,3,5-环庚三烯（3.49%）、(顺,顺)-9,12-十八碳二烯酸（2.11%）、豆甾-3,5-二烯（1.76%）、十九烷酸乙酯（1.60%）、2,4-二甲基己烷（1.42%）、十八烷酸乙酯（1.38%）、(反,反)-9,12-十八碳二烯酸（1.35%）、1,21-二十二碳二烯（1.28%）、二十四烷酸乙酯（1.25%）、十七烷酸乙酯（1.22%）、2-甲基庚烷（1.12%）、6,10,14-三甲基-2-十五烷酮（1.11%）、1,21-二十二碳二烯（1.02%）等。

【性味与功效】味苦，性寒。清热解毒，疏肝利胆，疏风止痛。治急、慢性肝炎，胆囊炎，肠胃炎，流感，咽喉痛，牙痛，脉管炎，外伤感染发热，中暑腹痛，外伤出血。

蓝玉簪龙胆（双色龙胆）▼

【基源】龙胆科龙胆属植物蓝玉簪龙胆 *Gentiana veitchiorum* Hemsl. 的全草。

【形态特征】多年生草本，高5~10cm。莲座丛叶线状披针形，长30~55mm，宽2~5mm；茎下部叶卵形，长2.5~7mm，宽2~4mm，中部叶狭椭圆形，上部叶宽线形。花单生枝顶；萼筒常带紫红色；花冠上部深蓝色，下部黄绿色，具深蓝色条纹和斑点，狭漏斗形或漏斗形。蒴果内藏，椭圆形或卵状椭圆形；种子黄褐色，矩圆形。花果期6~10月。

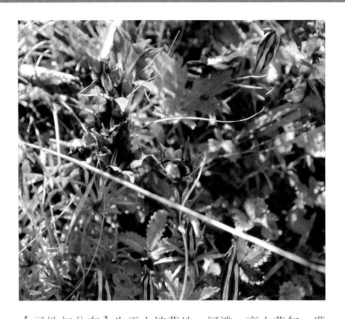

【习性与分布】生于山坡草地、河滩、高山草甸、灌丛及林下，海拔2500~4800m。喜冷凉气候，有较强的耐寒性，忌干旱。分布于西藏、云南、四川、青海、甘肃。

【挥发油含量】水蒸气蒸馏的干燥全草的得油率为0.60%。

【芳香成分】杨红澎等（2009）用水蒸气蒸馏法提取的青海产蓝玉簪龙胆干燥全草挥发油的主要成分为：正二十三烷（26.63%）、十六烷酸（6.55%）、2-甲基-二十二烷（5.81%）、正二十五烷（5.28%）、正十九烷（5.07%）、2-胺基-3-甲基-N氧化吡啶（3.26%）、5-甲基-2-呋喃-甲醛（2.91%）、2-甲氧基-4-乙烯基-苯酚（2.79%）、降姥鲛-2-酮（2.48%）、2-甲基-二十四烷（2.26%）、正二十七烷（1.83%）、2-植烯（1.79%）、正二十一烷（1.75%）、肉豆蔻酸（1.69%）、十四醇（1.43%）、正二十四烷（1.33%）、苯乙醛（1.15%）、亚油酸（1.14%）、α-亚麻酸（1.10%）、2-戊烯基-呋喃（1.07%）等。王萍娟等（2013）用乙醇回流法提取的蓝玉簪龙胆干燥全草浸膏再用同时蒸馏萃取法提取浸膏挥发油的主要成分为：正二十八烷（31.22%）、棕榈酸（22.14%）、7-己基-二十烷（11.63%）、[R-[R*,R*-(E)]]-3,7,11,15-四甲基-2-十六烯（7.59%）、正二十九烷（4.91%）、正十九烷（3.03%）、11-丁基-二十二烷（3.03%）、正二十一烷（2.73%）、邻苯二甲酸二辛酯（1.36%）、正二十四烷（1.32%）、六氢法呢基丙酮（1.25%）、异龙脑（1.18%）、樟脑（1.16%）、棕榈酸甲酯（1.16%）等。

【性味与功效】味苦，性温。清热解毒。主治高热神昏，肝炎黄疸，咽喉肿痛，目赤淋浊。

茱苓草 ▼

【基源】龙胆科龙胆属植物太白龙胆 *Gentiana apiata* N. E. Brown 的全草。

【形态特征】多年生草本，高 10~15cm，基部被叶鞘包围。叶大部基生，线状披针形，长 1.5~8cm，宽 0.4~0.7cm；茎生叶 2~4 对，狭椭圆形或线状披针形，长 2~3.5cm，宽 0.3~0.6cm，最上部叶密集，苞叶状。花多数，顶生和腋生，聚成头状；花萼管状钟形；花冠黄色，具多数蓝色斑点，漏斗形。蒴果内藏，卵状椭圆形；种子黄褐色，矩圆形。花果期 6~8 月。

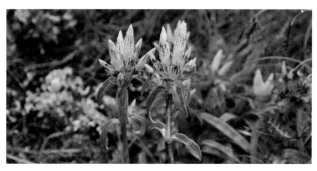

【习性与分布】生于山坡上、山顶，海拔 1900~3400m。喜冷凉气候，有较强的耐寒性。分布于陕西。

【挥发油含量】微波辅助溶剂萃取的干燥带花全草的得油率为 3.38%，微波 – 超声波辅助溶剂萃取的得油率为 7.18%。

【芳香成分】许海燕等（2015）用微波辅助溶剂萃取法提取的陕西眉县产太白龙胆干燥带花全草挥发油的主要成分为：2,2'- 亚甲基双（四 – 甲基 -6- 叔丁基)- 苯酚（14.46%）、油酸（10.29%）、十八烯酸（9.04%）、棕榈酸（6.23%）、二十二烷（4.00%）、硬脂酸（3.48%）、十七烷（2.97%）、邻苯二甲酸丁基辛基酯（2.90%）、十四烷（2.65%）、二十四烷（2.52%）、甲基 – 紫罗兰酮（2.36%）、二十烷（2.16%）、十二烷（2.06%）、十六烷（2.04%）、十六烷（1.67%）、二十一烷（1.58%）、癸烷（1.36%）、二十烷（1.35%）、棕榈酸甲酯（1.26%）、4,8,12- 三甲基 – 基甲基酮十三烷(1.22%)、十八烷(1.21%)、十九烷（1.05%）、邻苯二甲酸异辛酯（1.03%）等。

【性味与功效】味苦，性平。调经活血，清热利尿。治月经不调，痛经，崩漏，白带，痢疾腹痛，小便不利。

藏茵陈 ▼

【基源】龙胆科獐牙菜属植物川西獐牙菜 *Swertia mussotii* Franch. 的全草。

【形态特征】一年生草本，高 15~60cm。茎四棱形，棱上有窄翅。叶卵状披针形至狭披针形，长 8~35mm，宽 3~10mm，半抱茎。圆锥状复聚伞花序多花；花 4 数，直径 8~13mm；花萼绿色；花冠暗紫红色，裂片披针形，长 7~9mm。蒴果矩圆状披针形，长 8~14mm，先端尖；种子深褐色，椭圆形，长 0.8~1mm，表面具细网状突起。花果期 7~10 月。

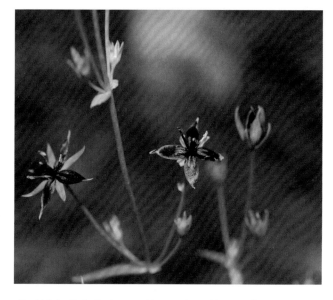

【习性与分布】生于山坡、河谷、林下、灌丛、水边，海拔 1900~3800m。分布于四川、西藏、云南、青海、甘肃。

【芳香成分】张应鹏等（2009）用水蒸气蒸馏法提取的川西獐牙菜干燥全草挥发油的主要成分为：二十八烷(17.83%)、二十六烷(12.88%)、二十七烷（7.34%）、1- 碘 – 十六烷(7.27%)、四十四烷（5.47%）、11- 十烷基 – 二十一烷(5.47%)、醋酸乙酯（4.37%）、二十九烷（4.29%）、1- 碘 – 十八烷（3.21%）、三十烷（3.17%）、2- 十二烷氧基 – 乙醇（3.04%）、二十四烷（2.32%）、2- 环己基 – 十一烷（2.19%）、Z-14- 二十九烯（1.33%）、二十三烷（1.20%）、环二十四烷（1.14%）、1- 氯十九烷（1.13%）等。

【性味与功效】味苦，性凉。清肝利胆，退黄，利水消肿。治急性黄疸型和非黄疸型肝炎，胆囊炎，水肿。

大籽獐牙菜 ▼

【基源】龙胆科獐牙菜属植物大籽獐牙菜 Swertia macrosperma (C. B. Clarke) C. B. Clarke 的全草。

【形态特征】一年生草本，高 30~100cm。茎四棱形，常带紫色。基生叶及茎下部叶匙形，连柄长 2~6.5cm，宽达 1.5cm，全缘或有小齿；茎中部叶矩圆形或披针形，长 0.4~4.5cm，宽 0.3~1.5cm，向上渐小。圆锥状复聚伞花序多花；花 5 数，小，直径 4~8mm；花萼绿色；花冠白色或淡蓝色。蒴果卵形；种子 3~4 个，较大，矩圆形，褐色。花果期 7~11 月。

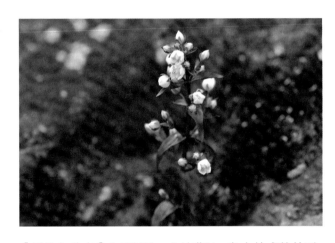

【习性与分布】生于河边、山坡草地、杂木林或竹林下、灌丛中，海拔 1400~3950m。分布于西藏、云南、四川、贵州、湖北、台湾、广西。

【芳香成分】李亮星等（2012）用顶空萃取法提取的云南新平产大籽獐牙菜阴干全草挥发油的主要成分为：糠醛（11.65%）、2-戊基呋喃（11.57%）、嘧啶（5.57%）、1,3,7-三乙基-3,7-二氢-8-甲基-1H-嘌呤-2,6-二酮（5.53%）、己醛（5.39%）、十六烷酸（4.67%）、1-甲基-4,5-二乙基-4-咪唑啉-2-酮（4.03%）、1,2,3,4-四氢-1,1,6-三甲基萘（3.39%）、2-甲基-3-戊酮（2.49%）、苯甲醛（2.17%）、2,2-二甲氧基-1,2-二苯基乙酮（2.11%）、γ-松油烯（2.02%）、壬醛（1.97%）、乙酸甲酯（1.90%）、5-甲基糠醛（1.83%）、二十一烷（1.69%）、顺-水化香桧烯（1.66%）、4,6-二甲氧基-11-羟基-7,8,9,10-四氢化-并四苯-5,9,12-三酮（1.65%）、樟脑（1.52%）、2,3-二氢 1,1,5,6-四甲基-1H-茚（1.51%）、新植二烯（1.41%）、三环辛烷苯（1.41%）、3-戊基-(2Z)-2,4-戊二烯-1-酮（1.29%）、棕榈酸甲酯（1.27%）、2,3-二氢-1,1,4,5-四甲基-1H-茚（1.12%）等。

【性味与功效】味苦，性凉。清肝，泻热。治小儿高烧，口苦潮热，湿热黄疸，咽喉肿痛，毒蛇咬伤。

西南獐牙菜 ▼

【基源】龙胆科獐牙菜属植物西南獐牙菜 Swertia cincta Burk. 的全草。

【形态特征】一年生草本，高 30~150cm。基生叶花期凋谢；茎生叶披针形或椭圆状披针形，长 2.5~7.5cm，宽 0.5~2cm。圆锥状复聚伞花序长达 57cm，多花；花 5 数，下垂；花萼稍长于花冠；花冠黄绿色，基部环绕着一圈紫晕，先端渐尖呈尾状。蒴果卵状披针形，长 1.2~2.3cm；种子矩圆形，黄色，长 0.9~1.1mm，表面具细网状突起。花果期 8~11 月。

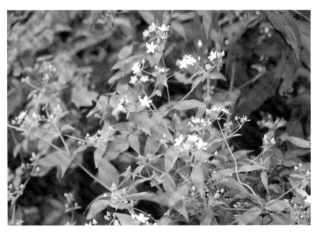

【习性与分布】生于潮湿山坡、灌丛中、林下，海拔 1400~3750m。分布于云南、四川、贵州。

【芳香成分】李亮星等（2012）用同时蒸馏萃取法提取的云南玉溪产西南獐牙菜阴干茎挥发油的主要成分为：2-(乙酰氧基)-1,4-苯二羧酸二甲基酯（9.21%）、四(1-甲基亚乙基)-环丁烷（5.85%）、L-芳樟醇（4.69%）、橙花酸（3.86%）、邻苯二甲酸二异辛酯（3.81%）、三十五烷（3.80%）、二十三烷（3.36%）、邻苯二甲酸二丁酯（3.33%）、獐牙菜醇（3.12%）、双环 [3.2.1] 辛 -3- 酮（2.62%）、丁基乙二醇酸丁酯

（2.52%）、4- 乙烯基 -2- 甲氧基 - 苯酚（2.39%）、1-三十二烷醇（2.11%）、1- 甲基乙基偏 - 环己烷（1.89%）、2,4- 己二烯醛（1.65%）、戊酸（1.53%）、L-α- 松油醇（1.46%）、(Z)-9- 羟基 -4- 甲基 -7- 壬烯酸内酯（1.43%）、香叶醇（1.36%）、2,4- 二甲基苯氰酸酯（1.28%）、苯乙醛（1.22%）、2- 甲氧基 -4-(2- 丙烯基) 苯酚（1.20%）、植醇异构体（1.20%）、3- 甲基 - 环戊醇（1.15%）、6,10,14- 三甲基 - 十五烷酮（1.15%）、5,6,7,7a- 四氢 -4,4,7a- 三甲基 -2(4H) 苯并呋喃酮（1.10%）、4- 羟基 -4- 甲基 -2- 戊酮（1.05%）、(Z)-2- 十五碳烯 -4- 炔（1.05%）等。

【性味与功效】味苦，性寒。清热解毒，利湿。治小儿发热，口苦潮热，湿热黄疸，咽喉肿痛，消化不良，胃炎，口疮，牙痛，火眼，毒蛇咬伤。

獐牙菜 ▼

【基源】龙胆科獐牙菜属植物獐牙菜 *Swertia bimaculata* (Sieb. et Zucc.) Hook. f. et Thoms. ex C. B. Clarke 的全草。

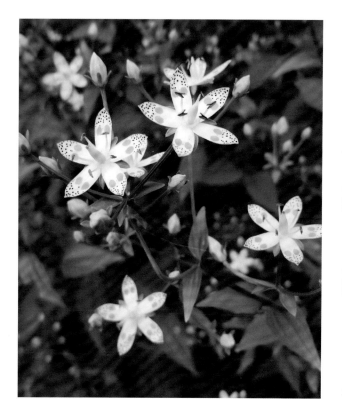

【形态特征】一年生草本，高 0.3~2m。基生叶枯萎；茎生叶椭圆形，长 3.5~9cm，宽 1~4cm，最上部叶苞叶状。大型圆锥状复聚伞花序疏松，长达 50cm，多花；花 5 数，直径达 2.5cm；花萼绿色，裂片狭倒披针形；花冠黄色，上部具多数紫色小斑点。蒴果狭卵形，长至 2.3cm；种子褐色，圆形，表面具瘤状突起。花果期 6~11 月。

【习性与分布】生于河滩、山坡草地、林下、灌丛中、沼泽地，海拔 250~3000m。分布于西藏、云南、贵州、四川、甘肃、陕西、山西、河北、河南、湖北、湖南、江西、安徽、江苏、浙江、福建、广东、广西。

【芳香成分】李亮星等（2012）用顶空法提取的云南新平产獐牙菜阴干全草挥发油的主要成分依次为：糠醛（14.93%）、2- 戊基呋喃（11.83%）、1,3,7- 三乙基 -3,7- 二氢 -8- 甲基 -1H- 嘌呤 -2,6- 二酮（8.25%）、己醛（6.28%）、4,6- 二甲氧基 -11- 羟基 -7,8,9,10- 四氢化 - 并四苯 -5,9,12- 三酮（5.74%）、壬醛（5.67%）、十六烷酸（4.51%）、二十一烷（4.03%）、棕榈酸甲酯（2.85%）、三环辛烷苯（2.65%）、1,2,3,4- 四氢 -1,1,6- 三甲基萘（2.28%）、辛醛（2.06%）、二十二烷（2.02%）、3- 二十炔（1.94%）、5- 甲基糠醛（1.92%）、表圆线藻烯（1.90%）、壬醇（1.89%）、苯甲醛（1.87%）、顺 - 水化香桧烯（1.82%）、2- 二十四醇乙酸酯（1.64%）、亚丁基苯酞（1.59%）、2,4,5- 三异丙基苯乙烯（1.52%）、芳姜黄酮（1.23%）、2,2- 二甲氧基 -1,2- 二苯基乙酮（1.19%）、莰烯（1.18%）、酞酸二丁酯（1.11%）等。

【性味与功效】味苦、辛，性寒。清热解毒，利湿，疏肝利胆。治急、慢性肝炎，胆囊炎，感冒发热，咽喉肿痛，牙龈肿痛，尿路感染，肠胃炎，痢疾，火眼，小儿口疮。

羯布罗香 ▼

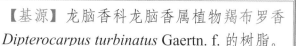

【基源】龙脑香科龙脑香属植物羯布罗香 *Dipterocarpus turbinatus* Gaertn. f. 的树脂。

【形态特征】大乔木，高约 35m，含芳香树脂。叶革质，全缘，有时为波状，卵状长圆形，长 20~30cm，宽 8~13cm；托叶长 2~6cm。总状花序腋生，有花 3~6 朵。花萼裂片 2 枚为线形，另 3 枚较短；花瓣粉红色，线状长圆形。坚果卵形或长卵形。花期 3-4 月，果期 6-7 月。

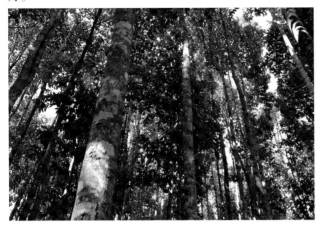

【习性与分布】生长于海拔 600m。喜温暖湿润气候，怕严寒。分布于云南、西藏。

【芳香成分】王锦亮等（1992）用水蒸气蒸馏法提取的云南景洪产羯布罗香树脂挥发油的主要成分为：α - 古芸烯（61.54%）、δ - 榄香烯（6.98%）、α - 杜松烯（6.92%）、r- 榄香烯（3.64%）、β - 橙椒烯（3.16%）、- 木罗烯（2.63%）、α - 布勒烯（2.18%）、δ - 杜松烯（1.69%）、β - 古芸烯（1.43%）、α - 橙椒烯（1.10%）等。

【性味与功效】味辛、苦，性凉。开窍醒神，散热止痛。治中风口噤，热病神昏，惊痫痰迷，气闭耳聋，目赤翳障，口疮，喉痹，疮疡。

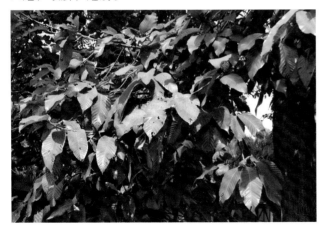

露兜芳薙 ▼

【基源】露兜树科露兜树属植物露兜树 *Pandanus tectorius* Sol. 的根。

【形态特征】常绿分枝灌木或小乔木。叶簇生于枝顶，

三行紧密螺旋状排列，条形，长达 80cm，宽 4cm，叶缘和背面中脉有粗壮锐刺。雄花序由若干穗状花序组成；佛焰苞长披针形，近白色；雄花芳香；雌花序头状，单生于枝顶，圆球形；佛焰苞多枚，乳白色。聚花果由 40~80 个核果束组成，圆球形或长圆形，熟时桔红色；核果束倒圆锥形。花期 1~5 月。

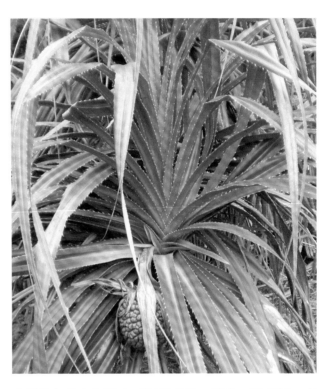

【习性与分布】适生于海岸砂地。喜光，喜高温、多湿气候。分布于广东、福建、台湾、海南、广西、贵州、云南等省区。

【挥发油含量】超临界萃取的干燥根和根茎的得油率为 0.80%。

【芳香成分】刘嘉炜等（2012）用超临界 CO_2 萃取法提取的广东阳西产露兜树干燥根和根茎挥发油的主要成分为：细辛脑（26.70%）、长叶松香芹酮（15.20%）、2- 甲基 -6-(4- 甲基苯基) 庚 -2- 烯 -4- 酮（14.80%）、4- 庚基酚（12.60%）、2,2,4- 三甲基 -3a,7a- 二氢 -1,3- 苯并二茂（5.20%）、棕榈酸乙酯（3.30%）、(S) - 2 - 甲基 - 6 - [(S) - 4 - 亚甲基 - 2 - 环己烯基] - 2 - 庚烯 - 4 - 酮（2.60%）、4- 乙基苯甲酸 -2- 甲基苯基酯（2.50%）、间甲苯基甲基氨基甲酸酯（2.00%）、(9E,12E)-9,12- 十八碳二烯酸乙酯（2.00%）等。

【性味与功效】味淡、辛，性凉。发汗解表，清热利湿，行气止痛。治感冒，高热，肝炎，肝硬化腹水，肾炎水肿，小便淋痛，眼结膜炎，风湿痹痛，疝气，跌打损伤。

露兜簕 ▼

【基源】露兜树科露兜树属植物露兜树 *Pandanus tectorius* Sol. 的果实。

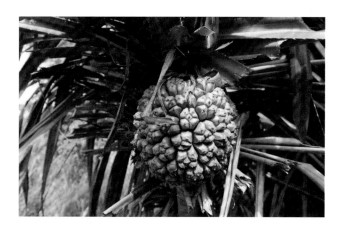

【形态特征】同露兜笋蒽。

【习性与分布】同露兜笋蒽。

【芳香成分】露兜树果实挥发油的主成分多为亚油酸（20.45%~26.44%），也有主成分不同的报告。武嫱等（2010）用石油醚萃取法提取的海南万宁产露兜树干燥果实挥发油的主要成分为：亚油酸（25.14%）、棕榈酸（16.48%）、油酸（15.50%）、亚麻酸甲酯（9.31%）、硬脂酸（5.91%）、十七烷酸（2.88%）、十五烷酸（1.51%）、邻苯二甲酸二丁酯（1.46%）、亚油酸甲酯（1.19%）、二十七烷（1.04%）等；用正丁醇萃取的果实挥发油的主要成分为：棕榈酸（26.35%）、油酸（20.51%）、亚油酸（14.90%）、硬脂酸（8.74%）、5-羟甲基-2-呋喃甲醛（1.64%）、棕榈酸甲酯（1.17%）等。王盈盈等（2011）用乙醇萃取法提取的海南产露兜树果实挥发油的主要成分为：1,2-二乙基环十六烷（17.79%）、1-二十二烯（13.63%）、环二十四烷（12.17%）、1-二十六烯（10.84%）、E-15-十七碳烯醛（9.26%）、邻苯二甲酸二异丁酯（7.30%）、1,2-二甲酸苯单(2-乙基己基)酯（3.25%）、1-二十烯（2.97%）、1-十九烯（2.72%）、十九烯（2.58%）、二十六烷（1.36%）、二十烷（1.28%）、二十一烷（1.20%）、二十四烷（1.14%）、十八烷（1.11%）等。

【性味与功效】味甘、淡，性凉。发汗解表，清热解毒，利水化痰。治痢疾，咳嗽。

罗汉松叶 ▼

【基源】罗汉松科罗汉松属植物罗汉松 *Podocarpus macrophyllus* (Thunb.) D. Don. 的枝叶。

【形态特征】乔木，高达20m，胸径达60cm。叶螺旋状着生，条状披针形，微弯，长7~12cm，宽7~10mm，中脉显著隆起，下面带白色、灰绿色或淡绿色。雄球花穗状、腋生，常3~5个簇生于极短的总梗上，长3~5cm，基部有数枚三角状苞片；雌球花单生叶腋，基部有少数苞片。种子卵圆形，熟时肉质假种皮紫黑色。花期4~5月，种子8~9月成熟。

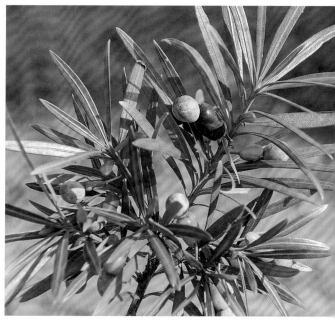

【习性与分布】喜阳光足，较耐阴。喜生于温暖湿润环境，耐热也耐寒，耐旱，耐污染。分布于江苏、浙江、福建、安徽、江西、湖南、四川、云南、贵州、广东、广西等省区。

【挥发油含量】水蒸气蒸馏的叶的得油率为0.03%，阴干细枝叶的得油率为0.75%~1.51%。

【芳香成分】苏应娟等（1995）用水蒸气蒸馏法提取的广东广州产罗汉松叶挥发油的主要成分为：(-)-甲酰-贝壳杉烯（23.62%）、3,4,4a,9,10,10a-六氢化-7-甲氧基-1,1,4a-三甲基-2-(1H)-菲酮（8.82%）、4,11,11-三甲基-8-亚甲基-二环[7.2.0]十一碳烯-4(3.56%)、7-乙烯基-1,2,3,4,4a,5,6,7,8,9,10,10a-十二氢化-1,1,4a,7-

四甲基-菲（1.69%）、1,2-苯二羧酸-(2-甲氧基代乙基)酯（1.68%）、(Z)-3-己烯-1-醇（1.32%）、苯甲醇（1.17%）等。陈迅等（2015）用水蒸气蒸馏法提取的罗汉松阴干细枝叶挥发油的主要成分为：β-石竹烯（16.12%）、α-石竹烯（11.34%）、α-蒎烯（10.02%）、芳樟醇（6.56%）、2-环己烯-1-醇，2-甲基-5-1-甲基乙烯基乙酸酯（6.02%）、β-蒎烯（5.56%）、顺式-氧化香芹酮（5.54%）、紫苏醛（4.98%）、D-(+)-香芹酮（4.67%）、α-松油醇（4.23%）、1-(1,4-二甲基-3-环己烯-1-基)乙酮（4.23%）、莰烯（3.23%）、香芹酚（2.78%）、萜品烯-4-醇（2.34%）、二氢香芹醇（2.31%）、甲基香叶酸酯（1.80%）、反式-β-罗勒烯（1.34%）、大根香叶烯D（1.32%）、顺式-β-罗勒烯（1.12%）等。

【性味与功效】味淡，性平。止血。治吐血，咳血。

竹柏 ▼

【基源】罗汉松科罗汉松属植物竹柏 *Nageia nagi* (Thunb.) Kuntze（*Podocarpus nagi* (Thunb.) Zoll. et Mor. ex Zoll.）的叶。

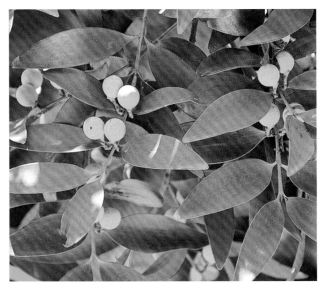

【形态特征】乔木，高达20m，胸径50cm；叶对生，革质，长卵形，长3.5~9cm，宽1.5~2.5cm。雄球花穗状圆柱形，单生叶腋，常呈分枝状，长1.8~2.5cm，基部有少

数三角状苞片；雌球花单生叶腋，稀成对腋生，基部有数枚苞片，花后苞片不肥大成肉质种托。种子圆球形，径1.2~1.5cm，成熟时假种皮暗紫色；骨质外种皮黄褐色。花期3~4月，种子10月成熟。

【习性与分布】散生于低海拔常绿阔叶林中，垂直分布自海岸以上丘陵地区，上达海拔1600m的高山地带。抗寒性弱，喜湿润但无积水的地带。耐阴。分布于台湾、福建、浙江、江西、湖南、广东、广西、四川等省区。

【挥发油含量】水蒸气蒸馏的叶的得油率为0.05%~0.07%。

【芳香成分】竹柏叶挥发油的主成分多为γ-榄香烯（23.34%~51.30%），也有主成分不同的报告。吴惠勤等（1996）用水蒸气蒸馏法提取的广东广州产竹柏叶挥发油的主要成分为：γ-榄香烯（25.89%）、β-荜澄茄烯(12.34%)、β-古芸香烯（9.67%）、顺式-4,11,11-三甲基-8-甲撑双环[7.2.0]十一-4-烯（9.67%）、α-葎草烯（6.61%）、喇叭烯（5.90%）、喇叭茶醇（4.80%）、榄香烯（3.91%）、石竹烯（3.43%）、别香树烯（3.02%）、1-辛烯-3-醇（2.96%）、(1Z,3aα,7aβ)-7a-甲基-1-乙基八氢-1H-茚（2.80%）、α-榄香烯（2.75%）、4-叔丁基苯酚（1.43%）、γ-荜澄茄烯（1.29%）、香树烯（1.24%）、δ-榄香烯（1.12%）、邻苯二甲酸二丁酯（1.05%）、顺式-3-己烯甲酸（1.04%）等。胡文杰等（2014）用水蒸气蒸馏法提取的江西南昌产竹柏新鲜叶挥发油的主要成分为：ç-榄香烯（20.85%）、β-荜澄茄油烯（15.50%）、3-崖柏烯（8.61%）、γ-榄香烯（7.83%）、α-石竹烯（5.86%）、α-蒎烯（3.89%）、绿化白千层烯（3.07%）、β-石竹烯（2.49%）、大牻牛儿烯D（1.95%）、γ-依兰油烯（1.81%）、δ-杜松烯（1.81%）、荜澄茄油烯醇（1.66%）、匙叶桉油烯醇（1.60%）、β-杜松烯（1.50%）、α-荜橙茄醇（1.33%）、香橙烯（1.02%）等。杨荣兵等（2008）用水蒸气蒸馏法提取的广东广州产竹柏新鲜叶挥发油的主要成分为：4-异亚丙烯基-1-乙烯基蓝烯（53.82%）、α-荜澄茄油烯（10.04%）、β-榄香烯（9.58%）、(-)-α-榄香烯（7.10%）、(-)-α-蒎烯（5.59%）、石竹烯（2.24%）、2,4,4-三甲基-3-羟甲基-5a-(3-甲基-2-丁烯基)-环己烯（1.95%）、杜松-1(10),4-二烯（1.33%）等。

【性味与功效】止血，接骨，消肿。治外伤出血，骨折。

白首乌 ▼

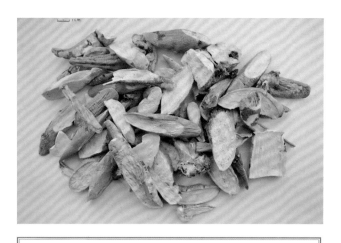

【基源】萝藦科鹅绒藤属植物戟叶牛皮消（白首乌）*Cynanchum bungei* Decne. 的块根。

【形态特征】攀援性半灌木；块根粗壮。叶对生，戟形，长 3~8cm，基部宽 1~5cm。伞形聚伞花序腋生；花萼裂片披针形；花冠白色，裂片长圆形；副花冠 5 深裂；花粉块每室 1 个，下垂。蓇葖单生或双生，披针形，无毛，向端部渐尖，长 9cm，直径 1cm；种子卵形，长 1cm，直径 5mm；种毛白色绢质，长 4cm。花期 6~7 月，果期 7~10 月。

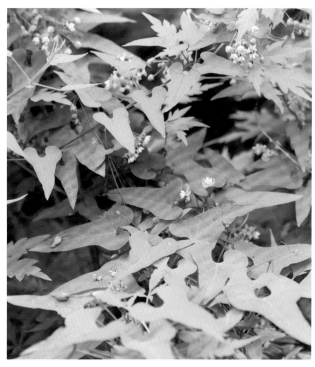

【习性与分布】生长于海拔 1500m 以下的山坡、山谷或河坝、路边的灌木丛中或岩石隙缝中。分布于辽宁、内蒙古、河北、河南、山东、山西、甘肃等省区。

【芳香成分】徐凌川等（2004）用超临界 CO_2 萃取法提取的山东济南产白首乌干燥块根挥发油的主要成分为：邻苯二甲酸异辛基酯（13.01%）、邻苯二甲酸二丁酯（12.43%）、甾醇类化合物（9.91%）、4- 羟基苯乙酮（8.41%）、2,4- 二羟基苯乙酮（7.20%）、9,12- 十八碳二烯酸（6.89%）、十八烷（3.14%）、甾醇类化合物（2.80%）、亚油酸乙酯（2.77%）、油酸乙酯（1.73%）、3- 甲基 -1- 丁醇（1.30%）、4- 羟基 -3- 甲氧基苯乙酮（1.04%）、2,5- 二羟基苯乙酮（1.04%）等。

【性味与功效】味苦、甘、涩，性微温。安神，补血。治体虚失眠，健忘多梦，皮肤搔痒。

老瓜头 ▼

【基源】萝藦科鹅绒藤属植物老瓜头 *Cynanchum komarovii* Al. Iljinski 的带根全草。

【形态特征】直立半灌木，高达 50cm，全株无毛。叶革质，对生，狭椭圆形，长 3~7cm，宽 5~15mm，干后常呈粉红色。伞形聚伞花序近顶部腋生，着花 10 余朵；花萼 5 深裂；花冠紫红色或暗紫色，裂片长圆形；副花冠 5 深裂，裂片盾状；花粉块每室 1 个。蓇葖单生，匕首形，向端部喙状渐尖；种子扁平；种毛白色绢质。花期 6~8 月，果期 7~9 月。

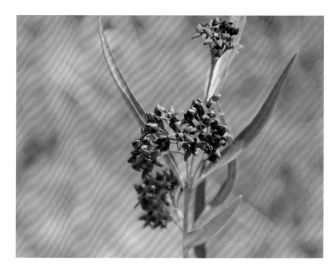

【习性与分布】分布于沙漠及黄河岸边或荒山坡，垂直分布可达海拔 2000m 左右。分布于内蒙古、河北、山西、陕西、甘肃、宁夏、四川、青海、新疆等省区。

【挥发油含量】水蒸气蒸馏的干燥全草的得油率为0.12%，开花期新鲜全草的得油率 0.02%。

【芳香成分】王凯等（2010）用水蒸气蒸馏法提取的宁夏盐池产老瓜头全草挥发油的主要成分为：4- 甲基 -4- 羟基 -2- 戊酮（43.70%）、邻苯二甲酸二乙酯（7.94%）、D- 苎烯 (7.44%)、2- 庚醇（5.46%）、邻苯二甲酸二甲酯(2.09%)、3,7- 二甲基 -1,6- 辛二烯 -3-醇（1.86%）、顺 -7,11- 双甲基 -3- 亚甲基 -1,6,10-十二碳三烯（1.78%）、4- 甲基 -1- 甲氧基 -2- 异丙基 -苯（1.58%）、γ- 榄香烯（1.46%）、2- 甲基 -5-(1-甲基乙烯基)- 苯（1.35%）、丁花羟基甲苯（1.33%）、1- 甲基 -1- 乙烯基 -2-(1- 甲基乙烯基)-4-(甲基乙醛基)- 环己烷（1.21%）、顺 -2,3- 丁二醇（1.19%）等。姚宇澄等（1997）用水蒸气蒸馏法提取的内蒙古伊克昭盟产老瓜头开花期全草挥发油的主要成分为：4- 羟基 - 苯乙酮（24.15%）、苯乙醇（11.01%）、糠醛（10.45%）、2- 羟基 -4- 甲氧基苯乙酮（5.10%）、苯乙醛（3.14%）、十六醛（2.88%）、菲（2.88%）、山梨酸（2.66%）、二苯胺（2.59%）、十六烷酸（2.59%）、2- 戊基呋喃（2.45%）、1- 亚甲基 - 螺 [4,4]- 壬烷（2.29%）、3,4,4a,5,6,8a- 六氢 -2,5,5,8a- 四甲基 -2H-1- 苯并吡喃（1.81%）、4- 甲氧基 - 苯乙酮（1.78%）、2- 乙酰呋喃（1.75%）、芳樟醇（1.48%）、2- 呋喃甲醇（1.30%）、苯甲醇（1.25%）、苯甲醛（1.23%）、3,4- 二甲基 -1-戊醇（1.11%）、2,6,6- 三甲基 -1- 环己烯 -1- 羧醛（1.07%）等。赵宝玉等（2003）用水蒸气蒸馏法提取的内蒙古阿拉善左旗产老瓜头干燥全草挥发油的主要成分为：9,12- 十八碳二烯酸（18.65%）、2- 甲基戊烷（6.40%）、角鲨烯（5.81%）、9- 十八 (碳) 烯酸甲酯（5.28%）、2,2- 二甲基正丁烷（4.96%）、3- 甲基戊烷（4.58%）、正十六烷酸（4.04%）、亚油酸甲酯（3.40%）、9,12- 十八碳二烯酸甲酯（3.06%）、十六碳烯酸甲酯（2.36%）、二十五 (碳) 烷（2.16%）、蜂花烷（1.93%）、二十四 (碳) 烷（1.81%）、正二十七 (碳)烷（1.79%）、二十二 (碳) 烷（1.76%）、二十一 (碳)烷（1.71%）、二十八 (碳) 烷（1.62%）、双 (2- 乙基己基) 邻苯二甲酸酯（1.58%）、二十四碳烯（1.55%）、

二十三 (碳) 烷（1.46%）、2,6,10,14,18,22- 二十四碳六烯（1.43%）、三十六 (碳) 烷（1.04%）、四十 (碳)烷（1.02%）等。

【性味与功效】味苦，性温，有毒。活血，止痛，消炎，治风湿痹痛，牙痛，秃疮，跌打损伤。

黑骨头（滇杠柳）

【基源】萝藦科杠柳属植物西南杠柳（黑龙骨）*Periploca forrestii* Schltr. 的根或全株。

【形态特征】藤状灌木，长达 10m，具乳汁，多分枝。叶革质，披针形，长 3.5~7.5cm，宽 5~10mm。聚伞花序腋生，着花 1~3 朵；花小，直径约 5mm，黄绿色；花萼裂片卵圆形或近圆形；花冠近辐状，花冠筒短，裂片长圆形；副花冠丝状；花粉器匙形。蓇葖双生，长圆柱形；种子长圆形，扁平，顶端具白色绢质种毛。花期 3~4 月，果期 6~7 月。

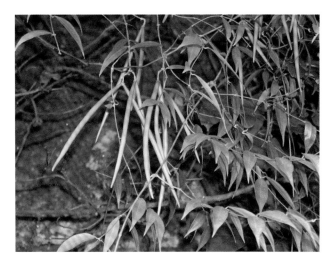

【习性与分布】生于海拔 2000m 以下的山地疏林向阳处或荫湿的杂木林下或灌木丛中。分布于西藏、青海、贵州、云南、四川、广西等省区。

【挥发油含量】同时蒸馏萃取的新鲜茎的得油率为0.17%，新鲜叶的得油率为 0.23%；微波萃取的新鲜茎的得油率为 0.43%，新鲜叶的得油率为 0.78%。

【芳香成分】根：高玉琼等（2007）用水蒸气蒸馏法提取的贵州产黑龙骨干燥根挥发油的主要成分为：反式 - 茴香脑（83.013%）、甲基蒌叶酚（2.30%）、芳

樟醇（1.25%）、α-雪松醇（1.25%）、奥（1.18%）等。全草：黄烈军等（2006）用水蒸气蒸馏法提取的贵州贵阳产黑龙骨全草挥发油的主要成分为：棕榈酸（45.68%）、Z,Z,Z-9,12,15-十八三烯-1-醇（17.73%）、11,14,17-二十碳四烯酸甲酯（7.09%）、反-茴香脑（3.82%）、植醇（3.22%）、正-二十九碳烷（2.07%）、肉豆蔻醚酸（1.85%）、正-二十七碳烷（1.79%）、2-十三烯-1-醇（1.52%）、对烯丙基茴香醚（1.48%）、十五烷酸（1.05%）等。

【性味与功效】味甘、辛，性温，有小毒。祛风除湿，活血消痈。治跌打损伤，风湿痹痛，闭经，乳痈，骨折。

牛角瓜 ▼

【基源】萝藦科牛角瓜属植物牛角瓜 *Calotropis gigantea* (Linn.) Dry. ex Ait. f. 的叶。

【形态特征】直立灌木，高达 3m，全株具乳汁。叶倒卵状长圆形或椭圆状长圆形，长 8~20cm，宽 3.5~9.5cm。聚伞花序伞形状，腋生和顶生；花萼裂片卵圆形；花冠紫蓝色，辐状，直径 3~4cm，裂片卵圆形，急尖；副花冠裂片比合蕊柱短。蓇葖单生，膨胀，端部外弯，长 7~9cm，直径 3cm；种子广卵形，顶端具白色绢质种毛；种毛长 2.5cm。花果期几乎全年。

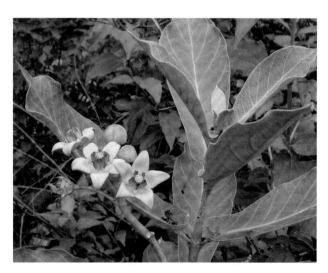

【习性与分布】 生长于低海拔向阳山坡、旷野地及海边。分布于云南、四川、广西、广东等省区。

【芳香成分】敖芳芳等（2015）用同时蒸馏萃取法提取的云南昆明产牛角瓜干燥全草挥发油的主要成分为：棕榈酸（27.16%）、植物醇（6.23%）、6,10,14-三甲基-2-十五烷酮（5.17%）、芳4-乙烯基-2-甲氧基苯酚（4.29%）、β-石竹烯（2.19%）、α-雪松醇（2.14%）、(E)-β-香柑油烯（2.05%）、樟醇（1.98%）、(S)-3-乙基-4-甲基-1-戊醇（1.76%）、2,4-二甲基-1-庚烯（1.47%）、十四烷醛（1.44%）、油酸甲酯（1.26%）、亚油酸甲酯（1.20%）、香叶草醇（1.09%）、2-戊基呋喃（1.03%）、大根香叶烯 D（1.02%）、β-紫香酮（1.02%）等；用顶空固相微萃取法提取的干燥全草挥发油的主要成分为：1-辛烯-3-醇（17.78%）、大根香叶烯 B（6.78%）、己醛（5.26%）、庚醇（5.03%）、2,3-辛二酮（4.65%）、十二烷（3.67%）、4-羟基-4-甲基-2-戊酮（3.39%）、十一烷（3.16%）、3-甲基丁烯醛（3.00%）、β-石竹烯（3.00%）、壬醛（2.54%）、癸烷（1.99%）、2-甲基丁烯醛（1.98%）、(E)-β-佛手柑油烯（1.88%）、正庚醛（1.76%）、环戊醇（1.73%）、(E)-2-己烯醛（1.44%）、(E)-2-庚烯醛（1.31%）、己酮（1.27%）、(S)-3-乙基-4-甲基-1-戊醇（1.16%）、2,4-二甲基-1-庚烯（1.15%）、2-乙基-1-己醇（1.14%）、1-己醇（1.12%）、2-戊基呋喃（1.10%）、己烷（1.06%）等。

【性味与功效】味苦、涩，性平，有毒。祛痰定喘咳。治咳嗽痰多，百日咳。

匙羹藤 ▼

【基源】萝藦科匙羹藤属植物匙羹藤 *Gymnema sylvestre* (Retz.) Schult. 的根及全株。根的芳香成分未见报道。

【形态特征】木质藤本，长达 4m，具乳汁。叶倒卵形或卵状长圆形，长 3~8cm，宽 1.5~4cm；叶柄顶端具丛生腺体。聚伞花序伞形状，腋生；花小，绿白色，长和宽约 2mm；花萼裂片卵圆形；花冠绿白色，钟状，裂片卵圆形；副花冠着生于花冠裂片湾缺下。蓇葖卵状披针形，长 5~9cm，基部宽 2cm；种子卵圆形；种毛长 3.5cm。花期 5~9 月，果期 10 月至翌年 1 月。

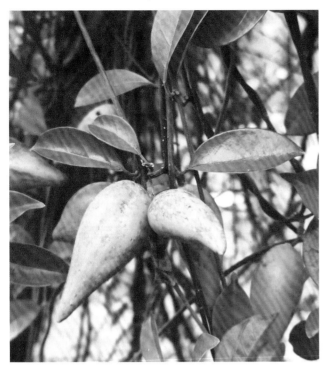

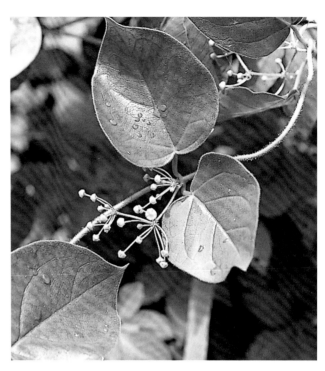

萼裂片卵形；花冠辐状，裂片长圆状披针形；副花冠裂片卵形。蓇葖双生，圆柱状披针形；种子卵形，具白色绢质种毛。花期 4~8 月，果期 8~12 月。

【习性与分布】生长于山坡林中或灌木丛中。分布于云南、广西、广东、福建、浙江、台湾等省区。

【芳香成分】丘琴等（2010）用水蒸气蒸馏法提取的广西南宁产匙羹藤叶挥发油的主要成分为：6,10,14- 三甲基 -2- 十五烷酮（37.07%）、植物醇（32.75%）、二十四烷（4.53%）、1- 十八（碳）烯（2.06%）、棕榈酸乙酯（1.71%）、邻苯二甲酸二丁酯（1.33%）、十四醛（1.01%）等。

【性味与功效】味苦，性平。清热解毒，祛风止痛。治风湿关节痛，痈疖肿毒，毒蛇咬伤。

三十六荡 ▼

【基源】萝藦科娃儿藤属植物卵叶娃儿藤（娃儿藤）*Tylophora ovata* (Lindl.) Hook. ex Steud. 的根或全株。根的芳香成分未见报道。

【形态特征】攀援灌木；茎上部缠绕；茎、叶柄、叶的两面、花序梗、花梗及花萼外面均被锈黄色柔毛。叶卵形，长 2.5~6cm，宽 2~5.5cm。聚伞花序伞房状，丛生于叶腋，着花多朵；花小，淡黄色或黄绿色；花

【习性与分布】生长于海拔 900m 以下山地灌木丛中及山谷或向阳疏密杂树林中。喜温暖，能耐阴，较耐寒。分布于云南、广西、广东、湖南、台湾。

【芳香成分】王远兴等（2007）用超临界 CO_2 萃取法提取的广西产娃儿藤干燥全草挥发油的主要成分为：2- 硝基 -4-(三氯甲基)- 苯酚（11.35%）、8- 甲氧基 -2- 甲基喹啉（11.21%）、十六酸乙酯（8.32%）、1- 苯基 -1- 氮杂螺 [2,4] 庚烷（7.72%）、十六酸甲酯（5.56%）、软脂酸（4.57%）、12- 甲基 -1- 十四烷酰基 - 吡咯烷（4.20%）、顺 -N- 丁基 -4- 环己烯 -1,2- 二甲酰亚胺（3.66%）、豆甾醇（3.57%）、(Z,Z,Z)-9,12,15- 十八碳三烯酸乙酯（3.10%）、(Z,Z,Z)-9,12,15- 十八碳三烯酸甲酯（2.70%）、三十烷（1.81%）、乙琥胺（1.54%）、4- 羟基苯乙酮（1.36%）、肉豆蔻酸（1.23%）、硬脂酸（1.22%）、9- 辛基二十烷（1.15%）、3- 庚基 -2- 甲基 -4- 酚 -1- 氧代喹啉（1.13%）、6,10,14- 三甲基 -2- 十五酮（1.12%）、花生酸（1.10%）、2,6- 二甲基吡啶 -3,5- 二氯 -4- 十二烷硫基（1.05%）等。

【性味与功效】味辛，性温，有小毒。祛风湿，化痰止咳，散瘀止痛，解蛇毒。治风湿筋骨痛，咳嗽痰多，跌打肿痛，毒蛇咬伤。

参考文献

YoshitakaUeyama，张承曾. 毛鞘茅香乙醇萃出物中的挥发性组分 [J]. 香料香精化妆品，1991，（4）：63-6.

阿布都许库尔·吐尔逊，孙莲，哈及尼沙.GC-MS 法分析新疆罗勒子挥发油的化学成分 [J]. 中国民族民间医药，2013，（6）：21-23.

阿芳，孙承礼，杜霞，等. 紫荆泽兰挥发油的化学成分分析 [J]. 时珍国医国药，2007，18（8）：1831，1833.

阿衣努尔·热合曼，努尔买买提·艾买提，麦合素木·艾克木，等. 沙枣花挥发油及其超临界 CO_2 萃取物的 GC-MS 分析 [J]. 西北药学杂志，2015，30（1）：9-14.

阿孜古丽·依明，艾尼娃尔·艾克木，宋风凤. 药蜀葵种子挥发油的提取与分离鉴定 [J]. 新疆医科大学学报，2013，36（9）：1275-1277.

艾飞翔，周靖怡，马秋，等. 延安产 2 种蒿类挥发油提取及抑菌活性分析 [J]. 广东农业科学，2018，45（11）：104-109.

艾力·沙吾尔，古丽斯玛依·艾拜都拉. 新疆有毒植物骆驼蓬挥发油的化学成分测定 [J]. 生物技术，2009，19（4）：56-58.

安长新，杨卫新，钟近洁，等. 椒蒿挥发油化学成分的研究 [J]. 中草药，2001，32（7）：591.

敖芳芳，郝小燕，王道平，等. 固相微萃取与同时蒸馏萃取 - 气质联用法提取牛角瓜中挥发性物质比较 [J]. 信阳师范学院学报：自然科学版，2015，28（2）：226-230.

白殿罡. 紫花地丁挥发性化学成分的分析 [J]. 长春大学学报，2008，18（5）：69-71.

白雪，曾擎屹，马家麟，等. 藏茴香超临界 CO_2 萃取物的化学成分及抗菌活性的研究 [J]. 中国食品添加剂，2016，（2）：106-111.

白玉华，孙颖，于春月，等. 榛花挥发油的化学成分 [J]. 药学与临床研究，2010，18（3）：265-266.

贝盏临，张欣. 牧草苦豆子花期植株挥发性物质分析 [J]. 饲料研究，2019，（9）：104-107.

贲昊玺，陆大东，卞宁生，等. 黄瓜化学成分的提取与研究 [J]. 天然产物研究与开发，2008，20：388-394.

比较研究 [J]. 食品工业科技，2013，34（18）：155-158.

边巴次仁，旺姆，魏锋，等. 藏药螃蟹甲挥发油化学成分的 GC-MS 分析研究 [J]. 中国药学杂志，2002，37（12）：904-905.

才燕，王克凤，董然，等. 长白山茗葱挥发油成分分析 [J]. 北方园艺，2017，（21）：140-145.

蔡爱华，赵志国，陈海珊，等. 枫香与缺萼枫香果实挥发性成分的 GC-MS 分析 [J]. 桂林理工大学学报，2012，32（2）：245-249.

蔡定建，戎敢，靖青秀，等. 木槿花挥发油化学成分的 GC/MS 分析 [J]. 中国农学通报，2009，25（21）：93-96.

蔡金艳，张勇慧，吴继洲. 药王金线莲挥发油及石油醚提取物的气相色谱 - 质谱 - 数据系统联用测定 [J]. 时珍国医国药，2008，19（7）：1550-1552.

蔡进章，林崇良，林观样，等. 温州产山姜不同部位挥发油化学成分的 GC-MS 分析 [J]. 中华中医药学刊，2014，32（4）：893-896.

蔡玲，李爱阳. 水蓼挥发油的提取及 GC-MS 分析 [J]. 中成药，2009，31（6）：918-921.

蔡伟，熊耀康，余陈欢.3 种紫苏属植物挥发油化学成分的 GC-MS 分析 [J]. 云南中医中药杂志，2010，31（8）：63-64.

蔡毅，谢凤凤，颜萍花，等. 不同产地毛菍挥发油的 GC-MS 分析 [J]. 中药材，2015，38（2）：323-326.

蔡泽贵，梁光义，周欣，等. 贵州赤胫散挥发油化学成分及其抗菌活性研究 [J]. 贵州大学学报（自然科学版），2004，21（4）：377-379.

蔡振利，刘志斌，段金廉，等. 中国骆驼蓬属植物中挥发性成分的分析 [J]. 中国药科大学学报，1994，25（5）：311-312.

藏友维，马冰如，杨玲，等. 多裂叶荆芥穗中挥发油的化学成分分析 [J]. 白求恩医科大学学报，1988，14（5）：418-420.

曹春华，程宁生，王培基，等．梵净山缬草中挥发油的化学研究 [J]. 贵州师大学报（自然科学版），1988，（2）：10-13.

曹桂云，蒋海强，范辉，等．顶空固相萃取与气质联用分析白车轴草中挥发性成分 [J]. 辽宁中医药大学学报，2010，12(4):219-220.

曹桂云，袁绍荣，蒋海强，等．白车轴草中挥发性成分的 GC-MS 分析 [J]. 齐鲁药事，2009，28（10）：592-593.

曹慧，李祖光，杨美丹，等．香水百合头香成分的定量结构 - 色谱保留关系研究 [J]. 分析测试学报，2008，(11)：1198-1202.

曹艳萍．墓头回 CO_2 超临界萃取物的气相色谱 - 质谱分析 [J]. 化学研究与应用，2006，18（11）：1357-1359.

曾富佳，丁丽娜，高玉琼，等．冬葵挥发性成分研究 [J]. 中国民族民间医药，2013，（14）：19-21.

曾光，梁清华，刘韶，等．钻地风挥发油化学成分及抗炎活性的研究 [J]. 天然产物研究与开发，2009，21：129-131.

曾建伟，吴锦忠，林忠宁，等．闽产胜红蓟挥发油化学成分 GC-MS 分析 [J]. 福建中医药大学学报，2012，22（2）：52-53.

曾立，向荣，尹文清，等．瑶药定心藤挥发油的提取工艺及其 GC-MS 分析 [J]. 中成药，2012，34（8）：1613-1615.

曾立威，唐春燕，徐勤．三七姜挥发油成分的 GC-MS 分析与体外抗肿瘤活性研究 [J]. 华夏医学，2017，30（4）：33-39.

曾明，郑水庆．苦葛根挥发性成分分析 [J]. 中药材，2002，25（2）：104-105.

曾祥燕，颜萍花，谢凤凤，等．广西不同产地假茼蒿的挥发油成分比较 [J]. 广西中医药，2016，39（4）：73-76.

曾阳，陈睿，马祥忠，等．藏药翁布挥发油化学成分 GC - MS 分析 [J]. 天然产物研究与开发，2014，26：691-694，698.

曾宇，杨仟，杨再刚，等．黔药缬草挥发油的 GC-MS 分析及对小鼠抗炎镇痛作用的研究 [J]. 中药材，2016，39（3）：567-570.

曾志新，彭春良，秦路平．加拿大一枝黄花超临界萃取物的化学成分研究 [J]. 时珍国医国药，2011，22（2）：495-496.

常艳茹，刘丽健，王婵，等．GC-MS 分析紫斑风铃草的超临界 CO_2 萃取物 [J]. 华西药学杂志，2010，25(6)：645~647.

巢志茂，刘静明．湖北括楼果皮挥发油化学成分的研究 [J]. 中国药学杂志，1996，31（3）：140-141.

巢志茂，刘静明，王伏华，等．五种瓜蒌皮挥发性有机酸的分析 [J]. 中国中药杂志，1992，17（11）：673-674.

车瑞香，何洪巨，陈贵林．GC/MS 测定南瓜中的芳香成分 [J]. 质谱学报，2003，24（增刊）：33-34.

陈驰．茵陈蒿和白莲蒿挥发油成分比较研究 [J]. 时珍国医国药，2000，（5）：380.

陈丛瑾，杨国恩，袁列江，等．HS-SPME/GC-MS 法分析香椿芽、叶的挥发性化学成分 [J]. 精细化工，2009，26（11）：1080-1084.

陈迤东，王小明，巩丽丽，等．气相色谱 - 质谱联用法分析费菜地上部分挥发性成分 [J]. 山东中医杂志，2014，33（6）：491-492.

陈飞龙，邢学锋，汤庆发．超临界 CO_2 萃取法与水蒸气蒸馏法提取凉粉草挥发油及其 GC-MS 分析 [J]. 中药材，2012,35（8）：1270-1273.

陈锋，陈欢，李舒婕，等．超临界 CO_2 萃取法与水蒸气蒸馏法提取凤尾草挥发油化学成分的比较 [J]. 中药材，2013，36（8）：1270-1274.

陈草林，张永红，汪汉卿．弯茎还阳参挥发性成分分析 [J]. 中药材，2004，27（3）：183-184.

陈光英，袁艺，艾克蕙．地椒挥发油化学成分研究 [J]. 药学学报，2001，36(3)：233-234.

陈颢，陈玉冲，张继光，等．尼泊尔桤木挥发油化学成分 GC-MS 分析 [J]. 现代科学仪器，2012，（2）：86-88.

陈红兵，宋炜，王金胜，等．气相色谱 - 质谱法分析万寿菊根挥发油化学成分 [J]. 农药，2007，46（2）：114-115.

陈红英．早开堇菜的挥发性成分分析 [J]. 西南科技大学学报，2010，25（3）：22-24.

陈建英，张可炜，程传格，等．五脉地椒挥发油化学成分的研究 [J]. 中国药学杂志，2001，36（1）：16-18.

陈君梅，宋军阳，何洁，等．秦岭地区春兰和蕙兰的花挥发性成分研究 [J]. 园艺学报，2016，43(12)：2461~2472.

陈乐，刘敏，贺卫军，等．两种湘产鼠曲草挥发油成分的 GC-MS 分析 [J]. 亚太传统医药，2014，10（17）：29-31.

陈乐，韦唯，刘展元，等．天名精挥发油成分的 GC-MS 分析 [J]. 西北药学杂志，2011，26（4）：235-237.

陈立波，王建刚，丁钦．紫椴花挥发性成分 HS-SPME 气相色谱质谱分析 [J]. 安徽农业科学，2018，46（34）：181-183.

陈利军，陈月华，周巍，等．河南鸡公山小鱼仙草挥发油的抑菌作用及组分分析 [J]. 南方农业学报，2016，47（11）：1875-1879.

陈利军，智亚楠，王国君，等．土荆芥果实挥发油的抑菌活性及其组分分析 [J]. 河南农业科学，2015，44（1）：70-76.

陈利军，智亚楠，王国君，等．土荆芥花序和叶挥发油的抑菌作用及组分分析 [J]. 植物保护，2014，40（5）：40-43.

陈玲，鲁汉兰．湖北产芸香草挥发油化学成分气相色谱 - 质谱分析 [J]. 中国医院药学杂志，2009，29（15）：1290-1291.

陈玲，朱伟英．气 - 质联用法对新疆一枝蒿中挥发油成分初探 [J]. 新疆中医药，2015，33（3）：37-38.

陈萌，郭伟，郭庆梅，等．蒙药照山白挥发油化学成分的研究 [J]. 现代中药研究与实践，2013，27（5）：28-30.

陈敏，李晓瑾，姜林，等．新疆党参挥发油成分的研究 [J]. 中草药，2000，31（4）：254.

陈娜，孟肖，程磊．罗勒两变种挥发油的 GC-MS 分析 [J]. 淮北师范大学学报（自然科学版），2018，39（4）：69-72.

陈能煜，翟建军，潘惠平，等．三种风毛菊属植物挥发油化学成分研究 [J]. 云南植物研究，1992，14(2)：203-210.

陈宁，张惠迪，张殊佳．黄花香薷挥发油成分的研究 [J]. 兰州大学学报（自然科学版），1988，24（4）：160-162.

陈其秀，王晓琴，陈其和，等．狭叶杜香挥发油提取方法的研究 [J]. 内蒙古医学院学报，2006，28（5）：414-416.

陈青，姚蓉君，张前军．固相微萃取气质联用分析野茉莉花的香气成分 [J]. 精细化工，2007，(02)：159-161.

陈青，张前军．黔产石南藤挥发油化学成分的研究 [J]. 信阳师范学院学报（自然科学版），2007，20（1）：35-37.

陈青，张前军，杨占南，等．固相微萃取 GC- MS 法分析大唇香科科、二齿香科科、长毛香科科的挥发油成分 [J]. 中国药房，2010，21（11）：1013-1016.

陈青，张前军，朱少晖，等．SPME-GC-MS 分析鱼眼草花、茎叶挥发油成分 [J]. 中国实验方剂学杂志，2011，17（8）：92-95.

陈青，钟宏波，张前军，等．固相微萃取法结合 GC-MS 分析小鱼眼草中挥发性化合物 [J]. 贵州化工，2011，36（3）：38-39.

陈荣荣，张献忠，王根女，等．HD/GC-MS 法测定辣木树不同部位挥发性香气成分的研究 [J]. 粮食与食品工业，2014，21（4）：58-61.

陈思伶，张金康，周建华，等．缙云山亮叶桦叶片挥发油 GC-MS 鉴定及挥发性成分应用分析 [J]. 西南大学学报（自然科学版），2016，38（3）：70-76.

陈素珍．滇白珠挥发油化学成分的研究 [J]. 中草药，1990，（6）：42.

陈玮玲，钟培培，范琳琳，等．固相微萃取 - 气相色谱 - 质谱 - 分析青钱柳叶挥发性成分 [J]. 食品工业科技，2016，37（22）：52-58.

陈文娟，文永新，陈月圆，等．牛耳朵脂溶性成分的 GC-MS 分析 [J]. 广西科学，2009，16(2)：174-176.

陈文娟，吴水华，缪存信，等．不同溶剂萃取野生金线莲挥发油的 GC-MS 分析 [J]. 辽宁中医药大学学报，2010，12（10）:42-45.

陈文娟，杨敏丽．GC-MS 分析宁夏苦豆子不同部位挥发油的化学成分 [J]. 华西药学杂志，2006，21(4)：334-336.

陈行烈，张惠迪．藏药火绒草挥发油化学成分的研究 [J]. 新疆大学学报，1989，6（3）：61-63.

陈迅，陆筱艾，刘向程，等．盐析效应在水蒸气提取植物精油中作用分析 [J]. 广州化工，2015，43（6）：112-113，175.

陈焰，陈新峰，阙万才，等．金线莲挥发油成分的提取及其体外抗肿瘤作用研究 [J]. 中国药业，2012，21（6）：21-22.

陈耀祖，李兆琳，王明奎，等．用毛细管 GC /MS 和 GC/ FITR 研究挥发油的化学成分 [J]. 高等学校化学学报，1990，11（9）：963-966.

陈勇，魏后超，农莉，等．气相色谱 - 质谱联用测定广西不同产地磨盘草的挥发油成分 [J]. 环球中医药，2013，6（8）：572-576.

陈勇，杨晨，魏后超，等．磨盘草挥发油化学成分的 GC-MS 分析 [J]. 中国民族民间医药，2010，（3）：25-26.

陈友地，何友仁，李秀玲，等．鱼香草香料化学组成及开发利用研究 [J]. 香料香精化妆品，1995，（4）：5-8.

陈于澍, 赵树年. 岩天麻化学成分的研究 (111) 岩天麻挥发油的化学成分 [J]. 云南大学学报, 1986, 8 (2): 203-205.

陈宇, 陈小勤, 许金河, 等. GC-MS 提取茼蒿中挥发油的工艺条件及成分分析 [J]. 韶关学院学报·自然科学, 2013, 34 (8): 42-46.

陈宇, 钟盈盈, 刘佳明, 等. 气相色谱 - 串联质谱法分析消瘤藤中挥发油成分 [J]. 中国民族民间医药, 2020, 29 (9): 20-22.

陈玉龙, 贾晓妮, 张元媛, 等. 秦岭岩白菜化学成分研究 (Ⅲ)[J]. 中药材, 2008, 31 (7): 1006-1007.

陈月华, 陈利军, 石庆锋. 蓖麻叶挥发油化学成分分析 [J]. 信阳农业高等专科学校学报, 2012, 22 (3): 117-119.

陈月圆, 黄永林, 文永新, 等. 细风轮菜挥发油成分的 GC-MS 分析 [J]. 精细化工, 2009, 26 (8): 770-772, 812.

陈峥, 郭琼霞, 黄可辉, 等. 加拿大一枝黄花植株挥发性成分的 SPME/GC-MS 分析 [J]. 江西农业学报, 2008, 20(11):80-82.

陈峥, 郭琼霞, 黄可辉, 等. 豚草植株挥发性成分的 SPME/GC-MS 分析 [J]. 武夷科学, 2008, 24: 7-12.

陈志红, 龚先玲, 蔡春, 等. 蟛蜞菊挥发油化学成分的初步研究 [J]. 天津药学, 2005, 17 (4): 1-2.

成向荣, Riyadh A.S. Thabit, 王伟, 等. 也门与中国产香丝草挥发油的化学成分分析和比较 [J]. 现代生物医学进展, 2013, 13(36): 7034-7038.

程安玮, 王文亮, 淘海腾, 等. 大葱粉中挥发性风味物质的分析 [J]. 农产品加工·学刊, 2011, (8): 25-28.

程必强, 马信祥, 许勇, 等. 橙花叔醇植物资源及利用的研究 [J]. 林产化学与工业, 1996,16 (2): 22-28.

程必强, 马信祥, 喻学俭, 等. 鸡肝散的引种和挥发油成分初步分析 [J]. 云南植物研究, 1989, 11(1): 91-96.

程传格, 王晓, 江婷, 等. 香椿子油成分的 GC-MS 分析 [J]. 分析测试学报, 2001, 20 (4): 74-76.

程存归, 毛姣艳. 三种蕨类植物挥发油的化学成分研究 [J]. 林产化学与工业, 2005, 25 (2):107-110.

程霜, 崔庆新, 牛梅菊. 茼蒿挥发油化学成分分析 [J]. 食品科学, 2001, 22 (4): 68-69.

程諟青, 吴惠勤, 陈佃, 等. 木豆挥发油化学成分研究 [J]. 分析测试通报, 1992, 11 (5): 9-12.

翁桂新, 周荣汉. 亚洲薄荷的两个化学型 [J]. 植物资源与环境, 1994, 3(3): 58-59.

翁桂新, 周自新. 东北薄荷的化学型 [J]. 植物资源与环境, 1995, 4(4): 60-62.

初洪波, 张玲, 张瑜, 等. 银线草的挥发油成分研究 [J]. 长春中医药大学学报, 2010, 26 (4): 488-489.

崔炳权, 郭晓玲, 林元藻. 细叶黑三棱挥发油化学成分分析 [J]. 中国医药导报, 2007, 4 (11): 14-15.

崔丽静, 林家永, 周显青, 等. 顶空固相微萃取与气 - 质联用法分析玉米挥发性成分 [J]. 粮食储藏, 2011, (1): 36-40.

崔涛, 郭心甜, 郭丽娜, 等. 柳蒿芽挥发油的 GC-MS 分析 [J]. 中药材, 2016, 39 (5): 1067-1070.

崔燕玲, 曾瑞君, 曾庆祝, 等. 红葱头香味挥发油提取工艺研究 [J]. 食品工业科技, 2016, 37 (20): 285-289, 344.

达洛嘉, 马家麟, 白雪, 等. 铺散亚菊超临界 CO_2 萃取挥发油成分及其抑菌活性研究 [J]. 安徽农业科学, 2016, 44(4): 4-7.

达娃卓玛, 官艳丽, 白央, 等. 槲叶雪莲花的挥发油 GC-MS 分析 [J]. 分析测试学报, 2007, 26 (增刊): 169-171.

达娃卓玛, 官艳丽, 白央, 等. 绵头雪莲花挥发花油化学成分的 GC-MS 分析 [J]. 中药材, 2008, 31 (6): 857-860.

达娃卓玛, 官艳丽, 格桑索朗, 等. 水母雪莲花挥发油的 GC-MS 分析 [J]. 分析试验室, 2007, 26 (7): 27-30.

代亚贤, 邹伟, 徐芳, 等. 微波无溶剂法提取东紫苏挥发油的工艺研究及成分分析 [J]. 食品研究与开发, 2020, 41 (4): 130-135.

邓放, 涂永勤, 董小萍. 美花圆叶筋骨草挥发油的 GC-MS 分析 [J]. 成都中医药大学学报, 2010, 33 (1): 82-83.

邓小勇, 谷茂, 许伯球, 等. SPME/GC-MS 法分析柠檬草挥发气体成分 [J]. 深圳职业技术学院学报, 2008, (2): 36-40.

邓晓雨, 吕春茂, 孟宪军, 等. 微波焙烤平欧榛子中挥发性成分差异性分析 [J]. 食品工业科技, 2016, 37 (24): 88-95.

邓燚, 李欣, 邵萌, 等. 化香树果序挥发油的气相色谱 - 质谱联用分析及体外抗肿瘤活性研究 [J]. 中医药导报, 2013, 19 (11): 80-82.

翟大才, 姚建林, 王文娟, 等. 红豆树叶挥发油化学成分及其抗氧化和抑菌活性研究 [J]. 天然产物研究与开发, 2019, 31:

814-819.

丁仡，李源栋，刘秀明，等．HS-SPME-GC/MS 联用分析不同产地万寿菊花挥发性成分 [J]．中国食品添加剂，2019，（8）：48-53．

丁靖垲，余珍，王鹏，等．紫茎泽兰挥发油的香气成分及应用研究 [J]．云南植物研究，1991，13（4）：441-444．

丁兰，王莱，孙坤，等．总序香茶菜和蓝萼香茶菜挥发油成分研究 [J]．西北师范大学学报（自然科学版），2004，40（2）：62-65．

董栋，潘胜利．大叶蒟和黑胡椒挥发油化学成分的 GC－MS 分析 [J]．中国中药杂志，2007，32（7）：647-650．

董竞，杨婉秋，王曼，等．云南玉溪香椿果特征香气成分分析 [J]．食品科学，2013，34(04)：217-220．

董丽，杨洁，王翔．白花鬼针草的挥发油成分分析 [J]．新乡医学院学报，2004，21（3）：179-180，183．

董伟．滇桂艾纳香超临界萃取物成分分析及在卷烟中的应用 [J]．食品工业，2009，（2）：55-56．

董文宾，张建华，李龙章．迷迭香挥发油的制备及其化学成分的鉴定 [J]．西北轻工业学院学报，1995，13（4）：68-73．

董晓敏，刘布鸣，陈露，等．花梨木挥发性化学成分 GC-MS 分析研究 [J]．广西科学院学报，2010，26(3)：218~220．

董岩，刘雷芳．气相色谱-质谱法测定阿尔泰狗娃花挥发挥发油中化学成分 [J]．理化检验-化学分册，2010，46（4）：376-378．

都晓伟，孙晖，吴军凯．黑水缬草挥发油的提取方法及其化学成分研究 [J]．中草药，2008，39（1）：32-34．

窦全丽，张仁波，张素英，等．滇黔金腰、大叶金腰和锈毛金腰挥发油的化学成分 [J]．广西植物，2010，30(5)：696-701．

堵年生，曲叔惠，热西旦，等．肉苁蓉挥发油化学成分的研究 [J]．有机化学，1988，8，522~525．

杜娟，黄英，刘娟，等．栽培黑水缬草中挥发油成分分析 [J]．黑龙江医药科学，2010，33（3）：65-66．

杜勤，王俊华，王振华，等．青天葵挥发油化学成分分析 [J]．广州中医药大学学报，2005，22（3）：225-227．

樊美余，曹福福，徐萌，等．HS-SPME-GC-MS 法分析 5 种蜡梅属植物叶片的挥发性成分 [J]．分子植物育种，2017，15（6）：2381-2388．

范润珍，宋文东，林宏图，等．红树植物木榄叶中挥发油的化学成分 [J]．海洋湖沼通报，2009，（1）：108-112．

范贤，王永良，李玉兰，等．不同方法提取瑶药千斤拔挥发油的对比研究 [J]．精细化工，2009，26（11）：1085-1089，1144．

范铮，宋庆宝，强根荣，等．荞麦籽粒石油醚萃取物化学成分的研究 [J]．林产化工通讯，2003，37（5）：17-20．

方洪钜，段宏瑾，徐妍青，等．四方蒿挥发油的化学成分研究 [J]．色谱，1993，11（2）：69-71．

方洪钜，余竞光，房其年，等．我国姜科药用植物研究 VI 姜三七挥发油化学成分分析 [J]．色谱，1984，1（1）：35-38．

方明月，康文艺，姬志强，等．荆芥挥发油化学成分研究 [J]．时珍国医国药，2007，18（7）：1551-1552．

方永杰，王道平，白新祥．贵州产春兰花香气成分分析 [J]．北方园艺，2013，（14）：92-94．

封士兰，潘宣．珠光香青挥发油化学成分分析 [J]．中成药，2000，22（6）：438-439．

冯立国，周力，陶俊，等．蕙兰花香成分研究 [J]．安徽农业科学，2009，37（35）：17465-17466．

冯长根，汪洪武，任启生，等．赶黄草挥发油化学成分的气相色谱-质谱分析 [J]．中国药学杂志，2003，38（5）：340-341．

符继红，张丽静．维吾尔医用药材苦艾挥发油的 GC-MS 分析 [J]．中国现代应用药学杂志，2007，24（6）：493-495．

符继红，张丽静．维药天山堇菜挥发油的提取和 GC /MS 分析 [J]．中成药，2008，30（6）：924-926．

符继红，张丽静．新疆维吾尔医用药材神香草挥发油的 GC-MS 分析 [J]．中成药，2008，30（3）：413-414．

付立卓，李海舟，李蓉涛．2 种香薷属植物挥发油成分分析 [J]．昆明理工大学学报（理工版），2010，35（1）：88-92．

付文艳，吴云，潘如，等．高山红景天挥发油水溶性部分 GC-MS 分析 [J]．江苏大学学报（医学版），2012，22（2）：159-161．

傅桂香，徐永珍，芮和恺，等．蚕豆花挥发油化学成份的研究 [J]．有机化学，1986，（3）：213-215．

傅桂香，徐永珍，芮和恺，等．野茴香挥发油化学成份的 GC/MS 分析 [J]．有机化学，1986，（5）：379-382．

盖静，盖丽，杨天鸣，等.甘肃苦豆子中挥发性成分分析研究 [J].中兽医医药杂志，2011，（5）:47-48.

甘秀海，周欣，梁志远，等.不同产地百尾参挥发性成分比较研究 [J].安徽农业科学，2012，40（2）：765-768，774.

甘洋蒙，卢森华，梁爽，等.壮瑶药小槐花挥发油成分气相色谱－质谱联用分析 [J].中国民族民间医药，2018，27（18）：22-25.

皋香，施瑞城，谷风林，等.固相微萃取结合气相色谱 - 质谱测定海南番木瓜香气成分 [J].食品工业科技，2013，34（14）：148- 151，155.

高海荣，王亚鑫，谢晨，等.三种蒿类植物挥发油成分及抗菌活性的比较分析 [J].现代食品科技，2020，36（1）：262-268，42.

高海翔，鲁润华，魏小宁，等.透骨草挥发油成分分析 [J].中草药，2000，31（8）：574-575.

高健，王自梁，郑阳，等.榛花挥发性成分分析 [J].延边大学学报（自然科学版），2017，43（3）：238-241.

高黎明，魏小梅，郑尚珍，等.毛蓼挥发油主要化学成分的研究 [J].西北师范大学学报(自然科学版)，2001，37（3）：41-43.

高莉敏，陈运起，刘松忠，等.SPME-GC-MS 法分析掖辐 1 号大葱挥发性成分 [J].山东农业科学，2008，（2）:98-99，119.

高莉敏，陈运起，刘松忠，等.固相微萃取 - 气相色谱 - 质谱法分析大葱挥发性成分 [J].西北农业学报，2008，17(2):247-249，253.

高岩，王知斌，王欣慰，等.GC-MS 联用法分析细叶杜香叶挥发油的化学成分 [J].化学工程师，2017，（01）：21-23.

高艳霞，苏延友，贾凤娟，等.超临界 CO_2 流体萃取及 GC-MS 联用技术优化提取和分析四叶参挥发油成分 [J].中国新药杂志，2015，24（14）：1665-1669.

高鹬铭，李凤玉，肖祥希，等.香椿叶、花和种子的挥发性化学成分研究 [J].福建师范大学学报（自然科学版），2016，32（5）:59-65.

高咏莉，余振喜，林瑞超，等.藏药萝卜秦艽挥发油成分的 GC-MS 分析研究 [J].中国现代药物应用，2009，3（4）：25-26.

高玉琼，代泽琴，刘建华，等.头花蓼挥发性成分研究 [J].生物技术，2005，15（3）：55-56.

高玉琼，刘建华，赵德刚，等.黑骨藤根挥发性成分研究 [J].药物分析杂志，2007，27（8）：1240-1242.

高玉琼，刘建华，赵德刚，等.山桅茶挥发性成分研究 [J].药物分析杂志，2006，26(12)：1866-1868.

高玉琼，杨迺嘉，黄建城，等.喜树果、叶及树枝的挥发性成分 GC-MS 分析 [J].中国药学杂志，2008，43（3）：171-173.

高源，靳凤云，王祥培，等.黔产铁筷子挥发油化学成分的气相色谱 - 质谱联用分析 [J].时珍国医国药，2011，22（1）：122-123.

高芸，刘百战，朱晓兰，等.秘鲁浸膏挥发油化学成分的 GC/MS 分析 [J].分析仪器，1999，（3）：37-39.

高泽正，郑丽霞，吴伟坚，等.番木瓜叶片精油化学成分的 GC-MS 分析 [J].果树学报，2010，27（2）：307-311.

葛菲，吴爱梅，郝秀斌，等.杏香兔耳风挥发油成分分析 [J].南昌大学学报（理科版），2007，31（5）：467-472.

葛亚龙，危冲，欧志东，等.苜蓿挥发油化学成分及其抗氧化活性研究 [J].食品工业，2014，35（3）：211-213.

耿晓萍，石晋丽，刘勇，等.甘松地上和地下部位挥发油化学成分比较研究 [J].北京中医药大学学报，2011，34（1）：56-59.

宫海燕，欧依塔，热娜·卡斯木.不同产地牛至挥发油的主成分分析 [J].中国现代应用药学，2018，35（2）：239-243.

龚复俊，王国亮，张银华，等.八角枫挥发油化学成分研究 [J].武汉植物学研究，1999，17(4)：350-352.

龚钢明，王化田，肖作兵，等.高山红景天超临界 CO_2 萃取物的气相色谱 - 质谱分析 [J].上海应用技术学院学报，2006，6（1）：52-54.

龚先玲，陈志红，典灵辉，等.半边旗挥发油化学成分气相色谱 - 质谱计算机联用技术分析 [J].时珍国医国药，2005，16（8）：697-698.

龚小见，王道平，周欣，等 . 马兰茎和根的挥发性化学成分研究 [J]. 中华中医药杂志 (原中国医药学报)，2010，25（12）：2112-2115.

谷臣华，谷力，陈友地 . 天然香料鱼香草挥发油的化学成份研究 [J]. 吉首大学学报 (自然科学版)，1997，18（1）：31-34.

谷臣华 . 爬岩香挥发油化学成份的研究 [J]. 吉首大学学报 (自然科学版)，1988，（1）：31-35.

谷力，谷臣华 . 武陵山区缬草属种类和优良种及其化学成分的研究 [J]. 林产化学与工业，2002，22（3）：23-27.

关崇新，李铁纯，回瑞华，等 . 顶空固相微萃取 GC／MS 分析水果香气成分 [J]. 辽宁师专学报，2008，10（2）：99-101.

关骏良，吴钊华 . 留兰香挥发油成分的 GC-MS 分析 [J]. 中药材，2004，27（1）：24.

关玲，权丽辉，沈一行，等 . 北野菊挥发油化学成分的研究 [J]. 中国药学杂志，1995，30（5）:301-302.

关水权，吕春健，严寒静 . 假鹰爪茎叶的鉴别和挥发油成分研究 [J]. 中药材，2010，33（5）：703-706.

关志华，王忠红，朗杰，等 . 青藏高原 8 种野生葱属植物挥发性成分研究 [J/OL]. 植物遗传资源学报 . https://doi.org/10.13430/j.cnki. jpgr.20190609002.

郭承军 . 山东艾叶与野艾叶的挥发油比较研究 [J]. 中草药，2001，32（6）：500-501.

郭海忱，崔兰，朱前翔，等 . 用 GC／MS 测定大葱挥发油中的化学成分 [J]. 质谱学报，1996，17（2）：63-66.

郭华，侯冬岩，回瑞华，等 . 气相色谱 - 质谱法分析籽瓜中的化学成分 [J]. 食品科学，2009，30（10）：173-175.

郭玲，梁振益，林连波 . 地杨桃挥发油成分的 GC-MS 分析 [J]. 中国热带医学，2004，4（1）：48-49.

郭守军，杨永利，黄佳红，等 . 乌榄果实挥发性化学成分的 GC-MS 分析 [J]. 食品科学，2009，30（12）：251-253.

郭素华，车苏容，竺叶青，等 . 养心草挥发油化学成分气相 - 质谱联用技术分析 [J]. 中华中医药杂志 (原中国医药学报)，2006，21（11）：689-690.

郭文龙 . 柏木挥发油的成分分析及其在卷烟中的应用研究 [J]. 香料香精化妆品，2016，（1）:14-16，21.

郭向阳 . 6 种食用芳香植物挥发性成分的 GC-MS/GC-O 分析 [J]. 农业工程学报，2019，35（18）：299-307.

郭晓玲，梁汉明，冯毅凡 . 瑶药四大天王挥发性成分的 GC-MS 分析 [J]. 广东药学院学报，2006，22（3）：255-256.

郭肖，姚健，赵保堂，等 . 超临界 CO_2 萃取和水蒸气蒸馏法提取甘肃白沙蒿中挥发油成分的差异性分析 [J]. 食品工业科技，2012，33（14）：157-160,175.

郭占京，黄宏妙，刘雄民，等 . 超临界 CO_2 萃取藿香蓟挥发油的化学成分研究 [J]. 中国实验方剂学杂志，2012，18（12）：120-123.

郭占京，黄宏妙，卢汝梅，等 . 桂产藿香蓟的挥发油化学成分分析 [J]. 广西中医药，2009，32（3）：55-56.

韩丛聪，荀守华，姜天华，等 . 刺槐属 6 种材料鲜花芳香成分分析 [J]. 园艺学报，2017，44(3)：557–565.

韩美华，杨秀伟，靳彦平 . 金线莲挥发油化学成分的研究 [J]. 天然产物研究与开发，2006，18：65-68.

韩明 . 鸡蛋花挥发油提取及其成分分析 [J]. 安徽农业科学，2007，35（20）：6100,6102.

韩淑萍，冯毓秀 . 佩兰及同属 3 种植物的挥发油化学成分研究 [J]. 中国中药杂志，1993，18（1）：39-41，63.

韩淑萍，冯毓秀 . 泽兰的生药学及挥发油成分分析 [J]. 中国药学杂志，1992，27（11）：648-651.

韩毅丽，高黎明，魏太宝 . 米口袋挥发油化学成分研究 [J]. 山西中医学院学报，2010，11（1）：18-20.

郝德君，王焱，马凤林 . 龙柏挥发油的化学成分及其对双条杉天牛生物活性研究 [J]. 天然产物研究与开发，2008，20：600-603.

郝德君，张永慧，戴华国，等 . 气相色谱／质谱法分析柏树叶挥发油的化学成分 [J]. 色谱，2006，24（2）：185~187.

郝福玲，方访，凌铁军，等 . 夹竹桃叶化学成分的研究 [J]. 安徽农业大学学报，2013，40（5）:795-801.

郝文辉，孙志忠，王洋，等 . 白桦树皮挥发油成分的研究 [J]. 中国现代应用药学，1997，14（5）：18-20，68.

何春兰，张刚平，王如意，等 . HS-SPME-GC-MS 和主成分分析红车轴草不同部位挥发油成分 [J]. 中国实验方剂学杂志，2018，24（5）：71-81.

何方奕，回瑞华，李学成，等．苦丁茶挥发性化学成分的分析 [J]．，分析测试学报，2007，26（增刊）：152-153，156．

何方奕，李铁纯，张捷利，侯冬岩．辽宁盘锦大米挥发性成分的 GC-MS 分析 [J]．分析测试学报，2001，20（增刊）：253-254．

何洪巨，王希丽，张建丽．GC-MS 法测定大葱、细香葱、小葱中的挥发性物质 [J]．分析测试学报，2004，23(增刊)：98-100，103．

何晶晶，解静，王国华，等．落花生茎叶挥发性成分 GC-MS 分析 [J]．中成药，2007，29（9）：1371-1373．

何玲玲，王新，陆慧宁．板栗叶挥发性成分研究 [J]．时珍国医国药，2008，19（1）：85-86．

何崤，董宝生，张伏全，等．膏桐种子和叶中挥发油化学成分的研究 [J]．云南化工，2007，34（5）：38-40．

何骞，国兴明，伍祥龙．小鱼眼草挥发油化学成分及抑菌活性研究 [J]．贵州大学学报 (自然科学版)，2007，24（5）：547-550．

何仁远，孟芹，范亚刚，等．云南"草寇"的挥发油成分 [J]．云南植物研究，1995，17（2）：226-230．

何雪青，徐光青，于非，等．沙漠绢蒿和冷蒿挥发油成分的气相色谱 - 质谱分析 [J]．质谱学报，2009，30（5）：314-320．

何跃君，岳永德，汤锋，等．竹叶挥发油化学成分及其抗氧化特性 [J]．林业科学，2010，46（7）：120-128．

何忠梅，孟祥颖，鲍永利，等．麻叶千里光挥发油抗病毒活性及成分分析 [J]．分析化学，2007，35（10）：l513-l516．

和丽萍，郎南军，冯武，等．超临界 CO_2 萃取麻疯树不同部位中挥发性化学物质成分的研究 [J]．安徽农业科学，2010，38(17)：9124-9126，9167．

贺迪经，巴杭，王志民．新疆圆柏果实挥发油化学成份的研究 [J]．有机化学，1991，11:91-99．

贺莉娟，梁逸曾，赵晨曦．唇形科植物挥发油化学成分的 GC / MS 研究 [J]．化学学报，2007，65（3）：227-232．

贺祝英，周欣，王道平，等．贵州土荆芥挥发油化学成分研究 [J]．贵州科学，2002，20（2）：76-79．

侯冬岩，回瑞华，李学成，等．气相色谱 - 质谱法分析水果黄瓜中的化学成分 [J]．质谱学报，2007，28（2）：78-82．

侯冬岩，回瑞华，李学成，等．水黄瓜营养成分的研究 [J]．鞍山师范学院学报，2006，8（2）：28-30．

侯卫，韩素丽，王洪梅，等．东北洋菁草挥发油化学成分的研究 [J]．中草药，1999，30（3）：174，187．

侯颖辉，李德文，于二汝，等．木姜花和木姜子挥发油成分比较 [J]．中国调味品，2017，42（7）：139-142．

胡丹丹，黄山，李斌，等．藏荆芥与荆芥的挥发性成分比较 [J]．中成药，2016，38（5）：1078-1082．

胡东南，蒋才武，黄健军．黄杞叶挥发油化学成分的 GC-MS 分析 [J]．中国实验方剂学杂志，2011，17（21）：49-51．

胡尔西丹·伊麻木，热娜·卡斯木，阿吉艾克拜尔·艾萨．罗勒子挥发油成分及抗氧化活性分析 [J]．安徽农业科学，2012，40(2)：752-754．

胡浩斌，曹宏，简毓峰，等．龙须草化学成分及抑菌活性的研究 [J]．草业科学，2006，23（7）：37-39．

胡浩斌，郑旭东．东紫苏挥发油化学成分的气相色谱/质谱法分析 [J]．陇东学院学报 (自然科学版)，2006，l6（1）：53-55．

胡浩斌，郑旭东．子午岭野菊花挥发油的化学成分及抑菌活性 [J]．新疆大学学报 (自然科学版)，2005，22（3）：295-298．

胡建安．孔雀草挥发油化学成分初探 [J]．香料香精化妆品，1992，（1）：24-26．

胡力飞，梅文莉，吴娇，等．海南产木薯茎和叶挥发油的化学成分及其生物活性 [J]．热带作物学报，2010，31（1）：126-130．

胡珊梅，范崔生．海州香薷挥发油成分的分析 [J]．现代应用药学，1993，10（5）：31-33．

胡文杰，杨永红，皮雪甜．竹柏叶片及其枝条中挥发油化学成分分析与比较 [J]．西部林业科学，2014，43（5）：135-138，159．

胡西旦·格拉吉丁．气相色谱 - 质谱法分析罗勒中挥发油的化学成分 [J]．光谱实验室，2008，25（2）：128-131．

胡西洲，彭西甜，郑丹，等．水蒸气蒸馏与乙醇提取茭白成分的 GC-MS 分析 [J]．分析试验室，2018，37（1）：50-57．

胡喜贵，姜小苓，王玉泉，等．不同来源小麦面粉香气成分的比较研究 [J]．湖北农业科学，2017，56（12）：2332-2336．

胡亚云，李莹，任亚梅，等．地椒挥发油中主要成分及其作用分析 [J]．食品研究与开发，2015，36（14）：109-114.

胡彦，丁友芳，温春秀，等．吹扫捕集 GC-MS 法测定紫苏不同变种叶片中的挥发性成分 [J]．食品科学，2010，31（12）：159-164.

胡宇慧，张浩，张强，等．欧洲两地和中国西南山区飞蓬挥发油成分的比较 [J]．华西药学杂志，2001，16（3）：186-187.

胡玉霞，王方，王昭君，等．顶空固相微萃取与气质联用分析山核桃香气成分 [J]．农业机械，2011，（10）：135-138.

虎玉森，杨继涛，杨鹏．黄花菜挥发油成分分析 [J]．食品科学，2010，31（12）：223-225.

滑艳，汪汉卿．甘肃产香青挥发油成分分析 [J]．中草药，2003，34（1）：19-21.

黄爱芳，林观样，潘晓军，等．鼠曲草挥发油化学成分的 GC-MS 分析 [J]．海峡药学，2009，21（7）：91-92.

黄宝华，海景，黄慧民，等．超临界 CO_2 萃取刺柏中挥发性成分分析 [J]．中药材，1997，20（1）：30-32.

黄本东，张清华．泥胡菜挥发油化学成份的分析 [J]．华西药学杂志，1992，7（1）：23-24.

黄彬弟，郑尚珍，沈序维，等．超临界流体 CO_2 萃取法研究细皱香薷挥发油化学成分 [J]．兰州医学院学报，2004，30(1)：34-37.

黄灿，杨天鸣，贺建云，等．畲药算盘子闪式提取物的色谱 - 质谱联用分析 [J]．中草药，2009，40（6）：872-874.

黄冬苑，刘嘉炜，李武国，等．陵水暗罗根超临界 CO_2 萃取物的 GC-MS 分析及其体外生物活性评价 [J]．中国药房，2016，27(1)：15-18.

黄浩，侯洁，何纯莲，等．溪黄草挥发油化学成分分析 [J]．药物分析杂志，2006，26（12）：1888-1890.

黄建军，张岩，张崇禧．美汉草挥发油化学成 GC-MS 分析 [J]．资源开发与市场，2013，29（11）：1130-1133.

黄凯，吴莉宇．小花龙血树超临界 CO_2 萃取物的成分分析 [J]．广西林业科学，2009，38（1）：42-44.

黄克南．GC-MS 法测定中华青牛胆挥发油的化学成分 [J]．广西中医药，2014，37（1）：79-80.

黄丽沄，马海旭，郭阿君．罗勒挥发油成分鉴定及抑菌活性测定 [J]．北华大学学报（自然科学版），2018，19（2）：257-261.

黄烈军，罗波，穆淑珍，等．黔产黑骨藤挥发油成分的 GC-MS 分析 [J]．贵州科学，2006，24（4）：25-26.

黄美燕，周光雄，金钱星，等．鸡蛋花挥发油化学成分的研究 [J]．安徽中医学院学报，2005，24（4）：50-51.

黄妙玲，杨得坡，梁祈，等．顶空液相微萃取法与水蒸气蒸馏法提取金盏花挥发性成分的比较研究 [J]．中山大学学报（自然科学版），2010，49（1）：145-148.

黄琼，田玉红，李志华．不同方法提取灵香草挥发油的比较研究 [J]．湖北农业科学，2010，49（4）：944-946.

黄涛阳，翁燕君，黄和，等．不同来源鸡蛋花挥发性成分比较研究 [J]．中药材，2015，38（11）：2274-2276.

黄先丽，王晓静，贾献慧．点地梅的挥发油成分分析 [J]．食品与药品，2009，11（03）：32-34.

黄小平，陈仕江，张毅，等．甘青青兰挥发油化学成分研究 [J]．成都中医药大学学报，2007，30（2）：60-61.

黄星，李菁，谭晓华，等．鬼箭锦鸡儿超临界 CO_2 萃取物化学成分的 GC-MS 分析 [J]．中药材，2001，24（9：）：650-651.

黄秀香，林翠梧，韦滕幼，等．毛老虎叶子挥发油的 GC-MS 分析 [J]．中成药，2006，28（8）：1181-1184.

黄莹，张德志．细叶杜香挥发油化学成分的 GC-MS 分析 [J]．现代食品与药品杂志，2007，17（3）：45-47.

黄远，李文海，赵露，等．设施栽培下不同坐果技术对西瓜果实挥发性物质的影响 [J]．中国瓜菜，2016，29（10）：10-15.

黄云峰，覃兰芳，胡琦敏，等．广西红草果与白草果挥发油的 GC-MS 分析 [J]．现代中药研究与实践，2014，28（2）：22-24.

黄志萍．采用 SPME-GC/MS 联用技术对虎皮兰挥发性成分的测定分析 [J]．黑龙江生态工程职业学院学报，2011，24（3）：42-43.

回瑞华，侯冬岩，李铁纯．GC/MS 法分析百合花化学成分 [J]．鞍山师范学院学报，2003，（02）：61-63.

回瑞华，侯冬岩，李铁纯，等．稻秆化学成分的分析 [J]．鞍山师范学院学报，2009，11 (2)：28-31.

回瑞华，侯冬岩，李铁纯，等．黄花败酱草挥发性化学成分分析 [J]．鞍山师范学院学报，2011，13(2)：30-32.

回瑞华，侯冬岩，李铁纯，等.万寿菊不同部位挥发性化学成分比较研究 [J].分析试验室，2009，28（7）：54-57.

惠阳，刘园，林婧，等.三叶鬼针草不同部位挥发油成分的 GC-MS 分析 [J].化学研究与应用，2017，29(1):19-24.

霍务贞，卫世杰，袁旭江，等.气相色谱 - 质谱联用分析茵陈与牛至挥发油的化学成分 [J].广东药学院学报，2010，26(5)：492-496.

霍昕，杨洒嘉，刘文炜，等.苦石莲皮和仁中挥发性成分对比研究 [J].中华中医药杂志（原中国医药学报），2009，24（6）：783-786.

姬生国，王东，郭念欣，等.蛇百子中挥发油成分的 GC-MS 分析 [J].光谱实验室，2011，28（1）：140-143.

姬晓悦，严珺，王静.香椿叶与臭椿叶挥发性成分分析 [J].安徽农业科学，2018，46（16）：179-181.

姬志强，石磊，李永丽，等.大羽鳞毛蕨挥发性成分的 GC-MS 分析 [J].中国药房，2012，23（43）：4098-4100.

姬志强，王金梅，康文艺.顶空固相微萃取 - 气质联用法分析阔鳞鳞毛蕨挥发性成分 [J].中国药师，2012，15（11）：1541-1543，1561.

姬志强，王金梅，康文艺.三叉耳蕨挥发油 HS-SPME-GC-MS 分析 [J].分析试验室，2008，27（增刊）：474-476.

计禹，王悦，朴锦.GC-MS 分析关苍术挥发性成分 [J].延边大学农学学报，2018，40（3）：52-56.

季梅，泽桑梓，杨斌，等.热区 2 种菊科入侵植物挥发油化学成分的 GC-MS 分析 [J].中国农学通报，2013，29(16)：135-138.

冀晓雯，付金娥，钟晟哲，等.固体直接进样 - 气相色谱 - 质谱分析黑叶小驳骨的挥发性成分 [J].中国现代中药，2019，21（8）：1025-1028.

贾红丽，计巧灵，艾力.沙吾尔，等.新疆异株百里香挥发油化学成分的 GC-MS 分析 [J].中国调味品，2008，（6）：60-63.

贾红丽，计巧灵，张丕鸿，等.新疆拟百里香挥发油的气相色谱 - 质谱分析 [J].质谱学报，2008，29（1）：36-41.

贾红丽，张丕鸿，计巧灵，等.新疆阿勒泰百里香挥发油化学成分 GC-MS 分析及抗氧化活性测定 [J].食品科学，2009，30（04）：224-229.

贾素花，胡志国，李昌，等.气相色谱 - 质谱法测定苦瓜超临界 CO_2 流体萃取产物的挥发性成分 [J].南昌大学学报（理科版），2008，32（5）：479-482.

王远兴，胡志国，方志杰.气相色谱 - 质谱法测定卵叶娃儿藤超临界 CO_2 流体萃取物中挥发性成分 [J].食品科学，2007，28（10）：433-435.

贾献慧，王晓静，牟忠祥，等.中药胡颓子叶的挥发油成分分析 [J].中成药，2009，31（6）：947-948.

江滨，廖心荣，贾向云，等.威灵仙和显脉旋复花挥发油成分的研究和比较 [J].中国中药杂志，1990，15（8）:40-42.

姜祎，徐虹，秦天福，等.GC-MS 分析流苏虾脊兰叶中挥发性化学成分 [J].现代中医药，2015，35（4）：56-58.

姜志宏，张红，周荣汉.麻柳叶挥发油成分分析 [J].中草药，1995，26(9):499.

蒋继宏，李晓储，高甜惠，等.几种柏科植物挥发物质及抗肿瘤活性初步研究 [J].福建林业科技，2006，33（2）：52-57.

蒋受军，朱斌，林瑞超，等.小野芝麻挥发油成分的 GC-MS 分析 [J].中药材，2002，25（3）：183.

蒋小华，谢运昌，宾祝芳.GC-MS 分析九头狮子草挥发油的化学成分 [J].广西植物，2014，34（2）：170-173.

焦爱军，冯洁，罗燕妹，等.不同产地姜三七挥发性化学成分的气相色谱 - 质谱分析 [J].时珍国医国药，2014，25（2）：472-474.

焦豪妍，莫小路，刘瑶，等.香根异唇花挥发性成分的 GC-MS 研究 [J].热带作物学报，2013，34（4）：777-780.

金旭东，陈庆宏，康平利，等.竹叶挥发油的提取及成分分析 [J].天然产物研究与开发，1999，11（4）：71-74.

康杰芳，王喆之.小丛红景天挥发油化学成分的分析 [J].第四军医大学学报，2006，27(22):2089-2091.

康杰芳，王喆之.银线草和多穗金粟兰脂溶性成分的 GC-MS 分析 [J].中药材，2009，32（6）：898-900.

康文艺，姬志强，常星.顶空固相微萃取 / 气相色谱 / 质谱法分析贵州产海金沙挥发性成分 [J].天然产物研究与开发，2011，

23：857-860.

康文艺，赵超，穆淑珍，等．马兰挥发油成分的研究 [J]．中草药，2003，34（3）210-211.

康笑枫，徐淑元，秦晓霜．狗肝菜中挥发油的化学成分分析 [J]．热带农业科学，2003，23（4）：14-16,21.

康旭，袁江兰，孟鸳，等．绿芦笋粉挥发油提取工艺的优化及成分分析 [J]．安徽农业科学，2011，39（2）:787-788，791.

柯伙钊，陈文娟，吴水华，等．GC-MS 法分析台湾组培金线莲挥发油化学成分 [J]．中成药，2010，32（11）：2014-2017.

柯鹏颉．蓝花参中挥发油的气质联用分析 [J]．海峡药学，2006，18（4）：88-89.

孔德鑫，李雁群，邹蓉，等．黄花蒿与其近缘种化学成分的 FTI R 和 GC-MS 鉴定与分析 [J]．广西植物，2017，37（2）：234-241.

孔杜林，陈亮文，王忠先，等．朱蕉叶挥发油的 GC-MS 分析 [J]．应用化工，2014，43（4）：759-762.

孔杜林，林强．糖胶树叶挥发油化学成分研究 [J]．化学研究，2017，28（2）：210-212.

孔静思，陈季武，王帮正，等．三种芳香植物抑菌比较及 GC/MS 分析 [J]．食品工业科技，2011，32（11）：151-155.

匡蕾，罗永明，李创军，等．宽叶金粟兰挥发油的化学成分研究 [J]．江西中医学院学报，2007，19（5）：63-64.

赖小平，刘心纯，陈建南，等．山莴挥发油的化学成分 [J]．中药材，1995，18（10）：519-520.

兰瑞芳．小鱼仙草挥发油化学成分的研究 [J]．海峡药学，2000，12（3）：72-74.

兰艳素，牛江秀，蒋余芳，等．CO_2 超临界萃取荔枝草挥发油及成分分析 [J]．重庆工商大学学报（自然科学版），2016，33（4）：22-27.

乐长高，付红蕾．苦瓜瓢和籽的挥发性成分研究 [J]．林产化工通讯，2003，37（3）：12-13.

乐长高，黄国林．GC-MS 测定西瓜皮中的挥发性成分 [J]．光谱实验室，1999，16（4）：439- 441.

雷冬明，陈金明，陈恺嘉．利用顶空固相微萃取联动气相色谱 - 质谱分析对比分析刺果番荔枝和普通番荔枝的挥发性香气成分 [J]．食品安全质量检测学报，2019，10（15）：4960-4966.

雷伏贵，周建金，曹奕鸯，等．不同干燥温度对西洋甘菊花及其挥发油的影响 [J]．福建农业学报，2015，30（8）：768-774.

雷杰，黎维维，欧阳陈琳，等．翠云草挥发油成分分析、抗氧化及抗菌效果 [J]．食品工业科技，2020，41（17）：269-273，291.

冷丰收，王思宏，金大成，等．延边地区黄万寿菊花挥发油的 GC/MS 研究 [J]．延边大学学报（自然科学版），1999，25（4）：262-265.

黎明，王巧荣，刘建华，等．望江南子挥发性成分的 GC-MS 分析 [J]．中国实验方剂学杂志，2013，19（19）：122-126.

黎勇，都文辉，孙志忠，等．橡子挥发油成分的研究 [J]．黑龙江大学自然科学学报，1997，14（2）：92-94.

李宝灵，朱亮锋，林有润，等．中国篙属植物化学分类的初步研究—挥发油化学成分与系统分类的相关性 [J]．华南植物学报，1992，试刊（下）：87-100.

李标，张鹏，蒋彬彬，等．毛白杜鹃挥发油化学成分及清除亚硝酸钠活性研究 [J]．中成药，2013，35（1）：124-126.

李斌，杨世萍，韦晓叶，等．玉米叶的化学成分预试及其挥发油的 GC-MS 分析 [J]．辽宁中医杂志，2018，45（8）：1704-1708.

李斌，周围．Mass Works TM 与气相色谱 - 质谱联用分析洋甘菊挥发油成分 [J]．质谱学报，2011，32（4）：241-245.

李昌勤，王海燕，卢引，等．HS-SPME/GC-MS 分析超甜蜜本南瓜籽挥发性成分 [J]．河南大学学报（医学版），2013，32（1）：14-16.

李超，秦明珠．超临界 CO_2 流体萃取法与水蒸汽蒸馏法提取蒌蒿挥发性化学成分的研究 [J]．西北药学杂志，2009，24（1）：12-15.

李存满，李兰芳，张勤增，等．河北紫花苜蓿挥发油成分的 GC-MS 分析 [J]．河北工业科技，2010，27（3）：146-148.

李峰，傅佑丽.紫藤花油化学成分的气相色谱／质谱法分析 [J].曲阜师范大学学报，2002，28（2）：81-83.

李付惠，梁晓原.云威灵挥发油成分的研究 [J].云南中医学院学报，2007，30（3）：24-25，29.

李耕，夏新奎，陈利军，等.荔枝草挥发油化学成分 GC-MS 分析 [J].安徽农业科学，2009，37(5)：2044-2045.

李贵军，汪帆.苦刺花挥发油化学成分的 GC-MS 分析 [J].食品科技，2013，38（07）：319-321.

李国明，李守岭，白燕冰，等.GC-MS 法分析瑞丽椒样薄荷挥发油化学成分 [J].热带农业科学，2017，37（10）：84-88.

李海亮，陈海魁，徐福利，等.大籽蒿挥发油化学成分及其抗菌抗氧化活性 [J].食品科学，2016，37（20）：63-68.

李红梅，吕惠子.山牛蒡超临界二氧化碳萃取物 GC-MS 技术分析 [J].延边大学医学学报，2007，30（4）：264-265.

李洪芹，刘红燕，蒋海强，等.山东鬼针草属植物挥发油 GC-MS 分析 [J].食品与药品，2011，13（11）：404-407.

李惠成，田瑄.秦岭德昌香薷不同提取方法挥发油成分分析 [J].光谱实验室，2006，23（5）：906-910.

李吉来，陈飞龙，吕志平.白背叶根挥发性成分的研究 [J].中药材，2003，26（10）：723-724.

李佳，刘红燕，张永清.顶空固相微萃取 - 气质色谱联用技术分析海州香薷与石香薷中挥发性成分 [J].中国实验方剂学杂志，2013，19（16）：118-122.

李健，宋帅娣，刘宁，等.万寿菊叶挥发油的提取及化学成分分析 [J].食品科学，2010，31（18）：359-362.

李健，宋帅娣，张若男，等.黑龙江产万寿菊花挥发油的化学成分研究 [J].化学与黏合，2010，32（6）：42-44.

李健，王雯，孙小红.黄秋葵种子的挥发油和脂肪酸 GC-MS 分析 [J].湖北农业科学，2012，51（5）：1006-1008.

李金凤，施勃，杜瑞娟，等.不同方法提取核桃楸皮挥发油的气质联用分析 [J].中国实验方剂学杂志，2013，19（9）：62-65.

李京华，林奇泗，王加，等.GC-MS 法研究竹节参和深裂竹根七挥发性成分 [J].沈阳药科大学学报，2013，30（9）:701-703,739.

李静，李常胜，张友杰.玉米须挥发性化学成分研究 [J].数理医药学杂志，2001，14（6）：538-539.

李静，许维国，牛凤兰.超临界提取菱角与菱仁挥发性成分及其比较研究 [J].中国中药杂志，2011，36（13）：1725-1728.

李俊，陆园园，李甫，等.GC-MS 分析南方红豆杉种子中的挥发油 [J].分析试验室，2006，25（9）：35-37.

李坤平，潘天玲，张莺颖，等.姜味草水蒸汽蒸馏和超临界 CO_2 提取物的化学成分研究 [J].贵州大学学报 (自然科学版)，2008，25（2）：1665-1668.

李锟，卢引，顾雪竹，等.细叶石仙桃地上部分挥发性成分的 HS-SPME-GC-MS 分析 [J].中国药房，2012，23（35）：3319-3320.

李兰芳，佟继铭，吉力，等.赤雹挥发油成分的研究 [J].中草药，2006，37（10）：1478.

李连昌，喜进安，刘宗才，等.毛莲蒿挥发油成分研究 [J].河南农业大学学报，1998，32（2）：196-198.

李亮星，芦燕玲，段沅杏，等.顶空法分析两种獐牙菜属植物的挥发性化学成分 [J].云南中医中药杂志，2012，33（4）：63-64.

李亮星，芦燕玲，普杰，等.藏药西南獐牙菜挥发性化学成分 GC-MS 分析 [J].云南化工，2012，39（1）：43-47.

李亮星，史云东，李明，等.顶空固相微萃取法结合气相色谱 - 质谱联用法分析 2 种滇产艾纳香的挥发性成分 [J].食品安全质量检测学报，2020，11（8）：2475-2480.

李美红，方云山，陈景超，等.芡实和冬葵子挥发性成分的 GC-MS 分析 [J].云南化工，2007，34（1）：47-49，57.

李勉，王金梅，康文艺.HS-SPME-GC-MS 法分析紫荆花及其花蕾的挥发性成分 [J].中成药，2009，31（7）：1087-1090.

李明哲，郝洪波，崔海英，等.不同色泽谷子挥发性成分差别的研究 [J].食品科技，2016，41(04):280-284.

李明珠，宋平顺，赵建邦.藏药烈香杜鹃花和叶中 挥发性成分的 GC -MS 分析 [J].西部中医药，2016，29（1）：36-39.

李培源，卢汝梅，霍丽妮，等.丝瓜叶挥发性成分研究 [J].亚太传统医药，2010，6（9）：15-16.

李奇峰，欧阳竞锋，杨云，等.怒族草药木秋挥发油成分的研究 [J].云南中医学院学报，2009，32（2）：20-22.

李琦，李春艳，徐畅，等.低温冷冻液液萃取 /GC-MS 结合保留指数分析香蕉中的挥发性成分 [J].分析测试学报，2017，36（4）：

457-463.

李谦，张旭，危英.毛山蒟挥发油化学成分研究 [J].贵阳医学院学报，2006，31（3）：257-258.

李庆杰，刘丽健，常艳茹，等.GC-MS 分析东北玉簪中的超临界 CO_2 萃取物 [J].华西药学杂志，2010，25（4）：385-386.

李瑞珍，朱志鑫，黄晓兰，等.超临界 CO_2 萃取与水蒸气蒸馏法研究泽兰中挥发性有机物 [J].分析测试学报，2007，26（4）：548-551，555.

李石蓉，姚红，等.丝穗金粟兰挥发油成分的分析 [J].江西中医学院学报，2005，17（6）：48.

李水芳，文瑞芝，曾栋，等.阔叶箬竹叶和箬竹叶中挥发油的提取及成分分析 [J].色谱，2007，25（1）：53-57.

李松林，崔熙，乔传卓，等.五种金粟兰属植物挥发油成分及其抗真菌活性研究 [J].中药材，1992，15（7:）：28-31.

李涛，郭耀武，罗定强，等.鬼灯檠鲜品不同溶剂提取液中挥发性成分的研究 [J].中医药学报，2011，39（1）：87-90.

李涛，张浩.GC-MS 分析四川产长鞭红景天挥发油的化学成分 [J].华西药学杂志，2008，23（2）：176-177.

李铁纯，侯冬岩，康晓红，等.茼蒿挥发性成分的分析 [J].鞍山师范学院学报，2003，5（2）：64-66.

李伟，谈献和，郭戎.江苏产石荠苧挥发油化学成分研究中药材.1997，20（3）：146-147.

李文军，唐自明，韦群辉，等.白族药野坝子的挥发性化学成分研究 [J].云南中医学院学报，1999，22（3）：19-21.

李翔，邓赞，张新申，等.叶下花挥发油化学成分的 GC／MS 分析 [J].化学研究与应用，2006，18（9）：1132-1134.

李向高，薛志革.高山红景天挥发油成分的分析 [J].中成药，1992，14（8）：34-35，51.

李向高，郑友兰.草苁蓉挥发油成分的研究 [J].中成药研究，1985，（5）：29-30.

李向日，林瑞超.不同产地零陵香挥发油成分的 GC-MS 分析 [J].中成药，2007，29（6）：853-858.

李小玲，宋粉云.广东土牛膝超临界流体萃取物的 GC-MS 分析 [J].分析测试学报，2001，20（4）：85-87.

李晓菲，秦培文，纪丽丽，等.黄槿叶片挥发油和脂肪酸成分的 GC-MS 分析 [J].湖北农业科学，2011，50（9）：1893-1897.

李学坚，林立波，邓家刚，等.银合欢叶挥发油色谱 - 质谱 - 计算机联用分析 [J].时珍国医国药，2005，16（2）：96-97.

李雅萌，王亚茹，周柏松，等.茖葱不同部位挥发油成分的 HS-SPME-GC-MS 分析 [J].中国实验方剂学杂志，2018，24（8）：70-78.

李阳，胡建中，乔宇，等.气相色谱 - 质谱联用分析茼蒿和藜蒿的挥发性成分 [J].农产品加工（学刊），2013，（10）：72-75.

李毅然，陈玉萍，黄艳，等.升麻与广东升麻挥发油成分的 GC-MS 分析 [J].广西中医药，2012，35（4）：56-59.

李英姬，朴惠善，宋成岩，等.毛细管气相色谱／质谱法测定关苍术中的挥发性成分 [J].中国野生植物资源，2002，21（3）：50- 51.

李咏梅，龚元，姜艳萍.黔产长萼堇菜不同部位的挥发性成分分析测定 [J].贵州农业科学，2017，45（3）：14-17.

李勇，蒋海强，巩丽丽.基于顶空静态进样技术的中药鬼针草挥发性成分 GC-MS 分析 [J].中国实验方剂学杂志，2011，17（20）：70-72.

李瑜.新鲜南瓜和南瓜汁挥发性风味物质的成分比较 [J].食品科学，2010，31（02）：208-210.

李玉琴，郭玉蓉，刘磊，等.无壳瓜子挥发油化学成分的气相色谱 - 质谱分析 [J].甘肃农业大学学报，2006，41（6）：126~129.

李媛，刘巧林，陈晓宇，等.甘菊挥发油化学组成及其对烟草甲与赤拟谷盗的杀虫活性 [J].植物保护，2019，45（5）：202-206.

李运，郭泉生，段博文，等.甘肃产百里香挥发油成分的 GC/MS 分析 [J].中国实验方剂学杂志，2010，16（11）：83-87.

李章万，周同慧.香薷挥发油成分的研究 [J].药学学报，1983，18（5）：363-368.

李兆琳，李海泉，薛敦渊，等.新鲜紫藤花挥发油化学成份的研究 [J].兰州大学学报（自然科学版），1992，23（4）：69-73.

李兆琳，王明奎，陈宁，等 . 三种西藏香茶菜挥发油化学成分的研究 [J]. 高等学校化学学报，1990，11（2）：208-211.

李兆琳，朱加亮，陈宁，等 . 墓回头挥发油化学成分的研究 [J]. 高等学校化学学报，1991，12（2）：213-215.

李植飞，李堪，李芳耀，等 . 容县乌榄叶挥发油化学成分及抗氧化活性分析 [J]. 南方农业学报，2015，46（2）：317-321.

李植飞，唐祖年，戴支凯 . 土荆芥果实挥发油 GC-MS 分析及其生物活性研究 [J]. 中国实验方剂学杂志，2013，19（5）：265-269.

李忠荣，邱明华，李恒，长寿茶挥发油的化学成分 [J]. 中草药，2002，33（12）：1069.

李子鸿，蒋春飞，刘东文，等 . 广东刘寄奴挥发油化学成分的 GC-MS 分析 [J]. 中药材，2001，34（8）：575.

李祖光，李建亮，曹慧，等 . 紫藤鲜花在不同开花期的头香成分 [J]. 浙江林学院学报，2009，26（3）：308-313.

李祖光，卫雅芳，芮昶，等 . 紫藤鲜花香气化学成分的研究 [J]. 香料香精化妆品，2005，（2）：1-3.

李祖强，黄荣，罗蕾，等 . 红蒿枝挥发油化学成分及其细胞毒性 [J]. 云南植物研究，2003，25（4）：480~482.

利毛才让，热增才旦，李文渊，等 . 甘青青兰挥发性成分 GC-MS 分析 [J]. 青海师范大学学报（自然科学版），2008，（2）：54-56.

栗孟飞，姚园园，杨林贵，等 . 狭叶红景天引种驯化后抗氧化能力、主要活性物质含量及挥发性组分的变化 [J]. 应用生态学报，2017，28（9）：2947-2954.

梁冰，颜世芬，陈茂齐，等 . 甘肃棘豆挥发性成分研究 [J]. Ⅰ . 挥发油成分分离与鉴定，分析测试学报，1994，13（1）：37-43.

梁建兰，刘秀凤，赵玉华，等 . 板栗粉碎前后香气成分的变化 [J]. 中国食品学报，2013，13（10）：246-254 .

梁建兰，赵玉华，常学东 . 不同花期板栗花香气成分的变化 [J]. 果树学报，2014，31（4）:636-641.

梁静，杨冬梅，田向荣，等 . 永顺颗砂贡米香气成分的气相色谱 - 质谱分析 [J]. 食品科学，2014，35（08）：236-239.

梁利香，陈琼，陈利军 . 湖北野生香茶菜花期挥发油 GC-MS 分析 [J]. 科教导刊，2015，（上）：169-170.

梁利香，陈月华，陈利军 . 菊三七茎叶挥发油的 GC-MS 分析 [J]. 黑龙江畜牧兽医，2015，（下）：109-110.

梁利香，李娟，陈利军 . 河南信阳野生香薷盛花期挥发油的 GC -MS 分析 [J]. 香料香精化妆品，2015，（4）：6-8.

梁睿，彭奇均 . 菱壳中挥发性成分的研究 [J]. 中药材，2006，29（1）：24-26.

廖金旭，颜钫，徐莺，等 . 麻疯树叶二氧化碳超临界萃取物的化学成分分析 [J]. 化学研究与应用，2003，15（5）：704-705.

廖立平，毕志明，李萍，等 . 四季青挥发油化学成分的研究 [J]. 中草药，2003，34（11）：588-589.

廖彭莹，李兵，苗伟生，等 . 细叶石仙桃挥发油成分的 GC-MS 分析 [J]. 安徽农业科学，2011，39（22）：13394-13395.

林聪明，王道平，崔范洙，等 . 贵州产辣蓼挥发性成分分析 [J]. 广西植物，2012，32（3）：410-414.

林枫，马强 . 宁夏沙枣花花苞及沙枣树叶中挥发油成分的提取分析和比较 [J]. 安徽农业科学，2014，42（1）:236-239，335.

林敬明，汪艳，许寅超，等 . 火炭母超临界 CO₂ 萃取物 GC-MS 分析 [J]. 中药材，2001，24（6）：417.

林敬明，许寅超，冯飞跃，等 . 鸡蛋花超临界萃取物的 GC-MS 分析 [J]. 中药材，2001，24（4）：276-277.

林立，岑佳乐，金华玖，等 . 五种柏科植物挥发油成分的 GC-MS 分析 [J]. 广西植物，2015，35（4）：580-585.

林奇泗，杨冬芝，牟杰 . GC-MS 法研究深裂竹根七挥发性成分 [J]. 食品研究与开发，2014，35（3）：15-17.

林珊，曾建伟，邹秀红，等 . 泥胡菜挥发油化学成分 GC-MS 分析 [J]. 福建中医学院学报，2010，20（4）：27-29，72.

林霜霜，邱珊莲，郑开斌，等 . 5 种挥发油的化学成分及对番茄早疫病的抑菌活性研究 [J]. 中国农学通报，2017，33（31）：132-138.

林文群 . 福建产小鱼仙草挥发油的含量及其化学成分的研究 [J]. 武汉植物学研究，2001，19（1）:35-38.

林文群，张清其，陈祖祺 . 石荠苧挥发油的含量及其化学成分研究 [J]. 福建师范大学学报（自然科学版），1998，14（2）：70-74.

林霞 . 固相微萃取 - 气质联用检测白苞蒿挥发性有机物 [J]. 武夷科学，2019，35（2）:103-109.

林正奎，华映芳，谷豫红．树兰花挥发油化学成分的研究 [J]．植物学报，1981，23（3）：208-215．

林正奎，华映芳，谷豫红．树兰叶挥发油化学成分的研究 [J]．植物学报，1984，26（1）：76-81．

林正奎，华映芳．石南藤挥发油化学成分研究 [J]．有机化学，1988，（8）：73-79．

凌冰，张茂新，孔垂华，等．飞机草挥发油的化学组成及其对植物、真菌和昆虫生长的影响 [J]．应用生态学报，2003，14（5）：744-746．

刘彬．黄花杜鹃挥发油化学成分及抑菌作用的研究 [J]．草业科学，2007，24（12）：61-63．

刘斌，李艳薇，刘国良，等．GC-MS 结合化学计量学方法用于肾茶挥发油的定性分析 [J]．药物分析杂志，2015，35（10）：1815-1819．

刘超祥，丁锐，王珊，等．亳州疏毛罗勒挥发油化学成分及抗氧化与抑菌活性研究 [J]．长江大学学报（自科版），2016，13（21）:34-37．

刘春菊，王海鸥，李大婧，等．醋浸干燥加工对不同蚕豆原料挥发性风味成分的影响 [J]．食品与发酵工业，2015，41（2）：135-140．

刘春泉，宋江峰，刘玉花，等．京甜紫花糯 2 号玉米软罐头加工过程中风味成分变化 [J]．核农学报，2010，24（3）：555-561．

刘春生，伍学钢．狼把草挥发油的化学成分研究 [J]．中草药，1993，24（4）：217-218．

刘存芳．秦巴山区野生绞股蓝挥发油的研究 [J]．食品科技，2013，38（11）：236-240．

刘存芳，史娟，刘军海，等．玫瑰红景天挥发性成分分析及其抗氧化和抗菌活性 [J]．食品工业科技，2020，41（1）：32-37．

刘刚，王辉，周本宏，等．半边苏挥发油化学成分的气相色谱 - 质谱分析 [J]．中国实验方剂学杂志，2006，12（11）：18-21．

刘广军，刘建勇．腺药珍珠菜挥发性成分分析 [J]．济宁学院学报，2010，31（3）：21-24．

刘国声，方洪钜，李乃文，等．零陵香挥发油成分研究 [J]．植物学报，1985，27（3）：295-299．

刘国声，刘成德，方洪钜，等．蛔蒿挥发油的化学成分研究 [J]．值物学报，1985，27（4）：110-112．

刘海，周欣，张怡莎，等．吉祥草挥发油化学成分的研究 [J]．分析测试学报，2008，27（5）：560-562，566．

刘红燕，李佳，张金，等．顶空固相微萃取 - 气质质谱联用分析蓝萼香茶菜中挥发性成分 [J]．山东科学，2013，26（4）:24-27,31．

刘嘉萍，张兰胜．云南产截叶铁扫帚不同药用部位挥发油成分研究 [J]．井冈山大学学报（自然科学版），2019，40（1）：99-102．

刘嘉炜，彭丽华，冼美廷，等．露兜簕超临界 CO_2 萃取物 GC-MS 分析 [J]．中国现代中药，2012，14（4）：4-6．

刘建华，高丽欣，高玉琼，等．千斤拔挥发性成分的研究 [J]．中成药，2003，25（6）：485-487．

刘建华，高玉琼，霍昕．十八症挥发油成分的研究 [J]．中草药，2003，34（12）：1073-1074．

刘建英，王利平，刘玉梅．全叶青兰挥发性成分 [J]．精细化工，2012，29（5）：447-452．

刘杰书，李泳锋，刘金龙．羊耳蒜中化学成分的气相色谱 - 质谱联用分析比较 [J]．时珍国医国药，2010，2（3）：529-530．

刘金磊，刘真一，苏涛，等．GC-MS 分析干花豆叶挥发油成分 [J]．广西科学，2012，19（1）：74-76．

刘京宏，陈淼芬，钟晓红，等．HS-SPME-GC-MS 测定黄花菜不同部位中挥发性成分 [J]．天然产物研究与开发，2020，32:464-472．

刘俊芳，杨越冬，杜彬，等．栗花挥发油的提取和 GC-MS 分析 [J]．河北科技师范学院学报，2016，30（1）：26-29，34．

刘兰军，宋伟峰．三叶青藤挥发油成分的 GC- MS 分析 [J]．临床医学工程，2011，18（12）：1857-1858．

刘磊，秦华珍，王晓倩，等．10 味山姜属药物挥发成分的气相 - 质谱联用分析 [J]．广西植物，2012，32（4）：561-566．

刘立鼎，顾静文，陈京达，等．黄花蒿和青蒿挥发油的化学成分 [J]．江西科学，1996，14（4）：234-238．

刘玲，高剑，喻晓路，等．吉祥草与开口箭挥发性成分与金属元素比较 [J]．沈阳药科大学学报，2017，34（10）：878-882．

刘路，周琼，陈春燕，等．重阳木树皮和叶片挥发油化学成分的 GC-MS 分析 [J]．湖南师范大学自然科学学报，2014，37（5）：21-25．

刘梦菲，卢金清，江汉美，等 . HS-SPME-GC-MS 分析益母草及其伪品夏至草的挥发性成分 [J]. 中医药导报，2018，24（16）：47-50.

刘敏，何建国，扶巧梅，等 . 两种圆柏属植物精油对蚊虫的熏蒸活性 [J]. 中国生物防治学报，2015，31（04）：581-585.

刘明春，李正国，邓伟，等 . 鱼香草挥发油成分的分析 [J]. 精细化工，2008，25（12）：1216-1219.

刘清理，章鹏飞，沈序维 . 苦蒿挥发油化学成份的研究 [J]. 淮北煤师院学报，1991，12（4）：69-71.

刘胜贵，胡兴，刘霞，等 . 羊耳菊挥发油化学成分及其清除自由基的作用研究 [J]. 安徽农业科学，2009，37（26）：12536-12537,12666.

刘世巍，赵堂，杨敏丽 . GC-MS 分析沙葱挥发油的化学成分 [J]. 华西药学杂志，2007，（03）：313-314.

刘伟，贾绍华，项峥 . GC-MS 法检测白花败酱草与黄花败酱草挥发性成分 [J]. 哈尔滨商业大学学报（自然科学版），2016，32（1）：6-10.

刘雯露，何俏明，覃洁萍，等 . 假蒟地上部分和地下部分挥发性成分的 GC-MS 分析 [J]. 中国实验方剂学杂志，2014，20（18）：73-76.

刘喜梅，李海朝 . 2 个地区祁连圆柏叶挥发油化学成分分析 [J]. 林业科学，2013，49（10）：149-154.

刘向前，倪娜，陈素珍，等 . 湖南产青蒿和黄花蒿挥发油 GC-MS 分析 [J]. 西北药学杂志，2006，21（3）：107-109.

刘向前，张晓丹，郑礼胜，等 . 黄水枝不同部位挥发性成分的 GC-MS 研究 [J]. 现代药物与临床，2010，25（1）：31-35.

刘向前，邹亲朋，高敬铭，等 . 3 种湖南产菊科植物挥发油成分的 GC-MS 研究 [J]. 西北药学杂志，2010，25（3）：179-181.

刘小兰，周剑波，陶燕铎，等 . 冷蒿挥发油化学成分的分离和鉴定 [J]. 分析试验室，2008，27（3）：25-29.

刘信平，张驰，谭志伟，等 . 败酱草挥发性化学成分研究 [J]. 安徽农业科学，2008，36（2）：410，593.

刘信平，张驰，谭志伟，等 . 辣蓼挥发性活性成分的 GC/MS 研究 [J]. 中国现代应用药学杂志，2009，26（4）：285-288.

刘晔玮，邸多隆，王勤，等 . 沙枣花挥发油的化学成分及其指纹图谱的研究 [J]. 香料香精化妆品，2003，（3）：11-13.

刘艺，斯建勇，曹丽，等 . 密花香薷挥发油化学成分及其抗菌、抗病毒活性的研究 [J]. 天然产物研究与开发，2012，24：1070-1074.

刘易，唐祥佑，方萍，等 . 花叶良姜果实挥发油化学成分分析 [J]. 热带农业科学，2016，36（3）：62-66.

刘银燕，杨晓虹，陈滴，等 . 玉蜀黍叶挥发油成分 GC-MS 分析 [J]. 特产研究，2011，（3）：64-65.

刘应煊 . 塔柏叶及种子挥发油化学成分分析 [J]. 湖北民族学院学报（自然科学版），2013，31（4）：414-418，441.

刘瑜霞，邓仕明，林健 . 两种菊科中药材挥发油成分的 GC-MS 分析研究 [J]. 中国林副特产，2018，（2）：14-18.

刘宇，梁剑平，华兰英，等 . 超临界 CO_2 萃取黄花补血草花部挥发油化学成分 [J]. 食品研究与开发，2010，31（10）：68-71.

刘玉红，富菊萍 . 苍耳子超临界流体萃取物的成分分析 [J]. 时珍国医国药，2005，16（4）：321-322.

刘玉平，苗志伟，陈海涛，等 . 4 种市售香米中挥发性成分提取与分析 [J]. 食品科学，2011，32（20）：181-184.

刘元慧，周惠琪，袁珂 . 固相微萃取技术与气相色谱 - 质谱联用分析山核桃青果皮中的挥发油化学成分 [J]. 时珍国医国药，2009，20（7）：1667-1669.

刘云召，石晋丽，刘勇，等 . GC-MS 分析糙叶败酱不同部位的挥发油成分 [J]. 华西药学杂志，2012，27（1）：56-60.

刘运权，罗玉容，闻真珍，等 . 三种建兰挥发性成分的比较分析 [J]. 现代食品科技，2011，27（7）：863-866.

刘照娟，何进，喻子牛 . 紫花苜蓿挥发性成分的气相色谱 - 质谱分析 [J]. 化学与生物工程，2006，23（4）：60-62.

刘志明，王海英，刘姗姗，等 . 小蓬草挥发油的提取及 GC-MS 分析 [J]. 中国野生植物资源，2011，30（1）：42-45.

刘志明，王海英，刘姗姗，等 . 小蓬草挥发油活性组分分析 [J]. 生物质化学工程，2010，44（1）：22-26.

刘忠良，马天波，孙立明 . 香椿子挥发油的 GC-MS 分析 [J]. 中国药学杂志，2002，37（2）：94-96.

刘仲初，王军民，胡晓娟，等 . 广东增城乌榄叶挥发油的简易提取、成分分析以及香气评测 [J]. 香料香精化妆品，2016，（2）：36-40.

龙春焯, 辛克敏, 王兰英, 等 . 贵州刺槐花挥发油的化学成分 [J]. 天然产物研究与开发, 1991, 3（3）：84-87.

卢金清, 杨珊, 李婷, 等 . 气相色谱 - 质谱法分析香科科挥发油化学成分 [J]. 医药导报, 2011, 30（增刊）：11-12.

卢汝梅, 何翠薇, 潘英 . 紫玉盘挥发油化学成分的介析 [J]. 世界科学技术 - 中医药现代化, 2006, 8（6）：40-42.

卢汝梅, 何翠薇 . 紫玉盘叶脂溶性成分的气相色谱 - 质谱联用分析 [J]. 时珍国医国药, 2005, 16（8）：713-714.

卢汝梅, 潘丽娜, 朱小勇, 等 . 荔枝草挥发油的化学成分分析 [J]. 时珍国医国药, 2008, 19（1）：164-165.

卢四平, 田彦宽 . 广东阳江产仙人草挥发油化学成分研究 [J]. 海峡药学, 2014, 26（6）：33-36.

卢燕, 孟超, 张守军, 等 . GC-MS 测定不同产地香椿子挥发油成分 [J]. 中药材, 2016, 39（11）：2539-2543.

卢引, 李昌勤, 李新铮, 等 . HS-SPME/GC-MS 分析超甜蜜本南瓜雄花挥发性成分 [J]. 河南大学学报（医学版）, 2013, 32（1）：17-18, 21.

卢引, 张橡楠, 李昌勤, 等 . 超甜蜜本南瓜茎尖挥发性成分分析 [J]. 河南大学学报（医学版）, 2013, 32（1）：22-23, 37.

芦燕玲, 黄静, 徐世涛, 等 . 吉龙草挥发性成分的 GC-MS 分析 [J]. 中国药房, 2013, 24（15）：1403-1406.

鲁曼霞, 黄可龙, 施树云, 等 . 3 种卷柏属植物挥发性化学成分的气相色谱 - 质谱联用分析与比较 [J]. 时珍国医国药, 2009, 20（9）：2119-2121.

鲁亚星, 郑慧明, 李敏, 等 . 野生和栽培寒葱挥发性物质和营养成分分析 [J]. 中国调味品, 2018, 43（2）:195-200.

陆碧瑶, 朱亮锋, 吴德邻 . 中国豆蔻属植物种子精油的主要化学成分及其与果实外部形态的相关性 [J]. 广西植物, 1986, 6（1-2）：131-139.

陆宽, 黎明, 李凤, 等 . 泰国大风子挥发性成分 GC-MS 分析 [J]. 中国实验方剂学杂志, 2014, 20（19）：53-56.

陆曼, 田暄 . 异叶青兰挥发油成分分析 [J]. 药学学报, 1999, 34（12）：925-927.

陆长根, 梁呈元, 李维林 . 椒样薄荷挥发油化学成分分析 [J]. 安徽农业科学, 2008, 36（2）：400, 425.

路博琼, 罗书勤, 张力平 . 超临界 CO_2 萃取杜香挥发油工艺优化及成分分析 [J]. 现代农业科技, 2014, （6）：173-174, 178.

路纯明 . 香薷挥发油化学成分的分析 [J]. 中国粮油学报, 1998, 13（4）：40-42, 45.

路立峰, 李赫宇, 张晓林, 等 . 地椒挥发油提取工艺及 GC-MS 成分分析 [J]. 食品研究与开发, 2016, 37（19）：163-167.

罗兰, 邓金梅, 廖华卫 . GC-MS 分析毛大丁草挥发油成分 [J]. 中草药, 2013, 36（6）：944-945.

罗明可, 陈文娟, 吴水华, 等 . 气相色谱 - 质谱对不同溶剂萃取福建组培金线莲挥发油的分析 [J]. 时珍国医国药, 2010, 21（9）：2192-2194.

罗廷顺, 杨静, 陈俊雅, 等 . 超临界 CO_2 萃取赤胫散不同部位挥发油及其 GC-MS 分析 [J]. 中药材, 2019, 42（8）：1810-1813.

罗娅君, 肖新峰, 王照丽 . GC-MS 分析大叶金花草中挥发性成分和脂肪酸 [J]. 分析试验室, 2007, （10）：58-62.

吕惠玲, 陈俊华, 程存归 . 3 种堇菜属植物挥发油的 GC-MS 分析 [J]. 中成药, 2016, 38（12）：2716-2719.

吕纪行, 纪明慧, 郭飞燕, 等 . 蒌叶挥发油的提取及抗氧化和抑菌活性研究 [J]. 食品工业科技, 2017, 38（9）：75-81.

吕晴, 秦军, 陈桐 . 气相色谱 - 质谱法分析蘘荷花穗挥发油化学成分 [J]. 理化检验 - 化学分册, 2004, 40（7）：405-407.

吕晴, 秦军, 陈桐 . 紫背天葵茎叶挥发油化学成分的研究 [J]. 贵州工业大学学报（自然科学版）, 2004, 33（2）：23-25.

吕晴, 秦军, 陈桐, 等 . 气相色谱 - 质谱法分析鼠曲草挥发油化学成分 [J]. 贵州工业大学学报（自然科学版）, 2008, 37（5）：1-3, 10.

吕义长 . 青海杜鹃挥发油化学成分的研究 [J]. 化学学报, 1980, 38（3）：241-249.

吕兆林, 李月琪, 秦娇, 等 . 毛竹叶挥发油的提取方法 [J]. 北京林业大学学报, 2008, 30（4）：135-140.

吕镇城, 彭永宏 . 顶空固相微萃取 - 气相色谱 - 质谱联用法分析西山乌榄果挥发性成分 [J]. 惠州学院学报, 2016, 36（03）：5-8.

马洪艳, 汪天呈, 李武国, 等 . 岗梅根和茎超临界 CO_2 萃取物中低极性挥发性成分比较及其对 IEC-6 细胞增殖活性的影响 [J].

中国药房，2019，30（8）：1056-1060.

马惠芬，和丽萍，郎南军，等 . 麻疯树的挥发性化学成分 [J]. 东北林业大学学报，2012，40（2）：30-33.

马克坚，孟芹，任杰红 . 白花一枝蒿挥发油成分的测定 [J]. 中药材，1997，20（4）：193-194.

马强，雷海民，王英锋，等 . 红车轴草挥发油成分的 GC-MS 分析 [J]. 中草药，2005，36（6）：828-829.

马荣贵，管景斌，王秀梅，等 . 紫花野菊、小红菊与野菊花挥发油化学成分的比较研究 [J]. 色谱，1994，12（1）：47-49，75.

马瑞君，王明理，朱学泰，等 . 黄帚橐吾挥发物的化感作用及其主要成分分析 [J]. 应用生态学报，2005，16（10）：

　　1826~1829.

马雯芳，余娇，邓慧连，等 . 不同干燥方法对假蒟挥发油成分影响的研究 [J]. 中成药，2013，35（6）：1270-1274.

马银宇，卢金清，韩蔓，等 . SD 与 HS-SPME 分析筋骨草挥发性成分 [J]. 湖北农业科学，2020，59（3）：134-137.

马英姿，蒋道松 . 马兰挥发性成分研究 [J]. 经济林研究，2002，20（2）：69-70.

毛红兵，蔡进章，李琪波 . 浙产小鱼仙草挥发油化学成分的研究 [J]. 浙江中医杂志，2012，47（12）：920-921.

毛静，董艳芳，童俊，等 . 基于固相微萃取 -GC/MS 联用的除虫菊挥发性次生代谢产物分析 [J]. 中国农学通报，2019，35(13)：

　　130-135.

孟祥平，杨建英，王瑶，等 . 白花草木犀地上部分挥发油的化学成分对比 [J]. 植物资源与环境学报，2014，23(2)：117-118.

糜留西，吕爱华，张丽红 . 海州香薷挥发油成份研究 [J]. 武汉植物学研究，1993，11（1）：94-96.

米盈盈，汪冬红，杜伊泽，等 . 不同提取方法白益母草挥发性成分的比较 [J]. 中国药物评价，2019，36（4）：281-284.

苗延青，汤颖，吴亚，等 . 百里香挥发油化学成分的研究 [J]. 时珍国医国药，2011，22（2）：305-306.

敏德，徐丽萍，张治针，等 . 中国大黄属植物的系统研究 XLV[J]. 北京医科大学学报，1998，（1）：4.

莫彬彬，余德顺，李典鹏，等 . 广西灵香草提取物的化学成分研究及香气评价 [J]. 香料香精化妆品，2003，（1）：5-7.

牟玉兰，龚黎黎，夏伟 . 含羞草总黄酮含量的测定与挥发油化学组分的测定 [J]. 技术研究，2018，（7）：167-168.

木尼热 . 阿不都克里木，木合塔尔 . 吐尔洪，热萨莱提 . 伊敏，等 . 维吾尔药蜀葵花挥发油成分及其抗菌抗氧化活性研究 [J].

　　中国中药杂志，2015，40（8）：1614-1649.

那微，武铁志，郑友兰 . GC-MS 分析尾叶香茶菜挥发油成分 [J]. 吉林农业大学学报，2005，27(4)：413-415.

纳智 . 圆瓣姜花根茎挥发油的化学成分 [J]. 热带亚热带植物学报，2006，l4(5)：417-420.

南措吉，李毛加，张金魁，等 . 藏药止泻木子挥发油超临界提取工艺、GC-MS 分析及抑菌活性研究 [J]. 湖南师范大学自然科

　　学学报，2020，43（2）：64-68.

南敏伦，赵雪娇，张玲，等 . 尾叶香茶菜挥发油的成分研究 [J]. 中国医药指南，2010，8（10）：5-6.

倪斌，张伟，符杰雄，等 . 花梨木叶挥发油化学成分的 GC-MS 分析 [J]. 广东林业科技，2012，28（2）：59-62.

倪士峰，傅承新，吴平 . 点腺过路黄挥发油气相色谱 - 质谱研究 [J]. 分析化学，2004，32（1）：123.

倪士峰，潘远江，吴平，等 . 海金沙全草挥发油气相色谱 - 质谱研究 [J]. 中国药学杂志，2004，39（2）：99-100.

聂波，刘勇，徐青，等 . 地笋中挥发油化学成分的气相色谱 - 质谱分析 [J]. 精细化工，2007，24（7）:653-656.

宁德生，蒋丽华，吕仕洪，等 . 石山巴豆与毛果巴豆叶中挥发油成分分析 [J]. 广西植物，2013，33（3）：364-367.

宁小清，侯小涛，郭振旺 . 白花九里明挥发油成分的气相色谱 - 质谱联用分析 [J]. 时珍国医国药，2011，22（1）：162-163.

牛东玲，刘向才，李艳 . 蓼子朴花挥发油体内体外的抗菌活性 [J]. 现代食品科技，2018，34（4）：63-68.

牛凤兰，黄占有，吴秀华，等 . 菱角挥发成分超临界萃取及 GC-MS 方法检测 [J]. 中国公共卫生，2009，25（1）：119-120.

牛凤兰，杨东旭，许维国，等 . 水蒸气蒸馏法与微波辅助萃取法提取菱角挥发油的比较研究 [J]. 时珍国医国药，2010，21（4）：

　　927-928.

牛俊峰，肖娅萍，姜东亮，等 .5 个不同地区绞股蓝中挥发性成分的 SPME-GC-MS 分析 [J]. 药物分析杂志，2012，32（4）：

578-582.

欧阳婷, 杨琼梁, 黄星雨, 等. 不同干燥方法对香茅挥发油成分及抗氧化活性的影响 [J]. 中国中医药信息杂志, 2016, 23 (11): 99-102.

欧阳玉祝, 许秋雁, 吕程丽. 海金沙挥发油的指纹图谱和 GC /MS 分析 [J]. 应用化工, 2010, 39 (3): 444-446.

帕丽达, 米仁沙, 丛媛媛, 等. 新疆罗勒挥发油的化学成分研究 [J]. 中草药, 2006, 37 (3): 352.

帕丽达·阿不力孜, 朱焱, 米日古丽·木沙, 等. 维药神香草挥发油化学成分的研究 [J]. 海峡药学, 2008, 20 (5): 61-62.

潘炯光, 徐植灵, 吉力. 艾叶挥发油的化学研究 [J]. 中国中药杂志, 1992, 17(12): 741-746.

潘文亮, 张祥伟, 鲍峰伟. 灵香草挥发油提取及在卷烟芯线加香中的应用 [J]. 食品工业, 2016, 37 (12): 84-87.

潘小姣, 曾金强, 韦志英. 一点红挥发油化学成分的分析 [J]. 中国医药导报, 2008, 5 (22): 35, 38.

潘馨, 梁鸣, 陈森鸿. 土荆芥中挥发油的气相色谱 - 质谱分析 [J]. 药物分析杂志, 2007, 27 (6): 909-911.

彭炳先, 黄振中, 陈莉莉, 等. 中药姜花块根挥发油化学成分分析 [J]. 时珍国医国药, 2008, 19 (6): 1418-1419.

彭炳先, 黄振中, 陈受惠. 色谱峰面积归 - 化法测定中药小过路黄挥发油化学成分分析 [J]. 时珍国医国药, 2007, 18 (10): 2465- 2466.

彭华昌. 圆柏叶挥发油化学成分的研究 [J]. 广西植物, 1992, 12 (2): 191-192.

彭华贵, 钟瑞敏. 蕈树叶芳香挥发油成分分析及其抗氧化活性研究 [J]. 天然产物研究与开发, 2007, 19: 678-682.

彭永芳, 李维莉, 周珊珊, 等. 野坝子挥发油超声提取工艺优化的研究 [J]. 中药材, 2009, 32 (11): 1764-1766.

彭勇, 张友志, 郭昌洪, 等. 鸡蛋花挥发成分的 GC-MS 分析 [J]. 中国药师, 2013, 16 (7): 980-982.

蒲自连, 黄远征. 圆柏挥发油化学成分的 GC-MS 分析 [J]. 天然产物研究与开发, 1999, 11 (6): 36-39.

朴金哲, 刘洪章. 打瓜籽挥发油提取与分析 [J]. 北方园艺, 2010, (8): 23-25.

戚欢阳, 师彦平. 气相色谱 - 质谱法分析小缬草的芳香性成分分析 [J]. 2006 中国香料香精学术研讨会论文集, 49-56.

戚继忠, 孙广仁, 杨文胜, 等. 长白侧柏枝叶挥发油化学成分分析 [J]. 植物资源与环境, 1995, 4 (2): 61-62.

齐晓丽, 孟祥颖, 王淑萍, 等. 苦碟子挥发油化学成分的分析 [J]. 分子科学学报, 2006, 22 (2): 138-140.

钱伟, 张月蝉, 刘训红, 等. 大花罗布麻叶挥发性成分的 HSGC-MS 分析 [J]. 新疆中医药, 2009, 27 (3): 46-48.

钱宇欣, 李燕, 郭东贵. 景天三七挥发油化学成分分析 [J]. 贵阳中医学院学报, 2018, 40 (1):47-49.

乔春燕, 刘宁. 苣荬菜挥发油化学成分的 GC- MS 分析 [J]. 东北农业大学学报, 2008, 39 (6): 112-114.

秦华珍, 刘磊, 王晓倩, 等. 小草蔻挥发油成分的气相 - 质谱联用分析 [J]. 中药材, 2011, 34 (12): 1897-1899.

秦民坚, 徐珞珊, 葛馨华, 等. 滑叶山姜的挥发油成分分析 [J]. 中草药, 1999, 30 (10): 734.

秦晓霜, 康笑枫, 林春华. 富贵菜挥发油成分分析 [J]. 蔬菜, 2006, (9): 38-39.

秦延林, 王赛, 林波, 等. 花梨木挥发油化学成分的分析 [J]. 海南大学学报自然科学版, 2010, 28 (1): 38-40.

丘琴, 甄汉深, 石琳. 广西匙羹藤叶挥发油化学成分的气相色谱 - 质谱联用分析 [J]. 时珍国医国药, 2010, 21 (12): 3083- 3084.

丘雁玉, 李飞飞, 邓超宏, 等. 广东省 3 种野生香茅属植物挥发油的化学成分及含量分析 [J]. 植物资源与环境学报, 2009, 18(1): 48-51.

邱斌, 吕青, 宝福凯, 等. 拟心叶党参挥发油成分的 GC-MS 分析及其抗菌活性成分 [J]. 天然产物研究与开发, 2010, 22:445- 449, 465.

邱琴, 刘静, 陈婷婷, 等. 不同方法提取的香椿子挥发油气质联用成分分析 [J]. 药物分析杂志, 2007, 27 (3): 400-405.

任恒鑫, 张舒婷, 吴宏斌, 等. GC-MS -AMDIS 结合保留指数分析藿香挥发油成分分析 [J]. 食品科学, 2013, 34 (24): 230- 232.

任虹, 张乃元, 刘玉平, 等. 甜玉米须和糯玉米须挥发性成分分析 [J]. 中国食品学报, 2013, 13 (11): 169-178.

任锦，郭双生，沈韫颐 . LED 光质对紫背天葵挥发油和酚类成分积累的影响 [J]. 载人航天，2014，20（4）：386-392.

任立云，曾玲，张茂新，等 . 华南毛蕨挥发油对美洲斑潜蝇成虫的行为干扰作用 [J].，华南农业大学学报，2004，25（4）：35-38.

任平，沈序维，郑尚珍 . 四方蒿挥发油化学成分及应用研究 [J]. 西北师范大学学报（自然科学版），2002，38（3）：58-60.

任永丽，董海峰，确生 . GC-MS 联用法测定小花棘豆挥发油的化学成分分析 [J]. 青海师范大学学报（自然科学版），2008，（1）：46-48.

任玉琳，周亚伟，叶蕴华 . 蒙山莴苣脂肪酸及其他挥发性成分 GC-MS 的研究 [J]. 北京大学学报（自然科学版），2003，39（2）：167-170.

中建梅，胡黎明，万树青，等 . 药用野生稻和栽培稻挥发油的化学成分比较研究 [J]. 天然产物研究与开发，2010，22:437-441.

沈佩琼，丁靖垲，吴玉，等 . 杯菊挥发油成分的研究 [J]. 云南植物研究，1984，6（2）：223-228.

沈维治，邹宇晓，刘凡，等 . 顶空固相微萃取气质联用分析比较雪菊与市售菊花的挥发性成分分析 [J]. 热带作物学报，2013，34（4）：771-776.

沈祥春，胡涵帅，肖海涛 . GC-MS 法分析艳山姜根茎、茎、叶及果实等部位挥发油化学成分 [J]. 药物分析杂志，2010，30（8）：1399-1403.

沈小燕，解成喜，邓卫萍 . 天山堇菜中挥发油的气相色谱 - 质谱分析 [J]. 质谱学报，2009，30（1）：51-54.

盛芬玲，汤军，张承忠，等 . 蒙古糙苏挥发油成份分析 [J]. 兰州医学院学报，1997，23（3）：11-12.

盛晋华，卢鹏飞，张雄杰，等 . 野生与栽培香青兰中主要挥发油成分的差异 [J]. 中国民族医药杂志，2014，（7）：47-49.

盛世昌，王道平，刘建华，等 . 果上叶挥发性成分研究 [J]. 中国实验方剂学杂志，2011，17（3）：80-82.

师治贤，袁希召 . 毛细管气相色谱法研究牛尾蒿挥发油化学成分 [J]. 植物学报，1982，24（2）：159-163.

施淑琴，施群，许玲玲，等 . 金华产苏州茅苍挥发油的 GC-MS 分析 [J]. 江西中医药，2010，41（10）：56-57.

施文庄，马丽娜 . 山秋油（Anaphalis margaritacea L）挥发成分的研究 [J]. 广东农工商职业技术学院学报，2004，20（1）：80-86.

石凤平，程必强，喻丁，等 . 西双版纳栽培的米兰及挥发油成分分析 [J]. 香料香精化妆品，1994，（2）：4-8.

石磊，姬志强，康文艺 . 顶空固相微萃取 - 气质联用法分析露珠珍珠菜挥发性成分 [J]. 中国实验方剂学杂志，2010，16（7）：77-79.

石磊，李海波，张挺，等 . 刺叶冬青叶片挥发性成分的 GC-MS 分析 [J]. 山地农业生物学报，2020，39（1）：84-86.

石皖阳，何伟，文光裕，等 . 万寿菊挥发油成分研究 [J]. 植物学报，1988，30（6）：629-634.

史文青，薛雅琳，何东平 . 花生挥发性香味识别的研究 [J]. 中国粮油学报，2012，27（7）：58-62.

舒任庚，李莎莎，张普照 . 采收时间及提取方法对山蜡梅挥发油成分的影响 [J]. 中国医院药学杂志，2010，30（9）：761-765.

司辉，李晓，王娜，等 . 万寿菊挥发油的制备及其成分分析 [J]. 香料香精化妆品，2016，（1）:28-32.

司辉清，沈强，庞晓莉 . 蜡梅花挥发油超临界 CO_2 萃取及 GC-MS 分析 [J]. 食品科学，2010，31（02）：134-137.

宋欢，韩燕，万佳 . 超临界 CO_2 萃取与水蒸气蒸馏法提取珊瑚姜挥发油的比较 [J]. 食品工业，2014，35（3）：214-216.

宋佳昱，谢琳，张玄兵 . 绿罗勒、莴苣罗勒和大叶罗勒的挥发油成分分析 [J]. 广西植物，2016，36（3）:373-378.

宋培浪，韩伟，程力，等 . 黔产八角枫茎叶挥发油成分研究 [J]. 贵州化工，2006，31（6）：20-21.

宋伟峰，罗淑媛，钟鸣 . 超临界 CO_2 流体萃取华凤仙挥发油成分分析研究 [J]. 中国医药导报，2012，9（17）：142-143.

宋艳平，徐明忠，梁勇 . 假蒟挥发油化学成分气质联用分析研究 [J]. 分析试验室，2006，25（1）：24-28.

苏健裕，曹国轩，温叶明，等 . 小飞蓬挥发油提取及成分分析 [J]. 辽宁中医药大学学报，2012，14（8）：82-83.

苏克曼，周永传 . 超临界 CO_2 流体萃取的树兰净油的化学成分 [J]. 香料香精化妆品，1997，（1）：3-5.

苏玲，谢凤凤，唐玉荣，等 . 瑶药大肠风与小肠风挥发油成分气相色谱 - 质谱联用分析 [J]. 中国医药导报，2014，11（36）：

83-87.

苏炜，李培源，霍丽妮，等.黄花稔挥发油化学成分及其抗氧化活性的研究 [J].时珍国医国药，2011，22（9）：2125-2126.

苏晓琳，张婕，李媛，等.水金凤茎挥发油成分的气质联用分析 [J].化学工程师，2015（07）：20-22.

苏秀芳，梁振益.广西产海桐叶、花挥发油的化学成分 [J].中国实验方剂学杂志，2011，17（3）：96-98.

苏秀芳，林强，梁振益，等.蝴蝶果根、果仁挥发油化学成分的研究 [J].广西植物，2009，29(2)：281-284.

苏彦利，唐敏敏，陈卫军，等.响应面法优化蒌叶挥发油的提取工艺及挥发油化学成分的分析 [J].中国调味品，2016,41（4）:42-47.

苏应娟，王艇，张宏达.罗汉松叶精油化学成分的研究 [J].武汉植物学研究，1995，13 (4):380-382.

苏应娟，王艇，张宏达.穗花杉叶精油化学成分的研究 [J].武汉植物学研究，1995，13 (2):188-192.

孙彬，王鸿，陆曼，等.珠光香青挥发性化学成分研究 [J].兰州大学学报（自然科学版），2001，37（3）：66-71.

孙慧玲，田泽儒，袁王俊，等.粘毛蓼脂溶性成分的 GC-MS 分析 [J].河南大学学报（医学版），2008，27（4）：45-47.

孙丽萍，王进欣，康淑荷，等.萼果香薷挥发油的化学成分 [J].西北师范大学学报（自然科学版），2000，36（2）：48-49.

孙莲，付继红，阿不都许库尔，等.罗勒子超临界 CO2 萃取物的 GC-MS 分析 [J].中成药，2011，33（8）：1449-1451.

孙莲，王康斌.罗勒子挥发油的化学成分及多糖的单糖组成分析 [J].国际药学研究杂志，2019，46（7）：538-545.

孙凌峰.孔雀草水蒸汽蒸馏液中水相部分化学成份的研究 [J].香料香精化妆品，1989，（3）:11-13.

孙墨珑，宋湛谦，方桂珍.核桃楸树皮乙醇提取物的成分分析 [J].应用化学，2008，25（10）：1205-1208.

孙琦，杨晓虹，吕博群，等.豆瓣绿挥发油成分 GC-MS 分析 [J].特产研究，2013，（2）：51-53.

孙若琼，张文慧，陈凤美，等.重阳木鲜叶和落叶挥发油的化学成分 [J].植物资源与环境学报，2010，19(3)：91-93.

孙雪君，徐怀德，米林峰.鲜洋葱和干洋葱挥发性化学成分比较 [J].食品科学，2012，33（22）：290-293.

孙赟，王岚，陈进雄.鸭嘴花药用部分挥发油的 GC-MS 分析 [J].精细化工，2013，30（9）:1017-1020.

孙志恒，吕敏兰，张智嘉，等.白蒿挥发油成分的测定及其抗氧化活性分析 [J].分析化学，2017，45（11）：1655-1661.

孙志忠，李凤芹，都文辉，等.黑龙江黄瓜籽挥发油化学成份研究 [J].黑龙江大学自然科学学报，1994，11（4）：99-102，
112.

谈献和，李伟，巢建国，等.江苏荠苧属药用植物挥发油成分比较研究 [J].中药材，2003，26（5）:331-332.

覃睿，解成喜.新疆一枝蒿不同部位挥发性成分 GC-MS 分析 [J].中国实验方剂学杂志，2012，18（23）：141-144.

谭红胜，禹荣祥，叶敏，等.维药香青兰中挥发油成分的 GC-MS 分析 [J].上海中医药大学学报，2008，22（2）：55-58.

谭宏祥，任志强，刘波，等.树兰花油分析及在卷烟中的应用研究 [J].安徽农学通报，2010，16(22):130-132.

谭宇涛，陆宁.真空冷冻干燥和热风干燥对洋葱挥发性成分的影响 [J].包装与食品机械，2010，28（4）：20-25.

谭志伟，余爱农，李永峰.白龙须中挥发性化学成分分析 [J].时珍国医国药，2010，21（2）：345-347.

唐琛霞，阮金兰.两种刘寄奴的挥发油成分比较 [J].医药导报，2004，23（9）：674-675.

唐春丽，黄业玲，卢澄生.地桃花茎和叶挥发性成分 GC-MS 分析 [J].广西中医药大学学报，2014，17（2）：67-68.

唐登峰，杨中林，程启厚，等.地蚕不同药用部位挥发油的气质联析 [J].中成药，2002，24（3）：205-208.

唐华，郑强峰，梁同军，等.同时蒸馏萃取 -GC/MS 法分析檵木与红花檵木叶挥发油成分 [J].安徽农业科学，2011，
39(26):15985-15987，15990.

唐建阳，黄颖桢，陈菁瑛，苏海兰.福建流通砂仁的质量比较研究 [J].福建农业学报，2009，24（4）：323-327.

唐丽，谢坤，张婉，等.蒙药冷蒿中挥发油的 GC -MS 分析 [J].中医药学报，2007，35（5）：36-37.

唐倩囡，曹琳琳.GC-MS 法分析喜树籽挥发油的化学成分 [J].江苏农业科学，2009，（3）：333-334.

唐小江，张援，黄华容，等.毛大丁草不同部位挥发油成分的比较 [J].中山大学学报（自然科学版），2003，42（2）：124-
125.

唐雪阳，秦优，陈林，等．零陵香挥发性成分的 SPME-GC /MS 分析 [J]. 北京中医药大学学报，2017，40（9）：764-771.

唐艳丽，邓雁如，汪汉卿．黄帚橐吾挥发油化学成分的研究 [J]. 中国中药杂志，2003，28（7）：627-629.

陶晨，王道平，杨小生，等．固相微萃取气相色谱质谱法分析香蕉中的香气成分 [J]. 甘肃农业大学学报，2010，45（4）：139-141.

陶晨，杨勤，赵鸿宾，等．野茼蒿的挥发性成分研究 [J]. 黔南民族医专学报，2012，25（1）:9-10，17.

陶晨，杨小生，戎聚全，等．乌蕨挥发油成分分析及其抗菌活性 [J]. 云南大学学报（自然科学版），2006，28（3）：245~246.

田棣，任璐，窦芳，等．假蒟包叶不同部位挥发油的分析比较 [J]. 西北药学杂志，2011，26（5）：331-333.

田光辉，刘存芳，赖普辉，等．糙苏叶子挥发油成分及其生物活性的研究 [J]. 食品工业科技，2008，(05)：106-109.

田辉，张志，梁臣艳．GC-MS 分析不同产地六棱菊挥发油的化学成分 [J]. 中国实验方剂学杂志，2011，17（13）：85-88.

田军，鲍燕燕，王瑞冬．红景天挥发油的化学成分研究 [J]. 军事医学科学院院刊，2000，24（1）：49-51.

田茂军，郭孟璧，张举成，等．小叶三点金挥发油化学成分的研究 [J]. 云南化工，2005，32（5）：17-19,28.

田璞玉，顾雪竹，王金梅，等．HS-SPME-GC-MS 分析茸毛木蓝地上部分和根挥发性成分 [J]. 中国实验方剂学杂志，2011，17（6）：86-88.

田锐，杨华，孙雪花，等．微波提取气相色谱 - 质谱联用测定刺槐花中挥发性成分 [J]. 延安大学学报（自然科学版），2010，29（2）：64-67.

田卫，马建苹，张辉，等．本氏木兰挥发性组分和抗菌能力的研究 [J]. 兰州大学学报（医学版），2006，32（4）：34-37.

田晓庆，杨尚军，王瑞，等．章丘大葱挥发性风味物质的测定 [J]. 预防医学论坛，2017，23（2）：89-92.

田旭平，高莉，常洁．新疆圆柏石油醚提取物的 GC/MS 分析 [J]. 中国民族医药杂志，2009，（3）：67-69.

田阳，张崇禧，蔡恩博你，等．落新妇地下部分挥发油化学成分 GC-MS 分析 [J]. 资源开发与市场，2011，27（02）：106-107.

田云刚，曹彤，刘一涵你，等．GC-MS 分析白头婆不同部位中的挥发性成分 [J]. 华西药学杂志，2020，35（3）：279-285.

涂永勤，王宾豪，杨荣平，等．黄花香薷挥发油化学成分的研究 [J]. 重庆中草药研究，2008，（2）：8-12.

万传星，朱丽莉，刘文杰．薰衣草挥发油化学成分及抗菌活性研究 [J]. 塔里木大学学报，2008，20（2）：40-43.

万丹，沈冰冰，梁雪娟，等．不同产地回回苏叶中挥发性成分的 HS-SPME-GC-MS 分析 [J]. 时珍国医国药，2018，29（9）：2248-2250.

王宝驹，齐红岩，刘圆，等．薄皮甜瓜果实不同部位中的挥发性酯类物质与氨基酸的关系 [J]. 植物生理学通讯，2008，44（2):215-220.

王斌，李国强，管华诗．蒙古鸦葱挥发油成分及无机元素的 GC-MS 和 ICP-MS 分析 [J]. 时珍国医国药，2007，18（10）：2364- 2365.

王昌禄，高蕾，刘常金，等．不同产地香椿籽风味物质提取及成分分析 [J]. 食品与机械，2007，23（2）：83-85，125.

王朝，霍芳，肖萍，等．藿香醇提物与挥发油成份的比较分析 [J]. 辽宁中医药大学学报，2008，10（1）：126-128.

王大伟，吴艳蕊，赵宁，等．鬼针草叶片挥发油化学成分的 GC-MS 分析 [J]. 化学与生物工程，2014，31（10）：71-73.

王道平，危莉，彭小冰，等．顶空固相微萃取 - 气质联用法分析新鲜假蒟挥发性化学成分 [J]. 中国实验方剂学杂志，2013，19（10）：142-145.

王冬梅，杨得坡，王发松，等．藿香挥发油化学成分的分析及其化学生态型的探讨 [J]. 中草药，2005，36（9）：1302-1303.

王栋，刘鸣远，王海山．兔毛蒿挥发油化学成分的气相色谱 - 质谱联用分析 [J]. 中医药信息，1986，（4）：39-40.

王栋，杨欢，杨光明，等．藏药镰形棘豆挥发性成分研究 [J]. 天然产物研究与开发，2010，22:614-619.

王钢力，张海鸣，曹杰，等．甘青青兰挥发油成分的分析 [J]. 西北药学杂志，2010，25（4）：263-264.

王海波，张芝玉，苏中武．国产 3 种夏枯草挥发油的成分 [J]. 中国药学杂志，1994，29（11）：652-653.

王昊，吴红，肖志红，等.不同方法提取香茅草挥发油比较研究 [J]. 湖南林业科技，2018，45（5）：21-26.

王弘，敏德，张治针，等.罗勒挥发油化学成分分析 [J]. 北京医科大学学报，1998，30（1）：52.

王宏歌，孙墨珑.核桃楸外果皮挥发性成分的 GC-MS 分析及其抑菌活性 [J]. 江苏农业科学，2013，41（3）：272-274.

王洪玲，朱继孝，任刚，等.藏药曲玛孜挥发油化学成分的 GC-MS 分析 [J]. 安徽农业科学，2016，44 (21)：88-90.

王笳，赵联甲，韩基民，等.紫穗槐挥发油的提取及化学成份研究 [J]. 中国野生植物资源，1996，15（3）：34-36.

王笳，赵联甲，韩基明，等.密花香薷挥发油的化学成分研究 [J]. 中国野生植物资源，1996，15（2）：35-36.

王嘉琳，杨春澍，薛云.黑刺蕊草挥发油的气相色谱 - 质谱分析 [J]. 中国药学杂志，1993，28（8）：493.

王建刚.藿香挥发性成分的 GC-MS 分析 [J]. 食品科学，2010，31（08）：223-225.

王建刚.柳蒿芽挥发性成分的 SPME-GC/MS 分析 [J]. 安徽农业科学，2010，38 (33)：18773-18774，18776.

王金梅，陈龙，李昌勤，等.红花檵木花和叶挥发性成分 [J]. 天然产物研究与开发，2013，25: 204-206.

王锦亮，丁靖垲，程治英，等.两种云南龙脑香属植物树脂挥发油的倍半萜成分及其季节性变化 [J]. 云南植物研究，1992，14 (3)：337-342.

王靖，刘东波，张志旭.苦瓜挥发油超临界二氧化碳萃取工艺优化及其抗炎活性研究 [J]. 食品工业科技，2019,40（04）:153-158.

王军，王昊，杨锦玲，等.7 种黄檀属植物心材挥发油的成分分析及其抗菌活性 [J]. 热带作物学报，2019，40（7）: 13361345.

王俊魁，杨帆，包斌，等.顶空固相微萃取结合气质联用分析沙葱中挥发性成 [J]. 食品工业科技，2012，33（24）：171-173.

王俊儒，胡志彬，冯俊涛，等.大花金挖耳不同部位挥发油化学成分比较分析 [J]. 西北植物学报，2008，28 (6):1239-1245.

王开金，李宁，陈列忠，等.加拿大一枝黄花挥发油的化学成分及其抗菌活性 [J]. 植物资源与环境学报，2006，15 (1): 34-36.

王凯，杨晋.苦豆子种子中挥发油成分的分析 [J]. 榆林学院学报，2010，20（2）：43-46.

王凯，杨晋.气相色谱 - 质谱法分析老瓜头中挥发油的化学成分 [J]. 宁夏农林科技，2010，（4）：26-27.

王立宽，郭冬青，李军，等.荔枝草挥发油的化学成分分析及抑菌活性研究 [J]. 安徽农业科学，2009，37 (27)：13094-13096.

王丽霞，盛希茜，吴峰华，等.浙江山核桃油脂香气萃取条件优化及组分分析 [J]. 食品与机械，2010，26（1）：38-41，73.

王莲萍，赵昱玮，张莲珠，等.胡桃楸树皮及其果皮超临界 CO_2 萃取物的 GC-MS 分析 [J]. 中国医药指南，2010，8（34）：219- 221.

王柳萍，梁晓乐，罗跃，等.砂仁挥发油成分的气相色谱 - 质谱分析 [J]. 医药导报，2013，32（6）：782-784.

王茂义，王军宪，贾晓妮，等.化香树果序挥发油化学成分分析 [J]. 中国医院药学杂志，2011，31（9）：736-738.

王美兰，景治中，陈涑年，等.洋槐花挥发油成分研究 [J]. 色谱，1991，9（3）：182-184.

王梦，李亮星，左马怡，等.3 种方法提取花锚不同部位的挥发性成分分析 [J]. 云南民族大学学报：自然科学版，2015，24（6）：435-441.

王明丽，王道平，杨小生，等.贵州产山蜡梅不同部位挥发油化学成分分析 [J]. 云南大学学报（自然科学版），2010，32（5）: 577-582.

王乃平，梁晓乐，李耀华，等.白鹤灵芝叶挥发油化学成分的 GC-MS 分析 [J]. 广西中医药，2008，31（4）：60-61.

王萍娟，胡志忠，黄东业，等.蓝花龙胆浸膏挥发性成分分析及在卷烟中的应用 [J].，安徽农业科学，2013，41 (12): 5483-5484.

王少铭，侯颖辉，刘济明，等.贵州不同地区品种间留兰香薄荷挥发油成分比较 [J]. 中国调味品，2019，44（2）:141-145.

王圣仪，赵玉华，常学东.响应面法优化固相微萃取生板栗香气成分条件 [J]. 中国酿造，2018，37（3）：149-153.

王淑萍，孟祥颖，齐晓丽，等.核桃楸皮挥发油化学成分分析 [J]. 分析化学，2005，33（7）：961-964.

王淑萍，杨振昊宇，高英.核桃楸青果皮挥发油化学成分分析 [J]. 长春工程学院学报（自然科学版），2019，20（1）：104-107.

王硕硕，巩彪，陈媛媛，等.不同类型甜瓜亲本及其 F 1 代果实挥发性物质成分的比较 [J]. 北方园艺，2017，（23）：34-41.

王思敏，朱婕妮，张迪，等.铺散亚菊挥发油化学成分组成及其对马铃薯茎线虫的毒杀作用 [J]. 植物保护，2018，44（2）：154-157.

王太军，温纪平，王华东，等.热处理对小麦麸皮挥发性成分的影响 [J]. 粮食与油脂，2016，29（8）：68-70.

王伟轩，王愧，徐建美，等.柠檬草和肿柄菊叶挥发油的抗线虫活性 [J]. 天然产物研究与开发，2016，28: 1266-1272.

王文.草本植物骆驼蓬挥发油的提取与分析 [J]. 北京农业，2014，（2 下）：78.

王武宝，巴杭，阿吉艾克拜尔·艾萨，等.新疆大戟挥发油化学成分分析 [J]. 中成药，2005，27（11）：1316-1318.

王祥培，万德光，吴红梅.川产野生与栽培花蓼挥发油的 GC-MS 分析 [J]. 贵阳中医学院学报，2007，29（5）：61-62.

王祥培，许士娜，吴红梅，等.鲜、干品芭蕉根挥发油化学成分的 GC-MS 分析 [J]. 中国实验方剂学杂志，2011，17(08): 82-85.

王小庆，杨树德，杨竹雅.蔓性千斤拔挥发性成分的研究 [J]. 云南中医学院学报，2008，31（6）：12-14.

王晓光，朱兆仪.三种益母草挥发成分的研究 [J]. 中药材，1991，14（11）：35-36.

王晓岚，邹多生，王燕军，等.铁苋菜挥发性成分的 GC-MS 分析 [J]. 药物分析杂志，2006，26(10): 1423-1425.

王晓丽，李强，杨永建，等.橐吾属植物挥发油成分分析及活性研究 [J]. 中药材，2014，37（6）：1005-1011.

王欣，苏洪丽，李卫敏，等.猫眼草挥发油成分的 GC-MS 分析 [J]. 西北药学杂志，2016，31（4）：353-356.

王欣，于存峰，吴迪，等.缬草挥发油分析及在卷烟中的应用研究 [J]. 安徽农学通报，2010，16（6）：42,107.

王新玲，热娜·卡斯木，胡君萍，等.薰衣草不同部位中挥发油化学成分的比较 [J]. 华西药学杂志，2010，25(3): 361-262.

王学利，吕健全，章一德.苦竹叶挥发油成分的分析 [J]. 浙江林学院学报，2002，19(4): 387-390.

王雪芬，王喆之.鸡骨柴不同器官挥发油成分分析 [J]. 西北植物学报，2008，28(3): 0606-0610.

王雪芬，王喆之，鲁国武.栉叶蒿挥发油的 GC-MS 分析 [J]. 现代生物医学进展，2008，8（4）：696-697.

王炎，赵敏.大兴安岭地区细叶杜香挥发性成分的研究 [J]. 色谱，2003，21（6）：631.

王艳，宋述尧，张越，等.顶空固相微萃取 - 气相色谱 - 质谱法分析东北油豆角挥发性成分 [J]. 食品科学，2014，35（12）：169-173.

王艳，周荣，任吉君，等.极香罗勒芳香油成分 GC-MS 分析 [J]. 北方园艺，2010，（20）：69-71.

王燕，胡强，王延云，等.三种竹叶中挥发性成分分析及对比研究 [J]. 包装工程，2019，40（5）：45-52.

王耀辉，孟庆繁，孙广仁.蒙古栎叶挥发性成分的分析 [J]. 北林业大学学报，2006，34（4）：37-39.

王一峰，肖李娜，杨宗邦，等.三种风毛菊属植物挥发油成分及系统学意义 [J]. 西北师范大学学报（自然科学版），2011，47（2）：80-86.

王一峰，杨宗邦，沙洁，青藏高原东缘 3 种 6 个居群风毛菊属植物挥发油成分研究及其系统学意义 [J]. 四川大学学报（自然科学版），2010，47（3）：649-654.

王依春，王锡昌.同时蒸馏萃取和固相微萃取与气相色谱 - 质谱法分析洋葱的挥发性风味成分 [J]. 现代食品科技，2007，23（1）：87-90.

王英锋，刘娜，竺梅，等.顶空固相微萃取 - 气相色谱 - 质谱法测定泽兰中的挥发性成分 [J]. 首都师范大学学报 (自然科学版），2011，32（1）：38-43.

王盈盈，王琦琛，钟惠民.露兜树果实中醇溶挥发油成分的分析 [J]. 青岛科技大学学报（自然科学版），2011，32（4）：369-371.

王永瑞，张雪艳，肖何，等.HS-SPME-GC-MS 结合 ROAV 法对新疆刺槐花香气成分的研究 [J]. 中国食品添加剂，2018，（7）：176-181.

王远辉，王洪新，田洪芸，等.HS-SPME与GC-MS联用分析不同季节艾纳香叶香气成分[J].食品科学，2012，33（14）：166-170.

王蕴秋，张文仲，刘捷平.刺柏属和圆柏属分类学的探讨—有关挥发油成分和花粉形态的分析[J].北京师范学院学报（自然科学版），1991，12（4）：40-46.

王兆玉，陈飞龙，梁文丰，等.小油桐叶石油醚萃取物的GC-MS分析[J].中药材，2009，32（7）：1077-1079.

王兆玉，陈飞龙，林敬明，等.小油桐叶超临界CO_2萃取物的GC-MS分析[J].南方医科大学学报，2009，29（5）：1002-1003，1007.

王兆玉，郑家欢，施胜英，等.超临界CO_2萃取与水蒸气蒸馏提取疏柔毛变种罗勒挥发油成分的比较研究[J].中药材，2015，38（11）：2327-2330.

王治平，孟祥平，樊化，等.滇桂艾纳香挥发油化学成分的GC-MS分析[J].中草药，2005，36（8）：1138-1139.

危英，王道平，龙婧，等.箭秆风挥发油化学成分的分析[J].贵州农业科学，2010，38（8）：74~77.

危英，王道平，杨付梅，等.花叶山姜挥发油化学成分及抗菌活性研究[J].天然产物研究与开发，2012，24：1220-1224.

韦玮，罗秋月，姚金娥.乌榄叶挥发油提取工艺优选及化学成分分析[J].中南药学，2018，16（4）：500-503.

韦志英，甄汉深，陆海琳，等.山薰香挥发油成分的GC-MS分析[J].中国实验方剂学杂志，2010，16（6）：91-92，96.

卫强，鲁轮，龙先顺，等.提取方法对木槿叶挥发油成分及其对肺癌A 549细胞抑制作用的影响[J].食品与机械，2016，32（4）：160-166.

魏宾，崔亚辉，徐芳，等.盐水保存对板栗花挥发性香气成分的影响[J].北京林业大学学报，2014，36（5）：151-156.

魏丹，李祖光，徐心怡，等.HS-SPME-GC-MS联用分析3种兰花鲜花的香气成分[J].食品科学，2013，34（16）：234-237.

魏辉，李兵，田厚军，等.福建省不同产地及不同生育期土荆芥挥发油化学成分的比较[J].植物资源与环境学报，2010，19（3）：62-67.

魏敏，宋旭艳，陈义坤，等.β-葡萄糖苷酶水解对灵香草油挥发性成分的影响[J].食品研究与开发，2019，40（4）：47-51.

魏娜，王勇，曾念开，等.GC-MS法分析角花胡颓子挥发油成分[J].江苏大学学报（医学版），2008，18（5）：405-406.

魏娉芝，沈光远，田瑄.应用气相色谱-质谱联用技术研究五脉百里香挥发性化学成分[J].分析测试学报，2005，24（增刊）：126-128，132.

魏琦，荀航，喻谨，等.苦竹属竹叶挥发油比较研究[J].林产化学与工业，2015，35（2）：122-128.

魏永生，杨振，郑敏燕，等.GC-M/S研究洋葱挥发油的化学成分[J].西北农业学报，2006，15（5）：195-197.

魏永生，杨振，郑敏燕，等.固相微萃取-气相色谱/质谱法分析狭叶红景天挥发性成分[J].广东化工，2011，38（3）：120-122.

魏友霞，王军宪，姚鸿萍.二色补血草挥发油成分气相-质谱联用分析[J].中国现代应用药学杂志，2007，24（5）：398-401.

魏长玲，郭宝林，张琛武，等.中国紫苏资源调查和紫苏叶挥发油化学型研究[J].中国中药杂志，2016，41（10）：1823-1834.

翁雪香，邓春晖，宋国新，等.茴蒿挥发性成分的固相微萃取气相色谱-质谱分析[J].分析测试学报，2003，22（3）：87-88.

吴彩霞，常星，康文艺.多枝柽柳挥发性成分分析[J].中国药房，2010，21（23）：2164-2166.

吴彩霞，邢煜君，曹乃锋，等.宜昌胡颓子根挥发性成分的HS-SPME-GC-MS研究[J].中国实验方剂学杂志，2010，16（10）：53-55.

吴翠萍，林清强，陈密玉，等.宁德产小鱼仙草挥发油化学成分及抑菌作用的研究[J].福建师范大学学报（自然科学版），2006，22（1）：101-106.

吴国欣，吴翠萍，曾国芳，等 . 干、鲜石荠苎挥发油含量及其化学成分的比较研究 [J]. 海峡药学，2003，15（5）：62-65.

吴怀恩，李耀华，韦志英，等 . 广西五月艾、细叶艾与艾叶挥发油的比较研究 [J]. 中国医药导报，2008，5（35）：23-26.

吴惠勤，王艇，苏应娟，等 . 竹柏叶挥发油化学成分的研究 [J]. 武汉植物学研究，1996，14(3)：287-288.

吴洁，李继新，赵俊华，等 . 细锥香茶菜挥发油成分的 GC-MS 分析 [J]. 贵阳中医学院学报，2014，36（6）：31-33.

吴连花，孙庆文，徐文芬，等 . 贵州两产地石楠藤中挥发油的 GC-MS 分析 [J]. 中国药房，2013，24（3）:249-251.

吴林菁，姜丰，苏菊，等 . 艳山姜挥发油提取工艺优选及化学成分 GC- MS 分析 [J]. 贵州医科大学学报，2017，42（6）：655-660.

吴奶珠，吴娟，颜仁龙，等 . 藏药樱草杜鹃挥发油的 GC-MS 分析 [J]. 药物分析杂志，2010，30 (10)：1909-1912.

吴巧凤，熊耀康，陈京 . 浙江产苏州荠苎挥发油化学成分分析 [J]. 中国现代应用药学杂志，2006，23（3）:201-203.

吴巧凤，余陈欢，刘丹华，等 . 不同产地六月霜挥发油化学成分比较研究 [J]. 天然产物研究与开发，2008，20：286-287，311.

吴琴，叶冲，韩伟，等 . 透骨香挥发油化学成分的 SPME-GC-MS 分析 [J]. 河南大学学报（医学版），2007，26（2）：32-33.

吴书泓，陆熙娴 . 杜香油化学成分的研究 [J]. 木材工业，1987，（1）：43-44，49.

吴万征，林焕泽，吴秀荣 . 艳山姜挥发油成分的气相 - 质谱联用分析 [J]. 中国医院药学杂志，2005，25（4）：332-333.

吴文利，张雁萍，王道平，等 . 野生和人工栽培百尾参挥发油 GC-MS 分析 [J]. 贵阳医学院学报，2011，36（3）：255-258.

吴洵凤，尹复元，蔡锋 . 菊叶鱼眼草的挥发油成份研究 [J]. 云南中医学院学报，1993，16（1）：27-28.

吴玉兰，丁安伟，冯有龙 . 荆芥及其相关药材挥发油的成分研究 [J]. 中草药，2000，32（12）:894-896.

吴月红，杨晓虹，刘松艳，等 . 藜挥发油成分 GC-MS 分析 [J]. 特产研究，2007，（1）：63-64.

吴章文，吴楚材，石强 . 榭树精气的研究 [J]. 中南林学院学报，1999，19（4）：38-40.

吴照华，王军，李金翠，等 . 王延军，茼蒿挥发油的拒食活性和化学组分 [J]. 天然产物研究与开发，1994，6 (1)：1-4.

伍艳婷，傅春燕，刘永辉，等 . 瓜馥木挥发油化学成分的 GC-MS 分析 [J]. 中药材，2017,40（2）：364-368.

伍燕，田程飘，向霞，等 . 香蓼挥发油成分及其生理活性分析 [J]. 贵州农业科学，2019，47（12）：24-28.

武嫱，章程辉，梁振义，等 .GC-MS 分析野菠萝中不同萃取物成分比较 [J]. 食品工程，2010，（09）：143-146.

武全香，祝英，贾忠建 . 盘花垂头菊挥发性化学成分研究 [J]. 兰州大学学报（自然科学版），2003，39（1）：107-108.

武雪，宋平顺，赵建邦 . 两个不同产区藏药刺柏叶中挥发油成分的 GC-MS 分析 [J]. 中国药师，2015，18 (05)：778-781.

夏佳璇，卢金清，肖宇硕，等 . 顶空固相微萃取结合气－质联用分析谷精草及其伪品的挥发性成分 [J]. 中国医院药学杂志，2018，38（9）：939-941,945.

夏亮铕，张素英，袁廷香 . 白苞蒿石油醚提取物化学成分分析 [J]. 西南师范大学学报（自然科学版），2011，36（6）：114-117.

夏兴莉，李琦，魏远隆 . 低温富集液液萃取分析苦瓜挥发性成分 [J]. 生命科学仪器，2018，16（6）：60-65.

夏延斌，邓佐，等 . 甜菊干叶及其茶制品中挥发性成分的比较分析 [J]. 现代食品科技，2013，29（11）：2752-2756，2741.

夏永刚，杨炳友，梁军，等 . 银线草挥发油化学成分的 GC-MS 分析 [J]. 中药材，2009，32（7）：1074-1076.

向平，娄桂群，王仕艳，等 . 香薷、野草香挥发油分析及其生物活性评价 [J]. 中成药，2017，39（9）：1880-1884.

肖冰梅，刘义芳，郭锦明，等 . 蒙古族、景颇族习用药向日葵根挥发油化学成分研究 [J]. 中国民族民间医药，2012，（16）：11-13.

肖炳坤，杨建云，黄荣清，等 . 山栀茶挥发油成分的 GC-MS 分析 [J]. 中药材，2015，38（7）：1436-1438.

肖锋，谭兰兰，张晓凤，等 . 慈竹叶挥发油成分分析 [J]. 重庆工学院学报（自然科学），2009，23（7）：40-44.

肖凤艳 . 千里光挥发性化学成分分析 [J]. 湖北农业科学，2011，50（2）：389-392，397.

肖守华，马德源，王施慧，等 . 不同瓤色小型西瓜成熟果实挥发性风味物质 GC 一 MS 分析 [J]. 中国园艺文摘，2014，（5）：1-7.

肖晓，许重远，杨德俊，等 . 鸡骨草与毛鸡骨草挥发油及脂肪酸成分的比较分析 [J]. 药学实践杂志，2017，35（1）：39-42.

肖新玉，崔龙海，周欣欣，等．超临界 CO_2 萃取老挝产鸡蛋花挥发油的研究 [J]. 中药材，2011，34（5）：789-794.

肖远灿，谢顺燕，董琦，等．青海产唐古特青兰鲜花和新鲜枝叶的挥发油成分分析 [J]. 植物资源与环境学报，2015，24(3)：112-114.

谢彬，顾健，谭睿，等．藏药打箭菊挥发油的 GC-MS 分析 [J]. 中国药房，2014，25（3）：260-261.

谢赤军，戴素贤．鸡蛋花及鸡蛋花茶的香气成份分析 [J]. 广东茶业，1992，（2）：34-37.

谢惜媚，陆慧宁，冯顺卿．乌榄果挥发性成分及脂肪酸的 GC-MS 分析 [J]. 分析测试学报，2008，27（增刊）：83-85.

谢惜媚，陆慧宁．新鲜叶下珠挥发性成分的 GC-MS 分析 [J]. 中山大学学报 (自然科学版)，2006，45（5）：142-144.

谢小燕，薛咏梅，徐俊驹，等．节鞭山姜和宽唇山姜挥发油化学成分分析 [J]. 云南农业大学学报，2013，28 (4)：592-597.

谢运昌，蒋小华，张晃．红丝线挥发油的化学成分 [J]. 广西植物，2008，28 (1)：136-138.

辛小燕，安银岭，王文峰．两种臭灵丹挥发油成分的比较研究 [J]. 林产化学与工业，1999，19（2）：43-47.

熊秀芳，张银华，龚复俊，等．湖北土荆芥挥发油化学成分研究 [J]. 武汉植物学研究，1999，17 (3) :244-248.

熊运海，冉烈，王玫．藿香与青蒿挥发油及其复合物抑菌活性及化学成分研究 [J]. 食品科学，2010，31（07）：135-139.

徐广顺．新疆一支蒿挥发油化学成份的研究 [J]. 有机化学，1987，（3）：209-212.

徐汉虹，赵善欢，周俊，等．盐蒿挥发油化学成分和杀虫活性初探 [J]. 中国粮油学报，1996，11 (1)：54-58.

徐静，林强，梁振益，等．木奶果根、叶、果实中挥发油化学成分的对比研究 [J]. 食品科学，2007，28（11）：439-442.

徐琅，贾元超，龚祝南．一年蓬挥发油的气相色谱质谱分析及体外抑菌活性研究 [J]. 时珍国医国药，2009，20（5）：1171-1172.

徐凌川，张华，王建平，等．泰山白首乌挥发油成分分析 [J]. 中药材，2004，27（2）：97-99.

徐萌，张经纬，吴令上，等．HS-SPME-GC-MS 联用测定蜡梅属植物花的挥发性成分 [J]. 林业科学，2016，52（12）：58-65.

徐敏，唐岚，于海宁．龙须草茎及根挥发油化学成分研究 [J]. 浙江工业大学学报，2008，36（3）：276-278.

徐朋，竺锡武，陈集双．长裂苦苣菜挥发油成分的 GC / MS 分析 [J]. 科技通报，2010，26（3）：274，276，379.

徐玉琳，王俊华，陈佃．红丝线草挥发油化学成分气相 - 质谱联用技术分析 [J]. 时珍国医国药，2003，14（4）：206-207.

徐中海，格桑索朗，吴瑛，等．气相色谱 - 质谱法研究藏药甘青青兰挥发成分 [J]. 分析试验室，2008，27（6）：42-46.

徐中海，吴瑛，柳弟贵，等．气相色谱 - 质谱联用法测定洞庭湖区藜蒿挥发油化学成分的分析 [J].，色谱，2007，25（5）：778-780.

许海棠，陈其锋，龙寒，等．宽叶金粟兰挥发油的化学成分及抗氧化活性 [J]. 中国实验方剂学杂志，2014，20（20）：67-70.

许海燕，郑伶俐．微波辅助提取秦岭龙胆挥发油的工艺优化及 GC-MS 分析 [J]. 中医药导报，2015，21（20）:31-35.

许剑平，梁华正．板栗仁衣的挥发性成分 [J]. 光谱实验室，2004，21（2）：335-336.

许可，朱冬青，王贤亲，等．气质联用法分析香茶菜不同部位挥发油的化学成分 [J]. 中华中医药，2013，31（8）：1797-1799.

许亮，王冰，贾天柱．锦灯笼与兔儿伞两种药材的挥发油成分研究 [J]. 中成药，2007，29（12）:1840-1843.

许鹏翔，贾卫民，毕良武，等．神农香菊挥发油化学成分研究 [J]. 香料香精化妆品，2003，（3）：21-21，33.

许鹏翔，贾卫民，毕良武，等．一种变种留兰香挥发油化学成分的研究 [J]. 香料香精化妆品，2003，（4）：14-16.

许伟，王武宝，巴杭，等．新疆圆柏挥发油化学成分分析 [J]. 光谱实验室，2005，22（3）：622-624.

玄淑华，张善玉，朴惠善．气相色谱 - 质谱法分析关苍术化学成分 [J]. 延边大学医学学报，2010，33（2）：114-117.

薛敦渊，陈宁，潘鑫复．硬尖神香草挥发油化学成分研究 [J]. 高等学校化学学报，1990，11（1）：90-92.

薛敦渊，宋茂森，陈宁，等．芸香草挥发油化学成分的研究 [J]. 高等学校化学学报，1992，13（12）：1551-1552.

薛晓丽，张心慧，孙鹏，等．六种长白山药用植物挥发油成分 GC-MS 分析 [J]. 中药材，2016，39（5）：1062-1066.

闫红秀，敬雪敏，刘香萍．微波法提取兴安百里香挥发油及其主要组分活性研究 [J]. 林产化学与工业，2019，39（5）：121-

128.

闫争亮，马惠芬，李勇杰，等．橄榄园不同树叶挥发性物质对陈齿爪鳃金龟选择行为的影响 [J]. 西南大学学报（自然科学版），
　　2012，34（2）：45-52.

颜世芬，梁冰，李菊白，等．黑沙蒿微量元素及挥发油的化学成分研究 [J]. 分析实验室，1994，13（3）:82-84，94.

燕妮，王佐，高雄，等．多穗柯挥发性组分分析及抗癌活性的初步研究 [J]. 现代食品科技，2017，33（3）：35-39，73.

燕雯，张正茂，刘拉平，等．黄淮地区不同筋力冬小麦品种香气成分的 GC-MS 分析 [J]. 麦类作物学报，2011，31（2）：246-
　　251.

杨宝钦，刘祥义．辣木根茎挥发性成分提取及 GC-MS 分析 [J]. 云南化工，2017，44（6）：66-68.

杨保刚，潘永贵，陈文学，等．不同真空干燥温度对海南番木瓜粉香气成分 SPME/GC-MS 分析的影响 [J]. 热带作物学报，
　　2016，37（11）：2222-2229.

杨彪，郭新东，宋小平，等．肖梵天花挥发油的气相色谱 - 质谱分析 [J]. 广东化工，2009，36（11）：124-125.

杨炳友，梁军，夏永刚，等．银线草挥发油化学成分的研究 [J]. 中医药信息，2010，27（3）：12-16.

杨成俊，周伟庆，刘涛，等．烟台百里香挥发油的气相色谱 - 质谱联用分析 [J]. 时珍国医国药，2011，22（4）：932-933.

杨春艳，邹坤，潘家荣．开口箭挥发油成分的分析 [J]. 三峡大学学报 (自然科学版)，2006，28（4）：360-362.

杨丹丹，刘向前，刘祖贞，等．苗药冠盖藤不同部位挥发性成分的 GC-MS 分析 [J]. 西北药学杂志，2012，27（3）:189-192.

杨道坤．大萼香茶菜挥发油成分的研究 [J]. 中药新药与临床药理，2001，12（5）：371-372.

杨东娟，马瑞君．内折香茶菜叶挥发油的化学成分 [J]. 精细化工，2009，26（9）：897-899.

杨东娟，马瑞君，杨永利，等．猪屎豆叶挥发性化学成分的 GC- MS 分析 [J]. 广东农业科学，2011（17）：140-143.

杨逢建，王纪坤，张莹，等．林业有害植物豚草挥发油 GC-MS 成分分析 [J]. 植物研究，2005，25（4）：457-459.

杨光忠，王松平，张世链，等．从植物中寻找农药活性物质—枫杨化学成分的研究 [J]. 湖北化工，1996，增刊，41-42.

杨红澎，薛慧清，戚欢阳，等．椭圆叶花锚中挥发油化学成分的 GC-MS 分析 [J]. 天津农学院学报，2008，15（3）：11-14.

杨红澎，赵钰玲，蒋与刚，等．蓝玉簪龙胆挥发油化学成分气相色谱 - 质谱联用分析 [J]. 时珍国医国药，2009，20（2）：347-
　　348.

杨华，刘亚娜，郭德军．红豆越橘果汁及发酵果酒香气成分的 GC-MS 分析 [J]. 中国酿造，2014，33（12）：133-138.

杨华，马荣萱，田锐．紫藤花挥发油的提取与化学成分的研究 [J]. 安徽农业科学，2011，39（29）：17862-17864.

杨慧君，姚娜，李潞滨，等．建兰花香成分的 GC-MS 分析 [J]. 中国农学通报，2011，27（16）:104-109.

杨立业，王斌，李国强，等．二色补血草挥发油与氨基酸成分分析 [J]. 中药材，2009，32（7）:1071-1074.

杨丽君，王静，时文春，等．羽叶千里光挥发油化学成分的 GC-MS 分析 [J]. 安徽农业科学，2010，38（24）:13058-13059.

杨敏．冬瓜挥发性成分的固相微萃取 - 气质联用分析 [J]. 食品工业科技，2010，（1）：134-137.

杨敏．苦瓜挥发性成分的固相微萃取 - 气质联用分析 [J]. 食品科学，2010，31（02）：171-174.

杨敏丽，郝凤霞，韩军．宁夏固原百里香挥发油化学成分的 GC-MS 研究 [J]. 宁夏大学学报 (自然科学版)，2004，25（4）：
　　353-355.

杨遒嘉，刘建华，高玉琼，等．慈竹叶挥发油化学成分研究 [J]. 天然产物研究与开发，2012，14（6）：31-33，41.

杨平荣，文娟，金赟，等．异叶青兰提取物抗病毒作用及挥发油成分分析 [J]. 中国新药杂志，2015，24（6）：669-675.

杨萍，刘洪波，潘佳佳，等．不同季节毛竹竹叶挥发油成分与抑菌效果比较研究 [J]. 核农学报，2015，29（02）:313-320.

杨荣兵，袁旭江，杜红光．竹柏叶中挥发油 GC-MS 分析 [J]. 亚太传统医药，2008，4（5）：51-52.

杨世萍，李斌．四方木叶挥发油成分 GC-MS 分析 [J]. 亚太传统医药，2017，13（19）：17-20.

杨天慧，魏佑营，王超，等．大葱、洋葱远缘杂交后代及其亲本挥发性成分分析 [J]. 山东农业科学，2010，（6）：35-39.

杨悟新，易刚强，李云耀，等.紫背金盘中挥发油成分的 GC-MS 分析 [J].湖南中医药大学学报，2010，30（9）：105-108.

杨先会，邓世明，梁振益，等.鸡骨香挥发油成分分析 [J].海南大学学报自然科学版，2007，25（3）：262-264.

杨先会，梁振益，邓世明.火炭母挥发性成分分析 [J].时珍国医国药，2009，20（2）：285-286.

杨晓东，肖珊美，徐友生，等.乌饭树叶挥发油的 GC-MS 分析 [J].生物质化学工程，2008，42（2）：23-26.

杨欣，李亚辉，刘明，等.赶黄草挥发油 GC-MS 分析及保肝靶点筛选 [J].天然产物研究与开发，2019，31：1520-1527.

杨鑫宝，赵博，杨秀伟.白花檵木花挥发油成分的 GC-MS 分析 [J].中国现代中药，2010，12（1）：25-26.

杨秀泽，周汉华，童红.夜寒苏（圆瓣姜花）的鉴定及挥发油成分 GC-MS 分 [J].中国药房，2011，22（7）：642-643.

杨艳，王道平，李齐激，等.SPME-GC-MS 分析马比木中挥发性成分 [J].信阳师范学院学报（自然科学版），2016，29（3）:435-438.

杨艳，韦余，王玉和，等.黔产毛菊挥发油的提取工艺优化及化学成分分析 [J].中国药房，2016，27（31）：4421-4424.

杨永利，郭守军，马瑞君，等.乌榄叶挥发油化学成分分析 [J].广西植物，2007，27（4）：662-664.

杨永利，郭守军，马瑞君，等.下田菊挥发油化学成分的研究 [J].热带亚热带植物学报，2007，15（4）:355-358.

杨月琴，胡凤祖，马世震，等.GC-MS 法测定藏木香栽培品种挥发油的化学成分 [J].安徽农业科学，2008，36（25）：10950-10951，10957.

杨云裳，史高峰，鲁润华.藏药裸茎金腰挥发性化学成分研究 [J].天然产物研究与开发，2004，16（1）：38-40.

杨再波，龙成梅，郭治友，等.微波辅助顶空固相微萃取法快速分析黔产一年蓬不同部位挥发油化学成分 [J].精细化工，2011，28（3）：242-246.

杨再波，龙成梅，郭治友，等.微波辅助固相微萃取法分析光皮桦叶片和果实中挥发性成分 [J].中国实验方剂学杂志，2012，18（1）：56-59.

杨再波，龙成梅，毛海立，等.微波辅助顶空固相微萃取法分析辣子草不同部位挥发油化学成分 [J].黔南民族师范学院学报，2010（6）：22-26，47.

杨再波，毛海立，康文艺，等.土荆芥果实挥发油成分及抗氧化能力 [J].光谱实验室，2010，27（5）：1760-1763.

杨志勇，董光平，刘光明.大透骨消挥发油化学成分的 GC-MS 分析 [J].大理学院学报，2008，(06)：1-2，9.

杨智蕴，田作霖，刘群，等.朝鲜崖柏叶挥发油化学成分研究 [J].东北师大学报（自然科学版），1994，（1）：136-140.

姚波，梁晓原.羊耳菊挥发油成分的研究 [J].云南中医学院学报，2008，31（6）：27-29.

姚慧娟，姚慧敏，卜书红，等.GC-MS 蒙古苍耳挥发油成分分析 [J].中国药物警戒，2014，11（6）：331-332.

姚晶，杨扬，林鹏程.头花杜鹃和千里香杜鹃叶中挥发油的化学成分分析 [J].湖北农业科学，2014，53（9）：2146-2148.

姚小云，晁群芳，陈志丹，等.新疆一枝蒿挥发油化学成分及抗氧化活性研究 [J].食品科技，2012，37（7）：213-217.

姚宇澄，么恩云，张洵，等.牛心朴子草挥发性化学成分的研究 [J].内蒙古工业大学学报，1997，16（4）：1-5.

姚煜，王英锋，王欣月，等.线纹香茶菜挥发油化学成分的 GC-MS 分析 [J].中国中药杂志，2006，31（8）：695-696.

姚祖凤，刘家欣，周亮成.湘西辣蓼挥发油化学成分的研究 [J].天然产物研究与开发，1998，11（2）：37-40.

叶冲，赵杨，毛寒冰，等.顶空固相微萃取 - 气相色谱 / 质谱法分析野藿香不同部位挥发油化学成分 [J].食品科学，2011，32（16）：240-244.

叶红翠，张小平，高贵宾，等.长梗黄精挥发油的化学成分及其生物活性 [J].广西植物，2009，29（3）:417-419.

叶蕻芝，郑春松，林薇，等.气相色谱 - 质谱联用技术分析梅花入骨丹挥发油的化学成分 [J].福建中医学院学报，2009，19（5）：20-22.

叶华，周瑾，张文清.广东升麻挥发油的 GC-MS 联用分析 [J].福建中医药，2006，37（3）：50-51.

叶菊，孙立卿，曾擎屹，等.均匀设计法优化蓝花荆芥超临界 CO_2 萃取工艺及萃取物 GC-MS 分析 [J].中成药，2016，38（10）：2294-2296.

叶兰荣，姚雷，徐勇，等.四种薄荷植物学性状和挥发油成分的比较 [J].上海交通大学学报（农业科学版），2006，24（5）：

435-440.

叶其馨，蒋东旭，熊艺花，等.GC-MS测定溪黄草、狭基线纹香茶菜及线纹香茶菜挥发油的化学成分 [J].中成药，2006，28（10）：1482-1484.

叶扬，王晓萌，卜贵鲜，等.不同提取方法对山桐子果实挥发油成分的影响 [J].四川大学学报（自然科学版），2013，50（1）:177-181.

尹建元，李静，杨宗辉，等.四叶参挥发油的 GC-MS 分析 [J].吉林中医药，1999，（3）：52.

尹文清，冯华芬，段少卿，等.不同溶剂提取毛冬青叶挥发油的成分的 GC-MS 分析 [J].安徽农业科学，2011，39（20）：12138-12140.

尹震花，王微，顾海鹏，等.HS-SPME-GC-MS 分析蒟酱叶挥发性成分 [J].天然产物研究与开发，2012，24：1402-1404.

尤莉艳，杨婷，姜辉，等.杜香挥发油提取工艺研究及成分 GC-MS 分析 [J].江苏农业科学，2018，46（10）：180-182.

于凤兰，马茂华，孔令韶.内蒙毛乌素沙地油蒿 (Artemisia ordosica) 挥发油成分的研究 [J].天然产物研究与开发，1996，8（1）：14-18.

于晓亮，罗俊，杨洋，等.不同月份黔产辣蓼挥发油的成分分析 [J].贵州医科大学学报，2018，43（2）：144-153,159.

余爱农，王发松，杨春海，等.箬叶香气成分的研究 [J].精细化工，2002，19（4）：201-203.

余秀丽，施瑞城，姚广龙，等.气相色谱 - 质谱法比较分析微波处理前后番木瓜果浆中的香气成分 [J].食品科技，2017，42（02）：260-267.

郁浩翔，郁建平.不同提取方法对蓑衣草挥发性成分的分离效果 [J].山地农业生物学报，2010，29（4）：320~324.

喻庆禄，晏天宝，罗永明.多穗金粟兰挥发油成分的 GC/MS 分析 [J].中国现代应用药学杂志，2002，19（4）：327-328.

喻世涛，肖龙恩，王萍，等.不同产地香茅草挥发性成分的 GC - MS 分析 [J].香料香精化妆品，2016，（6）：5-8.

喻学俭，程必强.毛叶丁香罗勒挥发油的化学成分分析 [J].云南植物研究，1986，8（2):171-174.

元文君，任刚，李文艳，等.三脉紫菀挥发油化学成分的 GC-MS 分析 [J].中国实验方剂学杂志，2015，21（21）：47-50.

袁华伟，尹礼国，徐洲，等.5 种蔬菜中风味物质成分分析 [J].江苏农业科学，2019，47（1）：192 -196.

袁经权，冯洁，杨峻山，等.飞机草挥发油成分的 GC-MS 分析 [J].中国现代应用药学杂志，2008，25（3）：202-205.

袁经权，冯洁，杨峻山，等.苦石莲脂肪酸及挥发油成分的气相色谱 - 质谱分析研究 [J].中草药，2007，38（12）：1797-1798.

袁珂，殷明文.气相色谱 - 质谱法分析含羞草挥发油的化学成分 [J].质谱学报，2006，27（1）：50-52.

袁婷，王成芳，费超，等.杨叶肖槿叶挥发油成分的分析 [J].中国实验方剂学杂志，2012，18（3）：48-51.

袁旭江，林励，谭翠明.两产地罗勒挥发油化学成分比较 [J].中国实验方剂学杂志，2012，18（11）：121-125.

岳会兰，赵晓辉，梅丽娟，等.白花枝子花挥发油成分研究 [J].时珍国医国药，2008，19（12）：2991-2992.

岳金龙，潘雪峰，王举才.东北藿香挥发油化学成分分析 [J].东北林业大学学报，1998，26（1）：72-74.

詹家芬，陆舍铭，向能军，等.GC-MS 分析甜菊叶的挥发性成分 [J].热带亚热带植物学报，2008，16(4)：377-381.

张彬，张蕾，谭芬，等.东风菜挥发油化学成分及抗氧化活性 [J].中国实验方剂学杂志，2019，25（4）：187-192.

张成川，林崇良，林观样，等.温州产艳山姜根茎、花、叶等部位挥发油化学成分研究 [J].中国中医药科技，2018，25（1）：48-51，76.

张德志，杨文胜，张伟森，等.万年蒿挥发油化学成分研究 [J].吉林林学院学报，1992，8（3）：1-4.

张德志，杨文胜，张伟森，等.香蓼挥发油化学成分的研究 [J].吉林林学院学报，1992，8（1）：6-9.

张耕，周银波，张长弓，等.葱白、葱叶中脂溶性化学成分的 GC-MS 比较分析 [J].中国药师，2010，13（11）：1569-1573.

张冠东，郝旭亮，赵晶晶，等.不同产地及种属罗布麻叶挥发油的 GC-MS 成分分析 [J].中国现代应用药学杂志，2009，26（3）：207-210.

张国彬, 李兆琳, 薛敦渊, 等. 茴藿香挥发油化学成分的研究 [J]. 分析测试通报, 1990, 9 (4): 1-4.

张国彬, 王明奎, 陈耀祖, 等. GC/MS 和 GC/FTIR 法对萼果香薷挥发油化学成分的研究 [J]. 中国药学杂志, 1994, 29 (10): 602-603.

张红侠, 苑金鹏, 程秀民. 东北苍耳子挥发油化学成分分析 [J]. 光谱实验室, 2007, 24 (5): 930-933.

张宏桂, 吴广宣, 刘松艳, 等. 关苍术挥发油成分分析 [J]. 白求恩医科大学学报, 1994, 20 (1): 28.

张虹娟, 魏杰, 徐世涛, 等. 羊奶果提取物的挥发性成分分析及其卷烟加香评价 [J]. 云南大学学报 (自然科学版), 2013, 35 (S1): 289-292.

张洪权, 杨英, 佘嘉祎, 等. 两种香青属植物挥发油的化学成分及抗肿瘤活性 [J]. 天然产物研究与开发, 2019, 31: 2087-2092, 2076.

张慧慧, 陈继兰, 黄秀深, 等. GC-MS 法测定中江县产藿香挥发油 [J]. 中成药, 2014, 36 (6): 1260-1264.

张慧萍, 李正宇, 毕韵梅, 等. 傣药腊肠树果实挥发油的化学成分分析 [J]. 时珍国医国药, 2006, 17 (8): 1464-1465.

张纪达, 胡英杰, 沈创鹏, 等. 铁甲草挥发油成分研究 [J]. 中药新药与临床药理, 2008, 19 (6): 502-503, 507.

张继, 马君义, 黄爱仑, 等. 千里香杜鹃挥发性成分的分析研究 [J]. 园艺学报, 2002, 29 (4): 386~388.

张继, 马君义, 杨永利, 等. 刺果甘草根化学成分的研究 [J]. 中国药学杂志, 2002, 37 (12): 902-904.

张继, 马君义, 杨永利, 等. 烈香杜鹃挥发性成分的分析研究 [J]. 中草药, 2003, 34 (4): 304-305.

张继, 马君义, 姚健, 等. 西伯利亚百合花挥发油化学成分的研究 [J]. 西北植物学报, 2003, (12): 2184-2187.

张继, 王振恒, 姚健, 等. 高原香薷挥发性成分的分析研究 [J]. 兰州大学学报 (自然科学版), 2004, 40 (5): 69-72.

张继, 王振恒, 姚健, 等. 密花香薷挥发油成分的分析研究 [J]. 草业学报, 2005, 14 (1): 113-116.

张继, 赵小亮, 马君义, 等. 巴巴拉百合花的天然香气成分研究 [J]. 西北植物学报, 2005, (04): 786-790.

张健, 蔡宝国, 章苏宁, 等. 薰衣草挥发油化学成分的 GC-MS 分析比较 [J]. 食品工业, 2007, (5): 52-54.

张姣, 德吉, 朱孟夏, 等. 刺柏属 6 种植物枝叶和果实中挥发性成分分析 [J]. 中成药, 2019, 41 (5): 1172-1176.

张姣姣, 冉靓, 刘燕, 等. 黔产黄秋葵籽油脂组分及香气成分分析研究 [J]. 食品工业, 2015, 36 (5): 258-261.

张姣姣, 冉靓, 王道平, 等. 贵州清镇引种黄秋葵花不同花期的香气成分 [J]. 信阳师范学院学报: 自然科学版, 2015, 28 (3): 406-409.

张俊巍, 茅青. 珊瑚姜挥发油成分的初步研究 [J]. 植物学通报, 1988, 5 (2): 108-109.

张峻松, 姚二民, 徐如彦, 等. 罗望子挥发油的超临界 CO_2 萃取及其 GC-MS 分析 [J]. 中国农学通报, 2007, 23 (1): 330-33.

张凯, 王义坤, 谭健兵, 等. 庐山香科科挥发油化学成分分析 [J]. 中南药学, 2016, 14 (8): 809-812.

张昆, 陈耀祖, 郑穗华, 等. 两种植物挥发油中的生物活性成分 SFE-GC/MS 分析 [J]. 化学研究与应用, 1998, 10 (2): 170-172.

张兰胜, 董光平, 刘光明. 紫茎泽兰挥发油化学成分的研究 [J]. 时珍国医国药, 2010, 21 (10): 2547-2548.

张礼行, 周丹水, 郭聪颖, 等. 基于 GC-MS 技术对降香黄檀与其他黄檀属植物挥发油成分的鉴别分析 [J]. 广东药科大学学报, 2018, 34 (5): 579-585.

张丽霞, 刘红星, 陈今浩. 鸡蛋花挥发油成分的提取及分析 [J]. 化工技术与开发, 2010, 39 (6): 38-40.

张莉娟, 周家欣, 王梦真, 等. 头花杜鹃挥发油的化学成分分析及其对 3 种仓储害虫的毒杀作用 [J]. 植物保护, 2019, 45 (3): 119-124.

张玲玲, 汤依娜, 唐思丽, 等. 向日葵花盘挥发油的 GC-MS 定性分析 [J]. 中国现代中药, 2017, 19 (2): 188-191.

张龙, 郑锡任, 陈勇, 等. 山绿茶茎和叶中挥发油成分 GC-MS 比较分析 [J]. 中国实验方剂学杂志, 2013, 19 (01): 70-73.

张璐, 张斌, 陈飞虎. 不同干燥方法对鸡蛋花挥发油化学成分的影响 [J]. 中国现代应用药学, 2012, 29 (12): 1097-1100.

张娜，蒋玉梅，李霁昕，等."玉金香"甜瓜常温贮藏期间香气构成变化分析 [J]. 食品科学，2014，35（16）：96-100.

张丕鸿，艾力·沙吾尔，计巧灵，等. 芳香新塔花挥发油化学成分的 GC/MS 分析 [J]. 质谱学报，2008，29（3）：162-166.

张强，邹军，张浩. 三指雪莲和水母雪莲挥发油成份的 GC-MS 研究 [J]. 华西药学杂志，2000，15(5)：346~348.

张庆镐，韩荣弼，刘冬梅，等. 东北山梅花根化学成分的研究 [J]. 辽宁中医杂志，2007，34（11）：1616-1617.

张荣，苏中武，李承祜. 芸香草和西昌香茅挥发油的化学成分 [J]. 植物资源与环境，1994，3 (1)：56-58.

张赛群，龙光明，梁妍. 算盘子果中挥发油的化学成分研究 [J]. 贵阳医学院学报，2007，32（3）：273，275.

张少艾，徐炳声. 长江三角洲石荠苧属植物的挥发油成分及其与系统发育的关系 [J]. 云南植物研究，1989，11 (2):187-192.

张书锋，秦葵，于新蕊，等. 石家庄野生白莲蒿挥发油的化学成分分析 [J]. 白求恩军医学院学报，2012，10（6）：471-473.

张姝，徐志珍，夏玮，等. 基于多种模式识别方法的不同品种蜡梅挥发油的成分分析及抗氧化活性测定 [J]. 华东理工大学学报（自然科学版），2017，43（1）：76-83.

张殊佳，石建明，张惠迪，等. 萼果香薷挥发油化学成分的研究 [J]. 东北师大学报自然科学版，1993，（2）：72-75.

张帅，徐云辉，张建斌，等. 不同来源罗勒挥发油成分的 GC-MS 法分析及体外抗菌活性 [J]. 中国医药工业杂志，2011，42 (6)：419-422.

张素英，何骞，曾启华，等. 遵义刺槐花挥发油化学成分的研究 [J]. 贵州化工，2008，33（4）：11-14.

张伟，卢引，李昌勤，等. HS-SPME-GC-MS 分析金钩南瓜雄花挥发性成分 [J]. 中国实验方剂学杂志，2012，18（15）：127-129.

张伟，卢引，李昌勤，等. 辽宁新民金钩南瓜肉和瓤挥发性成分的 HS-SPME-GC-MS 分析 [J]. 中国药房，2012，23（39）：3706-3708.

张伟，马莹，梁臣艳，等. 超临界二氧化碳萃取法提取石岩枫挥发油成分分析 [J]. 北方药学，2019，16（8）：9-10.

张伟，彭涛，卢引，等. HS-SPME-GC-MS 分析蜜本南瓜 3 个部位的挥发性成分 [J]. 世界科学技术—中医药现代化，2013，15（4）:680-684.

张文灿，林莹，刘小玲，等. 香蕉全果实果汁香气成分分析 [J]. 食品与发酵工业，2010，36（3）：133-140.

张文文，陆宁. 生熟西瓜子中挥发性成分分析研究 [J]. 农产品加工·学刊，2010，（7）：48-50，57.

张雯洁，李忠琼，余珍，等. 樱草杜鹃的挥发油成分 [J]. 药物分析杂志，1997，17（6）：386-390.

张新蕊，王祝年，王茂媛，等. 猪屎豆种子脂溶性成分及其抗氧化活性研究 [J]. 热带作物学报，2011，32（9）：1669-1672.

张兴旺，朱鹏程，梅丽娟，等. 铺散亚菊挥发油化学成分研究 [J]. 天然产物研究与开发，2010，22：36-38.

张旭，何明辉，郑伟耀，等. 艳山姜果实挥发油的提取工艺优化及其化学成分分析 [J]. 中国民族民间医药，2017，26（8）：14-17.

张艳梅，丰子凯，曾红. 昆仑雪菊挥发油化学成分及对新生隐球菌抗菌作用 [J]. 微生物学通报，2016,43 (6):1304-1314.

张燕，张继，姚健，等. 龙蒿挥发油成分研究 [J]. 中国中药杂志，2005，30（8）；594-596.

张应鹏，杨云裳，刘宇，等. 藏药川西獐牙菜挥发性化学成分及抑菌活性研究 [J]. 时珍国医国药，2009，20（3）：595-597.

张有林，张润光，钟玉. 百里香挥发油的化学成分、抑菌作用、抗氧化活性及毒理学特性 [J]. 中国农业科学，2011，44 (9):1888-1897.

张瑜，程卫东，GC-MS 分析使用不同提取工艺获得的沙枣花挥发性成分 [J]. 现代食品科技，2018，34（7）：241-250.

张玉荣，高艳娜，林家勇等，顶空固相微萃取 - 气质联用分析小麦储藏过程中挥发性成分变化 [J]. 分析化学，2010，38（7）：953-957.

张玉玉，孙宝国，祝钧. 牛至挥发油挥发性成分的 GC-MS 与 GC-O 分析 [J]. 食品科学，2009，30（16）：275-277.

张玉玉，王以明，徐进勇，等. 固相微萃取 - 气质联用技术分析紫茎泽兰中挥发性成分 [J]. 成都理工大学学报 (自然科学版)，2009，36（5）：557-561.

张玉云，刘澍．西藏林芝香薷资源及挥发油化学成分 [J]. 中国西部科技，2008，（32）：57.

张悦凯，戚正华，胡佳丽，等 .SPME-GC-MS 法分析中甜 2 号甜瓜香气成分 [J]. 浙江农业科学，2013，（5）：538-540.

张运晖，王秋云，吴亚妮，等．德国甘菊蒸馏水有机成分分析 [J]. 上海交通大学学报（农业科学版），2010，28（6）：546-551.

张振飞，吴伟坚，高泽正．联用 SPME 与 GC-MS 技术分析新鲜、萎蔫、干枯枫杨挥发性成分 [J]. 天然产物研究与开发，2006，18：778-783.

张知侠．虎耳草挥发油化学成分及其抑菌活性 [J]. 西北农业学报，2016，25（10）：1536-1540.

张纵圆，彭秋，符继红．新疆紫花苜蓿挥发油化学成分的分析 [J]. 质谱学报，2008，29（1）：42-45.

章辰飞，鲁昌鑫，汪庆昊，等．两种杜鹃不同花期的挥发性成分分析 [J]. 分子植物育种，2020，18（11）：3724-3735.

赵宝玉，邓珊丹，哈斯巴图，等．牛心朴子挥发油成分分析 [J]. 西北农林科技大学学报（自然科学版），2003，31（2）：22-24.

赵超，龚小见，王道平，等 .SPME 提取多星韭不同部位挥发油的化学成分研究 [J]. 食品科技，2015，40（04）：325-328.

赵超，周欣，龚小见，等 .SPME/GC/MS 分析小一点红挥发性化学成分 [J]. 光谱实验室，2010，27（4）：1601-1603.

赵晨曦，梁逸曾，李晓宁，等．杜鹃嫩枝叶挥发油化学成分研究 [J]. 药学学报，2005，40（9）：854-860.

赵晨星，张籹，向诚，等．西南风铃草挥发油的化学成分分析 [J]. 植物资源与环境学报，2014，23（4）：99-101.

赵呈雷，黄丽霞，陈彦，等．超临界 CO_2 萃取芦蒿挥发油的正交试验及 GC-MS 分析 [J]. 食品科学，2008，29（1）：78-82.

赵春芳，李平亚，张宏，等．生菜茎叶挥发油的研究 [J]. 中草药，2000，31（8）：577.

赵丹庆，孙占才，李婷婷，等．蒙药材多叶棘豆挥发油化学成分的 GC/MS 分析 [J]. 内蒙古民族大学学报（自然科学版），2009，24（3）：278-279.

赵德修，王华亭，吴承顺，等．狭叶杜香挥发油成分的初步研究 [J]. 植物学报，1987，29（2）：189-192.

赵东保，邓雁如，汪汉卿．粉苞苣挥发油化学成分的 GC-MS 测定分析 [J]. 化学研究，2003，14（3）：45-46.

赵方方，李培武，王秀嫔，等．改进的无溶剂微波提取 - 全二维气相色谱/飞行时间质谱分析油菜籽和花生中挥发油 [J]. 食品科学，2012，33（22）：162-166.

赵光伟，徐志红，孔维虎，等．薄皮甜瓜品种'白玉糖'香气成分的 HS-SPME/GC-MS 分析 [J]. 中国瓜菜，2014，27（5）：14-17.

赵红霞．红蓼挥发油化学成分的 GC-MS 分析 [J]. 长春师范学院学报（自然科学版），2010，29（5）：47-49.

赵辉，王巍，赵双双，等．固相微萃取 - 气质联用法分析贵州产杏香兔耳风挥发性成分 [J]. 中国实验方剂学杂志，2011，17（8）：135-137.

赵丽，梁晓原．毛丁白头翁挥发油化学成分的研究 [J]. 云南中医学院学报，2007，30（4）：17-18，28.

赵丽娟，辛广，张捷莉．河北卢龙地区青蒿挥发性化学成分的气相色谱 - 质谱分析 [J]. 特产研究，2006，（4）：58-59，61.

赵莉，王刚，刘稳，等．舞草挥发性成分的气相色谱/谱分析 [J]. 食品工业科技，2014，35（7）：276-278.

赵琳静，王斌，乔妍，等．香茅叶挥发油的化学成分及其体外抗氧化活性 [J]. 中成药，2016，38（4）：841-845.

赵留存，靳凤云，马四补，等．用固相微萃取结合气相色谱 - 质谱联用技术法测定果上叶挥发性化学成分的报告 [J]. 贵阳中医学院学报，2013，35（4）：33-36.

赵仁，冯建明，石晋丽，等．鼠尾香薷挥发油化学成分研究 [J]. 北京中医药大学学报，1999，22（2）：71-72.

赵瑞建，刘玉雪，朱健，等．华北鸦葱不同部位挥发油化学成分分析 [J]. 时珍国医国药，2010，21（8）：1891-1893.

赵堂．蓼子朴挥发油化学成分的 GC-MS 分析 [J]. 安徽农业科学，2012，40（18）：9653-9654.

赵秀玲，朱帅．救心菜挥发油中主要成分的 GC-MS 分析 [J]. 贵州师范大学学报（自然科学版），2017，35（2）：65-69.

赵雪梅，谭昌恒，张显忠，等．猫须草超临界 CO_2 萃取物的 GC-MS 分析及其抑菌作用 [J]. 中草药，2010，41（9）：1437-

1440.

赵一帆，张东，杨立新，等．HS-SPME-GC-MS 测定洋甘菊不同部位挥发性成分 [J]．中国实验方剂学杂志，2018，24（2）：
    69-73.

赵勇，年玲，李庆春，等．野拔子挥发油化学成分的研究 [J]．云南大学学报（自然科学版），1998，20（化学专刊）：462-464.

赵玉兰，廖杰，严铸云，等．香茶菜挥发油成分的 GC-MS 分析 [J]．中药材，1999，22（4）:196-198.

赵昱玮，南敏伦，吕雪峰，等．一年蓬超临界提取物的 GC-MS 测定 [J]．中国医药指南，2010，8（34）：221-223.

赵云荣，权玉萍，王文领，等．ATD-GC-MS 联用分析阿尔泰狗哇花挥发油成分 [J]．江苏农业科学，2009，（3）：322-325.

郑尚珍，吕润海，沈序维，等．半边苏挥发油化学成分的分析 [J]．中草药，1990，21（5）:44-45.

郑尚珍，确生，许先芳，等．GC-MS 联用法测定镰形棘豆石油醚浸提物的化学成分 [J]．西北师范大学学报（自然科学版），
    2003，39（2）：51-53.

郑尚珍，沈序维，陈颢，等．中药鬼灯檠根挥发油成分的研究 [J]．有机化学，1988，（8）:143-146.

郑尚珍，宋志军，胡浩斌，等．黑头草石油醚提取物的化学成分 [J]．甘肃农业大学学报，2004，39（4）：443-446.

郑尚珍，宋志军，胡浩斌，等．木姜菜挥发油化学成分的研究 [J]．西北师范大学学报（自然科学版），2004，40（4）：52-54.

郑尚珍，杨红澎，许先芳，等．GC/ MS 法测定超临界流体 CO_2 萃取萼果香薷挥发油的化学成分 [J]．药物分析杂志，2004，24（1）：
    20-23.

郑水庆，吴久鸿，廖时萱，等．假鹰爪属植物挥发油化学成分的比较研究 [J]．中国药学杂志，1998，33（8）：461-464.

郑维发，谭仁祥，刘志礼，等．八种蒿属植物石油醚提取物中萜类成分分析 [J]．南京大学学报，1996，32（4）：706-712.

钟才宁，杨再波，毛海立，等．南刘寄奴挥发油的固相微萃取/气相色谱/质谱分析 [J]．精细化工，2008，25（10）：970-973.

周宝珍．不同叶片数绞股蓝中挥发性成分的 SPME-GC-MS 分析 [J]．陕西农业科学，2015，61（09）：23-28.

周春丽，刘伟，陈冬，等．基于电子鼻与 SPME-GC-MS 法分析不同南瓜品种中的挥发性风味物质 [J]．现代食品科技，2015，31（7）：
    293-301.

周富臣，卢斌斌，李炎强，等．香椿叶超临界 CO_2 萃取物在卷烟中的作用研究 [J]．香料香精化妆品，2010，（4）：26-29.

周富臣，王月侠，李炎强，等．刺槐花超临界 CO_2 萃取物在卷烟中的作用研究 [J]．安徽农业科学，2011，39（23）:14352，
    14363.

周富臣，王月侠，李炎强，等．刺槐花净油的 GC-MS 分析及在烟草中的作用评价 [J]．安徽农业科学，2010，38（24）:13010-13011.

周汉华，赵曦，梁晓乐．夜寒苏的鉴定及挥发油成分 GC-MS 分析 [J]．中药材，2008，31（7）：977-979.

周敬林，王斌赫，王国宝，等．2 种柞树叶片和树皮中的挥发性化学成分鉴定 [J]．蚕业科学，2017，43（3）:459-466.

周菊峰，黄兰芳，胡伟，等．气相色谱/质谱和化学计量学解析法用于千斤拔挥发性成分的分析 [J]．药物分析杂志，2011，
    31（7）：1308-1312.

周君健，谭湛，李燕晖，等．超临界 CO_2 法提取丁香、迷迭香复方挥发油及其活性研究 [J]．精细化工中间体，2019，49（2）：
    58-65.

周林宗，马永杰，蒋金和，等．大理产凤尾茶挥发油成分的研究 [J]．安徽农业科学，2009，37（18）：8461-8462，8623.

周琳，张悦，徐海军，等．野生黑水缬草和北缬草根挥发油的分析 [J]．国土与自然资源研究，2006，（2）：92-93.

周露．滇高良姜挥发油的化学成分研究 [J]．香料香精化妆品，2006，（2）：15-16.

周露，练强，谢文申．黄姜花根茎的挥发性成分研究 [J]．香料香精化妆品，2017，（4）：11-13.

周露，谢文申．云南薄荷挥发油的化学成分及其抗菌活性研究 [J]．香料香精化妆品，2011，（5）：1-3.

周顺玉，陈利军，马俊义，等．狗舌草挥发油化学成分 GC-MS 分析 [J]．湖北农业科学，2011，50（15）：3194-3196.

周万镜，张素英，杨远义．贵州黔北地区白苞蒿挥发油成分分析 [J]．安徽农业科学，2011，39（19）:11431-11432，11440.

周威，何颖，张连学．全叶千里光挥发油成分 GC-MS 分析 [J]．中国当代医药，2009，16（22）：141-143.

周维书，吉卯祉，黄宇玲. 桧叶的挥发油成分 [J]. 中草药，1989，20（4）：45.

周维书，吉卯祉，周维经. 祁连山圆柏叶挥发油成分的研究 [J]. 中草药，1988，19（9）：45-47.

周维书，朱甘培，杨双富. 大黄药挥发油成分的研究 [J]. 中国药学杂志，1990，25（2）：79-80.

周向军，高义霞，张继. 苦苣菜叶挥发性成分分析 [J]. 资源开发与市场，2009，25（11）：975-976.

周晓英，施洋，马秀敏，等. 唇香草抑菌活性筛选及挥发油类化学成分分析 [J]. 现代中药研究与实践，2011，25（2）：44-47.

周欣，梁光义，王道平，等. 追风伞挥发油的化学成分研究 [J]. 色谱，2002，20（3）：286-288.

周欣，杨小生，赵超. 艾纳香挥发油化学成分的气相色谱 - 质谱分析 [J]. 分析测试学报，2001，20（5）：76-78.

周杨晶，李发荣，吴臻，等. 民族药木耳菜挥发油成分和脂溶性成分 GC-MS 分析 [J]. 天然产物研究与开发，2014，26（7）：1051-1055.

周熠，谭兴和，李清明. 同时蒸馏萃取箬竹叶挥发油的气相色谱 - 质谱分析 [J]. 食品科学，2009，30（10）：199-202.

朱斌，蒋受军，林瑞超. GC-MS 测定白背叶中的挥发油 [J]. 华西药学杂志，2008，23（1）：35-36.

朱才会，王可，王丽梅. 水蒸气蒸馏法与石油醚萃取法提取菱角壳挥发油的比较研究 [J]. 武汉轻工大学学报，2015，34（2）：60-64.

朱晨曦，刘西京，林素静，等. 气质联用测定苦苣菜属三种植物的挥发油成分 [J]. 陕西中医药大学学报，2018，41（3）：65-70，74.

朱丹晖，王玉林，黄兰芳. 大叶千斤拔挥发性成分的气相色谱 - 质谱分析 [J]. 化工生产与技术，2012，19（5）：37-39.

朱甘培，冯晰，石晋丽. 紫花香薷挥发油化学成分的研究 [J]. 北京中医学院学报，1992，15（6）：57-59.

朱甘培. 姜味草挥发油化学成分的研究 [J]. 中草药，1991，22（3）：127,119.

朱甘培，刘晶，库尔班. 石荠苧挥发油化学成分的研究 [J]. 中成药，1992，（07）：1.

朱甘培. 十种中国香薷属植物挥发油的气相色谱 - 质谱分析 [J]. 中国中药杂志，1990，15（11）：37-39,63.

朱甘培，赵仁. 吉龙草挥发油化学成分的研究 [J]. 中成药，1990，12（11）：33.

朱加进，李祖光，陈军杰，等. 苦菜挥发性成分的测定及其营养成分分析 [J]. 农业工程学报，2002，18（5）：193-197.

朱凯，王庆六，聂昕，等. 灵香草挥发油化学成分研究 [J]. 林产化学与工业，1995，（1）：73-76.

朱萌萌，沈旭，陈江琳，等. 洽洽香瓜子挥发性成分分析及入味机理探讨 [J]. 食品工业科技，2014，（6）：140-145.

朱顺英，侯洁，郑秀珍，等. 长瓣马铃苣苔挥发油化学成分分析 [J]. 氨基酸和生物资源，2004，26（4）：8-9.

朱小勇，林世炜，卢汝梅，等. 超临界 CO_2 萃取紫玉盘叶挥发油化学成分分析 [J]. 安徽农业科学，2011，39（22）：13376-13377.

朱晓勤，曾建伟，邹秀红，等. 截叶铁扫帚挥发油化学成分分析 [J]. 福建中医学院学报，2010，20（2）：24-27.

朱永清，李可，袁怀瑜，等. "巴山红"香椿不同发育时期挥发性物质分析 [J]. 食品科学，2016，37（24）：118-123.

朱芸，刘金荣，王航宇. 超临界 CO_2 萃取与浸渍法提取白刺果油化学成分的分析与比较 [J]. 精细化工，2007，24（3）：239-242.

竺叶青，黄沁，王智华，等. 中国蜡梅属植物开花期与营养期叶挥发油化学成分的比较 [J]. 中成药研究，1987，（7）：31-32.

宗迎，刘红，邬华松，等. 苎叶蒟叶油的化学成分 [J]. 热带农业工程，2013，37（2）：1-4.

邹磊，傅德贤，杨秀伟，等. 芙蓉菊挥发油的成分分析 [J]. 天然产物研究与开发，2007，19：250-253.

鉏晓艳，熊光权，廖涛，等. 落花生茎叶中挥发性成分及芳樟醇含量的 GC-MS 法测定 [J]. 湖北农业科学，2014，53（19）：4701-4704.